Karl Götte Thomas Nicolai (Hrsg.)

Pädiatrische HNO-Heilkunde

Karl Götte Thomas Nicolai (Hrsg.)

Pädiatrische HNO-Heilkunde

1. Auflage

Mit Beiträgen von Wolfgang Anderhuber, Dirk Bassler, Philipp Baumeister, Karl Heinz Brisch, Carl Peter Cornelius, Marc Dellian, Hans-Georg Dietz, Matthias Dürken, Michael Ehrenfeld, Philipp A. Federspil, Helmut Fischer, Johannes Forster, Michael Fuchs, Karl Götte, Matthias Griese, Wolfgang Gubisch, Ulrich Harréus, Yorck Hellenbroich, Thiemo Hofmann, Annerose Keilmann, Ludger Klimek, Sibylle Koletzko, Gregor von Komorowski, Florian J.W. Lang, Johannes G. Liese, Klaus Magdorf, Ralph Magritz, Joachim T. Maurer, Angelika May, Birgit May-Mederake, Philippe Monnier, Joachim Müller, Erika von Mutius, Katrin Neumann, Andreas Nickisch, Thomas Nicolai, Heymut Omran, Ekkehart Paditz, Martin Ptok, Oliver Reichel, Maximilian Reiter, Heinrich Schmidt, Karl Schneider, Rainer Schönweiler, Kirsten Schuler, Ralf Siegert, Viktor Uttenweiler, Alexander Weber, Gerald Wolf, Thomas Zahnert und Patrick Zorowka.

Mit 254 Abbildungen

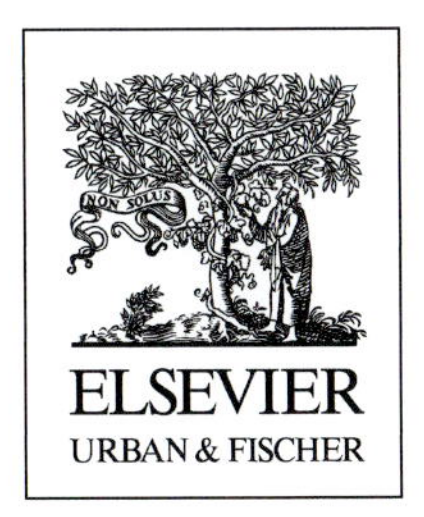

URBAN & FISCHER München

Zuschriften und Kritik an:
Elsevier GmbH, Urban & Fischer Verlag, Hackerbrücke 6, 80335 München

Herausgeber:
Prof. Dr. med. Karl Götte
Universitäts-HNO-Klinik
Theodor-Kutzer-Ufer 1–3
68167 Mannheim

Prof. Dr. med. Thomas Nicolai
Kinderklinik u. Kinderpoliklinik im
Dr. von Haunersches Kinderspital
Lindwurmstr. 4
80337 München

Wichtiger Hinweis für den Benutzer
Die Erkenntnisse in der Medizin unterliegen laufendem Wandel durch Forschung und klinische Erfahrungen. Herausgeber und Autoren dieses Werkes haben große Sorgfalt darauf verwendet, dass die in diesem Werk gemachten therapeutischen Angaben (insbesondere hinsichtlich Indikation, Dosierung und unerwünschten Wirkungen) dem derzeitigen Wissensstand entsprechen. Das entbindet den Nutzer dieses Werkes aber nicht von der Verpflichtung, anhand weiterer schriftlicher Informationsquellen zu überprüfen, ob die dort gemachten Angaben von denen in diesem Buch abweichen und seine Verordnung in eigener Verantwortung zu treffen.

Wie allgemein üblich wurden Warenzeichen bzw. Namen (z.B. bei Pharmapräparaten) nicht besonders gekennzeichnet.

Bibliografische Information der Deutschen Nationalbibliothek
Die Deutsche Nationalbibliothek verzeichnet diese Publikation in der Deutschen Nationalbibliografie; detaillierte bibliografische Daten sind im Internet über http://dnb.d-nb.de abrufbar.

1. Auflage 2010

Der Urban & Fischer Verlag ist ein Imprint der Elsevier GmbH.

10 11 12 13 14 5 4 3 2 1

Um den Textfluss nicht zu stören, wurde bei Patienten und Berufsbezeichnungen die grammatikalisch maskuline Form gewählt. Selbstverständlich sind in diesen Fällen immer Frauen und Männer gemeint.

Planung: Elke Klein, München
Lektorat: Ursula Jahn, M.A., Dr. med. Dorothea Pusch, München
Redaktion: Sonja Hinte, Bremen
Herstellung: Kadja Gericke, Arnstorf; Dietmar Radünz, München
Satz: abavo GmbH, Buchloe; TnQ, Chennai/Indien
Druck und Bindung: Stürtz GmbH, Würzburg
Zeichnungen: Stefan Dangl, München
Umschlaggestaltung: SpieszDesign, Büro für Gestaltung, Neu-Ulm
Titelfotografie: © LWA-Dann Tardif/Corbis

ISBN 978-3-437-24660-9

Aktuelle Informationen finden Sie im Internet unter **www.elsevier.de** und **www.elsevier.com**

Vorwort

In den deutschsprachigen Ländern gilt die pädiatrische Hals-Nasen-Ohrenheilkunde bisher nicht als eigenständige medizinische Fachrichtung, anders als beispielsweise in vielen angloamerikanischen Ländern. Ebensowenig wie es eine Weiterbildung im Gebiet pädiatrische Hals-Nasen-Ohrenheilkunde gibt, existieren eigenständige Fachabteilungen oder eine diesbezügliche medizinisch-wissenschaftliche Fachgesellschaft. Die dazugehörigen Krankheitsbilder gibt es gleichwohl auch bei uns und betroffene Patienten werden von einer Reihe verschiedener Fachrichtungen mitversorgt.

Bisher gibt es auch kein deutschsprachiges und auf die hiesigen Bedürfnisse abgestimmtes, umfassendes Nachschlagewerk zum Thema pädiatrische Hals-Nasen-Ohrenheilkunde. Das vorliegende Werk erhebt den Anspruch, diese Lücke zu schließen.

Wir freuen uns, dass es möglich war, aus einer Vielzahl von Fachrichtungen eine Auswahl renommierter Autoren für das Projekt zu gewinnen. Mitgewirkt haben Hals-Nasen-Ohrenärzte, Pädiater, Phoniater und Pädaudiologen, Mund-Kiefer-Gesichtschirurgen, Kinderchirurgen, Plastische Chirurgen, Radiologen, Kinder- und Jugendpsychiater und Psychologen aus Deutschland, Österreich und der Schweiz. So kann dieses Buch für sich in Anspruch nehmen, ein wahrhaft interdisziplinäres Werk geworden zu sein.

Zu jedem der insgesamt 62 Kapitel wurde von uns ein deutschsprachiger Autor gewählt, der sich durch umfangreiche klinische Erfahrungen auf dem jeweiligen Gebiet, detaillierte Kenntnis der Literatur und in aller Regel eigene vorausgegangene Publikationen zum Thema auszeichnet. Entstanden ist ein Nachschlagewerk, welches unserer Meinung nach dem sehr nahe kommt, was als „state of the art" bezeichnet wird.

Allen, die zum Gelingen dieses Buches beigetragen haben, möchten wir herzlich danken. Wir wünschen unseren Lesern, dass das Buch zur optimalen Behandlung unserer kleinen Patienten beitragen kann.

München, im Dezember 2009
Karl Götte Thomas Nicolai (Hrsg.)

Benutzerhinweise

MERKE
Dieser Kasten beinhaltet Definitionen und wichtige Informationen.

NOTFALL
Hier findet der Therapeut praktische Hinweise zur Therapie.

Fallbeispiel

Diese Passage stellt Beispiele/Fallbeispiele vor.

Autorinnen und Autoren

Prim. Prof. Dr. med. Wolfgang Anderhuber
LKH Leoben
Vordernberger Str. 42
8700 LEOBEN
ÖSTERREICH

Dr. med. Dirk Bassler, MSc (HRM)
Universitätskinderklinik Tübingen
Abt. IV
Calwerstr. 7
72076 Tübingen

Dr. med. Philipp Baumeister
Klinik und Poliklinik für Hals-, Nasen- und Ohrenheilkunde
Klinikum Großhadern
Marchioninistr. 15
81377 München

PD Dr. med. Karl Heinz Brisch
LMU – Klinikum der Universität München
Dr. von Haunersches Kinderspital
Kinderklinik und Poliklinik
Pädiatrische Psychosomatik und Psychotherapie
Pettenkoferstr. 8a
80336 München

PD Dr. med. Dr. med. dent. Carl Peter Cornelius
Klinik u. Poliklinik für Kieferchirurgie
der Universität München
Lindwurmstr. 2a
80337 München

Prof. Dr. med. Marc Dellian
Facharzt für Hals-Nasen-Ohrenheilkunde
Spezielle Kopf-Hals-Chirurgie
Münchner Str. 2
83043 Bad Aibling

Prof. Dr. med. Hans-Georg Dietz
Dr. von Haunersches Kinderspital
Kinderchirurgische Klinik
der Universität München
Lindwurmstr. 4
80337 München

PD Dr. med. Matthias Dürken
Universitätsklinikum Mannheim
Universitäts-Kinderklinik
Hämatologie, Onkologie
Theodor-Kutzer-Ufer 1–3
68167 Mannheim

Prof. Dr. med. Dr. med. dent. Michael Ehrenfeld
Klinik u. Poliklinik für Kieferchirurgie
der Universität München
Lindwurmstr. 2a
80337 München

Dr. med. Philipp A. Federspil
Universitätsklinikum Heidelberg
Hals-Nasen-Ohrenklinik
Im Neuenheimer Feld 400
69120 Heidelberg

Dr. med. Helmut Fischer
Leitender Oberarzt der Klinik
Zentrum für Plastische Chirurgie
Klinik für Plastische Gesichtschirurgie
Marienhospital Stuttgart
Böheimstr. 37
70199 Stuttgart

Prof. Dr. med. Johannes Forster
St. Josefs-Krankenhaus
Kinderabteilung St. Hedwig
Sautierstr. 1
79104 Freiburg

PD Dr. med. Michael Fuchs
Universitätsklinikum Leipzig
Abteilung für Phoniatrie und Audiologie
Liebigstr. 10–14
04103 Leipzig

Prof. Dr. med. Karl Götte
Universitäts-HNO-Klinik
Theodor-Kutzer-Ufer 1–3
68167 Mannheim

Prof. Dr. med. Matthias Griese
Dr. von Haunersches Kinderspital
Universität München
Kinderklinik und Kinderpoliklinik
Pädiat. Pneumologie/Allergologie
Lindwurmstr. 4
80337 München

Prof. Dr. med. Dr. habil. Wolfgang Gubisch
Ärztlicher Direktor der
Klinik für Plastische Gesichtschirurgie
Marienhospital Stuttgart
Böheimstr. 37
70199 Stuttgart

PD Dr. med. Ulrich Harréus
Klinikum Großhadern
Klinik u. Poliklinik für HNO-Kranke
Ludwig-Maximilians-Universität
Marchioninistr. 15
81377 München

Dr. med. Yorck Hellenbroich
Institut für Humangenetik
Universität Lübeck
Ratzeburger Allee 160
23562 Lübeck

PD Dr. med. Thiemo Hofmann
Hals-Nasen-Ohren-Universitätsklinik
Graz
Auenbruggerplatz 26–28
8036 GRAZ
ÖSTERREICH

Prof. Dr. med. Annerose Keilmann
Klinik f. Kommunikationsstörung
Langenbeckstr. 1
55131 Mainz

Prof. Dr. med. Ludger Klimek
Zentrum für Rhinologie und Allergologie
Wiesbaden
An den Quellen 10
65183 Wiesbaden

Prof. Dr. med. Sibylle Koletzko
Dr. von Haunersches Kinderspital
Universität München
Kinderklinik und Kinderpoliklinik
Gastroenterologie
Lindwurmstr. 4
80337 München

Dr. med. Gregor von Komorowski
Universitäts-Kinderklinik
Universitätsmedizin Mannheim
Theodor-Kutzer-Ufer 1-3
68167 Mannheim

PD Dr. med. Florian J.W. Lang
Clinique d´ORL et de chirurgie
cervico-maxillo-faciale
Hopital fribourgeois
1708 FRIBOURG
SCHWEIZ

Prof. Dr. med. Johannes G. Liese, MSc
Universitäts-Kinderklinik Würzburg
Josef-Schneider-Str. 2
97080 Würzburg

Dr. med. Klaus Magdorf
HELIOS Kliniken GmbH Charité Campus
Benjamin Franklin Klinik für Pädiatrie
mit Schwerpunkt Pneumologie
Hindenburgdamm 30
12203 Berlin

Dr. med. Ralph Magritz
Prosper-Hospital Recklinghausen GmbH
Abt. Kopf- und Halschirurgie
Mühlenstr. 27
45659 Recklinghausen

Dr. med. Joachim T. Maurer
Universitäts-HNO-Klinik
Theodor-Kutzer-Ufer 1–3
68167 Mannheim

PD Dr. med. Angelika May
Klinikum d. J.W. Goethe Universität
Klinik für Hals-Nasen und
Ohrenheilkunde
Theodor-Stern-Kai 7
60596 Frankfurt

Dipl.-Psych. Birgit May-Mederake
Cochlear Implant Centrum Süd
im Förderzentrum für Hörgeschädigte
Berner Str. 14–18
97084 Würzburg

Prof. Dr. med. Philippe Monnier
Direktor der HNO-Universitätsklinik Lausanne
Service d'ORL et de chirurgie cervico-faciale, CHUV
Rue du Bugnon 46
1011 LAUSANNE
SCHWEIZ

Prof. Dr. med. Joachim Müller
Universitäts-Klink u. Poliklinik
Hals-, Nasen- u. Ohrerkrankungen
Cochlear Implant Centrum
Josef-Schneider-Str. 11
97080 Würzburg

Prof. Dr. med. Erika von Mutius
Dr. von Haunersches Kinderspital
Universität München
Kinderklinik und Kinderpoliklinik
Pädiat. Pneumologie/Allergologie
Lindwurmstr. 4
80337 München

Prof. Dr. med. Katrin Neumann
Klinik für Phoniatrie u. Pädaudiologie
Theodor-Stern-Kai 7
60596 Frankfurt

Dr. med. Andreas Nickisch
FA f. Phoniatrie und Pädaudiologie sowie FA f. HNO-Heikunde
Leiter d. Abt. Phoniatrie-Pädaudiologie-Logopädie
Kinderzentrum München gGmbH
Heiglhofstr. 63
81377 München

Prof. Dr. med. Thomas Nicolai
Kinderklinik u. Kinderpoliklinik im
Dr. von Haunersches Kinderspital
Station Intern Intensiv
Lindwurmstr. 4
80337 München

Prof. Dr. med. Heymut Omran
Universitätsklinikum Freiburg
Zentrum für Kinderheilkunde und
Jugendmedizin
Mathildenstr. 1
79106 Freiburg

Prof. Dr. med. habil. Ekkehart Paditz
Zentrum f. angewandte Prävention
Rähnitzgasse 23/Passage Königsstr.
01097 Dresden

Prof. Dr. med. Dr. h.c. Martin Ptok
Klinik für Phoniatrie
und Pädaudiologie
Medizinische Hochschule Hannover
Klinik f. Phoniatrie u. Pädaudiologie
Carl-Neuberg-Str. 1
30625 Hannover

Dr. med. Oliver Reichel
Klinikum Großhadern
HNO-Klinik der LMU
Reflux- und Dysphagiediagnostik
Marchioninistr. 15
81377 München

Dr. med. Maximilian Reiter
Klinik und Poliklinik für Hals-, Nasen- und Ohrenheilkunde
Klinikum Großhadern
Marchioninistr. 15
81377 München

Prof. Dr. med. Heinrich Schmidt
Dr. von Haunersches Kinderspital
der Universität München
Kinderklinik und Kinderpoliklinik
Pädiatrische Genetik
Lindwurmstr. 4
80337 München

Prof. Dr. med. Karl Schneider
Dr. von Haunersches Kinderspital
Röntgenabteilung
Klinikum der Universität
München – Innenstadt
Lindwurmstr. 4
80337 München

Prof. Dr. med. Rainer Schönweiler
Universitätsklinikum Schleswig-Holstein
Abt. Phoniatrie und Pädaudiologie
Ratzeburger Allee 160
23562 Lübeck

Dr. med. Kirsten Schuler
Klinik u. Poliklinik für Kieferchirurgie
der Universität München
Lindwurmstr. 2a
80337 München

Prof. Dr. med. Dr. med. dent. Ralf Siegert
Prosper-Hospital
Kopf- und Halschirurgie
Mühlenstr. 27
45659 Recklinghausen

Dr. med. Viktor Uttenweiler
Hardtwaldring 36
68723 Oftersheim

Prof. Dr. med. Alexander Weber
HNO-Klinik
Kliniken Essen Süd
Kathol. St. Josef Krankenhaus
Propsteistr. 2
45239 Essen

Prof. Dr. med. Gerald Wolf
Hals-Nasen-Ohren-Universitätsklinik
Graz
Auenbruggerplatz 26–28
8036 GRAZ
ÖSTERREICH

Prof. Dr. med. Dr. h. c. Thomas Zahnert
Technische Universität Dresden
HNO-Klinik
Fetscherstr. 74
01307 Dresden

Univ.-Prof. Dr. med. Patrick G. Zorowka
Klinik für Hör-, Stimm- und Sprachstörungen
Medizinische Universität Innsbruck
Anichstr. 35
6020 INNSBRUCK
ÖSTERREICH

Abkürzungen

Ach Acetylcholin
AEP auditorisch evozierte Potenziale
AIS Analgetika-Intoleranz-Syndrom
ALCL großzelliges anaplastisches Lymphom
ALL akute lymphoblastische Leukämie
AML akute myeloische Leukämie
AOM akute Otitis media
AR allergische Rhinitis
ATE Adenotonsillektomie
AVWS auditive Wahrnehmungs- und Verarbeitungsstörungen
BAHA Bone Ancored Hearing Aid
BERA Brainstem Electric Response Audiometry
BIPAP Biphasic Positive Airway Pressure
BSG Blutkörperchensenkungsgeschwindigkeit
CF zystische Fibrose
CI Cochlea-Implantat
CPAP Continuous Positive Airway Pressure
CRP C-reaktives Protein
CVID Common Variable Immunodeficiency Syndrom
DD Differenzialdiagnose
DIOS distale interstinale Obstruktionssituationen
EBV Epstein-Barr-Virus
EM Erythema multiforme
FAEP frühe auditorisch evozierte Potenziale
FEV_1 forciertes expiratorisches Volumen in 1 Sekunde
GÖR gastroösophageale Reflux
GÖRK gastroösophageale Refluxkrankheit
GPOH Gesellschaft für Pädiatrische Onkologie und Hämatologie
Ig Immunglobulin
IPA internationale phonetische Alphabet
LCH Langerhans-Zell-Histiozytose
LPR laryngopharyngealer Reflux
LRCHL lymphozytenreiches klassisches Hodgkin-Lymphom
MEN multiple endokrine Neoplasien
MPNST maligner peripherer Nervenscheidentumor
NERK nichterosive Refluxkrankheit
NF-1 Neurofibromatose Typ 1
NHL Non-Hodgkin-Lymphom
NHS Neugeborenenhörscreening
NO Stickstoffmonoxid
OAE otoakustische Emissionen
OSA obstruktive Schlafapnoe
PA pädiatrische Audiologie, auch Pädaudiologie
PCD primäre ziliäre Dyskinesie
PDT photodynamische Therapie
PE Paukenerguss
PEF peak flow
PPI Protonenpumpeninhibitor
PSRA poststreptokokkenreaktive Arthritis
RKV Randkantenverschiebung
RMS Rhabdomyosarkom
RS Rhinosinusitis
RSV respiratorisches Synzytialvirus (respiratory syncytial virus)
SCIT subkutane Immuntherapie
SES Sprachentwicklungsstörung
RT-PCR Real-time-Polymerasekettenreaktion
SEV Sprachentwicklungsverzögerung
SIT spezifische Immuntherapie
SLIT sublinguale Immuntherapie
SSES spezifische Sprachentwicklungsstörung
VZV Varicella-Zoster-Virus

Inhaltsverzeichnis

I Einführung

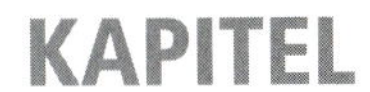

1

Heinrich Schmidt

Eckpunkte der kindlichen Entwicklung

Die bedeutendsten Veränderungen bezüglich Wachstum und Entwicklung finden vor der Geburt statt: Aus einer Zelle entsteht ein Neugeborenes.

1.1 Embryonale Phase

Am 6. postkonzeptionellen Tag beginnt die Implantation der sphärisch um einen Hohlraum (Blastozyste) angeordneten Zellen. Zwei Wochen postkonzeptionell ist die Implantation abgeschlossen und die uteroplazentare Zirkulation aufgebaut. Der Embryo besitzt 2 Keimblätter: Endoderm und Ektoderm; die Amnionhöhle beginnt sich auszubilden. 3 Wochen nach der Konzeption erscheinen das Mesoderm wie auch Ansätze des Neuralrohrs und Blutgefäße. Paarige Herzschläuche beginnen zu pumpen.

Zwischen der 4. und 8. Woche beginnt sich die Embryonalplatte von lateral zu falten, ein Längenwachstum findet statt und „Knospen" der oberen und unteren Extremität erscheinen. Vorstufen der Skelettmuskulatur, Wirbelkörper wie auch Kiemenbögen (aus denen Unterkiefer, Oberkiefer, Gaumen, Außenohr und andere Hals- bzw. Kopfstrukturen entstehen) werden erkennbar. Die grobe Struktur des gesamten Nervensystems ist aufgebaut. Am Ende der 8. postkonzeptionellen Woche endet das Embryonalstadium, Anlagen aller wichtigen Organe sind vorhanden, der Embryo wiegt 9 g und ist 5 cm lang.

1.2 Fetale Phase

Ab der 9. postkonzeptionellen Woche (fetale Periode) erfolgt eine massive Zunahme der Zellzahl und Zellgröße, ebenso kommt es zu strukturellen Umbauvorgängen in den Organen.

Ab der 10. Woche kehrt die „Darmanlage" aus der intraumbilikalen Lage in den Bauchraum zurück und dreht gegen den Uhrzeigersinn, dabei gelangen Magen, Dünndarm und Dickdarm in die Normallage.

Ab der 12. Woche ist das Geschlecht des Kindes bereits makroskopisch erkennbar, ebenso bilden sich Bronchien, Bronchioli.

Ab der 20.–24. Woche entstehen primitive Alveolen, Surfactant wird produziert.

Im 3. Trimenon verdreifacht sich das Gewicht, die Länge verdoppelt sich.

1.3 Vom Neugeborenenalter bis zum Ende des 2. Lebensmonats

Tag 1 bis Tag 28 werden als Neugeborenenperiode definiert. Unmittelbar nach der Geburt schaut das Neugeborene aufmerksam umher und beginnt zu saugen, sobald ein Gegenstand die Lippen berührt. Die maximale Sehschärfe des Neugeborenen stellt in etwa die Distanz von der Mutterbrust zum Gesicht der Mutter dar. Das Sehen ist auf Gesichter fixiert, das Hören auf weibliche Stimmen. Diese erste Wachheitsphase dauert ca. 40 Minuten, eine Somnolenzperiode schließt sich an.

Die wichtigsten physiologischen Umstellungen vom intrauterinen auf das extrauterine Leben betreffen die Belüftung der Lunge, die Veränderung des Blutkreislaufs und die Aktivierung des Gastrointestinaltrakts. Das Neugeborene muss selbstständig Nahrung fordern, die Körpertemperatur regulieren sowie durch Äußerung von Unbehagen für Sicherheit sorgen, es muss also mit dem gesamten Sensorium reagieren.

Bis zu 10% des Geburtsgewichts verliert das Neugeborene postpartal, sollte es aber bis zum 14. Lebenstag wieder zugenommen haben. Die Gewichtszunahme im ersten Lebensmonat beträgt ca. 30 g pro Tag. Die Grobmotorik scheint ungeplant zu verlaufen, so wechselt Fausten mit Handöffnen ohne ersichtlichen Grund. Im Gegensatz hierzu werden Kopfwendung und Blickfolge (z.B. mütterliche Stimme) wie auch Saugen bewusst kontrolliert, was Perzeption und Kognition beweist. Ein 3 Wochen altes Neugeborenes kann erkennen, ob das Gehörte mit der Bewegung der beobachteten Lippen korreliert!

Die emotionale Entwicklung während dieser Periode umfasst die Bildung des „Urvertrauens" (erstes Stadium der psychosozialen Entwicklung nach Erikson). Das Vertrauen wird geschaffen, indem die grundlegenden Bedürfnisse des Kindes durch liebevolle Pflege erfüllt werden.

1.4 2–6 Monate

Die Gewichtszunahme verringert sich auf ca. 20 g pro Tag. So genannte „Primitivreflexe" gehen allmählich verloren, so kann der Säugling z.B. durch Verschwinden des asymmetrisch-tonischen Nackenstellreflexes Gegenstände in der Mittellinie mit beiden Händen inspizieren und durch Verschwinden des Greifreflexes Zielobjekte fallen lassen, um sich anderen Dingen zuzuwenden. Die

Rumpfbeugung als Vorstufe zum Drehen wird zunehmend kontrolliert, die Kopfkontrolle besser und dadurch das Blickfeld erweitert. Während des Stillens/Fütterns beginnt der Säugling zunehmend vom Gesicht der Mutter weg zu blicken, die Umgebung zu erforschen. Er beginnt seinen Körper kennenzulernen, beobachtet ausdauernd seine Hände, berührt Ohren, Wangen, Genitale, lautiert, formt Speichelblasen.

Die emotionale Entwicklung wird erkennbar durch adäquaten Ausdruck von Ärger, Freude, Interesse, Angst, Ekel, Überraschung samt entsprechendem Gesichtsausdruck.

Insgesamt wird von den Eltern diese Lebensperiode als eine äußerst glückliche erlebt.

1.5 6–12 Monate

Der Säugling lernt frei zu sitzen (mit ca. 7 Monaten) und sich im Sitzen zu drehen (mit ca. 9–10 Monaten), er erweitert dadurch seinen Aktions- und Explorationsradius. Der Pinzettengriff (um den 9. Lebensmonat) erlaubt das Ergreifen kleiner Objekte. Er beginnt zu krabbeln und sich hochzuziehen, viele erlernen das freie Laufen vor dem ersten Geburtstag. Das Zahnen setzt gewöhnlich mit dem Durchbruch der unteren 2 Schneidezähne ein.

Diese Lebensphase stellt aus kognitiver Sicht die „orale" Phase dar: Alles landet im Mund, zwischendurch werden die Gegenstände weggeworfen, aufgehoben, angesehen, von einer in die andere Hand gereicht, auf den Boden geschlagen und wieder landen sie im Mund. An der Komplexität dieses „Spiels" lässt sich der Grad der kognitiven Entwicklung feststellen.

Einen weiteren „Meilenstein" der kognitiven Entwicklung stellt die Objektpermanenz dar: Auch wenn etwas versteckt wird, existiert es weiter (ca. um den 9. Lebensmonat).

Die emotionale Entwicklung führt zum betonten „Fremdeln" und zu den „Trennungsängsten", vor allem auch nachts. Autonomiebestrebungen treten zutage: Der Löffel wird der fütternden Person entrissen oder das Mundöffnen verweigert. Wutanfälle treten auf.

Silben werden nun häufiger gesprochen (ca. 8.–10. Lebensmonat), werden wiederholt, das erste Wort wird gesprochen.

1.6 12–18 Monate

Die Wachstumsgeschwindigkeit nimmt ab, der „Babyspeck" wird durch größere Mobilität verbraucht, die Lendenlordose nimmt zu, dadurch kommt es zum „ausladenden" Abdomen. Bis zum 18. Lebensmonat laufen alle Kinder frei. Objektexploration steht nun im Vordergrund, neue Objektkombinationen werden erprobt, nicht selten zieht man eine Socke aus dem Videorecorder. Spielsachen werden allmählich zweckgebunden benutzt (z.B. Kamm zum Kämmen, Becher zum Trinken), Erwachsene werden in ihren Handlungen nachgeahmt. Durch die Bewegungsfreiheit ändert sich die Stimmung der Kleinkinder – sie sind permanent in Bewegung, lautieren, beschäftigen die Eltern. In fremder Umgebung entfernen sie sich von den Eltern, kehren dann schnell zurück, berühren sie, als ob sie sich ihrer Anwesenheit versichern wollten, um dann wieder das Weite zu suchen – und blicken nochmals kurz zurück.

Mit 15 Monaten werden mehrere Wörter spontan und korrekt gesprochen.

1.7 18–24 Monate

Im Vordergrund steht die motorische Weiterentwicklung: Gehen mit mehr Sicherheit, beginnendes Laufen, Treppensteigen.

Die Objektpermanenz ist gefestigt, „Ursache und Wirkung" werden nun häufiger erkannt und verstanden, Hilfsmittel werden gebraucht (z.B. ein Stöckchen, um an einen schwer erreichbaren Gegenstand zu gelangen), symbolisches Spielen (z.B. Puppe füttern aus einem leeren Teller) nimmt zu.

Die erlangte Bewegungsfreiheit, das sich zunehmende Entfernen wird nun durch eine Phase der Wiederannäherung abgelöst – ein „Haften" wird (um den 18. Lebensmonat) beobachtet: Keinen Schritt können die Eltern sich entfernen, ohne das Kind am Bein kleben zu haben. Schmusetiere oder ein Stück Tuch werden symbolisch als Elternersatz beim Zubettgehen hergenommen. Das Selbstbewusstsein keimt auf – im Spiegel betrachtet, erkennen sich die Kinder selbst.

Der größte Sprung erfolgt in der sprachlichen Entwicklung: Der Wortschatz explodiert, mit 18 Monaten werden ca. 10–15 Wörter beherrscht, mit 24 Monaten 100 oder mehr; Gegenstände können benannt werden, Zwei-Wort-Sätze werden gebildet. Diese verbale Explosion löst die sensomotorische Periode ab.

1

1.8 2–5 Jahre

Wachstum und Gewichtszunahme erreichen nun fast den Tiefpunkt: 2 kg bzw. 7 cm pro Jahr. Die Kinder erscheinen dünner, haben mehr Energie, schlafen weniger (ca. 11–13 Stunden pro Tag). Fast alle Kinder haben im Alter von 3 Jahren 20 Zähne. Das Gangbild ist nun das eines Erwachsenen, die Kinder können werfen, fangen, Ball spielen, Rad fahren, tanzen. Die Händigkeit ist festgelegt, die Blasen- und Mastdarmfunktion tagsüber unter Kontrolle (mit ca. 3 Jahren). Die Sauberkeit nachts sollte beim Mädchen mit 4 bis spätestens 5 Jahren, beim Jungen mit 5 bis spätestens 6 Jahren erreicht werden.

Die Sprache wechselt vom Zwei- bis Drei-Wort-Satz (mit 2 Jahren) zur grammatikalisch korrekten und alle Komponenten benutzenden Formulierung (Faustregel: das Alter entspricht den Wörtern in einem Satz; z.B. 3 Jahre = 3-Wort-Satz usw.). Die sprachliche Entwicklung ist als Hinweis für die kognitive und emotionale Entwicklung zu sehen!

Das Denken ist magisch, egozentriert und durch Wahrnehmung bedingt. Verwechslung von Zufall und Kausalität, Animismus (Zuordnung von unmöglichen menschlichen Fähigkeiten zur leblosen Welt) und der übermäßige Glaube an die Macht der Wünsche bedingen das magische Denken („präoperationelles Denken").

Mit 2–3 Jahren spielen Kinder einfache Alltagsszenen wie Einkaufen, mit dem Kinderwagen spazieren fahren, zu Bett bringen, mit 3–4 Jahren werden besondere Ereignisse nachgespielt, wie Museumsbesuch, Zoobesuch, mit 4–5 Jahren werden dann imaginäre Szenen gespielt. Das gemeinsame Spielen mit anderen Kindern gelingt ab dem 3. Lebensjahr, Spielregeln werden als unverrückbar ab dem 5. Lebensjahr akzeptiert.

In dieser Lebensphase wird die Vormachtstellung erprobt, im Spiel (Puzzle, führende Rollen) oder im wirklichen Leben (mit, besser gegen die Eltern). Die Kreativität wird sichtbar im Spiel, beim Malen, beim Basteln.

Das Vorschulkind lebt zwischen Selbstbestimmung und Akzeptanz der Regeln der Erwachsenenwelt. Die elterliche Kontrolle ist ein wichtiges Instrument der Erziehung und des Haltgebens; sie muss gelegentlich durchbrochen werden: Wutausbrüche sind typisch zwischen Ende des 1. Lebensjahres und dem 4. Lebensjahr. Schamgefühl und Masturbation treten auf den Lebensplan.

1.9 6–12 Jahre

Gewichtszunahme und Wachstum unterscheiden sich nur unwesentlich von der Vorperiode: 3–3,5 kg und 6 cm pro Jahr, wobei das Wachstum in 3–6 Schüben à ca. 8 Wochen/Jahr erfolgt. Der Kopfumfang nimmt nur langsam zu, die Myelinisierung ist mit 7 Jahren abgeschlossen. Nach dem Durchbruch des 1. Molaren beginnen die Milchzähne auszufallen (um das 6. Lebensjahr), der Zahnwechsel beträgt ca. 4 Zähne/Jahr.

Komplexere Bewegungen wie Ausüben bestimmter Sportarten, Spielen von Instrumenten etc. werden möglich. Das sexuelle Interesse erwacht, Masturbation ist wahrscheinlich universell anzutreffen, das Kind identifiziert sich zunehmend mit dem gleichgeschlechtlichen Elternteil und akzeptiert ihn auch als moralisches Vorbild.

Das präoperationelle Denken wird aufgegeben, beobachtete Phänomene werden nun nach physikalischen Regeln interpretiert: Das „operationelle" Denken setzt ein.

Das Konzentrationsvermögen nimmt zu, ebenso das rezeptive Sprachverständnis wie auch die expressive Sprache.

Aus emotionaler Sicht stehen nun Eifer, Konkurrenz, Selbstvertrauen, Risiko- und Erfolgsdenken im Vordergrund.

Mit 10–12 Jahren werden Spiele, die strategisches Denken erfordern, immer interessanter, die ersten Sammler und Leseratten entpuppen sich. Andererseits sei auch eine Lanze für das sportliche „Out-door"-Kind (das weniger lesende) gebrochen!

Aktivitäten außerhalb des Elternhauses werden häufiger, die erste Übernachtung bei einem Freund steht an, der Einfluss der Umwelt (Lehrer, Altersgenossen, Nachbarn) wird deutlicher, doch die Familie bleibt das Zentrum. Freundschaften werden geknüpft, die Unterschiedlichkeit der Charaktere erfasst.

Konformität ist dominant: die gleichen Kleider, die gleiche Frisur, Figur etc.

Der Einfluss der Medien ist enorm stark, erste Erfahrungen mit „Gangs", Drogen, Sexualität belasten die noch kindlich-verletzliche Seele.

1.10 Adoleszenz

Diese Phase lässt sich dreiteilen in Früh-(10.–13. Lebensjahr), Mittel-(14.–16. Lebensjahr) und Spät-(17.–20. Lebensjahr)Adoleszenz. Im Folgenden wird hauptsächlich die frühe Adoleszenz beleuchtet.

Sekundäre Geschlechtsmerkmale werden sichtbar (Brustdrüsenvergrößerung, Achselhaare, Schamhaare etc.), Akne wird zum quälenden Alltagsproblem. Der pubertäre maximale Wachstumsschub setzt beim Mädchen ca. 1 Jahr vor der Menarche (erste Monatsblutung mit ca. 12,7 Jahren), beim Jungen 2–3 Jahre später ein, in etwa, wenn das Hodenvolumen bei 9–10 ml liegt: Zuerst wachsen Hände und Füße, dann Arme und Beine und zuletzt der Rumpf/Thorax. Die Pubertätsgynäkomastie plagt ca. 70% der Adoleszenten. Erste sexuelle Erfahrungen werden gesammelt.

Das operationelle Denken wird nun vom formal-logischen Denken abgelöst. Auch wenn dieses abstrakte, selbstreflektierte, vielseitig beleuchtete Denken in der schulischen Aktivität die Regel darstellt, muss es im privaten Leben noch verankert sein. Hier kann die Emotion (speziell in der frühen und mittleren Adoleszenz) noch dominieren. Das moralische Denken gewinnt zunehmend an Bedeutung.

Mit Heranreifung des Körpers beginnt auch das Selbstwertgefühl zu steigen; es wird anfangs nach außen getragen, um in der späteren Adoleszenz ins Innere verlagert zu werden. Nicht selten fühlen sich die Jugendlichen zu dick, Abmagerungskuren können folgen, ein Abrutschen in die Anorexie ist möglich.

Der Jugendliche löst sich von der Familie und deren Normen zugunsten seiner „Peergroup“. Außerfamiliäre Erwachsene werden als Vertrauenspersonen gewonnen, hilfreich hierbei sind Pfadfinder- oder Sportgruppen. Mädchen suchen eher das Vertrauen einer Gleichaltrigen, während Jungen eher die Gruppe und die Konkurrenz bevorzugen.

LITERATUR

Erikson E (1980) Identity and Life circle. New York: W.W. Noton.
Kliegman R, Behrman R, Jenson H, Stanton B (2000) Nelson Textbook of Pediatrics. 16th Edition, W.B. Saunders Company.

KAPITEL

2

Heinrich Schmidt

Grundlagen der Genetik

2.1 Zytogenetische Grundlagen

Das genetische Material im Kern eukaryontischer Zellen bildet eine komplexe Struktur aus DNA und Proteinen. Die Anzahl der Chromosomen in einem Zellkern ist für die jeweilige Spezies typisch. So haben z.B. große Affen 48 Chromosomen, also zwei mehr als der sehr nah verwandte Mensch.

Die DNA eukaryontischer Lebewesen liegt im Zellkern als Komplex mit Histon- und Nichthiston-Proteinen als **Chromatin** vor. **Heterochromatin** ist in allen Phasen des Zellzyklus kondensiert und damit dunkel färbbar (dunkle Banden im Karyogramm) und genetisch wenig aktiv, während **Euchromatin** Gene enthält, die während der Interphase exprimiert werden, so dass Chromatin entspiralisiert wird und sich nicht anfärben lässt (helle Banden im Karyogramm).

Das **Zentromer** verbindet nach der Replikation der DNA die beiden Schwesterchromatiden und ist in der Metaphase der Mitose als Einschnürung der Chromosomen erkennbar. Es unterteilt ein Chromosom in zwei Chromosomenarme, den kurzen **p-Arm** und den langen **q-Arm.** Das Zentromer sorgt für eine gleichmäßige Verteilung der Chromatiden eines Chromosoms auf die Tochterzellen während der Mitose und Meiose.

Die Enden der Chromosomen werden **Telomere** genannt und setzen sich aus langen Folgen einfach repetitiver DNA zusammen. Die Telomere schützen die Chromosomen vor Schäden und Abbau im Bereich der gentragenden Regionen.

Die besondere Rolle der Geschlechtschromosomen sei durch Folgendes hervorgehoben: Beide menschliche **Gonosomen,** X und Y, haben sich vor ca. 300 Millionen Jahren aus einem gemeinsamen **Autosomenpaar** entwickelt; beide Gonosomen haben insgesamt vier gemeinsame Regionen, zwei so genannte **„pseudoautosomale Regionen"** (PAR), die an den jeweiligen Enden des X- und des Y- Chromosoms und Xq21.3 wie auch Yp11.1 liegen.

Das menschliche **X-Chromosom** enthält ca. 1000 hochkonservierte Gene, darunter ca. 200 Gene, die kognitive Funktionen mitbestimmen. In jeder somatischen Zelle eines weiblichen Individuums liegt nur ein aktives X-Chromosom vor. Die Lyon-Hypothese besagt, dass in der frühen weiblichen Embryonalentwicklung in jeder somatischen Zelle ein X-Chromosom nach dem Zufallsprinzip inaktiviert wird.

Das **Y-Chromosom** ist ein kleines submetazentrisches Chromosom, das aus ca. 60 Mb DNA besteht und ca. 110 Gene enthält. Das Y-Chromosom bestimmt das Geschlecht durch das SRY-Gen, den Testis-determinierenden Faktor (TDF), der im Bereich Yp11.32 liegt.

2.1.1 Zytogenetische Methoden

Das **Karyogramm** stellt Chromosomen nach ihrer Größe, der Lage des Zentromers und ihrem spezifischen Bandenmuster dar. Wegen ihrer starken Kondensierung sind Chromosomen im Metaphasenstadium besonders geeignet für die Bänderungstechnik. Sie werden aus Zellkulturen gewonnen. Unter **Bänderungstechnik** versteht man die verschiedenen Methoden, mit denen man fixierte Chromosomen anfärbt und anhand der Bänderung, also der Helligkeitsunterschiede entlang ihrer Längsachse, analysiert und ordnet.

Die **Fluoreszenz-in-situ-Hybridisierung (FISH)** ist eine Methode, bei der markierte einzelsträngige DNA-Sonden an fixierte chromosomale DNA binden. Diese Bindung wird durch Fluoreszenzmikroskopie nachgewiesen und hat ein sehr hohes Auflösungsvermögen; während bei der konventionellen Karyotypisierung die Nachweisgrenze bei ca. 5000 Kb (5 Mb) liegt, liegt diese bei der FISH-Methode bei 100 Kb.

Vielfarben-FISH ermöglicht die simultane Analyse zahlreicher unterschiedlicher Regionen im Genom.

2.1.2 Vergleichende genomische Hybridisierung (CGH)

Bei der CGH wird die Fluoreszenzintensität zweier genomischer DNA-Proben verglichen. Diese lässt man kompetitiv entweder an Chromosomen oder im Falle von Array-CGH (hierdurch können Deletionen oder Duplikationen im Bereich von 100 Kb festgestellt werden) an DNA-Fragmente binden. Hierbei werden numerische Abweichungen analysiert.

2.2 Formale Genetik

2.2.1 Autosomal dominanter Erbgang

Wenn ein Allel im heterozygoten Zustand einen Phänotyp prägt, wird es als dominant bezeichnet. So ist beim dominanten Erbgang jeder heterozygote Träger einer Mutation auch Merkmalsträger. Unter **Pleiotropie** versteht man die vielfältige Merkmalsausprägung (also nicht nur auf ein Organ beschränkt) einer dominant vererbten Erkrankung.

Unter **variabler Expressivität** versteht man die unterschiedlich starke Ausprägung von Merkmalen einer dominant vererbten Erkrankung innerhalb einer Familie.

Werden bei einem autosomal dominanten Erbleiden Generationen übersprungen, d.h. sichere Träger zeigen keine Symptome, so spricht man von **reduzierter Penetranz.**

Bekommen gesunde Eltern, die keine Mutation tragen, ein Kind mit einer autosomal dominanten Erbkrankheit, so spricht man von einer **Neumutation** (d.h. während der Meiose der Gameten eines Elternteils mutiert ein Normalallel in ein Defektallel). Bekommen gesunde Eltern zwei oder mehrere Kinder mit einer autosomal dominanten Erbkrankheit, so liegt eher ein **Keimzellmosaik** vor, d.h. das Mutationsereignis hat sich während der Keimbahnentwicklung der Eltern vollzogen.

Das Wiederholungsrisiko einer autosomal dominanten Erkrankung liegt bei 50%.

2.2.2 Autosomal rezessiver Erbgang

Rezessiv ist ein Gen, wenn sein Merkmal im heterozygoten Zustand nicht, jedoch im homozygoten Zustand in Erscheinung tritt. Stoffwechseldefekte werden in der Regel autosomal rezessiv vererbt. Das Wiederholungsrisiko bei diesem Erbgang liegt bei 25%. 75% der Nachkommen sind gesund (50% gesunde heterozygote Genträger, 25% gesunde Nicht-Genträger). Je seltener eine rezessive Erbkrankheit auftritt, umso höher ist die Wahrscheinlichkeit einer Verwandtschaft zwischen den Eltern. Falls ein homozygot Erkrankter mit einem heterozygoten Partner Nachkommen hat, so sind 50% homozygot krank. Man nennt dies **Pseudodominanz.**

2.2.3 X-chromosomale Vererbung

Die auf dem X-Chromosom kodierten Merkmale werden geschlechtsgebunden vererbt. Während Frauen eine X-chromosomal rezessive Mutation durch ihr zweites intaktes X-Chromosom kompensieren können, kommt es bei Männern (die hemizygot für das X-Chromosom sind) immer zur Merkmalsausprägung. Die Häufigkeit hemizygot betroffener Männer entspricht also der Häufigkeit des X-Chromosoms mit dem mutierten Gen in der männlichen Bevölkerung, da jeder hemizygote Träger des Gens auch gleichzeitig Merkmalsträger ist.

Bei **X-chromosomal rezessiv** vererbten Genen findet man entsprechend der Lyon-Hypothese bei Frauen unterschiedliche Genaktivitäten in den einzelnen Somazellen. Bei Frauen besteht ein Mosaik aus zwei verschiedenen Zelllinien, das klinisch in Form der Blaschko-Linien nachgewiesen werden kann. Erkranken Frauen an einem X-chromosomal rezessiven Erbleiden, so muss von einer gestörten X-Inaktivierung (hier nur das gesunde X-Chromosom inaktiviert) ausgegangen werden.

Im Gegensatz zum X-chromosomal rezessiven Erbleiden ist für ein **X-chromosomal dominantes** Merkmal charakteristisch, dass sowohl Frauen als auch Männer im heterozygoten Zustand betroffen sind. Das männliche Geschlecht ist dabei schwerer betroffen (häufiger Letalfaktor), denn Frauen haben über die X-Inaktivierung die Chance, dass teilweise das mutierte Allel inaktiviert wird.

2.2.4 Y-chromosomale Vererbung

Ein betroffener Mann überträgt sein defektes Y-Chromosom nur an seine Söhne, so dass alle Söhne wieder betroffen sein werden. Bisher bekannt sind nur Fälle von vererbten Genen, die eine Rolle in der Spermatogenese spielen.

2.2.5 Nicht den Mendel'schen Regeln folgende Vererbungsmodi

Bei einem **somatischen Mosaik** besteht ein Gewebe aus unterschiedlichen Zellklonen, von denen ein Teil Träger einer genetischen Veränderung ist, ein anderer Teil jedoch nicht. Bei einem **Keimzellmosaik** ist nicht die Urkeimzelle, sondern eine durch Mitose aus dieser hervorgegangenen Tochterzelle betroffen. Bei der **uniparentalen Disomie** erhalten Nachkommen beide homologen Chromosomen von nur einem Elternteil. Unter **Antizipation** versteht man eine von Generation zu Generation früher auftretende und evtl. sich verstärkende Manifestation einer genetischen Erkrankung. **Genomische Prägung** (genomic imprinting) bedeutet, dass auf dem mütterlichen Chromosom andere Gene aktiv sind als auf dem vom Vater vererbten.

2.2.6 Mitochondriale Vererbung

Das Mitochondrium besitzt ein zirkuläres Genom (mtGenom), das in der Matrix in mehrfacher Kopie vorliegt. Das mtGenom kodiert 13 Proteine der Atmungskette, 22 Gene der transfer RNA, und 2 Gene der ribosomalen RNA. Da sämtliche Mitochondrien bei Männern im Schwanzteil der Samenzelle vorliegen und daher bei der Befruchtung nicht in die Eizelle gelangen, wird die mitochondriale DNA ausschließlich über die mütterliche Eizelle übertragen. Das bedeutet, dass mitochondriale Mutationen von Frauen auf alle Nachkommen übertragen werden.

2.2.7 Populationsgenetik

Kommt ein seltenes Allel in einer Population mit einer Häufigkeit von über 1% vor, spricht man von einem Polymorphismus. Allele mit einer Häufigkeit von < 1% gelten als seltene Varianten.

2.2.8 Mutationen beim Menschen

Unter einer Genommutation versteht man Veränderungen der Gesamtzahl der Chromosomen. Sie kann die Gesamtzahl der Chromosomen betreffen und wird dann als **Polyploidie** (ein Vielfaches) bezeichnet oder nur das einzelne Chromosom, was **Aneuploidie** genannt wird.

Unter Chromosomenmutation versteht man Veränderungen der Struktur eines einzelnen Chromosoms: Deletion, Insertion, Duplikation, Translokation, Inversion, Ring- und Isochromosom.

Unter Genmutation werden Veränderungen nur eines oder benachbarter Nukleotide subsumiert: Punktmutationen, Deletionen und Insertionen, Inversionen.

2.2.9 Genotyp-Phänotyp-Korrelation

Hierunter subsumiert man die Folgen/Konsequenzen, die sich aus dem Genotyp für den Phänotyp ergeben. Man unterscheidet „Gain-of-function"-Mutationen, d.h. das Genprodukt weist eine neue oder zusätzliche Funktion auf, „Loss-of-function"-Mutationen, d.h. das Genprodukt verliert seine Funktion, „dominant negative" Mutationen, d.h. die Funktion des „gesunden" Allels wird durch Interaktion mit dem mutierten Allel aufgehoben. Unter Haploinsuffizienz versteht man die Tatsache, dass eine funktionierende Genkopie für die Aufrechterhaltung der Genfunktion nicht ausreicht.

2.2.10 Dysmorphologie

Störungen der Morphogenese werden in Einzeldefekte (Malformation, Disruption, Deformation, Dysplasie) und multiple Defekte (Sequenz, Syndrom und Assoziation) unterteilt.

Eine **Malformation** ist ein Defekt eines Organs, eines Organteils oder einer Körperregion, die durch einen fehlgesteuerten Entwicklungsprozess entsteht.

Eine **Disruption** ist ein morphologischer Defekt eines Organs, Organteils oder einer Körperregion, die durch Umwelteinflüsse bedingt ist.

Als **Deformation** wird eine durch mechanische Kräfte bedingte morphologische Auffälligkeit bezeichnet.

Eine **Dysplasie** ist eine morphologische Auffälligkeit, bedingt durch eine pathologische Organisation von Zellen eines Gewebes oder die gestörte Funktion eines Gewebes.

Sequenzen sind morphologische Fehlbildungen, die sich pathogenetisch auf einen einzelnen auslösenden Faktor zurückführen lassen.

Als **Syndrom** wird ein wiederkehrendes Muster angeborener Fehlbildungen bezeichnet, die sicher oder vermutlich pathogenetisch miteinander verbunden sind.

Die **Assoziation** definiert Anomalien, die statistisch gehäuft gemeinsam auftreten, sich aber pathogenetisch nicht verbinden lassen.

2.3 Aus HNO-Sicht: Auswahl wichtiger Syndrome

Innenohrfehlbildung/-schwerhörigkeit

Charge-Assoziation (-Syndrom): *CHD7*- oder *SEMA3E*-Mutation; **C**oloboma, **H**eart disease, **A**tresia of Choanae, **R**etarded Mental Development, **G**enital Hypoplasia, **E**ar Anomalies.

DiGeorge-Syndrom: Mikrodeletion 22q11; kraniofaziale Dysmorphie, milde bis mäßige mentale Retardierung, Gaumenspalte, kardiovaskuläre Anomalien, Hypokalziämie, renale Anomalien.

Velo-kardio-faziales Syndrom: Mikrodeletion 22q11; ähnlich DiGeorge-Syndrom, zusätzlich charakteristische lange Nase, näselnde Sprache.

Pendred-Syndrom: *SLC26A4*-Mutation; Innenohrschwerhörigkeit, Cochleafehlbildung, Struma, mentale Retardierung möglich.

Branchiootorenales Syndrom: *EYA1k*-Mutation; Kiemenbogenfistel mit Mündung im unteren Drittel des Halses, Außenohrmalformation, Mondini-Dysplasie, Innenohrschwerhörigkeit, Nieren- bzw. Harntraktfehlbildungen.

Mittelohrfehlbildung/-schwerhörigkeit

Fraser-Syndrom: *FRAS1*-Mutation; fehlende Lidspalten, Mikrophthalmie/Anophthalmie, Kerben der Alae nasi, Mittelohrfehlbildung, Dysplasie des Außenohrs/ Gehörgangs, Nierenagenesie/Hypoplasie, Mikrogenitalismus.

DiGeorge-Syndrom: s.o.

Velo-kardio-faziales Syndrom: s.o.

Branchiootorenales Syndrom: s.o.

Pfeiffer-Syndrom: *FGFR1*- oder *FGFR2*-Mutation; Kraniosynostose, breite Daumen und Großzehen, Syndaktylien, Gesichtsdysmorphien, normale Intelligenz.

Otopalatodigitales Syndrom Typ I: *FLNA*-Mutation; charakteristische Fazies, Mikrogenie und Gaumenspalte, Verbreiterung und Verkürzung der Endphalangen der oberen und unteren Extremität mit Betonung auf dem 1. Strahl, Schallleitungsschwerhörigkeit.

Außenohrfehlbildung

Townes-Brocks-Syndrom: *Sall1*-Mutation; Anorektale Fehlbildungen wie Analatresie, Analstenose, Handfehlbildungen wie präaxiale Polydaktylie, triphalangealer Daumen, Ohrfehlbildungen wie Mikrotie, präaurikuläre Anhängsel, Innenohrschwerhörigkeit und Schallleitungsstörung bei Fehlbildungen der Gehörknöchelchen.

CHARGE-Syndrom: s.o.

Fraser-Syndrom: s.o.

Hemifaziale Mikrosomie (Synonym: Goldenhar-Syndrom): betont rechtsseitige Gesichtsasymmetrie durch Hypoplasie, epibulbäres Dermoid, Präaurikularanhängsel, einseitige Makrostomie durch quere Wangenspalte, Halbwirbelbildung, radiale Handanomalien.

DiGeorge-Syndrom: s.o.

Smith-Lemli-Opitz-Syndrom: *DHCR7*-Mutation; Mikrozephalie, Groß- bzw. Kleinhirnfehlbildung, Gesichtsdysplasie, Hypospadie, Syndaktylie DII–DIII der unteren Extremität, erhebliche psychomotorische Entwicklungsverzögerung, Fehlbildungen des Harntrakts.

Möbius-Syndrom: ausdrucksloses Gesicht, Strabismus, Ptosis, angeborene Hirnnervenlähmung des N. facialis, abducens, oculomotorius, hypoglossus, Klumpfüße.

Nasenfehlbildung

Waardenburg-Syndrom Typ III: *PAX3*-Mutation; Beugekontrakturen der Gelenke, Karpalknochensynostose, breite Nasenwurzel, Mikrozephalie, partieller Albinismus, Dystopia canthorum, mentale Retardierung, Morbus Hirschsprung.

Cat-eye-Syndrom: partielle Tetrasomie 22; präaurikuläre Anhängsel bzw. Fistel, meist beidseitige Iriskolobome, Außenohrfehlbildung, breite und niedrige Nasenwurzel, Analatresie.

Simpson-Golabi-Behmel-Syndrom Typ I: *GPC3*-Mutation; prä- und postnatale Makrosomie, breite Nase, großer Mund, prominentes Kinn, plumpe Hände/Füße, mentale Retardierung, Nierenzysten.

Apert-Syndrom: *FGFR2*-Mutation; Brachyzephalie, flache Orbitae mit Exophthalmus, kleine schnabelförmige Nase, tiefsitzende Ohren, weitgehende Syndaktylie bis zu „Löffelhänden".

Anosmie

Kallmann-Syndrom I, II, III und IV: *KAL1-*, *KAL2-*, *PROKR2-* und *PROK2*-Mutationen; Hypogonadismus hypogonadotroper, Anosmie/Hyposmie, Nierenfehlbildung, Spiegelbewegungen.

Hereditäre sensomotorische Neuropathie Typ VI: *MFN2*-Mutation; Optikusatrophie, Schwerhörigkeit, Anosmie, Skelettfehlbildungen, Muskelschwäche.

Mundspaltfehlbildungen

Fraser-Syndrom: s.o.

Schwartz-Jampel-Syndrom: *HSPG2*-Mutation; kleiner Mund, kleines Kinn, starrer Gesichtsausdruck, Blepharophimose, Kleinwuchs, Steifheit, Myotonie, Hüftkopfdysplasien, Pectus carinatum, Osteoporose.

Van-der-Woude-Syndrom: *IRF6*-Mutation; Unterlippengrübchen, Lippen- oder Gaumenspalte, Hypodontie.

Ektodermale Dysplasie vom hypohydrotischen Typ: *EDA*-Mutation; charakteristische Fazies mit vorgewölbter Stirn, kräftige Schleimhaut- und Integumentallippe, relativ kleiner Mund, fehlende Zahnanlagen, konisch zulaufende Zähne, schütteres Haupthaar, fehlende Augenbrauen, evtl. auch fehlende Wimpern, fehlendes bis deutlich vermindertes Schwitzvermögen.

Cornelia-de-Lange-Syndrom: *NIPBL*- oder *CDLS2*-Mutation; buschige zusammenwachsende Augenbrauen, vergrößerte Nasolabialdistanz, schmale Lippen, herabgezogene Mundwinkel, tiefe raue ausdruckslose Stimme, prä- und postnataler Kleinwuchs, Hypertrichosis, kurze Hände und Füße, Oligodaktylie, deutliche psychomotorische Retardierung.

Zungenfehlbildungen

Orofaziodigitales Syndrom Typ I: *CXORF5*-Mutation; nur beim weiblichen Geschlecht vorkommend, Zungenlappung, intraorale Frenula, hoher Gaumen, Choanalatresie, Mandibulahypoplasie, Dysodontie, breite Nasenwurzel, Klino-, Brachy- und Syndaktylien an Händen und Füßen.

Möbius-Syndrom: s.o.

Mohr-Syndrom (Synonym: orofaziodigitales Syndrom Typ II): postaxiale Polydaktylie, Großzehenverdoppelung, Zungenspaltung bzw. -lappung, orale Frenula, Hypertelorismus, mediane Oberlippenspalte, Schallleitungsstörung durch Ambossfehlbildung.

Meckel-Syndrom: *MKS1*-Mutation; Enzephalozele, postaxiale Hexadaktylie, zystische Nierendysplasie, zystische Leberveränderungen, Harntraktfehlbildungen, gelappte Zunge, neonatale Zähne, Epiglottisspalte.

Down-Syndrom: Trisomie 21; vergrößerte Zunge, Muskelhypotonie, charakteristische Fazies, mentale Retardierung, Kleinwuchs, Skelettdysplasien.

Fehlbildungen des Gaumens (mehr als 200 Syndrome zeigen Lippen- und/oder Gaumenspalten)

Orofaziales Spaltsyndrom: Lippenspalte mit/ohne Gaumenspalte, nicht syndromassoziiert, autosomal dominant vererbbar.

Rapp-Hodgkin-Syndrom: TP73L-Mutation; ektodermale Dysplasie, kleiner Mund, Gaumenspalte, gespaltene Uvula, kleine Zähne, Ptosis, Atresie des äußeren Gehörgangs, Schwerhörigkeit, Hypospadie.

Choanalatresie

CHARGE-Syndrom: s.o.

VACTERL-Assoziation: **V**ertebral Defects, **A**tresia Anorectal, **C**ardiac Anomalies, **T**racheo**e**sophageal Fistula, **R**enal anomalies, Upper **L**imb Defects; Ohranomalien, Choanalstenosen, LKG, laryngeale Stenosen.

Antley-Bixler-Syndrom: *FGFR2*-Mutation; Kraniostenose, schwere Mittelgesichtshypoplasie, Proptose, humeroradiale Synostose, Choanalatresie, Helixdysplasie.

EEC-1-Syndrom: *TP73L*-Mutation; Ektrodaktylie (Spalthand bei fehlenden Fingern), Ektodermale Dysplasie (wenig Haare, Zahnanomalien), Spaltbildung im Gesicht oder Lippenbereich, Choanalatresie.

LITERATUR

Murken J, Grimm T, Holinski-Feder E (Hrsg.) (2006) Taschenlehrbuch Humangenetik. 7. Aufl. Stuttgart: Thieme.
Wiedemann HR, Kunze J (2001) Atlas der Klinischen Syndrome. 5. Aufl. Stuttgart: Schattauer.
http://www.ncbi.nlm.nih.gov

KAPITEL

3

Karl Heinz Brisch

Kindliche Psyche

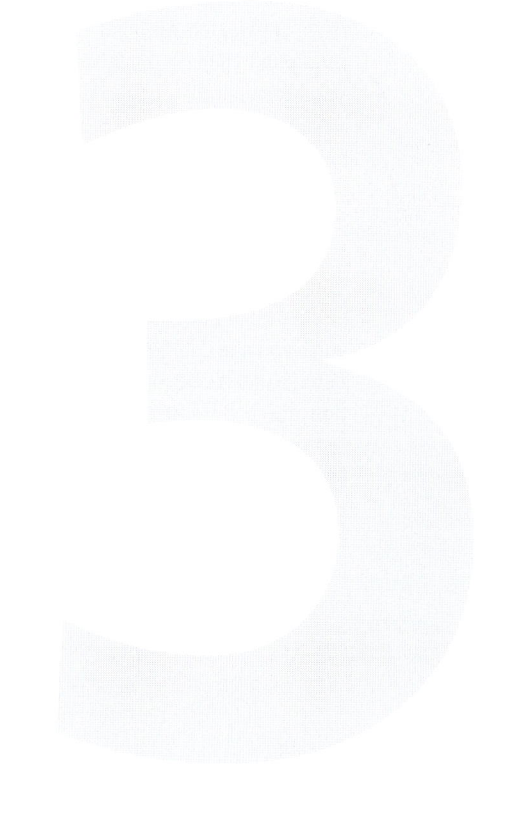

3.1 Einleitung

Für eine gesunde psychische Entwicklung von Kindern müssen einige lebenswichtige Grundbedürfnisse des Kindes – auch motivationales System genannt – erfüllt sein. Obwohl diese Grundbedürfnisse als Voraussetzung für eine gesunde Entwicklung in der Säuglingsforschung untersucht werden, sind sie dennoch über den gesamten menschlichen Lebenszyklus von lebenserhaltender Bedeutung und fördern auch eine gesunde psychische Entwicklung von Kindern. Zu den motivationalen Systemen zählen folgende Grundbedürfnisse des Kindes: Befriedigung von lebenserhaltenden physiologischen Bedürfnissen, Bindung, Exploration, sensorisch-sexuelle Stimulation, Abwehr von aversiven Reizen und Selbsteffektivität (Lichtenberg und Kindler 1994). Diese werden im Einzelnen nachfolgend erläutert.

3.2 Physiologische Grundbedürfnisse

Zu den physiologischen Grundbedürfnissen als basale motivationale Voraussetzungen gehören die ausreichende Versorgung mit Sauerstoff, Ernährung, Flüssigkeit, Wärme und ein ausgeglichener Schlaf-Wach-Rhythmus, der sowohl Phasen des Schlafs wie auch solche der wachen, angeregten Aktivität enthält. Gerade diese basalen physiologischen Bedürfnisse, die unterschiedlich lang sein können, müssen in zyklischen Abständen befriedigt werden. Beim Sauerstoffbedarf sind sie z.B. sehr kurz, bei der Nahrungsaufnahme können sie länger sein. Diese Grundbedürfnisse setzen auch einen Schutz durch eine entsprechende äußere Umwelt voraus, die das Kleinkind oder den Säugling nicht den Unbilden des Wetters und der Natur aussetzt. Da der Säugling seine physiologischen Grundbedürfnisse in gar keiner Weise allein regulieren kann, im Gegensatz zu Erwachsenen oder größeren Kindern, benötigt er eine verstärkte Außenregulation durch Bindungs- und Pflegepersonen, die für die Befriedigung und Sicherstellung dieser für das Überleben essenziellen physiologischen Grundbedürfnisse sorgen. Dies setzt voraus, dass die Pflegepersonen in der Lage sind, die Bedürfnisse wahrzunehmen, sie richtig zu interpretieren und angemessen und prompt darauf zu reagieren.

3.3 Bindung

Die Entwicklung einer sicheren Bindung an eine Hauptbindungsperson ist ebenfalls ein motivationales System, welches das Überleben des Säuglings sichert. Ohne emotionale Versorgung wäre der Säugling ebenso verloren und könnte nicht wachsen und gedeihen, wie wenn ihm Wasser und Luft zum Atmen fehlten. Die feinfühlige Reaktion auf Signale der Angst, die durch Trennung, Schmerz, Gefahr und auch innere, affektiv belastende emotionale Prozesse (Albträume) entstehen kann, setzen eine emotional verfügbare Bindungsperson voraus, die den Säugling in diesen Signalen wahrnimmt und angemessen und prompt mit Körperkontakt und Beruhigung darauf reagiert, um auf diese Weise die ängstlichen Affekte des Säuglings zu regulieren (Brisch und Hellbrügge 2008). Diese feinfühligen Interaktionserfahrungen sind nicht nur im Säuglingsalter, sondern über den gesamten Lebenszyklus von großer Bedeutung für die Entwicklung eines Gefühls von emotionaler Sicherheit. Hierzu gehören auch die Verbalisation von emotionalen Erfahrungen beim Kind, etwa wenn es Angst hat, sowie Berührung, Blickkontakt und eine emotionale Verfügbarkeit des Interaktionspartners (Brisch 1999).

3.4 Exploration

Sobald der Säugling eine sichere Bindung emotional erfährt, wird ein weiteres motivationales System, das der Neugier und Erkundungsfreude, angeregt, so dass der Säugling – ausgehend von einem sicheren emotionalen Hafen – seine Umwelt erleben und neugierig entdecken möchte. Eine sichere Bindung ohne die Möglichkeit zur Exploration der Umwelt wäre für die Entwicklung des Säuglings nicht förderlich, im Gegenteil, der Säugling würde alle möglichen Außenwahrnehmungsstimuli über die verschiedensten Wahrnehmungskanäle vermissen, so dass die Wahrnehmungssinne in vielen Bereichen verkümmern könnten. Da der Säugling noch nicht einschätzen kann, welche Explorationen mit Gefahren verbunden sind, ist ein Balancespiel nötig zwischen sichernder Bindungsperson, Ermutigung und Unterstützung von feinfühliger Exploration und wiederum Sicherung, sobald die Exploration für den Säugling gefährlich werden könnte.

3.5 Sensorische Stimulation

Alle Wahrnehmungskanäle und Sinne des Säuglings sind auf das Aufsaugen von sensorischen Reizen aus der Außen- wie auch der Körperinnenwelt ausgerichtet. Der Säugling möchte mit allen Sinnesmodalitäten Reize von außen wahrnehmen; dies geschieht über die Haut als das größte sensorische Organ des Menschen, über Augen, Ohren, Mund, Nase und alle Wahrnehmungsreize, die von den Innenorganen kommen und teilweise in unser Bewusstsein dringen. Auch die Körperwahrnehmung, wie die motorische Bewegung und die Spannung von Sehnen und Muskeln, werden dem Gehirn mitgeteilt und führen zu einer umfassenden sensorischen Landkarte, die im Gehirn integriert werden muss.

Ohne Erfahrungen durch sensorische Stimulationen ist eine gesunde Entwicklung des Säuglings nur bedingt möglich. Besonders beim Deprivationssyndrom des Säuglings zeigt sich, wie sowohl die Deprivation auf den Wahrnehmungskanälen als auch die emotionale Deprivation durch den Verlust oder den Mangel an Bindungserfahrungen zur Reduktion von Wachstumshormonen insgesamt sowie auch speziell von neuronalen Wachstumshormonen führt, so dass es langfristig zu einem Minderwuchs sowie zur Verringerung des Kopfumfangs wegen verringertem Gehirnwachstum kommt (Johnson und Internationales Adoptionsprojekt-Team [IAP] 2006).

3.6 Vermeidung von negativen Stimuli

Schon intrauterin sowie von Geburt an kann man beobachten, wie der Säugling sich mit seinen motorischen Fähigkeiten (Kopf wegdrehen, Händchen vor das Gesicht führen, Mund verschließen, weinen) gegen negative Stimuli zu wehren versucht, insbesondere wenn sie ihm Schmerz und Unwohlsein bereiten. So kann er sehr deutlich zwischen süßen und sauren Geschmacksstoffen unterscheiden – saure werden eindeutig abgelehnt und süße bevorzugt. Dieses motivationale System sichert ebenfalls das Überleben und gibt sowohl der Umwelt als auch dem Säugling eine Chance, angenehme Reize zu intensivieren und negative Stimuli zu vermeiden oder sich, soweit möglich, aktiv dagegen zu sträuben.

3.7 Selbstwirksamkeit

Ebenfalls sehr früh im Laufe des ersten Lebensjahres entwickelt der Säugling eine deutliche Motivation, Dinge selbst zu tun und zu bewirken. So konnte in vielen Studien gezeigt werden, dass der Säugling Zusammenhänge zwischen seinen Aktivitäten wie etwa Bewegung, und dadurch ausgelösten Antworten (Drehen des Mobile, Auslösen von Musik, Veränderungen von Lichtquellen) deutlich registriert. Sobald er Zusammenhänge wahrgenommen hat, werden solche Aktivitäten von ihm gesteigert und mehrfach ausgeführt, um sich diesen Erfahrungen von Selbstwirksamkeit jedes Mal mit einem deutlichen emotionalen Wohlbefinden und positivem Lustgewinn auszusetzen und sie zu einer befriedigenden Form der Selbstaktivität zu gestalten. Offensichtlich scheint diese Form der frühen Selbstwirksamkeit, die zeitlebens erhalten bleibt, ein ebenfalls tief verwurzeltes motivationales System zu sein, das vermutlich für die Steuerung der Selbstentwicklung sowie die Selbstwertentwicklung von großer Bedeutung ist. Eine gesunde Selbstentwicklung beinhaltet, dass schon der Säugling und das Kleinkind das Gefühl erleben, selbst handelnd und Akteure ihrer Effekte und motorischen sowie affektiv-emotionalen Interaktionen zu sein. Diese Selbstwirksamkeit bezieht sich demnach nicht nur auf motorische Aktivitäten, sondern ebenso auf affektiv-emotionalen Austausch. Schon im Laufe des ersten Lebensjahres ist sich der Säugling bewusst – und wiederholt dies gezielt und sozial orientiert –, dass er z.B. eine andere Person mit der deutlichen Erwartung anlächelt, dass diese ihn ebenfalls anlächelt und sich positiv affektiv-emotional mit ihm austauscht, indem sie die innere Welt der Affekte des Säuglings empathisch wahrnimmt und in die Beziehung zum ihm einbringt. Werden diese selbstwirksamen Effekte und Erwartungen nicht erfüllt, weil etwa eine Mutter dem Säugling eine Zeit lang ein mimisch starres Gesicht ohne affektiven Ausdruck zeigt, so zeigen schon kleine Säuglinge in den ersten Monaten deutliche Frustration, Enttäuschung, Wut bis hin zur Depression, wenn es ihnen durch verstärkte Aktivitäten gegenüber der anderen Person nicht gelingt, diese in eine selbstwirksame Interaktion zurückzubringen.

3.8 Intersubjektivität und Ziele einer gesunden Eltern-Kind-Beziehung

Es ist von Bedeutung, dass alle motivationalen Systeme in einen sozialen Kontext der Beziehungen von Interaktionspartnern, meistens mehreren, eingegliedert sind und nicht isoliert existieren. Insofern bildet ein Netz von motivationalen Systemen die Grundlage, auf der intersubjektive Erfahrungen des Säuglings mit allen motorischen, kognitiven, sensorischen und affektiv-emotionalen Inhalten stattfinden. Dies ist eine gute Voraussetzung, damit im Laufe des ersten Lebensjahres eine gesunde Persönlichkeitsentwicklung des Säuglings beginnen kann, die sich dann über die Folgejahre differenziert und weiter vervollständigt und entsprechend den wachsenden neuronalen Vernetzungen und Strukturen stabilisiert (Rochat 2008).

Aus unserer Erfahrung ist die Entwicklung einer sicheren Bindung zwischen Eltern und Kind eine sehr gute Voraussetzung, um auch die anderen motivationalen Systeme entsprechend zu fördern. Eine gesunde sichere Bindungsentwicklung setzt voraus, dass die Eltern sowohl für die emotionalen Bedürfnisse ihrer Kinder als auch für die physiologischen Notwendigkeiten sensibilisiert werden. Dies geht am besten durch die Einübung von feinfühligem Interaktionsverhalten, das sich bereits frühzeitig während der Schwangerschaft durch Video-Interaktionstraining einüben lässt.

Eine weitere Voraussetzung für eine gesunde Entwicklung zwischen Eltern und Kind ist die Verarbeitung von elterlichen Traumatisierungen aus der eigenen Kindheitsgeschichte. Wir wissen aus vielfältigen Untersuchungen sowie klinischer Erfahrung, dass eigene, unverarbeitete Traumatisierungen der Eltern von diesen in Konflikt- und Spannungssituationen sehr häufig mit dem Kind wieder reaktiviert und in Szene gesetzt werden. In solchen Situationen kommt es zu einer Wiederholung von selbst erlebten Traumaerfahrungen mit dem eigenen Kind, so dass Gewalterfahrungen über Generationen weitergegeben werden. Eine primäre Prävention für eine gesunde Eltern-Kind-Entwicklung sollte daher solche Teufelskreise der Gewalt durchbrechen oder erst gar nicht entstehen lassen. Auf dem Hintergrund dieser Überlegung wurde von uns das Präventionsprogramm **„SAFE – Sichere Ausbildung für Eltern“** (www. safe-programm.de) konzipiert. In einem weiteren Präventionsprogramm erlernen Kindergarten- und Grundschulkinder Empathie durch die feinfühlige, angeleitete Beobachtung der Interaktion zwischen der Mutter und ihrem Säugling (www.base-babywatching.de).

LITERATUR

Brisch KH (1999) Bindungsstörungen. Von der Bindungstheorie zur Therapie. 9. Aufl. Stuttgart: Klett-Cotta.

Brisch KH, Hellbrügge T (Hrsg.) (2008) Der Säugling – Bindung, Neurobiologie und Gene. Grundlagen für Prävention, Beratung und Therapie. Stuttgart: Klett-Cotta.

Johnson DE, Internationales Adoptionsprojekt-Team (IAP) (2006) Zusammenhänge zwischen dem Wachstum von psychisch belasteten Kindern und kognitiver sowie emotionaler Entwicklung. Kinder ohne Bindung. Deprivation, Adoption und Psychotherapie. Stuttgart: Klett-Cotta: 138–160.

Lichtenberg JD, Kindler AR (1994) A motivational systems approach to the clinical experience. Journal of the American Psychoanalytic Association 42 (2): 405–420.

Rochat P (2008) Die Selbstentwicklung im Säuglingsalter. In: Brisch KH Hellbrügge T (Hrsg.) Der Säugling – Bindung, Neurobiologie und Gene. Stuttgart: Klett-Cotta: 241–265.

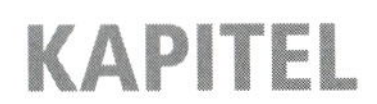

4 Umgang mit Kindern in der HNO-Heilkunde

Karl Heinz Brisch

4.1 Einleitung

Im Folgenden werden einzelne Voraussetzungen für den Umgang mit Kindern verschiedener Altersstufen in der HNO-Heilkunde beschrieben. Die Verhaltensweisen leiten sich aus den in ➤ Kapitel 3 beschriebenen motivationalen Systemen ab, die überlebenswichtigen Grundbedürfnissen von Kindern entsprechen.

4.2 Unterstützung der Bindungssicherheit

Eingriffe im HNO-Bereich beeinträchtigen oftmals in unterschiedlichem Ausmaß die physiologischen Grundbedürfnisse des Kindes, wie Essen, Trinken, Atmen, Schlafen. Manipulationen im HNO-Bereich durch Untersuchungen oder etwa sogar Operationen sind daher besonders ängstigend für das Kind und aktivieren das Grundbedürfnis nach Bindungssicherheit und damit seine Suche nach einer Bindungsperson, die ihm Schutz und Sicherheit geben könnte. Die Wahrnehmung der kindlichen Signale in dieser Situation, die richtige Interpretation und die prompte Reaktion darauf, besonders wenn es sich um Angst handelt, fördern die sichere Bindungsbeziehung des Kindes zu seiner Bindungsperson, aber auch zum Untersucher, wenn dieser sich ebenso feinfühlig verhält. Hierzu gehört auch, die Angst und die Verunsicherung des Kindes anzusprechen und in kind- und altersgerechte Worte zu kleiden, selbst wenn das Kind oder der Jugendliche nicht darüber sprechen kann. Auch bei Säuglingen, die evtl. von ihrem Sprachverständnis noch nicht so weit entwickelt sind, dass sie die Inhalte der Worte verstehen, wirkt die beruhigende Prosodie der Mutter, die darüber spricht, dass sie beim Kind bleiben werde, es begleite und ihm helfe, entängstigend.

Daher sollte die Anwesenheit einer Bindungsperson – etwa der Mutter – des Kindes bei der ambulanten oder die Mitaufnahme zur stationären Behandlung eine „conditio sine qua non" sein. Die Bindungsperson gibt dem Kind in der Regel in der fremden Umgebung und bei Angst erzeugenden, unangenehmen oder schmerzhaften medizinischen Untersuchungen die ausreichende emotionale Sicherheit. Sie kann das Kind bei der Untersuchung auf den Schoß nehmen, es zur OP begleiten, bis es eingeschlafen ist, und beim Aufwachen schon im Aufwachraum wieder an seiner Seite sein. Körperkontakt mit und durch die Bindungsperson ist in der Regel die beste Methode zur Beruhigung eines aufgeregten Bindungssystems des Kindes. Die kann bei älteren Kindern auch in Form von Handhalten und Streicheln, begleitet von beruhigenden Worten geschehen.

Mit Jugendlichen sollte besprochen werden, in welchem Umfang sie die Anwesenheit einer Bindungsperson benötigen und auch wünschen. Je bedrohlicher die Untersuchung und der Eingriff sind, umso eher wird die Bindungsperson benötigt, um auch dem Jugendlichen emotionale Sicherheit zu vermitteln. Selbst wenn der Jugendliche nach außen eher „cool" reagiert, weil er glaubt, dass es für sein Alter unpassend sei, seine Bindungsperson in der Nähe zu wünschen, kann der Untersucher davon ausgehen, dass der Wunsch nach emotionaler Unterstützung und Sicherheit dennoch vorhanden ist, auch wenn er nicht oder nur indirekt gezeigt werden kann. Manchmal ist es für den Jugendlichen sogar einfacher, diesen Wunsch nach emotionaler Begleitung gegenüber einer Krankenschwester zu äußern oder sich einen Gleichaltrigen an seine Seite zu wünschen, der ihn unterstützt.

Die Bindungsperson, die ein Kind begleitet, sollte allerdings selbst nicht durch medizinische Untersuchungen, die sie selbst früher – vielleicht in der eigenen Kindheit – erfahren hat, traumatisiert sein. Unter solchen Bedingungen könnte sie durch die Untersuchungen des Kindes an ihre alte Angst erinnert werden und benötigt unter diesen Umständen selbst emotionale Betreuung zur Beruhigung durch eine dritte Person, da die Bindungsperson etwa die notwendige Sicherheit ihrem Kind nicht oder nicht in ausreichendem Umfang anbieten kann. Eine solche dritte Person zur Unterstützung der Mutter könnte der Vater, eine andere vertraute Person der Mutter, etwa auch eine Kinderkrankenschwester, ein Arzt, eine Psychologin sein, die sich speziell die emotionale Unterstützung der Mutter zur Aufgabe gemacht hat. Nur wenn die Mutter sich gut unterstützt und emotional sicher fühlt, ist sie in der Lage, ihr Kind emotional zu unterstützen und zu beruhigen sowie ihm die Angst zu nehmen.

4.3 Förderung des Explorationsbedürfnisses

Wenn die Bindungsperson des Kindes sich sicher fühlt, ist eine ausreichende Aufklärung über die notwendigen Eingriffe absolut erforderlich, weil Erkundung und Exploration von Neuem, das uns bevorsteht, auch zu den lebensnotwendigen Grundbedürfnissen gehört. Je nach Alter kann hier auch – evtl. in einem weiteren Gespräch – das

Kind einbezogen und ihm vom Untersucher demonstriert werden – auf eine einfache, kindgerechte Art und Weise und in kindgerechter Sprache –, was untersucht werden soll. Evtl. ist hierzu auch ein anatomisches Modell herbeizuziehen, weil Kinder – auch ältere Kinder – sowie ihre Eltern in der Regel keine oder nur unzureichende Vorstellungen von den anatomischen Verhältnissen im HNO-Bereich haben. Der Untersucher sollte gezielt Ängste ansprechen, sowohl die der Eltern als auch die des Kindes, damit diese geäußert und behandelt werden können. Bleiben die Ängste unausgesprochen, führen sie zu großer innerer Erregung und können die Compliance behindern oder aufgrund von falschen Vorstellungen und Phantasien ganz unbegründet sein.

4.4 Schutz vor aversiven Stimuli

Auch über unangenehme Reaktionen, wie etwa vegetative Reizungen mit Übelkeit, Brechreiz und Schmerzen sollte mit der Bindungsperson des Kindes sowie mit dem Kind selbst vor der Untersuchung gesprochen werden. Normalerweise sind Kinder im HNO-Bereich besonders sensibel, so dass es zu starken Schutzreflexen und Abwehrbewegungen kommt. Der Untersucher sollte hier sehr genau sein und Angaben machen, wann diese Reaktionen auftreten, wie lange sie dauern und in welcher Art und Intensität sie zu erwarten sind. Bagatellisierungen von Schmerzen oder gar Verschweigen führen nur zu Angst, so dass die Bindungsperson und ihr Kind sich eher passiv bis kämpfend verhalten werden. Wenn die Angst der Bindungsperson – etwa der Mutter – nicht von ihr bewältigt werden kann, sie sich schlecht informiert fühlt, Fragen offenbleiben, wird sie bei Schmerzen, die für sie unvorhergesehen bei ihrem Kind auftreten, eher kämpfen, fliehen, oder – wenn beides nicht geht – sich unterwerfen. Alle drei Bewältigungsformen bei großer Angst sind normal, führen aber nicht zu einer kooperativen Arzt-Patient-Beziehung. In der Regel wird sich das Kind der Haltung seiner Bindungsperson anschließen.

Da es ein Grundbedürfnis ist, aversive Stimuli wie etwa Schmerzen zu vermeiden oder bei Schmerzen zu fliehen oder zu kämpfen, sollte die Anästhesie so gut wie irgendwie möglich sein. Auch eine Sedierung des Kindes ist mit der Bindungsperson zu besprechen und zu erklären. Auch hier können bereits Ängste auftreten, die erst recht bei einer Vollnarkose des Kindes aktiviert werden. Die größte Angst der Bindungsperson ist immer, dass ihr Kind nicht mehr aus der Narkose erwachen könnte. Daher ist es für das Kind wie für die Bindungsperson sehr hilfreich und entängstigend, wenn sie ihr Kind zumindest bis zur OP-Tür begleiten und nach der OP wieder neben ihm im Aufwachraum anwesend sein, seine Hand halten und mit ihm beruhigend sprechen kann.

4.5 Förderung von Selbstwirksamkeit

Jede Form der Selbstwirksamkeit ist ein Grundbedürfnis, das uns hilft, über eine aktuell als bedrohlich erlebte Situation wieder Kontrolle zu gewinnen. Jede Form der Aktivität, die es dem Kind erlaubt, rund um seine Untersuchung, den Zustand nach der Untersuchung oder die OP selbst etwas wieder zu tun, wird seine Angst reduzieren und es eher zu einem kompetenten Partner machen, als wenn es sich nur abhängig und hilfsbedürftig fühlt. Bei Kleinkindern kann es hilfreich sein, dass sie erst einmal etwa die Taschenlampe des Untersuchers selbst auf ihr Ohr oder ihren Hals richten können, dann auf den der Mutter oder des Untersuchers, bevor der Untersucher eine HNO-Befunderhebung vornimmt.

4.6 Hilfe durch sensorische Stimulation

Da wir grundsätzlich ein Bedürfnis nach angenehmer sensorischer Stimulation haben, könnte dies in der Untersuchungssituation hilfreich eingesetzt werden. Säuglinge und Kleinkinder können während der Untersuchung von ihrer Bindungsperson gestreichelt werden. Die Stimme der Bindungsperson, ein bekanntes Lied, ein leichtes Wiegen vor der Untersuchung zur Beruhigung werden viele Eltern intuitiv aufgreifen, ansonsten könnte man sie dazu ermutigen und anleiten. Ältere Kinder können sich über Musik ablenken, auch die Hand der Bindungsperson zu halten und fest zu drücken, mit der Bindungsperson zu sprechen, sie zu sehen, kann eine starke sensorische Stimulation sein, die das Kind unangenehme Sensationen der Untersuchung nicht so intensiv wahrnehmen lässt. Hier kommen Körperkontakt mit der Bindungsperson und sensorische Stimulation als beruhigende und hilfreiche Erfahrung zusammen.

4.7 Zusammenfassung

Alle Maßnahmen, die dazu dienen, die in > Kapitel 3 beschriebenen grundlegenden Entwicklungsbedürfnisse von Kindern in der Behandlungssituation zu fördern, sind hilfreich, damit sowohl das Kind als auch seine Bindungsperson den Untersucher als hilfreich und nicht als bedrohlich erleben. Arzt und Kinderkrankenschwester und andere am Behandlungsprozess Beteiligte, wie etwa Psychologen, sollten daher die Untersuchungssituation so gestalten, dass diese lebenswichtigen Bedürfnisse so umfassend wie möglich gewährleistet werden können und das Kind und die Eltern Hilfestellungen erfahren. Diese sollten den Fokus darauf legen, dass trotz belastender Untersuchung ein Gefühl von emotionaler Sicherheit anstelle von Angst entstehen kann. Auf diese Weise können selbst schwierige und teils schmerzhafte Untersuchungen mit maximaler Kooperation des Kindes durchgeführt und das Kind und seine Eltern zu hilfreichen Partnern werden.

LITERATUR

Inui TS (1998) Establishing the doctor-patient relationship: Science, art, or competence? Schweizer Medizinische Wochenschrift 128: 225–230.

London AI (2003) Doctor-patient relationship second only to family. sBMJ 11: 349–392.

Reilly BM (2003) Physical examination in the care of medical inpatients: An observational study. Lancet 362 (9390): 1100–1105.

II Ohr

KAPITEL

5 Anatomie, Physiologie und Embryologie des Ohrs

Karl Götte

5.1 Vorbemerkungen zum Schläfenbein, anatomische Einteilung des Ohrs

Die nachfolgenden Ausführungen zur Anatomie und Physiologie erheben nicht den Anspruch auf Vollständigkeit. Grundkenntnisse der Anatomie werden vorausgesetzt. Ziel ist es, dem Leser das Verständnis der anschließenden klinischen Kapitel zu erleichtern.

Die derzeit gültige Terminologia Anatomica (Whitmore 1998) sieht – gleich ihren Vorgängern – eine anatomische Einteilung des Ohrs in das äußere Ohr (Auris externa), das Mittelohr (Auris media) und das Innenohr (Auris interna) vor, eine Einteilung, die sich auch unter klinischen Aspekten sehr bewährt hat und sich daher auch über die gesamten folgenden Kapitel fortsetzt.

Abgesehen von der Ohrmuschel und dem knorpeligen Gehörgangsteil gehören sämtliche Teile des Ohrs dem Schläfenbein (Os temporale) an, das sich aus fünf separaten Anteilen entwickelt bzw. zusammensetzt: dem beim Neugeborenen im Verhältnis sehr kleinen Squama temporalis, dem Os petrosum, dem Mastoid, dem Styloid und dem Os tympanicum. Das Os tympanicum ist beim Neugeborenen nur als Anulus tympanicus angelegt und entwickelt sich erst im Verlauf der ersten beiden Lebensjahre. Das Schläfenbein wiederum bildet zusammen mit dem großen Flügel des Keilbeins (Ala major des Os sphenoidale) die laterale Schädelbasis. In ➤ Abbildung 5.1 sind die anatomischen Verhältnisse beim Neugeborenen dargestellt. Zu beachten ist das im Verhältnis zum Neurocranium sehr kleine Viscerocranium, die kleine Squama temporalis und das fehlende Os tympanicum.

Das Ohr verbindet im Organum vestibulocochleare die beiden Sinnesorgane für das Gleichgewichtsempfinden (Labyrinthus vestibularis) und das Hören (Labyrinthus cochlearis). Hier von einem „Gleichgewichtsorgan" statt vom einem „Vestibularorgan" zu sprechen, ist streng genommen irreführend, da das Gleichgewicht ein Zustand vergleichbar etwa dem Blutdruck ist, der neben dem Vestibularorgan noch anderen Sinneswahrnehmungen unterliegt.

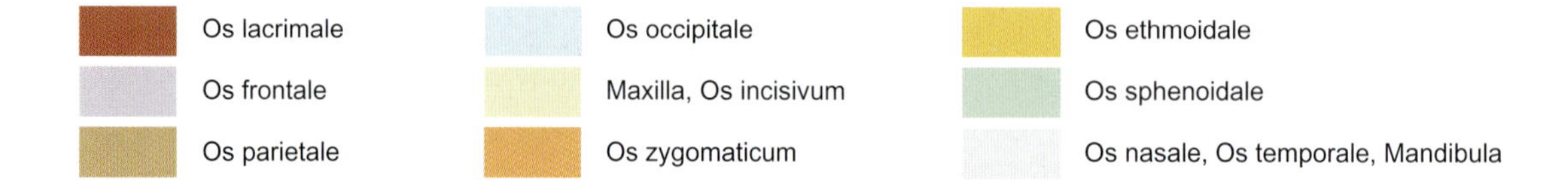

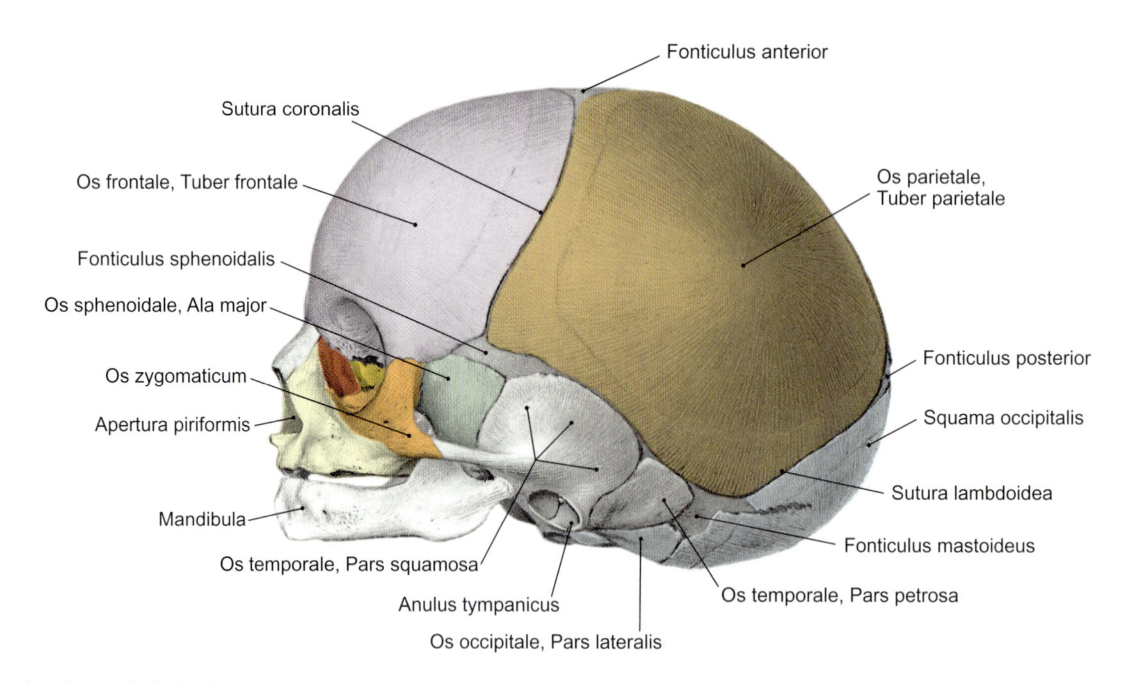

Abb. 5.1 Schädel, Cranium, eines Neugeborenen.
Aus Putz R, Pabst R (2007) Sobotta. Anatomie des Menschen, 22. Aufl. Urban & Fischer, München, Jena, S. 046, Abb. 75

5.2 Anatomie und Physiologie des äußeren Ohrs

5.2.1 Ohrmuschel

Das äußere Ohr (Auris externa) wird unter anatomischen Gesichtspunkten eingeteilt in die Ohrmuschel (Auricula) und den äußeren Gehörgang (Meatus acusticus externus), eine Trennung, die aus klinischer Sicht wenig sinnvoll ist. Vielmehr unterscheidet sich unter klinischem Gesichtspunkt die Ohrmuschel zusammen mit dem äußeren, knorpeligen Gehörgang (Pars fibrocartilaginea) wesentlich von der medialen knöchernen Hälfte des Gehörgangs (Pars ossea).

Die Ohrmuschel unterteilt sich in den von elastischem Knorpel (Cartilago auriculae) unterfütterten Teil und das aus Fellgewebe bestehende Ohrläppchen (Lobulus). Der aufgrund seiner elastischen Fasern gelblich erscheinende Knorpel wird bekanntermaßen nur durch Diffusion über das Perichondrium ernährt. Dieses Perichondrium lässt sich, wie bei der Transplantatgewinnung zur Tympanoplastik häufig genutzt, verhältnismäßig leicht vom Knorpel lösen. Da eine Subkutis als Verschiebeschicht zwischen der Dermis und dem Perichondrium über dem Ohrknorpel auf der Vorderseite der Ohrmuschel kaum existiert, entsteht bei übermäßigen Scherkräften in dieser Schicht ein Otserom. Die Rückfläche der Ohrmuschel enthält eine feine Schicht von lockerem Bindegewebe zwischen Perichondrium und Dermis, das als Präparationsschicht bei der Otoplastik genutzt wird. Die Muskeln der Ohrmuschel, vom VII. Hirnnerv innerviert, sind beim Menschen irrelevant.

Die **arterielle Versorgung** der Ohrmuschel erfolgt von ventral über mehrere Arteriae auriculares anteriores, kleine Äste aus der Arteria temporalis superficialis, und von dorsal über mehrere Äste der Arteria auricularis posterior. Die Venen verlaufen entsprechend. Sie sind allesamt zu klein für eine verlässliche chirurgisch hergestellte Gefäßanastomose nach Amputation. Der Lymphabfluss aus Ohrmuschel und Gehörgang erfolgt über Nodi lymphatici infraauriculares und Nodi lymphatici parotidei superficiales und profundi, was erklärt, wieso bei Entzündungen ebenso wie bei Malignomen von Ohrmuschel und Gehörgang die Parotis häufig involviert ist.

Die **sensible Innervation** des äußeren Ohrs ist komplex. Beteiligt sind die Hirnnerven N. V (N. auriculotemporalis) im Bereich des Tragus und Vorderrand der Helix, entsprechend der Embryogenese: obere 3 Aurikularhöcker (als Derivate des 1. Schlundbogens), VII (Eruptionen am Gehörgangseingang unterschiedlicher Ausdehnung beim Zoster oticus, entsprechend der Embryogenese: untere 3 Aurikularhöcker als Derivate des 2. Schlundbogens), IX und X (Cavum conchae und Gehörgang; möglicher Hustenreiz bei der Gehörgangstoilette) und die Spinalnerven C 2, 3, 4 (über den Nervus auricularis major und den Nervus occipitalis minor; Taubheitsgefühl der Ohrmuschel nach Hals- und Parotiseingriffen).

Die **Funktion** der Ohrmuschel beim Menschen liegt in einer begrenzt wirksamen Bündelung des Schalls und einer Verbesserung der Schalllokalisation. Die Brechung der Schallwellen durch die Ohrmuschel soll im Vergleich zum direkten Schallweg über das Cavum conchae zu einer Verzögerung um 0,2 ms führen, was das Richtungshören erleichtern soll.

5.2.2 Äußerer Gehörgang

Der äußere Gehörgang, 2,5 cm lang, verläuft in der axialen Ebene S-förmig und in der koronaren Ebene konkav nach kaudal. Daher ermöglicht erst ein Anheben und leichtes Zurückziehen der Ohrmuschel einen direkten Blick auf das Trommelfell.

Das äußere Drittel des Gehörgangs, die Pars fibrocartilaginea, wird vom Ohrknorpel stabilisiert. Dieser enthält Spalten (Santorini-Spalten), die eine Kommunikation mit der Parotisloge erlauben. Der laterale Gehörgangsanteil enthält Haarfollikel, Talgdrüsen (Glandulae sebaceae) und die Ceruminaldrüsen (Glandulae ceruminosae). Die Ceruminaldrüsen sind modifizierte apokrine Schweißdrüsen, die eine milchige Substanz bilden, die bei Lufteinwirkung braun wird. Zusammen mit den Triglyzeriden und Fettsäureestern der Talgdrüsen bilden sie das Ohrschmalz (Cerumen; engl.: ear wax). Die darin enthaltenen Bitterstoffe sollen das Eindringen von Insekten abwehren. Es verhindert jedenfalls ein Austrocknen der Epidermis des Gehörgangs und ist eingeschränkt bakterizid. Entgegen einem häufigen Irrglauben ist das Cerumen gewöhnlich stärker hydrophil als lipophil, so dass zum Aufweichen von harten Ceruminalpfröpfen Wasser oder eine wässrige Lösung besser geeignet ist als eine ölige Substanz.

Die mittleren zwei Drittel des Meatus acusticus externus enthalten weder Haarfollikel noch Ceruminaldrüsen. Aufgrund einer physiologischen Migration der Hautschichten beginnend vom Umbo des Trommelfells nach lateral, die eine gewisse Selbstreinigung des Gehörgangs sicherstellt, sollten sich in diesem Bereich ohne äußeren Einfluss also weder Haare noch Cerumen befinden. In diesem Bereich des Gehörgangs haftet die sehr dünne und bezüglich physikalischer Einwirkungen wenig widerstandsfähige Kutis fest am Periost. Am Eingang des Meatus acusticus externus befindet sich im kranial-okzipitalen Winkel regelmäßig die Spina supra meatum (Hehnle-Spina), die eine zusätzliche Verankerung der Ohrmuschel mit dem Schläfenbein ermöglicht und bei Ohroperationen einen zuverlässigen Orientierungspunkt darstellt. Im kaudalen, ventralen und dorsalen Anteil wird der knöcherne äußere Gehörgang vom Os tympanicum gebildet, im kranialen Anteil vom Os petrosum. Das Os tympanicum fehlt beim Neugeborenen noch, es besteht bei der Geburt lediglich ein Anulus tympanicus, aus dem durch appositionelles Knochenwachstum bis zum zweiten Lebensjahr das Os tympanicum als rinnenförmige Platte gebildet wird. Die sensible Innervation des Gehörgangs erfolgt über den VII., IX. und X. Hirnnerv.

Neben einer Schutzfunktion gegen äußere Einflüsse kommt dem äußeren Gehörgang eine Funktion als Resonanzraum zu. Die Resonanzfrequenz oder Eigenresonanz des Gehörgangs liegt bei etwa 3 kHz (Rosowski 1994).

5.3 Anatomie und Physiologie des Mittelohrs

5.3.1 Trommelfell

Das Trommelfell (Membrana tympani) als Grenze zwischen äußerem Gehörgang und Mittelohr ist eine mehrschichtige, nach medial trichterförmig zulaufende Membran. Der horizontale Durchmesser beträgt 8–9 mm, der vertikale Durchmesser 8,5–10 mm. Die Größenunterschiede zwischen Kind und Erwachsenem sind unwesentlich. Die gesamte Oberfläche beträgt 85 mm^2, die funktionell wirksame Fläche 55 mm^2, die Dicke 0,7 mm. Das Trommelfell wird anatomisch eingeteilt in die Pars tensa und die kranial liegende Pars flaccida. Diese Einteilung ist auch von klinischer und pathologischer Relevanz bei der Beurteilung von chronischen Mittelohrentzündungen.

Eingebettet in das Trommelfell findet sich der Hammergriff (Manubrium mallei), aufgespannt wird das Trommelfell im Bereich der Pars tensa von einem Ringband, dem Anulus fibrocartilagineus. Dieses Band liegt im Sulcus tympanicus, die so entstehende Verdickung am Rand der Pars tensa wird Limbus membranae tympani genannt, eine Struktur, die einer chronischen Schleimhautentzündung widersteht und nur bei Keratomen, d.h. Cholesteatomen des Mittelohrs, zugrunde geht. Diese Anordnung am Übergang des Trommelfells zum äußeren Gehörgang stellt auch einen spitzen Winkel am vorderen tympanomeatalen Übergang sicher. Eine Abflachung dieses vorderen tympanomeatalen Winkels, wie beim seltenen idiopathischen sog. „blunting“ (engl. „blunt“, stumpf) zu beobachten, reduziert die Compliance des Trommelfells erheblich mit der Folge einer nennenswerten Schallleitungsschwerhörigkeit. Im Bereich der Pars tensa finden sich von lateral nach medial folgende Schichten: Epidermis, radiäre Kollagenfaserschicht, zirkuläre Kollagenfaserschicht, Mukosa. Subkutis und Submukosa fehlen. Die gesamte Pars tensa wird in vier Quadranten eingeteilt, wobei der Hammergriff die Achse bildet, die den hinteren oberen und den vorderen oberen Quadranten trennt. In der Mitte des Trommelfells befindet sich der Nabel (Umbo), der tiefste Punkt des trichterförmigen Trommelfells, der vom spatelförmig auslaufenden Ende des Hammergriffs gebildet wird. ➤ Abbildung 5.2 zeigt das Trommelfell, wie es bei der Otoskopie zu erkennen ist.

Die Pars flaccida (Shrapnellsche Membran), in der Incisura tympanica (Rivinische Spalte) gelegen und kaudal von der Pars tensa durch die Prominentia mallearis und die Plicae mallearis anterior und posterior getrennt, zeigt einen anderen Aufbau: Es fehlen in diesem Anteil die beiden geordneten Kollagenfaserschichten, ebenso fehlt der Anulus fibrocartilagineus. Dies macht die Pars flaccida und den medial dazu liegenden Recessus membranae tympani superior (Prussackscher Raum) zu einer Prädilektionsstelle für Retraktionstaschen bei einer chronischen Tubenbelüftungsstörung und zum Ausgangspunkt für primäre Cholesteatome.

Die **Blutversorgung** des Trommelfells erfolgt von beiden Seiten, lateral und medial. Die kräftigsten Gefäße sind die Arteria manubrialis externa und interna, die das Manubrium von dorsal überkreuzen und unter dem Untersuchungsmikroskop noch gut zu erkennen sind. Das Trommelfell wird an seiner Außenfläche von Ästen des Nervus auriculotemporalis und des Ramus auricularis des Nervus vagus innerviert und ist äußerst empfindlich. Die medial gelegene Mukosa ist, wie die gesamte Paukenhöhlenschleimhaut, über den Plexus tympanicus (N. VII, N. IX) innerviert.

5.3.2 Mittelohr

Anatomie des Mittelohrs

Das Mittelohr (Cavum tympani) ist ein mit Luft gefüllter Raum, der mit dem Nasenrachen über die Tube und mit den Mastoidzellen über den Aditus ad antrum verbun-

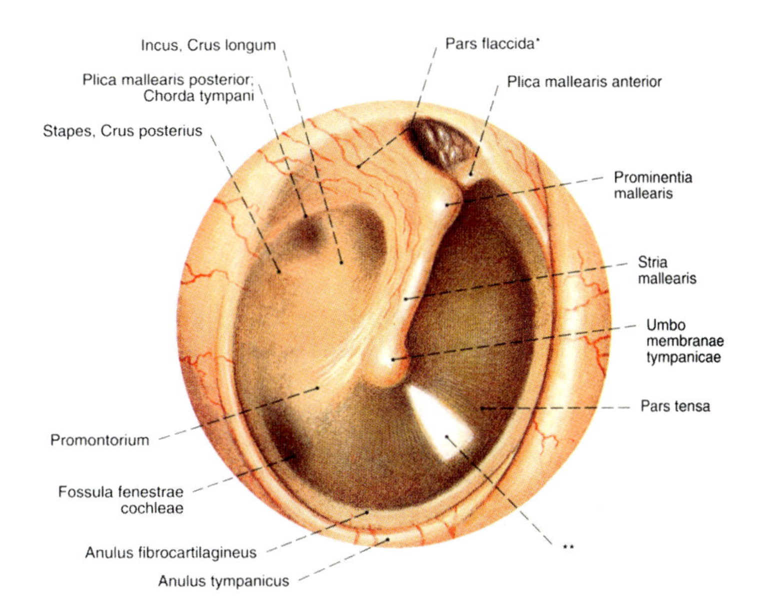

Abb. 5.2 Trommelfell, Membrana tympanica; Ohrspiegelbild; von lateral (rechts, 600%).
* Klinisch: Shrapnellsche Membran.
** Typisch gelegener Lichtreflex.
Aus Putz R, Pabst R (1993) Sobotta. Atlas der Anatomie des Menschen, Band 1, 20. Aufl. Urban & Schwarzenberg, München, Wien, Baltimore, S. 368, Abb. 645

den ist. Es wird traditionell von kranial nach kaudal eingeteilt in den Kuppelraum (das Epitympanon), das Mesotympanon und den Kellerraum (Hypotympanon), eine Einteilung, die zwar unter klinischen und pathologischen Gesichtspunkten etwas willkürlich erscheint, aber im klinischen Sprachgebrauch weitverbreitet ist. Das Epitympanon wird kranial durch das Tegmen tympani begrenzt, das die mittlere Schädelgrube vom Mittelohr trennt. Dorsal schließt sich der Aditus ad antrum an und seine kaudale Grenze stellt der Oberrand des Trommelfells dar. Es enthält den Hammerkopf und den Ambosskörper. Das Mesotympanon ist der Teil des Trommelfells, der sich in horizontaler Projektion medial des Trommelfells befindet. Das Hypotympanon erstreckt sich vom Unterrand des Trommelfells bis zum Boden des Mittelohrs.

Betrachtet man etwas vereinfacht das Mittelohr als stehende, flache Schachtel, so ergeben sich **sechs Wände:** Vorne liegt die Paries caroticus, unter der sich der Karotiskanal befindet sowie kranial dazu das tympanale Tubenostium. Dorsal liegt die Paries mastoideus, als Trennwand zum Mastoid, und kranial dazu der Aditus ad antrum. Kaudal liegt die Paries jugularis, über dem Bulbus superior venae jugularis internae liegend. Die knöcherne Begrenzung kann bei hochstehendem Bulbus fehlen, was beim Eröffnen des Mittelohrraums im Rahmen einer Tympanoplastik oder Parazentese zu einer unangenehmen Blutung führen kann. Medial liegt die Paries labyrinthicus, die das Mittelohr vom Labyrinth trennt. Die ventral zur ovalen Fensternische gelegene Vorwölbung nach lateral wird als Promontorium bezeichnet, medial davon befindet sich die Basalwindung der Schnecke. Die kraniale Begrenzung des Cavum tympani bildet die Paries tegmentalis, welche die Pauke von der mittleren Schädelgrube trennt. Im Kindesalter ist die Naht zwischen Tegmen tympani als Teil des Os petrosum und horizontaler Schuppenlamelle als Teil der Squama temporalis, die Sutura petrosquamosa, noch nicht verknöchert und stellt eine mögliche Eintrittspforte für Keime in die Meningen und den Temporallappen bei einer Mittelohrentzündung dar. Lateral liegt die Paries membranaceus, also das Trommelfell als Grenze zum Gehörgang, und im kranialen Anteil als laterale Begrenzung das Scutum (lat. scutum = Turmschild) tympanicum. Dieser Wandabschnitt enthält häufig pneumatische Zellen (Kirchner-Zellen), kranial vom Gehörgang gelegen, die bei einer kindlichen Mastoiditis dazu beitragen können, dass das Gehörgangsdach abgesenkt erscheint.

Die **Paukenhöhle** enthält drei Gehörknöchelchen, zwei Muskeln und mehrere Nerven. Die drei Gehörknöchelchen Hammer (Malleus, Gewicht 23 mg), Amboss (Incus, Gewicht 27 mg) und Steigbügel (Stapes, Gewicht 2,5 mg) sind Teil des Schallleitungsapparates. Die Resonanzfrequenz der Gehörknöchelchen liegt bei 500–2000 Hz. Es handelt sich um lamellären Knochen mit Gelenkflächen aus hyalinem Knorpel. Der **Hammer** besteht aus dem Caput mallei, im Kuppelraum gelegen, dem Collum mallei, die mediale Begrenzung des Prussackschen Raums darstellend, sowie dem Processus lateralis und dem Processus anterior. Das Manubrium mallei als Teil des Hammers ist in das Trommelfell eingebettet. Am **Amboss** lassen sich unterscheiden das Corpus incudis, im Kuppelraum gelegen, das Crus breve, lateral zum Aditus ad Antrum gelegen als Landmarke bei der Mastoidektomie, und das Crus longum mit dem davon rechtwinklig Richtung Stapesköpfchen abzweigenden Processus lenticularis. Der distale Anteil des Crus longum kann als „vaskuläre Wasserscheide" (Schuknecht 1993) betrachtet werden, versorgt von kranial durch dünne Endäste der Arteriae tympanicae anterior et posterior und von kaudal durch kleine Anastomosen der Arteriae crurales anterior et posterior. Der Processus lenticularis wird meist nicht durch die endossale Arterie des Processus longus, die Arteria incudis, sondern durch perforierende Schleimhautäste versorgt (Kubik 1987). Dies hat zur Folge, dass bei chronischen Entzündungen in aller Regel dieser Teil der Kette als Erstes der Arrosion anheim fällt. Der **Steigbügel** besteht aus dem Caput stapedis mit seiner leicht konkaven Gelenkfläche, dem Collum stapedis mit dem Ansatz der Stapediussehne, dem fast geraden Crus anterius oder Crus rectilineum und dem gekrümmten Crus posterius oder Crus curvilineum. Die Fußplatte, Basis stapedis, mit einer Fläche von 3 mm^2, ist mit dem Labyrinthblock über das Ligamentum anulare mit radiären elastischen Fasern verbunden.

Bei den beiden **Muskeln** des Mittelohrs handelt es sich zum einen um den Musculus tensor tympani, ein 2 cm langer Muskel, der medial parallel zur Tuba Eustachii verläuft und dessen Sehne vom Processus cochleariformis, der an der medialen Paukenhöhlenwand etwa 2 mm anterior zur ovalen Fensternische gelegen ist, nach lateral umgeleitet wird, um am Übergang von Hammergriff und Hammerhals zu inserieren. Es handelt sich um einen quergestreiften, doppelt gefiederten Muskel, der vom Nervus pterygoideus medialis, einem Ast des Nervus mandibularis, innerviert wird und in der Lage ist, das Trommelfell zu spannen. Der zweite Muskel des Mittelohrs, der Musculus stapedius, ist mit 7 mm Länge der kleinste quergestreifte Skelettmuskel des Menschen. Er liegt an der Paries mastoideus, seine Sehne tritt an der Oberfläche des Processus pyramidalis aus und inseriert an Caput und Collum stapedis. Innerviert wird dieser Muskel vom Ramus stapedius des Nervus facialis. Seine Kontraktion, ausgelöst mit einer Verzögerung von 65–130 ms durch einen Schalldruckpegel von 70–90 dB, bewirkt eine unter dem Mikroskop deutlich sichtbare Kippbewegung des Stapes nach dorsal und damit eine Versteifung der Fußplatte. Die physiologische Bedeutung beider Muskeln sollte nicht überschätzt werden. Bei einem Ausfall des Musculus stapedius im Rahmen einer idiopathischen Fazialisparese wird gelegentlich eine Dysakusis bei höheren Lautstärken beklagt. Beim Musculus tensor tympani existieren sehr selten schwer zu beeinflussende Myocloni in Zusammenhang mit weiteren Muskeln der Gaumenmuskulatur und der Kaumuskulatur, die für die Betroffenen mit einem unangenehmen klickenden Geräusch einhergehen. Der Stapediusreflex wird diagnostisch und bei der Cochleaimplantat-Versorgung vielfältig genutzt.

Zwei Fenster verbinden das Mittelohr mit dem Innenohr. Das ovale **Fenster** (Fenestra vestibuli) mit der Stapesfußplatte führt in die Scala vestibuli und ist bei entsprechender Trommelfellperforation im hinteren oberen Quadranten vom Gehörgang aus medial des Stapes gut zu erkennen, das kaudal davon gelegene runde Fenster (Fenestra cochleae), führt in die Scala tympani und ist aufgrund eines Knochenüberhangs, dem Subiculum promontorii, sowie aufgrund seiner fast horizontalen Lage nicht einsehbar.

Die **Durchblutung** des Mittelohrs erfolgt auf mehreren Wegen. Beteiligt sind daran die Carotis externa (über die Arteria meningea media, die Arteria maxillaris direkt, die Arteria pharyngea ascendens und die Arteria auricularis posterior), die Carotis interna (über die Arteriae caroticotympanicae) und die Arteria basilaris (über die Arteria labyrinthi). Bei dem Versuch, Glomustumoren präoperativ wirksam zu embolisieren, wird diese aus unterschiedlichsten Zuströmen erfolgende Durchblutung besonders bewusst. Ebenso vielfältig ist der venöse Abfluss, über den Lymphgefäßverlauf gibt es keine verlässlichen Daten.

Die **Mittelohrschleimhaut** wird vom Plexus tympanicus innerviert. Dieses Geflecht wird gebildet vom Nervus tympanicus, einem Ast des N. glossopharyngeus, der am Paukenhöhlenboden durch den Canaliculus tympanicus zieht, und von den Nn. caroticotympanici, postganglionäre, vasomotorische Sympathikusfasern. Die häufig von Patienten beklagten Ohrenschmerzen bei Entzündungen oder Tumoren des Rachens sind auf die gemeinsame sensible Innervation durch den N. glossopharyngeus (N. IX) zurückzuführen. Die präganglionären Parasympathikusfasern dieses N. tympanicus (Jakobsonscher Nerv) überqueren das Promontorium, verlassen zusammen mit Sympathikusfasern als Nervus petrosus minor die Paukenhöhle und enden im Ganglion oticum, das der Innervation der Parotis dient. Sie sind am Promontorium bei reizloser Schleimhaut und geöffneter Pauke unter dem Untersuchungsmikroskop gut erkennbar. Ein Ast des Nervus vagus (N. X), der Ramus auricularis (Arnoldscher Nerv), zieht durch den Canaliculus mastoideus und weiter durch die Fissura tympanomastoidea nach dem Austritt des Nervus vagus aus dem Foramen jugulare wieder in die Schädelbasis, bildet eine Anastomose mit den Ästen des N. glossopharyngeus und enthält u.a. sensible Fasern von der hinteren und unteren Wand des Gehörgangs (Hustenreiz bei Manipulation am Gehörgang).

Durchquert wird das Mittelohr von der Chorda tympani. Sie führt zweierlei Fasern, die efferenten präganglionären parasympathischen Nervenfasern, die im Ganglion submandibulare enden, und die afferenten gustatorischen Fasern aus den Geschmacksknospen der vorderen beiden Drittel der Zunge. Die Chorda tympani entspringt aus dem Nervus facialis im spitzen Winkel im Bereich der Paries mastoideus weit kaudal kurz vor dem Foramen stylomastoideum, zieht zwischen Inkus und Malleus kranial der Sehne des Musculus tensor tympani, und zieht dann in die Fissura petrotympanica (Glasersche Spalte) und legt sich nach Austritt aus der Schädelbasis dem Nervus lingualis an. Das Entfernen des Knochens zwischen Chorda und Nervus facialis nach vorausgegangener Mastoidektomie führt zu einer V-förmigen Öffnung ins Mittelohr und entspricht der posterioren Tympanotomie, ein Zugang, der bei der Cochleaimplantation verwendet wird. Der Funktionsverlust der Chorda, ein häufiges Phänomen bei chronischen Mittelohrentzündungen, wird bei schleichendem Verlauf vom Patienten nicht wahrgenommen, auch bei plötzlichem Auftreten, z.B. nach Mittelohrchirurgie, nehmen nicht alle Patienten dies als Dysgeusie wahr.

Physiologie des Mittelohrs und des Trommelfells

Die Funktion des Mittelohrs liegt in der Schallweiterleitung mit Impedanzanpassung sowie in der weniger bedeutenden Dämpfung der Übertragung hoher Schalldruckpegel. Träfe Schall aus einem gasförmigen Medium, wie etwa der Luft im Gehörgang, auf ein festes oder flüssiges Medium, wie etwa die Perilymphe des Labyrinthes, so würde aufgrund der höheren mechanischen Impedanz des festen oder flüssigen Mediums bis zu 99% der Schallenergie reflektiert. Das Reflexionsproblem wird durch die Anatomie des Mittelohrs dadurch gelöst, dass der Druck der Schwingung stark erhöht wird: Der Schalldruck, der auf die etwa 55 mm^2 des schallleitenden Trommelfells auftrifft, wird von der Stapesfußplatte (etwa 3 mm^2) auf die Perilymphe der Scala vestibuli übertragen. Da der Schalldruck wie jeder andere Druck gleich Kraft/Fläche ist, erhöht er sich also etwa im Verhältnis 17 : 1. Dieses als Impedanzanpassung bezeichnete Phänomen, das auf den verschiedenen Flächenverhältnissen zwischen Trommelfell und Stapesfußplatte beruht, wird durch die Hebelwirkung der Gehörknöchelchen noch verstärkt, die aus der unterschiedlichen Länge von Manubrium mallei und Crus longum incudis (1,3 : 1) resultiert. Es ergibt sich also eine 22-fache Verstärkung des Schalldrucks ($17 \times 1{,}3 = 22$), was in etwa 25 dB entspricht. Von der üblichen Schallreflexion von 99%, die beim Übergang vom gasförmigen auf flüssiges Medium entsteht, gehen somit letztendlich lediglich 35% verloren und 65% können als Schallenergie an die Cochlea weitergegeben werden.

Die zweite Funktion des Mittelohrs, die Schallprotektion der Cochlea bei Lautstärken über 70 dB durch Kontraktion des Muculus stapedius, ist in ihrer Bedeutung nach heutiger Auffassung gering.

Es ist für die Praxis hilfreich, einige grobe Richtwerte zu den Auswirkungen unterschiedlicher Schallleitungsstörungen auf das Testergebnis im Tonaudiogramm zu kennen: Eine kleine Trommelfellperforation, wie sie etwa nach traumatischer Trommelfellperforation oder nach Parazentese auftritt, bewirkt eine Schallleitungskomponente von weniger als 5 dB. Ein Paukenerguss hat eine Schallleitungsschwerhörigkeit von etwa 20 dB zur Folge. Eine Unterbrechung der Schallleitungskette bei intaktem Trommelfell, wie sie etwa nach Felsenbeinfrakturen auftreten kann, oder eine Gehörgangsatresie bewirken eine maximale Schallleitungsschwerhörigkeit von etwa 50 dB. Ein normal funktionstüchtiges Innenohr vorausgesetzt, liegt die Hörschwelle dann also bei etwa 50 dB.

5.3.3 Nervus facialis

Der Nervus facialis (N.VII) ist neben dem Mittelohr, dem Labyrinth, der Carotis interna und dem Sinus sigmoideus eine weitere wesentliche Struktur im Schläfenbein. Bei Funktionsstörungen des Nervus facialis ist somit immer an eine mögliche Pathologie im Schläfenbein zu denken.

Der Nervus facialis führt fünf verschiedene **Nervenfasern:**

1. Motorische Nervenfasern innervieren die mimische Muskulatur einschließlich Musculus buccinator, den Musculus stapedius, den Musculus stylohyoideus und den Venter posterior des Musculus digastricus und das Platysma. Dieser motorische Anteil des Nervus facialis zieht noch im Hirnstamm um den Abduzenskern (inneres Fazialisknie). Die weiteren Anteile des Nervus facialis werden im Nervus intermedius zusammengefasst, eine Struktur, die sich noch am Eingang zum inneren Gehörgang vom motorischen Fazialisanteil abgrenzen lässt.
2. Parasympathische Fasern innervieren die Glandula submandibularis, die Glandula sublingualis, die Tränendrüse und die mukösen Drüsen der Nasenschleimhaut.

3. Somatische afferente Nervenfasern vermitteln die Sensibilität des äußeren Gehörgangs und von Teilen der Ohrmuschel.
4. Viszerale afferente Fasern vermitteln Informationen aus der Nase, dem Rachen und dem Gaumen.
5. Schließlich führt der Nervus facialis gustatorische Fasern der vorderen beiden Zungendrittel.

Der **Verlauf** des Nervus facialis, des Hirnnervs mit dem längsten Verlauf in der Schädelbasis, kann in 6 Anteile eingeteilt werden.

1. Das intrakranielle Segment entspringt am kaudalen Rand des Pons, gerade medial zum N. VIII und misst beim Erwachsenen etwa 24 mm. In diesem Anteil können schon beim Kind bei der seltenen Neurofibromatose Typ II beidseitige Akustikusneurinome entstehen. Der Nervus intermedius legt sich an die motorischen Fasern am Eingang zum Meatus acusticus internus an.
2. Im intrameatalen Verlauf von 8 mm Länge verläuft der Nervus facialis kranial der Crista transversa und anterior der Crista verticalis superior (Bill´s bar).
3. Als labyrinthärer Abschnitt wird der 3–5 mm lange Abschnitt vom Fundus des inneren Gehörgangs zum Ganglion geniculi bezeichnet. Das Ganglion geniculi bildet das erste äußere Fazialisknie. Hier zweigt der Nervus petrosus major mit den präganglionären parasympathischen Fasern für die mukösen Drüsen der Nasenschleimhaut und für die Tränendrüse ab. Der Nervus petrosus major läuft auf der Vorderseite der Felsenbeinpyramide und durch das Foramen lacerum zur hinteren Öffnung des Canalis pterygoideus, in dem er sich mit dem Nervus petrosus profundus mit den sympathischen Fasern vereint und zum Ganglion pterygopalatinum zieht.
4. In seinem anschließenden tympanalen Verlauf (8–11 mm) biegt der Nervus facialis vom Ganglion geniculi in lateral-posteriorer Richtung ab, um in einem von sehr dünnem Knochen gebildeten Kanal (Fallopischer Kanal) an der medialen Paukenhöhlenwand zu verlaufen. Er findet sich kranial des Processus cochleariformis, der die Sehne des Musculus tensor tympani nach lateral leitet, kranial der ovalen Fensternische und kaudal des lateralen Bogengangs. Es existieren Dehiszenzen des knöchernen Kanals, zudem sind im tympanalen und anschließenden mastoidalen Bereich abweichende Verläufe, auch kaudal der ovalen Fensternische, beschrieben, was bei der Chirurgie von Mittelohrfehlbildungen zur Vermeidung von Verletzungen von großer Bedeutung ist.

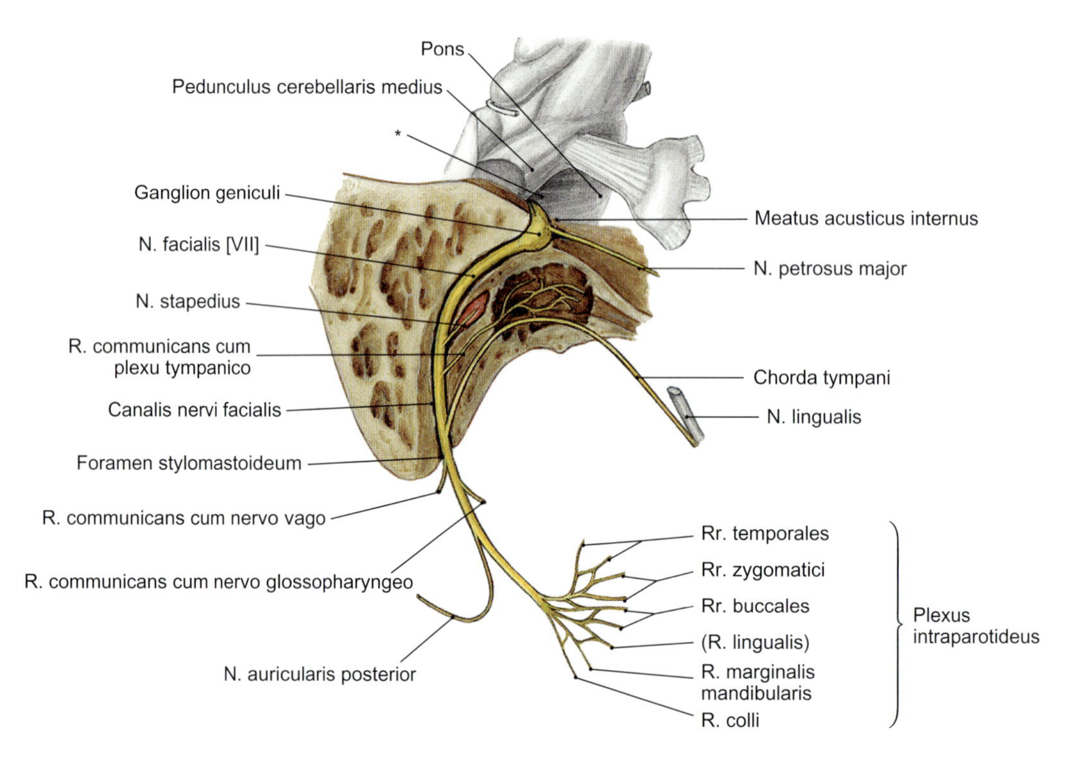

Abb. 5.3 N. facialis; Fazialiskanal und Paukenhöhle eröffnet; von rechts.
*klinisch Kleinhirnbrückenwinkel.
Aus Putz R, Pabst R (2007) Sobotta. Anatomie des Menschen, 22. Aufl. Urban & Fischer, München, Jena, S. 656, Abb. 1181

5. Nachdem der Nervus facialis im zweiten äußeren Fazialisknie knapp dorsal der ovalen Fensternische nach kaudal in seinem mastoidalen Abschnitt (10–14 mm) verläuft und hier den Nervus stapedius und die Chorda tympani abgibt, tritt er im Foramen stylomastoideum dorsal des Processus styloideus aus der Schädelbasis aus.
6. Der extratemporale Verlauf aller motorischen Äste erfolgt bis zum Pes anserinus („Gänsefuß") in der Parotis gemeinsam, danach zweigt er sich zumeist in 5 Äste mit variablem Verlauf und variabler Länge auf. In ➢ Abbildung 5.3 ist der Verlauf des Nervus facialis schematisch dargestellt.

5.3.4 Tube

Die Verbindung zum Mittelohr wird über die Tube (Tuba auditiva, Eustachische Röhre) hergestellt. Sie dient der Drainage und der Belüftung des Mittelohrs. Die beim Erwachsenen etwa 35 mm lange Tube teilt sich in die Pars ossea (beim Kleinkind etwa zwei Drittel der Länge) und die Pars cartilaginea (beim Kind etwa ein Drittel der Länge). Die Verbindung der beiden Anteile, der Isthmus tubae, ist die engste Stelle. Der Knorpel der Pars cartilaginea erscheint im Querschnitt als eine nach unten lateral offene Rinne und wird durch die Lamina membranacea zur Rinne vervollständigt. Durch den Zug des Musculus tensor veli palatini, der an der Lamina membranacea inseriert und von einem Ast des Nervus mandibularis innerviert wird, öffnet sich die Tube. Die Tube beim Kind ist im Vergleich zum Erwachsenen kürzer und mehr horizontal gestellt. Dies wird von einigen Autoren als eine der Ursachen für die höhere Inzidenz von Mittelohrentzündungen im Kindesalter angesehen, was bezweifelt werden kann. In der Tube befindet sich Flimmerepithel mit einem zum Nasopharynx gerichteten schnellen Zilienschlag. Das Erliegen der Zilienbewegung im Rahmen einer viralen Rhinopharyngitis dürfte wesentlich für aufsteigende Infektionen verantwortlich sein. Die Luft strömt leichter in Richtung Nasopharynx als umgekehrt, was die häufigeren Beschwerden im Flugzeug bei einem Landeanflug im Vergleich zum Abflug erklärt.

Die **Funktion** der Tube liegt also in einem Druckausgleich zwischen Mittelohr und Gehörgang. Da im Nasenrachen, der ja mit der Umgebungsluft über die Nasenhaupthöhle in Verbindung steht, derselbe Luftdruck herrscht wie im Gehörgang, wird durch die Öffnung der Tube vor und hinter dem Trommelfell ein Druckausgleich hergestellt. Dieser Druckausgleich ist erforderlich, um eine maximale Schwingungsfähigkeit des Trommelfells zu gewährleisten. Ist diese Funktion gestört, erniedrigt sich die Fähigkeit des Trommelfells, Schall aufzunehmen (die Compliance sinkt) und die Schallreflexion erhöht sich (die Impedanz steigt). Die Tube darf sich aber nur kurzfristig öffnen und muss im Ruhezustand geschlossen sein, da es ansonsten zu als störend wahrgenommenen eigenen Atemgeräuschen und zu einer unangenehmen Autophonie beim Sprechen kommt. Das Phänomen der offenen Tube beobachtet man z.B. bei Kachexie oder Anorexie. Umgekehrt führt eine dauerhaft geschlossene Tube zu einer Tubenventilationsstörung mit unterschiedlichen Folgen. Die unmittelbare Folge ist ein Unterdruck im Mittelohr mit der Bildung eines Exsudates der Mittelohrschleimhaut, also einem Mittelohrerguss. Langfristig können sich eine Retraktion des Trommelfells und bei ausgeprägten Fällen ein so genannter Adhäsivprozess bilden. Welchen Anteil die Tubenventilationsstörung an der Genese der chronischen mesotympanalen und epitympanalen Otitis media bzw. des Cholesteatoms hat, ist nicht zweifelsfrei erwiesen. Unter physiologischen Bedingungen erfolgt eine kurzfristige Öffnung der Tube durch Muskelzug des Musculus tensor veli palatini beim Schluckakt und in geringerem Maße beim Erwachsenen auch durch Mitwirkung des medial davon gelegenen Musculus levator veli palatini sowie durch den Musculus salpingopharyngeus. Ist die Funktion des Musculus tensor veli palatini eingeschränkt, wie es bei einer Gaumenspalte der Fall ist, so ergeben sich regelmäßig langfristige Probleme mit der Tubenventilation. Eine alternative Belüftung des Mittelohrs über eine Paukendrainage ist dann erforderlich.

5.3.5 Labyrinth

Anatomie des Labyrinths

Das Labyrinth bzw. Innenohr teilt sich unter physiologischem Aspekt in das Hörorgan (Cochlea) und das Vestibularorgan für das Gleichgewichtsempfinden, bestehend aus Vestibulum und Bogengängen. Aus anatomischer Sicht teilt es sich in eine äußere, kräftige knöcherne Kapsel (Labyrinthus osseus), die zumindest beim Kind noch deutlich vom umgebenden spongiösen Knochen des übrigen Felsenbeins abzugrenzen ist. In ➢ Abbildung 5.4 ist das knöcherne Labyrinth von lateral gesehen dargestellt.

Eingelagert in das Labyrinth befindet sich das häutige Labyrinth (Labyrinthus membranaceus). Der Raum zwischen knöchernem und häutigem Labyrinth ist mit Perilymphe gefüllt. Diese glasklare Flüssigkeit ist natriumreich und kaliumarm. Die Perilymphe ist dem Liquor

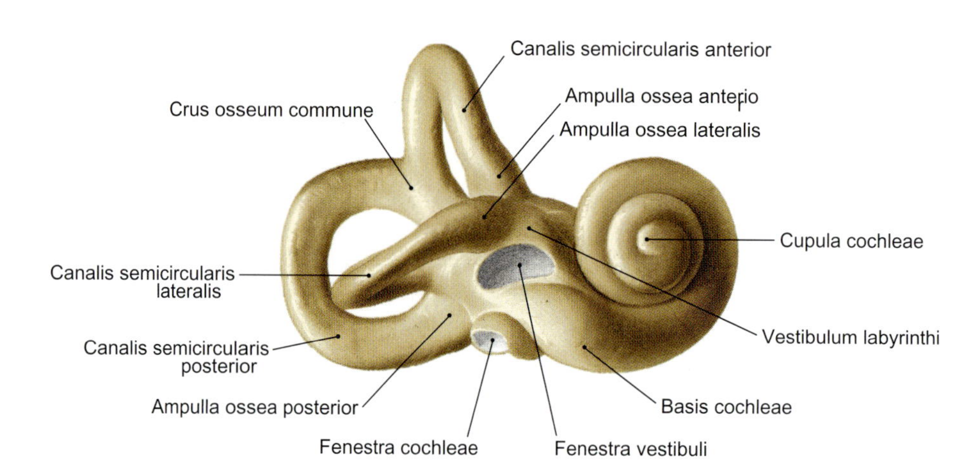

Abb. 5.4 Knöchernes Labyrinth, Labyrinthus osseus; knöcherne Umhüllung des häutigen Labyrinths aus dem Felsenbein herausgefräst; von lateral.
Aus Putz R, Pabst R (2007) Sobotta. Anatomie des Menschen, 22. Aufl. Urban & Fischer, München, Jena, S. 778, Abb. 1416

ähnlich, mit dem es über den Aquaeductus cochleae (Ductus perilymphaticus) in Verbindung steht. Der Aquaeductus cochleae endet nahe dem subarachnoidalen Liquorraum unterhalb des Porus acusticus internus an der dorsalen Fläche des Felsenbeins. Beim Kind ist er regelmäßig offen, beim Erwachsenen kann er verschlossen sein. Ein erhöhter Druck im Perilymphsystem, z.B. durch eine ausgeprägte Verbindung zum Liquorraum, führt nach Eröffnen des Labyrinthraums im Rahmen einer Stapesplastik zum seltenen, aber für den Operateur beunruhigenden „Gusher-Phänomen" (engl. gusher = Springquelle). Innerhalb des häutigen Labyrinths befindet sich Endolymphe, die kaliumreich und natriumarm ist, vergleichbar der intrazellulären Flüssigkeit. Die Endolymphe wird in der Stria vascularis, einem gefäßreichen Gewebe am lateralen Rand der Scala media in der Schnecke gebildet und nach heutiger Auffassung zumindest teilweise im Saccus endolymphaticus resorbiert. Auch für immunologische Vorgänge im Labyrinth soll der Saccus endolymphaticus verantwortlich sein. Es wird angenommen, dass es beim Morbus Menière durch einen Endolymphhydrops zu einem Vermischen von Perilymphe und Endolymphe kommt, was das Membranpotenzial zwischen den beiden Flüssigkeiten ausgleicht. Den Saccus endolymphaticus findet man auf halber Höhe des posterioren Bogengangs zwischen demselben und der hinteren Schädelgrube. Die Sinnesorgane der Cochlea und des Vestibularorgans befinden sich im Endolymphraum.

Der arterielle Zustrom des Labyrinths erfolgt über die Arteria labyrinthi, die aus der Arteria cerebelli inferior anterior (in 85% der Fälle) oder aus der Arteria basilaris (in 15% der Fälle) entspringt. Die Blutversorgung erfolgt also weder aus der Carotis externa noch aus der Carotis interna, sondern aus den Arteriae vertebrales. Der venöse Abfluss erfolgt parallel zur Arteria labyrinthi über die Vena labyrinthi, aber auch über die Vena aquaeductus vestibuli und die Vena canaliculi cochleae, die in den Bulbus superior venae jugularis münden.

5.3.6 Cochlea

Die Schnecke (Cochlea) bildet den anterioren Anteil des Labyrinths und besteht aus einem zweieinhalb Windungen umfassenden und 32 mm langen Gang um einen in anteriorer und lateraler Richtung ausgerichteten Modiolus. Durch die Reissnersche Membran und die Basilarmembran werden innerhalb der Cochlea 3 Räume geschaffen: die Scala vestibuli und die Scala tympani, beides Perilymphräume, die an der Schneckenspitze, dem Helicotrema, miteinander verbunden sind, und der dritte, mittlere Raum, die Scala media mit der Endolymphe. Die Reissnersche Membran trennt die Scala media von der Scala vestibuli, die Basilarmembran trennt die Scala media von der Scala tympani.

In der Scala media befindet sich lateral die Stria vascularis, welche die Endolymphe bildet und das Corti-Organ (Organum spirale), das lateral der Lamina spiralis ossea auf der Basilarismembran liegt. Ototoxische Substanzen können sowohl schädigend auf die Stria vascularis als auch auf das Corti-Organ direkt einwirken.

5.3.7 Corti-Organ

Das Corti-Organ besteht aus zahlreichen Zellen verschiedener Funktion, mehreren Räumen und der Tektorialmembran. Die Tektorialmembran, eine azelluläre, amorphe Schicht, haftet an der Lamina spiralis ossea und überragt die Zellen des Corti-Organs. Zwischen der Tektorialmembran und den Zellen des Corti-Organs befindet sich der mit Endolymphe gefüllte Sulcus spiralis internus. Von den Zellen der Cochlea sind von besonderer Bedeutung die darin enthaltenen inneren und äußeren Haarzellen. Es existieren drei Reihen äußere Haarzellen (ca. 12.000 Zellen) und eine Reihe innerer Haarzellen (ca. 3.000 Zellen). Die äußeren Haarzellen tragen bis zu 150 Stereozilien in W-förmiger Anordnung, wobei die längsten, lateral liegenden Stereozilien in die Lamina tectoria hineinragen und somit mit dieser in ständigem Kontakt stehen. Die inneren Haarzellen, die eigentlichen Sinneszellen des Corti-Organs, verfügen über ca. 120 Stereozilien in paralleler Anordnung. Zu den interzellulären Räumen des Corti-Organs gehören der innere oder Corti-Tunnel, der Nuelsche Raum und der äußere Tunnel. Alle diese Räume im Corti-Organ sind mit natriumreicher und kaliumarmer Perilymphe (!), auch Cortilymphe genannt, gefüllt, welche die inneren und äußeren Haarzellen basal und lateral umspült. Die zilientragenden apikalen Oberflächen der Sinneszellen sind durch die Membrana reticularis miteinander verbunden. Sie bewirkt eine Trennung der genannten Perilymphe enthaltenden Räume der Cochlea von der Endolymphe der Scala media bzw. des Sulcus spiralis internus. Die Membrana reticularis stellt damit die Potenzialgrenze dar. In ➤ Abbildung 5.5 ist das Corti-Organ schematisch dargestellt.

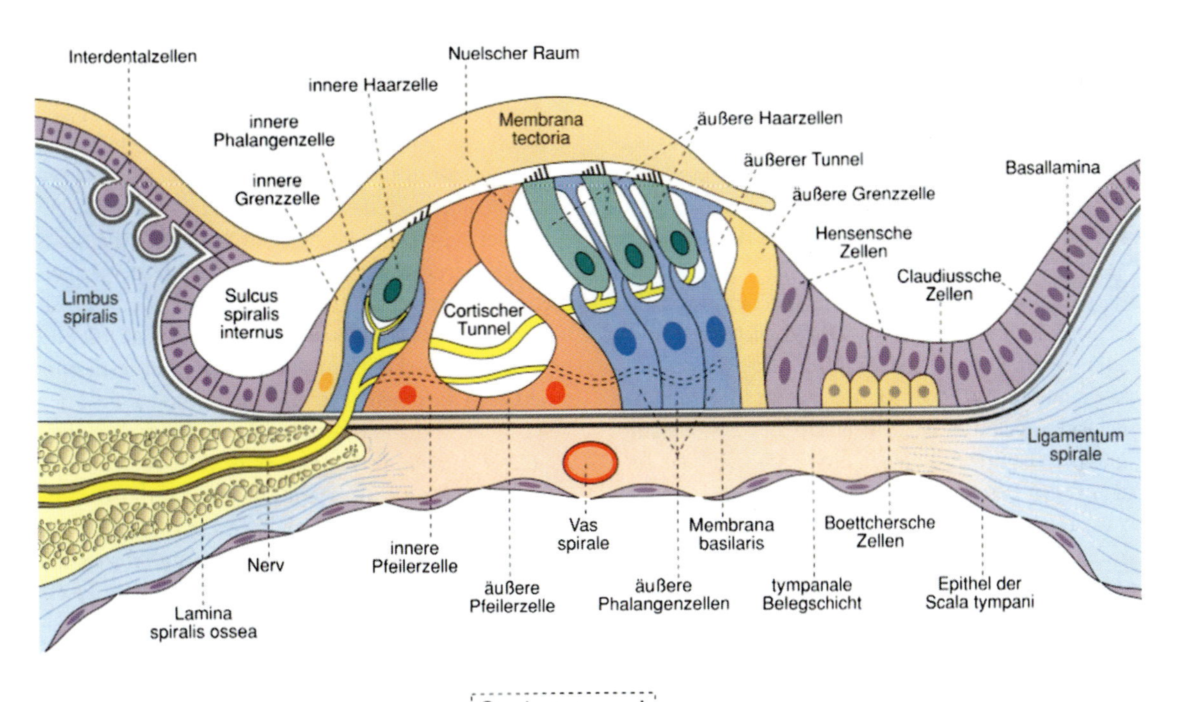

Abb. 5.5 Schematische Darstellung des Corti-Organs im Innenohr, das der durch Schallwellen verformbaren Basilarmembran aufsitzt. Die komplexe afferente und efferente Innervation der Haarzellen (sekundäre Sinneszellen) ist sehr vereinfacht dargestellt. Äußere und innere Grenzzelle sind jeweils die erste der unspezifischen Stützzellen, die lateral und medial an die Phalagenzellen grenzen. Cortischer Tunnel = innerer Tunnel. Innere und äußere Pfeilerzellen begrenzen den inneren Tunnel und färben sich aufgrund eines gut entwickelten Zytoskeletts kräftig an. Medial der inneren Pfeilerzelle liegt eine innere Phalangenzelle, der eine innere Haarzelle aufsitzt. Lateral der äußeren Pfeilerzelle folgen Nuelscher Raum und 3 bis 5 äußere Phalangenzellen, denen 3 bis 5 äußere Haarzellen aufsitzen und denen der äußere Tunnel folgt. Das Epithel des Limbus spiralis bildet die Membrana tectoria und setzt sich in den Sulcus spiralis internus fort.
Aus Welsch U (2005) Sobotta. Atlas der Histologie, 7. Aufl. Urban & Fischer, München, Jena, S. 224, Abb. 494

5.3.8 Hörbahn

Mit den inneren Haarzellen kontaktieren im Corti-Organ die ersten afferenten Neurone der Hörbahn. Ihre Perikaria liegen im Ganglion spirale. Jede innere Haarzelle steht mit etwa 10 afferenten Neuronen in Verbindung. Jedes Neuron ist genau einer inneren Haarzelle zugeordnet, die tonotope Zuordnung setzt sich also in der Hörbahn fort. Die äußeren Haarzellen stehen kaum mit afferenten Neuronen in Verbindung, dagegen kontaktieren sie mit über 90% der efferenten Neurone, die wohl einen modulierenden Einfluss auf die Funktionstüchtigkeit der äußeren Haarzellen haben. Das neuronale Signal erreicht über 4–6 Verschaltungen den auditorischen Kortex, wobei das Prinzip der Tonotopie bis in den auditorischen Kortex erhalten bleibt. In den höher gelegenen Abschnitten der Hörbahn nimmt die Zahl der efferenten Fasern, die den Informationsfluss kontrollieren, zu. Ferner nimmt die Anzahl der Neurone in den höheren Hörbahnabschnitten zu, die Hörbahn zeigt damit eine Diversifikation. Im Einzelnen sollen folgende Stationen der Hörbahn erwähnt werden: die ersten Neurone als Teil des Nervus cochlearis, dessen Axone mit den inneren Haarzellen in Verbindung stehen und dessen Kerne im Ganglion spirale liegen; die zweiten Neurone, dessen Kerne im Nucleus cochlearis ventralis oder dorsalis liegen. Im Nucleus cochlearis sind die Fasern noch ungekreuzt. Schon nach Verlassen des Nucleus cochlearis kreuzt ein Großteil der Fasern zur Gegenseite, um zum Nucleus olivarius superior (3. Neuron) zu ziehen. Anschließend ziehen die Fasern weiter im Lemniscus lateralis (zum Teil mit eigenem 4. Neuron im Nucleus lemnisci lateralis) zum Colliculus inferior der Vierhügelplatte (4. Neuron). Danach ziehen sie weiter zum Corpus geniculatum mediale, einem Teil des Thalamus (5. Neuron), um schließlich in der Heschl-Querwindung im dorsalen Bereich des Temporallappens (Brodmann-Areae 41–42) zu enden.

Physiologie der Cochlea und der Hörbahn

Trifft nun Schall als mechanische Energie von der Stapesfußplatte im ovalen Fenster auf die Scala vestibuli, wird diese mechanische Energie als Druckwelle durch die Perilymphe geleitet. Da die Basilarmembran entlang der zweieinhalb Schneckenwindungen unterschiedlich breit und unterschiedlich rigide ist (breiter und dünner in Richtung Helicotrema), wird sie frequenzspezifisch an genau einer Stelle maximal ausgelenkt. Dies ermöglicht eine Frequenzdispersion in der Cochlea und eine tonotope Zuordnung des Schalls (Wanderwelle nach Békésy). Die langwelligen, tiefen Frequenzen erzeugen nahe der Schneckenspitze Richtung Helicotrema eine Auslenkung, die kurzwelligen, hohen Frequenzen erzeugen eine Auslenkung nahe der Basis der Schnecke, Richtung ovalem Fenster. Die Auslenkung der Basilarmembran erzeugt wiederum eine Druckwelle in der darunterliegenden Scala tympani, was einen Schallabfluss über das runde Fenster ermöglicht.

Durch die erwähnte frequenzspezifische Bewegung der Basilarmembran an genau einer Stelle kommt es zu einer Verschiebung zwischen Lamina tectoria und dem Sinneszellen tragenden Teil des Corti-Organs. Dies führt zur Deflexion der Stereozilien der äußeren Haarzellen nach lateral, was wiederum eine Depolarisation durch die Öffnung von Kaliumkanälen hervorruft. Die äußeren Haarzellen kontrahieren sich mit einer Frequenz bis zu 30.000 Hz. Verantwortlich für dieses als Elektromotilität bezeichnete Phänomen ist das „Motorprotein" Prestin in der Zellmembran der äußeren Haarzelle. Den **äußeren Haarzellen** kommen aus heutiger Sicht zwei Funktionen zu: Erst durch den Einfluss der äußeren Haarzellen kann eine ausreichend hohe Trennschärfe der Frequenzen erreicht werden. Ferner ermöglichen die äußeren Haarzellen eine Verstärkung des ansonsten zu geringen Reizes für die inneren Haarzellen bei einem Schalldruck unter 50 (–80) dB. Man bezeichnet daher die äußeren Haarzellen als „cochleären Verstärker". Diese Eigenschaft der äußeren Haarzellen, durch Kontraktion selbst eine Schalldruckwelle zu erzeugen, wird in der Audiometrie genutzt bei der Ableitung otoakustischer Emissionen.

Ist der akustische Stimulus ausreichend stark, depolarisiert auch die innere Haarzelle und stimuliert über den Transmitter Glutamat die primären auditorischen Neurone, die mit ihr verbunden sind. Mit jeder inneren Haarzelle sind etwa 10 afferente Neurone verbunden. Jedes Neuron ist genau einer inneren Haarzelle zugeordnet. Es gibt also etwa 30.000 dieser ersten Neurone der Hörbahn in jeder Cochlea. Dies ist der Schlüssel für die Lautstärkeanalyse in der Cochlea: Ein hoher Schalldruckpegel erzeugt ein hohes präsynaptisches Rezeptorpotenzial. Je höher das Rezeptorpotenzial, desto höher wird die Frequenz der Aktionspotenziale im afferenten Neuron, bis sie sich bei wenigen 100 Hz sättigt. Dies würde nicht ausreichen, um den gesamten dynamischen Bereich von 120 dB abzudecken. Es ist daher notwendig, dass jede innere Haarzelle von mehreren Neuronen mit unterschiedlicher Erregungsschwelle kontaktiert wird. Über die o.g. Hörbahn wird das elektrische Signal zum auditorischen Kortex geleitet. Es ist von immenser Bedeutung, dass die Hörbahn nur durch ausreichende Stimulation in den ersten 4 Lebensjahren ausreift. Fehlt in dieser Zeit der adäquate akustische Stimulus zumindest eines Ohrs (gekreuzter und ungekreuzter Verlauf der afferenten Fasern der Hörbahn nach Verlassen des Nucleus cochlearis), so kann zu einem späteren Zeitpunkt, nach Abschluss der sensiblen Phase der Hörbahnreifung, kein Spracherwerb mehr erfolgen. Das Kind wird in diesem Fall also taub bleiben.

Im auditorischen Kortex entstehen die Schalllokalisation und die Schallbilderkennung. Die Schalllokalisation wird durch den Lautstärkeunterschied und die zeitliche Verzögerung des Schalls zwischen den beiden Ohren erreicht. Die Schallbilderkennung, also die Benennung und Identifikation einer Schallquelle, ist eine kognitive Großhirnfunktion, die erlernt ist.

5.3.9 Vestibularorgan

Das Vestibularorgan kann aus anatomischer Sicht in das Vestibulum und die Bogengänge eingeteilt werden. Auch im Vestibularorgan existieren ein Perilymphraum und ein Endolymphraum, die durch das häutige Labyrinth voneinander getrennt werden. Unter physiologischer Betrachtung setzt es sich zusammen aus 2 Makulaorganen (Sacculus und Utriculus) für die Wahrnehmung linearer Beschleunigungen und 3 Cupulaorganen für Wahrnehmung von Winkelbeschleunigungen. Ebenso wie in der Cochlea besitzen die Sinneszellen Zilien, deren Beugung eine Depolarisation oder Hyperpolarisation und über glutamaterge Synapsen eine nachfolgende Stimulation der afferenten bipolaren Nervenzellen des Nervus vestibularis bewirkt.

5.3.10 Makulaorgane

Der **Sacculus,** ein Teil des häutigen Labyrinths mit einem Makulaorgan (Synonym: Otolithenorgane), befindet sich an der medialen Wand des knöchernen Labyrinths. Mit der Scala media der Cochlea verbindet ihn der Ductus reuniens. Der Sacculus kommuniziert nicht direkt mit dem Utriculus, vielmehr stehen beide über den Ductus endolymphaticus miteinander in Verbindung. Der **Utriculus,** ein weiterer Teil des häutigen Labyrinths im knöchernen Vestibulum mit einem zweiten Makulaorgan, ist ein flacher Sack, aus dem die drei Bogengänge entspringen.

Die Macula utriculi besitzt etwa 30.000 Sinneszellen, die Macula sacculi etwa 16.000. Bei den Sinneszellen handelt es sich um Haarzellen mit zahlreichen Stereozilien und je einem längeren Kinozilium. Stereozilien und Kinozilium sind in eine gelatinöse Lamelle eingebettet, die so genannte Otolithenmembran. In ihr befinden sich zahlreiche Kalziumkarbonat-(Kalzit-)Kristalle, die so genannten Otolithen bzw. Otokonien.

Kommt es aufgrund der höheren Dichte der Kristalle gegenüber der Endolymphe und aufgrund der Trägheit der Masse zu einer Verschiebung der Otolithenmembran gegen das darunterliegende Sinnesepithel, führt dies zu einer Beugung der Stereozilien und des Kinoziliums, was eine Änderung der Polarisation der Sinneszelle bewirkt und über die Freisetzung von Glutamat an den Synapsen zu einer Änderung der Ruhefrequenz der afferenten Neurone des Nervus vestibularis führt.

Die Makulaorgane sind in der Lage, auf zwei verschiedene Reize zu reagieren: Durch die Erdanziehung und die daraus resultierende Verschiebung der Otolithenmembran sind sie in der Lage, die Position des Kopfes gegenüber der Erde zu bestimmen. Sie erfüllen also eine **statische Funktion.** Zudem wird bei linearen Beschleunigungen aufgrund der Massenträgheit eine Verschiebung der Otolithenmembran in gegensätzlicher Richtung hervorgerufen. Die Makulaorgane erfüllen also zudem eine **dynamische Funktion:** Sie sind in der Lage, lineare Beschleunigungen zu registrieren. Die Macula sacculi, die mehr in der Vertikalen angeordnet ist, ist dabei in der Lage, vertikale Beschleunigungen zu erfassen (z.B. im Fahrstuhl), die Macula utriculi dagegen ist in der Lage, Beschleunigungen in der horizontalen Ebene zu erfassen (Autofahrt).

5.3.11 Cupulaorgane

Die drei **Bogengänge,** Canalis semicircularis anterior, lateralis und posterior, liegen im 90°-Winkel zueinander. Somit können Drehbeschleunigungen in allen drei Dimensionen des Raums erfasst werden. In einer axialen Schicht betrachtet, liegen der posteriore und der anteriore Bogengang von der Sagittalen im 45°-Winkel. Die Position des anterioren Bogengangs ist als Eminentia arcuata an der Vorderfläche der Felsenbeinpyramide als chirurgische Landmarke der mittleren Schädelgrube erkennbar. Der posteriore Bogengang und der anteriore Bogengang entspringen aus einem gemeinsamen Crus commune. Demzufolge gibt es für 3 Bogengänge nur 5 Öffnungen im Vestibulum. Der laterale Bogengang ist der kürzeste der drei, er ist an seiner konvexen Seite 15 mm lang. Der laterale Bogengang ist gegenüber der horizontalen Ebene 30° nach hinten unten verkippt. Will man also, wie bei der kalorischen Prüfung des Vestibularorgans, eine maximale Konvektionsströmung im lateralen Bogengang erzielen, sollte dieser senkrecht stehen.

Dies wird dadurch erreicht, dass der Kopf des Patienten bei der Untersuchung 60° nach hinten gelagert bzw. aus der Horizontalen 30° aufgesetzt wird. Der laterale Bogengang ist als chirurgische Landmarke bei der Mittelohrchirurgie kranial und dorsal des zweiten äußeren Fazialisknies, also am Übergang vom Fallopischen Kanal in den mastoidalen Verlauf, und medial sowie kaudal des Aditus ad antrum sowie medial des Crus breve des Incus als kompakter Knochen gut zu erkennen. Das häutige Labyrinth in den Bogengängen wird von der Membrana propria gebildet. Diese Membrana propria weitet sich im knöchernen Labyrinth an jeweils einem Ende auf zur membranösen **Ampulle.** Die Ampulle des posterioren Bogengangs liegt am unteren Ende, der anteriore und der laterale Bogengang liegen am vorderen Ende vor der Einmündung in das Vestibulum. Bei einer Knochenarrosion infolge Cholesteatom des Mittelohrs ist also besonders die Ampulle des lateralen Bogengangs in Gefahr.

Innerhalb jeder der drei Ampullen befindet sich eine Crista ampullaris. Die Crista ist das eigentliche Sinnesorgan des Bogengangs mit den etwa 7000 Sinneszellen. Auf die Crista ampullaris aufgelagert befindet sich die Cupula, eine Gallertmasse. Bei den Sinneszellen handelt es sich um Haarzellen mit etwa 30–100 Stereozilien und jeweils einem längeren Kinozilium, welche in die Cupula hineinragen. Diese Haarzellen fungieren – entsprechend den inneren Haarzellen der Cochlea und der Makulaorgane – als Mechanorezeptoren. Ihre Funktion besteht in der mechanoelektrischen Transduktion.

Der adäquate Reiz für eine Depolarisation oder Hyperpolarisation und damit zur Auslösung der mechanoelektrischen Transduktion ist eine Flexion der Stereozilien und des Kinoziliums. Diese Beugung wird erzeugt durch eine Verbiegung der **Cupula,** die wiederum hervorgerufen wird durch die Trägheit der Masse, in diesem Falle der Endolymphe, bei Winkelbeschleunigungen. Dabei bewirkt eine Beugung der Stereozilien Richtung Kinozilium eine Depolarisation, was eine erhöhte Frequenz der Aktionspotenziale in den Axonen des Nervus vestibularis zur Folge hat. Eine Beugung der Stereozilien weg vom Kinozilium bewirkt hingegen eine Hyperpolarisation, was die Frequenz der Aktionspotenziale im nachgeschalteten Nervus vestibularis erniedrigt. Die Kinozilien im lateralen Bogengang sind dem Vestibulum zu- und dem Bogengang abgewandt. Im posterioren und anterioren Bogengang verhält es sich umgekehrt.

Eine Winkelbeschleunigung in der horizontalen Ebene führt im Bogengang der Seite, zu der man sich hinbewegt, zu einer ampullopetalen Auslenkung der Endolymphe und damit auch der Cupula. Diese ampullopetale Auslenkung der Cupula führt zur Beugung der Stereozilien in Richtung Kinozilium, damit zu einer Depolarisation der Haarzelle, folglich zu einer erhöhten Frequenz der Aktionspotenziale. Auf der Gegenseite führt dieselbe Drehbeschleunigung gleichzeitig zu einer ampullofugalen Auslenkung. Jede Winkelbeschleunigung bewirkt also in den Sinneszellen eines Cupulaorgans eine Hyperpolarisation und gleichzeitig im Cupulaorgan der Gegenseite eine Depolarisation. Entsprechend kommt es in den Axonen einer Seite zu einer erniedrigten, in den Axonen der Gegenseite zu einer erhöhten Frequenz der Aktionspotenziale. Bewusst muss hier von einer Änderung der Frequenz der Aktionspotenziale gesprochen werden und nicht von der Auslösung eines Aktionspotenzials, da die Axone der bipolaren Nervenzellen des Nervus vestibularis eine Ruhefrequenz aufweisen. Der dominierende Stimulus ist in den Vestibulariskerngebieten die Erhöhung der Frequenz. Diese Tatsache spielt bei der Interpretation von Drehstuhluntersuchungen eine Rolle.

Diese Regel bez. Auswirkungen ampullofugaler und ampullopetaler Auslenkungen gilt für die horizontalen Bogengänge, die klinisch die größte Bedeutung haben. Beim posterioren und anterioren Bogengang dagegen verhält es sich genau umgekehrt: Ein ampullopetaler Fluss bewirkt hier eine Hyperpolarisation, da im anterioren und posterioren Bogengang die Stereozilien und Kinozilien anders angeordnet sind.

5.3.12 Zentrale vestibuläre Verschaltung

Die ersten Neurone der afferenten vestibulären Bahn liegen im Ganglion vestibulare (Ganglion scarpae). Es handelt sich um bipolare Nervenzellen, die mit den Sinneszellen der Makulaorgane und der Cupulaorgane in Verbindung stehen. Die Pars superior des Ganglion vestibulare liegt kranial der Crista transversa im Meatus acusticus internus und enthält die Perikarya des Nervus utriculoampullaris. Die Pars inferior des Ganglion vestibulare liegt kaudal der Crista transversa und enthält die Perikarya des Nervus saccularis und des Nervus ampullaris posterior. Der Nervus vestibulocochlearis (veraltet: Nervus statoacusticus) tritt im Kleinhirnbrückenwinkel am Recessus lateralis in das Rautenhirn ein und endet in den Vestibulariskerngebieten. Diese liegen medial und rostral der Cochleariskerngebiete im Boden und in der Seitenwand der Rautengrube. **Vier Kerne** werden unterschieden: Nucleus cranialis (Bechterew), Nucleus medialis (Schwalbe), Nucleus caudalis (Roller) und Nucleus lateralis (Deiters). Die Efferenzen aus diesen Kernen sind u.a. der Fasciculus longitudinalis medialis zu den Augenmuskelkernen, der Tractus vestibulospinalis zum

Rückenmark mit Einfluss auf die motorischen Vorderhornzellen sowie der Tractus vestibulocerebellaris zum Kleinhirn mit Einfluss auf die Extrapyramidalmotorik.

Was dem Vestibularorgan fehlt, ist eine nennenswerte Verbindung zum Kortex, so wie etwa die Verbindung der Hörbahn zur Heschl-Querwindung im Temporallappen. Folglich tritt die Wahrnehmung dieses Sinnesorgans nicht im selben Maß ins Bewusstsein. Die wesentliche Bedeutung dieses Sinnesorgans liegt vielmehr in der ununterbrochenen und unbewussten Generierung von vestibulookulären und vestibulospinalen Reflexen. Fassbar in klinischen Testverfahren ist dieses Sinnesorgan also über die Induktion des vestibulookulären Reflexes (kalorische Prüfung, Drehstuhluntersuchung) und der vestibulospinalen Reflexe (Romberg-Stehversuch, Unterberger-Tretversuch).

5.4 Embryologie des Ohrs

Auch für das Verständnis der Embryologie des Ohrs hat es sich bewährt, Innenohr, Mittelohr und äußeres Ohr getrennt zu betrachten. Ihre Entwicklung läuft in weiten Teilen unabhängig voneinander ab, so dass eine kongenitale Störung eines Anteils in aller Regel keinen Rückschluss auf die Funktion der übrigen Teile erlaubt.

5.4.1 Entwicklung des Innenohrs

Das Innenohr ist das erste Sinnesorgan, das sich beim Menschen entwickelt. Die Entwicklung des Innenohrs beginnt in der 4. Woche mit der Ohrplakode, einer Ektodermverdickung beiderseits des sich ausbildenden Rautenhirns. Die Ohrplakode wird zum Ohrgrübchen, das Ohrgrübchen zum Ohrbläschen (Otozyste), das mit Endolymphe gefüllt ist. Innerhalb der Otozyste kommt es zu einer Einschnürung und es entwickeln sich ein ventral gelegener Sacculus und ein dorsal gelegener Utriculus.

Aus dem Sacculus sprießt in der 6. Embryonalwoche der Ductus cochlearis hervor. Wie man sieht, entwickelt sich das Hörorgan aus dem Vestibularorgan. Dies ist nicht nur eine ontogenetische Gegebenheit, sondern entspricht auch der Phylogenese: Das Vestibularorgan, das bei sich bewegenden Lebewesen eine räumliche Orientierung ermöglicht, ist in der Evolutionsgeschichte älter als das Hörorgan. Aus zwei Epithelverdichtungen im Ductus cochlearis bilden sich das Corti-Organ und die darüberliegende Tektorialmembran. Die inneren Haarzellen entwickeln sich dabei vor den äußeren Haarzellen. In der 24. SSW, also am Ende des 6. Monats, ist die Entwicklung der Cochlea abgeschlossen, ab der 26. SSW kann der Fetus hören. Selbst bei extremen Frühgeburten ist also von einem Abschluss der Innenohrentwicklung auszugehen.

Aus dem Utriculus, dem dorsal gelegenen Anteil der Otozyste, entwickeln sich die Bogengänge mit den Ampullen und der darin enthaltenen Crista ampullaris. Ein Makulaorgan wird sowohl im Sacculus als auch im Utriculus gebildet.

Die gesamte Otozyste ist von einer Knorpelkapsel umgeben, die später verknöchert und sich zum Labyrinthblock des Os petrosum entwickelt. Es handelt sich also in diesem Bereich um eine enchondrale Ossifikation.

Während also die Cochlea bereits lange vor dem Geburtstermin ausgebildet ist, verhält es sich bei der Hörbahn völlig anders: Etwa 90% der peripheren Dendriten des Nervus vestibulocochlearis, die in synaptischer Verbindung mit den inneren Haarzellen stehen, sind bei Geburt myelinisiert. Die Myelinisierung der zentralen Anteile der Hörbahn dauert aber bis zum Ende des 1. Lebensjahres an und erfolgt in vollem Umfang nur durch ausreichende akustische Stimulation. Ebenso verhält es sich mit der Dendritenbildung der Neurone der zentralen Hörbahn, sie dauert etwa bis zum Ende der 40. Lebenswoche an. Etwa mit dem Ende des 5. Lebensjahres ist die sensible Phase der Hörbahnreifung unwiderruflich abgeschlossen.

5.4.2 Entwicklung des Mittelohrs

Das Mittelohr entwickelt sich aus dem Entoderm der ersten Schlundtasche. Dessen proximales Ende verengt sich zur Tuba auditiva, das distale Ende zur Paukenhöhle. An der Paukenhöhle bildet sich eine Ausstülpung, Recessus tubotympanicus, die auf die von außen vorwachsende Kiemenfurche bzw. den sich daraus entwickelnden Gehörgang zuwächst. Zwischen den beiden bildet sich das Trommelfell. Aus dem Mesenchym des ersten Kiemenbogens, dessen zugehöriger Nerv der Nervus mandibularis ist, entsteht der Meckel-Knorpel, aus ihm entwickeln sich Hammer und Amboss. Dementsprechend ist der Musculus tensor tympani von einem Ast des Nervus mandibularis (N.V3) innerviert. Anders verhält es sich mit der Entwicklung des Stapes: Aus dem Mesenchym des zweiten Kiemenbogens, dessen zugehöriger Nerv der Nervus facialis (N.VII) ist, entsteht der Reichert-Knorpel, aus ihm entwickelt sich der Stapes. Folgerichtig ist der Musculus stapedius vom Nervus facialis innerviert. Ursprünglich knorpelig, haben die Gehörknöchelchen am Ende des 8. Schwangerschaftsmonats annähernd ihre endgültige Größe erreicht und sind damit die einzigen Knochen des Menschen, die nach der Geburt nicht mehr wachsen. Die Gehörknöchelchen sind anfangs noch in Mesenchym eingebettet und werden später ebenso wie das gesamte Mittelohr von der Mukosa des Mittelohrs, die aus dem Entoderm der ersten Schlundtasche entsteht, ausgekleidet. In ➤ Abbildung 5.6 ist die Entwicklung des äußeren Ohrs und des Mittelohrs schematisch dargestellt.

5.4.3 Entwicklung des äußeren Ohrs

Der äußere Gehörgang entsteht aus der ersten Kiemenfurche. Er wächst dem oben erwähnten Recessus tympanicus entgegen, bis nur mehr eine dünne Membran zwischen den beiden Räumen bestehen bleibt: das Trommelfell. Es besteht somit aus zwei, im Bereich der Pars tensa aus drei Schichten: der Mukosa der Mittelohrs, entodermalen Ursprungs, den Kollagenfasern, mesenchymalen Ursprungs, und lateral dem verhornenden Plattenepithel, ektodermalen Ursprungs. Im Laufe seiner Entwicklung wandert der äußere Gehörgang nach kranial und dorsal. Ein tiefstehender Gehörgang kann daher auf eine Fehlbildung hinweisen. Die Ohrmuschel entwickelt sich am äußeren Rand der ersten Kiemenfurche ab der 8. SSW aus sechs Aurikularhöckerchen, die miteinander verschmelzen. Aus dem ersten Aurikularhöckerchen wird der Antitragus, aus dem sechsten der Tragus. Ohranhängsel, häufig isoliert und ohne weitere

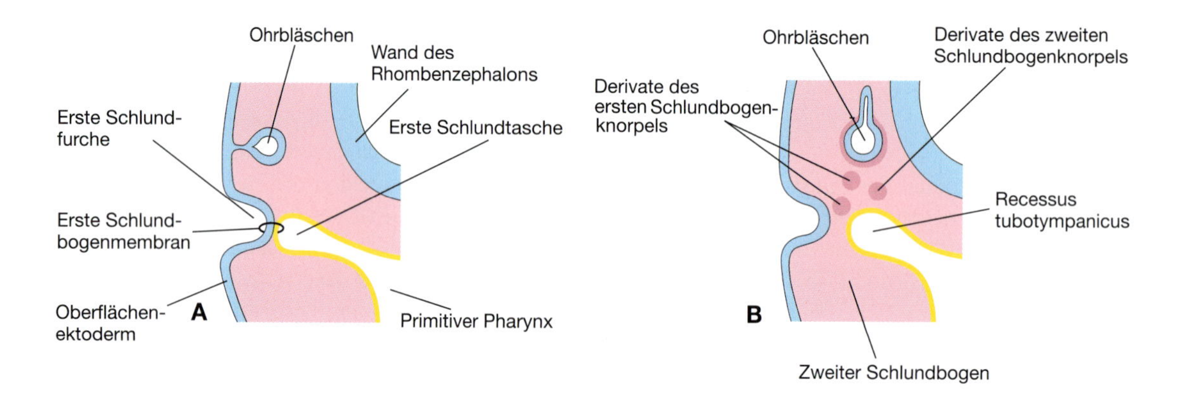

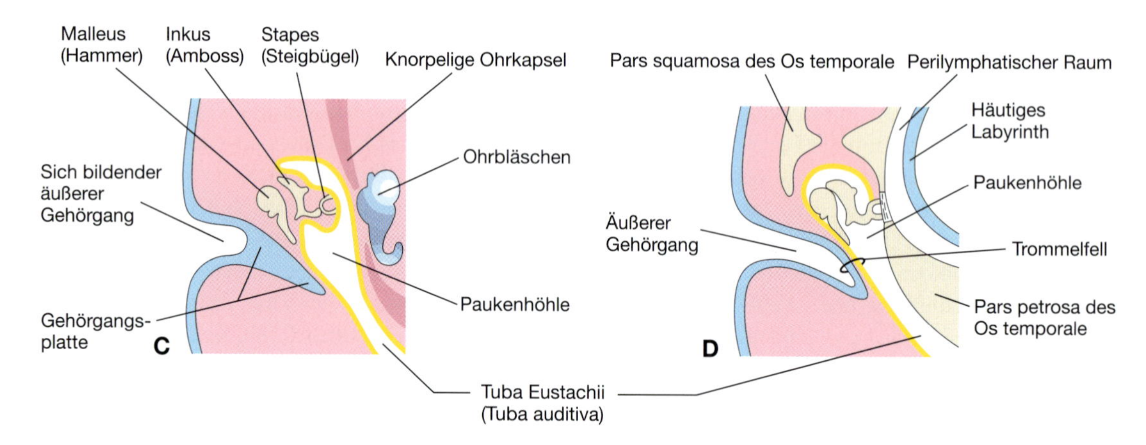

Abb. 5.6 Schematische Darstellung der Entwicklung von Außen- und Mittelohr.
Man beachte die räumliche Beziehung dieser Ohranteile zum Ohrbläschen, dem Vorläufer des Innenohrs. **A** Abbildung aus der 4. Woche, auf der das Verhältnis des Ohrbläschens zum Schlundapparat dargestellt ist. **B** Abbildung aus der 5. Woche, auf der der *Recessus tubotympanicus* und die Knorpel der Schlundbögen dargestellt sind. **C** Späteres Stadium, in dem der *Recessus tubotympanicus* als Vorläufer der Paukenhöhle und des *Antrum mastoideum* die Gehörknöchelchen zunehmend umhüllt. **D** Abbildung des Endstadiums der Ohrentwicklung, auf der die Lage des Mittelohrs im Verhältnis zu den perilymphatischen Räumen und zum *Meatus acusticus externus* gezeigt ist. Das Trommelfell leitet sich von Derivaten aller 3 Keimblätter ab: vom Oberflächenektoderm, vom Mesoderm und vom Endoderm des *Recessus tubotympanicus.*
Aus Moore KL, Persaud TVN (2007) Embryologie. 5. Aufl. Urban & Fischer, München, Jena, S. 526, Abb. 19.17

Fehlbildung auftretend, entwickeln sich aus zusätzlichen Aurikularhöckern.

LITERATUR

Kubik S (1987) Hör- und Gleichgewichtsorgan. In: Leonhardt H, Tillmann B, Töndury G, Zilles K (Hrsg.) Rauber/Kopsch Anatomie des Menschen. Lehrbuch und Atlas, Band III. Stuttgart: Thieme: 597.

Rosowski JJ (1994) Outer and Middle ear. In: Fa RR, Popper AN (eds.) Comparative Hearing: Mammals. New York: Springer: 172–274.

Schuknecht HF (1993) Pathology of the ear. 2. ed. Philadelphia: Lea and Fiebinger: 31–75.

Whitmore I (1998) Terminologica Anatomica. International Anatomical Terminology, Stuttgart: Thieme.

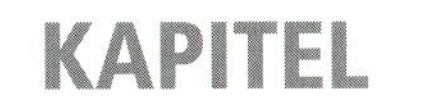

6

Patrick G. Zorowka

Untersuchung und orientierende Funktionsprüfung des Ohrs

Die wichtigsten Beschwerden bzw. Symptome, die bei Erkrankungen des Ohrs oder des Felsenbeins auftreten, sind: Otalgie, Otorrhoe, Hörstörung, Schwellungen am Ohr, Schwindel, Nystagmus, Tinnitus und Fazialislähmung (Bluestone und Klein 1996).

Otalgien werden in primäre und sekundäre unterteilt. Sekundäre Otalgien sind projizierte Schmerzen, die – bei extraauraler Lokalisation der Primäraffektion – über sensorische Fasern der Nn. vagus, glossopharyngeus, facialis oder trigeminus in die Ohrregion geleitet werden. Sie spielen bei Kindern eine geringe Rolle. Primäre Otalgien hingegen resultieren aus einer unmittelbaren Erkrankung des Außen- oder Mittelohrs (oder angrenzender Strukturen) und zählen zu den häufigsten Anlässen für eine Vorstellung des Kindes beim Arzt. Während ältere Kinder selbstständig über Schmerzen im Ohr berichten, ist bei Kleinkindern das wiederholte Reiben über dem Ohr oder Ziehen an der Ohrmuschel ein charakteristisches Hinweiszeichen.

Otorrhoe ist eine Komplikation, der unterschiedliche Pathologien zugrunde liegen können: Blut oder Liquor deuten auf Verletzungen und Frakturen hin; eitrige Sekretion auf bakterielle Infektionen bzw. Entzündungen; schleimig-eitriges Sekret auf eine akut perforierte oder chronische Otitis media simplex und fötide Otorrhoe auf ein mögliches Cholesteatom.

Kindliche **Hörstörungen** stellen eine Herausforderdung an die Beobachtungsgabe der Eltern dar. Während die angeborenen Hörstörungen vom Neugeborenen-Hörscreening üblicherweise zuverlässig nachgewiesen werden, bleiben peri- und postnatal erworbene Hörstörungen oft lange unerkannt. Auch passagere Schallleitungsschwerhörigkeiten dürfen dabei – im Hinblick auf die Bedeutung des intakten Gehörs für den Spracherwerb – nicht unterschätzt werden. Ungenügende oder wechselnde Reaktionen auf Schallreize, fehlendes Interesse an akustischen Stimuli oder eine Verzögerung der Sprachentwicklung müssen immer zu einer Abklärung des Gehörs Anlass geben. Jeder Verdacht der Eltern oder Bezugspersonen ist dabei ernst zu nehmen und abzuklären.

Schwellungen am Ohr bzw. in Ohrnähe sind wiederum ein Symptom sehr unterschiedlicher Genese (Othämatom, Otserom, Perichondritis, Mastoiditis, Allergien, Insektenstiche etc.). Der periaurale Bereich ist, bedingt durch die zahlreichen retromandibulären Lymphknoten und nicht zuletzt durch die Glandula parotis, für Schwellungen besonders anfällig. Dabei kommt es gelegentlich zu einem Anheben bzw. dem charakteristischen Abstehen der Ohrmuschel mit retroaurikulärer Schwellung.

Über **Schwindel** wird von Kindern selten geklagt, was allerdings auf ihr Unvermögen, den Schwindel zu beschreiben, zurückzuführen sein könnte. Schwindel ist häufig ein Begleitsymptom internistischer Erkrankungen (z.B. kardial oder orthostatisch) oder bei Infekten anzutreffen. Bei rezidivierenden Schwindelanfällen ist an Migräne oder einen benignen Lagerungsschwindel zu denken und eine neurologische Abklärung zu veranlassen.

Ein akut auftretender **Spontannystagmus** muss immer als Notfall gewertet und unmittelbar otoneurologisch und in der Regel interdisziplinär abgeklärt werden.

Tinnitus gilt bei Kindern – wie Schwindel – als seltenes Symptom. Man vermutet jedoch, dass die Häufigkeit wegen des kindlichen Unvermögens, von sich aus über Tinnitus zu berichten, tatsächlich größer ist. Einer Studie zufolge soll bei ca. 17% der 5- bis 12-Jährigen gelegentlich Tinnitus bestehen, wobei Hörstörungen, Lärmexposition, Kinetosen und Hyperakusis als Risikofaktoren nachgewiesen wurden (Coelho et al. 2007).

Eine **Fazialislähmung** ist bei Kindern ebenfalls selten; als häufigste Ursache in diesem Alter gilt die Neuroborreliose (Michaelis und Niemann 2004). Weitere Ursachen sind Traumen (Felsenbeinquerfrakturen, ggf. bei Zangengeburt), otogene Komplikationen bei Mittelohrerkrankungen (Otitis media chronica, akute Mastoiditis), Infekte und Infektionserkrankungen (Atemwegsinfekte, Varizellen, Mumps). In den meisten Fällen besteht eine idiopathische Genese.

Die Beschwerden bzw. Symptome des Kindes werden dem Arzt im Regelfall von den Eltern oder einer Pflegeperson geschildert. Obwohl ihre Mitteilungen grundsätzlich eine wichtige Grundlage der anamnestischen Erhebungen darstellen, sollten eigene Verhaltensbeobachtungen, kindgemäße Interaktionen und eine sorgfältige klinische Untersuchung erfolgen. Für eine optimale Kooperation und Beruhigung des Kindes bei der Untersuchung sind dabei die Anwesenheit seiner Bezugsperson und ggf. vertrautes Spielzeug sehr hilfreich.

Anamnese

Zweck der Anamnese ist es, Informationen zu erhalten, die zusammen mit dem klinischen Befund entweder erlauben, die Diagnose zu stellen oder das weitere diagnostische Vorgehen einzugrenzen helfen. Die Anamnese soll grundsätzlich *problemfokussiert* sein und nur jene Punkte ansprechen, die für die weitere Abklärung der Beschwerden bzw. einer Verdachtsdiagnose aufschlussreich sind (➤ Tab. 6.1). Von Ausnahmen abgesehen, wird die Anamnese im Regelfall als Fremdanamnese zu erheben sein, d.h. von den Eltern oder einer Pflege- bzw. Begleitperson.

Tab. 6.1 Otologische Anamnese

- Beginn und zeitlicher Verlauf der Beschwerden, erstmaliges oder wiederholtes Auftreten
- Auslöser, beeinflussende Faktoren
- Zusätzliche (neuro-)otologische Symptome (Schwindel, Tinnitus)
- Allgemeinsymptome (Fieber, Erbrechen, Schwitzen)
- Frühere Erkrankungen des Ohrs oder im HNO-Bereich; HNO-Operationen
- Frühere Allgemeinerkrankungen, bestehende Grunderkrankungen, bekannte Allergien
- Schwangerschafts- und Geburtsverlauf (bei Verdacht auf Hörstörungen): maternale Infekte, Medikamente, Geburts- oder perinatale Komplikationen
- Familienanamnese (bei Verdacht auf Hörstörungen, Allergien, Fehlbildungen): ähnliche Vorkommnisse bei Geschwistern, Eltern, Verwandten
- Entwicklungsparameter des Kindes: motorische Entwicklung, Sprachentwicklung, körperliches Wachstum
- Verhaltensauffälligkeiten (bei Verdacht auf Hörstörungen: Reaktion auf akustische Reize, Unaufmerksamkeit, Lernprobleme)

Klinische Untersuchung

Auch wenn die Beschwerden am Ohr oder der Verdacht auf eine Hörstörung die primäre Problematik bilden, muss ihrer Abklärung eine ganzkörperliche klinische Untersuchung des Kindes vorausgehen. So können Ohrprobleme – rezidivierende Entzündungen ebenso wie Fehlbildungen oder Hörstörungen – mit Syndromen verbunden sein. Zu achten ist insbesondere auf:

- Wachstums- und Entwicklungsretardierungen
- Anomalien, Hypoplasien und Dysmorphien im Schädel- und Gesichtsbereich
- Spaltbildungen (Uvula bifida als klinischer Hinweis)
- Hautveränderungen, Pigmentationsstörungen (z.B. weiße Haarsträhne, heterochromatische Iris, Fibrome, „Café-au-Lait-Flecken")
- Auffälligkeiten im Halsbereich (Struma, Fisteln)
- Ophthalmologische Auffälligkeiten (z.B. Kolobom, Nystagmus)
- Sprach- und Artikulationsauffälligkeiten
- Motorische Auffälligkeiten (Spastik, „clumsiness")
- Behinderte Nasenatmung, Mundatmung; myofunktionelle Auffälligkeiten etc.

Eine Auflistung der wichtigsten Syndrome mit Ohrbeteiligung findet sich in ➤ Tabelle 7.5. Zusätzlich ist immer eine Inspektion der Mundhöhle, des Rachens und der Nasenhaupthöhle durchzuführen (z.B. Adenoide, Tonsillen, Polypen, Muschelhyperplasien, Infektzeichen).

Bei der Inspektion des *äußeren Ohrs* werden der periaurale Bereich, die Ohrmuschel und der Eingang in den Gehörgang untersucht. Geachtet wird auf:

- Entzündungszeichen (Rötungen, Schwellungen)
- Hautläsionen (Ekzeme, Bläschen, Kratzspuren)
- Fremdkörper oder Sekrete (Cerumen, Eiter)
- Formveränderungen bzw. Fehlbildungen (Ohrmuscheldysplasie, Gehörgangsstenose oder -atresie, Ohranhängsel, präaurikuläre Grübchen, Fisteln).

Palpatorisch werden der periaurale Bereich (v.a. Mastoiditis) sowie Tragus und Ohrmuschel auf Druckschmerz geprüft. Bei gegebenem Verdacht sollte auch der erweiterte periaurale Bereich (nuchal, sub-, retromandibulär) abgetastet werden (Lymphknotenschwellungen).

Eine heftige Abwehr des Kindes bei der Ohruntersuchung muss als Hinweis auf Schmerzen gewertet werden. Schmerzen bei Zug an Ohrmuschel oder Tragus sind charakteristisch für eine Otitis externa, Druckschmerz am Mastoid weist auf eine Otitis media oder Mastoiditis hin.

Otoskopie und Ohrmikroskopie

Die klinische Inspektion des Ohrs erfolgt entweder mit dem *Otoskop* (➤ Abb. 6.1) oder dem Ohrmikroskop. Gegenüber dem Otoskop liefert das Ohrmikroskop eine ca. 10- bis 30-fach vergrößerte und räumliche Ansicht des Gehörgangs, des Trommelfells und (soweit erkennbar) der trommelfellnahen Mittelohrstrukturen.

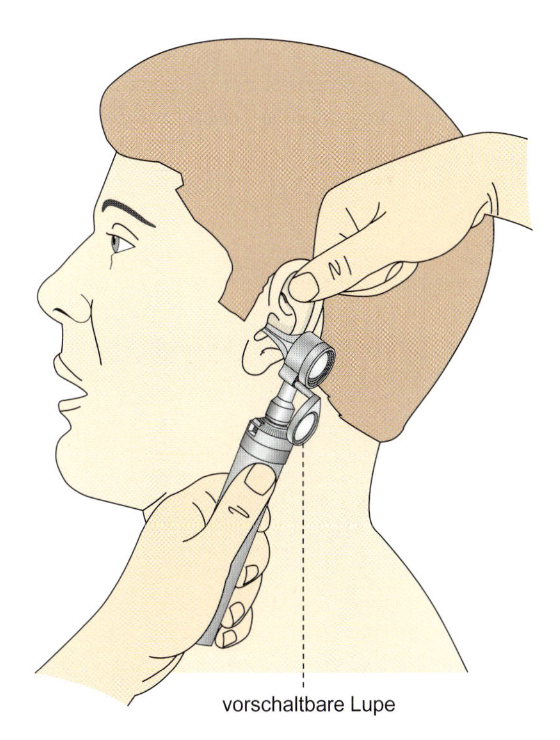

Abb. 6.1 Otoskopie

Dadurch wird insbesondere eine zuverlässigere Beurteilung der Verhältnisse am Trommelfell ermöglicht. Da der Untersucher überdies bei der Mikroskopie beide Hände frei hat, kann er leichter kleinere Eingriffe im Gehörgang oder am Trommelfell vornehmen.

Die otoskopische Inspektion bzw. Ohrmikroskopie sollte erst gegen Ende der Untersuchung erfolgen, da das Kind – zumal, wenn es Schmerzen hat – die Untersuchung zumeist als unangenehm erlebt. Der Kopf des Kindes muss dabei fixiert werden, um Verletzungen durch Abwehrbewegungen des Kindes zu vermeiden. Bei kleinen Kindern gelingt dies am besten, indem die Mutter das Kind auf den Schoß nimmt und mit einem Arm seinen Oberkörper, mit dem anderen seinen Kopf sicher festhält. Zeigt das Kind heftige Abwehr, muss ggf. eine dritte Person (Krankenschwester) bei der Fixierung helfen. Unter Umständen kann eine medikamentöse Sedierung erforderlich sein. In Ausnahmefällen wird, wenn eine otoskopische oder ohrmikroskopische Abklärung unverzichtbar ist, die Untersuchung in Narkose notwendig sein.

Um den gesamten Gehörgang bis zum Trommelfell überblicken zu können, wird die Ohrmuschel mit der Hand leicht nach hinten oben rotiert, bevor der Ohrtrichter vorsichtig eingeführt wird; bei Neugeborenen hilft ein Zug am Ohrläppchen nach unten. Dadurch wird der Gehörgang gestreckt und der knorpelige laterale Anteil in eine Achse mit dem knöchernen medialen gebracht. Die rechte Hand des Untersuchers, die den Ohrtrichter in den Gehörgang einführt, liegt dem Kopf des Kindes an; einerseits, um ihn nach Sichterfordernissen zu bewegen, andererseits um bei einer plötzlichen Bewegung diese mitsamt dem Trichter mitzuvollziehen (➤ Abb. 6.2).

Generell sollte der Ohrtrichter mit dem breitesten Lumen verwendet werden, der in den kartilaginären Anteil des Gehörgangs passt – nicht nur wegen der besseren Beleuchtung und Sicht, sondern auch um ein versehentliches Vordringen in den knöchernen, sehr schmerzempfindlichen Anteil zu vermeiden.

Vor Beginn der Inspektion kann es notwendig sein, Cerumen bzw. (bei Neugeborenen) Vernix caseosa aus dem äußeren Gehörgang zu entfernen. Falls dazu eine Spülung mit Wasser erforderlich ist, darf nur körperwarmes Wasser verwendet werden, um keinen thermischen vestibulären Reiz (Nystagmus) zu provozieren. Der Wasserstrahl muss dabei nach hinten oben gerichtet sein, um nicht direkt das Trommelfell zu erreichen. Schwer lösliches Cerumen sollte beispielweise mit Wasserstoffperoxid einige Minuten aufgeweicht werden, bevor es entfernt werden kann. Auch hier ist ein vorsichtiges, empathisches Vorgehen geboten.

Bei der otoskopischen/ohrmikroskopischen Untersuchung achtet der Untersucher auf:

- Fremdkörper, knöcherne Gehörgangswucherungen (Exostosen), Sekret im Gehörgang
- Entzündliche Rötungen des Gehörgangs oder Trommelfells
- Verletzungen, Narben, Verdickungen des Trommelfells
- Wölbungsanomalien des Trommelfells (Vorwölbung, Einziehung)
- Flüssigkeitsansammlungen hinter dem Trommelfell (Paukenhöhlenerguss)
- Ggf. die Lage eines Paukenröhrchens.

Das *gesunde Trommelfell* erscheint hellrosa bis zartgrau („perlmuttgrau"), teilweise glänzend, teilweise transpa-

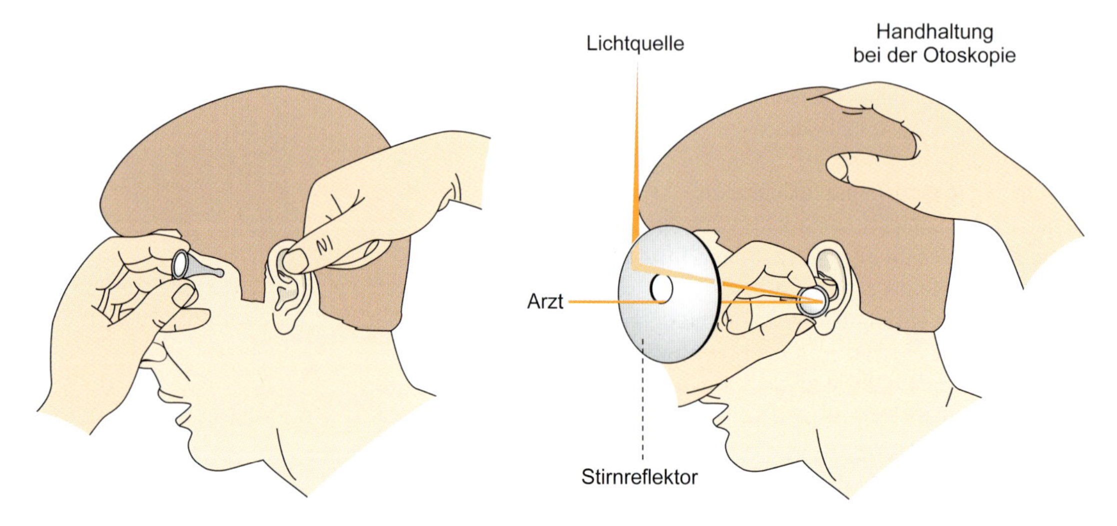

Abb. 6.2a Einsetzen des Ohrtrichters bei der Otoskopie; Otoskopie des linken Ohrs (modifiziert nach Berghaus et al. 1996)

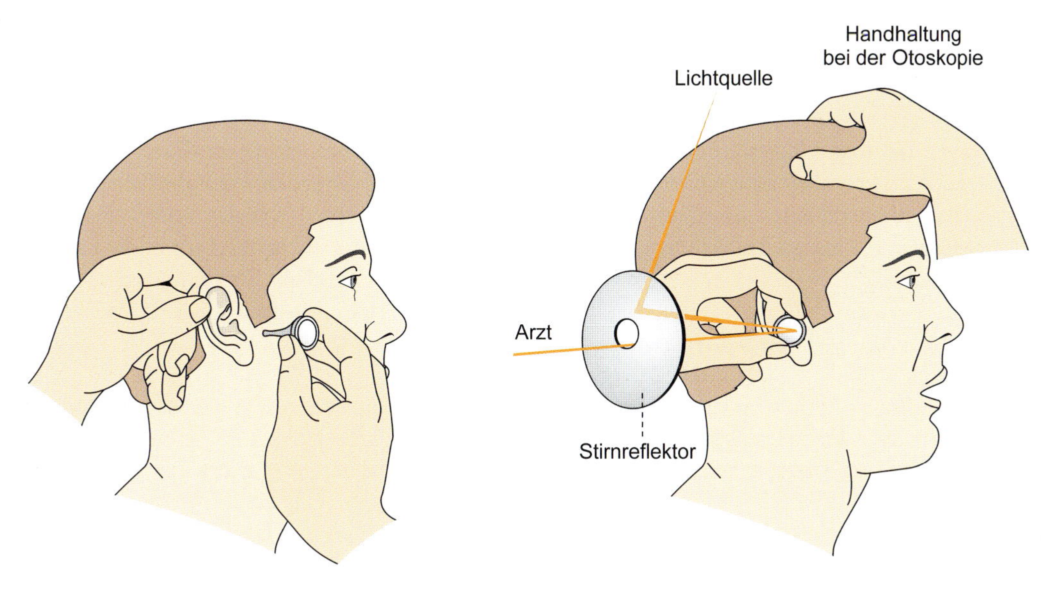

Abb. 6.2b Otoskopie des rechtes Ohrs

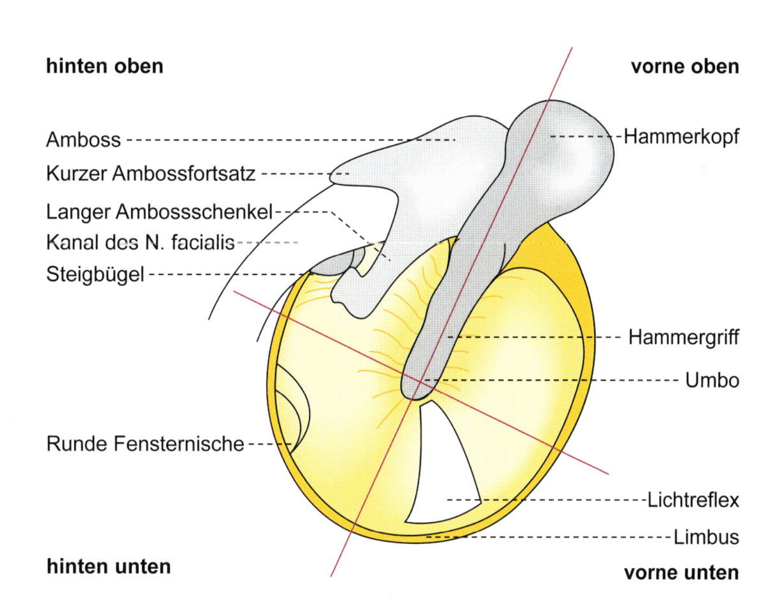

Abb. 6.3 Trommelfell – Schema mit Quadranteneinteilung (modifiziert nach Berghaus et al. 1996)

rent, und weist einen charakteristischen Lichtreflex im vorderen unteren Quadranten auf. Der Hammergriff ist im Umbo sichtbar, aber nicht prominent (➤ Abb. 6.3).

Trommelfellverletzungen. Verheilte Perforationen imponieren als aschgrau; frische (offene) als schwarz, evtl. mit blutig imbibierten Rändern. Infizierte Trommelfellverletzungen sind an möglichen eitrigen Bezirken und ggf. auffallendem Fötor zu erkennen; das Kind weist meist zusätzlich Allgemeinsymptome (Fieber, Entzündungsparameter) auf. Ein zentraler Defekt, evtl. mit eitriger Sekretion, zeigt eine chronische Schleimhauteiterung an (Otitis media chronica mesotympanalis); ein randständiger Defekt mit zumeist fötider Sekretion eine chronische Knocheneiterung (Otitis media chronica epitympanalis; v.a. bei Cholesteatom).

Trommelfellfarben. Die farbliche Beschaffenheit lässt oft sehr klare Rückschlüsse auf pathologische Prozesse zu: stark gerötet – Otitis media; blau – Hämatotympanon, gelb bis bernsteinbarben – Seromukotympanon. Eine leichte Rötung bei Kindern kann hingegen durch eine Hyperämie bei Aufregung, Weinen, Schmerzen etc. bedingt sein und sollte nicht als Entzündungszeichen fehlgedeutet werden.

Wölbungsanomalien. Ein vorgewölbtes Trommelfell zeigt Überdruck im Tympanon an und ist zumeist Folge einer Flüssigkeitsansammlung. Dabei fehlt der Lichtreflex, bisweilen sind ein Flüssigkeitsspiegel oder Luftblasen erkennbar. Ein vorgewölbtes Trommelfell zuerst in der Pars flaccida ist bei einer akuten Otitis media charakteristisch. Ein retrahiertes Trommelfell entsteht durch tympanalen Unterdruck bei Belüftungsstörungen der Tuba auditoria.

Prüfung der Trommelfellbeweglichkeit mit der pneumatischen Otoskopie. Die Trommelfellbeweglichkeit ist ein Indikator für den Belüftungszustand der Paukenhöhle und damit für die Funktionalität der Tuba auditoria. Sie kann mit dem pneumatischem Otoskop (Ohrtrichter nach Siegle) geprüft werden. Dazu wird ein dicht schließender Ohrtrichter mit Gummischlauch in den Gehörgang eingeführt. Über den Gummischlauch wird Luft aus einem angeschlossenen Ballon in den Gehörgang geblasen bzw. abgesaugt. Die dadurch erzeugten Druckänderungen werden vom Trommelfell durch Wölbungsbewegungen mitvollzogen. Verringerte Beweglichkeit zeigt Über- oder Unterdruck im Tympanon an. Kommt keine oder kaum Bewegung zustande, so entweicht die Luft durch eine Trommelfellperforation in das Tympanon.

Tubenfunktionsprüfungen

Eine weitere Möglichkeit, die Tubendurchgängigkeit zu prüfen, besteht in der Erzeugung eines Über- oder Unterdrucks im Nasen-Rachen-Raum, der über die Tube ins Mittelohr weitergeleitet wird und eine Wölbungsbewegung des Trommelfells bewirkt. Folgende Tests werden durchgeführt:

Valsalva-Manöver. Der Patient erzeugt durch Ausatmen bei geschlossenem Mund und zugehaltener Nase einen Überdruck im Mund-Rachen-Raum; der Untersucher beobachtet otoskopisch eine Auswärtsbewegung des Trommelfells. Im Tympanogramm verschiebt sich während des Manövers die Kurve der maximalen Beweglichkeit in Richtung Überdruck. – Ein negatives Valsalva-Manöver zeigt eine gestörte Tubenfunktion an, kann aber auch durch eine Beweglichkeitsstörung des Trommelfells (Narben, Verdickung, Perforation) bedingt sein. Bei Kindern ist dieses Manöver infolge fehlender Kooperation oft nicht durchführbar. In diesem Fall lässt sich die Prüfung mit einem Politzer-Ballon durchführen, der an einem Nasenloch des Kindes angesetzt wird, während der Untersucher das zweite zuhält. *Cave:* Das Valsalva-Manöver darf nur nach vorherigem Ausschluss eines Infekts im Mund-Rachen-Raum durchgeführt werden.

Toynbee-Manöver. Analog zum Valsalva-Manöver wird hier ein Unterdruck im Nasen-Rachen-Raum erzeugt, indem der Patient bei zugehaltener Nase und geschlossenem Mund schluckt (oder einzuatmen versucht). Der Untersucher beobachtet die Einwärtsbewegung des Trommelfells. Das Tympanogramm zeigt die maximale Trommelfellbeweglichkeit im Unterdruckbereich an.

Tubenmanometrie. Bei perforiertem Trommelfell kann die Tubenfunktion mithilfe der Tubenmanometrie geprüft werden. Der Gehörgang wird luftdicht verschlossen; über einen an eine Pumpe angeschlossenen Schlauch wird ein Unterdruck von ca. 200 daPa erzeugt. Wenn der Patient nun schluckt, kommt es über die Tuba auditoria zum Druckausgleich, d.h. zur Wiederherstellung des atmosphärischen Drucks im Mittelohr und Gehörgang. Die Druckänderung ist auch im Tympanogramm erkennbar. Bleibt der Unterdruck trotz mehrmaligen Schluckens bestehen, ist die Tube nicht durchgängig.

Orientierende Hörprüfungen

Stimmgabeltests

Stimmgabeltests sind schnell und einfach durchzuführen und besitzen bei korrekter Handhabung und Interpretation eine hohe diagnostische Aussagekraft. Ihre primäre Anwendung besteht in der differenzialdiagnostischen Unterscheidung von Schallleitungs- oder Schallempfindungsschwerhörigkeiten. Zwar stehen dafür heute auch die modernen audiometrischen Verfahren zur Verfügung, doch sind zur schnellen Orientierung, zur einfachen Kontrolle, bei konsiliarischen Abklärungen oder auch zur Absicherung eines audiometrischen Ergebnisses Stimmgabeltests immer noch unverzichtbar.

In der pädaudiologischen Praxis besitzen Stimmgabeltests weitere Vorteile, da sie das Kind weniger irritieren, keine aufwändigen Erklärungen oder Einübungen erfordern und Kinder oft für diesen Test Interesse zeigen und daher kooperativ sind, eine notwendige Voraussetzung.

Weber-Test. Die angeschlagene Stimmgabel wird auf den Scheitel (Mittellinie) an der Haargrenze aufgesetzt. Die Schwingungen werden über den Knochen an das Innenohr weitergeleitet. Sind beide Ohren gesund (bzw. in

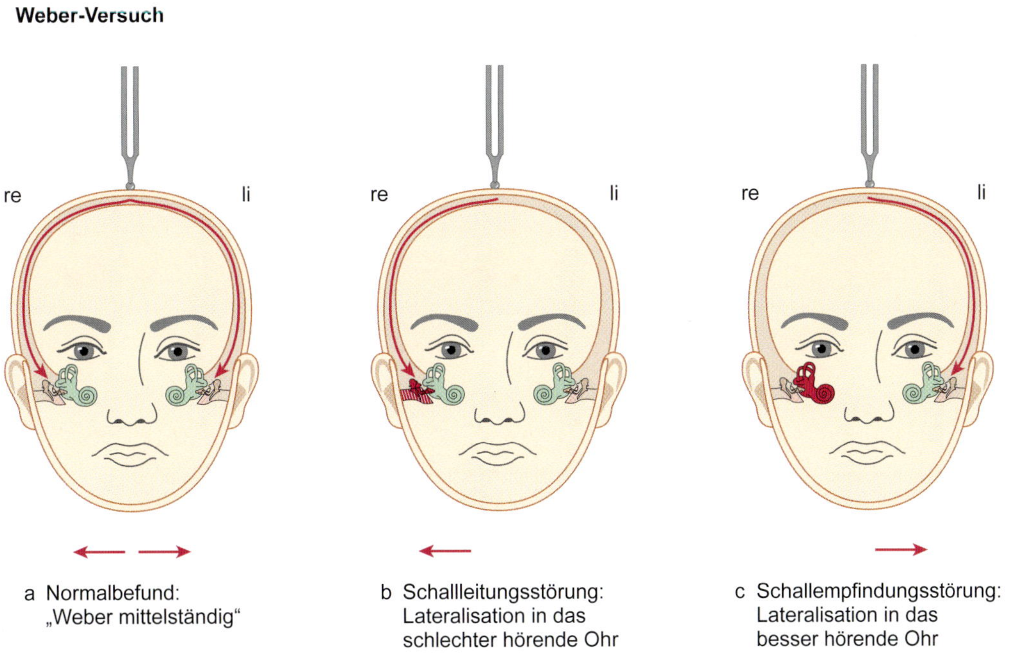

Weber-Versuch

a Normalbefund: „Weber mittelständig"

b Schallleitungsstörung: Lateralisation in das schlechter hörende Ohr

c Schallempfindungsstörung: Lateralisation in das besser hörende Ohr

Abb. 6.4 Stimmgabelprüfung nach Weber (modifiziert nach Berghaus et al. 1996)

gleichem Ausmaß hörgestört), dann hört der Patient den Ton auf beiden Seiten gleich laut bzw. lokalisiert ihn auf die Mitte seines Kopfes. Hat der Patient eine einseitige Hörstörung, so kommt es zur Lateralisation: Bei Innenohrschwerhörigkeit hört der Patient den Ton auf der Seite des gesunden Ohrs lauter; bei Schallleitungsschwerhörigkeit hört er ihn auf der Seite des kranken Ohrs lauter (➤ Abb. 6.4). Während dieser Effekt bei Innenohrschwerhörigkeit nicht immer, vor allem bei geringgradiger Form, zuverlässig nachweisbar ist, zeigt er sich bei Schallleitungsschwerhörigkeiten umso deutlicher ausgeprägt.

Rinne-Test. Die Stimmgabel wird angeschlagen und mit dem Fuß am Mastoid des Patienten aufgesetzt. Über Knochenleitung gelangt der Schall an das Ohr; der Patient hört den Ton. Sobald der Patient angibt, den Ton nicht mehr zu hören, wird die Stimmgabel abgesetzt und mit den (noch schwingenden) Stimmgabelzinken nahe vor sein Ohr gehalten. Im Regelfall hört er nun den Ton wieder (= Rinne positiv), da die Luftleitung den Schall besser in das Innenohr überträgt als die Knochenleitung. Hört der Patient den Ton nicht (= Rinne negativ), besteht auf der getesteten Seite eine Schallleitungsstörung (➤ Abb. 6.5).

Die Interpretation der Testergebnisse ist in ➤ Tabelle 6.2 zusammengefasst. Dabei ist zu beachten, dass die Untersuchungsergebnisse durch bestimmte Faktoren in der Untersuchungssituation verfälscht werden können (Reiß und Reiß 2003). Bereits geringe Umgebungsgeräusche können beim Rinne-Test den Luftleitungston vertäuben und einen negativen Rinne vortäuschen. Ebenso kann ein zu geringer Andruck der Stimmgabel am Mastoid oder ihre zu weite Entfernung vom Ohr das Ergebnis beeinflussen. Bei einseitiger Innenohrschwerhörigkeit kann es vorkommen, dass der Patient bei der Prüfung des schwerhörigen Ohrs die am Mastoid aufgesetzte Stimmgabel über Knochenleitung mit dem gesunden Ohr überhört, während er den anschließenden Luftleitungston nicht wahrnimmt: ein falsch negativer Rinne-Test.

Ergibt der Weber-Test eine Lateralisation, so kann durch einen anschließenden Rinne-Test differenzialdiagnostisch zwischen Schallleitungs- und Schallempfindungsschwerhörigkeit entschieden werden. Ist die lateralisierte Seite Rinne negativ, so liegt auf dieser Seite eine Schallleitungsschwerhörigkeit vor; ist sie positiv, liegt auf der Gegenseite eine Schallempfindungsschwerhörigkeit vor.

Hörweitenbestimmung

Die Hörweitenbestimmung ist ein einfaches, jedoch nur orientierendes Verfahren, um den Grad der Schwerhörigkeit festzustellen. Diese Hörprüfung setzt beim Kind eine notwendige Kooperation voraus.

Rinne-Versuch

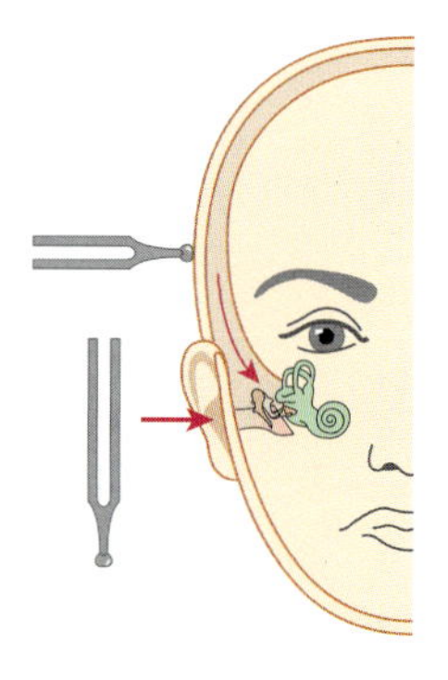

a Normalbefund: „Rinne positiv"

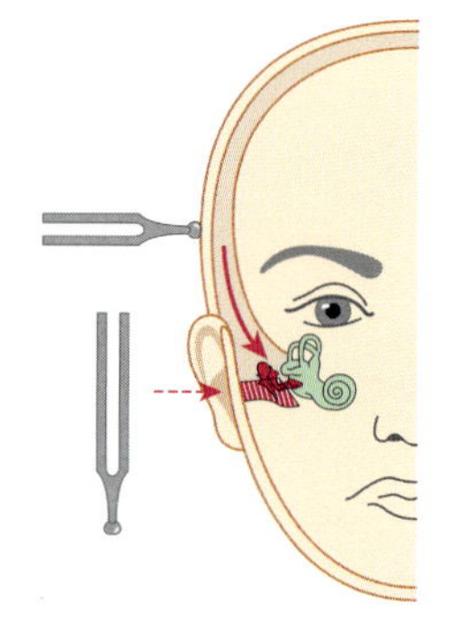

b Schallleitungsstörung: „Rinne negativ"

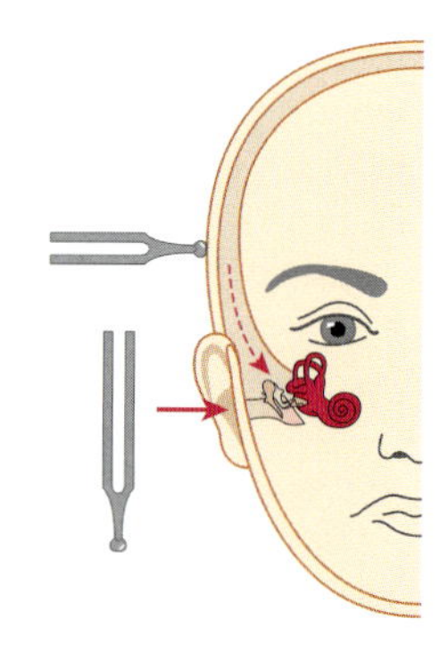

c Schallempfindungsstörung: „Rinne positiv"

Abb. 6.5 Stimmgabelprüfung nach Rinne (modifiziert nach Berghaus et al. 1996)

Tab. 6.2 Ergebnisse der Stimmelgabeltests

Test	Ergebnis	Interpretation
Weber	Ton wird auf beiden Seiten gleich laut gehört bzw. in der Mitte des Kopfs lokalisiert	seitengleiches Hörvermögen
Weber	Ton wird lateralisiert	Innenohrschwerhörigkeit auf der Gegenseite oder Schallleitungsschwerhörigkeit auf der lateralisierten Seite
Rinne	Luftleitungston wird im Anschluss an den Knochenleitungston gehört	Rinne positiv: keine (nennenswerte) Schallleitungsschwerhörigkeit auf der getesteten Seite
Rinne	Luftleitungston wird im Anschluss an den Knochenleitungston nicht gehört	Rinne negativ: Verdacht auf Schallleitungsschwerhörigkeit auf der getesteten Seite

Dabei muss der Patient viersilbige Wörter, die ihm der Prüfer aus variabler Entfernung vorspricht, nachsprechen. Die Hörweite ist als der Abstand zwischen Patient und Sprecher definiert, bei dem der Patient noch mindestens 50% der Worte korrekt nachspricht, die in normal lauter Umgangssprache oder in Flüstersprache gesprochen werden (= Hörweite für Umgangssprache und für Flüstersprache).

Dabei ist zu bedenken, dass Sprachverstehen und -nachsprechen eine höhere kognitive Leistung sind als alleiniges Hören. Oft wird der Patient zwar hören, *dass* etwas gesprochen wird, aber nicht das Gesprochene verstehen. Die Hörweite ist daher nur ein indirekter Indikator für die Hörschwelle. Ihre Bedeutung liegt vorwiegend in der Ergänzung und Kontrolle von sprachaudiometrischen Ergebnissen, weniger in der Bestimmung des Hörverlusts.

Die Durchführung der Hörweitenbestimmung erfordert einen mindestens 6 m langen Raum mit geeigneten akustischen Bedingungen. Störlärm und Nachhalleffekte können die Ergebnisse verzerren. Als Stimuli dienen bei Erwachsenen und Jugendlichen viersilbige Zahlworte (21 bis 99); bei Kindern altersgemäße mehrsilbige Worte. Um Lippenablesen zu vermeiden, muss der Prüfer beim Sprechen seinen Mund verdecken. Die Stimuli werden einerseits „normal laut" gesprochen (Umgangssprache), andererseits geflüstert (Flüstersprache). Beim Flüstern wird mit „Residualluft" gesprochen, jene Restluft nach dem Ausatmen.

Die Hörweite wird für Flüster- und Umgangssprache und für beide Ohren getrennt geprüft. Der Patient wendet das zu prüfende Ohr dem Untersucher zu; das kontralaterale Ohr wird verschlossen oder vertäubt (z.B. mit einem Rauschgenerator). Der Untersucher beginnt aus größter Entfernung (6 m) und geht sukzessive näher, bis der Patient 50% der angebotenen Stimuli korrekt nachsprechen kann – diese Entfernung gibt als Hörweite indirekt den Grad der Schwerhörigkeit an (➤ Tab. 6.3, nach Mittermeier 1952).

Die Flüstersprache ist nicht nur leiser, sie ist vor allem stimmlos, was zu ihrem Verständnis das gute Hören hochfrequenter Sprachanteile wichtig macht. Eine deutliche Differenz der Hörweite zwischen Umgangs- und Flüstersprache weist auf einen Hochtonhörverlust hin.

Die Hörweite kann auch mit dem Marburger Satzverständnistest bestimmt werden. Dabei zeigt sich, dass die

Tab. 6.3 Hörweite und Schweregrad der Hörstörung

Grad der Hörstörung	Hörweite
Normalhörig	mehr als 6 m
Geringgradig	6–4 m
Mittelgradig	4–1 m
Hochgradig	1–0,25 m
Resthörig	< 0,25 m
Taub	0 m

Hörweite für Sätze oftmals deutlich geringer ist als für Zahlen. Die Zahlenhörweite ist demnach ein weniger aussagefähiges Maß für die Verständigungsfähigkeit im alltäglichen Leben.

LITERATUR

Bluestone CD, Klein CO (1996) Methods of Examination: Clinical examination. In: Bluestone CD, Stool SE, Kenna MA (eds.) Pediatric Otolaryngology. 3rd Ed. Philadelphia: W.B. Saunders Company.

Böhme G, Welzl-Müller K (2005) Audiometrie, 5. Aufl. Bern: Verlag Hans Huber.

Coelho CB, Sanchez TG, Tyler RS (2007) Tinnitus in children. Prog Brain Res. 166: 179–191.

Michaelis R, Niemann GW (2004) Entwicklungsneurologie und Neuropädiatrie. Stuttgart: Thieme.

Mittermaier R (1952) Ohrenärztliche Begutachtung unter besonderer Berücksichtigung der Erwerbsminderung. Arch Ohr Nas Kehlk Heilk 161(1): 94–205.

Reiß W, Reiß G (2003) Zur Bedeutung orientierender Hörprüfungen. Wiener Medizinische Wochenschrift 153: 73–75.

KAPITEL

7

Patrick G. Zorowka

Pädiatrische Audiologie und Audiometrie

7.1 Einleitung

Die pädiatrische *Audiologie* (PA) – auch Pädaudiologie – ist eine hochspezialisierte medizinische Fachdisziplin, die sich mit der Detektion, Diagnostik, ätiopathogenetischer Abklärung, Behandlung und Rehabilitation kindlicher Hörstörungen befasst.

Historisch hat sich die Pädaudiologie als Subspezialität der HNO-Heilkunde entwickelt und ist dabei interdisziplinär angelegt. Sie erfordert die Kooperation von Ärzten, Hörgeräteakustikern, Logopäden, Hörgeschädigtenpädagogen, Physikern, Psychologen und Eltern betroffener Kinder.

Die pädiatrische *Audiometrie* beinhaltet die quantitative Bestimmung von Hörstörungen bei Kindern. Da Kinder, insbesondere Kleinkinder, noch nicht die kognitiven und sprachlichen Fähigkeiten besitzen, um aktiv und zuverlässig bei der Bestimmung des Hörvermögens mitzuarbeiten, ist hierfür der Einsatz spezieller methodischer Verfahren erforderlich. Das eingesetzte Verfahren und die Interpretation der Ergebnisse sind dabei wesentlich vom (Entwicklungs-)Alter des Kindes abhängig.

Der Stellenwert der PA ergibt sich aus der Bedeutung des intakten Gehörs für die Sprach- und Allgemeinentwicklung sowie der Persönlichkeit des Menschen. Inzwischen können hochgradige Hörstörungen bis zu an Taubheit grenzender Schwerhörigkeit durch hochverstärkende Hörsysteme oder Cochlea-Implantate apparativ kompensiert werden. Damit hat die kindliche Hörstörung den Charakter einer sozial ausgrenzenden Behinderung verloren. Wird die Hörstörung in den ersten Lebensmonaten rechtzeitig erkannt und behandelt, und erhalten die Betroffenen die notwendige Förderung, ist eine annähernd normale Entwicklung ihrer sprachlichen, intellektuellen und sozialen Kompetenzen zu erwarten. Diese wiederum ermöglicht ihre vollwertige Integration in die „hörende Gesellschaft" (Verhaert et al. 2008; Uziel et al. 2007; Spencer et al. 2004; Crosson und Geers 2001).

7.2 Schweregrade der kindlichen Hörstörung

Der **Schweregrad** einer Hörstörung wird als Hörverlust am besseren Ohr angegeben (BEHL = better ear hearing level). Er errechnet sich als arithmetisches Mittel des Hörverlusts bei 0,5, 1, 2 und 4 kHz (gemessen mit Reinton-Audiometrie). Für die Interpretation des Schweregrads existieren verschiedene Schemata: neben dem der WHO (WHO 1999) ist im europäischen Raum die Einteilung der „European Working Group on Genetics of Hearing Impairment" (EWG-GHI; Stephens 2001) üblich (➤ Tab. 7.1):

Tab. 7.1 Graduierung des Hörverlusts gemäß European Working Group on Genetics of Hearing Impairment (EWG-GHI) und World Health Organisation (WHO)

Grad	EWG-GHI	WHO
Normal hörend	0–19 dB BEHL	0–25 dB BEHL
Geringgradig	20–39 dB BEHL	26–40 dB BEHL
Mittelgradig	40–69 dB BEHL	41–60 dB BEHL
Hochgradig	70–94 dB BEHL	61–80 dB BEHL
Höchstgradig	≥ 95 dB BEHL	≥ 81 dB BEHL

7.3 Formen der kindlichen Hörstörung

Hörstörungen, deren Ursache im peripheren Hörorgan (Außen-, Mittel-, Innenohr, Hörnerv) lokalisiert sind, werden als periphere Hörstörungen bezeichnet. Folgende Formen werden dabei unterschieden:

- **Schallleitungsschwerhörigkeit** (konduktive Schwerhörigkeit): sie resultiert aus einer Behinderung der Schallaufnahme oder -fortleitung im Außen- oder Mittelohr. Das akustische Signal wird dabei je nach Ursache um etwa 30–70 dB abgeschwächt.
- **Schallempfindungsschwerhörigkeit** (sensorineurale Hörstörung): Ihr liegt eine Störung der Funktion des Corti-Organs zugrunde, als Folge einer Funktionsstörung (mechano-elektrische Transduktion) oder eines hochgradigen Verlusts von inneren Haarzellen.
- **Kombinierte Schwerhörigkeit**: Das gemeinsame Auftreten einer Schallleitungs- und Schallempfindungsschwerhörigkeit am selben Ohr.
- **Auditorische Neuropathie**, syn. perisynaptische Audiopathie: Es wird ursächlich, zumindest in einigen Formen, eine isolierte Störung der inneren Haarzellen bzw. eine Übertragungsstörung beim synaptischen Übergang von der Haarzelle auf den Hörnerv vermutet.

Von den peripheren Hörstörungen werden abgegrenzt:

- **Zentrale Hörstörungen**: Sie sind die Folge einer Störung der Verarbeitung der auditiven Information auf höherer neuronaler Ebene (ab Nucleus cochlearis). Ihre Manifestation erfolgt weniger als Hörstörung, sondern als Beeinträchtigung spezieller auditiver

Leistungen: Stimuluslokalisation im Raum, Störlärmunterdrückung, auditives Gedächtnis, u.a. – Kinder mit zentral-auditiven Störungen fallen vor allem durch Verhaltensprobleme auf: Sie sind leicht ablenkbar, haben Mühe, bei Lärm Sprache zu verstehen, merken sich mündliche Anweisungen schlecht oder können Geräusche nicht richtig lokalisieren (Nickisch et al. 2007). Welche zentral-auditiven Prozesse hierbei konkret gestört sind, wird noch weitgehend diskutiert. Dabei ist abzugrenzen, ob die genannten Verhaltensprobleme nicht (auch) durch andere Faktoren bedingt sind: Hyperaktivität, Aufmerksamkeitsstörung, Gedächtnisstörung, spezifische Lernschwäche. Eine Abgrenzung auditiver und kognitiver Leistungen ist mitunter schwierig. Der in diesem Zusammenhang geprägte Ausdruck „Auditive Wahrnehmungs- und Verarbeitungsstörungen" (AVWS) sollte deshalb nicht als klinisch-diagnostischer Sammelbegriff bei kindlichen Verhaltensauffälligkeiten verwendet werden. Daher muss eine (entwicklungs-)psychologische Diagnostik zur Abgrenzung hinzugezogen bzw. vorangestellt werden.

- **Funktionelle (psychogene) Hörstörungen**: Sie sind Folge einer unbewussten Reaktion des Kindes bzw. Jugendlichen auf ein Problem im sozialen Umfeld (zumeist Schule, Familie) oder auf ein belastendes Ereignis. Typisch ist das plötzliche Auftreten der Hörstörung und das Fehlen eines organischen Befundes (regelrechte objektive audiometrische Befunde). Ein häufiges Hinweiszeichen ist die Diskrepanz zwischen dem guten Verstehen, das der – oft sehr kooperative – Patient in der Gesprächssituation zeigt, und der schlechten Hörschwelle, die er im Tonaudiogramm angibt und die ein derart gutes Sprachverstehen eigentlich ausschließt. Bei der Hörprüfung macht der Patient widersprüchliche Angaben, die dem Untersucher sofort auffallen; auch der Verlauf der Luft- und Knochenleitungskurven ist meist atypisch. Mehrfache Hörprüfungen führen zu unterschiedlichen Ergebnissen, wobei mit zunehmender Dauer der Hörprüfung eine ständige Verschlechterung der Hörschwelle einhergeht, die eine pathologische Hörermüdung, wie bei einer Hörnervschädigung, vortäuschen kann (Kothe et al. 2003, Feldmann 1989, Böhme 1984, Zorowka 1992).

Epidemiologie der kindlichen Hörstörungen

Die Prävalenz permanenter kindlicher Hörstörungen ist altersabhängig. Ca. 1 von 1000 Neugeborenen (0,1%) weist eine permanente beidseitige Hörstörung von mindestens 40 dB BEHL auf; bei Kindern im 10. Lebensjahr sind es ca. 2 von 1000, die Schallleitungsstörungen und progrediente Hörstörungen v.a. genetischen Ursprungs aufweisen („late onset"). Hochgradige Hörstörungen sind darunter selten (etwa 0,03% der Alterskohorte); leicht- und mittelgradige Formen überwiegen (Fortnum et al. 2001; Nekahm et al. 2001).

Temporäre Hörstörungen, vor allem vom Schallleitungstyp, sind im Kindesalter häufig. Anatomische Besonderheiten der Tuba auditiva im Kleinkindesalter (waagerechter Verlauf, kürzer, enger gegenüber Erwachsenen) und im Gefolge von Mittelohrerkrankungen, Infekten, Verletzungen, kraniofazialen Fehlbildungen u.a. betreffen dabei bis zu 10% der Kinder in den Industrieländern (im Sinn der Lebenszeitprävalenz) und einen erheblich größeren Anteil in den Entwicklungsländern (Davis und Hind 1999).

Terminologie und Einteilungen der Hörstörungen

Nach dem *Zeitpunkt der Manifestation* werden unterschieden: pränatale, perinatale und postnatale Hörstörungen.

Nach der *Lokalisation der Primärursache* werden unterschieden: genetische (hereditäre) und erworbene Hörstörungen. Dabei ist zu beachten, dass „genetisch" nicht notwendig bedeutet, dass die Hörstörung bereits bei der Geburt vorhanden ist. Wie die erworbene Hörstörung, kann auch die genetische Form pränatal, perinatal oder postnatal manifest werden. In diesem Sinn bedeuten „konnatal", „kongenital" und „angeboren" lediglich, dass die Hörstörung bei der Geburt vorhanden ist, ohne aber ihre Ursache – genetisch oder erworben – zu implizieren.

Risikofaktoren kindlicher Hörstörungen

Bis in jüngste Zeit blieben kongenitale Hörstörungen häufig unerkannt und wurden erst durch spätere Verhaltensauffälligkeiten des Kindes entdeckt (fehlende Reaktion auf Geräusche, verzögerte Sprachentwicklung, Lernprobleme). Heute ist in vielen Ländern das **universelle Neugeborenenhörscreening** implementiert, um Kinder mit Verdacht auf eine angeborene Hörstörung schon zum Zeitpunkt der Geburt zu identifizieren und innerhalb der ersten Lebensmonate einer Abklärung zuzuführen. Wo diese Möglichkeit nicht besteht, wird zumindest bei den Kindern ein selektives Screening gefordert, die ein erhöhtes Risiko einer Hörstörung besitzen (sog. Risikofaktoren).

Ein Risikofaktor ist ein (äußeres, leicht erkennbares) Merkmal, dass statistisch überzufällig häufig mit einer Hörstörung assoziiert ist und daher ein erhöhtes Risiko für das Vorliegen einer Hörstörung anzeigt.

Risikofaktorenkataloge wurden erstmals zu Beginn der 1970er Jahre in den USA erstellt und als Grundlage von Screeninguntersuchungen empfohlen. Nachfolgende Studien führten zu mehrfachen Revidierungen, da nicht alle Risikofaktoren indikativ für eine Hörstörung relevant waren. Der bekannteste Risikofaktorenkatalog stammt vom US-amerikanischen „Joint Committee on Infant Hearing" (JCIH). Er gibt in seiner aktuellen Fassung (JCIH 2007) Risikofaktoren sowohl für kongenitale Hörstörungen als auch für früh auftretende postnatale Hörstörungen an (➤ Tab. 7.2). – Allerdings wird durch das Risikofaktorenscreening nur etwa die Hälfte aller angeborenen Hörstörungen erkannt (Parving 1999, Welzl-Müller et al. 2001, Rinnerthaler 2002).

Tab. 7.2 Risikofaktoren kindlicher Hörstörungen (nach JCIH 2007)

- Risk indicators that are marked with a „§" are of greater concern for delayed-onset hearing loss.
- Caregiver concern § regarding hearing, speech, language, or developmental delay.
- Family history § of permanent childhood hearing loss.
- Neonatal intensive care of more than 5 days or any of the following regardless of length of stay: ECMO, § assisted ventilation, exposure to ototoxic medications (gentamycin and tobramycin) or loop diuretics (furosemide/Lasix), and hyperbilirubinemia that requires exchange transfusion.
- In utero infections, such as CMV, § herpes, rubella, syphilis and toxoplasmosis.
- Craniofacial anomalies, including those that involve the pinna, ear canal, ear tags, ear pits, and temporal bone anomalies.
- Physical findings, such as white forelock, that are associated with a syndrome known to include a sensorineural or permanent conductive hearing loss.
- Syndromes associated with hearing loss or progressive or late-onset hearing loss,§ such as neurofibromatosis, osteopetrosis and Usher syndrome; other frequently identified syndromes include Waardenburg, Alport, Pendred and Jervell Lange- Nielson.
- Neurodegenerative disorders, § such as Hunter syndrome or sensory motor neuropathies, such as Friedreich ataxia and Charcot-Marie-Tooth syndrome.
- Culture-positive postnatal infections associated with sensorineural hearing loss,§ including confirmed bacterial and viral (especially herpes viruses and varicella) meningitis.
- Head trauma, especially basal skull/temporal bone fracture§ that requires hospitalization.
- Chemotherapy §

Ursachen kindlicher Hörstörungen: Überblick

Nach derzeitigem Kenntnisstand liegt dem Großteil der permanenten kindlichen Hörstörungen eine genetische Ursache zugrunde. Vermutlich sind mehr als die Hälfte bis zwei Drittel aller Hörstörungen genetisch bedingt (hereditär), die übrigen Hörstörungen sind erworben. Die ➤ Tabelle 7.3 und ➤ Tabelle 7.4 geben einen Überblick über die wichtigsten Ursachen bzw. ursächlich mitwirkenden Faktoren von Schallleitungs- und Schallempfindungsschwerhörigkeiten.

Tab. 7.3 Ursachen von Schallleitungsschwerhörigkeiten

Typ	Beispiele
Fehlbildungen des Außen- und Mittelohrs (isoliert, syndromal)	Mikrotie, Gehörgangsatresie/-stenose; Ankylosen der Gehörknöchelchen
Schädelfehlbildungen	Spaltbildungen, Kraniosynostosen
Mittelohrerkrankungen	rez. Otitis media, Seromukotympanon, Otosklerose, Adhäsivprozesse, Infektionen
Verletzungen	Trommelfellperforation, -narbe, Gehörknöchelluxation, Barotrauma
Fremdkörper, Neubildungen	Cerumen, Tumoren, Cholesteatom, Gehörgangsexostosen

Tab. 7.4 Ursachen von Schallempfindungsschwerhörigkeiten

Typ	Beispiele
Genetisch-syndromal	Waardenburg-Syndrom, Usher-Syndrom; Pendred-Syndrom, Jervell-Lange-Nielsen-Syndrom
Genetisch-non-syndromal	Connexin-26-Mutation; Mondini-Malformation
Infektiös	pränatal: Röteln, Syphilis, Toxoplasmose, Zytomegalie, Herpes peri-/postnatal: Meningitis, Masern, Mumps
Metabolisch-toxisch	Hyperbilirubinämie (Kernikterus), maternaler Diabetes mellitus
Medikamentös-toxisch	Aminoglykosid-Antibiotika, Schleifendiuretika, Zytostatika, Salizylate,
Asphyktisch	perinatale Asphyxie, ggf. Hörsturz
Verletzungen	Felsenbeinfraktur, Barotrauma
Lärmschädigung	akustisches Trauma, chronisches Lärmtrauma, Explosionstrauma

7.4 Hereditäre nichtsyndromale Hörstörungen

Etwa 70% aller hereditären Hörstörungen sind nichtsyndromal (van Camp et al. 1997). Derzeit (2008) sind über 120 Genloci bekannt, deren Gendefekte mit nichtsyndromalen, vorwiegend sensorineuralen Hörstörungen in Zusammenhang stehen. Sie werden nach offizieller Nomenklatur der HUGO (Human Genome Organisation) mit dem Kürzel „DFN" bezeichnet (vom engl. Terminus: deafness). Zusätzlich wird der Erbgang angegeben: DFNA (autosomal dominant), DFNB (autosomal rezessiv) oder nur DFN (X-chromosomal). Ca. 80% der DFN-Gene folgen einem autosomal rezessiven Erbgang, ca. 18% einem autosomal dominanten; ca. 2% werden X-chromosomal oder mitochondrial vererbt (Birkenhäger et al. 2007).

Eine der häufigsten Formen der nichtsyndromalen sensorineuralen Hörstörungen wird durch eine Mutation im Connexin-26-(Cx26)Gen verursacht. Das Cx26-Gen ist auf dem Chromosom 13q11–12 lokalisiert (Genort: DFNB1) und codiert für ein Gap-Junction-Protein (GJB2), das dem interzellulären Ionen- und Metabolitenaustausch dient. Es wird in der Cochlea exprimiert. Ca. 100 verschiedene Mutationen wurden bisher identifiziert, wobei die Mutation 35delG die mit Abstand häufigste Form ist (d.h. Verlust des Guanin-tragenden Nukleotids an Position 35). Bei homozygotem Vorliegen der Mutation 35delG resultiert phänotypisch eine hochgradige bis an Taubheit grenzende sensorineurale Schwerhörigkeit. Andere Mutationen können zu mittelgradigen Hörstörungen führen, die sich in einzelnen Fällen auch erst postnatal manifestieren.

Zu den hereditären nichtsyndromalen Hörstörungen gehören auch die isoliert auftretenden Ohrmuschel- und Gehörgangsanomalien, die Schallleitungsschwerhörigkeiten verursachen, sowie (vermutlich) die isoliert auftretende Mondini-Malformation, eine Dysplasie der knöchernen Schnecke (nur 1 bis 1 ½ Windungen, fehlende innere Differenzierung), die mit sensorineuraler, an Taubheit grenzender Schwerhörigkeit einhergeht.

7.5 Hereditäre syndromale Hörstörungen

Fast 400 hörstörungsassoziierte Syndrome sind bekannt, die entweder mit Schallleitungs- oder mit Schallempfindungsschwerhörigkeit bzw. einer Kombination beider Formen einhergehen (Gorlin et al. 1995). ➤ Tabelle 7.5 gibt einen Überblick über die häufigsten Syndrome. Erbgang wie Symptomausprägung sind bei einigen Syndromen variabel, was mit der Existenz von Subtypen und

Tab. 7.5 Syndrome mit assoziierter Hörstörung

Name	Erbgang	Typ der Hörstörung	Zusätzliche Merkmale
Waardenburg-Syndrom	autosomal dominant	sensorineural	Pigmentationsstörung der Haare (weiße Stirnlocke) und der Iris, Telekanthus
Alport-Syndrom	teils autosomal dominant, teils X-chromosomal	sensorineural	progrediente Nephropathie
Stickler-Syndrom	autosomal dominant	sensorineural (progredient)	Arthro-Ophthalmopathie, Gaumenspalte (variable, oft milde Ausprägung)
Usher-Syndrom	teils autosomal rezessiv, teils X-chromosomal	sensorineural	progrediente Retinopathie
Pendred-Syndrom	autosomal rezessiv	sensorineural	Struma, Hypothyreose
Jervell-Lange-Nielsen-Syndrom	autosomal rezessiv	sensorineural	Reizleitungsstörung im Herzmuskel (verlängerte QT-Strecke)
Mandibulofaziale Dysostose (Treacher-Collins-Syndrom)	autosomal dominant	Schallleitung, selten kombiniert	Ober- und Unterkieferhypoplasie, hoher Gaumen, Ohrmuscheldysplasie
Branchio-oto-renales (BOR-)Syndrom	autosomal dominant	variabel	Halszysten, prä-aurikuläre Grübchen, Nierenanomalien
Goldenhar-Syndrom	autosomal rezessiv	Schallleitung	Gesichtsasymmetrie, subkonjunktivales Lipom
CHARGE-Syndrom	sporadisch	variabel	multiple Fehlbildungen: CHARGE = **C**oloboma, **H**eart defect, **A**tresia of choanae, **R**etarded growth, **G**enital hypoplasia, **E**ar anomalies

auch der unterschiedlichen Penetranz der mutierten Gene zu erklären ist. Daher ist die Diagnosesicherung oft nicht einfach und eine Prognose hinsichtlich Progredienz nicht möglich.

7.6 Erworbene Hörstörungen

Die wichtigsten Ursachen erworbener Hörstörungen sind in > Tabelle 7.6 zusammengefasst.

Für **pränatal** erworbene Hörstörungen sind vor allem maternale Infekte während der Schwangerschaft verantwortlich: Röteln, Syphilis, Zytomegalie, Toxoplasmose, Herpes.

Die diaplazentare Übertragung des Röteln-Virus führt beim Fetus zur Rötelnembryopathie (Gregg-Syndrom) mit Innenohrschwerhörigkeit, Herzfehlbildungen, Glaukom, u.a.

Konnatale Syphilis führt zur Ausbildung der sog. Hutchinson-Trias:

Innenohrschwerhörigkeit, parenchymatöse Keratitis, tonnenförmige Schneidezähne.

Die konnatale CMV-Infektion induziert eine progrediente Degeneration des Innenohrs.

Anhaltende Stoffwechselentgleisungen der Schwangeren können im Rahmen von Feto- oder Embryopathien zu einer Innenohrschädigung führen (z.B. Diabetes mellitus). Ebenso können Medikamente und Drogen aufgrund einer allgemein teratogenen wie auch spezifisch ototoxischen Wirkung das Hörorgan des Embryos bzw. Fetus schädigen (Aminoglykoside, Retinoide, Vitamin A, Chinin, Alkohol).

Perinatal können schwere Geburtskomplikationen (Asphyxie mit APGAR-Werten < 3; extreme Frühgeburt mit respiratorischem Atemnotsyndrom), die austauschpflichtige Hyperbilirubinämie (Kernikterus), Infektionen (Sepsis, Meningitis, Zytomegalie) und ototoxische Medikamente (Aminoglykosid-Antibiotika) eine Hörstörung verursachen.

Als „Late-onset-" bzw. „Delayed-onset"-Hörstörungen werden frühe postnatale Formen (bis 3. Lebensjahr) bezeichnet, deren ursächliches Agens mutmaßlich bereits prä- oder perinatal vorhanden ist. Das Kind besitzt zum Zeitpunkt der Geburt ein normales Hörvermögen – es fällt z.B. im Hörscreening nicht auf –, weist aber Monate später einen manifesten, häufig progredienten Hörverlust auf. Als Risikofaktoren für „Late-onset"-Hörstörungen gelten perinatale Komplikationen (Zytomegalie-Infektion, Asphyxie, ototoxische Medikamente) bzw. eine genetische Disposition. Man vermutet bei diesen Störungen eine langsam-progressive Degeneration des Innenohrs infolge einer initialen Schädigung oder eines genetischen Prozesses.

Bei den **postnatal** erworbenen Hörstörungen sind die Schallleitungsschwerhörigkeiten hervorzuheben, die infolge rezidivierender Mittelohrentzündungen auftreten und zu den häufigsten Formen kindlicher Schwerhörigkeit zählen.

Tab. 7.6 Ursachen erworbener Hörstörungen

Pränatal	maternale Infektionen (Röteln, Syphilis, Toxpolasmose, Zytomegalie, Herpes) maternale Stoffwechselentgleisungen (Diabetes mellitus) toxisch-teratogen (Alkoholabusus, Aminoglykoside, Retinoide, Drogen)
Perinatal	Asphyxie (bei Geburtskomplikationen, Atemnotsyndrom) Infektion (Zytomegalie, Herpes simplex, Sepsis) ototoxische Medikamente (Aminoglykoside) Hyperbilirubinämie (Kernikterus)
Postnatal	Infektionen (bakterielle Meningitis, Meningoenzephalitis, Labyrinthitis, Masern, Mumps) ototoxische Medikamente (Aminoglykoside, Zytostatika) Verletzungen (otobasale Frakturen, Contusio labyrinthi, Mittelohrverletzungen) rezidivierende Mittelohrentzündungen akustisches bzw. Knall-, Explosionstrauma

7.7 Folgen kindlicher Hörstörungen

Die Auswirkungen einer (nicht behandelten) Hörstörung auf die Entwicklung des Kindes sind abhängig vom Ausmaß der Hörstörung und vom Zeitpunkt des Auftretens.

Bei **kongenital hochgradig schwerhörigen Kindern** – bei denen bis zur Mitte des vorigen Jahrhunderts keine Möglichkeit der apparativen Rehabilitation bestand – ist kein Spracherwerb möglich. Da die gesprochene Sprache das wichtigste Mittel der sozialen Interaktion ist, führt dies bei den Betroffenen zur sozialen Deprivation, die sie daran hindert, die sozialen und kognitiven Kompetenzen zu erwerben, die für eine uneingeschränkte Integration in die Gesellschaft notwendig sind. Ihre Intelligenz ist durch die Hörstörung nur insoweit betroffen, als die sprachlich organisierte Intelligenz sich nicht in der gesellschaftlich üblichen Weise ausbilden kann. Das führte schnell zu einer Fehleinschätzung und ist unter dem Begriff der „Pseudodebilität" bekannt. Auch diese Betroffenen erlernen jedoch die Gebärdensprache und besitzen – wie das Beispiel der taubblinden Helen Keller zeigt – das gleiche Intelligenzpotenzial wie Normalhörende. Die Gebärdensprache besitzt innerhalb der Gemeinschaft Gehörloser auch heute noch eine kommunikative Bedeutung und ist Teil ihrer Kultur. Die extreme regionale Variabilität erschwert jedoch häufig die Kommunikation verschiedener Gemeinschaften. Durch die heute mögliche frühe Therapie der Hörstörung (Hörgeräte, Cochlea-Implantate) können auch fast taube Kinder Lautsprache in hinreichender Weise erlernen, so dass bei ausreichender und adäquater Förderung eine weitgehende Integration in die normalhörende Gesellschaft möglich ist. Regelschulbesuch, Berufs- oder akademische Ausbildung sind für sie dann zumeist üblich.

Verhaltensformen des betroffenen Kindes, die von den Eltern mitunter beschrieben werden, wie beispielsweise Eigensinnigkeit, intensive emotionale Reaktionen sowie leichte Reiz- oder Erregbarkeit, sind mehr als Folge der sozialen Deprivation zu interpretieren und weniger als unmittelbare Auswirkung der Hörstörung auf die Persönlichkeit. Die Einbindung in das Sozialgefüge der Umgebung ist häufig ungenügend. Dadurch werden Bereiche des zwischenmenschlichen Verhaltens, wie etwa die Kontrolle der eigenen Emotionen oder die Abgleichung des eigenen Willens mit dem der anderen, eingeschränkt oder verzögert entwickelt.

Leicht- bis mittelgradige Hörstörungen, die von Geburt an vorhanden sind, gehen vor allem mit Auswirkungen auf die Sprachentwicklung einher (verzögerter Beginn, audiogene Dyslalien). Über längere Zeiträume bestehende schallleitungsbedingte Hörstörungen können unbehandelt später zu Auffälligkeiten in der zentralen Hörverarbeitung der Betroffenen führen. Bei Schulkindern manifestieren sie sich als Lernprobleme und werden nicht selten fälschlicherweise als Minderbegabung oder Intelligenzeinschränkung gedeutet. **Postnatal auftretende Hörstörungen** mit progredientem Verlauf können bei hochgradiger Ausbildung zum Stillstand bis Abbau der bereits erworbenen Sprache führen (Sprachregression, bis hin zum Verstummen).

Die Sprache schwerhöriger Kinder ist gekennzeichnet durch reduzierten aktiven Wortschatz, Meidung komplexer Satzstrukturen, fehlerhafte Deklinationen und Flexionen; ihr Sprechen weist Artikulationsfehler im Sinne audiogener Dyslalien auf. Bei gehörlosen und hochgradig schwerhörigen Kindern ist überdies die Koordination von Atmen und Sprechen gestört: Das Sprechen wird von störenden Atemgeräuschen begleitet. Die Stimmführung ist gegenüber Normalhörenden auffällig verändert: Die Modulation ist eingeschränkt, das melodische und rhythmische Moment (Akzentuierungen, Betonungen, Pausen) unnatürlich verändert. Häufig sind Lautdehnungen und eine Rinophonia clausa bzw. aperta nachweisbar (Zorowka 2008).

7.8 Diagnostik kindlicher Hörstörungen

Eine Hörstörung ist ein Symptom, das zur vollständigen Diagnose die Abklärung seiner zugrunde liegenden Ätiopathogenese erfordert. Zudem ist eine genaue audiometrische Bestimmung der Hörstörung (➤ Abschnitt 7.10 und ➤ Abschnitt 7.11) durchzuführen, die die Basis der apparativen Versorgung und Rehabilitation des Kindes und der Beratung der Eltern bildet.

Eine umfassende pädaudiologische Untersuchung sollte folgende Untersuchungsschritte enthalten (vgl. Zorowka 2008):

- Anamnese
- HNO-ärztliche (phoniatrisch-pädaudiologische) Untersuchung
- Vestibularisdiagnostik
- Sprachentwicklungsdiagnostik
- Entwicklungspsychologische Diagnostik
- Neuropädiatrische Diagnostik
- Ophthalmologische Diagnostik
- Humangenetische Diagnostik
- Weiterführende Diagnostik (z.B. bildgebende Diagnostik, Labordiagnostik).

Anamnese. Die ausführlich erhobene Anamnese bildet die Grundlage der weiteren Abklärung und Differenzialdiagnostik. Insbesondere lassen sich aus der Anamnese Hinweise auf eine vorausgehende Grunderkrankung, auf eine hereditäre Ursache der Hörstörung oder auf eine allgemeine Entwicklungsproblematik gewinnen. Bei Kindern erfolgt die Anamnese in der Regel über eine *Fremdanamnese* der Eltern bzw. Pflegeperson. Dabei wird möglichst gezielt nach Ereignissen gefragt, die Rückschlüsse erlauben auf mögliche Ursachen oder Risikofaktoren der Hörstörung, auf den Zeitpunkt des Auftretens, auf ihren Verlauf und ihre Auswirkungen. Themen der Anamnese sind insbesondere: der Verlauf der Schwangerschaft, Geburtskomplikationen, peri- oder postnatale Erkrankungen, die motorische Entwicklung des Kindes, seiner Sprachentwicklung, mögliche Verhaltensauffälligkeiten sowie familiäre Fälle von Schwerhörigkeit. Gezielte Fragen nach dem auditiven Verhalten des Kindes (Reaktion auf akustische Reize) ermöglichen eine grobe Abschätzung des Schweregrads der Hörstörung.

HNO-ärztliche (phoniatrisch-pädaudiologische) Untersuchung. Bei der **äußeren Inspektion** wird nach Veränderungen am äußeren Ohr gesucht (Ohrmuschelfehlbildungen, Gehörgangsstenosen oder -atresien, präaurikuläre Anhängsel, -fisteln etc.). Zusätzlich sind kraniofaziale Auffälligkeiten zu beachten (Spaltbildungen, Formanomalien des Schädels, Gesichtsdysmorphien). Die **ohrmikroskopische Untersuchung** dient dem Nachweis oder Ausschluss von Gehörgangs- und Mittelohrveränderungen, die eine Schwerhörigkeit verursachen können (Fehlbildungen, Tuben-/Mittelohrkatarrh, Seromukotympanon, Trommelfellläsionen). Bei der **Mund- und Racheninspektion** sind neben dem Rachenring der harte und weiche Gaumen zu beurteilen (z.B. hoher Gaumen, verkürztes Gaumensegel) und durch Palpation das Vorhandensein einer submukösen Gaumenspalte zu prüfen. Eine sog. Uvula bifida kann einen Hinweis auf eine submuköse Gaumenspalte geben, die für eine Tubenventilationsstörung verantwortlich sein kann. Bei der **Nasen- und Racheninspektion** ist auf hyperplastische Adenoide zu achten, die eine häufige Ursache kindlicher mittelohrbedingter Hörstörungen darstellen. Auch vergrößerte Nasenmuschelenden, Septumdeviationen, einseitige Choanalatresien oder – selten – Tumore können die Belüftung des Mittelohrs beeinträchtigen und Paukenhöhlenergüsse mit konsekutiver Schallleitungsschwerhörigkeit induzieren. Bei Vorliegen *branchiogener oder kraniofazialer Auffälligkeiten* ist an die Möglichkeit einer syndromalen Hörstörung zu denken. In diesem Fall muss nach assoziierten Symptomen gesucht werden und – wenn nicht bereits erfolgt – eine kinderärztliche und -neurologische Abklärung erfolgen.

Vestibularisdiagnostik. Grundsätzlich sollte, in Abhängigkeit vom Alter des Kindes, eine Vestibularisprüfung zum Ausschluss einer peripheren vestibulären Störung durchgeführt werden (Spontan-, Provokationsnystagmus, thermische, rotatorische Prüfung etc.). Eine Durchführung ist bereits im Kleinkindalter mit geeigneten Methoden möglich.

Sprachentwicklungsdiagnostik. Das Sprachverhalten des Kindes – insbesondere die Frage, ob Sprachverständnis und Sprachproduktion altersgemäß sind – ist zu überprüfen. Bei Kindern in der prälingualen Phase (1. Lebensjahr) sind die Lautäußerungen und kommunikativen Interaktionen (z.B. mit der Mutter) zu beurteilen. Hier ist eine interdisziplinäre Zusammenarbeit u.a. mit Psychologen, Logopäden und Linguisten im Einzelfall notwendig. Standardisierte Frageinventare (Elternfragebögen nach Altersgruppen) haben sich hierbei bewährt (Zorowka 2008).

Entwicklungspsychologische Diagnostik. Da hörgestörte Kinder in ihrer psychischen Entwicklung beeinträchtigt sind und einzelne hörstörungsassoziierte Syndrome mit geistiger und/oder psychomotorischer Retardierung einhergehen können, ist eine sorgfältige Abklärung des psychischen Entwicklungsstandes erforderlich. Sie dient sowohl dem Nachweis von Retardierungen und Defiziten als auch von Ressourcen und Entwicklungspotenzialen. Darauf aufbauend kann ein individuelles Förderprogramm erstellt werden. Die entwicklungspsychologische Diagnostik umfasst (zumindest) die Intelligenz des Kindes, das Gedächtnis, die Psychomotorik, sein sozial-interaktives Verhalten (z.B. innerhalb der Familie) und – bei Verhaltensproblemen oder emotionalen Störungen – sein soziales Umfeld. Für die einzelnen Bereiche stehen eine Reihe von kindgemäßen Tests, zum Teil in Form von Spielsituationen mit Verhaltensbeobachtung, zur Verfügung.

Neuropädiatrische Diagnostik. Bei Vorliegen multipler Probleme, vor allem bei Syndromen oder Mehrfachbehinderung, ist eine zusätzliche neuropädiatrische Abklärung erforderlich. Die erweiterte Diagnostik (Hormonstatus, EEG, Stoffwechseldiagnostik, Muskelbiopsie etc.) kann in solchen Fällen beim Nachweis der Grunderkrankung oder zur Sicherung der Diagnose einer syndromalen Form hilfreich sein.

Ophthalmologische Diagnostik. Mehrere hereditäre Formen der Schwerhörigkeit sind mit ophthalmologischen Symptomen assoziiert, zum Beispiel mit Myopie, Katarakt, Kolobom, Pigmentationsstörungen der Iris, progrediente Degeneration der retinalen Photorezeptoren (Retinitis pigmentosa), Augenmuskelstörungen, Nystagmus. Auch bei fehlenden derartigen Symptomen ist eine kinderophthalmologische Untersuchung des hörgestörten Kindes von Bedeutung, da ein ausreichender Visus zur Kompensation der Hörstörung von großer Bedeutung ist.

Humangenetische Diagnostik. Die humangenetische Abklärung einer Hörstörung ist angezeigt, wenn die Eltern bei weiterem Kinderwunsch eine diesbezügliche Beratung wünschen. Der molekulargenetische Nachweis, dass die Eltern Genträger sind, ist derzeit erst für wenige Gene möglich bzw. wird nur für wenige Gene in der klinischen Routine angeboten – z.B. für das GJB2-Gen, das für das Cx26-Gap-Junction-Protein kodiert (s.o.). Für die meisten hereditären Hörstörungen sind solche Tests (noch) nicht erhältlich. Hier muss der behandelnde Arzt, in Kooperation mit dem Humangenetiker, unter Einbeziehung aller verfügbaren Informationen (Stammbaum, klinische, audiologische, radiologische, vestibuläre Hinweise) die Erblichkeit der Hörstörung feststellen, den Erbgang nachzeichnen und das Risiko eines erneuten phänotypischen Auftretens abschätzen.

Weiterführende Diagnostik. In Einzelfällen können Spezialuntersuchungen zur Abklärung einer Hörstörung hilfreich sein:

- Neuroradiologische Verfahren (MRI, hochauflösendes CT) zum Nachweis von Fehlbildungen oder Aplasien des Hörorgans (z.B. Mondini-Malformation, erweiterter vestibulärer Aquaeductus). Sie spielen auch bei der präoperativen Abklärung und Indikationsüberprüfung einer Cochlea-Implantation eine wichtige Rolle.
- Labordiagnostische Verfahren zum Nachweis serologischer, parasitärer, virologischer, endokrinologischer oder klinisch-chemischer Parameter bei Verdacht auf Infektionen, Stoffwechselstörungen, Hormonstörungen oder Ähnliches.

7.9 Pädiatrische Audiometrie: Voraussetzungen

Die pädiatrische Audiometrie befasst sich mit der quantitativen Bestimmung (Messung) eines Hörverlusts bei Kindern. Dazu sind eine spezielle räumliche und gerätetechnische Ausstattung sowie hochspezialisiertes und erfahrenes Personal notwendig, das ein großes Einfühlungsvermögen und mitunter viel Geduld mitbringen muss. Diese speziellen Voraussetzungen werden meist nur an pädaudiologischen Abteilungen bzw. Zentren erbracht. Im Gegensatz zum Erwachsenen ist beim (Klein-)Kind zur Bestimmung des Hörverlusts keine aktive Mitarbeit möglich. Hinzu kommt, dass Kinder erst mit der ungewohnten Hörprüfsituation vertraut werden müssen. Leichte Ablenkbarkeit, Ermüdung und Verlust des Interesses an der Hörprüfung sind zusätzliche Störvariablen, die das Ergebnis einer Hörprüfung weiter unsicher machen und Wiederholungen oder spätere Kontrollen erfordern können.

Das Ziel der Pädaudiometrie, die kindliche *Hörschwelle* zu bestimmen, ist in vielen Fällen nur indirekt möglich: über *Reaktions*schwellen. Reaktionsschwellen – z.B. kindliche Verhaltensreaktionen oder BERA-Potenzialschwellen – lassen eine Schätzung des Hörvermögens des Kindes zu; sie dürfen aber nicht mit einer Hörschwelle gleichgesetzt werden. Sie sind daher auch nicht in ein Audiogramm einzutragen wie die Hörschwellen des Erwachsenen. Direkte Aussagen über die Hörschwelle sind nur mit psychoakustischen (subjektiven) Verfahren möglich, bei denen der Patient introspektive Angaben macht, ab welcher Pegelstärke er einen Prüfton wahrnimmt. Solche Verfahren sind bei Kindern erst ab ca. 4 bis 5 Jahren anwendbar – sofern nicht infolge einer Hörstörung oder eines Entwicklungsrückstands ihre kommunikativen Fähigkeiten eingeschränkt sind.

Bei der Interpretation der Hörprüfergebnisse ist zu bedenken, dass die kindlichen Hörreaktionen entwicklungsphysiologisch altersabhängig sind. Sie liegen in den ersten drei Lebensmonaten noch 20 dB bis 30 dB über dem Schwellenverlauf der Erwachsenen. Erst im Alter von ca. 3 bis 4 Jahren nähern sie sich diesem weitestgehend an.

Bei den pädaudiometrischen Hörprüfmethoden unterscheidet man zwischen *psychoakustischen vs. subjektiven* Methoden und *physiologischen vs. objektiven* Verfahren. Erstere erfordern eine aktive Mitarbeit des Patienten durch Verhaltensreaktionen, Handlungen oder sprachliche Äußerungen. Objektive Verfahren beruhen auf der Messung rein physiologischer Parameter, die von der Kooperation des Patienten (weitgehend) unabhängig sind. Wegen der generellen Unsicherheit, mit der bei Kindern

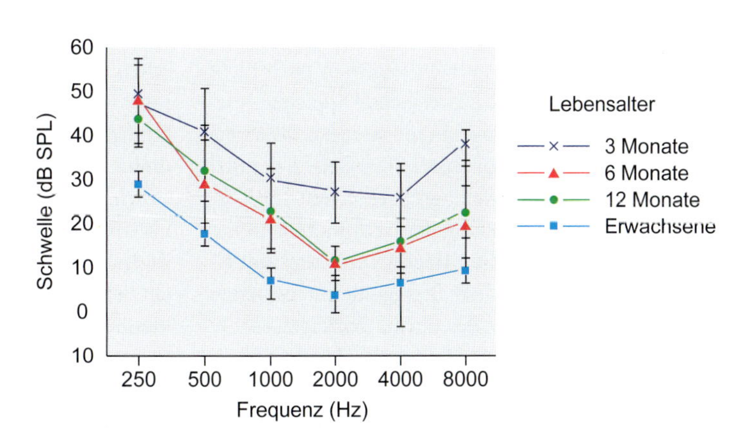

Abb. 7.1 Abhängigkeit der Hörschwelle vom Alter mit Mittelwert und Standardabweichung (modifiziert nach Olsho et al. 1988)

die Hörschwelle bestimmt werden kann, ist zumeist der kombinierte Einsatz von subjektiven und objektiven Verfahren erforderlich.

7.10 Pädiatrische Audiometrie: subjektive vs. psychoakustische Verfahren

In der **Reaktionsaudiometrie** werden motorische Reaktionen auf akustische Reize als reflektorische Antworten registriert, in der **Verhaltensaudiometrie** die durch akustische Reize ausgelöste Aufmerksamkeit und Orientierung des Kindes beobachtet.

7.10.1 Reflexaudiometrie (bis 6. Lebensmonat)

Auslösung unkonditionierter (angeborener) Reflexe durch akustische Stimuli oberhalb 70 dB HL. Der Reflex muss eindeutig wahrnehmbar und reproduzierbar sein, um einen Rückschluss auf die Hörschwelle des Kindes zu erlauben. Die Untersuchungsergebnisse dienen dem orientierenden Ausschluss hochgradiger Hörstörungen, nicht jedoch leicht- bis mittelgradiger Hörstörungen. Beobachtet werden der Moro-Reflex (eine Klammerreaktion), der akustiko-palpebrale Reflex (Lidschlag), der Startle-Reflex (eine gesamtkörperliche Schreckreaktion) und der Atmungsreflex (kurzes Anhalten der Atmung bei Beschallung im Schlaf).

7.10.2 Verhaltens-Beobachtungsaudiometrie (6. bis 36. Lebensmonat)

Bei Kleinkindern, die zur aktiven Mitarbeit noch nicht fähig sind oder noch keine ausreichende Sprachkompetenz besitzen, kann die (angeborene oder konditionierte) Zuwendungsreaktion zu akustischen Reizen genutzt werden, um ihre Hörschwelle grob zu ermitteln. Voraussetzung ist die Rückbildung der Neugeborenenreflexe (ca. ab 4. Monat) und die Fähigkeit, auf Reize mit einer spezifischen motorischen Bewegung zu reagieren: Hinwenden des Kopfs bzw. des Blicks, Hinzeigen etc.

Bei den sog. **Ablenktests** befindet sich das Kind in einem akustisch abgeschirmten Raum (Störgeräuschpegel < 30 dB[A]), wo es – z.B. mit einer Begleitperson – Spielzeug oder ein Bilderbuch betrachtet. Zu beachten

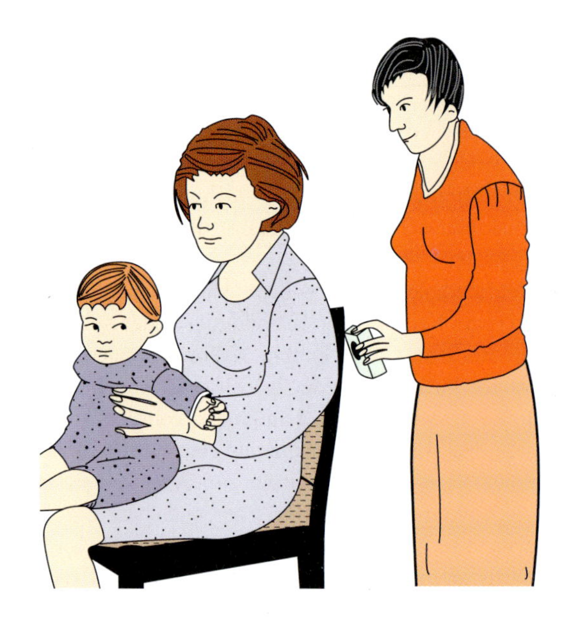

Abb. 7.2 Ablenkaudiometrie mit „Wobbler" (modifiziert nach Löwe und Hildmann 1994)

ist dabei, dass das Kind während der Hörprüfung nicht durch andere (visuelle) Reize oder Personen abgelenkt wird. Der Untersucher bietet dem Kind akustische Stimuli von seitlich oder seitlich hinten dar und beobachtet seine Reaktion. Als Stimuli sollen keine natürlichen Schallquellen (z.B. Triangel, Rassel), sondern audiometrisch reproduzierbare Sinus- oder Wobbeltöne verwendet werden. Sie sind zu empfehlen, da sie eine frequenz- und pegelspezifische Reaktion beobachten lassen und zu hohe Prüfschallpegel mit Fehlinterpretation des Ergebnisses vermeiden helfen. Die Reaktion des Kindes (Suchen der Schallquelle durch Hinwendung) wird von der Begleitperson durch Lob oder Lächeln verstärkt. Die Pegelstärken, bei denen das Kind reagiert, werden in ein „Ablenkaudiogramm" eingetragen.

Bei der **Verhaltensaudiometrie mit Konditionierung** wird zunächst die Reaktion des Kindes auf einen akustischen Reiz positiv verstärkt, indem sie belohnt wird (operante Konditionierung). Als Belohnung dient zumeist ein attraktives Bild, das auf der Seite, wo der akustische Stimulus dargeboten wird, in zeitlich definiertem Abstand auf einem Monitor erscheint. Das Kind „lernt" somit zunächst, dass der Ton ein Signal für das Erscheinen des Bildes ist und wendet auf dieses Signal hin den Kopf zu der Seite, auf der es den Ton gehört hat. Ist die konditionierte Reaktion stabil ausgebildet – dazu ist eine Konditionierungsphase mit einem überschwelligen Stimulus erforderlich –, kann die eigentliche Hörprüfung beginnen, bei der der Teststimulus mit variablen Pegeln angeboten und die Reaktion des Kindes beobachtet wird.

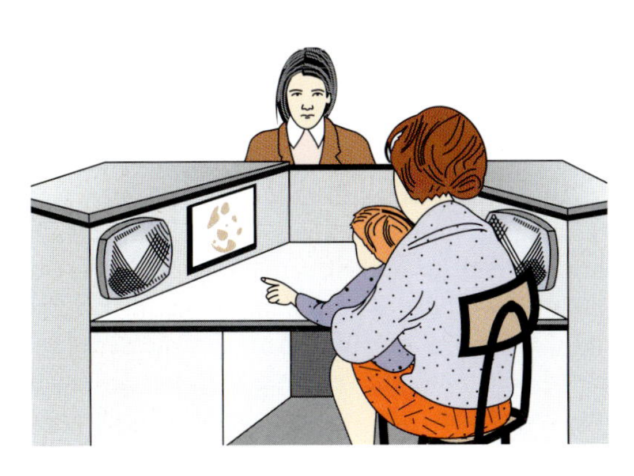

Abb. 7.3 Freifeldaudiometrie. Konditionierung durch zusätzlichen visuellen Reiz (modifiziert nach Löwe und Hildmann 1994)

Beim konditionierten Orientierungsreflex (COR) wird der Belohnungsreiz aus der Richtung des jeweilig aktivierten Lautsprechers dargeboten („zweiseitige Belohnung"). Bei der „visual reinforcement audiometry" (VRA) wird dagegen der Belohungsreiz immer von derselben Seite angeboten, unabhängig, von welcher Seite der akustische Reiz kommt („einseitige Belohnung").

Die Konditionierung bewirkt eine zuverlässigere Reaktion des Kindes auf den Reiz als die alleinigen Ablenktests. Damit wird sowohl die Reproduzierbarkeit als auch die Genauigkeit des Ergebnisses erhöht: Schon geringgradige Hörstörungen lassen sich damit gut quantifizieren. Außerdem ist eine geringere Habituation zu erwarten. Wenn die Hörprüfung im Freifeld erfolgt, sind Aussagen über seitendifferente Hörschwellen nicht möglich; dafür muss eine seitenspezifische Stimulusdarbietung über Kopfhörer erfolgen. Das Ergebnis ist in jedem Fall durch objektive, physiologische Verfahren abzusichern.

7.10.3 Spielaudiometrie (3. bis 5. Lebensjahr)

Die Spielaudiometrie ist eine Form der Verhaltensaudiometrie mit Konditionierung, wobei das Kind hierbei lernt, auf einen akustischen Stimulus mit einer einfachen Spielhandlung zu reagieren: z.B. eine Kugel in eine Vase werfen, ein Hölzchen in ein Steckbrett setzen. Die Spielhandlung soll möglicht attraktiv sein (bunte Gegenstände, besondere Formen) und wird – wenn sie richtig erfolgt – durch das Lob der Begleitperson oder des Untersuchers verstärkt. Ist sie zuverlässig erlernt, kann über Kopfhörer oder Knochenleitungshörer die Hörschwellenbestimmung für beide Ohren getrennt beginnen. Bei kooperativen Kindern ist auf diese Weise eine Hörprüfung über den gesamten Frequenzbereich möglich.

Bei der Spielaudiometrie unterscheidet man verschiedene Varianten. Bei Variante 1 wird das Hören des Testtons mit dem Vollzug der Spielhandlung gekoppelt; bei der Variante 2 das Nicht-mehr-Hören (Testton wird sukzessive leiser). Bei der Variante 3 werden Beginn und Ende des Testtons mit Spielhandlungen gekoppelt, z.B. Aufheben und Ablegen einer Puppe bei Beginn und Ende des Testtons.

7.10.4 Hörschwellenaudiometrie (ab 4. bis 5. Lebensjahr)

Die Hörschwellenaudiometrie zur Überprüfung des Hörvermögens ohne Spielhandlung setzt eine gute Kooperation und normale Intelligenz des Kindes voraus. Das Kind lernt zunächst, beim Hören (oder Nicht-mehr-Hören) des Prüftons z.B. die Hand zu heben oder „ja" zu sagen. Mit der Hörschwellenaudiometrie gelingt eine genaue und seitendifferenzierte Bestimmung der Hörschwelle über den gesamten Frequenzbereich und damit ist sie Grundlage für alle weiteren differenzierten diagnostischen Aussagen zu Verlauf und Art der Hörschädigung.

7.10.5 Kindersprachaudiometrie

Sprachaudiometrische Verfahren für Kinder werden vor allem zur Kontrolle bei der Anpassung von Hörgeräten oder Cochlea-Implantaten eingesetzt. Im deutschen Sprachraum sind mehrere standardisierte und teilweise normierte Verfahren in Gebrauch: der Mainzer Kindersprachtest, der Göttinger Sprachverständnistest, die Oldenburger Kinder-Reimtest (Ol-Ki), der Oldenburger Kinder-Satztest (Ol-Ki-Sa), dessen Regensburger Variante zur Ermittlung des Sprachverstehens im definierten Störschall, der Würzburger Sprachtest, die EARS-Test-Batterie u.a.

Das Testmaterial ist üblicherweise auf CD erhältlich und wird unter definierten Bedingungen (Pegel, Störlärm oder Stille, bi- oder monaural) angeboten. Sprachmaterial sind Silben, Zahlen, Worte oder Sätze. Das Kind muss das Gehörte entweder nachsprechen (open set) oder aus einer Bildserie das entsprechende Bild zeigen (closed set). Sprachaudiometrische Verfahren sind mit dem erheblichen Problem verbunden, dass die Sprache einem zeitlichen Wandel wie auch regionaler Variabilität unterliegt, was die Validität des Testmaterials einschränken kann.

7.10.6 Überschwellige Audiometrie

Im Kindesalter sind 2 Verfahren üblich: Lautheitsskalierung und Tests der zentralen Verarbeitung.

Die Bestimmung der Lautheitsfunktion dient zur Einschätzung des Dynamikbereichs des Hörfeldes und kann für die Feinanpassung von Hörgeräten wichtige Informationen liefern (Zorowka 1996).

Tests zur Untersuchung der zentralen Hörfunktion bei Kindern sind beispielsweise zur Abgrenzung von anderen Störungsbildern wie dem Aufmerksamkeitsdefizitsyndrom (ADHS) oder spezifischen Lernstörungen notwendig.

Die wichtigsten Verfahren zur Einschätzung der zentralen Hörfunktion bei Kindern zusammengefasst sind:

- Tests mit bandpassgefilteter Sprache
- Binauraler Summationstest
- Dichotischer Test (Uttenweiler)
- Sprachverstehen im Störgeräusch, zeitkomprimierte Sprache
- Prüfung des Richtungsgehörs
- Prüfung der Tonhöhenunterscheidung
- Prüfung der Phonemdiskrimination
- Auditive Ordnungsschwellen
- Prüfung der Hör-Merk-Spanne
- Wörter ergänzen.

7.11 Pädiatrische Audiometrie: objektive vs. physiologische Verfahren

Objektive Verfahren sind als objektiv in dem Sinn aufzufassen, dass ihre Durchführung von der Mitarbeit des Patienten unabhängig ist. Sie werden bei Kindern in gleicher Weise wie bei Erwachsenen eingesetzt; bilden bei Kindern aber einen unverzichtbaren Bestandteil bzw. eine notwendige Absicherung der pädaudiologischen Diagnostik.

7.11.1 Impedanzmessung

Die Impedanz ist ein Maß für den Widerstand, den das Mittelohr der Aufnahme und Weiterleitung der akustischen Energie entgegensetzt. Sie kann indirekt über den Anteil der Energie, den das Trommelfell bei Beschallung reflektiert, gemessen werden. Die Messung dient klinisch der Funktionsprüfung des Schallleitungsapparates und umfasst zwei Einzelmessungen: die Tympanometrie und die Stapediusreflexmessung.

Tympanometrie. Sie erfasst die Impedanz mithilfe der Trommelfellbeweglichkeit (Compliance). Der äußere Gehörgang wird dabei mit einer Sonde, die drei Zuführungen enthält, luftdicht verschlossen. Über die erste Zuführung wird der Luftdruck im Gehörgang zwischen −300 daPa und +300 daPa variiert; über die zweite Sonde wird gleichzeitig ein Testton (220 Hz) in den Gehörgang abgestrahlt. Der vom Trommelfell reflektierte Testtonanteil wird von einem Mikrophon registriert und ausgewertet. Das Ergebnis wird grafisch als Kurve über dem Druck dargestellt, wobei der Gipfel der Kurve das Beweglichkeitsmaximum des Trommelfells anzeigt. Beim intakten Trommelfell liegt das Maximum bei normalen (= atmosphärischen) Druckverhältnissen; Abweichungen in Richtung Über- oder Unterdruck weisen auf eine Funktionsstörung hin.

Die **Hochfrequenztympanometrie** mit einem 100-Hz-Sondenton kommt heute bei Kleinkindern und Säuglingen zum Einsatz, da sie besser mit dem klinischen (ohrmikroskopischen) Mittelohrbefund korrelieren.

Die Interpretation des Ergebnisses muss stets in Zusammenschau mit dem otoskopischen Trommelfellbefund erfolgen. Der diagnostische Wert liegt in der Erfassung von Funktionsstörungen des Mittelohrs und der Tube.

Stapediusreflexmessung. Ein akustischer Reiz von bestimmter Intensität und Dauer löst bei intakten Mittelohrverhältnissen und funktionierendem Reflexbogen des Stapediusreflexes eine Kontraktion des M. stapedius aus. Diese bewirkt eine kurzfristige Versteifung der Gehörknöchelkette und damit eine Erhöhung der akustischen Impedanz des Mittelohrs. Die Messung des Stapediusreflexes, d.h. seiner Schwelle, wird während der Tympanometrie durchgeführt. Dem relativ leisen tympanometrischen Testton wird kurzzeitig ein lauterer Ton zugeschaltet, der bei Überschreitung eines Schwellwertes den Reflex und damit die reflektorische Impedanzerhöhung auslöst. Da der Reflex beidseitig ausgelöst wird, kann seine Messung ipsi- oder kontralateral erfolgen. Die verschiedenen Stapediusreflexmuster werden u.a. zur Differenzialdiagnostik zwischen Mittelohr-, cochleärer und retrocochleärer Schwerhörigkeit herangezogen. Beim Neugeborenen kann damit – analog zur Reflexaudiometrie – eine hochgradige Hörstörung ausgeschlossen werden.

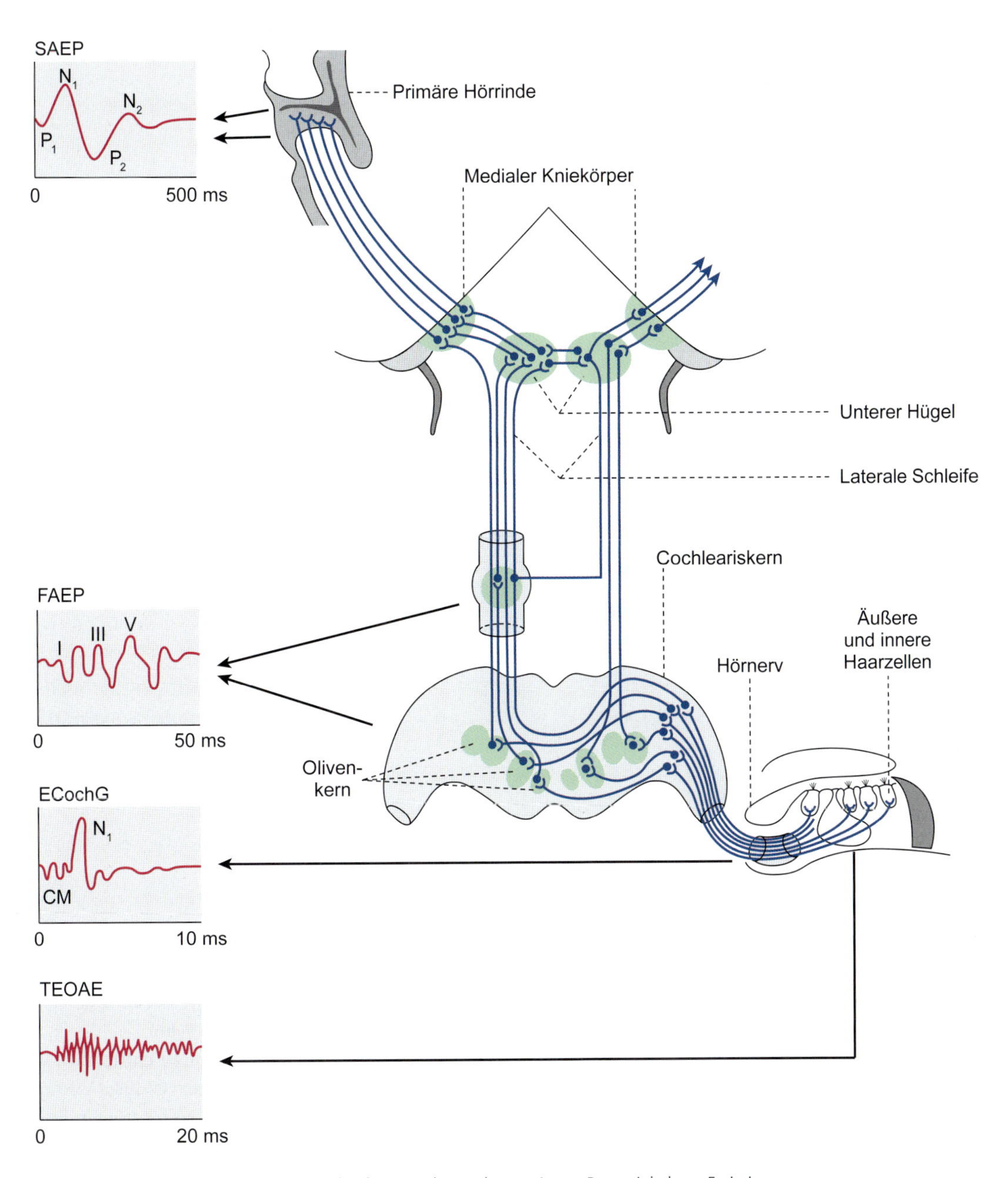

Abb. 7.4 Auditorisches System mit topographischer Zuordnung der evozierten Potenziale bzw. Emissionen

7.11.2 Otoakustische Emissionen

Otoakustische Emissionen (OAE) sind Schallaussendungen des Innenohrs, die als Epiphänomen der beweglichen äußeren Haarzellen interpretiert werden und retrograd über das Mittelohr in den Gehörgang gelangen. Dort können sie mit einem hochempfindlichen Mikrophon registriert werden. Das Vorhandensein von OAE weist auf eine intakte Funktion des biomechanischen Verstärkers der Cochlea hin; die fehlende Nachweisbarkeit zeigt eine Störung des Innenohrs oder des Mittelohrs (da die akustische Stimulation und die Emissionen über das Mittelohr übertragen werden) oder beider an. Bei Hörverlusten ab ca. 30 dB sind in der Regel keine OAE mehr nachweisbar.

Man unterscheidet spontane OAE (SOAE), die ohne äußere Stimulation bei ca. 50% der Normalhörenden auftreten und geringe klinische Bedeutung besitzen, und evozierte OAE (EOAE), die auf einen Stimulus hin ausgesendet werden. Bei letzteren unterscheidet man (u.a.)

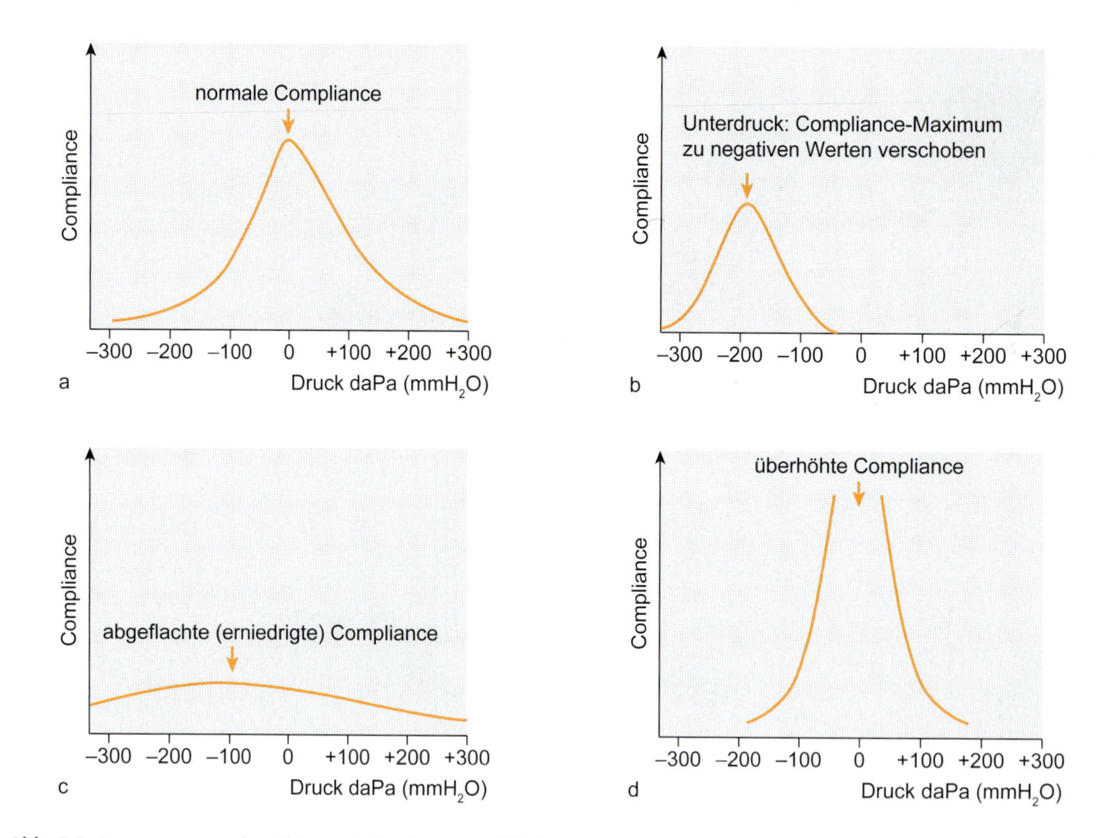

Abb. 7.5 Tympanogramme (modifziert nach Berghaus et al. 1996).
Horizontale Achse: statischer Druck [−300 bis +300 daPa]
Vertikale Säule: Trommelfell-Nachgiebigkeit (Compliance)
Befundbeispiele: **a** Normalbefund; **b** Tubenmittelohrkatarrh; **c** Seromukotympanon; **d** Unterbrechung der Ossikulakette (z.B. Fehlbildung, Ambossluxation).

TEOAE (transitorisch evozierte OAE) und DPOAE (Distorsionsprodukt-OAE).

Transitorisch evozierte OAE (TEOAE) werden durch kurze, überschwellige Schallimpulse (Clicks oder Tonbursts) ausgelöst und sind nach einer bestimmten Latenzzeit im äußeren Gehörgang nachweisbar. Sie sind bei 98–99% der normalhörenden Kinder und Jugendlichen vorhanden (aber nur noch bei 35–60% der über 60-Jährigen). Ihre Amplituden sind bei Neugeborenen höher als bei Erwachsenen, was ihre Messung begünstigt. Die Registrierung der OAE ist im Prinzip ähnlich wie die Tympanometrie: der äußere Gehörgang wird luftdicht verschlossen, eine Sonde mit Lautsprecher und Mikrophon wird eingeführt. Über den Lautsprecher wird der Stimulus (Transient) abgegeben; das Mikrophon registriert die reaktiv ausgesandten otoakustischen Emissionen. Um das schwache Signal aus dem (internen und externen) Störlärm herauszufiltern, sind in der Regel 200 bis 300 Einzelmessungen erforderlich. Der gesamte Messvorgang dauert ca. 1 Minute. Ein angeschlossener Frequenzanalysator wertet das Ergebnis aus und stellt es grafisch – z.B. als zeitlichen Verlauf der Druckwelle im Gehörgang – auf einem Monitor dar. Die Messbedingungen (Störschall, Stimuluspegel) sind bei der Interpretation des Ergebnisses zu berücksichtigen.

Distorsionsprodukte-OAE (DPOAE) entstehen infolge der nonlinearen Arbeitsweise der Cochlea. Beschallt man das Ohr gleichzeitig mit zwei Sinustönen der Frequenz f1 und f2, so entstehen in der Cochlea weitere Töne (Kombinationstöne), die als Distorsionsprodukte bezeichnet werden (und zum Teil auch subjektiv wahrnehmbar sind, vgl. Tartini-Töne). Die Distorsionsprodukte stehen mit den Primärtönen in definierten Zahlenverhältnissen. Von besonderer Bedeutung ist der kubische Differenzton $fk = 2f1 - f2$, der aus der Gesamtheit der Distorsionsprodukte besonders gut zu identifizieren ist und bei der Messung der DPOAE registriert wird. Um DPOAE mit möglichst großer Amplitude zu erzeugen, ist das Frequenzverhältnis $f2 \div f1 = 1{,}2 \div 1$ am günstigsten.

Die OAE besitzen in der Pädaudiometrie ein breites Anwendungsspektrum.

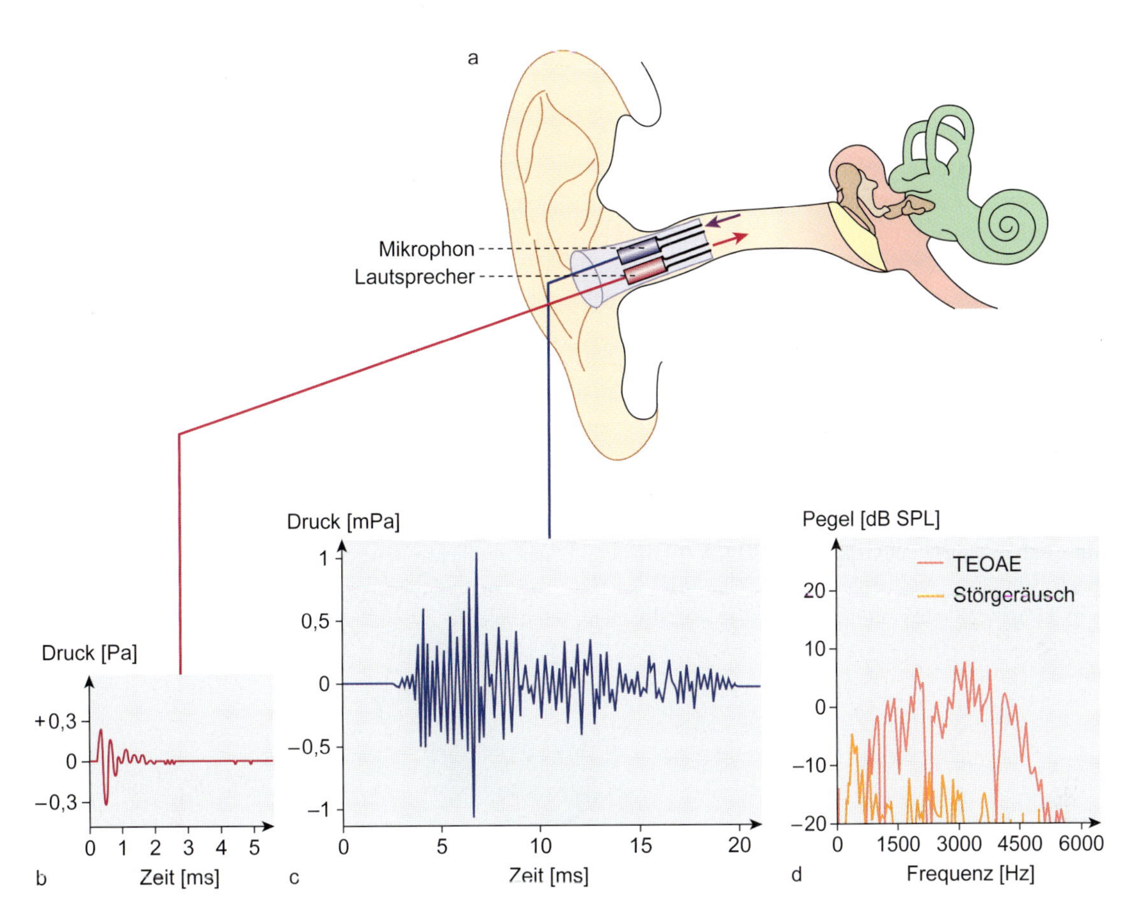

Abb. 7.6 Transitorisch evozierte otoakustische Emissionen (modifiziert nach Probst et al. 2008)
a Messeinheit; **b** Stimulus; **c** Registrierte Emission (als Wellenform in Amplitude und Zeitverlauf) ca. 2,5 ms nach Stimulusbeginn; **d** Frequenzverteilung der TEOAE (basale Störanteile).

Neugeborenenhörscreening. Sowohl TEOAE als auch DPOAE sind bereits ab dem 1. Tag nach der Geburt nachweisbar und werden für das Hörscreening von Neugeborenen genutzt. Der Nachweis von otoakustischen Emissionen im Frequenzbereich von 1–5 kHz gilt als hinreichender Beleg für eine intakte cochleäre Funktion. Der überwiegende Teil der Schwerhörigkeiten in dieser Altersgruppe ist cochleärer Genese. Sind sie nicht nachweisbar, ist eine Messwiederholung zu einem späteren Zeitpunkt erforderlich („Re-Screen"). Sind sie dann immer noch nicht nachweisbar, ist die Abklärung einer Hörstörung einzuleiten („Refer").

Hörstörungsdiagnostik, -differenzialdiagnostik und -topodiagnostik. Die Lokalisation der Schwerhörigkeit, ob mittelohrbedingt oder sensorineural, sowie das Ausmaß der Hörstörung können mit den OAE nicht bestimmt werden.

Nur die Zusammenschau der pädaudiometrischen Befunde (Tympanometrie, OAE, BERA [s.u.]) erlaubt eine zuverlässige Lokalisierung der Hörstörung. Im Rahmen der Topodiagnostik können Schädigungen cochleäer von retrocochleärer Genese unterschieden werden. Die verschiedenen Frequenzbereiche der Cochlea können außerdem gezielt nach DPOAE abgetastet und geschädigte bzw. noch funktionale Regionen identifiziert werden.

Cochleäres Monitoring. Z.B. als Verlaufskontrollen bei ototoxischer Therapie oder chronischer Lärmexposition, wobei besonders DPOAE sehr sensible Indikatoren einer beginnenden Hörschädigung sind.

7.11.3 Auditorisch evozierte Potenziale (AEP)

Die Ableitung auditorisch evozierter Potenziale wird auch als elektrische Reaktionsaudiometrie (Electric Response Audiometry, ERA) bezeichnet. Über Elektroden an der Schädeloberfläche werden Änderungen des hirnelektrischen Feldes gemessen, die durch die Fortleitung eines neuronalen Impulses entlang der Hörbahn induziert werden. Um die (sehr geringen) Potenzialänderungen aus der Gesamthirnaktivität herauszufiltern, sind pro Messung ca. 2000 Einzelmessungen erforderlich, die über ein computergestütztes Analyseverfahren gemittelt werden. Als Stimulus dienen kurze akustische Reize (z.B. Clicks); die induzierten Potenzialänderungen werden in Form charakteristischer Wellen registriert, die in definiertem Zeitabstand nach dem Stimulus ableitbar sind (Latenzzeit). Man unterscheidet: frühe Potenziale (0–12 ms), mittlere Potenziale (12–80 ms), späte Potenziale (80–100 ms) und sehr späte Potenziale (> 500 ms). Sie werden jeweils bestimmten Stationen der Hörbahn zugeordnet.

Die pädaudiologisch wichtigste Anwendung dieser Methode ist die Messung der *frühen* Potenziale: **FAEP** (frühe auditorisch evozierte Potenziale) bzw. **BERA** (Brainstem Electric Response Audiometry). Die FAEP sind leicht (nicht invasiv) ableitbar und gut auswertbar und geben Auskunft über die Fortleitung des auditiven Signals im Hirnstamm. Die Hirnstammpotenzialkurve besteht in einer typischen Konfiguration von 6 Wellenbergen (peaks), die mit den römischen Ziffern Jewett I bis VI bezeichnet werden (➤ Abb. 7.7). Sie treten im Zeitraum von 1 ms und 8 ms nach dem Stimulus auf und werden einzelnen neuroanatomischen Strukturen der Hörbahn zwischen dem Spiralganglion und dem Colliculus inferior zugeordnet.

Eine wichtige Voraussetzung für die Ableitung der FAEP ist das ruhige Liegen des Kindes. Bei Neugeborenen gelingt dies meist im natürlichen Schlaf (z.B. postprandial); bei älteren Kindern kann eine Sedierung, in Einzelfällen eine Narkose erforderlich sein. Ebenso sind eine ärztliche Voruntersuchung sowie eine (anästhesiologische) Notfallbereitschaft unabdingbar. Vor Anbringen der Elektroden ist die Kopfhaut an den vorgesehenen Stellen gut zu reinigen. Außerdem muss auf den korrekten Sitz der Kopfhörer geachtet und der äußere Gehör-

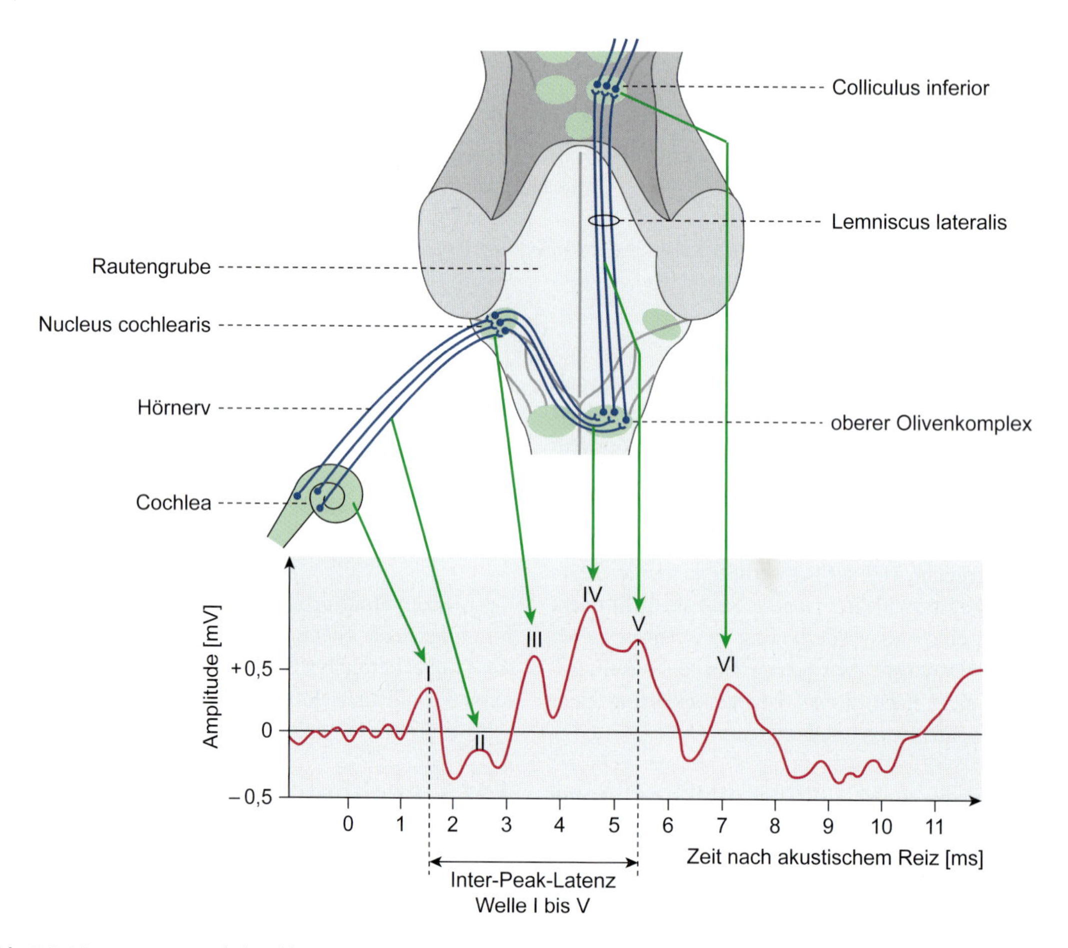

Abb. 7.7 Hirnstammpotenziale (modifiziert nach Probst et al. 2008). Darstellung der Potenziale in Wellenform (Welle I bis VI). Oben: Darstellung der anatomischen Strukturen, die als Generierungsorte der Potenziale gelten.

gang kontrolliert werden. Bei der Messung wird mit höheren Stimulationspegeln begonnen, die schrittweise (z.B. in 10-dB-Schritten) herabgesetzt werden. Die wichtigsten Messwerte der BERA sind die Nachweisschwelle des Potenzials Jewett V sowie die zeitlichen Abstände zwischen den Wellen (Inter-Peak-Latenzen). Letztere erlauben Rückschlüsse auf den Reifungszustand der Hörbahn. Die Welle Jewett V ist bei Stimulationspegeln knapp oberhalb der Hörschwelle als einzige sichtbar. Der Pegel, bei dem sie als erstes nachweisbar ist, gilt als Richtwert für die Hörschwelle (+/- 20 dB) in dem Frequenzbereich des Stimulus. Allerdings gilt dieser Zusammenhang nur im mittleren Frequenzbereich (zwischen 1 und 4 kHz). Eine Tieftonschwerhörigkeit kann mit der klickevozierten BERA nicht zuverlässig erfasst werden. Ist selbst bei Pegeln > 100 dB keine evozierte Welle nachweisbar, muss unter Zusammenschau aller Befunde von einer höhergradigen Hörstörung oder Taubheit ausgegangen werden.

Die BERA findet in der Pädaudiologie mehrfache Anwendung:

Hörscreening (AABR: automated auditory brainstem response). Die Methode der AABR gilt gegenüber dem OAE-Hörscreening als zuverlässiger (weniger falsch positive Ergebnisse), andererseits als bisher zumeist zeitaufwändiger und teurer.

Hörstörungsdiagnostik. Zur Ermittlung der Hörschwelle bei Säuglingen, Kleinkindern und nicht kooperativen Patienten.

Neuropädiatrische Untersuchungen. Verlängerte Inter-Peak-Latenzen zwischen den Wellen weisen auf eine noch nicht abgeschlossene Hirnreifung oder eine retrocochleäre Störung hin. Dies wird zur Abklärung von neuropädiatrischen Fragestellungen, insbesondere bei Frühgeborenen, genutzt.

Andere Formen der ERA:

Elektrocochleographie (ECochg). Sie erlaubt die Registrierung der Potenziale der Cochlea und des (distalen) Hörnervs. Die Technik ist entweder invasiv, wobei die Elektrode transtympanal an das Promontorium gebracht werden muss – was bei Kindern nur unter Narkose möglich ist. Eine andere Technik verwendet Gehörgangselektroden.

CERA (Cortical Electric Response Audiometry). Hier werden die späten Potenziale (SAEP) ca. 100 ms nach dem Stimulus gemessen, die den elektrischen Aktivitäten der Hirnrinde zuzuordnen sind. Ihre Messung ist von der Kooperation des Patienten im Sinne der Vigilanz bzw. Aufmerksamkeit abhängig; sie ist erst bei Kindern ab ca. 6 Monaten durchführbar (das Kind wird durch attraktive visuelle Reize co-stimuliert). Sie dient zur frequenzspezifischen Ermittlung der Hörschwelle und dem Nachweis eventuell tieffrequenter Hörreste, die mit der BERA nicht erfasst werden können. Da das Ergebnis durch mehrere Störvariablen leicht beeinflusst wird, sind die Ableitergebnisse mitunter schwer interpretierbar. Die CERA hat sich daher in der Pädaudiologie noch nicht richtig etablieren können.

Stationäre Potenziale (ASSR = auditory steady state responses) werden mit einem frequenz- und amplitudenmodulierten Dauerton einer bestimmten Frequenz evoziert (Picton et al. 2003). Prinzipiell ist damit eine frequenzspezifische Hörschwellenbestimmung bei Säuglingen und Kleinkindern möglich. Die Methode besitzt somit in der Diagnostik und Hörgeräteversorgung eine pädaudiologische Bedeutung.

LITERATUR

Berghaus A, Rettinger G, Böhme G (1996) Hals-Nasen-Ohren-Heilkunde. Stuttgart: Hippokrates.

Birkenhäger R, Aschendorff A, Schipper J, Laszig R (2007) Nichtsyndromale hereditäre Schwerhörigkeiten. Laryngo-Rhino-Otologie 86: 299–313.

Böhme G (1984) Nichtorganische (funktionelle) Hörstörungen im Kindesalter. Laryngorhinootologie 63: 147–150.

Böhme G, Welzl-Müller K (2005) Audiometrie. 5. Aufl. Bern: Verlag Hans Huber.

Crosson J, Geers A (2001) Analysis of narrative ability in children with cochlear implants. Ear and Hearing 22 (5): 381–94.

Davis A, Hind S (1999) The impact of hearing impairment: a global health problem. International Journal of Pediatric Otorhinolaryngology 49 (1): 51–54.

Feldmann H (1989) Das Bild der psychogenen Hörstörung heute. Laryngorhinootologie 68: 249–258.

Fortnum HM, Summerfield AQ, Marshall DH, Davis AC, Bamford JM (2001) Prevalence of permanent childhood hearing impairment in the United Kingdom and implications for universal neonatal hearing screening: questionnaire based ascertainment study. BMJ 323: 525–526.

Friedrich G, Bigenzahn W, Zorowka P (2008) Phoniatrie und Pädaudiologie. 4. Aufl. Bern: Verlag Hans Huber.

Gorlin RJ, Toriello HV, Cohen MM (eds) (1995) Hereditary Hearing Loss and its Syndromes. New York: Oxford University Press.

Joint Committee on Infant Hearing (JCIH) (2007) The JCIH Year 2007 Position Statement: Principles and Guidelines for Early Hearing Detection and Intervention Programs. Pediatrics 120(4): 898–921.

Kothe C, Fleischer S, Breitfuß A, Hess M (2003) Diagnostik von psychogenen Hörstörungen im Kindesalter. HNO 51: 915–920.

Nekahm S, Weichbold V, Welzl-Müller K (2001) Epidemiology of permanent childhood hearing impairment in the Tyrol, 1980–1994. Scandinavian Audiology 30: 197–202.

Nickisch A, Gross M, Schönweiler R, Uttenweiler V, am Zehnhoff-Dinnesen A, Berger R, Radü HJ, Ptok M (2007) Konsensus Papier: Auditive Verarbeitungs- und Wahrnehmungsstörungen. HNO 55 (1): 61–72.

Picton TW, John MS, Dimitrijevic A, Purcell D (2003) Human auditory steady-state responses. Int J Audiol 42: 177–219.

Probst R, Grevers G, Iro H (2008) Hals-Nasen-Ohren-Heilkunde. 3. Aufl. Stuttgart: Thieme.

Parving A (1999) Prevalence of congenital hearing impairment and risk factors. In: Grandori F, Lutman M: Neonatal Hearing Screening – The European Consensus Development Conference on Neonatal Hearing Screening, Milan, May 15–16, 1998: 6–10.

Rinnerthaler M (2002) Die Risikofaktoren der perinatal erworbenen Hörstörung. Dissertation an der Medizinischen Universität Innsbruck.

Spencer LJ, Gantz BJ, Knutson JF (2004) Outcomes and achievement of students who grew up with access to cochlear implants. Laryngoscope 114(9): 1576–1581.

Stephens D (2001) Audiological terms. In: Martini A, Mazzoli M, Stephens D, Read A (eds.) Definitions, protocols & guidelines in genetic hearing impairment. London: Whurr publishers.

Uziel AS, Sillon M, Vieu A, Artieres F, Piron JP, Daures JP, Mondain M (2007) Ten-year follow-up of a consecutive series of children with multichannel cochlear implants. Otology & Neurotology 28 (5): 615–28.

Van Camp G, Willems PJ, Smith RJ (1997) Nonsyndromic hearing impairment: unparalleled heterogeneity. American Journal of Human Genetics 60: 758–764.

Verhaert N, Willems M, Van Kerschaver E, Desloovere C (2008) Impact of early hearing screening and treatment on language development and education level: Evaluation of 6 years of universal newborn hearing screening (ALGO®) in Flanders, Belgium. International Journal of Pediatric Otorhinolaryngology (electronic publication)

Welzl-Müller K, Stephan K, Nekahm D, Hirst-Stadlmann A, Weichbold V (2001) Newborn Hearing Screening: Normal Newborn Nursery versus Neonatal Intensive Care Unit. International Pediatrics 16 (1): 38–40.

World Health Organization (1999) WHO Ear and Hearing Disorders Survey: Protocol and Software Package (July 1999), WHO/PBD/PDH/99.8

Zorowka P (1992) Psychogene Hörstörungen im Kindes- und Jugendalter. HNO 40: 386–391.

Zorowka P, Heinemann M, Bohnert A (1996) Der Einsatz der Lautheitsskalierung zur Hörgerät-Feinanpassung im Kindesalter. In: Gross M. Aktuelle phoniatrisch-pädaudiologische Aspekte. Bd. 3. Berlin: R. Gross-Verlag.

Zorowka P (2008) Pädaudiologie. In: Friedrich G, Bigenzahn W, Zorowka P: Phoniatrie und Pädaudiologie. 4. Aufl. Bern: Verlag Hans Huber.

7

KAPITEL

8

Karl Schneider

Bildgebende Diagnostik in der pädiatrischen Otologie

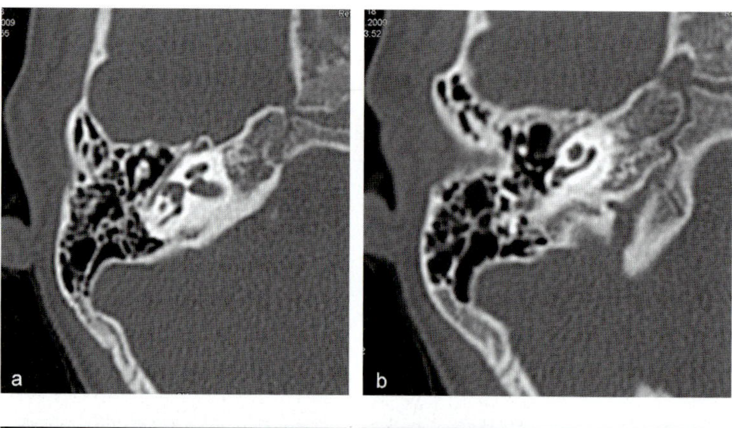

Abb. 8.1 Hochauflösendes CT des rechten Felsenbeins in horizontaler Schnittrichtung, 1 mm rekonstruierte Schichtdicke. Die Strukturen des Mittel- und Innenohrs sind klar erkennbar. Schnittebene **a** in Höhe des Hammer-Amboss-Gelenks; Schnittebene **b** Darstellung der Cochlea und des Vestibulums mit Bogengängen

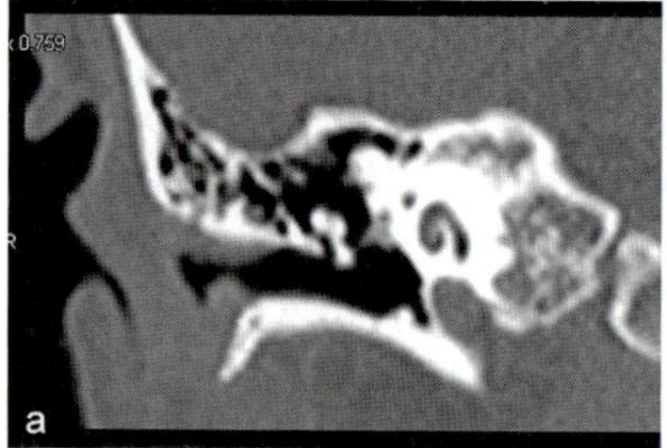

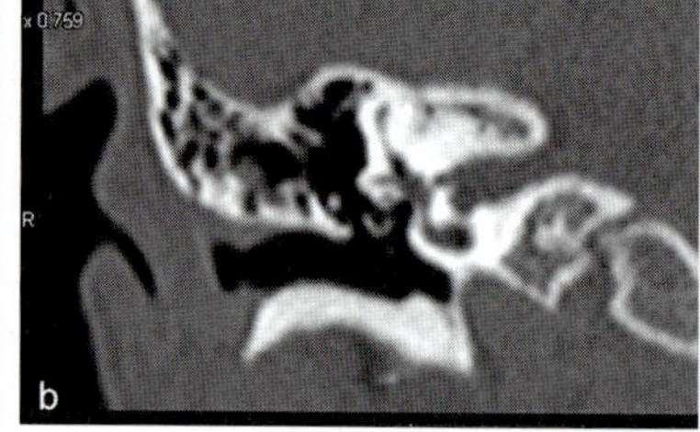

Abb. 8.2 a und b Hochauflösendes CT des Felsenbeins in koronarer Schnittrichtung: **a** Darstellung der Gehörknöchelchen, Hammer und Amboss; **b** Darstellung von Vestibulum, Bogengangabschnitten und innerem Gehörgang

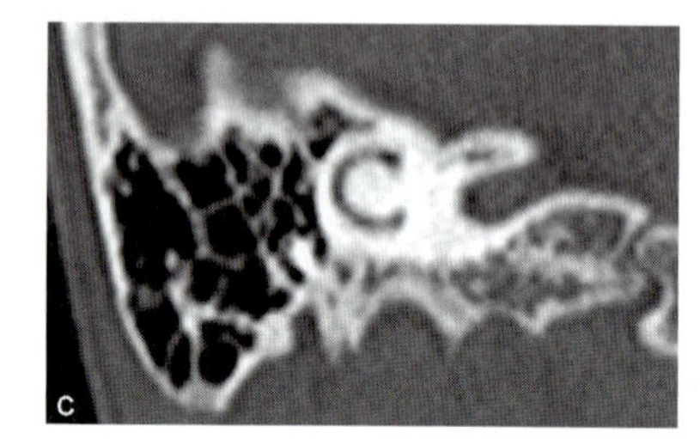

Abb. 8.2 c Hochauflösendes CT des Felsenbeins, Schnittebene in schräg koronarer Ebene im Verlauf der Felsenbein Längsachse. Detaildarstellung der Mastoidzellen und des hinteren Bogengangs und des inneren Gehörgangs

Radiologisches Standardverfahren zur Darstellung der anatomischen Strukturen von Felsenbein und Mastoid ist heute die Computertomographie (CT). Mit der CT ist es möglich, unter Verwendung von Schichtdicken im Submillimeterbereich und mit dem Einsatz eines harten Rekonstruktionsalgorithmus kleinste Strukturen (kleiner als 1 mm) darzustellen. Dadurch können normale anatomische Strukturen des Mittel- und Innenohrs, aber auch sehr diskrete pathologische Befunde am Knochen oder den Weichteilen abgebildet werden. Durch Mehrzeilen-Scanner mit sehr dünner Schichtkollimation, < 0,75 mm, können durch die Erzeugung isotroper Voxel scharfe Bilder in allen Ebenen mit gleicher, sehr hoher räumlicher Auflösung erzeugt werden. Zur vollständigen Beurteilung der anatomischen Strukturen ist sowohl die horizontale (➤ Abb. 8.1a–b) als auch die koronare Ebene (➤ Abb. 8.2ab) notwendig.

In Einzelfällen sind in der CT-Bildgebung zusätzliche, schräg koronare in der Felsenbeinachse (➤ Abb. 8.2c) und schräg sagittale Ebenen 90 ° zur Felsenbeinachse erforderlich, um bestimmte anatomische Strukturen eindeutiger darzustellen (➤ Tab. 8.1). Die CT-Untersuchung wird in der Regel ohne intravenöse Kontrastmittelanwendung durchgeführt. Da es sich bei der Darstellung der feinen Details des Felsenbeins um Hochkontraststrukturen handelt, kann durch geeignete Anpassung der Scan-Parameter die Patientendosis ohne Verlust an Bildqualität erheblich reduziert werden (Leitlinie BÄK 2007). Dies gelingt sehr einfach mit einer Herabsetzung der effektiven mAs (Röhrenstrom-Zeit-Produkt) und der Reduzierung der Aufnahmespannung abhängig vom CT-Gerät von 140 bzw. 130 kV auf 120 bzw. 100 kV.

In der Entwicklung des Felsenbeins zeigt sich dieser einheitlich kompakte Knochen beim Neugeborenen ohne jede Pneumatisation mit relativ großen Gehörknöchelchen und einem kurzen Meatus acusticus externus (Swartz und Harnsberger 1998). Der Processus mastoideus ist klein und enthält nur wenige, kleine Antrumzellen. Im Verlauf der Entwicklung wird der kompakte Knochen umgebaut und besonders ab der Pubertät verändert er sich durch die Pneumatisation. In einigen Fällen, zum Beispiel bei Patienten mit einem Shunt-versorgten Hydrozephalus, können sich die lufthaltigen Räume sogar bis in die Felsenbeinspitze ausdehnen. In Einzelfällen kann als Normvariante die Pneumatisation auch ausbleiben, wobei am häufigsten der Processus mastoideus betroffen ist (➤ Abb. 8.3).

Tab. 8.1 Darstellung anatomischer Detailstrukturen des Felsenbeins in der Computertomographie abhängig von der Rekonstruktionsebene. ø bedeutet unzureichende, + gute und ++ sehr gute Darstellung

Anatomische Strukturen	horizontale Ebene	koronare Ebene	sagittale Ebene
Äußerer Gehörgang	++	++	ø
Innerer Gehörgang	++	++	ø
Cochlea	++	+	+
Vestibulum mit Bogengängen	+	+	+
Gehörknöchelchen	++	++	+
Epitympanon	ø	++	+ – ++
Mastoid	++	+	++

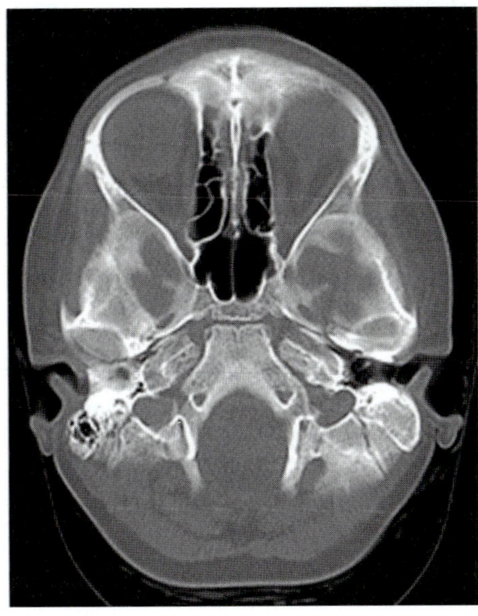

Abb. 8.3 Fehlende Pneumatisation des Processus mastoideus links. Normalbefund auf der Gegenseite

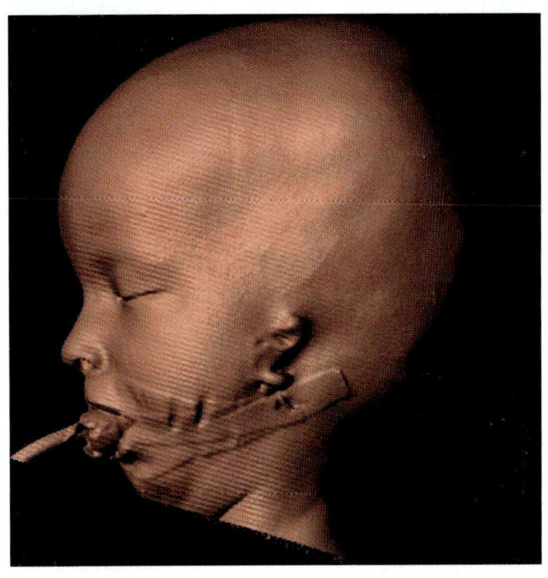

Abb. 8.4 Fehlen des äußeren Gehörgangs bei Goldenhar-Syndrom. Hautbild mit Darstellung der Ohrmuschelfehlbildung

In den Fällen, in denen zusätzlich zu Anomalien des Hörorgans schwere kraniofaziale Fehlbildungen vorliegen, sollte anstatt eines isolierten Felsenbein-CT der gesamte Schädel, also Hirn- und Gesichtsschädel, in einem vollständigen, dünnschichtig akquirierten Datensatz am besten in Multislice-Technik untersucht werden. Damit können in einem Untersuchungsgang zusätzliche Fehlbildungen der Orbita, des Oberkiefers, der Mandibula, einschließlich der Temporo-Mandibulargelenke, sowie assoziierte intrakranielle Fehlbildungen in multiplanaren und 3-D-Rekonstruktionen dargestellt werden (➤ Abb. 8.4, ➤ Abb. 8.5, ➤ Abb. 8.6 und ➤ Abb. 8.7).

Nachteil der CT-Untersuchung der Schädelbasis und im Besonderen der Felsenbeine ist vor allem die Strahlenexposition der Augenlinsen, Schilddrüse und des roten Knochenmarks des Schädels. Der Informationsgewinn durch die CT überwiegt jedoch das Risiko der Strahlenbelastung bei weitem. So ist die CT angezeigt bei einem schweren Trauma (➤ Kap. 11) sowie bei schweren entzündlichen Erkrankungen des Mittelohrs und/oder Mastoids (➤ Kap. 12 und ➤ Kap. 13). Die von einigen Radiologen propagierte Bleigummiabdeckung der Augen zur Reduzierung der Linsendosis ist im frühen Kindesalter problematisch, da die Abdeckung leicht verrutschen kann und dadurch erhebliche Artefakte verursacht werden können (Keil et al. 2008).

Konventionelle Aufnahmen, wie Schädelteilaufnahmen nach Schüller bzw. Stenvers oder die überkippte Towne-Aufnahme, haben in der radiologischen Diagnostik des Os temporale erheblich an Bedeutung verloren und finden nur noch sehr selten Anwendung. Eine Indikation sind postoperative Aufnahmen bei Patienten mit Cochlea-Implantaten, da das CT stark durch Artefakte überlagert sein kann.

Die Magnetresonanztomographie (MRT) wird zusätzlich zur CT als Schnittbildverfahren vor allem in der Fehlbildungsdiagnostik zur Beurteilung von Innenohrstrukturen eingesetzt (➤ Kap. 16). Ferner wird die MRT bei Tumoren im Bereich der Schädelbasis und bei

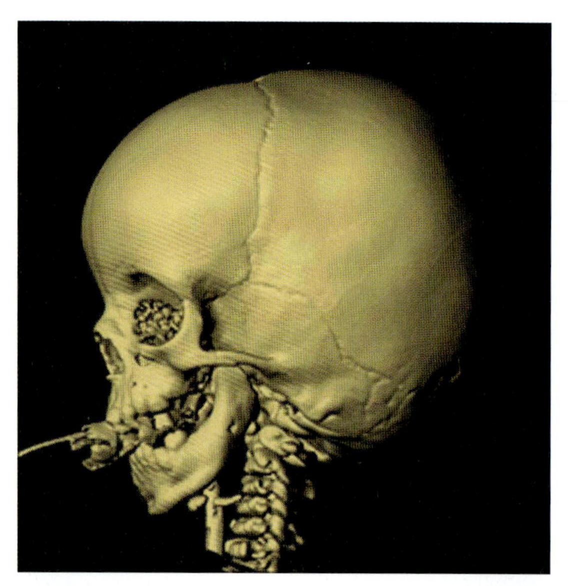

Abb. 8.5 Knöcherne 3-D-Rekonstruktion, Fehlen des äußeren Gehörgangs, dysplastisch-hypoplastische Mandibula links mit Fehlen des Temporo-Mandibular-Gelenks

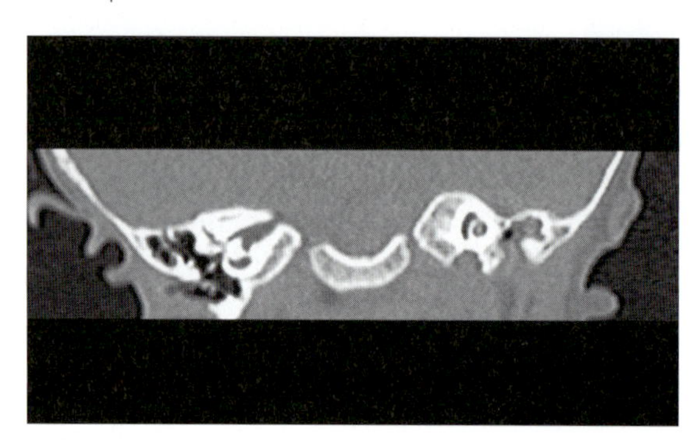

Abb. 8.6 Koronare MPR. Fehlen des äußeren Gehörgangs, rudimentär angelegtes Mittelohr links bei regelrecht ausgebildeten Innenohr-Strukturen

Verdacht auf abszedierende Prozesse im Bereich des Mastoids benötigt. Hierfür kommen Sequenzen zur Anwendung, die nach intravenöser Kontrastmittelgabe zusätzlich zu nativen Sequenzen angefertigt werden, um die kontrastmittelaufnehmenden Weichteilkomponenten eines Tumors oder einer abszedierenden Entzündung und deren eventuell mögliche intrakranielle Ausdehnung darzustellen. Im Gegensatz zur CT erlaubt die

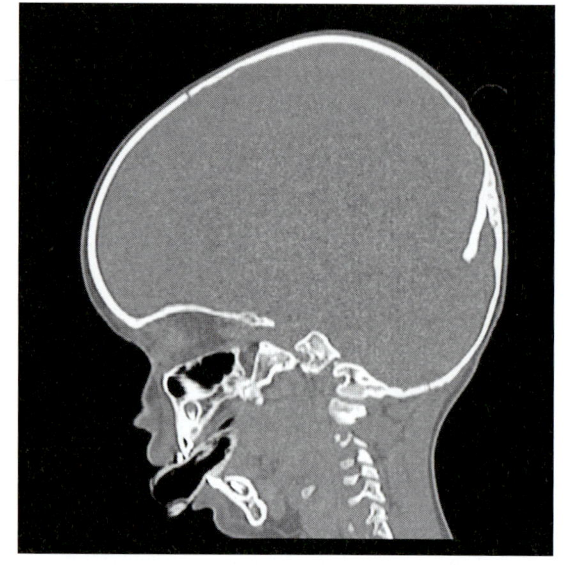

Abb. 8.7 Sagittale MPR-Darstellung eines hakenförmigen Knochensporns vom Os occipitale ausgehend. ➢ Abb. 8.4 , ➢ Abb. 8.5 , ➢ Abb. 8.6 und ➢ Abb. 8.7 wurden aus einem 1 mm dicken, dosisreduzierten Volumendatensatz rekonstruiert

MRT die Darstellung der zum Meatus acusticus internus ziehenden Hirnnerven VII und VIII. Ferner kann durch die venöse Magnetresonanzangiographie, zum Beispiel bei entzündlichen Prozessen des Mittelohrs oder des Mastoids, eine Thrombose der angrenzenden Sinus, am wichtigsten und häufigsten betroffen der Sinus sigmoideus, dargestellt werden. Die Ultraschalldiagnostik spielt bei Erkrankungen des Ohrs keine Rolle.

LITERATUR

Leitlinie der Bundesärztekammer zur Qualitätssicherung in der Computertomographie. www.bundesaerztekammer.de/downloads/LeitCT2007Korr-1.pdf

Keil BJ, Wulff J, Schmitt R, Auvanis D, Danova D, Heverhagen JT, Fiebich M, Madsack B, Leppke R, Klose KJ, Zink K (2008) Schutz der Augenlinse in der Computertomographie – Dosisevaluation an einem anthropomorphen Phantom mittels Thermolumineszenzdosimetrie und Monte-Carlo-Simulationen. RöFo 12: 1047–1053.

SchwartzJD, Harnsberger HR (1998) Imaging of the temporal bone. 3rd Edition. New York – Stuttgart: Thieme.

8

KAPITEL

9

Ralph Magritz, Ralf Siegert

Fehlbildungen der Ohrmuschel und des Gehörgangs

Die embryonale Entwicklung des Ohrs und der Ohrmuschel ist detailliert in ➤ Kapitel 5 dargestellt.

Störungen dieses komplexen Entwicklungs- und Differenzierungsvorgangs auf unterschiedlichen zeitlichen und strukturellen Ebenen bedingen eine nahezu unendliche Vielfalt an Formvarianten und Dysplasien unterschiedlicher Schweregrade.

9.1 Klassifikation der Ohrmuscheldysplasien

Entsprechend der zunehmenden Fehlbildungsschwere und der hieraus resultierenden Zunahme des rekonstruktiven Aufwands können Ohrmuscheldysplasien nach Empfehlungen von Marx (1926) und Weerda (2004) in 3 Schweregrade eingeteilt werden (➤ Tab. 9.1).

9.1.1 Dysplasien I. Grades

Sie stehen synonym für geringgradige Fehlbildungen. Alle Strukturen einer normalen Ohrmuschel sind vorhanden. Beispiele sind die abstehende Ohrmuschel, die leichte bis mittelgradige Tassenohrdeformität, die Makrotie und die im asiatischen Raum häufigere Kryptotie (Taschenohrdeformität). Quere Spaltbildungen der Ohrmuschel (Kolobome) und Deformitäten des Lobulus sind insgesamt seltene Fehlbildungen I. Grades.

Abstehende Ohrmuschel

Aus epidemiologischer Sicht ist die abstehende Ohrmuschel mit einer Inzidenz von 5% die mit Abstand häufigste Fehlbildung im Kopf-Hals-Bereich. Sie ist gekennzeichnet durch eine Abflachung bis hin zum vollständigen Fehlen der Anthelix inklusive der Crura. Es finden sich meist eine Pseudo-Concha-Hyperplasie und ein vergrößerter Helix-Mastoid-Abstand von mehr als 20 mm (➤ Abb. 9.1a).

Makrotie

Die Makrotie ist charakterisiert als eine im Verhältnis zur Körpergröße auffallend zu große Ohrmuschel (➤ Abb. 9.1b). Nicht selten findet sich eine Kombination aus abstehender Ohrmuschel und Makrotie.

Kryptotie (Taschenohr)

Die Kryptotie (➤ Abb. 9.1c) ist eine in Europa seltene Ohrmuschelfehlbildung I. Grades. Hauptverbreitungsgebiet ist der asiatische Raum. Definitionsgemäß ist hierbei der obere Teil der Ohrmuschel adhärent und der Knorpel in einer Tasche unter der Haut fixiert. Zusätzlich sind nicht selten die Scapha und die Crura anthelicis minderentwickelt. Der kraniale Sulcus fehlt.

Leichte bis mittelgradige Tassenohrdeformität

Sie ist definiert durch ein mildes bis mäßig ausgeprägtes Überhängen von Helix und Scapha, teilweise kombiniert mit einem Abstehen der Ohrmuschel (➤ Abb. 9.1d). Das Crus superius kann abgeflacht sein oder völlig fehlen. Ein Crus inferius ist in der Regel vorhanden und meist prominent ausgebildet. Die Längsachse der Ohrmuschel ist in der Regel verkürzt.

Kolobom (quere Ohrmuschelspalte)

Spaltbildungen im Bereich der Ohrmuschel sind sehr selten. Sie finden sich in der Regel im Übergangsbereich von kaudaler Helix zum Lobulus (➤ Abb. 9.1e).

Tab. 9.1 Klassifikation der Ohrmuscheldysplasien nach Weerda (2004)

Dysplasie I. Grades	Dysplasie II. Grades	Dysplasie III. Grades
alle Strukturen einer normalen Ohrmuschel vorhanden	einige Strukturen einer normalen Ohrmuschel vorhanden	normale Ohrmuschelstrukturen sind nicht vorhanden, häufig kombiniert mit einer Atresia auris congenita
für die Korrektur wird kein zusätzliches Gewebe benötigt, die vorhandenen Strukturen werden umgeformt	für die Korrektur wird zusätzliches Gewebe benötigt (Haut und Knorpel)	eine vollständige Ohrmuschelrekonstruktion unter Verwendung von Rippenknorpel und zusätzlicher Haut ist notwendig
abstehende Ohrmuschel, Makrotie, leichte bis mittelgradige Tassenohrdeformität, Kryptotie, Kolobom	schwere Tassenohrdeformität, Miniohr	Mikrotie vom Lobulus-Typ, Mikrotie vom Concha-Typ, Anotie

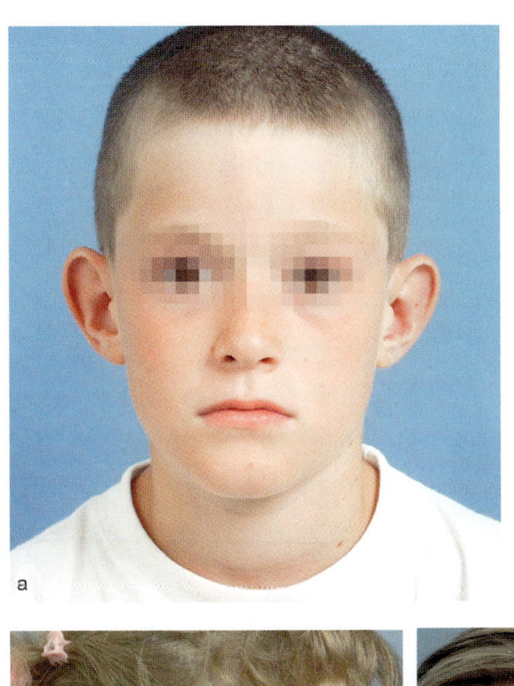
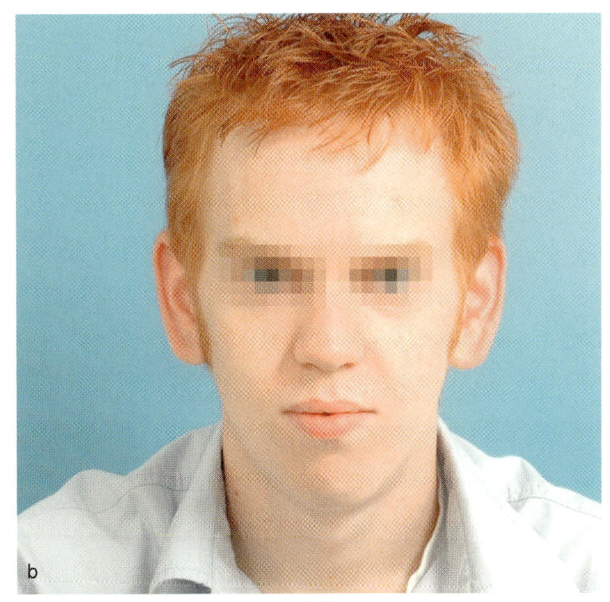
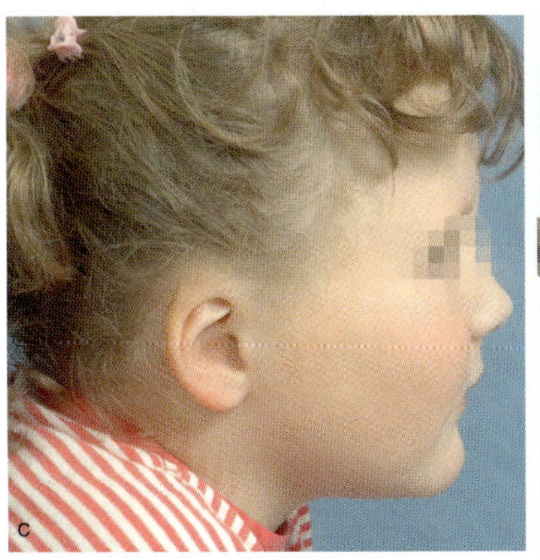
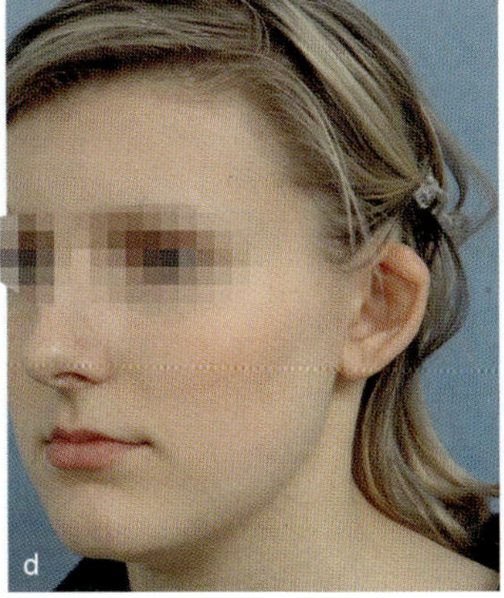
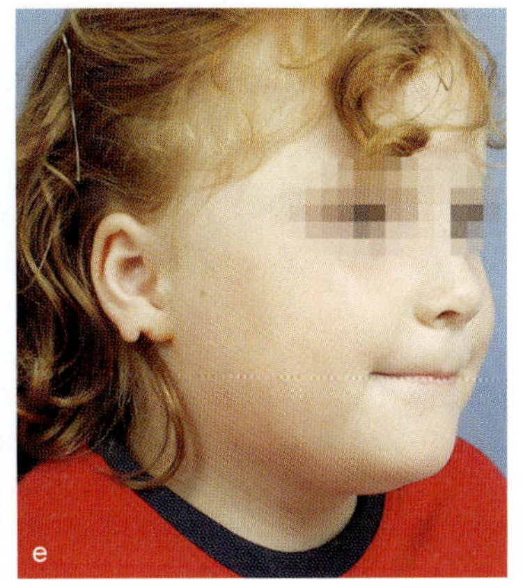

Abb. 9.1 **a** Abstehende Ohrmuschel beidseits; **b** Makrotie und relative Apostasis otum beidseits; **c** Kryptotie (Taschenohrdeformität); **d** Milde Tassenohrdeformität; **e** Kolobom im Lobulusbereich.

9.1.2 Dysplasien II. Grades

Sie sind definiert als mittelgradige Ohrmuschelmalformationen mit partiell vorhandener normaler Ohrmuschelstruktur. Beispiele sind die schwere Tassenohrdeformität und das Miniohr.

Schwere Tassenohrdeformität

Schwere Tassenohrdeformitäten sind, neben dem typischen Überhängen der Helix und dem überwiegenden Fehlen der Anthelixstrukturen, nicht selten vergesellschaftet mit einer mehr oder minder ausgeprägten ventrokaudalen Dystopie und einer ipsilateralen fazialen Mikrosomie (➤ Abb. 9.2a). Gelegentlich findet sich gleichzeitig eine Atresia auris congenita.

Miniohr

Die Miniohrdeformität ist gekennzeichnet durch eine insgesamt zu geringe Längs- und Querachse (➤ Abb. 9.2b). Eine Dystopie findet sich praktisch nie. Sie tritt meist kombiniert mit einer Atresia auris congenita auf.

9.1.3 Dysplasien III. Grades

Bei den schweren Ohrmuscheldysplasien III. Grades finden sich keine Strukturen einer normalen Ohrmuschel. Typische Beispiele hierfür sind die **Mikrotien** vom Lobulus- und Concha-Typ und die **Anotie** (➤ Abb. 9.3a–c). Meist zeigt sich eine begleitende Atresia auris congenita.

Schwergradige Mikrotien sind nicht selten vergesellschaftet mit anderen, teilweise sehr komplexen kranio-

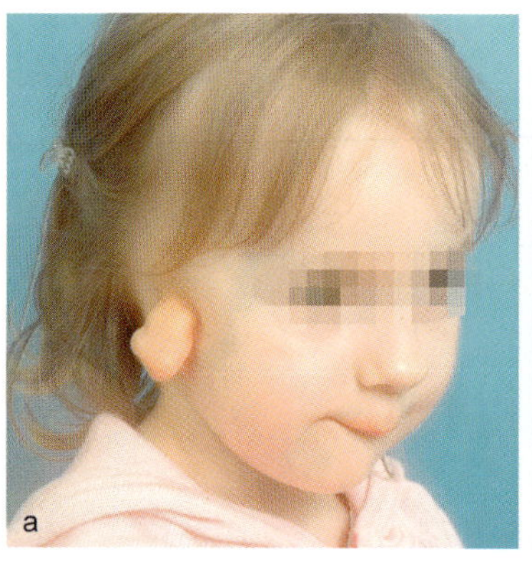

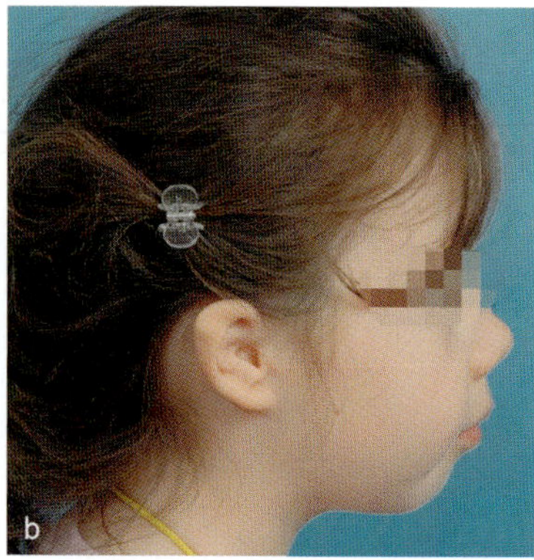

Abb. 9.2 **a** Schwere Tassenohrdeformität; **b** Miniohr mit Atresia auris congenita.

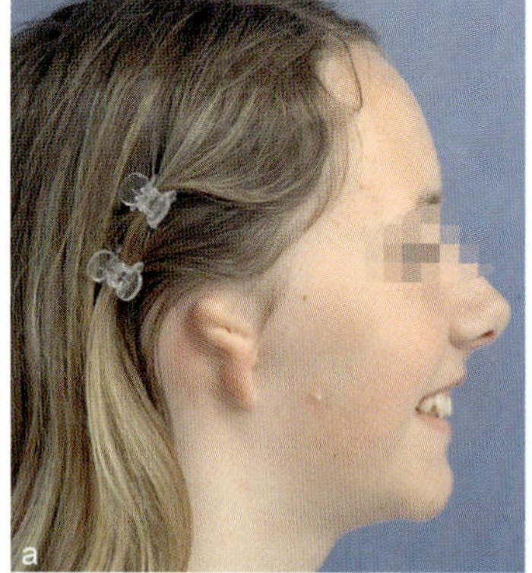

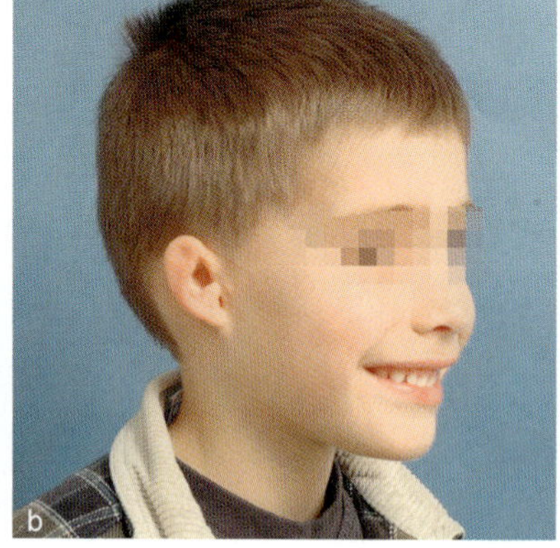

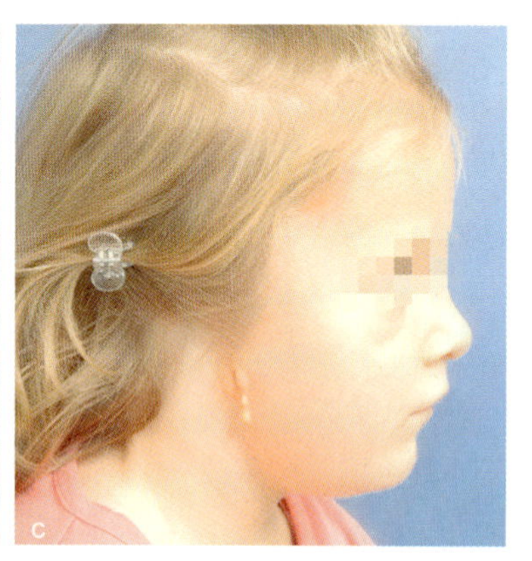

Abb. 9.3 **a** Mikrotie III. Grades vom Lobulus-Typ; **b** Mikrotie III. Grades vom Concha-Typ; **c** Anotie.

fazialen Fehlbildungen und Syndromen (z.B. Franceschetti-Syndrom). Daneben fanden wir in unserem eigenen Patientengut eine sehr hohe Inzidenz (18%) begleitender kongenitaler Gesichtslähmungen.

9.2 Überschussfehlbildungen

Neben unterschiedlich ausgeprägten Fehlbildungsformen der Ohrmuschel selbst, können so genannte Überschussbildungen auftreten, die ebenfalls als Folge embryonaler Entwicklungs- bzw. Differenzierungsstörungen in Teilen der Ohranlage anzusehen sind.

Typische Beispiele hierfür sind Aurikularanhänge, präaurikuläre Fisteln und Zysten.

9.2.1 Aurikularanhänge

Es handelt sich um mandibuläre Überschussbildungen an der Grenze zwischen I. und II. Kiemenbogen. Sie können singulär, aber auch multipel und vielgestaltig auftreten, manchmal sogar als scheinbar gedoppelte Ohrmuschel.

9.2.2 Präaurikuläre Fisteln und Zysten

Präaurikuläre Fisteln und Zysten sind mit Plattenepithel, seltener respiratorischem Epithel ausgekleidete epitheliale Retentionen, meist lokalisiert im Bereich des Crus helicis bzw. oberhalb des Tragus. Sie können beidseitig und auch multipel auftreten. Die Fistelgänge enden meist blind und haben in der Regel keine anatomische Beziehung zum N. facialis. Klinische Bedeutung erlangen Zysten wie Fisteln erst durch rezidivierende entzündliche Alterationen. Nur dann sollten sie entfernt werden.

Eine Sonderform stellen die so genannten **oberen Hals-Ohr-Fisteln** dar. Sie werden auch als **Gehörgangsdoppelungen** bezeichnet und enden meist blind am Übergang vom knorpeligen zum knöchernen Gehörgang. Man unterscheidet 2 Typen, wobei der Typ I als Gehörgangsduplikatur bezeichnet wird und allein ektodermalen Ursprungs ist. Typ II kann hingegen ektodermale (Haut) wie auch mesenchymale Elemente (Knorpel) enthalten. Beiden gemeinsam ist, dass sie ihre Fistelöffnung(en) unterhalb des Tragus, vor dem M. sternocleidomastoideus besitzen und häufig eine enge anatomische Beziehung zum N. facialis (Über- und Unterkreuzen des Nervs) besteht.

9.3 Fehlbildungen des Gehörgangs

Als Folge der komplexen Entwicklungs- und Differenzierungsvorgänge und embryologisch gleicher Anlagen finden sich nicht selten kombinierte Fehlbildungen der Ohrmuschel, des Gehörgangs und des Mittelohrs (➤ Kap. 9.1). Eine echte Korrelation zwischen dem Grad der Ohrmuschelfehlbildung und der Schwere der Gehörgangs- bzw. Mittelohrfehlbildung konnte bisher nicht nachgewiesen werden. Nach übereinstimmenden Empfehlungen (Weerda 1994, Bartel-Friedrich 2007) sollten Fehlbildungen der Ohrmuschel, des Gehörgangs und des Mittelohrs daher zumindest in diagnostischer Hinsicht getrennt voneinander klassifiziert werden.

Für die Fehlbildungen des Gehörgangs schlägt Weerda (1994) folgende Einteilung vor:

- Typ A: Stenose mit starker Einengung des intakten Gehörgangsschlauchs
- Typ B: teilweise angelegter Gehörgang mit mittelohrnaher Atresieplatte
- Typ C: vollständige knöcherne Gehörgangsatresie.

Als Basis für die Prognoseeinschätzung einer Gehörgangs- und Mittelohrrekonstruktion hat sich im deutschsprachigen Raum ein von Siegert et al. (1996) entwickeltes, CT-morphologisch gestütztes Bewertungssystem von Fehlbildungen des Felsenbeins per se durchgesetzt (➤ Tab. 9.2). Die Bewertung umfasst die anatomische Ausprägung von Strukturen, die für eine Mittelohr- und Gehörgangsrekonstruktion wesentlich sind. Hohe Punktewerte stehen hierbei für eine normale Ausbildung der jeweiligen anatomischen Struktur.

Eine Operation kann hiernach bei einer einseitigen Fehlbildung ab einem Punktewert von ≥ 20 und bei einer beidseitigen Fehlbildung ab einem Punktewert von ≥ 15 auf dem besser hörenden Ohr empfohlen werden.

Tab. 9.2 CT-Score nach Siegert et al. 1996

Struktur	Konfiguration	Punkte
äußerer Gehörgang	normal/Weichgewebsatresie/Knochenatresie	2/1/0
Mastoidbelüftung	ausgeprägt/mittel/keine	2/1/0
Paukengröße	groß/mittel/eburnisiert	2/1/0
Paukenbelüftung	ausgeprägt/mittel/keine	2/1/0
N. facialis	normal/gering dislozierter/stark dislozierter Verlauf	2/1/0
Gefäße	normal/gering dislozierter/stark dislozierter Verlauf	2/1/0
Hammer-Amboss-Komplex	normal/dysplastisch/fehlend	2/1/0
Stapes	normal/dysplastisch/fehlend	2/1/0
ovales Fenster	offen/verschlossen	4/0
rundes Fenster	offen/verschlossen	4/0
Punktesumme: 0–28		

LITERATUR

Bartel-Friedrich S, Wulke C (2007) Klassifikation und Diagnostik von Ohrfehlbildungen. Laryngo-Rhino-Otol 86 Supplement 1: 77–95.

Marx H (1926) Die Mißbildungen des Ohres. In: Denker-Kahler (Hrsg.) Handbuch der HNO-Heilkunde. Bd. 6/1. Berlin: Springer.

Siegert R, Weerda H, Mayer T, Brückmann H (1996) Hochauflösende Computertomographie fehlgebildeter Mittelohren. Laryngo-Rhino-Otol. 75: 187–194.

Weerda H (1994) Anomalien des äußeren Ohres. In: Naumann HH, Helms J, Herberhold C, Kastenbauer E (Hrsg.) Otorhinolaryngologie in Klinik und Praxis. Band 1 Ohr. Stuttgart New York: Thieme: 488–499.

Weerda H (2004) Chirurgie der Ohrmuschel. Verletzungen, Defekte, Anomalien. Stuttgart: Thieme.

KAPITEL

10 Grundzüge der Rekonstruktion bei Fehlbildungen der Ohrmuschel und des Gehörgangs

Ralph Magritz, Ralf Siegert

In Abhängigkeit vom Schweregrad der Fehlbildung ergeben sich unterschiedliche Rekonstruktionskonzepte. Grundsätzlich gilt, dass mit zunehmender Schwere und Komplexität der Fehlbildung auch der plastisch-chirurgische Aufwand wächst.

10.1 Chirurgie der Dysplasien I. Grades

Definitionsgemäß sind alle Strukturen einer normalen Ohrmuschel vorhanden. Im Rahmen der Korrektur ist es ausreichend, das Gewebe lediglich umzuformen. Zusätzliches Gewebe wie Knorpel oder Haut wird nur selten benötigt.

10.1.1 Abstehende Ohrmuschel (Apostasis otum)

Trotz der verhältnismäßig milden chirurgisch-technischen Problematik sind seit der Erstbeschreibung einer Ohranlegeplastik durch Ely 1881 (in Weerda 2004) bis heute mehr als 100 weitere Möglichkeiten, meist Modifikationen, zur Korrektur der abstehenden Ohrmuschel beschrieben worden.

Grundsätzlich reduzieren sich jedoch alle Techniken auf drei operative Prinzipien der Knorpelumformung:
- Schnitt-Ritz-Techniken
- Naht-Techniken
- Kombinierte Schnitt-Ritz- und Naht-Techniken.

Zusätzlich kann die Art des operativen Zugangs, anterior oder posterior, unterschieden werden.

Welche der Korrekturmöglichkeiten man im Einzelfall wählt, ist abhängig von der individuell vorliegenden Pathologie, von der eigenen „chirurgischen Schule“ und nicht zuletzt von persönlichen Erfahrungen und Vorlieben.

Unsere Empfehlungen für die Verwendung verschiedener Techniken in Abhängigkeit von der vorliegenden Pathologie sind in ➤ Tabelle 10.1 zusammengefasst dargestellt.

Ausschließlich bei sehr dünnem und weichem Knorpel verwenden wir die **Mustarde-Technik** (Mustarde 1963). Ausgehend von einer posterioren Hautinzision, etwa 1 cm unterhalb und parallel zur Helix, wird hierbei die knorpelige Ohrmuschelrückseite unter Schonung des Perichondriums dargestellt. Mit dünnen Kanülen wird dann die aufzufaltende Anthelix in der Scapha, am Übergang der Anthelix zur Concha und in der Fossa triangularis markiert. Mit mehreren Matratzennähten wird die Ohrmuschel im Bereich der Kanülenmarkierungen aufgefaltet. Wenn notwendig, können zusätzlich eine Cavumrotation und eine Lobuluspexie durchgeführt werden.

Bei dickerem und rigiderem Knorpel verwenden wir die **Converse-Technik** (Converse 1963). Zugangsweg, Präparation der knorpeligen Ohrmuschelrückseite und Markierung der aufzufaltenden Anthelix mit dünnen Kanülen im Bereich der Scapha-, Concha- und Fossalinie sind hierbei äquivalent der oben skizzierten Technik nach Mustarde. Zusätzlich wird die obere, horizontal bogenförmig verlaufende Scaphalinie markiert. Der dorsale Ohrknorpel wird im Bereich der erfolgten Markierungen scharf, aber unter strikter Schonung des ventralen Perichondriums durchtrennt. Die Inzisionen liegen jeweils an der Basis der neu zu definierenden Anthelix. Das Ausformen einer harmonisch verlaufenden Anthelix erfolgt wiederum mit mehreren Matratzennähten. Auch hier ist, wenn notwendig, eine Cavumrotation und eine Lobuluspexie durchzuführen.

In Fällen von sehr rigidem und bei festem Knorpel, aber auch bei Revisionen wenden wir eine modifizierte **Chongchet-** oder **Crikelair-Technik** (Chongchet 1963, Crikelair 1964) an. Anders als bei den oben beschriebenen Techniken wird hier der Ohrknorpel im Bereich der Scapha durchtrennt und auch die Ohrmuschelvorderseite unter Lösen der ventralen Ohrmuschelhaut bis in die Concha hinein präpariert. Durch anteriore vertikale Ritzschnitte (nicht tiefer als zwei Drittel der Knorpeldicke) in Verlaufsrichtung der markierten Anthelix, wird

Tab. 10.1 Synopsis empfehlenswerter Korrekturtechniken bei der Apostasis otum

Fehlform	Charakteristika	Technik
Anthelixhypoplasie	sehr dünner/weicher Knorpel	Mustarde-Technik
	rigider/fester Knorpel	Converse-Technik
	sehr fester Knorpel, m. E. Revisionen	Crikelair-/Chongchet-Technik
(Pseudo-)Hyperplasie der Concha	hohe Anthelix	Cavum-Rotation
Abstehender Lobulus	prominente Cauda helicis	Ritz-Technik
	Weichgewebsüberschuss	Matratzennaht, sparsame Resektion von Haut

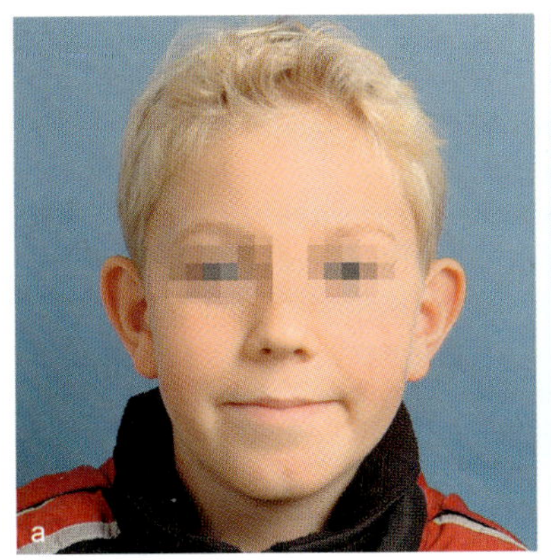

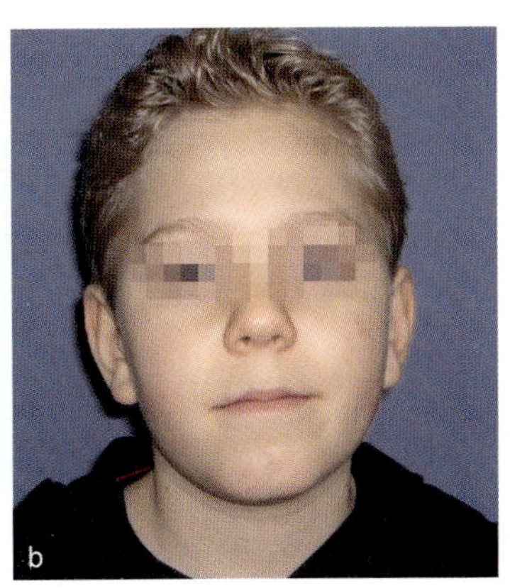

Abb. 10.1 a Abstehende Ohrmuschel, präoperativ; **b** Abstehende Ohrmuschel, nach Korrektur mit Converse-Technik.

eine harmonische Anthelixform gebildet. Sollte der Auffaltungseffekt nicht ausreichend sein, können unterstützend einige Matratzennähte adäquat der Mustarde-Technik eingebracht werden. Der chondrokutane Lappen wird zurückverlagert und der Knorpel im Bereich der durchtrennten Scapha mit einigen langsam resorbierbaren Nähten readaptiert. Cavumrotation und Lobuluspexie schließen sich bei Bedarf an.

Eine **Cavumrotation** (Goldstein 1908, Furnas 1968 in Weerda 2004) ist immer dann angezeigt, wenn der Helix-Mastoid-Abstand auch nach Durchführung einer der vorgestellten Anthelixkorrekturen mehr als 20 mm beträgt. Ihre operationstechnische Grundlage besteht aus der Resektion von retroaurikulärem Fett-, Muskel- und Bindegewebe und der Fixation des Cavums auf dem Periost des Planum mastoideum mittels Naht.

Eine echte Cavumhyperplasie (meist Pseudohyperplasie) ist durch eine sichel- oder halbmondförmige Knorpelexzision aus dem Cavum (Feuerstein 1985) über den üblichen retroaurikulären Zugang zu korrigieren.

Die **Lobuluspexie** steht am Ende nahezu aller Ohrmuschelanlegeplastiken. Nur in wenigen Fällen kann auf sie verzichtet werden. Neben sparsamen, meist umgekehrt Y-förmigen Hautexzisionen im posterioren Lobulus-Concha-Bereich und Knorpelritzungen im Bereich der Cauda empfehlen wir in erster Linie eine überaus einfache und dennoch hocheffektive Technik zur Pexie des Lobulus (Siegert 2004). Hierbei wird der Lobulus subkutan, ausgehend von der retroaurikulären Inzision, partiell aufpräpariert. Die vorher definierte höchste Stelle des Lobulus wird subkutan mittels Naht gefasst und die Nadel am Boden des Cavums von innen nach außen geführt. Durch den Ausstich am Cavumboden wird die Nadel erneut eingesetzt und unter der ventralen Haut etwas versetzt wieder nach posterior ausgestochen. Mit der so erhaltenen Matratzennaht kann der Lobulus sehr fein dosiert und harmonisch angelegt werden (➤ Abb. 10.1a und b).

Bei allen Ohranlegeplastiken erfolgt der retroaurikuläre Wundverschluss in der Regel in einfach fortlaufender und überwendlicher Technik. Als Nahtmaterial verwenden wir, auch im Sinne der häufig noch kleinen und teilweise wenig kooperativen Kinder, schnell resorbierbares Nahtmaterial. Ein Verband verbleibt für ca. 1 Woche. Zur Nacht sollte ein Stirnband für weitere 6 Wochen getragen werden.

10.1.2 Makrotie

Ziel der Makrotiekorrektur ist, die Ohrmuschel harmonisch und ohne auffällige Narbenbildung oder zusätzliche Deformierung zu verkleinern.

Dieser Zielsetzung entsprechend ermöglicht allein eine modifizierte **Gersuny-Technik** (Gersuny 1903) eine harmonische, narbensparende und ästhetisch ansprechende Korrektur.

Die früher häufig in Lehrbüchern angegebenen Keilexzisionstechniken eignen sich nicht für die ästhetische Korrektur der Makrotie.

10.1.3 Kryptotie (Taschenohr)

Ziel der Kryptotiekorrektur ist, die Ohrmuschel aus der kranialen Tasche zu lösen, die resultierenden retroaurikulären häutigen Defekte zu rekonstruieren und den kranialen Sulcus herzustellen.

Eine von uns beschriebene Korrekturoperation (Magritz und Siegert 2008) lehnt sich an Teilschritte bei der vollständigen Rekonstruktion schwergradiger Mikrotien an.

Etwa 1 cm oberhalb des in der subkutanen Tasche palpablen Knorpelrandes der Helix wird ein an der Helix breit belassener Hautlappen auf dünnem Vollhautniveau oberhalb der Haarbulbi präpariert. Der in der Tasche befindliche kraniale Ohrmuschelanteil wird ausgelöst und die Helix rückseitig mit dem Hautlappen epithelisiert. Die verbleibenden retroaurikulären Defekte sind mit einem kranial gestielten retroaurikulären Insel- oder Gleitlappen zu bedecken.

Eine ebenfalls günstige Technik wurde von Weerda (1987) beschrieben. Er schlägt vor, den postaurikulären Defekt des aus seiner Tasche befreiten Ohrmuschelanteils mit einem retroaurikulären, an der Helix gestielten Transpositionslappen zu rekonstruieren, wobei der Lappenhebedefekt durch einfache Approximation verschlossen wird.

10.1.4 Geringgradige Tassenohrdeformität

Ziel der Tassenohrkorrektur ist das Aufrichten der Ohrmuschel und eine Harmonisierung von Helix und Anthelix bei gleichzeitiger Verlängerung der kraniokaudalen Längsachse der Ohrmuschel (➤ Abb. 10.2a und b).

Wir verwenden vorzugsweise auch schon bei milden Tassenohrdeformitäten eine von Tanzer (1975) beschriebene Korrekturoperation, bei der die überhängende Helix in Form einer Z-Plastik aufgetrennt und die resultierenden Knorpelläppchen unter Formung einer harmonisch verlaufenden Helix und dosierter Erhöhung der Ohrmuschelachse miteinander vernäht werden. Zur Stabilisierung kann bei Bedarf ein Conchaknorpeltransplantat integriert werden.

Besteht nur ein schmaler, isolierter Helixüberhang, so kann dieser in der Technik nach Musgrave (1966) mehrfach radiär inzidiert und die harmonisierte Helixform mit einem Conchaknorpeltransplantat stabilisiert werden. Sehr schmale Überhänge können indes über einen ventralen Zugang einfach reseziert werden.

10.1.5 Gering- bis mittelgradige Tassenohrdeformität

Zur Korrektur bietet sich auch hier die oben beschriebene Technik nach Tanzer (1975) an. Zusätzlich sollte die Anthelix inklusive des fehlenden oberen Crus durch eine anteriore Schnitt-Ritz-Technik nach Chongchet oder Crikelair ausgeformt (s.o.) und die Ohrmuschel insgesamt mit Hilfe einer Mustarde-Technik (s.o.) angelegt werden.

10.1.6 Kolobom (quere Ohrmuschelspalte)

Eine empfehlenswerte Korrekturmöglichkeit bietet die Kolobomoperation mittels Z-Plastik nach Weerda (2004)

10.2 Chirurgie der Dysplasien II. Grades

Die Rekonstruktion schwerer Tassenohrdeformitäten und Miniohrfehlbildungen als typische Vertreter derartiger Fehlbildungen gelingt allein mit ortsständigem Material nicht. Hierfür werden zusätzlich Haut und Knorpel (Rippenknorpel) benötigt. Trotz teilweise vorhandener normaler Ohrmuschelstrukturen bevorzugen wir in diesen Fällen einen mehrzeitigen, vollständigen Ohrmuschelaufbau in einer von uns **modifizierten Nagata-Technik**. Normal erscheinende Strukturelemente werden hierbei geschont und in den Rekonstruktionsplan integriert (z.B.: Lobulus, Lobulus-Antitragus-Komplex, Cavum, Tragus).

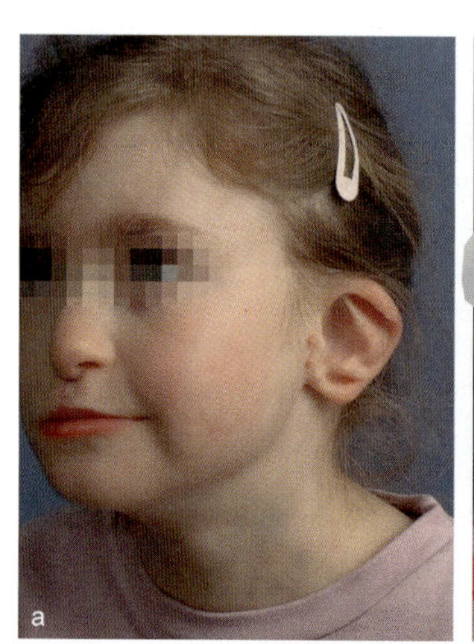

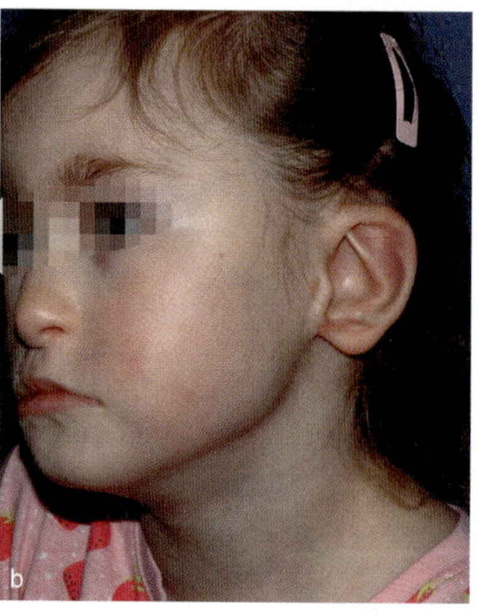

Abb. 10.2 **a** Milde Tassenohrdeformität, präoperativ; **b** Milde Tassenohrdeformität, Ergebnis nach Korrektur.

10.3 Chirurgie der Dysplasien III. Grades

Definitionsgemäß finden sich hier keine Strukturen einer normalen Ohrmuschel bei meist gleichzeitig vorliegender Atresia auris congenita.

Basierend auf unseren eigenen wie auch internationalen Erfahrungen führen wir heute Ohrmuschelrekonstruktionen ab einem Alter von 10–12 Jahren durch. Neben der Tatsache, dass erst ab diesem Alter quantitativ wie auch qualitativ ausreichend Rippenknorpel zur Verfügung steht, sind unsere Patienten in diesem Alter sehr viel selbstbestimmter als jüngere Kinder. Sie hinterfragen sehr kritisch die Chancen und Risiken, die eine Ohrrekonstruktion für sie bietet. Die Arzt-Patient-Beziehung gewinnt hierdurch deutlich an Qualität und die Patientencompliance steigt in gleichem Maße.

Nicht selten finden sich schwergradige Mikrotien vergesellschaftet mit anderen kranio-fazialen Fehlbildungen und Syndromen. Für die Gesamtrehabilitation unserer Patienten ist es daher wichtig, dass sich unsere Rekonstruktionsplanungen und -konzepte nicht allein auf die Ohrmuschelrekonstruktion ausrichten, sondern auch die zeitlich und inhaltlich eng aufeinander abgestimmten Rekonstruktionen der begleitenden weichteiligen wie auch knöchernen Fehlbildungen und Anomalien des Gesichts umfassen.

Unser operatives Vorgehen bei der **vollständigen Ohrmuschelrekonstruktion** beinhaltet 3 operative Schritte und basiert auf der heute international favorisierten Vorgehensweise von Nagata (1993, 1994), wobei wir Teilschritte in den vergangenen Jahren modifiziert haben (Siegert und Magritz 2007).

Der **1. Operationsschritt** beinhaltet die Entnahme von Rippenknorpel, in der Regel vom ipsilateralen Hemithorax, das Anfertigen eines Ohrgerüstes aus dem entnommenen Rippenknorpel, die Gerüstimplantation an die präoperativ mittels Schablone festgelegte Position und in geeigneten Fällen die Vorfertigung eines Neo-Gehörgangs und Neo-Trommelfells, abhängig vom präoperativ angefertigten Dünnschicht-CT des Felsenbeins (CT-Score nach Siegert et al. 1996, ➤ Kap. 9.3, ➤ Tab. 9.2).

Wir benötigen in der Regel die knorpeligen Anteile der 6.–9. Rippe, wobei die Rippen 7 und 8 als Block entnommen werden. Das lungenseitige Perichondrium der Rippen 6–8 wird hierbei geschont. Allein die knorpeligen Anteile der 9. Rippe werden vollständig entnommen. Als Zugang für die Rippenknorpelentnahme dient bei männlichen Patienten eine Inzision über der 7. Rippe, bei weiblichen Patienten eine submammäre, zunächst T-förmige Inzision. Die resultierende Narbe liegt nach Abschluss des 2. OP-Schrittes in der submammären Falte und ist damit praktisch unsichtbar (Magritz und Siegert 2005).

Um Thoraxdeformitäten zu verhindern, werden die Rippen im Anschluss an die Rippenknorpelentnahme in einer von uns beschriebenen Technik rekonstruiert (Siegert und Magritz 2005). Hierzu werden schlauchförmige Netze aus einem langsam resorbierbarem Material (Vicryl®) mit Restknorpelstückchen, die bei der Gestaltung des Ohrgerüstes anfallen, befüllt. Diese werden in anatomisch exakter Position auf dem intakten inneren Perichondrium fixiert. Es bilden sich stabile Rippenregenerate, die palpatorisch von originären Rippen nicht zu unterscheiden sind.

Ein zweites Team präpariert zeitgleich die Empfängerregion für das rippenknorpelige Ohrgerüst (➤ Abb. 10.3a). Der Zugang für die Präparation dieser Tasche variiert in Abhängigkeit von der vorliegenden Dysplasieform. In der Regel wählen wir eine W-förmige Inzision im Bereich des kaudalen Rudiments. Der fehlgebildete originäre Ohrknorpel wird ausgelöst und aufbewahrt. Wir nutzen ihn, wenn möglich, für die Vorfertigung eines Neo-Trommelfells. Bei der Präparation der Hauttasche ist es wichtig, einen subkutanen Stiel im Bereich des späteren Cavums zu belassen. Dieses ist ein wesentliches Detail, das es ermöglicht, die Hautlappen auf dünnem subkutanem Niveau zu präparieren, ohne Hautlappennekrosen zu provozieren.

Für die Gestaltung des Ohrgerüstes verwenden wir die 7. und 8. Rippe als Block. Hieraus schnitzen wir die Basisplatte, den Tragus und die Anthelix inklusive der Crura. Die Helix wird aus der 9. Rippe gefertigt. Alle Teile werden mit Drahtnähten zu einem vollständigen Gerüst zusammengefügt und das fertige Gerüst wird in die zuvor vorbereitete subkutane Tasche eingesetzt. Allein 2 Redon-Drainagen, die wir für 5–7 Tage belassen, fixieren das Gerüst in seiner vorher festgelegten Position. Nur ausnahmsweise verwenden wir redressierende Matratzennähte.

Als Vorlage für die Gerüstgestaltung dient eine präoperativ angefertigte Schablone, in der Regel vom gegenseitigen, normal konfigurierten Ohr. Bei einer beidseitigen Mikrotie orientieren wir uns an antropometrischen Daten und Gesichtspunkten.

Aus Resten der 7. und 8. Rippe wird bei günstigen CT-morphologischen Voraussetzungen ein Neo-Gehörgang vorgefertigt. Zusammen mit der knorpeligen 6. Rippe und dem vorgefertigten Neo-Trommelfell wird er subkutan im Bereich der Thoraxwunde zurückverlagert (➤ Abb. 10.3b).

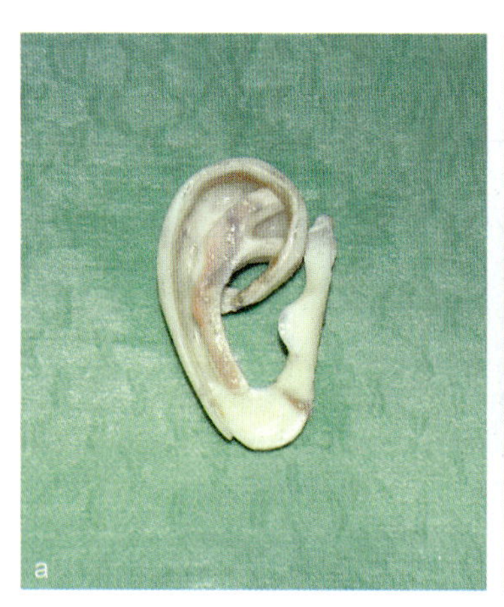

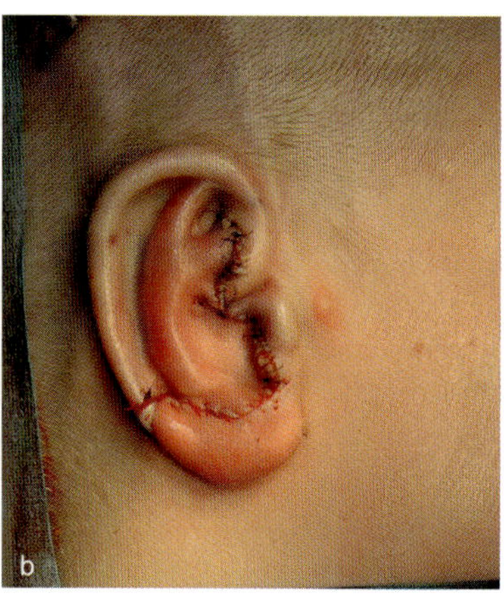

Abb. 10.3 **a** Ohrgerüst gefertigt aus Rippenknorpel; **b** Situation nach Abschluss des 1. OP-Schrittes.

Ein halbes Jahr nach der ersten Operation führen wir den **2. Operationsschritt** durch. Er umfasst das Abstellen der Ohrmuschel vom Kopf und die Rekonstruktion des retroaurikulären Sulcus. In geeigneten Fällen (abhängig vom CT-Befund) führen wird gleichzeitig eine Gehörgangs- und eine Mittelohrrekonstruktion durch.

Ausgehend von einer ca. 1 cm von der rekonstruierten Helix entfernten Inzision wird ein am Ohrgerüst belassener dünner Vollhautlappen oberhalb der Haarbulbi präpariert und das Ohrgerüst aus seinem subkutanen Bett ausgelöst. Hierbei ist es essenziell, eine bindegewebige Lamelle als gefäßführende Schicht auf dem Gerüst zu belassen. Hiernach wird ein hinten gestielter Faszien- oder SMAS-Lappen präpariert (Magritz und Siegert 2009), der einen retroaurikulären Stützknorpel abdeckt.

Bei CT-morphologisch günstigen Voraussetzungen für eine Gehörgangs- und Mittelohrrekonstruktion werden nach der Präparation des retroaurikulären Faszienlappens zunächst die darunterliegenden Weichteile und das Periost vom Planum mastoideum abgeschoben und die zukünftige Position des neuen Gehörgangs im ventralen Conchabereich festgelegt. An dieser Position wird das Mastoid in der Dimensionierung des vorgefertigten Gehörgangs eröffnet und nach medial zylinderförmig ausgefräst. Die Atresieplatte wird abgetragen und das Antrum eröffnet. Da der Verlauf des N. facialis erheblich von der Norm abweichen kann, muss dieser Teilschritt mit großer Umsicht erfolgen. Die Verwendung eines intraoperativen Fazialismonitorings ist selbstverständlich. In der Regel lässt sich hiernach ein dysplastischer Hammer-Amboss-Komplex darstellen. Da er funktionell bedeutungslos ist, wird er entfernt. Auf das Stapesköpfchen wird eine spezielle Titanprothese aufgesetzt und die Ossikelkette rekonstruiert. Der bereits im 1. OP-Schritt vorgefertigte Neo-Gehörgang und ebenso das Neo-Trommelfell werden eingesetzt und das resultierende Lumen temporär, zum Zwecke einer sicheren inneren Stabilisierung und Retention, mit einem zweiteiligen Silikonimplantat formschlüssig aufgefüllt. Dieses Implantat wird im Rahmen des 3. OP-Schrittes entnommen.

Gleichzeitig wird durch ein zweites Team ein spindel- bis sichelförmiges dünnes Vollhauttransplantat vom Thoraxbereich entnommen. Die vorbestehende Narbe nach Rippenknorpelentnahme wird hierbei exzidiert. Wurden ein Gehörgang und ein Trommelfell vorgeformt, so werden diese zusammen mit der deponierten 6. Rippe aus der Brusthauttasche ausgelöst. Aus Anteilen der 6. Rippe wird ein sichelförmiger Stützkeil geformt, der retroaurikulär am Grundgerüst fixiert wird. Der Stützknorpel selbst wird mit dem zuvor präparierten retroaurikulären SMAS-Lappen in der von uns beschriebenen Technik abgedeckt (Magritz und Siegert 2009).

Der verbleibende retroaurikuläre Wunddefekt wird teilweise durch Mobilisation und einfache Approximation verkleinert und mit dem zuvor entnommenen Vollhauttransplantat epithelisiert. Die Wunde wird abschließend für 1 Woche mit einem dachziegelförmigen Pflasterverband retiniert.

Nach einem weiteren halben Jahr folgt der **3. Operationsschritt**. Er dient Feinausformungen des Ohrmuschelreliefs. Verbliebene Hautüberschüsse werden reseziert und das Cavum wird ausgeformt und vertieft. Manchmal ist es notwendig, störenden Haarwuchs, insbesondere im kranialen Helixbereich, zu entfernen. Wir verwenden hierfür in der Regel eine Elektroepilation. Es sind jedoch auch alternative Methoden der Haarentfernung, beispielsweise mit dem Laser oder hochenergetischen Blitzlampen (IPL), einsetzbar. Teilweise müssen Haarentfernungen wiederholt durchgeführt werden, um einen anhaltenden Erfolg zu erzielen.

Wurde eine Mittelohr- und Gehörgangsrekonstruktion (s.o.) durchgeführt, wird das Cavum eröffnet und der Neo-Gehörgang und das Neo-Trommelfell mit einem Vollhauttransplantat, wiederum vom Brustbereich, epithelisiert.

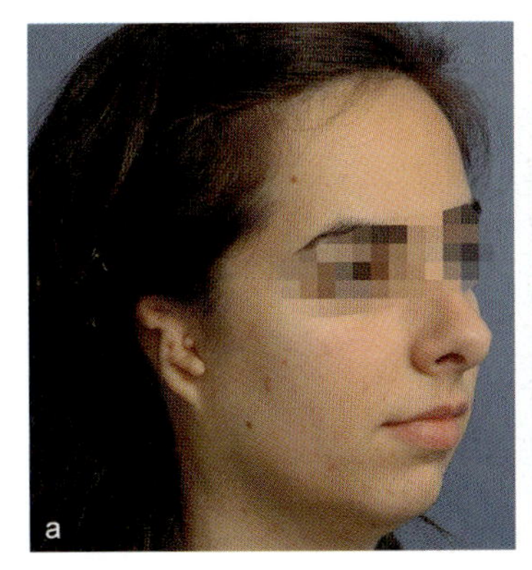
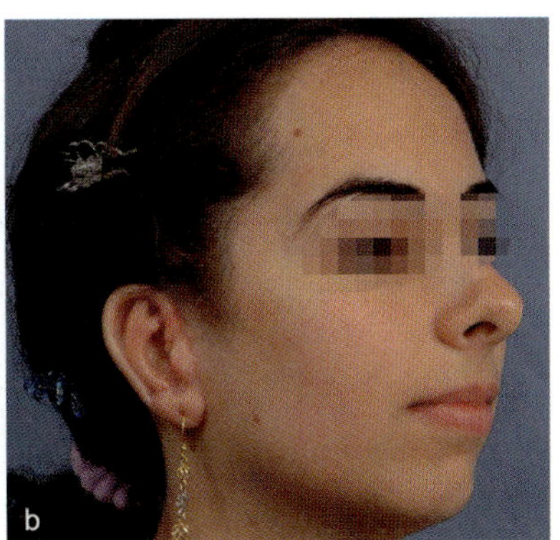

Abb. 10.4 a Mikrotie III. Grades vom Lobulus-Typ; **b** Ergebnis der Ohrmuschelrekonstruktion nach 3 Schritten.

In den allermeisten Fällen können wir in der vorgestellten Technik nach 3 Rekonstruktionsschritten ein gutes bis sehr gutes ästhetisches Resultat erzielen (> Abb. 10.4a und b).

In Ausnahmefällen sind individualisierte kleinere Zusatzeingriffe notwendig oder gewünscht, um ein ansprechendes Ergebnis zu erhalten.

10.4 Chirurgie der Überschussfehlbildungen

10.4.1 Aurikularanhänge

Bei normal ausgebildeter Ohrmuschel werden die Anhänge unter den üblichen plastisch-chirurgischen Gesichtspunkten exzidiert.

Liegt eine Kombination aus schwerer Ohrmuschelfehlbildung und Aurikularanhang vor, sollte die Exzision der Aurikularanhänge erst im Rahmen der Ohrmuschelrekonstruktion durchgeführt werden.

10.4.2 Präaurikuläre Fisteln und Zysten

Klinische Bedeutung erlangen Zysten wie Fisteln häufig erst durch rezidivierende entzündliche Alterationen. Nur dann sollten sie entfernt werden. Eine anatomische Beziehung zum N. facialis besteht nicht.

Eine andere Situation findet sich bei den sog. oberen Hals-Ohr-Fisteln bzw. Gehörgangsdoppelungen. Ihre Fistelöffnungen finden sich unterhalb des Tragus, vor dem M. sternocleidomastoideus und sie enden meist blind am Übergang vom knorpeligen zum knöchernen Gehörgang. Für sie ist charakteristisch, dass sie häufig eine enge anatomische Beziehung zum N. facialis (Über- und Unterkreuzen des Nervs) besitzen. Ihre Exzision ist chirurgisch anspruchsvoll und sollte mit Hilfe eines intraoperativen, elektrophysiologischen Fazialismonitorings erfolgen.

10.5 Chirurgie der isolierten Gehörgangsstenose/ Gehörgangsatresie

Auch bei den isolierten Gehörgangsfehlbildungen (> Kap. 9.3) empfiehlt sich aus unserer Sicht ein mehrzeitiges Vorgehen, vergleichbar dem oben beschriebenen Prozedere bei der kombinierten Rekonstruktion der Ohrmuschel und des Mittelohrs. Es umfasst die folgenden 3 operativen **Schritte**, die im Intervall von jeweils einem halben Jahr durchzuführen sind:

1. Konstruktion des Neo-Gehörgangs aus Rippenknorpel und des Neo-Trommelfells aus elastischem Ohrknorpel; subkutane Implantation und Lagerung der präformierten Strukturen im Brustbereich.
2. Entnahme der vorgefertigten Elemente Neo-Gehörgang und Neo-Trommelfell und Erweiterung des stenosierten bzw. Neuanlage eines partiell oder vollständig atretischen Gehörgangs durch Fräsen, ggf. Rekonstruktion der Ossikelkette, Einsetzen von Neo-Trommelfell und Neo-Gehörgang und innere Retention mittels Silikonimplantat.
3. Entnehmen des zweiteiligen Silikonimplantats und Epithelisierung des Gehörgangs mit einem Vollhauttransplantat.

Die postoperative Weiterbehandlung entspricht dem Vorgehen nach einer konventionellen Tympanoplastik.

LITERATUR

Chongchet V (1963) A method of anthelix reconstruction. Br J Plast Surg. 16: 268–272.

Converse JM (1963) Construction of the auricle in congenital microtia. Plast Reconstr Surg. 32: 425–438.

Crikelair GF (1964) Another solution for the problem of the prominent ear. Ann Surg. 160: 314–324.

Gersuny R (1903) Über einige kosmetische Operationen. Wien Med Wschr. 48: 2253–2257.

Magritz R, Siegert R (2005) Die submammäre Inzision zur ausgedehnten Rippenknorpelentnahme. Laryngo-Rhino-Otol. 84: 395–397.

Magritz R, Siegert R (2008) Korrektur der Kryptotie – Eine neue Technik. 79. Jahresversammlung der Deutschen Gesellschaft für Hals-Nasen-Ohren-Heilkunde, Kopf- und Hals-Chirurgie e.V. 30.04.–04.05.2008, Bonn.

Magritz R, Siegert R (2009) New designed fascia flap for postauricular sulcus construction in auricular reconstruction for microtia. Br J Plast Surg. accepted.

Musgrave RH (1966) A variation on the correction of the congenital lop ear. Plast Reconstr Surg. 37: 394–398.

Mustarde JC (1963) The correction of prominent ears. Using simple mattress sutures. Br J Plast Surg. 16: 170–176.

Nagata S (1993) A new method of total reconstruction of the auricle for microtia. Plast Reconstr Surg. 92: 187–201.

Nagata S (1994) Modification of the stages in total reconstruction of the auricle. Part II: Grafting the three-dimensional costal cartilage framework for concha type microtia. Plast Reconstr Surg. 93: 231–242.

Nagata S (1994) Modification of the stages in total reconstruction of the auricle. Part III: Grafting the three-dimensional costal cartilage framework for small concha type microtia. Plast Reconstr Surg. 93: 243–253.

Nagata S (1994) Modification of the stages in total reconstruction of the auricle. Part IV: Ear elevation for the constructed auricle. Plast Reconstr Surg. 93: 254–266.

Siegert R, Magritz R (2007) Die Rekonstruktion des äußeren Ohres. Laryngo-Rhino-Otol. 86 Supplement 1: 121–140.

Siegert R, Magritz R (2005) Rippenrekonstruktion nach ausgedehnter Knorpelentnahme. Laryngo-Rhino-Otol. 84: 474–478.

Siegert R, Weerda H, Mayer T, Brückmann H (1996) Hochauflösende Computertomographie fehlgebildeter Mittelohren. Laryngo-Rhino-Otol. 75: 187–194.

Siegert R (2004) Lobuluspexie durch Nahtzügelung. Laryngo-Rhino-Otol. 83: 720–725.

Tanzer RC (1975) The constricted and lop ear. Plast Reconstr Surg. 55: 406–415.

Weerda H (2004) Chirurgie der Ohrmuschel. Verletzungen, Defekte, Anomalien. Stuttgart: Thieme.

Weerda H (1987) Plastic surgery of the ear. In: Kerr AG (ed) Scott Brown's diseases of the ear, nose and throat. 5th ed. London: Butterworth: 3.

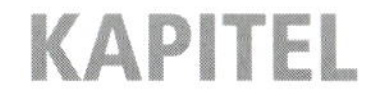

11

Ralph Magritz, Ralf Siegert

Traumatologie der Ohrmuschel und des Schläfenbeins

11.1 Verletzungen der Ohrmuschel

Für die klinische Beurteilung von Ohrmuschelverletzungen hat sich die von Weerda (2004) vorgeschlagene Einteilung in vier Schweregrade (Grad I–IV) bewährt (➤ Tab. 11.1).

11.1.1 Ablederungsverletzungen (Grad I)

Ohrmuschelverletzungen I. Grades werden gereinigt und die Haut mit feinem monofilen Nahtmaterial (6–0, 7–0) adaptiert. Kleinere häutige Defekte werden mit lokalen Lappenplastiken versorgt.

11.1.2 Einrisse mit ernährender Hautbrücke (Grad II)

Bei den Ohrmuschelverletzungen II. Grades sollte die primäre Readaptation immer das erste Ziel sein. Der teilabgerissene Ohrmuschelteil (➤ Abb. 11.1a) wird in anatomisch exakter Position knorpelig unter Verwendung langsam resorbierbaren Nahtmaterials und häutig, beginnend auf der Rückseite, unter Verwendung von 6–0 bzw. 7–0 monofilen Nahtmaterials readaptiert (➤ Abb. 11.1b).

11.1.3 Ohrmuschelteil- oder Komplettabrisse mit vorhandenem Amputat (Grad III)

Bei vollständigen Abtrennungen von Teilen der Ohrmuschel oder vollständigen Amputationen (Ohrmuschelverletzungen III. Grad) beeinträchtigen insbesondere die Größe des Amputats (oder Teilamputats) und die damit verbundene ohrspezifisch schmale ernährende Basis den Replantationserfolg. Die Ischämiezeit des Amputats ist hingegen annähernd zu vernachlässigen.

Tab. 11.1 Einteilung der Schweregrade von Ohrmuschelverletzungen nach Weerda 2004

Einteilung von Ohrmuschelverletzungen	
Grad I	Ablederungsverletzung
Grad II	Einriss mit ernährender Hautbrücke
Grad III	Abriss mit vorhandenem Amputat Teilabriss komplette Ohrmuschel
Grad IV	Abriss mit Amputatverlust Teildefekt kompletter Defekt

Die hohen Verlustraten einfach bzw. klassisch als composit graft readaptierter größerer Ohrmuschelteil- bzw. vollständiger Ohrmuschelamputate ist daher wesentlich auf die mangelnde Revaskularisation derselben zurückzuführen. Für die klinische Praxis und für den Einzelfall ist es essenziell, zu wissen, bis zu welcher Amputatgröße es prinzipiell sinnvoll ist, eine klassische Replantation oder aber eine andere, komplexere Operationstechnik durchzuführen. Hierfür hat sich eine einfache Regel, die Einzentimeterregel nach Walter (1969) bewährt. Sie besagt, dass einfach transplantierte composit grafts einen Abstand von maximal 1 cm vom vaskularisierten Empfängerbett haben dürfen. Eine ganz wichtige Rolle für den Erfolg der klassischen Replantation kleiner Amputate spielt neben der Einzentimeterregel die postoperative Ruhigstellung des Operationsgebiets mit einem retinierenden Wundverband für etwa 1 Woche.

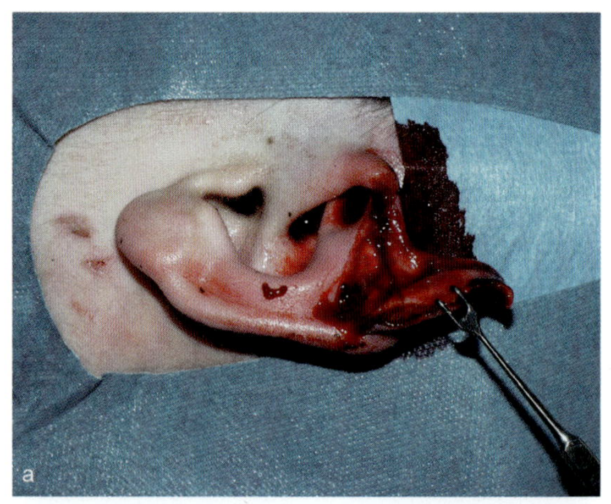

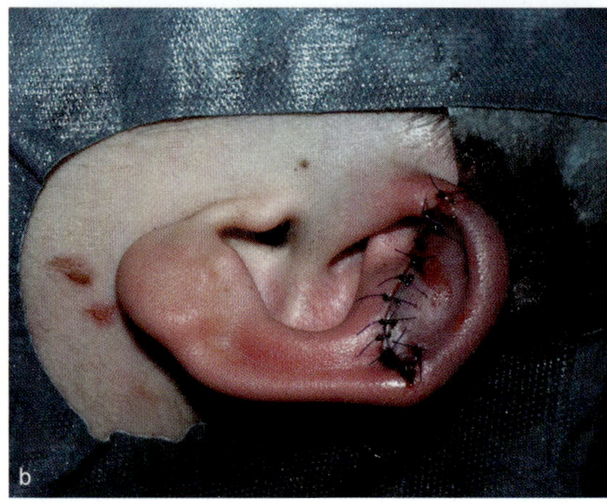

Abb. 11.1 a Ohrmuschelteilabriss mit ernährender Hautbrücke (Grad II), Situation vor der Rekonstruktion; **b** Situation nach primärer Rekonstruktion.

Die insgesamt unsicheren und schlechten Einheilungschancen bei der klassischen Replantation als composit graft führten zur Entwicklung komplexerer, mehrzeitiger Replantationstechniken, den **Pocket-Methoden**. Allen diesen Techniken ist gemeinsam, dass sie die Einheilung der Amputate bzw. Replantate zunächst in einer gut vaskularisierten Tasche vorschlagen. Diese Tasche kann ohrfern (abdominell: Conway et al. 1948, Musgrave uns Garrett 1967, supraklavikulär: Spira 1974, zervikal: Conroy 1972 und orthotop auf dem Mastoid: Converse 1958, Mladick et al. 1971, Mladick und Carraway 1973) lokalisiert sein. Andere Pocket-Techniken bevorzugen die Abdeckung der Replantate durch Lappenplastiken unterschiedlicher Art (lokale Lappen: Elsahy 1986, Platysmalappen: Ariyan und Chicarilli 1986, temporoparietaler Faszienlappen: Brent und Byrd 1983).

Als eine weitere Möglichkeit der Ohrmuschel(teil)replantation soll die Methode nach Baudet et al. (1972) erwähnt werden. Hier wird das Amputat zunächst rückseitig enthäutet, der Knorpel an statisch unwesentlichen Stellen unter Belassung des ventralseitigen Perichondriums gefenstert und dieses Replantat in orthotoper Position am Knorpel des Stumpfes readaptiert. Die ventrale Haut des Replantates bleibt intakt. Sie wird vorn an die Haut des Stumpfes und dorsal mit der Rückseite der Helix an die Mastoidhaut adaptiert. Nach ca. ¼ Jahr wird die Ohrmuschel vom Kopf gelöst und die rückseitige Wundfläche mit Hauttransplantaten epithelisiert.

Modifikationen der Baudet-Technik beziehen sich vor allem auf alternative Knorpelfensterungen (Salyapongse et al. 1979), den Einsatz von Fibrinkleber (Weerda 1986) und eine veränderte Hautpräparation der Mastoidregion (Arfai 1974 in Weerda 2004).

Auch die Pocket-Methoden und die Baudet-Technik einschließlich ihrer Modifikationen führen nicht selten zu einem Verlust bzw. Teilverlust des Replantats. Nach Angaben von Weerda (2004) heilen nur ca. 40% der Replantate komplett ein. Daneben schränken Schrumpfungen und narbige Verformungen des Replantats das ästhetische Resultat nicht unwesentlich ein. Narbenbedingt werden die Möglichkeiten einer sekundären Rekonstruktion mittels Rippenknorpel zusätzlich limitiert.

Die weitaus besten Chancen für eine erfolgreiche Replantation zeigt die direkte **mikrochirurgische Reanastomosierung** der Amputate an die Gefäße des Ohrmuschelstumpfes oder die seiner Umgebung. Die Voraussetzungen für die Durchführbarkeit einer mikrochirurgischen Replantation sind jedoch durch die Auffind- und Darstellbarkeit sehr kleiner Spender- und Empfängergefäße, bedingt durch die häufig nicht unerhebliche stumpfe und scharfe Traumatisierung des Amputats wie auch der Stumpfregion, erheblich eingeschränkt. Der Versuch einer primären mikrochirurgischen Replantation sollte jedoch trotz der geringen Gefäßdurchmesser immer unternommen werden (Liang et al. 2004, Kind et al. 1997).

11.1.4 Ohrmuschelteil- oder Komplettabrisse mit Amputatverlust (Grad IV)

Schwere Ohrmuschelverletzungen mit einem primär nicht reparablen Substanzverlust bedürfen nach der Erstversorgung und einer mindestens mehrwöchigen Konsolidierung des Defektbereichs (minimal 4–6 Wochen) der sekundären plastischen Rekonstruktion (➤ Kap. 10).

11.1.5 Bissverletzungen

Bissverletzungen und insbesondere Menschenbissverletzungen sind im Ohrmuschel- und übrigen Gesichtsbereich nicht selten. Das Besondere bei diesen Verletzungen ist einerseits das Traumatisierungsmuster, bestehend aus einer Kombination von stumpfer und scharfer Gewalt und damit einem Nebeneinander von Riss-, Quetsch- und Stichwunden. Daneben gelten Bissverletzungen grundsätzlich als mikrobiell und viral kontaminiert. An die potenzielle Gefahr der Übertragung von HIV und infektiösen Hepatitiden bei Menschenbissen und die Gefahr der Übertragung von Tollwut bei Tierbissen ist grundsätzlich zu denken. Die Überprüfung und ggf. Aktualisierung des Tetanusimpfschutzes ist obligat.

Die Versorgung dieser Verletzungen umfasst eine möglichst umgehende chirurgische Wundreinigung und Desinfektion, die sparsame, aber vollständige Exzision avitalen Gewebes und die primäre bzw. sekundäre plastische Rekonstruktion. Daneben ist eine systemische antibiotische Abdeckung mit einem Breitspektrumantibiotikum empfehlenswert.

11.1.6 Othämatom/Otserom

Stumpfe und tangential zur Ohrmuschel gerichtete Gewalteinwirkungen können zu einem Abscheren vorzugsweise des ventralen Perichondriums vom Knorpel führen. In dem entstandenen Spaltraum können sich sanguilente (Othämatom) oder seröse (Otserom) Sekretansammlungen entwickeln. Klinisch sind diese Verletzungen durch eine fluktuierende, prall-elastische

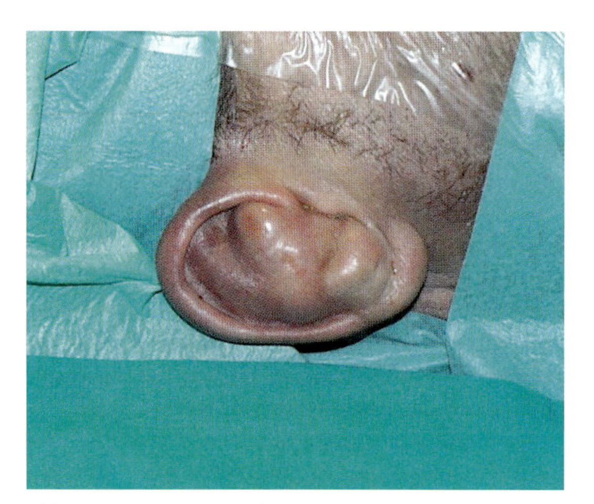

Abb. 11.2 Ausgeprägtes Othämatom

Schwellung meist im Anthelix- und Scaphabereich gekennzeichnet. Nur in diesen Fällen spricht man vom Vorliegen eines Othämatoms (➤ Abb. 11.2) bzw. Otseroms. Ein Hämatom der Ohrmuschelhaut hingegen ist kein Othämatom.

Die Therapie des Othämatoms bzw. Otseroms besteht in einer Entlastung der Flüssigkeitsansammlung durch eine Inzision in einer Falte der Ventralfläche der Ohrmuschel, vorzugsweise der Scapha. Um eine erneute Sekretansammlung zu verhindern, muss die Ohrmuschelhaut durch Matratzennähte, die über Tupfer geknüpft werden, fest am Knorpel fixiert werden. Nach etwa 1 Woche können diese Nähte entfernt werden. Zusätzlich ist die Gabe eines oralen Antibiotikums, zum Beispiel Clindamycin, für 1 Woche empfehlenswert.

11.2 Verletzungen des Schläfenbeins

Felsenbeinfrakturen entstehen durch stumpfe, direkte Gewalteinwirkung (Schlag oder Stoß) auf den Schädel. Sie treten bei 6–8% der stumpfen Schädel-Hirn-Traumata auf und lassen sich anhand des Frakturverlaufs prinzipiell in Längs- und Querfrakturen einteilen.

MERKE

Im klinischen Alltag findet sich in der Regel eine Kombination der Frakturverläufe einschließlich einer Vermischung der charakteristischen klinischen Symptomatik.

Die **Felsenbeinlängsfraktur** ist mit 85% die häufigste aller Felsenbeinfrakturen. Ihr Bruchspalt verläuft längs

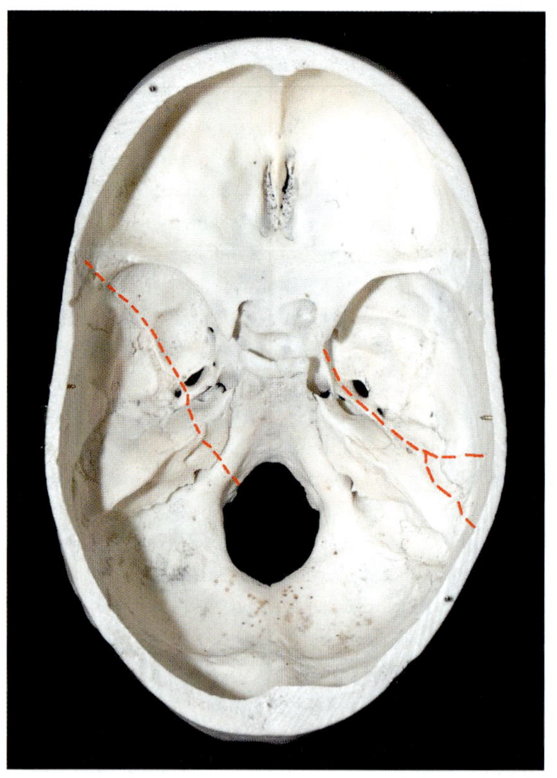

Abb. 11.3 Felsenbeinfrakturen; Längsfraktur rechts, Querfraktur links

zur Pyramidenachse und typischerweise durch das Mittelohr. Klinisch findet sich oft eine Stufenbildung im äußeren Gehörgang, die dem Frakturspalt entspricht (➤ Abb. 11.3). Häufig zeigt sich eine Zerreißung des Trommelfells mit konsekutiver blutiger Otorrhoe. Bei Verletzung der Dura findet sich eine Otoliquorrhoe. Ein Hämatotympanon, erkennbar am bläulich-schwärzlich verfärbten Trommelfell, entwickelt sich bei intaktem Trommelfell. In der Regel zeigt sich eine Schallleitungsschwerhörigkeit. Eine begleitende Fazialisparese findet sich vergleichsweise selten und häufig erst nach symptomfreiem Intervall (Spätparese).

Querfrakturen des Felsenbeins sind insgesamt selten. Ursache ist häufig eine schwerwiegende stumpfe Gewalteinwirkung von okzipital oder frontal. Die Frakturlinie verläuft quer zur Pyramidenhinterkante und kann durch den inneren Gehörgang und das Labyrinth verlaufen. Die Tuba auditiva und das Foramen jugulare können in den Frakturverlauf miteinbezogen sein.

Klinisch findet sich in der Regel ein intaktes Trommelfell, gelegentlich ein Hämatotympanon. In der Mehrzahl der Fälle werden überwiegend das Innenohr und das Vestibularorgan geschädigt, verbunden mit einer entsprechenden klinischen Symptomatik wie hochgradigem Hörverlust bis Taubheit, Schwindel mit Ausfallnystagmus zur Gegenseite, Übelkeit und Erbrechen. Bei einer Mitbeteiligung der Tube kann Blut (blutige Rhinorrhoe) und bei Zerreißung der Dura auch Liquor in den Nasen-Rachen-Raum (Rhinoliquorrhoe) abfließen. Eine Fazialisparese zeigt sich im Gegensatz zur Längsfraktur sehr viel häufiger und meist sofort (Sofortparese).

Die **Diagnose** ergibt sich häufig bereits aus der Anamnese und dem klinischen Befund einer blutigen Otorrhoe oder Liquorrhoe bzw. dem Befund eines Hämatotympanons. Mit den Stimmgabelversuchen nach Rinne und Weber und der Tonaudiometrie kann der Hörverlust qualitativ und quantitativ erfasst werden. Eine Mitbeteiligung des Gleichgewichtsorgans ist unter der Frenzel-Brille erkennbar (Nystagmus). Die **Gesichtsnervfunktion** muss sorgfältig untersucht werden. So ist es besonders wichtig, zwischen einer Sofort- und einer Spätparese zu unterscheiden.

Ursächlich für eine direkt nach oder mit dem Trauma einsetzende Gesichtslähmung (Sofortparese) ist eine partielle oder vollständige Kontinuitätsunterbrechung des Nervs durch Zerreißung oder Einspießung von Knochenfragmenten. Sie bedarf der umgehenden operativen Behandlung mit dem Ziel, die Kontinuität des Nervs wiederherzustellen (primäre Nervenrekonstruktion durch Naht oder Nervenersatzplastik).

Tritt jedoch die Gesichtslähmung erst mit einer Latenz von Stunden oder Tagen nach dem Trauma in Erscheinung (Spätparese), so ist von einer Kompression des Gesichtsnervs infolge Ödem oder Hämatom im Bereich des knöchernen Fazialiskanals auszugehen. Sie wird konservativ mit rheologisch und antiödematös wirksamen Infusionen (Pentoxifyllin) und Medikamenten (Prednisolon) behandelt.

Die Durchführung eines Elektromyogramms und Elektroneurogramms auch im Verlauf kann genauere Auskunft über die Art und **Prognose** der Nervenschädigung geben.

Da der Gesichtsnerv in seinem temporalen Verlauf verschiedene Nervenäste unterschiedlicher Faserqualitäten abgibt, ist eine **Topodiagnostik** der Läsion mittels Schimer-Test, Stapediusreflexmessung und Gustometrie möglich. Hierbei gilt, dass je höher (proximaler) die Nervenläsion lokalisiert ist, umso mehr Tests pathologisch ausfallen.

Für eine genaue Beurteilung des Frakturverlaufs ist eine **Computertomographie** in Dünnschichttechnik erforderlich. Die konventionellen Aufnahmen nach Schüller (Längsfraktur) und Stenvers (Querfraktur) haben heute in diesem Kontext nur noch historische Bedeutung, sollen aber nicht unerwähnt bleiben.

Die **Therapie** der Felsenbeinfrakturen richtet sich nach Art und Umfang des eingetretenen Schadens.

So bedürfen **nicht dislozierte Frakturen** ohne Schädigung des vestibulocochleären Systems oder des N. facialis lediglich engmaschiger Kontrolluntersuchungen. Ebenso verhält es sich mit einem unkomplizierten Hämatotympanon. Erst nach der Resorption lässt sich das Ausmaß der Schallleitungsschwerhörigkeit abschätzen, ggf. muss bei persistierender Mittelohrschwerhörigkeit eine Tympanoskopie bzw. Tympanoplastik durchgeführt werden.

Häutige Verletzungen des äußeren Gehörgangs heilen in der Regel ohne spezielle Therapie spontan ab. Im Bedarfsfall sollte für einige Tage mit antibiotikahaltigen Salbenstreifen behandelt werden.

Schwindel wird symptomatisch durch Bettruhe und Antivertiginosa (Vomex A) behandelt.

Eine Innenohrschwerhörigkeit oder Taubheit sollte mit Kortison in absteigender Dosierung behandelt werden. Die gleichzeitige Therapie mit durchblutungsfördernden Mitteln (Pentoxifyllin) ist seit einigen Jahren umstritten, aus unserer Sicht aber im Zweifelsfall nach wie vor empfehlenswert.

Die Therapie der **traumatischen Fazialisparese** richtet sich nach der Schwere und dem zeitlichen Verlauf des Auftretens der Lähmung (Sofort- versus Spätparese, s.o.).

Weitere Indikationen, die ein umgehendes operatives Eingreifen bei Felsenbeinfrakturen erforderlich machen, sind: die früh eintretende Meningitis, die persistierende Oto- oder Rhinoliquorrhoe, stark dislozierte Frakturen mit Verlegung des äußeren Gehörgangs und massive, konservativ nicht beherrschbare Blutungen.

Durch Einwachsen von Plattenepithel in den Mittelohrraum kann als Spätfolge ein Cholesteatom (traumatisches Cholesteatom) entstehen, das radikal entfernt werden muss.

LITERATUR

Ariyan S, Chicarilli Z (1986) Replantation of a totally amputated ear by means of a platysma musculocutaneous „sandwich" flap. Plast Reconstr Surg. 78: 385–389.
Baudet J, Tramond P, Gonmain A (1972) A propos d'un procede original de reimplantation d'un pavillon de l'oreille totalement separe. Ann Chir Plast Esthet. 17: 67–72.
Brent B, Byrd HS (1983) Secondary ear reconstruction with cartilage grafts covered by axial, random and free flaps of temporoparietal fascia. Plast Reconstr Surg 72: 141–151.
Conroy W (1972) Letter to the editor: Salvage of an amputated ear. Plast Reconstr Surg. 49: 564.
Converse JM (1958) Reconstruction of the auricle, Part 1, Part 2. Plast Reconstr Surg. 22: 150–163, 230–249.
Conway H, Neumann CG, Gelb J, Leveridge LL, Joseph JM (1948) Reconstruction of the external ear. Ann Surg 128: 226–238.
Elsahy N (1986) Ear replantation combined with local flaps. Ann Plast Surg. 77: 102–111.

Kind GM, Buncke GM, Placik OJ, Jansen DA, D'Amore T, Buncke HJ Jr. (1997) Total ear replantation. Plast Reconstr Surg. 99(7): 1858–1867.

Liang Y, Li X, Gu L, Xiao Y, Zhang W, Li Q, Chen G, Yang H, Tan M (2004) Successful auricule replantation via microvascular anastomosis 10 h after complete avulsion. Acta Otolaryngol. 124(5): 645–648.

Mladick R, Carraway J (1973) Ear reattachement by the modified pocket principle. Plast Reconstr Surg. 51: 584–587.

Mladick R, Horton C, Adamson J, Cohen B (1971) The pocket principle. Plast Reconstr Surg. 48: 219–223.

Musgrave RH, Garrett WS (1967) Management of avulsion injuries of the external ear. Plast Reconstr Surg. 40: 534–539.

Salyapongse A, Lorenzo P, Suthunyarat P (1979) Succesfull replantation of a totally severed ear. Plast Reconstr Surg. 64: 706–707.

Spira M (1974) Early care of deformities of the auricle resulting from mechanical trauma. In: Tanzer RC, Edgerton MT (eds.) (1974) Symposium on reconstruction of the auricle. St. Louis: CV Mosby & Co: 204–217.

Walter C (1969) Die Probleme der Rekonstruktion der Ohrmuschel. HNO17: 301–305.

Weerda H (2004) Chirurgie der Ohrmuschel. Verletzungen, Defekte, Anomalien. Stuttgart: Thieme.

KAPITEL

12 Akute Mittelohrentzündung

Dirk Bassler, Johannes Forster

Die Mittelohrentzündung (Otitis media) ist charakterisiert durch eine meist schmerzhafte Entzündung der Schleimhäute des Mittelohrs. Pathologisch-anatomisch findet sich eine hyperämisierte und ödematöse Schleimhaut mit entzündlichen Infiltraten und einer Flüssigkeitsansammlung in der Paukenhöhle.

Die Nomenklatur der Mittelohrentzündung ist nicht einheitlich und sowohl im englischen als auch im deutschen Sprachraum wird zwischen verschiedenen Formen der Mittelohrentzündung unterschieden.

In Abhängigkeit von der Verlaufsform kann man zwischen der **akuten** und der **chronischen Mittelohrentzündung** unterscheiden. Die akute Otitis media (AOM) tritt als singuläres Ereignis auf, kann aber auch in einem relativ kurzen Zeitraum wiederholt auftreten, so dass man von einer **rezidivierenden akuten Otitis media** spricht.

In Abhängigkeit vom Verlauf und der Beschaffenheit des Mittelohrergusses kann die AOM in eine *akut seröse* und eine *akute eitrige* Form unterteilt werden.

Bei der chronischen Mittelohrentzündung lassen sich ebenfalls die *chronisch eitrige Otitis media* und das *Seromukotympanon* (Erguss in der Paukenhöhle ohne Entzündungszeichen) abgrenzen. Im Mittelpunkt dieses Kapitels steht die akute Mittelohrentzündung.

12.1 Akute Otitis media

Bei der AOM handelt es sich um eine häufige, in der Regel jedoch harmlose Erkrankung, die meist im Kindesalter auftritt. Plötzlich einsetzende heftige Ohrenschmerzen, eventuell zusammen mit Hörstörungen, reduzierter Allgemeinzustand, optional Fieber und Schwindel sind typische Symptome einer akuten Mittelohrentzündung. Dabei sind die Ohrenschmerzen bei Kindern zumeist das Leitsymptom. Klassischerweise ist das Trommelfell hyperämisiert, vorgewölbt, vermindert beweglich, matt, und häufig ist ein Mittelohrerguss erkennbar. Eine alleinige Rötung des Trommelfells gilt nicht als sicheres Zeichen einer akuten Otitis media (Pichichero 2000).

Die AOM wird in der Regel durch aszendierende Infektion über die Tuba Eustachii bei bestehendem oder vorangegangenem oberen Luftwegsinfekt verursacht. Dabei kommen sowohl Bakterien als auch Viren als Infektionsauslöser in Frage.

12.2 Rezidivierende akute Otitis media

Es handelt sich um wiederholt auftretende Episoden einer akuten Otitis media, wobei die zur Definition notwendige Rezidivhäufigkeit strittig ist. In der Regel geht man jedoch von mindestens drei Rezidiven innerhalb eines halben Jahres aus. Im Intervall kann es dabei entweder zu einer kompletten Remission oder zu einem persistierenden Mittelohrerguss ohne akute Entzündungszeichen kommen.

Inzidenz/Prävalenz

Die akute Mittelohrentzündung ist keine seltene Erkrankung, sondern im Kindesalter eine der häufigsten Ursachen für Besuche beim niedergelassenen Arzt. Am Ende des 3. Lebensjahres haben 50–85% aller Kinder eine AOM durchgemacht (Teele 1989). Das typische Erkrankungsalter liegt zwischen dem 6. Lebensmonat und dem 4. Lebensjahr und die Inzidenz hat sich von 1975 bis 1990 verdoppelt (Dowell 1998). Auch Säuglinge können an einer Mittelohrentzündung erkranken und bis zu ihrem 3. Lebensmonat haben bereits 10% der Säuglinge eine AOM durchgemacht. Bei Erwachsenen ist die AOM relativ selten. In den USA ist die AOM der häufigste Grund für eine ambulante Antibiotikatherapie.

Ätiologie, Pathogenese und Risikofaktoren

An der Pathogenese der AOM sind viele Mechanismen und Faktoren beteiligt, von denen besonders anatomische, infektiologische, immunologische, genetische und Umwelt-assoziierte von Bedeutung sind.

Dysfunktion der Tuba Eustachii

Die AOM wird in der Regel durch eine aszendierende Infektion aus dem Nasopharynx über die Tuba Eustachii bei bestehendem oder vorangegangenem oberen Luftwegsinfekt verursacht. Die AOM tritt gehäuft im Kindesalter auf, da in diesem Alter die Eustachische Röhre noch kurz und weit ist und dadurch das Aufsteigen von Erregern aus dem Nasen-Rachen-Raum erleichtert wird. Der Tuba Eustachii kommt außerdem Bedeutung in Bezug auf den Druckausgleich im Mittelohr und die Reinigung des Mittelohrs zu. Eine Dysfunktion der Tuba Eustachii im Rahmen einer Entzündung fördert daher das Auftreten einer AOM. Die Reifung der Tuba Eustachii ist ein Prozess, der sich über die ersten Lebensjahre erstreckt, und es wird angenommen, dass das relativ seltene Auftreten einer AOM nach dem 7. Lebensjahr mit der bis dahin abgeschlossenen Reifung in Zusammenhang steht.

Infektiologie

Die häufigsten bakteriellen und viralen Erreger der AOM sind in ➤ Tabelle 12.1 zusammengefasst. Viren können entweder als alleinige Erreger eine AOM auslösen oder sie begünstigen eine bakterielle Superinfektion durch Tubenfunktionsstörungen und Irritationen der Schleimhautepithelien. Die zielgerichtete Behandlung der AOM im klinischen Alltag wird dadurch erschwert, dass zu Beginn der Erkrankung in der Regel keine sichere Differenzierung zwischen viraler und bakterieller Genese möglich ist. Typischerweise wird die AOM durch aszendierende Keime ausgelöst, nur selten kommt es zu einer hämatogenen Keimaussiedlung, z.B. bei Scharlach- oder Masern-Otitis.

Immunologie

Verschiedene immunologische Strukturen und Mechanismen spielen bei der Entstehung der AOM eine Rolle, dazu gehören u.a. der Waldeyer-Rachenring, Antikörper und Zytokine (Rovers 2004). Der Waldeyer-Rachenring, eine Ansammlung von lymphatischem Gewebe im Bereich von Mund-, Nasenhöhle und Pharynx, dient als Abwehrbarriere gegenüber einer möglichen Invasion von Mikroorganismen aus der Mund- und Nasenhöhle und ist wahrscheinlich an der Erkennung von Antigenstrukturen eindringender Keime beteiligt, die dann durch eine systemische Reaktion des Immunsystems schneller abgewehrt werden können (Rovers 2004). In Sekrete des Nasopharynx sezerniertes Immunglobulin A erschwert das Anhaften von Mikroorganismen und reduziert die bakterielle Kolonisation des Nasopharynx. Immunglobulin G ist an der Elimination von für die Auslösung einer AOM relevanten Bakterien beteiligt, während bestimmte Zytokine wie TNF, Interleukin-1 und -8 wahrscheinlich eine bedeutende Rolle bei der Erreger-induzierten Immunantwort spielen (Rovers 2004).

Tab. 12.1 Häufige bakterielle und virale Erreger einer akuten Mittelohrentzündung

Bakterien	Viren
Streptococcus pneumoniae	Respiratory Syncytial Viren (RSV)
Moraxella catarrhalis	Rhinoviren
Haemophilus influenzae	Parainfluenzaviren
Streptococcus pyogenes	Influenzaviren
Staphylococcus aureus	
Selten	**Selten**
Hämatogen fortgeleitete Scharlach-Otitis durch β-hämolysierende Streptokokken der Gruppe A	Hämatogen fortgeleitete Otitis durch Masernviren

Genetik

Zwillingsstudien legen nahe, dass genetische Faktoren bei der Entwicklung einer OM eine Rolle spielen (Casselbrant 1999). Zu den genetischen Faktoren, die von Bedeutung zu sein scheinen, gehören bestimmte Immunglobulin-Marker (G2m[23]), das Antigen HLA-A2, das Interleukin-1-alpha-Antigen und verschiedene Muzin-Gene (MUC 1,3,4, 5AC, 5B).

Umwelt

Eine Meta-Analyse von zwei Beobachtungsstudien hat verschiedene Risikofaktoren für eine AOM identifiziert, die entweder das Risiko für obere Luftwegsinfektionen erhöhen oder die lokalen Abwehrmechanismen beeinträchtigen (Uhari 1996). Die folgenden Faktoren erhöhen das Risiko für die AOM:

- Tagesbetreuung in Kindergärten und Kindertagesstätten
- Ältere Geschwister
- Rauchende Familienmitglieder
- Positive Familienanamnese
- Gebrauch von Schnullern
- Verzicht auf das Stillen in den ersten 3 Monaten.

Eltern ist daher anzuraten, zumindest innerhalb der Wohnung auf das Rauchen zu verzichten und Säuglinge in den ersten Lebensmonaten zu stillen, um das Risiko einer AOM bei ihren Kindern zu reduzieren. Die Verwendung von Schnullern wurde in verschiedenen Studien mit einem niedrigeren Risiko für plötzlichen Kindstod assoziiert, daher kann im Sinne einer Risikoabwägung vom Gebrauch von Schnullern nach derzeitigem Erkenntnisstand nicht abgeraten werden.

Klinischer Verlauf und Komplikationen

Leitsymptom der AOM sind die Ohrenschmerzen, die sich häufig nachts verschlimmern. Ein plötzliches Sistieren der Schmerzen kann auf eine Perforation des Trommelfells hindeuten.

Wie eingangs erwähnt, tritt die AOM allerdings häufig bei Kleinkindern und auch Säuglingen auf, die nicht in der Lage sind, die Schmerzen eindeutig zu lokalisieren und zu verbalisieren. Bei erkrankten Säuglingen beobachtet man vermehrtes Schreien und weinerliches Verhalten. Die Säuglinge greifen sich oftmals ans Ohr und sind im Schlaf vermehrt unruhig. Gerade bei Säuglingen und Kleinkindern tritt häufig Fieber auf. Manchmal macht sich bei Säuglingen eine Mittelohrentzündung auch durch gastrointestinale Symptome bemerkbar. Im Allgemeinen gilt, dass bei der AOM häufig unspezifische Atemwegssymptome in Verbindung mit lokalen Symptomen auftreten. Kommt es Tage bis wenige Wochen nach einer AOM zu erneutem Auftreten von Schmerzen, eitrigem Ausfluss aus dem Ohr und einer schmerzhaften Schwellung hinter der Ohrmuschel, kann dies auf eine Mastoiditis hindeuten, eine der gefürchtetsten Komplikationen einer AOM. Die Mastoiditis, eine Entzündung des knöchernen Warzenfortsatzes des Schläfenbeins, tritt allerdings selten auf. Weitere Komplikationen einer AOM schließen Hirnhautentzündung oder Hirnabszess, Entzündung des Innenohrs (Labyrinthitis) mit Schwindel und Ertaubung, Sepsis, Fazialisparese, Sinusthrombosen und die chronische Otitis media ein. Häufige Mittelohrentzündungen können zu Vernarbungen des Trommelfells und Verwachsungen im Bereich der Gehörknöchelchen führen und eine bleibende Hörstörung (Schallleitungsschwerhörigkeit) zur Folge haben, die wiederum die kindliche Sprachentwicklung negativ beeinflussen kann.

Diagnostik

Die Diagnose AOM wird generell zu häufig gestellt, bedingt durch Unsicherheiten und Unschärfen bei der akuten Diagnosestellung (Pichichero und Poole 2001). Im Wesentlichen kommen drei diagnostische Verfahren zum Einsatz, die Otoskopie, die Tympanometrie und die Parazentese (selten).

Otoskopie (Ohrspiegelung)

Die hierzulande übliche visuelle Beurteilung des Gehörgangs mittels Otoskop mit Batteriegriff erlaubt auch dem relativ unerfahrenen Untersucher eine unkomplizierte Ausleuchtung und Beurteilung des Trommelfells (➤ Abb. 12.1). Ein vorgewölbtes Trommelfell oder ein sichtbarer Flüssigkeitsspiegel in der otoskopischen Untersuchung sind als Zeichen eines bestehenden Ergusses relativ zuverlässige diagnostische Parameter. Je nach Zeitpunkt der Untersuchung kann bereits eine Perforation des Trommelfells mit Austritt von eitrigem Exsudat vorliegen. Bei der viralen Otitis findet man manchmal auch einen wässrig gelben oder blutigen Ausfluss, bedingt durch das Platzen von mit seröser oder blutiger Flüssigkeit gefüllter Blasen auf dem Trommelfell (Myringitis bullosa).

Die in Deutschland selten angewandte Methode der pneumatischen Otoskopie erfolgt im Gegensatz zur Otoskopie mit Batteriegriff in Kombination mit einer Kopflampe und erlaubt erfahrenen Untersuchern ebenfalls zu einer sehr guten Ausleuchtung des Gehörgangs und des Trommelfells. Sie erlaubt zusätzlich eine Beurteilung der durch den bestehenden Erguss veränderten Trommelfellbeweglichkeit und bringt dadurch eine erhöhte diagnostische Treffsicherheit für einen Mittelohrerguss mit sich, die in einer Meta-Analyse mit einer Sensitivität von 94% und einer Spezifität von 80% angegeben wurde, wobei verschiedene Methoden (Parazentese, Myringotomie, Magnetresonanztomographie, Computertomographie, validierte pneumatische Otoskopie) als Referenzstandard dienten (Takata 2003).

Tympanometrie

Die Tympanometrie ist eine Untersuchung, bei der die Beweglichkeit des Trommelfells und die Funktion des Mittelohrs beurteilt werden kann. Gemessen wird die Impedanz (der Schallwiderstand) des Trommelfells, aus der sich die Schwingungsfähigkeit der Trommelfellmembran und der Gehörknöchelchen interpretieren lässt. Die Sensitivität der Tympanometrie für die Diagnosestellung eines Mittelohrergusses ist ähnlich hoch wie die der pneumatischen Otoskopie, jedoch ist die Spezifität niedriger (Takata 2003).

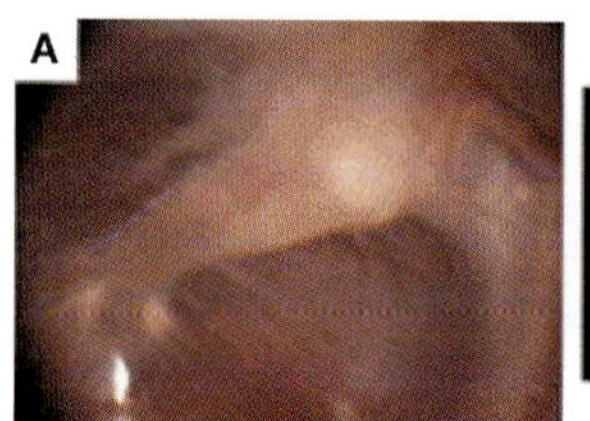

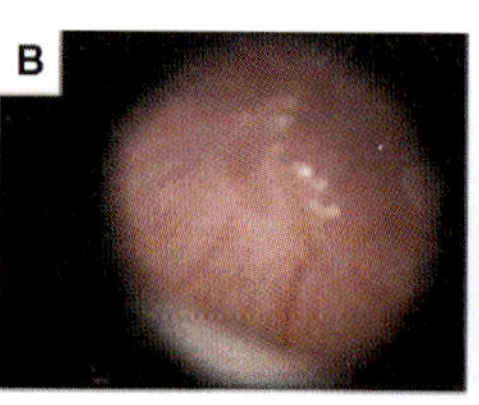

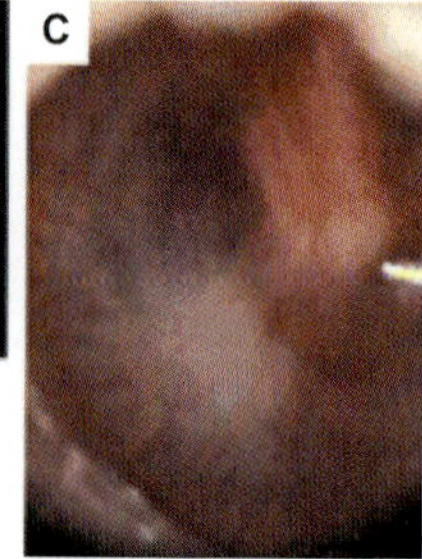

Abb. 12.1 Otoskopische Befunde bei V.a. akute Mittelohrentzündung (aus: Hendley JO. Clinical practice. Otitis media. N Engl J Med. 2002 Oct 10;347(15):1169-74); **A** retrahiertes Trommelfell mit sichtbarem Hammergriff; **B** akute Otitis media mit vorgewölbtem Trommelfell und eitrigem Sekret in der Paukenhöhle; **C** gerötetes Trommelfell ohne Erguss in der Paukenhöhle

Parazentese/Myringotomie

Die Inzision des Trommelfells (Parazentese) ist im Normalfall nicht erforderlich und höchstens indiziert bei Therapieversagern unter antibiotischer Therapie und bei Komplikationen. Sie bietet allerdings den Vorteil, dass sie als einzige der aufgeführten Methoden einen direkten Zugang zum Mittelohr und damit die Möglichkeit einer direkten Erregerbestimmung ermöglicht. Die Parazentese führt nicht zu einer beschleunigten Heilung, kann aber zur vorzeitigen Schmerzlinderung führen (Kaleida 1991).

Differenzialdiagnosen

Die Liste der Differenzialdiagnosen ist lang (➤ Tab. 12.2). Dabei ist zu bedenken, dass die AOM im Kindesalter sehr häufig auftritt, während die meisten der differenzialdiagnostisch zu erwägenden Krankheiten im Kindesalter eher selten sind.

Therapie

Antibiotika oder Zuwarten?

Bis vor wenigen Jahren gehörte die Antibiotikatherapie bei AOM zur Standardtherapie in den meisten Industrienationen und auch heute noch wird in Ländern wie Deutschland, Großbritannien, Australien und den USA die Mehrheit der Kinder mit AOM antibiotisch behandelt, während dies in den Niederlanden bei weniger als 32% der Fall ist (Glasziou 2004). Die AOM ist die Diagnose, die am häufigsten eine Antibiotikatherapie im ambulanten Bereich bedingt, und 42% der Antibiotikatherapien bei Kindern werden mit einer AOM begründet. Bei einer relativ hohen Spontanheilungsrate der AOM (s.u.) ist es besonders die Angst vor den gravierenden Komplikationen, mit der der Einsatz von Antibiotika begründet wird. Allerdings bietet auch die antibiotische Therapie keinen absolut zuverlässigen Schutz vor Komplikationen, so trat z.B. die Mastoiditis laut einer systematischen Übersichtsarbeit, die den Einsatz von Antibiotika bei über 1000 eingeschlossenen Patienten mit AOM mit Plazebo vergleicht, ein einziges Mal auf, und zwar in der Antibiotika-Gruppe (Glasziou 2004). Die unter Antibiotikatherapie zunehmend zu beobachtende Resistenzentwicklung, die immensen Behandlungskosten der AOM und die Entwicklung von einer „Eminenz-basierten" zu einer „Evidenz-basierten Medizin", die sich auf methodisch hochwertige Daten als Grundlage der Therapieentscheidung beruft, haben in den letzten Jahren eine Diskussion darüber in Gang gebracht, ob bei Kindern mit einer AOM eine zunächst abwartende Haltung gerechtfertigt ist.

In Therapieleitlinien verschiedener Länder werden unterschiedliche Empfehlungen gegeben, so empfehlen z.B. Leitlinien in den USA (American Academy of Pediatrics 2004) den uneingeschränkten Antibiotikaeinsatz bei allen Kindern mit AOM, während Leitlinien in Schottland (Scottish Intercollegiate Guidelines Network 2003) den Antibiotikaeinsatz nur bei Kindern unter 2 Jahren empfehlen, wenn diese schwer und/oder längerfristig beeinträchtigt sind. Ziel weiterer Forschungsbestrebungen sollte daher sein, Subgruppen von Kindern zu identifizieren, die besonders von einer antibiotischen Therapie profitieren bzw. nicht profitieren. In einer Meta-Analyse basierend auf individuellen Patientendaten aus 6 randomisierten Studien konnte gezeigt werden, dass insbesondere Kinder, die jünger als 2 Jahre sind und an einer bilateralen AOM leiden, sowie Kinder mit AOM und Otorrhoe von einer antibiotischen Behandlung profitieren und Schmerzen und/oder Fieber am 3.–7. Tag seltener auftreten (Rovers 2006). Bei den meisten der anderen Kinder mit mildem Krankheitsverlauf scheint eine abwartende Haltung gerechtfertigt zu sein (Rovers 2006).

Wenn Antibiotika, welche?

In einer großen Meta-Analyse konnte nach Ablauf von 7–10 Tagen kein eindeutiger Wirksamkeitsvorteil einzelner Antibiotika gezeigt werden (Rosenfeld 1994). Die Wahl des Antibiotikums sollte sich daher wesentlich auf

Tab. 12.2 Differenzialdiagnosen zur akuten Mittelohrentzündung

Differenzialdiagnosen
Gehörgangsfurunkel
Otitis externa
Zoster oticus
Fremdkörper
Akute Parotitis
Cholesteatom
Fortgeleitete Ohrenschmerzen durch Zahnschäden
Postaurikulare Lymphadenitis
Akut exazerbierte chronische Otitis media
Erysipel
Mastoiditis
Frakturen
Sialolithiasis
Tumoren
Kiefergelenksarthropathien
Psychogene Otalgie
Trommelfellverletzungen

Kriterien wie lokale Erregerhäufigkeit und Resistenzen sowie Nebenwirkungen und Kosten beziehen. Im Allgemeinen empfiehlt sich zunächst der Einsatz von Amoxicillin. Die Kombination mit Clavulansäure ist dann zu empfehlen, wenn Anhaltspunkte für eine erhöhte Betalaktamasebildung (z.B. bei Haemophilus, S. pneumoniae und Moraxella) bestehen, sollte jedoch nach Möglichkeit nicht routinemäßig erfolgen. Bei Penicillin-Allergie können Makrolide (Erythromycin, Clarithromycin, Azithromycin) zum Einsatz kommen. Oral-Cephalosporine sind als Mittel der Reserve anzusehen, häufig bestehen Kreuz-Allergien zu Penicillinen.

Wenn therapieren, wie lange?

In einer Meta-Analyse konnte gezeigt werden, dass eine 5-tägige Behandlung bei unkomplizierter AOM gegenüber einer 7–10 Tage dauernden ausreicht (Kozyrskyj 2000).

Adrenergika

Pathophysiologische Überlegungen legen die Anwendung von schleimhautabschwellenden Mitteln bei Kindern mit AOM nahe. Der Einsatz von Adrenergika kann hierbei lokal oder systemisch erfolgen. Basierend auf einer Meta-Analyse kann der Einsatz systemischer Adrenergika für die Symptomlinderung bei AOM nicht empfohlen werden (Flynn 2004). Die in Deutschland eher übliche lokale Applikation schleimhautabschwellender Nasentropfen ist nicht ausreichend untersucht, jedoch kann im Einzelfall eine kurzfristige Anwendung erwogen werden.

Analgetika

Das für die Kinder im Vordergrund stehende Symptom der AOM ist der Schmerz, und eine schmerzlindernde Therapie ist daher meistens angebracht. Die analgetische Behandlung kann entweder lokal oder systemisch erfolgen.

Lokale Analgetika

Lokale Analgetika gelangen bei nicht perforierten Trommelfellen nicht an den Ort des Entzündungs- und Schmerzgeschehens. Im Falle einer Perforation verhindert abfließendes Sekret meist ebenfalls eine ausreichende Analgetikakonzentration am Ort des Schmerzes. Eine Meta-Analyse der Cochrane Collaboration kommt zu der Schlussfolgerung, dass die Datenlage unzureichend ist, um eine generelle Empfehlung für eine lokale Analgetika-Therapie bei AOM auszusprechen (Foxlee 2006). Im Einzelfall kann eventuell ein Therapieversuch mit naturheilkundlichen Ohrentropfen erwogen werden. Eine randomisierte Studie zur lokalen Analgetika-Therapie bei AOM zeigt, dass bei Kindern, die unzureichend auf eine 2- bis 3-tägige Warteperiode ansprechen, eine naturheilkundliche lokale Schmerztherapie von Nutzen sein kann (Sarrell 2003). Der klinische Nutzen dieser Ergebnisse ist allerdings dadurch eingeschränkt, dass eine schmerzlindernde Therapie bei Diagnosestellung und nicht erst nach einer Warteperiode anzustreben ist.

Systemische Analgetika

Die Ergebnisse einer randomisierten Studie unterstützen den Einsatz von Ibuprofen und Paracetamol bei Kindern mit AOM (Bertin 1996). Laut einer Beurteilung durch die Eltern führten beide Medikamente zu einer Schmerzlinderung im Vergleich mit Plazebo. Wegen des sehr seltenen Reye-Syndroms bei Virusinfektionen wird Acetylsalicylsäure zur Analgesie bei Kindern nicht empfohlen. In ➤ Tabelle 12.3 wird das empfohlene therapeutische Vorgehen bei AOM zusammengefasst.

Prävention

Prävention durch Pneumokokken-Impfung

Streptococcus pneumoniae verursacht zwischen 28 und 55% der bakteriellen Mittelohrentzündungen. Die bisherigen Präventionsversuche mit Polysaccharidimpfstoffen waren wenig erfolgreich. Bei polyvalenten Konjugatimpf-

Tab. 12.3 Empfohlenes therapeutisches Vorgehen bei akuter Mittelohrentzündung

Therapiemaßnahme	Mögliches Behandlungskonzept
Allgemeinmaßnahmen	Körperliche Schonung; ausreichend Flüssigkeit; ggf. Wärmebehandlung
Systemische Analgetika	Ibuprofen oder Paracetamol
Lokale Analgetika	Nicht uneingeschränkt empfohlen; ggf. Einsatz von naturheilkundlichen Ohrentropfen
Systemische Adrenergika	Derzeit nicht empfohlen
Abschwellende Nasentropfen	Ggf. kurzfristig im Einzelfall
Antibiotika	Bei Kindern < 2 Jahren mit bilateraler AOM, sowie bei Kindern mit AOM und Otorrhoe ist eine antibiotische Therapie bei Diagnosestellung wahrscheinlich von Nutzen; für die meisten anderen Kinder ist eine abwartende Haltung mit engmaschiger Kontrolle gerechtfertigt

stoffen werden Kapselpolysaccharide der Pneumokokken kovalent an Moleküle von Trägerproteinen geknüpft. Diese Konjugatimpfstoffe haben in der Vergangenheit bewiesen, dass sie ein immunologisches Gedächtnis induzieren und zur klinisch bedeutsamen Antikörperbildung führen können. Eine Meta-Analyse der Cochrane Collaboration kommt allerdings zu der Schlussfolgerung, dass die Pneumokokken-Impfung (Polysaccharidimpfstoffe und/oder Konjugatimpfstoffe) (noch) nicht grundsätzlich zur Prävention der Otitis media empfohlen werden kann (Straetemans 2004). Eine randomisierte Studie, in der die Auswirkung einer Pneumokokken-Impfung auf die Lebensqualität von Kindern mit rezidivierender AOM untersucht wurde, konnte keinen Nutzen nachweisen (Brouwer 2005). In einer kürzlich veröffentlichten Studie mit einem neuen 11-valent-Pneumokokken-Impfstoff konnte in einer Gruppe von 5000 Säuglingen gezeigt werden, dass in der Gruppe mit Pneumokokken-Impfung 333 Kinder innerhalb der ersten zwei Lebensjahre an einer AOM erkrankten, in der Kontrollgruppe 499 – ein Unterschied von 34% (Prymula 2006).

Grippe-Impfung

In einer Meta-Analyse zur Effektivität der Grippe-Impfung bei gesunden Kindern konnte durch die quantitative Zusammenfassung von 11 Studien mit insgesamt 11.349 eingeschlossenen Kindern gezeigt werden, dass die Impfung in 21–70% der Fälle eine AOM erfolgreich verhindern kann. Allerdings wird in der Arbeit nicht darauf eingegangen, mit welcher Methode die AOM in den Einzelstudien diagnostiziert wurde und ob es sich um eine Verhinderung aller oder nur der spezifischen AOM-Fälle handelt (Manzoli 2007).

RSV-Impfung

Theoretisch könnte eine effektive Impfung gegen RSV die Inzidenz der AOM reduzieren. Bislang durchgeführte Untersuchungen haben allerdings zu keinen überzeugenden Ergebnissen geführt, und es gilt, die Ergebnisse zukünftiger Studien abzuwarten (Patel 2007).

Xylitol

Xylitol ist ein Zuckeraustauschstoff, der das Wachstum von Streptococcus pneumoniae hemmen und daher theoretisch den Pneumokokken-Träger-Status und das Auftreten einer AOM beeinflussen könnte. Allerdings ist eine Langzeitprophylaxe zur Prävention der akuten Mittelohrentzündung mit Xylit-Präparaten nach dem aktuellen Stand der Erkenntnis nicht uneingeschränkt zu empfehlen. Zwar gibt es Hinweise aus randomisierten Studien, dass die dauerhafte Anwendung von Xylit-Präparaten die Inzidenz der Otitis media signifikant reduziert (Uhari 1998). Eine andere randomisierte Studie hat jedoch gezeigt, dass Xylit, verabreicht nur bei akuten Luftwegsinfektionen, nicht in der Lage ist, die Inzidenz der Otitis media zu senken (Tapiainen 2002). Es liegen zu wenige Daten zur empfehlenswerten Dosis und zu Langzeitauswirkungen von Xylit vor, so dass derzeit nur im Einzelfall eine Prophylaxe erwogen werden sollte.

Prognose

Die Prognose der AOM ist im Normalfall sehr gut: Ohne antibiotische Behandlung bessern sich die Symptome der AOM bei über der Hälfte der Kinder in den ersten 24 Stunden nach Diagnosestellung und verschwinden gänzlich nach 3 Tagen (O'Neill 2006). Bei 0,12% der Kinder, die keine antibiotische Therapie erhalten, kommt es zu eitrigen Komplikationen (Rosenfeld 2003). Schwere Komplikationen sind allerdings in den Industrieländern sehr selten und auch die antibiotische Behandlung bietet keinen sicheren Schutz vor Komplikationen. In Entwicklungsländern sterben laut Angaben der WHO jährlich über 50.000 Kinder an den Folgen von Komplikationen einer AOM (O'Neill 2006).

LITERATUR

American Academy of Pediatrics Subcommittee on Management of Acute Otitis Media (2004) Diagnosis and management of acute otitis media. Pediatrics. 113(5): 1451–1465.
Bertin L, Pons G, d'Athis P, Duhamel JF, Maudelonde C, Lasfargues G, Guillot M, Marsac A, Debregeas B, Olive G (1996) A randomized, double-blind, multicentre controlled trial of ibuprofen versus acetaminophen and placebo for symptoms of acute otitis media in children. Fundam Clin Pharmacol. 10(4): 387–392.
Brouwer CN, Maille AR, Rovers MM, Veenhoven RH, Grobbee DE, Sanders EA, Schilder AG (2005) Effect of pneumococcal vaccination on quality of life in children with recurrent acute otitis media: a randomized, controlled trial. Pediatrics. 115(2): 273–279.
Casselbrant ML, Mandel EM, Fall PA, Rockette HE, Kurs-Lasky M, Bluestone CD, Ferrell RE (1999) The heritability of otitis media: a twin and triplet study. JAMA. 282 (22): 2125–1230.
Dowell SF, Schwartz B, Phillips WR (1998) Appropriate use of antibiotics for URIs in children: Part I. Otitis media and acute sinusitis. The Pediatric URI Consensus Team. Am Fam Physician 58(5): 1113–1118, 1123.
Flynn CA, Griffin GH, Schultz JK (2204) Decongestants and antihistamines for acute otitis media in children. Cochrane Database Syst Rev. (3):CD001727.
Foxlee R, Johansson A, Wejfalk J, Dawkins J, Dooley L, Del Mar C (2006) Topical analgesia for acute otitis media. Cochrane Database Syst Rev. 3: CD005657.

Glasziou PP, Del Mar CB, Sanders SL, Hayem M (2004) Antibiotics for acute otitis media in children. Cochrane Database Syst Rev. 1: CD000219.

Kaleida PH, Casselbrant ML, Rockette HE, Paradise JL, Bluestone CD, Blatter MM, Reisinger KS, Wald ER, Supance JS (1991) Amoxicillin or myringotomy or both for acute otitis media: results of a randomized clinical trial. Pediatrics. 87(4): 466–474.

Kozyrskyj AL, Hildes-Ripstein GE, Longstaffe SEA, Wincott JL, Sitar DS, Klassen TP, Moffatt MEK (2000) Short course antibiotics for acute otitis media. Cochrane Database of Systematic Reviews 2000, Issue 2. Art. No.: CD001095. DOI: 10.1002/14651858.CD001095.

Manzoli L, Schioppa F, Boccia A, Villari P (2007) The efficacy of influenza vaccine for healthy children: a meta-analysis evaluating potential sources of variation in efficacy estimates including study quality. Pediatr Infect Dis J. 26(2):97–106.

O'Neill P, Roberts T, Bradley Stevenson C (2006) Otitis media in children (acute). Clin Evid. 15: 500–510.

Patel JA, Nguyen DT, Revai K, Chonmaitree T (2007) Role of respiratory syncytial virus in acute otitis media: implications for vaccine development. Vaccine. 25(9): 1683-9. Epub 2006 Nov 9.

Pichichero ME (2000) Acute otitis media: Part I. Improving diagnostic accuracy. Am Fam Physician. 61(7): 2051–2056.

Pichichero ME, Poole MD (2001) Assessing diagnostic accuracy and tympanocentesis skills in the management of otitis media. Arch Pediatr Adolesc Med. 155(10): 1137–1142.

Prymula R, Peeters P, Chrobok V, Kriz P, Novakova E, Kaliskova E, Kohl I, Lommel P, Poolman J, Prieels JP, Schuerman L (2006) Pneumococcal capsular polysaccharides conjugated to protein D for prevention of acute otitis media caused by both Streptococcus pneumoniae and non-typable Haemophilus influenzae: a randomised double-blind efficacy study. Lancet 367(9512): 740–748.

Rosenfeld RM, Vertrees JE, Carr J, Cipolle RJ, Uden DL, Giebink GS, Canafax DM (1994) Clinical efficacy of antimicrobial drugs for acute otitis media: metaanalysis of 5400 children from thirty-three randomized trials. J Pediatr. 124(3): 355–367.

Rosenfeld RM, Kay D (2003) Natural history of untreated otitis media. Laryngoscope. 113(10): 1645–1657.

Rovers MM, Schilder AG, Zielhuis GA, Rosenfeld RM (2004) Otitis media. Lancet. 363(9407): 465–73. Review. Erratum in: Lancet 363(9414): 1080.

Rovers MM, Glasziou P, Appelman CL, Burke P, McCormick DP, Damoiseaux RA, Gaboury I, Little P, Hoes AW (2006) Antibiotics for acute otitis media: a meta-analysis with individual patient data. Lancet 368(9545): 1429–1435.

Sarrell EM, Cohen HA, Kahan E (2003) Naturopathic treatment for ear pain in children. Pediatrics. 111(5 Pt 1): e574–9.

Scottish Intercollegiate Guidelines Network (2003) Diagnosis and management of childhood otitis media in primary care. (http://www.sign.ac.uk/pdf/sign66.pdf)

Straetemans M, Sanders EA, Veenhoven RH, Schilder AG, Damoiseaux RA, Zielhuis GA (2004) Pneumococcal vaccines for preventing otitis media. Cochrane Database Syst Rev. 1: CD001480.

Takata GS, Chan LS, Morphew T, Mangione-Smith R, Morton SC, Shekelle P (2003) Evidence assessment of the accuracy of methods of diagnosing middle ear effusion in children with otitis media with effusion. Pediatrics. 112(6 Pt 1): 1379–1387.

Tapiainen T, Luotonen L, Kontiokari T, Renko M, Uhari M (2002) Xylitol administered only during respiratory infections failed to prevent acute otitis media. Pediatrics. 109(2): E19.

Teele DW, Klein JO, Rosner B (1989) Epidemiology of otitis media during the first seven years of life in children in greater Boston: a prospective, cohort study. J Infect Dis. 160(1): 83–94.

Uhari M, Kontiokari T, Niemela M (1998) A novel use of xylitol sugar in preventing acute otitis media.Pediatrics. 102(4 Pt 1): 879–84.

KAPITEL

13 Akute Mastoiditis

Karl Götte

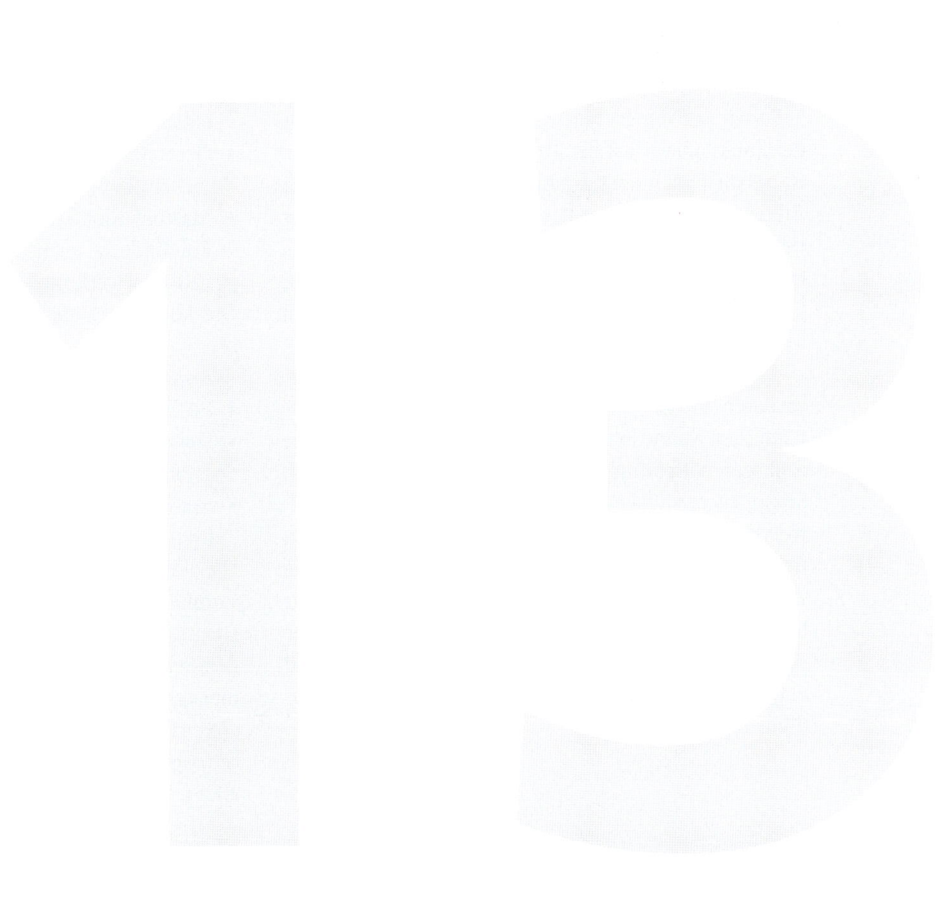

Definition und Pathophysiologie

Das Mastoid ist ein Teil des Schläfenbeins (Os temporale). Kurz nach der Geburt beginnt eine Pneumatisation des Mastoids, ausgehend vom dorsalen Anteil des Kuppelraums der Paukenhöhle, dem Aditus ad antrum. Diese Pneumatisation ist etwa mit dem 10. Lebensjahr abgeschlossen und erreicht ein sehr unterschiedliches Ausmaß, von einer fehlenden Pneumatisation mit Ausnahme einer zentralen luftgefüllten Zelle, dem Antrum, bis hin zu einer ausgeprägten Pneumatisation, die sich auch auf das Os petrosum, das Dach des Gehörgangs, und die Squama temporalis ausdehnt.

Bei der akuten Mastoiditis handelt es sich um eine heute seltene Folgeerkrankung der akuten Otitis media. Eine klinisch manifeste Otitis media acuta geht demnach in vielen Fällen einer akuten Mastoiditis voraus. In den meisten Fällen einer unkomplizierten akuten Otitis media ist auch eine Mitbeteiligung der Schleimhaut des Mastoids unterschiedlicher Ausprägung anzunehmen. Die beiden Erkrankungen unterscheiden sich klinisch und histologisch fassbar dadurch, dass sich die Entzündung bei der akuten Otitis media auf die Schleimhaut des Mittelohrs und der Mastoidzellen mit Eiteransammlung in einer präformierten Höhle beschränkt (Pyozele), während es bei der akuten Mastoiditis zu einer entzündlich bedingten Destruktion des Knochens kommt, die neben dem Mastoid auch andere Teile des Os temporale erfassen kann (Osteomyelitis des Schläfenbeins).

So wie bei der Pathogenese der akuten Otitis media der Funktionsverlust der Tube das wesentliche Element ist, so stellt nach heutiger Auffassung die Verlegung des Aditus ad antrum, also des Übergangs vom Mittelohrraum zur großen, zentralen, lufthaltigen Zelle des Mastoids, dem Antrum, das wesentliche Element bei der Genese der Mastoiditis dar. Ein Cholesteatom kann in sehr seltenen Fällen Auslöser einer Mastoiditis sein.

Die Angaben zum Keimspektrum bei der Mastoiditis variieren in den unterschiedlichen Studien stark. Die häufigsten Keime in der Untersuchung von Butbul-Aviel et al. waren Pseudomonas (25%), Pneumokokken (20%), Streptococcus pyogenes (15%) (Butbul-Aviel et al. 2003). Hervorzuheben ist dabei die hohe Rate von Pseudomonas, da dieser Keim durch die gängigen Empfehlungen zur Antibiotikatherapie bei einer unkomplizierten Mastoiditis nicht erfasst wird (s.u.). Pseudomonaden wurden in dieser Studie besonders häufig bei Kindern mit einer Anamnese von rezidivierenden Mittelohrentzündungen gefunden.

Inzidenz und Prävention

Die Inzidenz für Kinder unter 15 Jahren wird in Europa und Nordamerika zwischen 1,2–4,2/100.000 angegeben. Die Inzidenz der Mastoiditis ist in der Vergangenheit stark zurückgegangen, was auf die Einführung der Antibiotikatherapie bei der akuten Otitis media zurückgeführt wird. Die konsequente antibiotische Therapie aller Kinder mit einer akuten Otitis media scheint die Inzidenz dieser Komplikation zu senken und ist dementsprechend in Ländern mit seltener Verschreibung von Antibiotika bei der akuten Mittelohrentzündung, wie beispielsweise den Niederlanden, höher (Van Zuijlen et al. 2001). Das mittlere Alter von Kindern mit einer akuten Mastoiditis liegt, entsprechend einer Studie von Butbul-Aviel et al., bei 36 Monaten (Butbul-Aviel et al. 2003). Bei Jugendlichen und Erwachsenen ist sie eine Rarität.

Symptome und Befunde

Typische Symptome sind (Angaben in % entsprechend Gliklich et al. 1996):

- Reduzierter Allgemeinzustand
- Otalgie (98%).

Typische Befunde sind:

- Einseitig abstehendes Ohr, Rötung und Ödem retroaurikulär (76%)
- Schwellung und Senkung des knöchernen Gehörgangs (80%)
- Gerötetes Trommelfell (88%)
- Fieber (83%)
- Mastoid-Klopfschmerz
- Entzündungszeichen (sehr hohe BSG, sehr hohes CRP, stark erhöhte Leukozyten).

Die klinische Untersuchung sollte mindestens umfassen:

- Kompletter HNO-Status und Auskultation der Lunge
- Prüfen von Meningitis-Zeichen
- Dokumentation der Gesichtsmotorik und Fazialisfunktion
- Ausschluss von Nystagmen als Hinweis auf eine Labyrinthitis mit der Frenzel-Brille.

Die akute Mastoiditis ist eine klinische Diagnose in Zusammenschau mit den Laborwerten. Die radiologische Diagnostik (Röntgenaufnahme nach Schüller auf beiden Seiten, CT-Felsenbein oder MRT) ist in den allermeisten Fällen entsprechend eigener Erfahrung und entsprechend den Schlussfolgerungen umfangreicher retrospektiver Studien entbehrlich (Butbul-Aviel et al. 2003). Sie ist belastend für das Kleinkind in reduziertem Zustand und darüber hinaus ohne Sedierung häufig nicht möglich. Eine verlässliche Audiometrie ist angesichts des Alters der Patienten, dem reduzierten Allgemeinzustand und der Schallleitungskomponente in aller Regel ebenso wenig durchführbar und damit ebenso entbehrlich.

MERKE

Die akute Mastoiditis beim Kleinkind ist ein Notfall, der unbehandelt letal enden kann. Die Diagnose ergibt sich aus der typischen Klinik (reduzierter Allgemeinzustand, Fieber, Otalgie, einseitig abstehendes Ohr, Schwellung des Gehörgangs, gerötetes Trommelfell, Klopfschmerz über dem Mastoid) und den Laborbefunden (CRP, BSG, Leukozyten). Eine radiologische oder audiometrische Diagnostik ist nur in Ausnahmefällen erforderlich.

Therapie

Zur Therapie der akuten Mastoiditis oder der Osteomyelitis des Schläfenbeins stehen – neben der selbstverständlichen Gabe von Analgetika (Paracetamol, Diclofenac oder Metamizol) – die intravenöse Antibiose, die Mastoidektomie und die Paukendrainage zur Verfügung.

Unumstritten ist die Breitspektrum-Antibiose, in Deutschland bei der Mastoiditis allgemein üblich i.v. unter stationären Bedingungen durchgeführt. Die gewählte Substanz sollte neben hier typischen grampositiven Kokken (Pneumokokken, Streptokokken, Staphylokokken) auch häufige gramnegative Bakterien des HNO-Trakts (z.B. Moraxella catarrhalis) erfassen und auch bei β-Laktamase-bildenden Stämmen wirksam sein. Bewährt haben sich somit Ceftriaxon (Rocephin®) oder Amoxicillin + Clavulansäure (Augmentan®), bei Penicillin-Allergie auch Clindamycin (Sobelin®). Erwähnenswert ist die mögliche Infektion mit Pseudomonas, die – abhängig von der Untersuchung – in bis zu 25% der Fälle einer akuten Mastoiditis vorliegen kann. In diesen Fällen sind die genannten Antibiotika unwirksam, so dass die Krankheit zumeist nicht abklingen, sondern fortschreiten wird (Butbul-Aviel 2003). In der Praxis bedeutet dies, dass im Falle einer Operation (Parazentese oder Mastoidektomie) ein Abstrich entnommen werden sollte, um im Verlauf auf eine Antibiose nach Antibiogramm umsteigen zu können, z.B. Ceftazidim (Fortum®) bei Pseudomonas.

Die eigentliche Crux der akuten Mastoiditis besteht darin, in den richtigen Fällen die Operationsindikation zu stellen, was einiger klinischer Erfahrung bedarf. Wie bereits erwähnt, helfen Audiometrie, Radiologie und Mikrobiologie hier nur selten weiter. Nicht jede akute Mastoiditis bedarf aufgrund der zur Verfügung stehenden Antibiotika entsprechend der heutigen Datenlage einer Operation, sei es Parazentese/Paukendrainage oder Mastoidektomie. Geva et al. identifizierten in ihrer retrospektiven Analyse von 144 Kindern mit unkomplizierter akuter Mastoiditis, die mit i.v. Antibiose therapiert wurden, nur 34,6%, bei denen eine Parazentese durchgeführt wurde, ohne dass diese einen nennenswerten Einfluss auf den klinischen Verlauf oder den Verlauf der Entzündungsparameter gehabt hätte (Geva et al. 2008). Sie kommen demzufolge zur Empfehlung, dass die Parazentese nicht notwendigerweise bei der Mastoiditis erforderlich ist. Gliklich et al. berichteten 1996 in der retrospektiven Analyse von 124 Patienten mit akuter Mastoiditis aus der Massachusetts Eye and Ear Infirmary, Boston, eine Häufigkeit der Mastoidektomie von 62% (Gliklich et al. 1996). Demgegenüber berichteten Lahav et al., dass selbst in einer Serie von 17 Patienten mit einem subperiostalen Abszess aus Rehovot, Israel, nur in 3 Fällen eine Mastoidektomie erforderlich wurde, bei den verbleibenden 14 Patienten führte die i.v. Antibiose in Kombination mit einer retroaurikulären Punktion des Abszesses zur Heilung (Lahav et al. 2005). Zanetti und Nassif berichten in ihrer retrospektiven Analyse von 45 Patienten aus Brescia, Italien, eine Häufigkeit der Mastoidektomie von 29% (Zanetti und Nassif 2006). Die derzeitige Datenlage ist also extrem widersprüchlich hinsichtlich Häufigkeit und Indikation zur Parazentese/Paukendrainage und zur einfachen Mastoidektomie parallel zur i.v. Antibiose. Folgende Empfehlung scheint dem Autor gerechtfertigt.

MERKE

Bei einer unkomplizierten Mastoiditis ist eine stationäre, konservative Therapie unter i.v.-Antibiose und Analgesie gerechtfertigt. Tritt innerhalb 48 Stunden keine durchgreifende Besserung auf, ist eine Operation gerechtfertigt. Sie dient der Therapie und der Diagnose (Abstrich, Histologie). Die Operation sollte neben der einfachen Mastoidektomie eine Paukendrainage umfassen.

Die Mastoidektomie selbst ist bei korrekter Durchführung ein wenig belastender Eingriff, der keine sichtbaren Narben und keine funktionellen Schäden zurücklässt. Durchgeführt wird die „einfache" Mastoidektomie. Dabei wird über einen retroaurikulären Hautschnitt das Planum mastoideum entfernt und die Mastoidzellen bis zum Antrum werden ausgeräumt. Nach Einlegen einer Paukendrainage in das Trommelfell kann durch Spülung des ausgebohrten Mastoids mit NaCl die Durchgängigkeit des Aditus ad antrum, also die physiologische Verbindung zwischen Mittelohr und Mastoid, überprüft werden, sofern das NaCl über das Paukenröhrchen im Gehörgang nach oben steigt („Spülprobe“). Diese Durchgängigkeit muss aber bei unübersichtlichen Verhältnissen nicht erzwungen werden. Typischerweise wird in das ausgebohrte Mastoid für einige Tage eine Drainage („easy-flow“) eingelegt, die über den retroaurikulären Schnitt ausgeleitet wird und spätestens mit der Fadenentfernung schmerzlos entfernt werden kann. Die im älteren Schrifttum noch erwähnte „radikale“ Mastoidektomie mit Entfernung von Mittelohrstrukturen ist obsolet.

Im Falle einer Mastoidektomie sind eine Parazentese und Paukendrainage aus Sicht des Autors immer indiziert. Sie erhöhen das Operationsrisiko nicht nennenswert, ermöglichen aber die Durchführung einer Spülprobe (s.o.) und die bessere Mittelohrbelüftung im Heilungsverlauf. Im Rahmen der Mastoidektomie sollte immer ein Abstrich entnommen werden, um die Chance einer abstrichgerechten Antibiose zu nutzen (s.o.). Ebenso sollte die Indikation zur Gewinnung von Nativmaterial für eine Diagnostik auf säurefeste Stäbchen großzügig gestellt werden. Es gibt zahlreiche Einzelfallpublikationen zur Tuberkulose des Mastoids und des Mittelohrs. Ferner sollte bei untypischen Verläufen die Indikation zur Histologie großzügig gestellt werden, insbesondere eine Langerhans-Zell-Histiozytose kommt als Differenzialdiagnose in Betracht.

Prognose und Komplikationen

Die Mortalität einer akuten Mastoiditis wurde in der Antibiotika-Ära minimal. Zu den schwerwiegenden Komplikationen einer Mastoiditis zählen:

- Subperiostalabszess über dem Mastoid (häufig)
- Labyrinthitis (Gangunsicherheit, Nystagmen)
- Abszess der mittleren Schädelgrube (mögliche Aphasie)
- Abszess der hinteren Schädelgrube (mögliche Gangstörung, Ataxie)
- Meningitis (Meningismus-Zeichen, Lichtscheu, Somnolenz, Vomitus)
- Zygomatizitis (Bonnet-Schonhaltung des Kiefergelenks zur gesunden Seite)
- Tiefer Halsabszess, Senkungsabszess in den M. sternocleidomastoideus (Betzold-Mastoiditis)
- Sinus-sigmoideus-Thrombose und septische Jugularvenenthrombose (Lemierre-Syndrom).

LITERATUR

Butbul-Aviel Y, Miron D, Halevy R, Koren A, Sakran W (2003) Acute mastoiditis in children: Pseudomonas aeruginose as a leading pathogen, Int J Pediatr Otorhinolaryngol 67: 277–281.

Geva A, Oestreicher-Kedem Y, Fishman G, Landsberg R, DeRowe A (2008) Conservative management of acute mastoiditis in children. Int J Pediatr Otorhinolaryngol. 72: 629–634.

Gliklich RE, Eavey RD, Iannuzzi RA, Camacho AE (1996) A contemporary analysis of acute mastoiditis. Arch Otolaryngol Head Neck Surg. 122: 135–139.

Lahav J, Handzel O, Gertler R, Yehuda M, Halperin D (2005) Postaurikular needle aspiration of subperiostal abscess in acute mastoiditis. Ann Otol Rhinol Laryngol. 114: 323–327.

Van Zuijlen DA, Schilder AG, Van Balen FA, Hoes AW (2001) National differences in incidence of acute mastoiditis: relationship to prescribing patterns of antibiotics for acute otitis media. Pediatr Infect Dis J. 20: 140–144.

Zanetti D, Nassif N (2006) Indications for surgery in acute mastoiditis and their complications in children. Int J Pediatr Otorhinolaryngol. 70: 1175–1182.

KAPITEL

14 Paukendrainagen beim persistierenden Paukenerguss

Martin Ptok

14.1 Paukendrainagen in der HNO-ärztlichen Praxis

Die Parazentese und nachfolgende Einlage von Paukenröhrchen gehört zu den häufigsten operativen Eingriffen in der HNO-ärztlichen Praxis. Typischerweise wird dieser Eingriff für erforderlich gehalten, um einerseits weitere Folgeerkrankungen wie Cholesteatome und Adhäsivprozesse zu vermeiden. Andererseits wird vermutet, dass durch die passageren Hörminderungen, die durch rezidivierende oder persistierende Paukenergüsse verursacht werden, der Spracherwerb gefährdet sein könnte. Hier ist in erster Linie an den Lautspracherwerb zu denken, also an die Fähigkeit, die einzelnen Sprachlaute richtig zu erkennen und auszusprechen.

Reflektiert man kritisch die Häufigkeit der Paukenröhrchen-Einlage, also der Paukendrainagen, stellen sich neben „technischen" Fragen nach der Ausführung der Parazentese und der Wahl eines geeigneten Paukenröhrchens insbesondere folgende Fragen:

- Ist es wirklich sinnvoll, Paukendrainagen durchzuführen? Wenn ja, warum?
- Wann soll ggf. eine Paukendrainage durchgeführt werden? Wie lange kann bei einem Paukenerguss zugewartet werden?

14.2 Sind Paukendrainagen prinzipiell sinnvoll?

Im Folgenden soll nur auf die Frage eingegangen werden, welche negativen Auswirkungen Paukenergüsse (PE) und die dadurch resultierenden Hörstörungen auf die kindliche Sprachentwicklung haben können. Weitere Therapieeffekte wie die Vermeidung von Folgeerkrankungen (s.o.) oder die Beeinflussung vestibulärer Störungen (Golz et al. 1998) sollen hier nicht berücksichtigt werden.

Eigentlich erscheint es selbstverständlich, dass Kinder, die paukenergussbedingt immer wieder an einer Hörminderung leiden, auch hinsichtlich des Spracherwerbs benachteiligt sind. Trotzdem ist eine wissenschaftlich befriedigende Klärung des Zusammenhangs zwischen Paukenerguss/Hörminderung und Spracherwerb keineswegs trivial.

14.2.1 Problematik der korrekten Versuchsplanung

Dies liegt u.a. daran, dass es sehr schwierig ist, ein befriedigendes experimentelles Design zu erstellen und belastbare Daten zu ermitteln. So ist es z.B. unrealistisch, bei Kindern den Mittelohrstatus und eventuell vorhandene Mittelohrschwerhörigkeiten kontinuierlich zu überwachen. Hinzu kommt, dass man auch den Zeitrahmen, in dem die Paukenerguss-Episoden auftreten, hinreichend genau spezifizieren müsste: Denkbar ist z.B., dass 4 PE-Episoden im Alter von 2 bis 2,5 Jahren sich schädigender auswirken als 6 Episoden im Alter von 4,5 bis 6 Jahren. Auch Fragen wie: „Sind zwei PE-Episoden von 1 Monat Dauer mit einhergehender Schallleitungsschwerhörigkeit von 30 dB schädigender als 6 PE-Perioden von je 14 Tagen Dauer und 20 dB" o.Ä. sind praktisch nicht zu beantworten.

> **MERKE**
> Es ist nicht geklärt, ob häufige, kurze Paukenerguss-Perioden oder weniger häufige, dafür aber länger anhaltende Paukenerguss-Perioden für die Sprachentwicklung schädigender sind.

Insgesamt bestehen also fast immer erhebliche Unsicherheiten hinsichtlich der Frequenz, des Zeitrahmens und der Dauer der PE-Perioden sowie des Grades der einhergehenden Hörbeeinträchtigung (Ptok und Eysholdt 2005).

14.2.2 Ansätze zur Erforschung des Zusammenhangs zwischen Paukenergüssen und Spracherwerbsstörung

Trotz methodologischer Schwierigkeiten haben sich bisher drei verschiedene Forschungsansätze etabliert:

Studien zu Risikofaktoren für Spracherwerbsstörungen

Verschiedene Autoren haben untersucht, ob es einen korrelativen Zusammenhang zwischen PE und Sprachstörungen gibt, und, einen solchen Zusammenhang vorausgesetzt, ob es Hinweise für eine Kausalität gibt. Die gewonnenen Ergebnisse sind uneinheitlich. So interpretieren u.a. Bennet und Haggart (1999), Lindsay et al. (1999), Maw et al. (1999), Kindig und Richards (2000), Klausen et al. (2000), Rosenfeld et al. (2000), Schönweiler et al. (1995) sowie Shriberg et al. (2000a, b, 2003a) ihre Ergebnisse als Beleg für einen Zusammenhang zwischen PE und dem Erwerb (unterschiedlicher) sprachlicher Kompetenzen. Feldman et al. (1999), Paradise et al. (2000, 2001) und Roberts et al. (1998, 2000) meinen dagegen, dass rezidivierende bzw. persistierende PE nicht als Risikofaktoren für Sprech-/Spracherwerbsstörungen gelten können.

Shriberg et al. (2000a) resümierten nach einem Literaturüberblick, dass 21 von 27 betrachteten Studien statistisch signifikante Zusammenhänge zwischen PE und SSES nachweisen konnten, dass aber ein kausaler Zusammenhang bisher nicht schlüssig dokumentiert wurde. Zu gleicher Schlussfolgerung kommt Casby nach einer Metaanalyse (Casby 2001). Kritisch ist anzumerken, dass verschiedene andere Einflussvariablen nicht bei allen Studien kontrolliert wurden (z.B. sozioökonomischer Status, Sprachanregung).

MERKE

Trotz z.T. widersprüchlicher Datenlage kann davon ausgegangen werden, dass es einen Zusammenhang zwischen Paukenergüssen und Sprachentwicklungsstörungen gibt.

Deskriptive (psycho-)linguistische Studien

Nimmt man an, dass ein PE den Lauterwerb negativ beeinflusst, so stellt sich die Frage, ob diese Beeinflussung eher globaler bzw. unspezifischer Art ist oder ob Kinder mit häufigen PE (PE^+-Kinder) spezifische Muster an Lauterwerbsdefiziten aufweisen. „Spezifische Muster" meint hier, dass sprech-/sprachentwicklungsverzögerte PE^+-Kinder andere Lautfehlbildungsmuster zeigen als sprech-/sprachentwicklungsverzögerte Kinder ohne PE (PE^--Kinder). Geeignete Verfahren, dieser Frage nachzugehen, sind Fallstudien sowie Quer- und Längsschnittstudien bei betroffenen Kindern mit Lauterwerbsstörungen bzw. spezifischen Sprachentwicklungsstörungen (SSES)[1]. Eine Reihe von Untersuchungen hat unter Verwendung der genannten Designs solche spezifischen Defizitmuster zu finden versucht (Mody et al. 1999; Rvachew et al. 1999; Miccio et al. 2001; Petinou et al. 2001). Aufgrund dieser Ergebnisse muss vermutet werden, dass sich zumindest die frühen Stadien des Erwerbs expressiver sprachlicher Kompetenzen bei PE^+-Kindern deutlich von denen von PE^--Kindern unterscheiden.

Studien zur Identifizierung eines diagnostischen Markers

Ein dritter, bislang wenig eingeschlagener Weg, Zusammenhänge zwischen PE und Spracherwerbsstörungen aufzudecken, ist die Identifizierung von diagnostischen Markern. Hiermit sind messbare Parameter gemeint, die eine Person als von einer bestimmten Kondition betroffen ausweisen und somit eine Klassifikation erlauben. Verschiedene Eigenschaften des diagnostischen Markers, z.B. positiver und negativer prädiktiver Wert, Spezifität, Sensitivität, positive und negative Likelihood-Ratio, bestimmen die Nützlichkeit des Markers.

Bisher wurden nur von Shriberg et al. (2003a) Angaben zu einem diagnostischen Marker publiziert. Shriberg berechnete den „Abstand" zwischen Sprachverständlichkeit und Realisationsgenauigkeit für Konsonanten in der Spontansprache. Dieser Abstand war bei PE^+-Kindern kleiner als bei Kindern mit SSES ohne PE. Shriberg schließt, dass PE mit einer gewissen Wahrscheinlichkeit bei PE^+-Kindern zu anderen Defizitmustern führt als bei PE^--Kindern mit SSES. Außerdem schlug die gleiche Arbeitsgruppe das Ausmaß der Rückverlagerung von Obstruenten (Veränderung bestimmter spektraler Eigenschaften von lingualen Plosiven und Sibilanten) als weiteren Marker mit differenzialdiagnostischer Potenz vor (Shriberg et al. 2003b).

14.2.3 Theorien zur Beeinflussung des Lautspracherwerbs

Es gibt aus den aktuellen Daten somit deutliche Hinweise, dass PE die Sprachentwicklung beeinträchtigen können. Dennoch ist unklar, wie PE überhaupt zu Sprech-/Sprachentwicklungsstörungen führen können. Hierzu existieren derzeit zwei Modellvorstellungen:

Akustisch-phonetische Theorie

Die rezidivierenden Hörstörungen könnten dazu führen, dass der exakte Merkmalsraum der Phoneme, z.B. Artikulationsart und -ort, nicht sicher wahrgenommen und somit keine entsprechende, sicher funktionierende, zentrale Phonemrepräsentation aufgebaut werden kann

[1] Mit dem Begriff „spezifische Sprachentwicklungsstörung" (SSES) soll zum Ausdruck kommen, dass die spezifischen Defizite sich nicht durch Einschränkungen des Hörvermögens, der Intelligenz oder durch neurologische Erkrankungen erklären lassen und dass es sich nicht um eine „Verzögerung", sondern um einen strukturell von der Norm abweichenden Spracherwerb handelt.

(Shriberg und Smith 1983; Schönweiler et al. 1995). Dies könnte unmittelbar auf die Lautbildungsfähigkeiten negative Einflüsse haben, da für die Lautrealisation auch ein entsprechendes motorisches Artikulationsmuster, basierend auf der Phonemrepräsentation, abgerufen werden muss (Übersicht zu Sprachverarbeitungsmodellen s. Ptok und Kießling 2004). Zudem könnte, setzt man eine unsichere bzw. unscharfe Phonemrepräsentation voraus, auch ein langsameres „Reagieren" in sprachlichen Kontexten die Folge sein (Ptok 2002). Nicht direkt erklärt werden könnten Defizite anderer sprachlicher Kompetenzen, z.B. morphologisch-syntaktische Defizite. Betroffene Kinder sollten also mindestens durch eine gestörte Lautproduktion und eine gestörte Lautperzeption auffallen.

MERKE

Nach der akustisch-phonetischen Theorie hören Kinder mit häufigen Paukenergüssen die prägenden Merkmale der Sprachlaute nicht richtig und können sie deshalb auch für das Sprechen nicht richtig abrufen.

Zu dieser Theorie ist kritisch anzumerken, dass es keine klare Definition der „akustisch-phonetischen Fähigkeiten" gibt: Die o.g. Studien subsumieren hierunter insbesondere die Fähigkeit zur Lautbildung und zur Lautdifferenzierung. Die Lautdifferenzierungsfähigkeit hierzu zu zählen, ist allerdings nicht ganz unproblematisch: Die Diskrimination stimmhafter Plosive z.B. hängt deutlich davon ab, ob diese in initialer oder finaler Position des Prüfwortes stehen und man entweder eine Phon- oder eine Phonemdifferenzierung[2] verlangt. Als Phoneme betrachtet ist es für diese Aufgaben – abgesehen vom allgemeinen Schwierigkeitsgrad der Differenzierung – unerheblich, ob sie in finaler oder initialer Position stehen; betrachtet man sie dagegen als Phone, differieren die akustischen Eigenschaften aufgrund der Transienten erheblich.

Nicht ausreichend überprüft sind in diesem Zusammenhang auch so genannte basale rezeptive auditorische Fähigkeiten, d.h. die Fähigkeit, akustische, nichtlinguistische bzw. präphonemische Reize (z.B. Tonhöhendiskrimination, Intensitätsunterscheidungsvermögen, Gap-Detection etc.) hinreichend sicher wahrzunehmen.

Weiterhin muss bedacht werden, dass die Lautdiskrimination entweder durch Nachsprechen oder über einen Entscheidungsprozess (z.B. die Bewertung eines Minimalpaares als „gleich" oder „ungleich") erfolgen kann. Wird ein Nachsprechparadigma gewählt, muss Vorsorge getroffen werden, dass der Testleiter richtig erkennt, ob eine eventuelle Fehlleistung tatsächlich auf einer mangelnden Lautdiskrimination beruht oder auf einer fehlerhaften Lautproduktion bei vorangegangener *richtiger* Diskrimination (dieser Schritt wird als Zugriff auf das Outputlexikon, motorisches Programmieren etc. bezeichnet). Wird ein Bewertungsparadigma gewählt, ist zu beachten, welchen Einfluss defizitäre Entscheidungsprozesse allein haben (z.B. Ängstlichkeit etc.).

Theorie der mittelbaren Beeinflussung

Nach der Theorie der mittelbaren Beeinflussung haben rezidivierende Hörstörungen diffuse negative Auswirkungen auf die kognitiv-linguistischen Prozesse, die als Voraussetzung für den Spracherwerb gelten (z.B. ausreichend funktionierendes Arbeitsgedächtnis, hier: phonologische Schleife; Repräsentation morphologischer Markierungen). So würde z.B. nach der o.g. akustisch-phonetischen Theorie eine rezidivierend auftretende Schallleitungsstörung dazu führen können, dass die Repräsentation für das Phonem /d/ nicht richtig erworben werden kann. Im Gegensatz dazu könnte, folgt man der Theorie der mittelbaren Beeinflussung, die gesamte Repräsentation für die Verwendung bestimmter Artikel gefährdet sein, die ja im Deutschen i.d.R. schwach, d.h. schallarm realisiert werden, und damit das gesamte System der Artikel-Markierungen.

MERKE

Nach der Theorie der mittelbaren Beeinflussung haben rezidivierende, Paukenerguss-bedingte Hörstörungen diffuse negative Auswirkungen auf die kognitiv-linguistischen Prozesse, die als Voraussetzung für den Spracherwerb gelten (z.B. ausreichend funktionierendes Arbeitsgedächtnis).

Die Theorie der mittelbaren Beeinflussung wird durch klinische Befunde unterstützt: Patienten mit konstanter Schwerhörigkeit vergleichbaren Grades und Ausprägung weisen deutlich unterschiedliche Lautproduktionsdefizite auf (Osberger et al. 1986, Levitt et al.

[2] Unter Phon versteht man aus linguistischer Sicht den tatsächlich realisierten Sprachlaut, ein Phonem dagegen ist die kleinste bedeutungstragende Sprachlaut-Einheit. Beispiel: bei „rot" und „tot" handelt es sich um zwei unterschiedliche Phoneme in Anlaut des Wortes (initiale Position). Wenn „rot" von zwei verschiedenen Sprechern, z.B. einem Mann und einer Frau, gesprochen wird, werden sich die realisierten Sprachlaute, trotz gleicher Bedeutung/Phonemfolge in den akustischen Eigenschaften unterscheiden, schon allein deshalb, weil die Grundfrequenz unterschiedlich sein dürfte. Es handelt sich dann also um unterschiedliche Phone.

1987, Stoel-Gammon und Kehoe 1994). Im Rahmen der Nashville-Studie konnten Bess et al. (Bess et al. 1998) nachweisen, dass Kinder mit einem minimalen Hörverlust ebenfalls ein breites Spektrum sozial-kommunikativer und kognitiver Defizite im Vergleich zu normalhörenden Kindern aufweisen. Zudem können Schwerhörige ihre eigene Sprachproduktion schlechter an akustische Umgebungen adaptieren (Übersicht zum „Clear Speech"-Phänomen: Picheny et al. 1985, 1986, 1989, Howell und Bonnett 1997, Krause und Braida 2002). Ein ebenfalls sehr interessantes Ergebnis zeigte die Untersuchung von Luotonen et al.: Sie konnten nachweisen, dass das Leseverständnis von Kindern, die bis zum 36. Lebensmonat wiederholt an PE litten, schlechter war als bei „gesunden" Kindern (Luotonen et al. 1996).

Ein wesentlicher Einwand gegen die Theorie der mittelbaren Beeinflussung ist, dass die Natur der durch PE verursachten, „diffusen kognitiv-linguistischen Defizite" bisher nicht quantitativ oder qualitativ spezifiziert werden konnte.

Dies hängt sicherlich auch damit zusammen, dass es noch kein allgemein akzeptiertes Modell der Sprachverarbeitung gibt. Aktuell konkurrierende Modelle[3] sind insbesondere das Logogen-, Trace-, Kohorten- und das Shortlist-Modell (Übersicht s. Ptok und Kießling 2004). Diese Modelle beziehen sich auf die Sprachverarbeitung bei Erwachsenen nach abgeschlossenem Spracherwerb – mit den daraus resultierenden Unwägbarkeiten für die Übertragung der Sprachverarbeitungsmodelle auf Kinder im Spracherwerb.

Die erste der beiden eingangs gestellten Fragen, ob überhaupt bei rezidivierenden PE eine Paukendrainage erfolgen soll, muss trotz einiger Unsicherheiten anhand der geschilderten Datenlage eindeutig mit ja beantwortet werden. Hierbei ist vorausgesetzt, dass eine relevante Hörminderung durch PE verursacht wurde und dass die Paukendrainage dazu dient, diese Hörminderung zu beseitigen.

MERKE

Bei rezidivierenden Paukenergüssen, die mit einer relevanten Hörminderung einhergehen, ist eine Paukendrainage indiziert.

[3] Streng genommen handelt es sich hier überwiegend um Modelle der Erkennung isolierter Worte, die Übertragung für die Erkennung des semantischen Inhalts eines Wortes im Konstituenten- bzw. Satzzusammenhang ist nicht exakt möglich.

14.2.4 Wie schnell nach Auftreten eines Paukenergusses soll eine Paukendrainage erfolgen, wie lange kann zugewartet werden?

Die Arbeitsgruppe um Paradise (Paradise et al. 2003a, b, 2006) untersuchte prospektiv mehr als 400 PE-Kinder. Die Therapie des Paukenergusses erfolgte randomisiert, entweder nachdem ein Erguss mindestens 90 Tage (beidseits) oder mindestens 135 Tage (einseitig) bestand. Bestand nur ein fluktuierender PE, so wurden die Kinder dann in die Studie aufgenommen, wenn an mindestens 120 (180) von 180 (270) konsekutiven Tagen ein PE bestanden hatte (beidseitig/einseitig). Die Paukendrainage wurde dann entweder umgehend oder nach weiteren 6 (9) Monaten (bei beidseitigen bzw. einseitigen) PE durchgeführt. Hinsichtlich der Sprachentwicklung, aber auch hinsichtlich der kognitiven Entwicklung fanden die Autoren keine Unterschiede zwischen den unterschiedlich behandelten Gruppen. Der Nachbeobachtungszeitraum erstreckte sich bei den meisten Kindern bis zum 9.–12. Lebensjahr.

Diese Ergebnisse bildeten u.a. die Grundlage für die Empfehlungen amerikanischer Konsensuskonferenzen (American Academy of Pediatrics 2004), bei sonst gesunden Kindern in den ersten 3 Lebensjahren (mit beidseitigem, bereits 3 Monate andauerndem Paukenerguss und einem Hörverlust von ≥ 20 dB auf dem besseren Ohr) die antibiotische Therapie und die Paukendrainage als mögliche Optionen mit wahrscheinlich begrenztem Langzeiterfolg zu berücksichtigen.

Empfehlungen der American Academy of Family Physicians, der American Academy of Otorhinolaryngology-Head and Neck Surgery, American Academy of Pediatrics (Subcommittee on Otitis Media with Effusion):

- Dokumentiert werden sollte die betroffene Seite, die Dauer des Paukenergusses, die Präsenz und der Schweregrad PE-assoziierter Symptome.
- Es sollte zwischen Kindern mit/ohne zusätzlichen Risiken für Spracherwerbs- und Lernproblemen unterschieden werden. Bei Kindern mit einem entsprechenden Risiko sollte zügig ein aussagefähiger Hör- und Sprachentwicklungstest durchgeführt werden.
- Bei einem Kind ohne Risiko kann drei Monate ab Beginn des PE bzw. drei Monate ab Diagnosestellung zugewartet werden.
- Nach drei Monaten oder aber umgehend, wenn eine Spracherwerbsstörung oder eine sonstige Entwicklungsstörung vermutet wird, soll ein Hörtest durchgeführt werden.
- Bei Kindern ohne Risiko soll in weiteren 3- bis 6-monatlichen Intervallen eine Nachkontrolle erfolgen, bis

entweder der Erguss nicht mehr nachweisbar ist („watchful waiting"), ein relevanter Hörverlust eintritt oder strukturelle Veränderungen am Trommelfell/der Pauke vermutet werden.
- Bei Kindern, bei denen eine Paukendrainage indiziert ist, sollte nur dann gleichzeitig eine Adenotomie durchgeführt werden, wenn eine spezifische Indikation (nasale Obstruktion, chronische Adenoiditis) gegeben ist. Sollte eine zweite oder weitere Paukendrainage erforderlich sein, ist die Adenotomie plus Parazentese bzw. Einlage von Paukenröhrchen indiziert. Eine Tonsillektomie allein oder eine Parazentese allein sollte nicht zur chirurgischen Behandlung des PE durchgeführt werden.
- Ein PE-Screening bei gesunden bzw. symptomfreien Kindern ist nicht erforderlich.
- Antihistaminika und abschwellende Nasentropfen sind für die Behandlung persistierender PE nicht sinnvoll, Antibiotika und Kortikosteroide haben keine Langzeitwirkung und sollten nicht routinemäßig für die PE-Therapie eingesetzt werden.
- Aufgrund der mangelhaften Datenlage kann zu alternativen Therapieverfahren keine Empfehlung ausgesprochen werden.
- Ein möglicher Zusammenhang zwischen Allergie und Paukenergüssen lässt sich aufgrund der Datenlage nicht nachweisen, eine antiallergische Therapie bei PE kann nicht befürwortet werden.

Kritisch hinzugefügt werden muss zu den Studien von Paradise et al. (s.a. Schönweiler 2006), dass
- mit der Otoskopie (im Gegensatz zur Ohrmikroskopie) durchaus Paukenteilergüsse übersehen werden können,
- tympanometrische Befunde nur in etwa ⅔ der Fälle mit visuell festgestellten Befunden übereinstimmen (Schönweiler et al. 1998),
- nicht der Paukenerguss an sich, sondern die ggf. resultierende Hörminderung den Spracherwerb gefährdet,
- ein korrekt diagnostizierter Paukenerguss ganz unterschiedliche Hörverluste bedingen und somit ganz unterschiedlich den Spracherwerb gefährden kann,
- nur Kinder ohne Risiko für Spracherwerbs- und sonstige Entwicklungsstörungen in die Studie aufgenommen wurden – möglicherweise sind aber gerade sprachentwicklungsgefährdete Kinder von einer (PE-bedingten) Hörminderung besonders betroffen, da sie keine „Kompensationsreserve" besitzen.

Deshalb empfiehlt die aktuelle US-Leitlinie für Kinder mit Risiken oder mit manifesten Sprachstörungen eine „promptere" operative Behandlung von Paukenergüssen.

14.3 Konsequenzen für die Praxis

Letztlich sprechen derzeit mehr Befunde dafür als dagegen, dass PE den Sprecherwerb ungünstig beeinflussen können. Es erscheint deshalb berechtigt, die Indikation zur Paukendrainage bei Kindern mit rezidivierenden bzw. persistierenden Paukenergüssen zu stellen.

Es scheint so zu sein, dass Kinder ohne weitere Risiken und Komorbiditäten die PE-bedingten Hörminderungen recht gut kompensieren können. Deshalb kann man mit der Paukendrainage 6–9 Monate zuwarten, ohne die sprachliche und kognitive Entwicklung des Kindes zu gefährden. Bei Kindern mit einem Risiko für eine Sprachentwicklungsstörung oder gar mit einer manifesten Sprachentwicklungsstörung, mit pragmatischen Kommunikationsstörungen, mit Lernstörungen und/oder mit vestibulären Störungen sollte dagegen, insbesondere wenn eine relevante Hörstörung festgestellt wurde, rasch eine Paukendrainage erfolgen. Konservative Therapieoptionen können in Erwägung gezogen werden (Tracy et al. 1998, Reidpath et al. 1999), sind aber wahrscheinlich kaum effektiv. Komplikationen der Parazentese und der Paukendrainage müssen bedacht werden (z.B. Cholesteatomentwicklung; Golz et al. 1999), sind aber eher selten. In den meisten Fällen wird aber nur die Paukendrainage rasch eine Verbesserung des Hörvermögens bewirken. Besteht gleichzeitig die Indikation für eine (Re-)Adenotomie, sollte diese in gleicher Narkose erfolgen.

! MERKE

Kinder ohne weitere Risiken und Komorbiditäten können die Paukenerguss-bedingten Hörminderungen recht gut kompensieren. Deshalb kann man mit der Paukendrainage 6–9 Monate zuwarten, ohne die sprachliche und kognitive Entwicklung des Kindes zu gefährden.

Bei Kindern mit einem Risiko für eine Sprachentwicklungsstörung oder gar mit einer manifesten Sprachentwicklungsstörung, mit pragmatischen Kommunikationsstörungen, mit Lernstörungen und/oder mit vestibulären Störungen sollte dagegen, insbesondere wenn eine relevante Hörstörung festgestellt wurde, rasch eine Paukendrainage erfolgen.

LITERATUR

American Academy of Pediatrics, American Academy of Otolaryngology-Head and Neck Surgery (2004) Otitis media with effusion. Pediatrics 113: 1412–1429.

Bennett KE, Haggard MP (1999) Behaviour and cognitive outcomes from middle ear disease. Arch. Dis. Child. 80: 28–35.

Bess FH, Dodd-Murphy J, Parker RA (1998) Children with minimal sensorineural hearing loss: prevalence, educational performance, and functional status. Ear. Hear. 19: 339–354.

Casby MW (2001) Otitis media and language development: a meta analysis. Am. J. Speech-Language Pathology 10: 65–80.

Feldman HM, Dollaghan CA, Campbell TF, Colborn DK, Kurs-Lasky M, Janosky JE, Paradise JL (1999) Parent-reported language and communication skills at one and two years of age in relation to otitis media in the first two years of life. Pediatrics 104: e52.

Golz A, Netzer A, Angel-Yeger B, Westerman ST, Gilbert LM, Joachims HZ (1998) Effects of middle ear effusion on the vestibular system in children. Otolaryngol. Head Neck Surg. 119: 695–699.

Golz A, Goldenberg D, Netzer A, Westerman LM, Westerman ST, Fradis M, Joachims HZ (1999) Cholesteatomas associated with ventilation tube insertion. Arch. Otolaryngol. Head. Neck. Surg. 125: 754–757.

Howell P, Bonnett C (1997) Speaking clearly for the hearing impaired: intelligibility differences between clear and less clear speakers. Eur. J. Disord. Commun. 32: 89–97.

Kindig JS, Richards HC (2000) Otitis media: precursor of delayed reading. J. Pediatr. Psychol. 25: 15–18.

Klausen O, Moller P, Holmefjord A, Reisaeter S, Asbjornsen A (2000) Lasting effects of otitis media with effusion on language skills and listening performance. Acta. Otolaryngol. Suppl. 543: 73–76.

Krause JC, Braida LD (2002) Investigating alternative forms of clear speech: the effects of speaking rate and speaking mode on intelligibility. J. Acoust. Soc. Am. 112(5 Pt 1): 2165–2172.

Levitt H, McGarr NS, Geffner D (1987) Development of language and communication skills in hearing impaired children. ASHA Monographs No 26. American Speech-Language-Hearing Association, Rockville, MD.

Lindsay RL, Tomazic T, Whitman BY, Accardo PJ (1999) Early ear problems and developmental problems at school age. Clin. Pediatr. Phila. 38: 123–132.

Luotonen M, Uhari M, Aitola L, Lukkaroinen AM, Luotonen J, Uhari M, Korkeamaki RL (1996) Recurrent otitis media during infancy and linguistic skills at the age of nine years. Pediatr. Infect. Dis. J. 15: 854–858.

Maw R, Wilks J, Harvey I, Peters TJ, Golding J (1999) Early surgery compared with watchful waiting for glue ear and effect on language development in preschool children: a randomised trial. Lancet. 353: 960–963.

Miccio A, Gallagher E, Grossman CB, Yont KM, Vernon-Feagans L (2001) Influence of chronic otitis media on phonological acqusition. Clin. Linguist. Phon. 15: 47–51.

Mody M, Schwartz RG, Gravel JS, Ruben RJ (1999) Speech perception and verbal memory in children with and without histories of otitis media. J. Speech. Lang. Hear. Res. 42: 1069–1079.

Osberger MJ, Robbins AM, Lybolt J, Kent RD, Peters J (1986) Language and learning skills of hearing-impaired students. Speech evaluation. ASHA. Monogr: 24–31.

Paradise JL, Dollaghan CA, Campbell TF, Feldman HM, Bernard BS, Colborn DK, Rockette HE, Janosky JE, Pitcairn DL, Sabo DL, Kurs-Lasky M, Smith CG (2000) Language, speech sound production, and cognition in three-year-old children in relation to otitis media in their first three years of life. Pediatrics 105: 1119–1130.

Paradise JL, Feldman HM, Campbell TF, Dollaghan CA, Colborn DK, Bernard BS, Rockette HE, Janosky JE, Pitcairn DL, Sabo DL, Kurs-Lasky M, Smith CG (2001) Effect of early or delayed insertion of tympanostomy tubes for persistent otitis media on developmental outcomes at the age of three years. N. Engl. J. Med. 344 1179–1187.

Paradise JL, Dollaghan CA, Campbell TF, Feldman HM, Bernard BS, Colborn DK, Rockette HE, Janosky JE, Pitcairn DL, Kurs-Lasky M, Sabo DL, Smith CG(2003a) Otitis media and tympanostomy tube insertion during the first three years of life: developmental outcomes at the age of four years. Pediatrics 112: 265–277.

Paradise JL, Feldman HM, Campbell TF, Dollaghan CA, Colborn DK, Bernard BS, Rockette HE, Janosky JE, Pitcairn DL, Sabo DL, Kurs-Lasky M, Smith CG (2003b) Early versus delayed insertion of tympanostomy tubes for persistent otitis media: developmental outcomes at the age of three years in relation to prerandomization illness patterns and hearing levels. Pediatr. Infect. Dis. J. 22: 309–314.

Paradise JL, Campbell TF, Dollaghan CA, Feldman HM, Bernard BS, Colborn DK, Rockette HE, Janosky JE, Pitcairn DL, Kurs-Lasky M, Sabo DL, Smith CG (2006) Developmental outcomes after early or delayed insertion of tympanostomy tubes. Clin. Otolaryngol. 31: 149.

Petinou KC, Schwartz RG, Gravel JS, Raphael LJ (2001) A preliminary account of phonological and morphophonological perception in young children with and without otitis media. Int. J. Lang. Commun. Disord. 36: 21–42.

Picheny MA, Durlach NI, Braida LD (1985) Speaking clearly for the hard of hearing I: Intelligibility differences between clear and conversational speech. J. Speech Hear. Res. 28: 96–103.

Picheny MA, Durlach NI, Braida LD (1986) Speaking clearly for the hard of hearing. II: Acoustic characteristics of clear and conversational speech. J. Speech Hear. Res. 29: 434–446.

Picheny MA, Durlach NI, Braida LD (1989) Speaking clearly for the hard of hearing. III: An attempt to determine the contribution of speaking rate to differences in intelligibility between clear and conversational speech. J. Speech Hear. Res. 32, 600–603.

Ptok M (2002) Entscheidungsverhalten in Schwellennähe bei psychoakustischen Untersuchungen. Laryngorhinootologie. 81: 696–701.

Ptok M, Eysholdt U (2005) Auswirkungen rezidivierender Paukenergüsse auf den Spracherwerb. HNO 53: 71–77.

Ptok M, Kießling J (2004) Sprachperzeption – die Basis für die Sprachaudiometrie. HNO 52: 824–830.

Reidpath DD, Glasziou PP, Del-Mar C (1999) Systematic review of autoinflation for treatment of glue ear in children. Bmj. 318: 1177.

Roberts JE, Burchinal MR, Zeisel SA, Neebe EC, Hooper SR, Roush J, Bryant D, Mundy M, Henderson FW (1998) Otitis media, the caregiving environment, and language and cognitive outcomes at 2 years. Pediatrics 102(2 Pt 1): 346–354.

Roberts JE, Burchinal MR, Jackson SC, Hooper SR, Roush J, Mundy M, Neebe EC, Zeisel SA (2000) Otitis media in childhood in relation to preschool language and school readiness skills among black children. Pediatrics 106: 725–735.

Rosenfeld RM, Bhaya MH, Bower CM, Brookhouser PE, Casselbrant ML, Chan KH, Cunningham MJ, Derkay CS, Gray SD, Manning SC, Messner AH, Smith RJ (2000) Impact of tympanostomy tubes on child quality of life. Arch. Otolaryngol. Head. Neck. Surg. 126: 585–592.

Rvachew S, Slawinski EB, Williams M, Green CL (1999) The impact of early onset otitis media on babbling and early language development. J. Acoust. Soc. Am. 10: 467–475.

Schönweiler R (2006) Zeitige Einlage von Paukenröhrchen sinnlos? Sprache-Stimme-Gehör 30: 85–86.
Schönweiler R, Schönweiler B, Schmelzeisen R, Ptok M (1995) Sprach- und Sprechleistungen bei 417 Kindern mit Spaltbildungen. Fortschr. Kieferorthop. 56: 1–6.
Schönweiler R, Ptok M, Radü HJ (1998) A cross-sectional study of speech- and language-abilities of children with normal hearing, mild fluctuating conductive hearing loss, or moderate to profound sensoneurinal hearing loss. Int. J. Pediatr. Otorhinolaryngol. 44: 251–258.
Shriberg LD, Smith AJ (1983) Phonological correlates of middle-ear involvement in speech-delayed children: a methodological note. J. Speech Hear. Res. 26: 293–297.
Shriberg LD, Flipsen P, Thielke H, Kwiatkowski J, Kertoy MK, Katcher ML, Nellis RA, Block MG (2000a) Risk for speech disorder associated with early recurrent otitis media with effusion: two retrospective studies. J. Speech. Lang. Hear. Res. 43: 79–99.
Shriberg LD, Friel-Patti S, Flipsen P, Brown RL (2000b) Otitis media, fluctuant hearing loss, and speech-language outcomes: a preliminary structural equation model. J. Speech. Lang. Hear. Res. 43: 100–120.
Shriberg LD, Flipsen P, Kwiatkowski J, McSweeny JL (2003a) A diagnostic marker for speech delay associated with otitis media with effusion: the intelligibility-speech gap. Clin. Linguist. Phon. 17: 507–528.
Shriberg LD, Kent RD, Karlsson HB, McSweeny JL, Nadler CJ, Brown RL (2003b) A diagnostic marker for speech delay associated with otitis media with effusion: backing of obstruents. Clin. Linguist. Phon. 17: 529–547.
Stoel-Gammon C, Kehoe M (1994) Hearing impairment in infants and toddlers: identification, vocal development, and intervention in child phonology. In: Bernthal J, Bankson N (eds.) Child phonology: characteristics, assessment, and intervention with special populations. New York: Thieme: 163–181.
Tracy JM, Demain JG, Hoffman KM, Goetz DW (1998) Intranasal beclomethasone as an adjunct to treatment of chronic middle ear effusion. Ann. Allergy. Asthma. Immunol. 80: 198–206.

Thomas Zahnert

KAPITEL 15 Chronische Entzündungen des Mittelohrs, Mittelohrfehlbildungen und Therapie der Schallleitungsschwerhörigkeit

15.1 Chronische Entzündungen des Mittelohrs – Definition und Einteilung

Das Krankheitsbild der chronischen Otitis media ist durch einen anhaltenden Entzündungsprozess gekennzeichnet, der entweder nur die Schleimhaut (chronische Schleimhauteiterung) oder die Schleimhaut und den Knochen (chronische Knocheneiterung) betrifft. Die Trennung beider Verlaufsformen ist von großer klinischer Bedeutung.

Während die chronische Schleimhauteiterung auch entzündungsfreie Intervalle aufweisen kann und Komplikationen zu den Ausnahmen zählen, führt die Knocheneiterung häufig unbemerkt zu einer langsam progredienten und potenziell lebensbedrohlichen Zerstörung der Mittelohr- und Felsenbeinregion. Bei beiden Verlaufsformen ist die Therapie der Wahl die Operation. Mit welcher zeitlichen Dringlichkeit operiert werden muss, ist vom Ausmaß der Entzündungsreaktion abhängig.

Die chronische Otitis media ist in der Regel eine Blickdiagnose, die sich aus dem ohrmikroskopischen Trommelfellbefund ableitet. Charakteristisch ist dabei der Trommelfelldefekt im weitesten Sinne. Gegenüber der akuten Otitis media, bei der häufig kein Defekt zu finden ist, springen die als Loch, Retraktion oder Granulation imponierenden Trommelfellveränderungen mit unterschiedlichem Infektionszustand bei der chronischen Otitis media ins Auge. Die Terminologie der häufigsten Befunde zeigt schematisch ➤ Abbildung 15.1.

> **MERKE**
> Bei der chronischen Otitis media unterscheidet man 2 Haupterscheinungsformen, die chronische Schleimhauteiterung und die chronische Knocheneiterung (Cholesteatom). Trotz des unterschiedlichen Verlaufs beider Krankheitsbilder ist die Therapie der Wahl immer die Operation.

15.1.1 Chronische Schleimhauteiterung

Synonym. Chronische Otitis media perforata simplex; engl. chronic noncholesteatoma suppurative otitis media.

Definition, Prävalenz, Ätiologie

Die chronische Otitis media perforata simplex ist durch einen zentralen Trommelfelldefekt und eine Entzün-

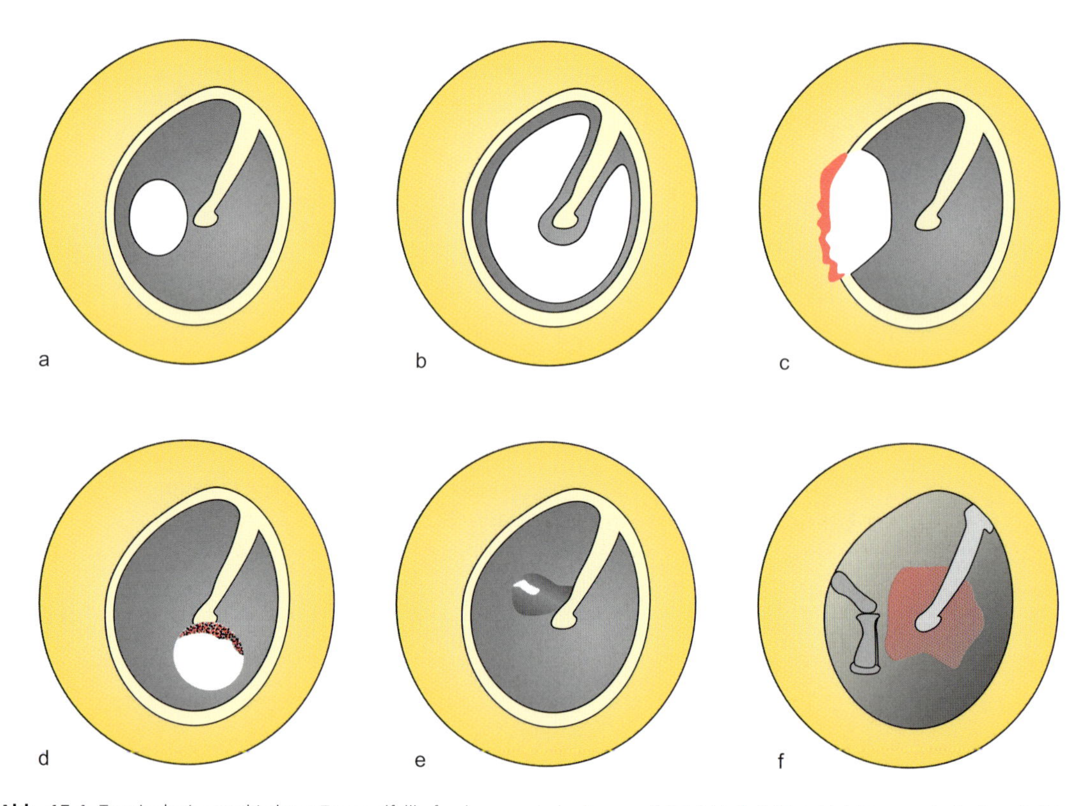

Abb. 15.1 Terminologie verschiedener Trommelfellbefunde: **a** zentraler Trommelfelldefekt; **b** Subtotaldefekt; **c** randständiger Defekt mit Knochenarrosion (rot); **d** Defekt mit Plattenepithelumschlag (Epidermosis), der Defektrand ist „ausgefranst"; **e** Retraktionstasche, durch die Retraktion des Trommelfells ist der lange Ambossschenkel zu sehen; **f** Adhäsivprozess, das Trommelfell zieht tapetenartig über die Ossikelkette und das Promontonium.

dungsreaktion der Paukenhöhlen- und Mastoidschleimhaut mit unterschiedlicher Aktivität gekennzeichnet. Der Begriff Schleimhauteiterung täuscht dabei vor, dass es sich um eine fortwährend eitrige Entzündung mit persistierender Otorrhoe handelt. Obwohl dieses aktive Stadium im Kindesalter häufiger ist als beim Erwachsenen, gibt es jedoch daneben auch ein inaktives Stadium, das insbesondere bei älteren Kindern durch lange Episoden als völlig reizloser zentraler Trommelfelldefekte gekennzeichnet ist.

Die Terminologie der chronischen Schleimhauteiterung ist weltweit nicht einheitlich. Im Englischen wird der Begriff enger mit der anhaltenden eitrigen Otorrhoe verknüpft, während im Deutschen der persistierende Trommelfelldefekt an sich als sicheres Zeichen einer chronischen Infektion angesehen wird und damit im Mittelpunkt der Definition steht. Im Englischen wird, ausgehend von der Vorstellung, dass die Otorrhoe bei akuter Otitis media nach wenigen Tagen ohne Trommelfelldefekt abheilt, häufig bereits nach 2 Wochen anhaltender eitriger Otorrhoe von einer chronisch suppurativen Otitis media gesprochen (WHO), während andere Definitionen den zeitlichen Rahmen bei 3 Monaten anlegen und alle vorangegangenen Otitiden als akut rezidivierend oder akut persistierend einstufen (Goyacoolea et al. 1991). Außerdem schließt im Englischen der Begriff der chronisch suppurativen Otitis media auch das eitrig infizierte Cholesteatom ein, weshalb die chronische Schleimhauteiterung genau genommen mit **„chronic noncholesteatoma suppurative otitis media“** zu übersetzen ist.

MERKE

Bei der chronischen Schleimhauteiterung ist ein aktives Stadium mit deutlichen Entzündungszeichen (Trommelfellrötung, Otorrhoe) von einem inaktiven Stadium (reizloser Trommelfelldefekt) abzugrenzen.

Prävalenz

Der Erkrankungsbeginn liegt im Kindesalter zwischen dem ersten und sechsten Lebensjahr mit einem Gipfel um das zweite Lebensjahr.

Ätiologie

Die Ätiologie der chronischen Schleimhauteiterung ist multifaktoriell und nicht vollständig geklärt. Ein verbreitetes Erklärungsmodell geht von einem fließenden Übergang der rezidivierenden akuten Otitis media in eine chronische Otitis media aus, der in etwa 35% der Fälle auftreten soll. Dabei werden ätiologisch 3 Faktoren für die Entstehung der chronischen Otitis media als mitverantwortlich angesehen:

1. Konstitutionelle Faktoren:
   - Es besteht eine gewisse Schleimhautdisposition mit familiärer Häufung. So sind chronische Schleimhauteiterungen öfter bei Kindern zu finden, deren Eltern oder Geschwister bereits „Ohrprobleme“ in der Kindheit hatten. Weiße Amerikaner sind häufiger betroffen als farbige Amerikaner; Eskimos und australische Ureinwohner erkranken ebenfalls häufiger an einer chronischen Schleimhauteiterung. Die Schleimhautkonstitution soll durch frühzeitiges Abstillen (vor dem 6. Lebensmonat) verschlechtert werden.
2. Infektiologische Faktoren:
   - Rezidivierende Infekte der oberen Luftwege
   - Inadäquate Antibiotikatherapie
   - Biofilme auf der Mittelohrschleimhaut
3. Umfeldfaktoren:
   - Passives Rauchen begünstigt über eine Reizung der Schleimhäute bzw. toxische Zilienschädigung die Entstehung einer chronischen Otitis media
   - Frühzeitige Betreuung in Kindertageseinrichtungen kann über vermehrte akute Infekte der oberen Luftwege ebenfalls zur Entstehung einer chronischen Otitis media beitragen.

Die Kausalität des Trommelfelldefekts an sich ist nicht endgültig geklärt. Vieles spricht dafür, dass anhaltende Tubenfunktionsstörungen über einen persistierenden Paukenerguss zur Atrophie der Pars media des Trommelfells und damit zum Defekt führen. Dabei wird angenommen, dass nicht allein der Erguss, sondern die Kombination von Erguss und rezidivierender eitriger Infektion für den Trommelfellschaden verantwortlich ist.

Erregerspektrum

Während beim Erwachsenen häufig die Aktivierung der chronischen Schleimhauteiterung durch eine Infektion über den Gehörgang und einen Trommelfelldefekt im Vordergrund steht (z.B. nach Wasserkontakt), ist im Kindesalter ein enger Zusammenhang mit Infekten der oberen Luftwege zu sehen. Die häufigsten Erreger akuter Infektionsschübe der chronischen Otitis media im Kindesalter sind unter den

- aeroben Keimen: Pseudomonas aeruginosa, Escherichia coli, S. aureus, Streptococcus pyogenes, Proteus mirabilis, Klebsiella species und unter den
- anaeroben Keimen: Bacteroides, Peptostreptococcus, Proprionibacterium.

Diagnostik

Anamnese

Die Anamnese sollte den zeitlichen Verlauf der typischen „Ohrsymptome" wie Ohrenschmerzen, Ohrenlaufen und den Berührungsschmerz berücksichtigen. Dabei sind besonders der Beginn und die Frage nach trockenen Phasen zur Abgrenzung der chronischen Otitis media gegenüber einer akuten oder akut rezidivierenden Otitis media wichtig. Fötide Otorrhoe spricht eher für ein Cholesteatom. Weiterhin sind vorangegangene Ohrerkrankungen und Infektionen der oberen Atemwege zu erfragen. Auch die Symptomatik adenoider Vegetationen kann für die Behandlungsstrategie von Bedeutung sein. Der Kontakt mit Wasser, Juckreiz oder Bewegungsschmerzen des Gehörgangs sprechen bei Otorrhoe eher für eine Gehörgangsentzündung, sofern das Trommelfell intakt ist. Ohrenschmerzen sind für eine chronische Otitis media untypisch und lassen eher an eine akute Otitis media oder Otitis externa denken.

MERKE
Fötide Otorrhoe bei chronischer Otitis media spricht für ein Cholesteatom. Ohrenschmerzen sind für eine chronische Otitis media untypisch und lassen eher an eine akute Otitis media oder Otitis externa denken.

Äußere klinische Untersuchung

Die Untersuchung umfasst die Inspektion und Palpation der Concha (DD Erysipel), des äußeren Gehörgangs (DD Otitis externa) und des Mastoids (DD Mastoiditis). Auch die Konsistenz, Farbe und der Geruch des Sekrets geben erste Hinweise auf die Genese

Otoskopie/Ohrmikroskopie

Aktives (entzündliches) Stadium

Typisches Erscheinungsbild im entzündlichen Stadium der Schleimhauteiterung ist die Otorrhoe mit schleimig eitrigem, fadenziehendem und geruchlosem Ohrsekret bei erkennbarem Trommelfelldefekt. Die Otorrhoe ist häufig auch der einzige Grund für den Arztbesuch. Schmerzen, wie sie für die akute Mittelohrentzündung charakteristisch sind, sind die Ausnahme. Dagegen findet sich in der Regel im geröteten Trommelfell ein zentraler Defekt. Im aktiven Stadium kann nach mikroskopischer Absaugung des Sekrets durch den Defekt hindurch die hyperämische und sezernierende Schleimhaut der Paukenhöhle erkannt werden. Bei lang andauernder Infektion können sich polypöse Schleimhautgranulationen bilden, die durch den Trommelfelldefekt in den Gehörgang ragen bis hin zur Verlegung des Trommelfells (➤ Abb. 15.2).

Inaktives Stadium

Im inaktiven Stadium ist das Ohr „trocken", das Trommelfell imponiert reizlos mit einem zentralen Defekt. Durch den Defekt hindurch lässt sich häufig auch die reizlose Mittelohrschleimhaut erkennen. Bei älteren Kindern können diese Defekte reine Zufallsbefunde sein. Dennoch ist hier von einer chronischen Mittelohrentzündung auszugehen, die jederzeit durch Infektion über den Gehörgang (z.B. beim Baden) aktiviert werden kann. Im inaktiven Stadium sind durch den Defekt hindurch mikro- oder endoskopisch Teile der Ossikelkette oder Kettendefekte, insbesondere im Bereich des langen Ambossschenkels oder des Hammergriffs zu erkennen (➤ Abb. 15.3).

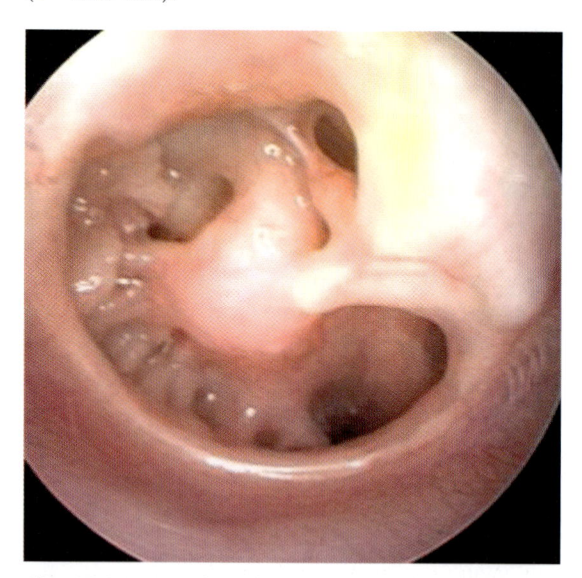

Abb. 15.2 Otitis media perforata simplex – aktives Stadium

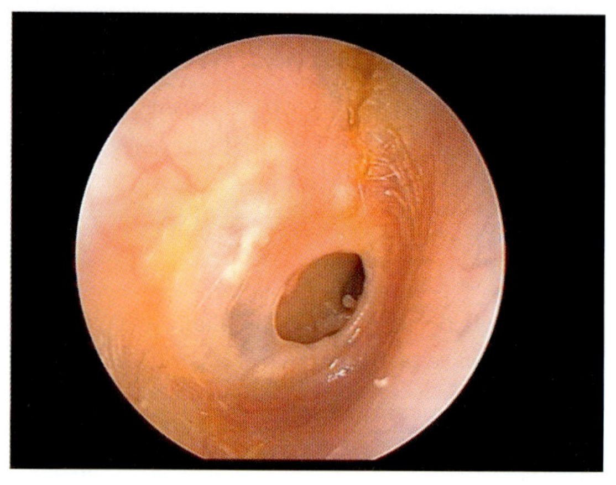

Abb. 15.3 Otitis media perforata simplex – inaktives Stadium

Hörprüfungen

Bei einseitigem Befund wird der Stimmgabelversuch nach Weber in das kranke Ohr lateralisiert. Der Rinne-Versuch ist im Stadium der Otorrhoe meist negativ, kann im reizlosen Stadium jedoch positiv sein, wenn der Trommelfelldefekt klein und die Kette intakt sind. Im Reintonaudiogramm ist in Abhängigkeit von der Trommelfelldefektgröße und dem Kettenzustand eine unterschiedlich große Schallleitungskomponente zu messen. Nach langjähriger chronischer Infektion des Mittelohrs mit Otorrhoe kann durch die Wirkung der Bakterientoxine auf das Innenohr neben der Schallleitungskomponente auch ein Abfall der Knochenleitungskurve registriert werden.

Vestibularisprüfung

Periphere Vestibularisstörungen sind bei der chronischen Otitis media die Ausnahme und sprechen für eine Komplikation mit Übertritt der Entzündung auf das Innenohr (Labyrinthitis). Drehschwindelbeschwerden und Spontan- oder Provokationsnystagmen bei auffälligem Trommelfellbefund sollten daran denken lassen. Vor Ohroperationen, die zu einer iatrogenen Störung des Gleichgewichtsorgans führen können, empfiehlt es sich, die kalorische Erregbarkeit mittels Luftspülung zu prüfen.

Hirnnervenfunktionen

Schleimhauteiterungen im akuten Stadium können selten auch zu toxischen Nervenschädigungen mit Störung der kaudalen Hirnnervenfunktion führen. Betroffen ist am häufigsten der Nervus facialis. Auch die Chorda tympani kann im Rahmen einer chronischen Otitis media Funktionsausfälle aufweisen (Geschmacksstörung).

Röntgen

Als präoperative radiologische Diagnostik bei chronischer Otitis media wird zurzeit noch die Rö-Schüller-Aufnahme empfohlen, obwohl es heute weit sensiblere Verfahren gibt (Felsenbein-CT, Volumentomographie), die aber mit einer höheren Strahlenbelastung verbunden und beim Kind oft nicht ohne Narkose durchführbar sind. Typisch für die chronische Schleimhauteiterung ist die Pneumatisationshemmung des Mastoids. Bei Komplikationen oder schwierigen präoperativen Ausgangsbefunden ist ein Felsenbein-CT/-MRT indiziert.

Therapie

Aktives Stadium

Im aktiven Stadium sollte die Entzündung zurückgedrängt werden. Dies beginnt mit einer Reinigung des Gehörgangs durch mikroskopische Absaugung. Anschließend können lokale Behandlungen mit nicht ototoxischen antibiotischen Ohrentropfen (z.B. Ciprofloxacin) erfolgen.

Bei Nichtansprechen auf die Ohrentropfen ist ein Ohrabstrich indiziert. Falls die lokale Behandlung nicht zum Erfolg führt oder gleichzeitig ein schwerer Infekt der oberen Luftwege besteht, ist neben der lokalen Behandlung eine systemische Antibiose angezeigt.

In seltenen Fällen kann trotz dieser Maßnahmen bei Kindern das Ohrenlaufen persistieren oder in kurzen Abständen, meist nach Absetzen des Antibiotikums, rezidivieren. Ursachen sind in einer Persistenz der Infektionsquelle (obere Luftwege, Mastoid) zu sehen. In diesen Fällen ist eine operative Eradikation durch Adenotomie und Mastoidektomie angezeigt mit gleichzeitigem Verschluss der Perforation.

Inaktives Stadium

Die Therapie der Wahl der chronischen Otitis media ist der operative Verschluss des Trommelfells (Tympanoplastik). Dieser wird vorzugsweise in einem nicht akut entzündlichen Stadium durchgeführt. Früher galt die Regel, erst zu operieren, wenn das Ohr 6 Monate „trocken" war. In Studien wurde kein Unterschied hinsichtlich der Transplantateinheilung in Abhängigkeit vom akuten Infektionszustand gefunden, so dass heute auch im aktiven Stadium operiert werden kann. Bei Defekten der Ossikelkette wird im gleichen Eingriff eine Ossikuloplastik vorgenommen.

Komplikationen/Folgeschäden

Akute Komplikationen

Im aktiven Stadium bestehen Komplikationsrisiken, wie sie von der akuten Otitis media bekannt sind. Allerdings tritt eine schwere Ausbreitung der Entzündung seltener auf, da über den bestehenden Trommelfelldefekt eine Drainage gewährleistet ist.

Chronische Schäden und Folgeschäden

Neben diesen akuten Komplikationen sind auch chronisch toxische Wirkungen auf das Innenohr bekannt. Die rezidivierenden eitrigen Infektionen führen offenbar langfristig zu einer Innenohrstörung, die bei Erwachsenen zuerst in einer Hochtonschwerhörigkeit zu erkennen ist. Schwere eitrige Infektionen können außerdem zu entzündlichen Knochennekrosen an der Ossikelkette führen, die sich oft zuerst am langen Ambossschenkel oder dem Hammergriff erkennen lassen.

Durch den Trommelfelldefekt selbst besteht auch bei trockenem Ohr langfristig die Gefahr der „Austrocknung" der Mittelohrschleimhaut mit Versteifung der Ossikelkette. Auch deshalb sollte ein Trommelfelldefekt immer operativ verschlossen werden.

15.2 Chronische Knocheneiterung

Synonym. Cholesteatom, engl. Cholesteatoma.

Irrtümlich lässt die Bezeichnung eher auf einen Tumor schließen als auf eine chronische Entzündung. Erste Beschreibungen vor etwa 200 Jahren stützten sich dabei auf die Beobachtung des raumfordernden Wachstums des Cholesteatoms und einer charakteristischen, perlmuttartig glänzenden Epitheloberfläche. Für die ursprüngliche Bezeichnung Cholesteatom, die sich aus den histologisch nachweisbaren Cholesterinkristalleinlagerungen ableitete, gab es daher auch Synonyme wie „tumeur perlée" oder „Perlgeschwulst" (Virchow 1855).

Durch sein langsam progredientes knochendestruierendes Wachstum kann das Cholesteatom zu lebensbedrohlichen Komplikationen durch intrakranielle Ausbreitung und Infektion führen. Im Kindesalter kommt es darauf an, durch eine sorgfältig durchgeführte Diagnostik Cholesteatome in ihrer Entstehung zu erkennen und einer rechtzeitigen operativen Therapie zuzuführen. Ein weiteres Ziel besteht in der Prophylaxe durch sorgfältige ohrmikroskopische Verlaufskontrollen chronisch rezidivierender Mittelohrentzündungen, insbesondere des Paukenergusses.

Definition

Das Cholesteatom ist definiert als ektopes, verhornendes Plattenepithel in den Mittelohr- und Mastoidräumen („Haut an falscher Stelle"). Charakteristisch ist die langsam fortschreitende, **schmerzfreie knochendestruierende Ausbreitung infolge andauernder Entzündungsreaktionen.** Dabei können der Entzündungsgrad, das Ausmaß der Knochendestruktion und die Ausbreitungsform stark variieren. Die Variabilität erklärt die unterschiedlichen Erscheinungsformen des Cholesteatoms, die eine Einteilung schwierig gestalten.

Ätiopathogenese

Nach der Ätiopathogenese lassen sich angeborene Cholesteatome (sog. „echte primäre", einem Dermoid gleichzusetzende) und erworbene Cholesteatome unterscheiden. Angeborene Cholesteatome sind selten, geben sich jedoch in der Regel später zu erkennen als die meisten erworbenen Cholesteatome. Unter den erworbenen Cholesteatomen steht im Kindesalter das Retraktionscholesteatom im Vordergrund.

Für die Entstehung eines Cholesteatoms gibt es verschiedene Erklärungsmodelle. Die genaue Ursache für das plötzliche Einwachsen von Plattenepithel in das Mittelohr ist bisher nicht vollständig geklärt. Allgemein wird angenommen, dass im Kindesalter die anhaltende Tubenbelüftungsstörung und die Entstehung einer Retraktionstasche eine Schlüsselstellung in der Pathogenese des erworbenen Cholesteatoms einnehmen. Seltener ist die Entwicklung eines Cholesteatoms aus einem Trommelfelldefekt, und eine große Ausnahme stellen genuine, traumatische oder iatrogene Cholesteatome dar (s. Einteilung).

Inzidenz

Die Inzidenz im Kindesalter wird mit 3/100.000 angegeben und ist damit geringer als im Erwachsenenalter (Olszewska 2004). Die frühere Annahme, dass Cholesteatome im Kindesalter aufgrund einer höheren Proliferationstendenz aggressiver und schneller wachsen als beim Erwachsenen, konnte experimentell nicht belegt werden (Hildmann und Sudhoff 1999). Besonders häufig sind Cholesteatome bei Kindern mit chronischer Tubenfunktionsstörung (z.B. Lippen-Kiefer-Gaumen-Spalten).

Einteilung

Für die Einteilung der Cholesteatome gibt es verschiedene Vorschläge, grundsätzlich lässt sich unterscheiden:

- Nach der Kausa:
  - Angeborene (echte primäre, genuine) Cholesteatome
  - Erworbene (sekundäre) Cholesteatome
- Nach der Wachstumsform:
  - Ein langsam, aber aggressiv wachsendes Cholesteatom, das sich aus einer Retraktionstasche

entwickelt und mit einer gestörten Tubenbelüftung einhergeht
  - Ein schnell wachsendes, tapetenartig weit in den Kuppelraum vordringendes Cholesteatom, das bei normaler Tuben- und Mittelohrbelüftung auftreten kann und die Ossikelkette in der Regel intakt lässt
- Nach der Lage:
  - Epitympanales Cholesteatom (früher auch Attikcholesteatom o. primäres Cholesteatom genannt)
  - Sinuscholesteatom
  - Tensacholesteatom (früher auch sekundäres Cholesteatom genannt).

15.2.1 Erworbenes Cholesteatom

Erworbene Cholesteatome sind im Kindesalter die häufigste Erscheinungsform. Ätiologisch unterscheidet man Cholesteatome, die durch das Einwachsen von Epithel in die Mittelohrräume entstehen, von seltenen Cholesteatomen, die durch Epithelversprengung infolge Traumata oder Operationen entstanden sind. Am häufigsten dagegen sind die erworbenen Migrations- oder Retraktionscholesteatome.

Erklärungsmodelle für die Entstehung des erworbenen Cholesteatoms

- Retraktionstaschentheorie
- Metaplasietheorie
- Basalzell-Hyperplasietheorie
- Immigrationstheorie
- Traumatische/iatrogene Entstehungstheorie.

Retraktionstaschentheorie

Die Cholesteatomentstehung über eine Retraktionstasche des Trommelfells ist die derzeitig am meisten anerkannte Theorie zur Entstehung von erworbenen Cholesteatomen. Über diese Retraktionstasche verlagert sich Trommelfellepithel aus der Pars tensa oder der Pars flaccida in die Paukenhöhle. Als Ursache für die Retraktionstaschenentstehung werden Tubenbelüftungsstörungen mit entzündlicher Beteiligung der Mittelohrschleimhaut (Ergussbildung) und Störungen des Gasaustausches angesehen. Infolge eines permanenten Unterdrucks in der Paukenhöhle kommt es zur Retraktion der Trommelfellmembran mit Texturänderungen innerhalb der Lamina propria. Im Gegensatz zur Atelektase des Trommelfells ist die Retraktionstasche umschrieben und besitzt einen scharf abgrenzbaren Rand (➢ Abb. 15.4).

Die Retraktionstasche allein kann als ein Vorstadium des Cholesteatoms angesehen werden (Prächolesteatom), in dem der Epithelselbstreinigungsmechanismus noch funktioniert. Vertieft sich die Retraktion oder bildet sie eine flaschenhalsartige Verengung, können sich die Keratinschuppen in der Tasche ansammeln, d.h. der Selbstreinigungsmechanismus mit Abtransport der Epithelabschilferungen ist gestört. Durch bakterielle Besiedelung wird dann die Entzündungsreaktion ausgelöst. Diese Entzündungsreaktion wird für das papilläre Tiefenwachstum des Epithels und die Knochendestruktion verantwortlich gemacht.

MERKE

Es ist also nicht das Plattenepithel (Cholesteatommatrix) selbst, das den Knochen zerstört, sondern das unter dem Epithel liegende entzündliche Granulationsgewebe (Perimatrix).

Neue immunhistologische Untersuchungen lassen vermuten, dass der Übergang vom Retraktionstaschenstadium zum manifesten Cholesteatom über eine **entzündungsbedingte Freisetzung von Wachstumsfaktoren und Zytokinen** in verschiedenen Stadien abläuft. Sudhoff hat für diesen Vorgang ein 4-Stufen-Konzept der Ätiopathogenese vorgeschlagen (Sudhoff 2003):

1. Retraktionsstadium
2. Proliferationsstadium
3. Expansionsstadium
4. Knochenresorptionsstadium.

Retraktionsstadium. Durch chronische Tubenbelüftungsstörungen kommt es zur Ausbildung einer Retraktionstasche. Der Selbstreinigungsmechanismus ist noch erhalten (entspricht Prächolesteatom).

Proliferationsstadium. Durch äußere oder innere Entzündungsreize in Form von rezidivierenden Otitiden oder Infektion der Keratinmassen bei nicht mehr funktionierendem Selbstreinigungsmechanismus kommt es zur Aktivierung von Wachstumsfaktoren und Zytokinen in der Matrix mit Epithelproliferation und papillärem Tiefenwachstum.

Expansionsstadium. Durch das papilläre Tiefenwachstum kommt es im Expansionsstadium zu einer Änderung der Wachstumsrichtung der basalen Keratinozyten von einer zunächst vertikalen in eine horizontale Ausbreitung. Die Folge sind Ansammlungen von Keratin im Epithel selbst mit weiterer Expansion der Epithelzapfen.

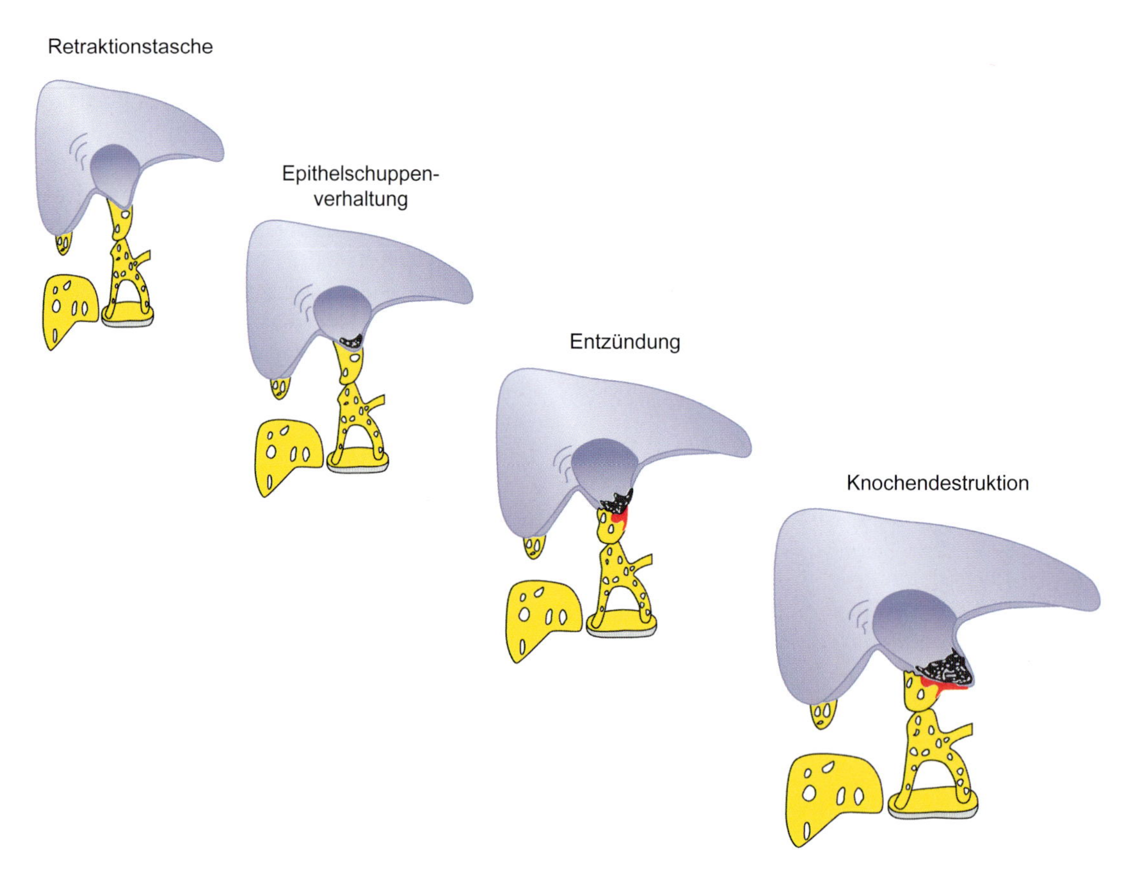

Abb. 15.4 Cholesteatomentstehung – Retraktionstaschentheorie

Knochenresorptionsstadium. Der Knochenabbau ist das Ergebnis einer fortdauernden Entzündungsreaktion in der Perimatrix. Im Zusammenhang mit der Knochenresorption spricht man auch von einem lakunär enzymatischen Knochenabbau, an dem Histiozyten, Mastzellen, Makrophagen, Fibroblasten und osteoklastische Zellen beteiligt sind. Über lange Zeit führt das saure Milieu in der Umgebung der Entzündung zu einer Demineralisierung des Knochens. Gleichzeitig verursachen Entzündungsenzyme (Kollagenasen, spez. Hydrolasen, atypische Kollagenasen, Prostaglandine, Lymphokine) eine Osteoklastenaktivierung.

Neben der enzymatischen Entzündungsreaktion kann der Cholesteatomsack selbst durch seinen mechanischen Druck auf den Knochen zu einer Druckatrophie führen.

Metaplasietheorie

Diese Theorie geht von einer entzündungsbedingten Umwandlung von Mittelohrschleimhaut in verhornendes, keratinbildendes Plattenepithel unter der Annahme aus, dass die Schleimhautzellen pluripotent sind. Die Theorie geht auf Arbeiten von Tröltzsch und Wendt im 19. Jahrhundert zurück und findet heute nur noch wenige Anhänger.

Basalzell-Hyperplasietheorie

Keratinbildende Epithelzellen können offenbar unter bestimmten Umständen durch Lücken in der Basilarmembran „hindurchbrechen“ und auf diese Weise Cholesteatome bilden. Dieses Phänomen wurde histologisch im Bereich der Pars flaccida des Trommelfells beobachtet. Dabei sollen Pseudofortsätze der Basalzellen entzündungsbedingt die Basilarmembran aufbrechen und so den Weg für Epithelzellen bahnen. Das intraepithelial abgelagerte Keratin führt dann zur Entstehung von Cholesteatomen.

Immigrationstheorie

Plattenepithel kann auch durch eine vorbestehende Trommelfellperforation in die Paukenhöhle gelangen. Dabei wächst das Epithel entweder von der Gehörgangshaut aus über eine randständige Perforation auf die Mittelohrschleimhaut über oder es erreicht die mediale Seite des Trommelfells über den Rand einer zentralen Perforation. Der Prozess wird durch rezidivierende Infektionen unterstützt. Es wird angenommen, dass das infizierte subepitheliale Gewebe den Impuls für das Epithelwachstum gibt und so zur Perimatrix wird. Nicht zu dieser Theorie passt die Beobachtung, dass Epithelmigrationen über den Rand einer Trommelfellperforation auf die mediane Seite des Trommelfells auch an völlig reizlosen Trommelfelldefekten und „trockenen" Ohren beobachtet werden können.

Traumatische oder iatrogene Cholesteatomentstehung

Traumata können ebenso wie operative Eingriffe zur Verlagerung von Epithelzellen führen. Am häufigsten tragen Schussverletzungen oder Frakturen mit Beteiligung des Gehörgangs zur Entstehung von traumatischen Cholesteatomen bei. Im Moment des Traumas kann es an der Schädelbasis und dem Gehörgang kurzzeitig zur Entstehung von erheblichen Knochenspalten mit Einquetschen von Gehörgangshautepithel kommen. Cholesteatome hinter dem abgeheilten Gehörgang werden dann oft erst Jahre nach dem Ereignis über ihre Raumforderung oder Infektion symptomatisch.

Klinik des erworbenen Cholesteatoms

Anamnese

In der Anamnese des erworbenen Cholesteatoms finden sich fast immer Hinweise auf rezidivierende Mittelohrentzündungen im Säuglings- und Kleinkindalter. Im fortgeschrittenen Stadium führt das Cholesteatom zum Knochenabbau mit einer anaeroben Keimbesiedlung, die zu dem fötiden Geruch des Sekrets beiträgt und bereits in der Anamnese den Verdacht auf ein Cholesteatom zulässt. Schmerzen und Fieber sind dagegen selten und sprechen für eine akut entzündliche Komplikation.

> **MERKE**
> Fötide Otorrhoe beim Kind ohne Otalgie ist solange verdächtig auf ein Cholesteatom, bis durch eine sichere Ohrmikroskopie mit Reinigung des Gehörgangs und Trommelfells (ggf. in Narkose) das Gegenteil bewiesen ist.

Otoskopie

Am „trockenen Ohr" ist das erworbene Cholesteatom häufig eine Blickdiagnose. Charakteristisch ist dabei die keratingefüllte Retraktionstasche, die in unterschiedlichen Bereichen des Trommelfells lokalisiert sein kann. Das in der Tasche weißlich-rötlich (DD Cerumen) glänzende Keratin bei sonst intaktem Trommelfell ist mikroskopisch gut zu erkennen (➤ Abb. 15.5). Dieser klassische Befund findet sich jedoch nicht immer.

So kann der Eingang zum Retraktionssack eng sein und das Trommelfell auf den ersten Blick intakt erscheinen.

Noch schwieriger ist die Diagnosestellung bei Otorrhoe und damit im aktiv entzündeten Stadium. Hier muss zur Beurteilung des Trommelfells der Gehörgang zunächst durch mikroskopische Absaugung gereinigt werden. Der typische Cholesteatomsack ist häufig durch Granulationsgewebe verlegt, so dass auf den ersten Blick nicht klar ist, ob es sich um einen Trommelfelldefekt mit granulierender Mittelohrschleimhaut handelt oder um polypöses Granulationsgewebe im Cholesteatomsack (➤ Abb. 15.6a). Der beginnende entzündliche Knochenabbau kann sich auch dezent am Rand der Retraktionstasche durch umschriebenes Granulationsgewebe verraten mit Untermauerung des Cholesteatomverdachts (sog. Signalpolyp, ➤ Abb. 15.6b).

> **MERKE**
> Jede randständige „Perforation" sollte zunächst als Cholesteatomverdacht angesehen werden, insbesondere im Zusammenhang mit fötider Otorrhoe in der Anamnese.

Beweisend ist nach gründlicher Reinigung, die bei Kindern oft erst in Narkose gelingt, der ohrmikroskopische Nachweis von Keratinschuppen oder Plattenepithel in der Retraktionstasche.

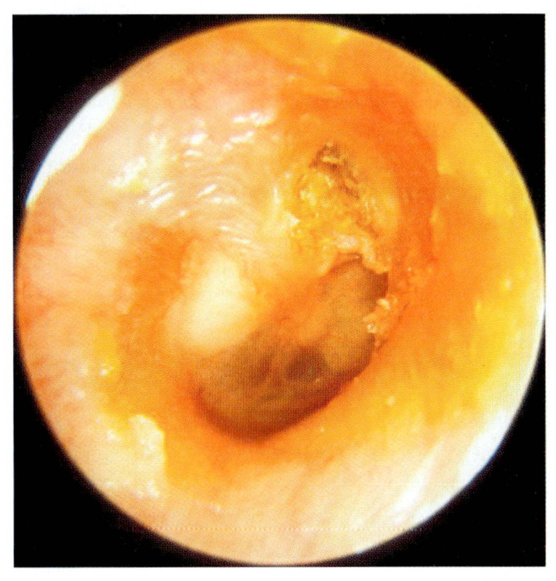

Abb. 15.5 Cholesteatom mit Keratinmassen – inaktives Stadium

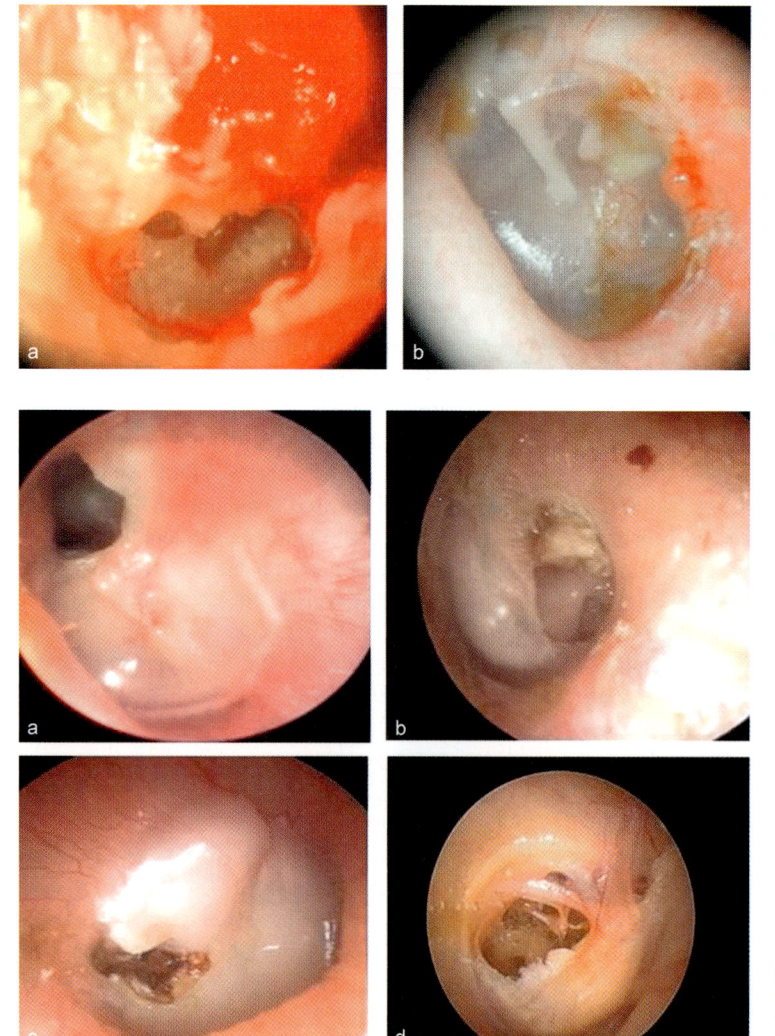

Abb. 15.6 **a** Cholesteatom im aktiven Stadium mit massiven Granulationen und randständiger Matrix; **b** Cholesteatom im aktiven Stadium mit Signalpolyp

Abb. 15.7 Einteilung der Cholesteatome nach ihrer Lage; **a** epitympanales Cholesteatom; **b** Sinuscholesteatom; **c** Tensacholesteatom; **d** Epidermosis

In der klinischen Beurteilung des Cholesteatoms hat sich nach dem otoskopischen Befund eine Einteilung nach der anatomischen Lage bewährt, die eine Abschätzung der Ausbreitungsrichtung und des Defektstadiums erlaubt (➤ Abb. 15.7).

Epitympanales Cholesteatom. Es findet sich eine Retraktionstasche (mit Keratinansammlung oder Krusten) im Bereich der Shrapnell-Membran. Das Cholesteatom breitet sich in den Kuppelraum aus und kann dort bis zum Antrum und Mastoid vordringen. Im fortgeschrittenen Stadium sind Hammer- und Ambosskopf zerstört, was auch in der hochauflösenenden CT zu sehen ist. Die Pars tensa ist meist reizlos und intakt, so dass ein epitympanales Cholesteatom leicht übersehen werden kann.

Sinuscholesteatom. Das Cholesteatom bildet sich aus einer Retraktion oder Perforation (durch Migration) im Bereich des langen Ambossschenkels bzw. Stapeskopfes der Pars tensa des Trommelfells heraus. Meistens kommt es dabei zu einer Zerstörung des Incudostapedialgelenks oder einer Unterbrechung des langen Ambossschenkels mit Schallleitungsschwerhörigkeit. Das Cholesteatom kann sich dann auf dem langen Ambossschenkel in Richtung Epitympanon ausbreiten und die laterale Attikwand zerstören. Es ist aber auch eine Ausbreitung nach vorn unter den Hammergriff oder nach unten in die Richtung des Sinus tympani möglich.

Tensacholesteatom. Wie der Name sagt, geht dieses Cholesteatom auch von der Pars tensa aus. Meist bilden große, in den unteren Trommelfellquadranten gelegene Retraktionen oder Adhäsivprozesse den Ausgangspunkt. Es liegt in der Regel weiter kaudal und weiter vorn als das Sinuscholesteatom und wächst primär nicht in das Epitympanon, sondern ist auf das Meso- und Hypotympanon begrenzt. Die Ossikelkette ist bei diesem Cholesteatom häufig noch intakt. Gefährlich und chirurgisch anspruchsvoll ist die Ausbreitung bis in die Tubenmündung.

Epidermosis. Eine besondere Wachstumsform des Cholesteatoms ist die Epidermosis – das Überwachsen von Trommelfellepithel um einen Perforationsrand auf die Innenseite des Trommelfells. Auf den ersten Blick ist dieser Befund von einem zentralen Defekt schwer zu unterscheiden. Häufig erkennt man erst unter dem Mikroskop, dass die Perforation keinen scharfen narbigen Rand aufweist, sondern durch Epithelzapfen eher „ausgefranst" erscheint. Da sich bei der Epidermosis das Epithel über die Innenseite des Trommelfells bis in die Tube ausbreiten kann, ist die rechtzeitige Erkennung und Differenzierung gegenüber zentralen Trommelfelldefekten von großer klinischer Bedeutung. Ist die Tube erst erreicht, ist das Krankheitsbild schwer zu beherrschen.

Funktionsdiagnostik

Hörprüfung. Der Grad der cholesteatombedingten Schwerhörigkeit kann sehr unterschiedlich sein und lässt keinen Schluss auf die Größe des Cholesteatoms und das Ausmaß der Ossikelzerstörung zu. Wenn die Ossikelkette lückenhaft zerstört ist, kommt es in der Regel zu einer Schallleitungsschwerhörigkeit zwischen 30 und 60 dB. Drängt sich in diese Lücke der Cholesteatomsack, entsteht eine akustische Überbrückung des Knochendefekts. Damit kann die Schallleitungskomponente deutlich reduziert werden und Werte unter 30 dB erreichen – **sog. Cholesteatomhören**. Die bei Erwachsenen häufig auch anzutreffende Störung der Knochenleitung ist Folge der chronisch toxischen Labyrinthitis, entwickelt sich über Jahre und ist bei Kindern kaum zu finden.

Tympanogramm. Die Tympanometrie ist beim erworbenen Cholesteatom wenig aussagekräftig, da das Trommelfell häufig zerstört, teilweise adhärent oder mit einem Erguss hinterfüllt ist. In diesen Fällen ist die Tympanometrie nicht durchführbar oder ergibt eine flache Kurve. Anders verhält es sich bei Retraktionstaschen und Prächolesteatomen innerhalb eines „gesund" erscheinenden Trommelfells. Hier kann ein normales Tympanogramm regelrechte Belüftungsverhältnisse erkennen lassen, womit die Rekonstruktion des Trommelfells und der Ossikelkette deutlich aussichtsreicher erscheint als bei nicht belüfteter Pauke. Bei genuinen Cholesteatomen ist das Tympanogramm in der Regel unauffällig.

Vestibularisprüfung

Akute Störungen der Vestibularisfunktion beim Cholesteatom im Kindesalter sind selten und sprechen für eine Komplikation. Die häufigste Ursache dafür ist die Knochendestruktion im Bereich des lateralen Bogengangs oder eine toxische Labyrinthitis über die Rundfenstermembran. Chronische, langsam verlaufende Knochenzerstörungen des Labyrinths zeigen sich in der Vestibularisprüfung oft erst bei Provokation. Ist der Knochen bis auf das häutige Labyrinth angegriffen (Labyrinthfistel), kann ein Druckmanöver im äußeren Gehörgang zu Drehschwindel mit Spontannystagmus führen (sog. Fistelsymptom). Dieses Manöver sollte jedoch mit äußerster Vorsicht durchgeführt werden, da bereits geringe Druckänderungen heftige Schwindelanfälle mit Erbrechen auslösen können. Bei Destruktion des Innenohrs kann die Vestibularisfunktion ausgefallen sein, was sich in einer kalorischen Unerregbarkeit zeigt. Da Ohrspülungen mit Wasser bei Trommelfelldefekten und akuten Entzündungszeichen kontraindiziert sind, erfolgt die Prüfung der kalorischen Erregbarkeit des Labyrinths beim Cholesteatom durch Luftspülung.

MERKE

Bereits der Verdacht auf eine Trommelfellperforation verbietet die Ohrspülung mit Wasser.

Beurteilung des N. facialis und der Chorda tympani

Störungen der N.-facialis-Funktion sprechen im Zusammenhang mit Cholesteatomen für eine akute Komplikation. Die Fazialisfunktion kann beeinträchtigt sein, wenn das Cholesteatom den knöchernen Nervenkanal im mastoidalen, tympanalen oder labyrinthären Verlauf aufgebraucht hat und den Nerv komprimiert. Darüber hinaus gibt es auch akute Paresen im akuten Entzündungsstadium des Cholesteatoms. Hier ist nicht die Knochendestruktion, sondern das Übergreifen der bakteriellen Entzündung (Pseudomonas aeruginosa) auf den Nerv ursächlich anzunehmen.

MERKE

Bei Fazialisparesen im Kindesalter ist in jedem Fall eine hals-nasen-ohren-ärztliche Vorstellung zum Ausschluss eines Cholesteatoms notwendig.

Geschmacksstörungen im vorderen Drittel der Zunge können Folge einer chronisch entzündlich toxischen Schädigung infolge eines Cholesteatoms sein und werden in der Regel von den Kindern subjektiv nicht wahrgenommen. Ebenso kann eine einseitig verminderte Tränensekretion (Schirmer-Test) Ausdruck einer Knochendestruktion oder Entzündung im Epitympanon sein, die aber meist mit einer Fazialisparese einhergeht.

Bildgebung

Zur Bestimmung der Cholesteatomausdehnung, der Knochendestruktion und der Operationsplanung ist bei erworbenen Cholesteatomen eine bildgebende Diagnostik erforderlich. Die Auswahl der Methode richtet sich dabei nach dem Ergebnis der Otoskopie und der Funktionstests. Lässt sich die Cholesteatomausdehnung bereits in der Ohrmikroskopie abschätzen und liegen keine Komplikationen vor, ist eine Rö-Schüller-Aufnahme in der Regel ausreichend. Zur Verlaufskontrolle nach Cholesteatomchirurgie eignen sich in speziellen Fällen MRT-Aufnahmen mit Diffusionswichtung (Aikele et al. 2003). Bestehen Komplikationen oder kann die Ausdehnung des Cholesteatoms nicht abgeschätzt werden, ist die Durchführung einer Dünnschicht-Felsenbein-CT notwendig. Die Auflösung ist dabei heute so hoch, dass Defekte des Bogengangs, der Cochlea, des Fazialisnervkanals und auch der Ossikelkette in den meisten Fällen erkannt werden können, was die operative Planung erleichtert.

Therapie

Die Therapie der Wahl besteht in der Operation (➢ Kapitel 15.4).

15.2.2 Genuines Cholesteatom

Synonym. Echtes Cholesteatom, primäres Cholesteatom, Epidermoid.

Definition

Laut klinischer Definition ist das genuine Cholesteatom ein Befund, der sich hinter dem intakten Trommelfell ausbildet bei sonst leerer Ohranamnese (ausgenommen einmalige Otitiden).

In der Regel sind genuine Cholesteatome otoskopische Zufallsbefunde bei sonst unauffälligen Trommelfell-, Schleimhaut- und Belüftungsverhältnissen.

Inzidenz

Das genuine Cholesteatom ist mit einer Inzidenz von 0,12 pro 100.000 sehr selten (Persaud 2004), wobei die tatsächliche Inzidenz höher geschätzt wird, da vermutlich einige als erworben eingestufte Cholesteatome (z.B. hinter einer Trommelfellperforation im vorderen oberen Quadranten) tatsächlich genuine Cholesteatome sind (Olszewska et al. 2004). Typischerweise werden genuine Cholesteatome im Kindesalter zwischen dem 3. und 5. Lebensjahr erkannt.

Ätiologie

Auf welchem Weg hinter einem intakten Trommelfell ein Cholesteatom entstehen kann, ist bis heute umstritten. Grundsätzlich werden 4 Theorien diskutiert, wobei man annimmt, dass der Genese von genuinen Cholesteatomen im Felsenbein (Epidermoide) andere Mechanismen zugrunde liegen müssen als bei direkt hinter dem Trommelfell gelegenen Cholesteatomen:

- Migrationstheorie
- Kontaminationstheorie
- Inklusionstheorie
- Epidermoidtheorie.

Migrationstheorie. Hypothetisch wird angenommen, dass sich diese Cholesteatome während der Embryonalentwicklung aus einwachsendem ektodermalen Gewebe hinter die Trommelfellebene entwickeln. Dem Anulus fibrosus wird bei dieser Theorie eine Kontroll- und Barrierefunktion zugeschrieben, die offenbar in einigen Fällen gestört sein kann. Lücken im Anulus könnten zu einem Einwachsen des Gehörgangsepithels hinter die Trommelfellebene führen. Kritiker vermissen eine Erklärung, weshalb genuine Cholesteatome meistens im vorderen oberen Quadranten zu finden sind.

Kontaminationstheorie. Es wird eine Kontamination des Mittelohrs durch Epidermiszellen vor der Geburt über die Tuba Eustachii angenommen. Dabei sollen die Epithelzellen über die Amnionflüssigkeit in das Mittelohr gelangen. Unklar ist, wie es dabei zu einer Implantation der Zellen in die Mukosa kommen kann, schließlich sind in der Mukosa der oberen und unteren Luftwege keine Cholesteatome zu beobachten. Der alleinige Nachweis von Epidermiszellen im Mittelohr, wie er postnatal bei Neugeborenen gefunden wurde, gilt als ein nur schwacher Beweis für diese Theorie.

Inklusionstheorie. Retraktionstaschen können auch zu einer Adhäsion des ausgedünnten Trommelfells an den Ossikeln führen. Wenn die Belüftungsverhältnisse wechseln, soll dieser Prozess auch reversibel sein. Tos hat die Hypothese aufgestellt, dass beim Lösen des Epithels von der Ossikelkette Plattenepithelzellen zurückbleiben und so hinter die Trommelfellebene gelangen. Damit wäre die Entstehung von genuinen Cholesteatomen zu erklären, wenn es bereits pränatal zu Retraktionen kommt (Tos 2000).

Epidermoidtheorie. Epidermoide Formationen sind Zellnester embryonaler Herkunft, von denen man annimmt, dass sie die Potenz zur Cholesteatombildung besitzen. Diese Zellen stammen aus dem Ektoderm des äußeren Gehörgangs. An Felsenbeinpräparaten von Embryos und Neugeborenen wurden Epidermoide hinter dem Trommelfell gefunden, und zwar fast ausschließlich im Bereich des vorderen oberen Quadranten, also dort, wo in der Regel genuine Cholesteatome zu finden sind. Histologische Untersuchungen konnten dabei ein intaktes Trommelfell bestätigen. Bisher steht der Beweis jedoch aus, dass epidermoide Formationen Keratin bilden können wie echte Cholesteatome.

Klinik des genuinen Cholesteatoms

Anamnese

In der Anamnese genuiner Cholesteatome finden sich typischerweise keine Ohrerkrankungen, von einmaligen Otitiden abgesehen. Sie sind entweder Zufallsbefunde in der Otoskopie bzw. Bildgebung (MRT) oder werden je nach ihrer Lokalisation symptomatisch. Hinter dem Trommelfell gelegene Cholesteatome können die Tube blockieren und so zu einer Schallleitungsstörung führen, während im Felsenbein gelegene Cholesteatome zu Kopfschmerzen oder Hirnnervenausfällen führen können. Eine Otorrhoe tritt bei genuinen Cholesteatomen erst im Spätstadium auf.

Otoskopie

Genuine Cholesteatome imponieren am häufigsten als kugelig weißliche Raumforderungen, die durch das intakte und reizlose Trommelfell hindurchscheinen. Eine typische Lokalisation ist der vordere obere Trommelfellquadrant – direkt vor dem Hammergriff. Dabei kann das Trommelfell ausgedünnt sein, die Lamina externa selbst ist jedoch nicht infiltriert – ein differenzialdiagnostisches Merkmal gegenüber tympanosklerotischen Plaques oder Kalkeinlagerungen des Trommelfells (➤ Abb. 15.8). Unter mikroskopischer Sicht kann bei dünnen Trommelfellmembranen die perlenartige Form des Cholesteatoms erkannt werden. Nach Oberflächenanästhesie mit Tetracain tastet sich (mit einem stumpfen Häkchen) die weißliche Hinterlagerung weich im Unterschied zu Tympanoskleroseherden oder Knochenneubildungen hinter dem Trommelfell. Eine sichere Diagnose kann durch eine Parazentese im Bereich der vermeintlichen Perle erreicht werden, wenn sich Keratin absaugen lässt.

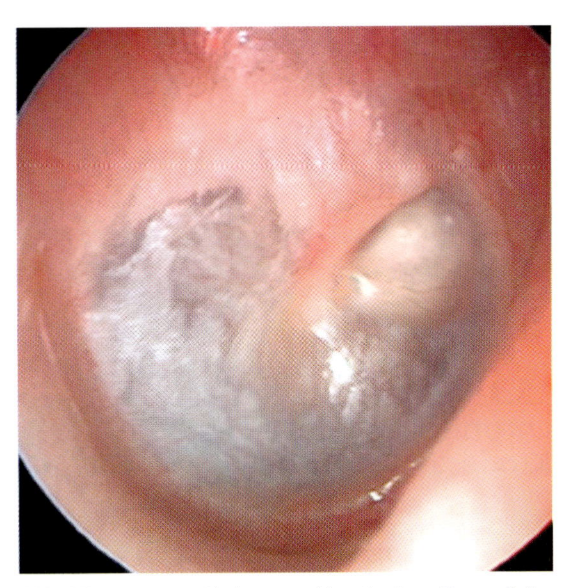

Abb. 15.8 Genuines Cholesteatom hinter intaktem Trommelfell

Bei genuinen Cholesteatomen, die im Mastoid oder der Felsenbeinspitze liegen, ist der Trommelfellbefund unauffällig. Cholesteatome im Mastoid oder des Os zygomaticum erscheinen durch eine nicht schmerzhafte, ballonierende Knochenvorwölbung.

Audiometrie

Hinter dem Trommelfell gelegene genuine Cholesteatome zerstören die Kette selten, sondern dämpfen die Schallleitung durch ihren Kontakt zum Trommelfell oder der Ossikelkette – entsprechend einer geringgradigen Schallleitungsschwerhörigkeit.

Bildgebung

Genuine Cholesteatome hinter dem Trommelfell imponieren im MRT oder CT als kugelige Raumforderungen bei sonst guter Pneumatisation. Im Felsenbein gelegene genuine Cholesteatome zeigen sich als glatt abgrenzbare, knochenverdrängende und im MRT in der Diffusionswichtung hyperintense Raumforderungen am entzündungsfreien Mastoid.

Therapie

Die Therapie der Wahl besteht in der Operation (➤ Kap. 15.4).

15.3 Sonderformen der chronischen Otitis media im Kindesalter

15.3.1 Chronisch adhäsive Otitis media

Synonym. „Adhäsivprozess"; engl.: adhaesive Otitis media.

Definition

Der Adhäsivprozess ist ein Folgezustand der chronischen Tubenfunktionsstörung und gekennzeichnet durch eine feste, selbst unter Valsalva-Manöver nicht zu lösende Verwachsung der stark ausgedünnten Trommelfellmembran mit der medialen Paukenhöhlenwand.

Besonders bei älteren Kindern mit einer langen Ohranamnese und bei Kindern mit chronischen Tubenfunktionsstörungen (z.B. Gaumenspalte) sind diese Befunde oft beidseitig zu erheben. Offenbar kommt es durch fortwährenden Unterdruck in der Paukenhöhle und Ergussbildung hinter dem Trommelfell zu einer Atrophie der kollagenfaserreichen Pars media des Trommelfells, die für die mechanische Stabilität gegenüber Druckschwankungen verantwortlich ist. Die Folge ist ein Kollaps der Membran, wenn sich der Erguss zurückgebildet hat und die Ventilationsstörung der Paukenhöhle mit Ausbildung eines Unterdrucks anhält.

Im Vergleich zur umschriebenen Retraktionstasche betrifft dieser Prozess in der Regel die gesamte Trommelfellfläche. Der Adhäsivprozess unterscheidet sich vom manifesten Cholesteatom durch seine Entzündungsfreiheit. Die Säuberung der Trommelfelloberfläche von Epidermisschuppen funktioniert offenbar noch oder die Epithelschicht ist so weit ausgedünnt, dass sich keine verhornenden Schuppen mehr bilden. In etwa 25% der Fälle (Magnan 1982) wandeln sich jedoch Adhäsivprozesse nach unbestimmter Zeit in ein manifestes Cholesteatom um.

Klinik

Ohrmikroskopie

Der otoskopische Befund zeigt ein in der Regel reizloses, der medialen Paukenhöhlenwand anliegendes Trommelfell. Das Relief des Promontoriums ist dabei deutlich zu erkennen, oft ist auch die Ossikelkette in den Epithelmantel eingeschieden. Dabei kann das Epithel so dünn sein, dass der Befund leicht mit einem Totaldefekt des Trommelfells zu verwechseln ist. Charakteristisch ist jedoch die glänzende Reflexion der Plattenepitheloberfläche, die oft erst bei mikroskopischer Betrachtung zu erkennen ist (➤ Abb. 15.9). Unter dem Valsalva-Manöver löst sich das Trommelfell nicht von der medialen Paukenhöhlenwand – eine wichtige Differenzialdiagnose zur Atelektase, bei der das erschlaffte Trommelfell der medialen Paukenhöhlenwand nur anliegt.

Hörprüfung

Der Adhäsivprozess kann auch beidseitig auftreten. In der Stimmgabeluntersuchung kann deshalb der Weber-Versuch mittig angegeben werden, während der Rinne-Versuch negativ ist. Im Tympanogramm findet sich eine B-Kurve, die Reintonaudiometrie ergibt eine Schallleitungsschwerhörigkeit, die je nach Zerstörungsgrad der Ossikelkette zwischen 20 und 40 dB liegen kann.

Röntgen

Im Röntgenbild nach Schüller ist eine Pneumatisationshemmung des Mastoids zu erkennen.

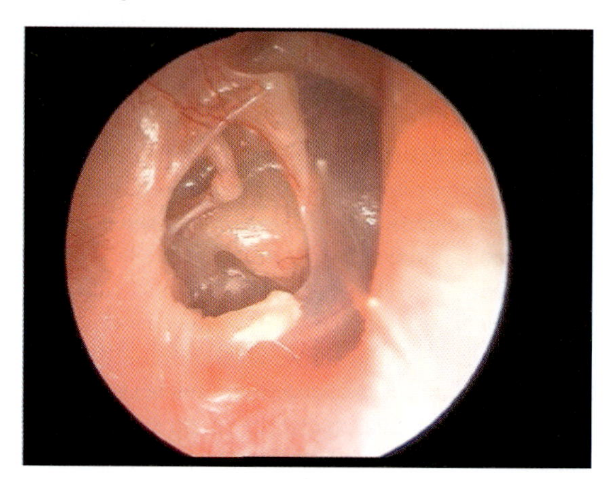

Abb. 15.9 Adhäsivprozess mit Übergang zum Cholesteatom (unterer Rand)

Therapie

Da es sich um eine unlösbare Adhäsion des Trommelfells mit der medialen Paukenhöhlenwand handelt und andererseits das Risiko der Umwandlung in ein Cholesteatom besteht, ist grundsätzlich eine operative Stabilisierung des Trommelfells anzustreben. Das operative Ergebnis wird jedoch oft nicht durch die Qualität der Trommelfellrekonstruktion, sondern durch die Belüftungsverhältnisse bestimmt. Deshalb kann es im Einzelfall sinnvoll sein, den Eingriff erst im späten Kindesalter vorzunehmen und bis dahin durch regelmäßige Ohrmikroskopie den Prozess zu kontrollieren. Zwingend wird der Eingriff erforderlich, wenn sich aus dem Adhäsivprozess ein Cholesteatom entwickelt.

Bei der Operation wird in der Regel das Trommelfell wieder in seine originäre Position gebracht und mit Knorpel verstärkt. Gleichzeitig sind eine Nasenracheninspektion und gegebenenfalls die Entfernung der Rachenmandel vorzunehmen, um die Ursache der Tubenbelüftungsstörung zu beseitigen. Schwieriger ist die Behandlung bei Kindern mit Tubeninsuffizienz infolge einer Gaumenspalte. Hier wird im gleichen Eingriff mit der Trommelfellstabilisierung in der Regel eine Paukendrainage durchgeführt.

15.3.2 Tympanosklerose

Die Tympanosklerose ist eine Sonderform der chronischen Otitis media, die mit einer Sklerosierung der Mittelohrschleimhaut, insbesondere des subepithelialen Bindegewebes einhergeht. Sie kann zu den nichteitrigen Entzündungen gezählt werden und deshalb auch ohne Trommelfelldefekt oder aktive Entzündungsreaktion auftreten. Klinisch problematisch ist, dass sowohl das Trommelfell, die Paukenhöhlenschleimhaut selbst, aber auch die Ossikelbänder betroffen sein können. Als Ergebnis dieses degenerativen Prozesses findet sich je nach Ausmaß und Lokalisation eine Schallleitungsschwerhörigkeit.

Die Ätiologie ist bis heute ungeklärt. Vieles spricht dafür, dass ein Entzündungsprozess auslösend ist. So kommt es gehäuft nach chronischen Paukenergüssen im Kindesalter zur Tympanosklerose, insbesondere des Trommelfells. Bei Kindern mit Paukenerguss wird deshalb frühzeitig zu einer Paukendrainage geraten (Hüttenbrink 1994).

Klinik

Leichte Verlaufsform

Bei dieser Form ist lediglich das Trommelfell betroffen. Es können regionale Herde am Trommelfell durch weißliche Plaques die Schwingungsfähigkeit einschränken. Über die Höhe der Schallleitungsschwerhörigkeit entscheidet das Ausmaß der Herde am Trommelfell und deren Lokalisation. Besteht ein schwingungsfähiger Rand, ist die Schallleitungskomponente oft gering (< 15 dB), so dass man hier mit einer Operationsindikation zurückhaltend sein wird.

Schwere Verlaufsform

Hier sind neben dem Trommelfell auch die Promontorialschleimhaut, die Ossikelbänder einschließlich des Ringbandes sowie die Gelenke der Ossikel betroffen. Die Erfahrung zeigt, dass selbst nach operativer Entfernung der Tympanoskleroseherde und Mobilisation der Kette der hörverbessernde Erfolg nur kurze Zeit anhält und sich oft nach kurzer Zeit wieder neue Tympanoskleroseherde bilden. Die Indikation zu Rezidiveingriffen ist deshalb abzuwägen. Zur Hörrehabilitation kommt neben der Versorgung mit konventionellen Hörgeräten auch die Verwendung von Knochenleitungshörgeräten oder implantierbaren Hörgeräten in Frage.

Ohrmikroskopie

Bei reizlosem Trommelfell finden sich Kalkeinlagerungen in der Membran, die z.T. als schollig-weißliche Verdickungen imponieren. Bei Befall des gesamten Trommelfells sind die typische Transparenz und der Lichtreflex aufgehoben.

Hörprüfung/Tympanogramm

Das Reintonaudiogramm zeigt eine Schallleitungsschwerhörigkeit, die vom Ausmaß des Trommelfell- und Kettenbefalls abhängig ist und zwischen 10 und 40 dB (HL) liegt. Das Tympanogramm kann bei Befall der gesamten Trommelfellmembran aufgrund der höheren Steifigkeit abgeflacht sein und eine Paukenbelüftungsstörung vortäuschen.

Therapie

Die Indikation zur Operation mit Entfernung der tympanosklerotischen Plaques ist bei Schallleitungskomponenten größer 20 dB (HL). Allerdings ist im Langzeitverlauf – insbesondere bei Befall der Ossikelkette – die Prognose in Bezug auf die Hörverbesserung oft schlecht. In diesen Fällen ist anstelle einer Zweitoperation die Rehabilitation mit Hörgeräten abzuwägen.

MERKE

Während der Verschluss des Trommelfells bei Tympanosklerose eine sichere Operationsindikation darstellt, ist bei geschlossenem Trommelfell die Indikation strenger zu stellen, weil eine langfristige Hörverbesserung nur in wenigen Fällen zu erwarten ist.

15.3.3 Tuberkulose des Mittelohrs

Die Tuberkulose des Mittelohrs ist eine seltene Form der spezifischen Entzündungen (0,04% der chronischen Schleimhauteiterungen). Intrauterin können Bakterien durch das Fruchtwasser über die Tube übertragen werden, andere Übertragungswege sind hämatogen metastatisch oder respiratorisch ebenfalls über die Tuba Eustachii. Das klinische Bild ist uncharakteristisch und von einer bakteriellen Schleimhauteiterung schwer zu unterscheiden. Die Diagnose kann meist erst durch eine histologische Untersuchung gesichert werden.

Otoskopie

Konservativ nicht ausheilende Schleimhauteiterung mit Übergang zu Knochennekrosen und raschem Aufbrauchen des Trommelfells und der Ossikelkette, ohne erkennbare Cholesteatommatrix.

Röntgen

Umschriebene Knochendestruktion bei teilweisem Erhalt der Pneumatisation (altersabhängig).

Audiogramm

Schallleitungskomponente in Abhängigkeit vom Ausmaß der Entzündung und Befall des Trommelfells und der Kette.

Therapie

Ggf. Operation zur histologischen Sicherung als diagnostischer Eingriff. Systemische Chemotherapie.

15.4 Operative Therapie der chronischen Otitis media

Zeitliche Planung

Die kausale Therapie der chronischen Otitis media besteht unabhängig davon, ob es sich um eine chronische Schleimhauteiterung oder um ein Cholesteatom handelt, in der Operation. Die Dringlichkeit des Eingriffs richtet sich dabei nach dem Lokalbefund und den individuellen Bedingungen. Bei einer **chronischen Schleimhauteiterung** mit zentralem reizlosem Trommelfelldefekt und ohne häufige Otorrhoe besteht das Operationsziel im Trommelfellverschluss und der Hörverbesserung. Der Trommelfellverschluss soll dabei die natürliche Barriere gegenüber Infektionen von außen wieder aufbauen, um bei Kindern beispielsweise die Teilnahme am Schwimmunterricht zu ermöglichen. Dieser Eingriff kann mit aufgeschobener Dringlichkeit in den Schulferien geplant durchgeführt werden.

Anders verhält es sich bei einer chronischen **Schleimhauteiterung mit Trommelfelldefekt** und anhaltend eitriger Otorrhoe. Hier steht die Ausräumung der entzündeten Schleimhaut aus den Mittelohr- und Mastoidräumen im Vordergrund (Eradikation) mit dem Ziel, das Ohr schnell trocken zu bekommen und das Risiko einer Komplikation zu mindern. Dieser Eingriff sollte deshalb mit einer höheren Dringlichkeit durchgeführt werden.

Cholesteatome sollten ebenfalls ohne langen Zeitverschub operiert werden, insbesondere wenn die Ausdehnung des Prozesses aus dem otoskopischen Befund und den bildgebenden Verfahren schwer abzuschätzen ist.

Operationsprinzipien

Grundsätzlich gibt es 2 Ziele der operativen Therapie der chronischen Otitis media, die heute in der Regel in einem Eingriff erreicht werden:

1. Sanierende operative Ausräumung der Entzündung (Eradikation)
2. Funktionelle Rekonstruktion der Mittelohrräume mit Wiederaufbau der Gehörknöchelchenkette und des Trommelfells (Tympanoplastik).

Während in den Anfängen der Ohrchirurgie die Sanierung im Vordergrund stand, wird heute in der Regel in gleicher Sitzung die Tympanoplastik vorgenommen.

15.4.1 Sanierung bei chronischer Schleimhauteiterung

Unter sanierender Ohrchirurgie versteht man die Ausräumung der erkrankten Schleimhaut und Knochenbereiche des Felsenbeins. In der Regel wird bei chronischer Schleimhauteiterung heute nur die tatsächlich betroffene Schleimhaut entfernt und so gut wie möglich die gesunde Schleimhaut geschont. In den meisten Fällen der chronischen Otitis media mit zentralem Trommelfelldefekt ist die Schleimhaut des Mastoids nicht und die Mittelohrschleimhaut nur wenig befallen. Es wird dann in der Regel der Trommelfellverschluss und, falls nötig, die Rekonstruktion der Ossikelkette vorgenommen. Bei tympanosklerotischem Befall der Mittelohrschleimhaut werden die Tympanoskleroseherde entfernt. In einigen Fällen findet sich in der Paukenhöhle eine granulierende Entzündung, die sichtbar auch das Epitympanon erreicht. Hier wird man in gleicher Sitzung das Mastoid explorieren, um eine chronische Mastoiditis zu erkennen und via Mastoidektomie den Fokus der chronischen Otitis media zu sanieren.

15.4.2 Sanierung bei Cholesteatomen

Die Cholesteatomchirurgie unterscheidet sich von der sanierenden Chirurgie bei chronischer Schleimhauteiterung sowohl in der Zielstellung als auch in der Operationstechnik. Ziel ist es hier, das Cholesteatom ohne Zurücklassen von Plattenepithelzellen zu entfernen. Nichtentzündliche betroffene Schleimhaut kann geschont werden. Die am besten bewährte Technik zur Cholesteatomentfernung ist die Präparation des intakten Cholesteatomsacks (Hüttenbrink 1994). Da für diese Präparation ausreichend Platz benötigt wird, haben sich verschiedene Zugangstechniken etabliert, die sich durch den chirurgischen Umgang mit der hinteren Gehörgangswand unterscheiden:

- Offene Technik (canal wall down)
- Geschlossene Technik (canal wall up)
- Kombinierte Techniken.

Offene Technik

Das Prinzip dieser Technik besteht in der Anlage einer weiten Verbindung zwischen Mastoid und äußerem Gehörgang durch Entfernen der hinteren Gehörgangswand. Dieser Zugang bietet nicht nur die beste Übersicht, sondern gewährleistet auch in der postoperativen Verlaufskontrolle eine weite, mit Haut ausgekleidete Höhle, in der sich Rezidive frühzeitig erkennen lassen. Da in den Anfängen der Ohrchirurgie in der Regel auch das Trommelfell und die Gehörknöchelchen entfernt wurden, ist diese Technik auch als „Radikalhöhlenanlage" bekannt (➤ Abb. 15.10b). Heutige Indikationen sind:

- Ausgedehnte Cholesteatome
- Cholesteatomrezidive
- Schlechte Pneumatisation des Mastoids
- Schlechte Compliance in der Nachsorge
- Komplikationen des Cholesteatoms.

Nachteile sind die deutlich verlängerte Wundheilung der relativ großen Operationshöhle sowie die Infektionsneigung. In den Anfängen der Ohrchirurgie wurde aufgrund der vergleichsweise einfachen Bohr- und Präparationsbedingungen zum Schutz des Nervus facialis der Gehörgangsboden nur wenig bearbeitet. Damit entstand eine Schwelle zum Mastoidraum, die der Höhlenselbstreinigung im Wege steht (sog. Fazialissporn). Begünstigt wird diese Situation durch ein Missverhältnis zwischen Höhlenvolumen und Gehörgangseingangsdurchmesser. Mangelnde Ventilation der Höhle zusammen mit einem gestörten Selbstreinigungsmechanismus führen häufig zu chronisch-rezidivierenden Entzündungen der Radikalhöhle durch Hautkeime. Die Indikation zur Radikalhöhlentechnik ist deshalb im Kindesalter strenger zu stellen als beim Erwachsenen.

Lässt sich die Anlage einer Radikalhöhle nicht vermeiden, wird in der modernen Ohrchirurgie die Höhle mit autogenem Material (Knochenmehl, Knorpel, Muskelschwenklappen) nach vollständiger Entfernung des Cholesteatoms obliteriert, so dass annähernd die Geometrie eines normalen Gehörgangs hergestellt werden kann.

Geschlossene Technik

Bei dieser Technik bleibt die Geometrie des knöchernen Gehörgangs, insbesondere der hinteren Gehörgangswand, erhalten. Das Cholesteatom wird entweder direkt über den Gehörgang oder zusätzlich über das Mastoid nach Mastoidektomie entfernt (➤ Abb. 15.10a). Dabei ist die Übersicht deutlich eingeschränkter und das Risiko, Cholesteatomzellen zu hinterlassen, höher als bei der Radikalhöhlentechnik. Vorteile ergeben sich dagegen in der Nachpflege. Nicht nur die Wundheilung verläuft aufgrund der erhaltenen Gehörgangsgeometrie schneller, sondern auch die Selbstreinigung des Gehörgangs bleibt erhalten. Da auch der Trommelfellrahmen in seiner natürlichen Ebene verbleibt, bestehen zudem günstigere Verhältnisse für die Rekonstruktion der Ge-

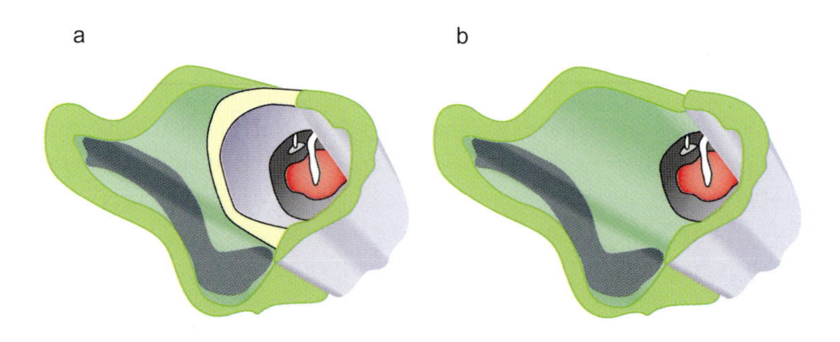

Abb. 15.10 Cholesteatom-Operationstechnik: **a** geschlossene Technik; **b** offene Technik (Radikalhöhle)

hörknöchelchen und für die Belüftung der Paukenhöhle. Nachteile sind das höhere Rezidivrisiko sowie die größere Unsicherheit bei der Nachkontrolle im Vergleich zur offenen Radikalhöhle. Bei klinischem Verdacht auf ein Rezidiv kann heute die Anfertigung eines MRTs mit Diffusionswichtung oder eine Second-look-Operation helfen.

Kombinierte Techniken

Die moderne Cholesteatomchirurgie orientiert sich an den individuellen Befunden und versucht Vor- und Nachteile der klassischen Operationstechniken zu kombinieren. Hilfreich für dieses Vorgehen ist die heute deutlich verbesserte Operationsplanung mittels hochauflösender Computertomographie, diffusionsgewichteter MRT oder Rotationstomographie. Anhand der Ausdehnungs- und Lokalisationsbestimmung und der Ermittlung der individuellen Pneumatisationsverhältnisse kann bereits präoperativ in den meisten Fällen die optimale OP-Technik festgelegt werden. Dabei sind auch Variationen der geschlossenen Technik verbreitet, bei denen die hintere Gehörgangswand osteoplastisch gefenstert oder temporär entnommen und anschließend wieder eingesetzt wird.

Second-look-Operationen

Diese Eingriffe sind diagnostischer Art und werden zum Ausschluss eines Rezidivcholesteatoms oder Residualcholesteatoms im Abstand von 6–12 Monaten nach vorangegangener Operation durchgeführt. Vermehrte Blutungen aus der entzündlich veränderten Schleimhaut mit schlechter Übersicht, Einrisse des Cholesteatomsacks oder tapetenartig dünne Epithelmatrix, die bei der Präparation zerreißt, sind einige der ungünstigen Bedingungen, die den Operateur veranlassen, Rezidiv- oder Residualcholesteatome durch einen zweiten Eingriff sicher auszuschließen.

Nachsorge nach Cholesteatomeingriffen

Wenn es trotz sanierender Chirurgie nicht zur Ausheilung der Schleimhaut- und Belüftungsverhältnisse kommt, besteht nach Cholesteatomeingriffen nicht nur ein Rezidivrisiko innerhalb der ersten postoperativen Jahre, sondern lebenslang. Insbesondere können Belüftungsstörungen der Paukenhöhle, bedingt durch eine verminderte Tubenfunktion und durch einen gestörten Gasaustausch der Mukosa, zur erneuten Retraktionstaschenbildung beitragen und noch nach Jahren ein erneutes Cholesteatom entstehen lassen. Gefürchtet sind auch Cholesteatome in der Radikalhöhle infolge unvollständiger Obliterationstechniken oder Cholesteatome hinter der rekonstruierten Gehörgangswand. Die Eltern sind deshalb darüber aufzuklären, dass trotz erfolgreicher Operation selbst bei reizlosem Trommelfellbefund eine lebenslange HNO-ärztliche Nachsorge erforderlich ist. Otoskopische Frühzeichen eines Cholesteatomrezidivs können sein:

- Form- oder Farbveränderungen des rekonstruierten Trommelfells
- Zunahme der Schallleitungskomponente
- Veränderungen in der Tympanometrie
- Granulationsbildungen am Trommelfell oder Trommelfellrand
- Ausbildung von Retraktionstaschen
- Wiedereintreten von Otorrhoe.

Bei Cholesteatomrezidivverdacht im Kindesalter sind eine diffusionsgewichtete MRT und gegebenenfalls eine Cholesteatomausschlussoperation durchzuführen.

MERKE

Nach Cholesteatom-OP besteht die Pflicht zu regelmäßigen und langfristigen ohrmikroskopischen Nachuntersuchungen, um Rezidive rechtzeitig zu erkennen.

15.4.3 Rekonstruktion des Trommelfells und der Ossikelkette

Die Rekonstruktion des Mittelohrs bei chronischer Otitis media zielt auf die Wiederherstellung des Schallleitungsapparates, d.h. des Trommelfells und der Ossikelkette sowie der Belüftungsverhältnisse. Dazu stehen heute moderne mikrochirurgische Techniken und eine Reihe von autologen und alloplastischen Materialien zur Verfügung. Die Techniken der hörverbessernden Chirurgie wurden weitestgehend von Wullstein und Zöllner entwickelt und sind seitdem mit dem Begriff Tympanoplastik verbunden. Wullstein hat eine Einteilung der Rekonstruktionsschritte vorgenommen, an der sich auch heute noch die Terminologie orientiert, wenngleich seinerzeit alloplastische Implantate selten verwendet wurden.

Einteilung der Tympanoplastiken nach Wullstein (Wullstein 1968, Zöllner 1955):

- Typ 1: Wiederherstellung des Trommelfells mit Ausräumung von Mittelohrpathologien
- Typ 2: Wiederherstellung des Trommelfells und der Ossikelkette unter Beibehaltung der Hebel und Gelenkmechanismen
- Typ 3: Rekonstruktion der Gehörknöchelchenkette durch Stapesüberhöhung
- Typ 4: Direkte Schallankopplung an das Innenohr durch Auflage des Trommelfells auf die ovale Nische.

Prinzipien der Trommelfellrekonstruktion

Ziel der Trommelfellrekonstruktion ist die Wiederherstellung der anatomischen und funktionellen Eigenschaften dieser Membran. Dabei soll im Einzelnen

- der Defekt sicher verschlossen,
- eine ausreichende mechanische Stabilität des Trommelfells gegenüber Ventilationsstörungen hergestellt,
- eine hohe akustische Qualität der rekonstruierten Membran erreicht werden.

Die akustischen Eigenschaften werden entscheidend von der Beschaffenheit der postoperativen Schleimhaut- und Belüftungsverhältnisse bestimmt. Darüber hinaus haben aber auch die Auswahl des Transplantatmaterials und die Operationstechnik Einfluss auf das postoperative Hörergebnis.

Transplantatmaterial

Die Auswahl des Materials richtet sich nach den pathologischen Veränderungen am Trommelfell und in der Paukenhöhle. Im Kindesalter werden bei normalen Belüftungs- und Schleimhautverhältnissen sowie reizlosen kleinen bis mittleren Trommelfelldefekten autogene Temporalisfaszie oder Perichondrium aus der Concha oder dem Tragus verwendet.

Bei Belüftungs- und Durchblutungsstörungen des Trommelfells sowie Subtotaldefekten und Atelektasen bieten diese Materialien oftmals keine ausreichende Stabilität (Bernal-Sprekelsen 2003). Auch bei Trommelfellatrophie und Tympanosklerose und am infizierten Mittelohr ist das Risiko eines Rezidivdefekts hoch, so dass dann autologem Knorpel aus der Concha oder dem Tragus der Vorzug gegeben wird. Die Erfolgsrate, den Trommelfellverschluss betreffend, liegt dabei zwischen 98 und 100% (Neumann und Jahnke 2003). Nachteilig bei der Verwendung des Knorpels ist dessen höhere Steifigkeit und damit Impedanz gegenüber den Luftschallwellen. Wie experimentell ermittelt werden konnte, ist dieser Effekt von der Schichtdicke des eingesetzten Knorpels und der Rekonstruktionstechnik abhängig (Zahnert et al. 2000, Mürbe et al. 2002).

Rekonstruktionstechniken mit Faszie und Perichondrium

Als klassische Techniken der Trommelfellrekonstruktion mit Faszie oder Perichondrium gelten die Over- und Underlay-Technik, die für die Rekonstruktion des Trommelfells bei normalen Belüftungsverhältnissen geeignet sind. Bei beiden Techniken dient das Transplantat als „Schiene“ und Nährboden für das sich verschließende Trommelfell. Die ältere Overlay-Technik sieht eine Transplantatauflage auf die gehörgangsseitige Trommelfellfläche vor und wird heute wegen der Gefahr der Verwachsung mit der vorderen Gehörgangswand oder der Cholesteatomentstehung kaum noch verwendet. Der operative Standard ist heute die Underlay-Technik, bei der die Faszie oder das Perichondrium an der medialen Trommelfellfläche, also unter dem Defekt, durch Adhäsion angeheftet wird. Der Eingriff kann sowohl durch den Gehörgang als auch über eine retroaurikuläre Schnittführung erfolgen. Der retroaurikuläre Zugang bietet den Vorteil der besseren Einsicht, besonders bei weit vorn gelegenen Defekten.

Rekonstruktion mit Knorpel

Für die Beurteilung des Trommelfells nach Ohroperationen im Kindesalter ist die Kenntnis der Knorpelrekonstruktionstechniken von Bedeutung. Der geschulte Kliniker kann in der Regel die verwendete Rekonstruktionstechnik bei reizlosem Trommelfell erkennen und damit den weiß erscheinenden Knorpel von Cholesteatomrezidiven abgrenzen.

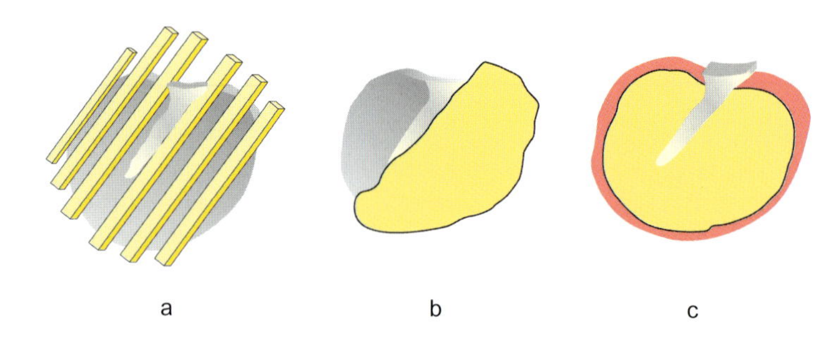

Abb. 15.11 Rekonstruktionstechniken mit Knorpel: **a** Palisadentechnik; **b** Plattentechnik; **c** Inseltechnik

Der Knorpel kann isoliert oder, als composite graft, noch am Perichondrium anhaftend eingesetzt werden. Von der Form des Knorpeltransplantats abgeleitet sind am weitesten verbreitet (➤ Abb. 15.11):

- Palisadentechnik
- Knorpelplattentechniken
- Knorpelinseltechniken.
- Die **Palisadentechnik** kann als die älteste Knorpelrekonstruktionstechnik angesehen werden. Nach Heermann wird dabei Tragusknorpel zu 6 Streifen zurechtgeschnitten und brückenförmig über die Paukenhöhle gelegt (Neumann 1999). Die Knorpelpalisaden werden mit Perichondrium oder Faszie überdeckt. Ein Nachteil der Palisadentechnik ist die große Dicke der Knorpelstreifen, die zu einer Reduktion des Paukenhöhlenvolumens, zu Verwachsungen mit dem Promontorium oder der Gehörgangswand (Blunting) führen können. Um die akustischen Eigenschaften zu verbessern, wurde die Reduktion der Knorpelstreifen von 6 auf 3 und ein Ausdünnen auf 0,5 mm vorgeschlagen (Bernal-Sprekelsen et al. 2003).
- Die **Knorpelplattentechnik** unterscheidet sich von der Palisadentechnik durch die erhaltene Kontinuität des Knorpels. Die Knorpelplatten werden in der Regel dem Knochenrahmen aufgelegt und ergeben so eine stabile Rekonstruktion gegenüber Ventilationsstörungen oder Retraktionen. Bei Atelektasen des Trommelfells sind Knorpelschichtdicken von 500 µm oder mehr zu empfehlen, um eine ausreichende Stabilität zu erreichen. Handelt es sich jedoch um normale Belüftungsverhältnisse, können dünnere bis zu folienartig dünne Knorpelplatten verwendet werden, die dem Trommelfell ähnliche Übertragungseigenschaften besitzen.
- Bei der **Knorpelinseltechnik** liegt der Knorpel dem knöchernen Rahmen nicht auf, sondern lässt einen knorpelfreien Randsaum übrig. Die Inseltechnik wird vor allem in Kombination mit Implantaten zur Ossikelrekonstruktion verwendet. Die meisten Gehörknöchelchenprothesen sind gegenüber dem Trommelfell mit Knorpel abzuschirmen, um Fremdkörper- oder Abstoßungsreaktionen zu vermeiden.

Rekonstruktion der Ossikelkette

Die chronische Otitis media, insbesondere das Cholesteatom, führt häufig zu einer Zerstörung der Ossikelkette mit nachfolgender Schallleitungsschwerhörigkeit. Im Kindesalter wird bei Cholesteatomen die Häufigkeit der Kettenzerstörung mit 88% angegeben (Hildmann 1999). Die moderne Ohrchirurgie schließt heute die funktionelle Wiederherstellung der Kette ein, die in den meisten Fällen in der gleichen Sitzung mit der Entzündungsausräumung vorgenommen werden kann.

Für die Rekonstruktion kann bei kleinen Defekten versucht werden, den Defekt osteoplastisch mit körpereigenem Material oder Zement zu überbrücken. Bei größeren Defekten ist jedoch nur eine Umformung der Kettenarchitektur möglich. Im Kindesalter wird man auch hier versuchen, diese Umformung mit körpereigenen Ossikelresten vorzunehmen, die naturgemäß die höchste Biokompatibilität aufweisen. Vorzugsweise werden dazu Teile des Ambosses oder Hammers verwendet, die mikrochirurgisch in ihrer Form angepasst werden.

Reste der körpereigenen Ossikelkette lassen sich jedoch nicht verwenden, wenn Cholesteatommatrix in den Knochen eingebrochen ist oder mit einer anhaltenden Entzündung gerechnet werden muss, die zu einer Resorption der Ossikelinterponate führt. Es liegt somit in der Verantwortung des Operateurs, die Prognose der chronischen Mittelohrentzündung einzuschätzen und gegebenenfalls auf ein alloplastisches Material auszuweichen. Derzeitig werden vor allem Keramiken, Kunststoffe und Metallimplantate (Titan) verwendet.

Rekonstruktion bei Defekten des langen Ambossschenkels

Der häufigste Defekt der Ossikelkette ist im Bereich des langen Ambossschenkels zu finden. Bereits lang anhaltende Tubenbelüftungsstörungen mit Auflage von Plattenepithel auf dem langen Ambossschenkel können zur umschriebenen Knochennekrose und damit zur Unterbrechung der Ossikelkette führen. Da in vielen Fällen dabei keine Knochenlücke entsteht, sondern der Defekt in der Regel durch narbiges Bindegewebe ausgefüllt wird, ist der Schallleitungsverlust auf dem betroffenen Ohr mit 10–20 dB relativ gering. Bei geringen Verlusten und kleinem Defekt kann man eine straffe bindegewebige Verbindung belassen und den Bereich lediglich durch Knorpelauflage gegenüber dem Trommelfell abschirmen. Besteht dagegen eine Knochenlücke, ist die Überbrückung mit Kortikalisknochen, Zement oder einer „Winkelprothese" möglich. Bei Instabilität wird man eine alloplastische Winkelprothese bevorzugen oder die Umformung der Kette durch ein Ambossinterponat vornehmen (➤ Abb. 15.12; s. Rekonstruktion bei erhaltenem Stapes).

Rekonstruktion bei erhaltenem Stapes

Ist der Amboss teilweise zerstört, aber der Stapes intakt, wird in der Regel eine Tympanoplastik mit Überhöhung des Stapes und damit Wiederankopplung an das Trommelfell oder den Hammergriff vorgenommen. Oft ist nur der lange Ambossfortsatz betroffen, der im Epitympanon liegende Ambosskörper und der kurze Ambossfortsatz sind jedoch intakt. In dieser Situation wird der Amboss unter dem Mikroskop zu einem Interponat zurechtgeschliffen, das stabil zwischen Stapeskopf und Hammergriff verankert wird.

Fehlt der Amboss (z.B. bei epitympanalen Cholesteatomen), kann als autogenes Interponat der leicht zu resezierende Hammerkopf verwendet werden. Anstelle des Hammerkopfes und bei stark entzündlichen Verhältnissen bevorzugen jedoch viele Operateure alloplastische Implantate, die heute durch ihr graziles Design und die Integration von funktionellen Elementen (Gelenke, Clipmechanismen) den Qualitäten der natürlichen Kette sehr nahe kommen (➤ Abb. 15.13a).

Rekonstruktion der Kette bei fehlendem Stapesoberbau

Ist der Stapesoberbau zerstört, kann die Ankopplung des Trommelfells über eine Collumella-(„Stab"-)Konstruktion zwischen Stapesfußplatte und Trommelfell erfolgen. Bei Kindern ist auch hier die Verwendung autogener Ossikelreste möglich. Durch die engen Verhältnisse in der ovalen Nische sind heute die grazileren alloplastischen Implantate jedoch im Vorteil, die mit Knorpel auf der Fußplatte stabilisiert werden können. In

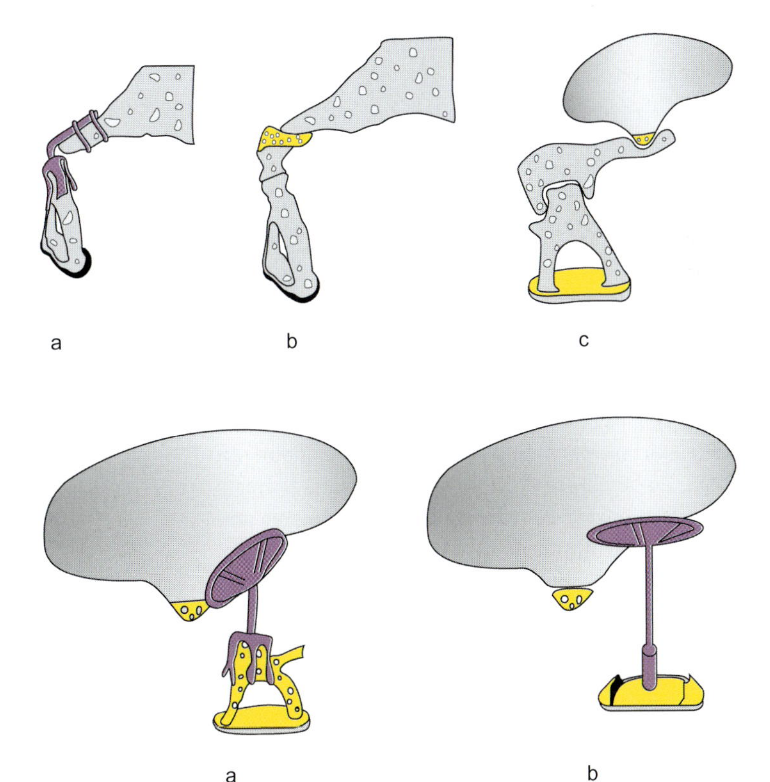

Abb. 15.12 Tympanoplastik bei defektem Amboss: **a** Winkelprothese; **b** Knocheninterponat; **c** Ambossinterponat

Abb. 15.13 Rekonstruktion bei fehlendem Amboss: **a** Stapes intakt, Partial ossicular replacement prosthesis (PORP); **b** Stapesoberbau defekt, Total ossicular replacement prosthesis (TORP)

Zukunft sind bioaktive Implantate vorstellbar, die auf der Fußplatte durch Osseointegration verankert werden (> Abb. 15.13b).

Hörergebnisse nach Tympanoplastiken im Kindesalter

Die Ergebnisse der Kettenrekonstruktion sind von biologischen Faktoren und von der verwendeten Rekonstruktionstechnik abhängig. Biologische Faktoren sind vor allem die Schleimhaut und Belüftungsverhältnisse der Paukenhöhle nach der Operation. Ein nicht belüftetes Mittelohr wird durch Unterdruck und Ergussbildung durch die Dämpfung der Trommelfellschwingung immer zu einer Schallleitungskomponente von 25–30 dB führen. Allgemein gilt, je länger die chronische Otitis media mit aktiven Entzündungsschüben der Schleimhaut besteht, desto schlechter sind die postoperativen Belüftungsverhältnisse. Hinzu kommen entzündungsbedingte Sklerosierungen der Bänder und Gelenke der Ossikelkette, die im ungünstigsten Fall zu einer Fixation des Stapes führen. Kinder mit einer chronischen Otitis media sollten deshalb frühzeitig einer suffizienten operativen Therapie zugeführt werden. Die Hörergebnisse nach Tympanoplastik im Kindesalter unterscheiden sich nicht von denen Erwachsener, d.h. in 40–70% der Fälle wird eine Schallleitungsrestkomponente von weniger als 20 dB (HL) erreicht.

15.4.4 Risiken und Komplikationen bei und nach ohrchirurgischen Eingriffen im Kindesalter

Durch die komplizierte Anatomie des Ohrs, die Nähe zu den wichtigen Hirnnerven und die hohe Empfindlichkeit dieses Sinnesorgans gegenüber Lärm und Infektionen birgt jeder chirurgische Eingriff auch schwerwiegende Komplikationen wie Ertaubungen, Ausfall des Gleichgewichtsorgans und Gesichtsnervenlähmungen in sich. Zu berücksichtigen ist jedoch, dass zum einen die meisten operativen schweren Komplikationen mit einer Wahrscheinlichkeit von weniger als 1% auftreten und andererseits die unbehandelte chronische Otitis media, insbesondere das Cholesteatom, ebenfalls zu Komplikationen dieser Art und sogar schwerwiegenderen führt bis hin zur vitalen Bedrohung.

Für die postoperative Nachsorge ist die Kenntnis der operativen Komplikationsmöglichkeiten wichtig.

Frühe Komplikationen (innerhalb der ersten 3 Tage)

Neben den allgemeinen Wundkomplikationen (retroaurikuläres Hämatom, Nahtinfektion, Othämatom der Concha) gibt es frühe Komplikationen des Innenohrs und des N. facialis, die eine Erkennung und Behandlung mit hoher Dringlichkeit erfordern, um bleibende Schäden zu vermeiden. Unmittelbar postoperativ kann sich ein Lärmtrauma (insbesondere nach Bohrarbeiten) bemerkbar machen, das meistens mit Tinnitus einhergeht. Fazialisparesen, die direkt nach der Operation bemerkt werden, sind als chirurgische Komplikation zu werten. Bei vollständigen Paresen muss von einem schweren mechanischen Trauma des Nervs ausgegangen werden, so dass die Indikation zur raschen Revision und gegebenenfalls Nervenplastik besteht. Leichte inkomplette Paresen sind am ehesten auf Nervenödeme oder Hämatome zurückzuführen und können unter Antibiotikaschutz und der Gabe von Kortikoiden observiert werden. Bei Zunahme der Parese ist auch hier eine Revision anzuraten. Intratympanale Hämatome oder Labyrinthfisteln durch Stapesluxationen können ebenfalls zu Hörstörungen und Schwindel führen. Als Warnhinweis sollte die Angabe von Tinnitus oder Schwindel ernst genommen werden. Zu jeder postoperativen Visite am Bett nach Ohroperationen zählt neben der lokalen Wundkontrolle (die Ohrtamponade wird in der Regel 2–3 Wochen belassen) deshalb die Funktionsprüfung des

- N. facialis (Willkürmotorik),
- N. acusticus (Stimmgabelversuch nach Weber muss in das operierte Ohr lateralisiert werden),
- N. vestibularis (Nystagmuskontrolle mit der Frenzel-Brille).

MERKE

Nach einer Ohroperation muss die Stimmgabel in der Regel in das operierte Ohr lateralisiert werden. Bei Mittenangabe oder Lateralisation in das Gegenohr ist eine Komplikation (z.B. Lärmtrauma, Labyrinthfistel, Protheseneinbruch) durch eine Knochenleitungsprüfung auszuschließen. Ein Spontannystagmus nach Ohroperation ist ebenfalls komplikationsverdächtig und erfordert die dringende Abklärung.

Spätkomplikationen (innerhalb der ersten Wochen)

Abfälle der Innenohrleistung, Schwindel und Fazialisparesen können auch in den ersten 2 Wochen nach der Operation entstehen. Die genaue Ursache ist dabei nicht bekannt. Angenommen werden Virusaktivierungen oder eine Neuritis bei intraoperativ freiliegendem Nervenkanal, die selbst nach einfachen Eingriffen am Trommelfell in den ersten Wochen nach der Operation zu Fazialisparesen oder Hörstörungen führen. Seltene Ursachen sind Granulombildungen in der ovalen Nische oder die Luxation des Steigbügels mit Eröffnen des Innenohrs und Labyrinthfistel nach Druckbelastungen.

Transplantat/Implantatabstoßung

Nicht immer kommt es zur Einheilung der Trommelfelltransplantate. Bei schlechten Ausgangsbedingungen für die Neovaskularisation des Transplantats kann es zur Abstoßung oder unvollständigen Anheilung mit Rezidivdefekten kommen. In diesen Fällen werden Revisionseingriffe erforderlich.

Autologe Implantate können sich bei anhaltenden Entzündungen resorbieren. Selten können sich alloplastische Implantate bei ungenügender Abschirmung gegenüber dem Trommelfell mit Knorpel oder ausbleibender Belüftung der Pauke durch das Trommelfell hindurchbohren und in Zerumen einhüllen.

> **MERKE**
> Vor einer sorglosen Entfernung eines mit Zerumen vermischten Implantats ist zu warnen, weil es dabei zur Stapesluxation mit Ertaubung kommen kann.

Komplikationen des Cholesteatoms

Rein konservativ oder unbehandelt kann sich das Cholesteatom auch im Kindesalter zu einer lebensbedrohlichen Erkrankung entwickeln. Verantwortlich dafür sind

- die exponierte Lage des Mittelohrs in der Schädelbasis,
- das expansive, destruierende Wachstum des Cholesteatoms,
- das Infektionsrisiko, das von der Cholesteatommatrix ausgeht.

Die besondere Gefahr ist darin zu sehen, dass die Cholesteatomausbreitung oft stumm und indolent verläuft und erst ein Aufflammen der Superinfektion die eigentliche Komplikation bei bereits fortgeschrittenem Lokalbefund erkennen lässt. Selbst bei fötider Otorrhoe, die charakteristisch für den Knochenabbau ist, fehlt in der Regel jegliche Schmerzsymptomatik, was in Zusammenhang mit der langen Ohranamnese leicht zur Toleranz des sonst lästigen Ohrenlaufens führt, insbesondere in sozial schwachen Familien. Das individuelle Risiko einer Komplikation ist vor allem von der Virulenz der Erreger, der individuellen Abwehrlage und der Drainagemöglichkeit des Ohrs nach außen abhängig.

Aus klinischer Sicht lassen sich leichte und schwerwiegende Komplikationen unterscheiden:

- Leichte Komplikationen:
  - Knöcherne Destruktion der Ossikelkette
  - Ausfall der Chorda tympani
  - Arrosion des (lateralen) Bogenganges mit Fistelsymptom (Labyrinthfistel)
  - Arrosion der Cochlea.
- Schwere Komplikationen:
  - Labyrinthitis
  - Fazialisparese
  - Sinusthrombose
  - Meningitis
  - Hirnabszess.

Leichte Komplikationen

Die leichten Komplikationen sind durch ihren langsamen Verlauf gekennzeichnet.

Dabei ist am häufigsten eine Zerstörung der Ossikelkette anzutreffen, die bei Cholesteatomen in etwa 80% der Fälle auftritt und zu einer Schallleitungsschwerhörigkeit führt. Meistens liegt dabei der Defekt im Bereich des langen Ambossschenkels, gefolgt vom Stapeskopf und Hammer-Ambosskopf.

Die Chorda tympani ist durch das Cholesteatom in ihrer Kontinuität in der Regel nicht zerstört, jedoch häufig in die Plattenepithelretraktion eingeschlossen. Kommt es zur chronischen Entzündungsreaktion, fällt ihre Funktion in der Regel aus. Da dieser Prozess jedoch langsam verläuft und der Ausfall bei Kindern offenbar zentral kompensiert wird, bleibt die Geschmacksstörung unbemerkt, selbst wenn die Chorda mit dem Cholesteatom entfernt wird.

Labyrinthfistel. Auch die knöcherne Arrosion des Bogengangs ist ein langsamer Prozess und häufig bei epitympanalen Cholesteatomen und intakter lateraler Attikwand anzutreffen. Durch die Enge des knöchernen Kuppelraums besteht bei diesen Cholesteatomen keine Möglichkeit der Drainage nach außen. Die Folge ist eine chronische Druckbelastung auf den Knochen durch den keratingefüllten Cholesteatomsack mit folgender Knochenatrophie. Ist der Endolymphschlauch erreicht, droht bei bakterieller Superinfektion ein Übergreifen auf das Innenohr mit folgender Labyrinthitis. Gleiches gilt für Cholesteatome, welche die mediale Paukenhöhlenwand angreifen und zu einer Destruktion der Cochlea führen. Auch hier kann der Knochen bis zum Endost aufgebraucht werden mit drohender Labyrinthitis. Weil es in der Regel Jahre braucht, bis durch eine Druckatrophie Labyrinthfisteln entstehen, sind diese im Kindesalter eine Ausnahme.

Schwere Komplikationen

Otogene Labyrinthitis. Grundsätzlich kann eine Labyrinthitis auf hämatogenem, tympanogenem oder meningealem Weg übertragen werden. Bei der im Rahmen einer chronischen Otitis media seltenen tympanogenen Labyrinthitis ist die Entzündung aus der Paukenhöhle auf das Innenohr übergegangen. Man unterscheidet unter den tympanogenen Infektionen eine

- akute toxische (seröse) Labyrinthitis,
- akute eitrige Labyrinthitis,
- chronische Labyrinthitis.

Die **akute toxische Labyrinthitis** entsteht durch plötzliches Eindringen von bakteriellen Toxinen über die Rundfenstermembran, über eine Bogengangsfistel oder über den arrodierten Knochen der Cochlea mit freiliegendem Perilymphschlauch. Die klinische Symptomatik besteht in einer peripheren Vestibularisstörung, gekennzeichnet durch einen Reiz- bzw. im weiteren Verlauf Ausfallnystagmus und einer akuten Innenohrschwerhörigkeit. Je nach Lokalisation der Eintrittspforte und Toxinmenge kann der Schweregrad des klinischen Erscheinungsbildes variieren. Allgemein ist die Symptomatik bei der akuten toxischen Labyrinthitis langsamer verlaufend als bei der akuten eitrigen Labyrinthitis.

Bei der **akuten eitrigen Labyrinthitis** kommt es durch den direkten Übertritt von Bakterien zur Innenohrinfektion mit heftigen Schwindelerscheinungen und rascher Ertaubung. Darüber hinaus besteht bei der bakteriellen Labyrinthitis die Gefahr der Überleitung der Infektion über den inneren Gehörgang oder den Aquaeductus cochleae mit den Folgen der diffusen Meningitis oder des Hirnabszesses. In jedem Fall ist bei Hinweisen auf eine bakterielle Labyrinthitis eine schnellstmögliche operative Fokussanierung notwendig, um eine Ertaubung und Weiterleitung der Infektion zu vermeiden. Gelingt es trotz Operation nicht, das Ohr vor der Ertaubung zu bewahren, sind MRT-Verlaufskontrollen notwendig, um die gefürchteten Ossifikationen der Cochlea, die bereits innerhalb von wenigen Wochen eintreten können, rechtzeitig zu erkennen. In diesen Fällen kann heute die Einlage einer Silikonsonde als Platzhalter für spätere Cochleaimplantatelektroden erfolgen oder direkt ein Cochlea-Implantat eingesetzt werden.

Die **chronische Labyrinthitis** führt schleichend zur Zerstörung des Innenohrs. Im Zusammenhang mit rezidivierenden bakteriellen Infektionen in der Pauke kommt es offenbar zur langfristigen Einwirkung von Toxinen über das runde Fenster und so zur Schädigung der Haarzellen mit langsam progredienter Innenohrschwerhörigkeit. Auch ein langsam progredienter Ausfall des Gleichgewichtsorgans ist möglich, wenngleich dieser Prozess in der Regel ohne Schwindel und Spontannystagmus verläuft. Chronische Labyrinthitiden können auch im Rahmen einer Bogengangsfistel bei freiliegendem Endolymphschlauch beobachtet werden.

Fazialisparese. Der N. facialis ist der Hirnnerv mit einem überdurchschnittlich langen knöchernen Kanal, der fast auf seiner gesamten Strecke an die Paukenhöhle und das Mastoid grenzt. Im Zusammenhang mit einem Cholesteatom im Kindesalter kann es im entzündeten Stadium auch zu einer Fazialisparese kommen, die weniger durch die Zerstörung des Knochenkanals (langsamer Prozess) als durch eine Überleitung der Entzündung im superinfizierten Stadium auf die Nervenscheide bedingt ist (Neuritis) mit den Folgen der Neurodyspraxie, Neurapraxie und im späteren Verlauf Axonetmesis. Bei akuten Fazialisparesen gilt es deshalb immer, eine Otitis media und ein Cholesteatom auszuschließen. Die Therapie der Wahl ist neben der Antibiose die rasche operative Sanierung ggf. mit Dekompression des Nervenkanals.

Sinusthrombose/Meningitis/Hirnabszess. Diese für die akute Otitis media typischen schweren Komplikationen sind bei Cholesteatomen im Kindesalter selten. Offenbar sind diese Verläufe an die langjährige Entstehung großer Raumforderungen gebunden. Bei Sinusthrombosen infolge eines Cholesteatoms unterscheidet man

- eine akute infektiöse Thrombose,
- eine Sinusthrombose durch mechanischen Druck des Cholesteatoms.

Während bei infektiöser Überleitung die Klinik dem typischen Verlauf einer lebensbedrohlichen Sepsis entspricht, kommt es bei der durch den mechanischen Druck bedingten Thrombose infolge des sukzessiven Knochenabbaus an der Sinusschale zu einer langsamen Kompression der Wand mit nahezu asymptomatischem Verlauf.

Jederzeit kann ein superinfiziertes Cholesteatom bei ungenügender Drainage und ungünstiger Abwehrlage auch zu einer Meningitis führen. Die Inzidenz ist jedoch deutlich niedriger als bei der akuten Otitis media. Hirnabszesse sind im Kindesalter infolge von Cholesteatomen ebenfalls nur in Ausnahmefällen nach langjährigem Verlauf zu beobachten. Dennoch sollte bei Hirnabszessen oder Meningitis eine hals-nasen-ohren-ärztliche Untersuchung erfolgen, um eine otogene Ursache auszuschließen.

15.5 Fehlbildungen des Mittelohrs

Engl.: middle ear malformations

Inzidenz, Einteilung

Unter den Kindern mit angeborenen Hörstörungen findet sich in 17% der Fälle eine fehlbildungsbedingte Schallleitungsschwerhörigkeit. Dabei unterliegen die Fehlbildungen des Mittelohrs einer breiten Variabilität, sind meistens einseitig und gehen häufig mit Fehlbildungen des äußeren Ohrs, des Gesichtsschädels oder anderer Organe einher. Man unterscheidet genetisch determinierte Fehlbildungen (etwa 30%) von Fehlbildungen, die durch exogene Einflüsse (z.B. Virusinfektionen, Toxoplasmose, Lues, Thalidomid) entstanden sind. Die klinische Relevanz ergibt sich aus der Hörstörung, die als Schallleitungsstörung imponiert. Bei beidseitigen Befunden resultiert eine angeborene Schwerhörigkeit mit dringendem Handlungsbedarf. Da die Innenohrfunktion und die Belüftung der Paukenhöhle meistens normal sind, ergibt sich die Frage nach den operativen Therapiemöglichkeiten.

Man unterscheidet:

- Kombinierte Fehlbildungen des Mittel- und äußeren Ohrs,
- Syndromale Mittelohrfehlbildungen,
- Isolierte Mittelohrfehlbildungen.

Mittelohrfehlbildungen sind häufig mit Fehlbildungen des Gehörgangs oder der Ohrmuschel kombiniert. Deshalb sollte bei Deformationen der Ohrmuschel, Gehörgangsstenosen oder Atresien auch an eine Beteiligung des Mittelohrs gedacht werden, insbesondere dann, wenn eine Schallleitungsschwerhörigkeit vorliegt.

In 50% der Fälle liegt eine Kombination mit **Anomalien** anderer Organe vor. Es bereitet Schwierigkeiten, die damit verbundenen über 50 verschiedenen Syndrome sinnvoll zu ordnen, da es sich oft um Einzelfalldarstellungen handelt und Inzidenzangaben fehlen. Eine ausführliche Klassifikation mit klinischer Relevanz hat Nadol vorgenommen, der die genetischen Syndrome nach der Progredienz der Schallleitungsschwerhörigkeit unterteilt (Nadol und Nadol 1980).

Isolierte Mittelohrdefekte sind selten (etwa 7%) und betreffen meistens die Ossikelkette, wobei Anomalien und Fixationen des Stapes häufiger sind als isolierte Fehlbildungen von Hammer oder Amboss. Auch der Nervus facialis kann in etwa 15% der Fälle von der Mittelohrfehlbildung im Sinne eines atypischen Verlaufs betroffen sein, so dass Tympanoplastiken bei Mittelohrfehlbildungen zu den anspruchsvollen Operationen zählen, die mit intraoperativem Nervenmonitoring durchgeführt werden sollten.

Diagnostik der Fehlbildungen

Äußerlich sichtbare Fehlbildungen im Kopf-Hals-Bereich sollten bei Neugeborenen an eine Mittelohrfehlbildung denken lassen. Isolierte Mittelohrfehlbildungen ohne Beteiligung der Ohrmuschel oder des Gehörgangs sowie syndromale Mittelohrfehlbildungen sind dagegen schwieriger zu diagnostizieren. Durch das in Deutschland etablierte, wenn auch noch nicht flächendeckend angewendete Neugeborenenhörscreening liegt ein zuverlässiges Instrument vor, früh- und rechtzeitig Hörstörungen zu erkennen. Jede dabei diagnostizierte Schallleitungsschwerhörigkeit, die nicht durch einen Paukenerguss oder eine Fehlbildung des äußeren Gehörgangs bedingt ist, legt den Verdacht auf eine Mittelohrfehlbildung nahe. Da es sich meist um einen einseitigen Befund handelt, kann bei nicht beendetem Hörscreening und Fehlen weiterer Fehlbildungen die Diagnose verschleppt werden.

Auf eine Mittelohrfehlbildung sollte im Kindesalter besonders geachtet werden bei:

- Schallleitungsschwerhörigkeit und normaler Paukenbelüftung (Tympanogramm)
- Fehlbildungen des äußeren Ohrs
- Fehlbildungen des Innenohrs (z.B. Robin-Syndrom, Turner-Syndrom)
- Kraniofazialen Dysmorphien, Gaumenspalten (z.B. Franceschetti-, Goldenhar-, Crouzon-Syndrom)
- Dysostosen und Knochendysplasien (z.B. M. Paget, Sklerosteosis)
- Bindegewebsanomalie (z.B. Osteogenesis imperfecta)
- Mucopolysaccharidose (z.B. Hurler-Syndrom)
- Renalen und kardialen Anomalien
- Perinatalen Infektionen oder Komplikationen
- Positiver Familienanamnese.

Diagnostik bei Verdacht auf Mittelohrfehlbildung

- Hörtests:
  - Subjektive Tests: Reintonaudiogramm (ggf. Spielaudiometrie), Sprachaudiogramm
  - Objektive Tests: Tympanogramm, Stapediusreflexmessung, otoakustische Emissionen, Hirnstammaudiometrie.
- Bildgebende Diagnostik:
  - CT-Felsenbein
  - Schädel-MRT.

Therapie der Fehlbildungen des Mittelohrs und Gehörgangs

Konservative Therapie

Bei beidseitiger Fehlbildung, z.B. einer beidseitigen Gehörgangsatresie, ist in den ersten Lebensmonaten eine rasche Anpassung von Knochenleitungshörgeräten notwendig, damit die Hörbahnreifung nicht gefährdet ist und eine normale Hör- und Sprachentwicklung erreicht werden kann.

Bei einseitiger Fehlbildung ist je nach Ausmaß und Charakter (kombinierte Schwerhörigkeit oder reine Schallleitungsschwerhörigkeit) individuell zu entscheiden. Grundsätzlich wird davon ausgegangen, dass die Cochlea des Gegenohrs bei einseitiger Atresie durch Überhören des gesunden Ohrs mit stimuliert wird. Bei einer reinen Mittelohrfehlbildung und angelegtem Gehörgang ist in den ersten Lebensjahren eine Hörgeräteversorgung sinnvoll, bei einer einseitigen Gehörgangsatresie ist zwischen einer operativen Versorgung und einer Rehabilitation mit BAHA oder einer Observation bis zum Erwachsenenalter abzuwägen. Die individuelle Entscheidung ist gemeinsam mit den Eltern zu treffen und an die Betreuung in pädaudiologischen Zentren geknüpft.

Operative Therapie

Da Mittelohrfehlbildungen oft mit Gehörgangsfehlbildungen einhergehen, ist im Zusammenhang mit der Mittelohrrekonstruktion der knöcherne Gehörgang neu anzulegen. Dieser Eingriff zählt aufgrund der fehlenden Landmarken, des häufig verlagerten N. facialis, des Ertaubungsrisikos sowie der Tendenz zu Rezidivstenosen zu den schwierigsten Eingriffen in der Ohrchirurgie mit schwer vorhersagbarem funktionellem Ergebnis.

Der günstigste Zeitpunkt für eine Operation wird bei bilateraler Gehörgangsatresie im 5.–7. Lebensjahr angegeben. Bei einseitigem Befund wird dagegen die Indikation zur Operation im Kindesalter kontrovers diskutiert. Während einige Chirurgen auch hier eine Operation im Vorschulalter befürworten, um die Vorteile des binauralen Hörens (Richtungshören, Sprachverständnis im Störschall) für die Hör- und Sprachentwicklung im Kindesalter zu nutzen, plädieren andere für ein Abwarten bis zum Erwachsenenalter.

Zu den besonderen operativen Risiken der Mittelohr-Gehörgangsatresie-Operation zählen:

- Fazialisparesen durch Verletzung des mastoidalen Verlaufs bei der Gehörgangsanlage (1–1,5%)
- Innenohrstörungen durch den Bohrlärm (bis zu 15%)
- Restenosierung des Gehörgangs durch Granulationsgewebe
- Refixation der Ossikelkette
- Verwachsung des Trommelfells mit der Gehörgangswand.

Jahrsdoerfer entwickelte ein Punktesystem zur Beurteilung der Hörerfolgschancen (Jahrsdoerfer et al. 1992). Anhand der CT-Daten werden insgesamt 10 Punkte vergeben, wobei ab 8 Punkten in 80–90% der Fälle Schallleitungskomponenten < 25 dB zu erwarten sind. Bei weniger als 5 Punkten ist die Indikation zur Operation kritisch zu betrachten.

Bei isolierter Mittelohrfehlbildung und normalem Gehörgang sind die Risiken des Eingriffs deutlich geringer. Auf Bohrarbeiten (Bohrlärm) kann meistens verzichtet werden und der Verlauf des N. facialis in der Paukenhöhle ist sicher zu identifizieren.

Operative Techniken

Gehörgangsanlage

Die Anlage des knöchernen Gehörgangs erfolgt unter Monitoring des N. facialis. Grundsätzlich stehen 2 verschiedene Bohrtechniken zur Verfügung:

- Transmastoidale Anlage
- Anteriore/extramastoidale Anlage.

Beim transmastoidalen Vorgehen wird die Paukenhöhle über eine Mastoidektomie aufgesucht und anschließend der kompakte Atresieknochen vor dem Mastoid abgetragen. Der Vorteil liegt im besseren Erkennen von Landmarken, wie dem Nervus facialis, dem lateralen Bogengang und dem Amboss, sowie dem geringeren Risiko einer Innenohrschädigung durch Berühren der Ossikel mit dem Bohrer. Aufwändig ist bei dieser Technik die Obliteration der Mastoidhöhle, insbesondere wenn aufgrund einer Ohrmuschelaplasie und einer ausgedehnten Pneumatisation wenig Obliterationsmaterial (Knochenmehl, Knorpel) zur Verfügung steht.

Beim anterioren Zugang erfolgen die Bohrarbeiten durch die Atresieplatte hindurch, ohne die Mastoidzellen zu eröffnen. Als Landmarken dienen lediglich das Dach der mittleren Schädelgrube sowie das Kiefergelenk. Der N. facialis liegt im kompakten Knochen in der Arbeitsrichtung des Bohrers, und die Atresieplatte ist oft mit dem Amboss verwachsen, so dass ein erhöhtes Risiko für eine Fazialisverletzung und ein Lärmtrauma besteht. Vorteilhaft ist bei dieser Technik die geringere Granulationsgewebsbildung und damit die schnellere Wundheilung.

Im Anschluss an die Bohrarbeiten wird der Neogehörgang mit Spalthauttransplantaten ausgekleidet.

Rekonstruktion des Mittelohrs

Die Rekonstruktionstechniken der Ossikelkette sind von der individuellen Fehlbildungssituation abhängig und orientieren sich an den Prinzipien der Tympanoplastik.

Rekonstruktion in Kombination mit Gehörgangsfehlbildungen

Bei gleichzeitigem Vorliegen einer Gehörgangsatresie findet man häufig einen knöchern fixierten und verplumpten Hammer-Amboss-Komplex sowie einen deformierten, aber meist beweglichen Stapes. Durch Lösen der Atresieplatte kann in diesen Fällen der Hammer-Amboss-Komplex mobilisiert (cave: Lärmtrauma durch Bohrarbeiten) und damit die Kette intakt belassen werden. Für die Trommelfellrekonstruktion eignen sich Faszien- oder Perichondriumtransplantate, die nur selten mit Knorpel verstärkt werden müssen, da in der Regel eine zwar zu kleine, aber gut pneumatisierte Paukenhöhle vorliegt.

Erscheint die Mobilisation des Hammer-Amboss-Komplexes bei engen Paukenwänden nicht dauerhaft stabil, empfiehlt sich eine Umformung der Kette durch Entfernen des Komplexes und Zurechtschleifen zu einem Interponat zwischen Stapes und Neotrommelfell oder der Einsatz eines alloplastischen Implantats.

Schwieriger ist das Vorgehen, wenn der Stapes fixiert ist. In diesen Fällen empfiehlt sich ein zweizeitiges Vorgehen der Mittelohrrekonstruktion, um das Risiko von Innenohrschädigungen zu reduzieren. In der ersten Sitzung kann dabei das Trommelfell an den Hammer und den Amboss gekoppelt werden. In einer zweiten Sitzung erfolgt dann die Stapesplastik.

Rekonstruktion bei isolierten Mittelohrfehlbildungen

Stapes

Unter den isolierten Mittelohrfehlbildungen sind für die Hörrehabilitation vor allem die Dysplasien der Ossikelkette relevant. Am häufigsten ist der Stapes betroffen, wobei zwischen Dysplasien mit und ohne Fixation zu unterscheiden ist. Die Rekonstruktion kommt in Frage bei:

- Ringbandfixation – Stapesplastik
- Fixation des Stapes durch Knochenspangen am Promontorium oder der lateralen Paukenwand – Lösen der Fixation mit Lasertechnik
- Dysplasie oder Fehlen der Stapessuprastruktur bei beweglicher Fußplatte – Einsetzen eines Implantates oder Ambossinterposition.

Incus

Der Amboss kann fehlen, dysplastisch oder an den knöchernen Wänden der Pauke fixiert sein. Häufig findet sich eine Verschmelzung mit dem Hammer bei gleichzeitiger Fixation an der Paukenhöhlenwand. Hier muss zwischen Lösen der Fixation (Laser) oder Umformung der Kette durch Entfernen des Ambosses und Hammerkopfes und Interposition entschieden werden. Falls ein Hammergriff vorhanden ist, sollte dieser erhalten bleiben.

Dysplasien des Ambosses finden sich oft im Bereich des langen Schenkels, der nur bindegewebig angelegt sein kann. In diesem Fall kann zwischen alloplastischem Implantat (Winkelprothese) und Ambossinterponat gewählt werden.

Malleus

Am Hammer finden sich Dysplasien des Hammergriffs sowie Fixationen oder Verplumpungen des Hammerkopfes. Bei erhaltenem Hammergriff bietet sich ein Lösen der Fixationen vorzugsweise mit dem Laser an. Fehlt der Hammergriff, kann der Hammerkopf entfernt und der Amboss interponiert und somit ein Hammergrifferersatz vorgenommen werden.

Rehabilitation mit implantierbaren Hörgeräten bei Mittelohrfehlbildungen

Knochenverankerte Hörgeräte; BAHA (bone anchored hearing aid)

Knochenverankerte Hörgeräte stellen eine Alternative zur Rekonstruktion des Gehörgangs und des Mittelohrs bei Fehlbildungen dar, insbesondere wenn die Aussichten auf einen operativen Erfolg gering sind. Das Prinzip besteht in der direkten Schallanregung des Schädelknochens über eine in der Kalotte implantierte Titanschraube. An diese Schraube kann das Gerät von außen aufgesteckt werden. Der Vorteil besteht in einem festen Sitz des Geräts und damit einer hohen Belastbarkeit bei Spiel und Sport, einer definierten Schallankopplung und der vergleichsweise geringen Stigmatisierung der Kinder, da es unter den Haaren getragen werden kann. Bei Kindern sollte der Eingriff im 2.–3. Lebensjahr erfolgen und in Narkose in 2 Schritten im Abstand von 3 Monaten durchgeführt werden. Für den Erfolg ist die komplikationslose Abheilung der Hautwunde entscheidend, weshalb engmaschige postoperative Kontrollen notwendig sind. Bei Ohrmuschelaplasie ist die Titanschraube so zu setzen, dass ein späterer Ohrmuschelaufbau mit Verwendung von retroaurikulärer Haut nicht behindert wird (➤ Kap. 18)

Implantierbare Hörgeräte

Bisher lag die Domäne implantierbarer Hörgeräte in der Versorgung schwerhöriger Erwachsener mit reiner Innenohrschwerhörigkeit. In jüngster Zeit sind auch bei Gehörgangsatresie und Mittelohrfehlbildung erste Implantationen vorgenommen worden. Das Prinzip besteht in einer direkten Schwingungsanregung der Ossikelkette oder der Rundfenstermembran. Über ein Mikrofon wird der Umgebungsschall aufgenommen, verstärkt und an einen Aktuator weitergeleitet. Als Aktuatoren kommen Elektromagnete oder Piezoschwinger in Frage. Bisher ist die Anwendung bei Kindern noch nicht etabliert. Gegenüber der BAHA-Versorgung werden Vorteile in der besseren Schallübertragung in den hohen Frequenzen gesehen.

LITERATUR

Aikele P, Kittner T, Offergeld C, Kaftan H, Hüttenbrink KB, Laniado M. (2003) Diffusion-weighted MR imaging of cholesteatoma in pediatric and adult patients who have undergone middle ear surgery. AJR Am J Roentgenol. Jul; 181(1): 261–265.

Bernal-Sprekelsen M, Romaguera Lliso MD, Sanz Gonzalo JJ (2003) Cartilage palisades in type III tympanoplasty: anatomic and functional long-term results. Otol Neurotol. 24(1): 38–42.

Goycoolea MV, Hueb MM, Ruah C. (1991) Otitis media: the pathogenesis approach. Definitions and terminology. Otolaryngol Clin North America 24 (4): 757–761.

Hildmann H, Sudhoff H. (1999) Cholesteatoma in children. Int J Pediatr Otorhinolaryngol. Oct 5;49 Suppl 1: S81–S86.

Hüttenbrink KB (1994) Die chronische Otitis media. In: Naumann HH, Helms J, Herberhold C, Kastenbauer E (Hrsg.) Oto-Rhino-Laryngologie in Klinik und Praxis. Stuttgart: Thieme: 601–632.

Jahrsdoerfer RA, Yeakley JW, Aguilar EA, Cole RR, Gray LC (1992) Grading system for the selection of patients with congenital aural atresia. Am J Otol 13: 6–12.

Mürbe D, Zahnert T, Bornitz M, Hüttenbrink KB (2002) Acoustic properties of different cartilage reconstruction techniques of the tympanic membrane. Laryngoscope. 112(10): 1769–1776.

Nadol B, Nadol Jr (1980) Pathoembryology of the middle ear. In: Golin R. Birth defects: Original Article Series, Volume XVI, Number 4, pages 181–209, March of Birth Defects Foundation.

The Heermann „cartilage palisade tympanoplasty"

Neumann A, Jahnke K (2003) Trommelfellrekonstruktion mit Knorpel, HNO 53: 573–586.

Olszewska E, Wagner M, Bernal-Sprekelsen M, Ebmeyer J, Dazert S, Hildmann H, Sudhoff H (2004) Etiopathogenesis of cholesteatoma, Eur Arch Otorhinolaryngol 261: 6–24.

Sudhoff H, Hildmann H. (2003) Current theories on the origin of cholesteatoma. HNO 51(1): 71–82.

Sudhoff H, Tos M (2007) Pathogenesis of sinus cholesteatoma. Eur Arch Otorhinolaryngol. 264(10): 1137–1143.

Tos M (2000) A new pathogenesis of mesotympanic (congenital) cholesteatoma. Laryngoscope 110(11): 1890–1897.

Virchow R (1855) Über Perlgeschwülste (Cholesteatoma, Joh. Müller). Virchows Arch Path Anat. 371.

Wullstein HL (1968) Operationen zur Verbesserung des Gehörs. Stuttgart: Thieme.

Zahnert T, Hüttenbrink KB, Mürbe D, Bornitz M (2000) Experimental Investigations of the use of Cartilage in Tympanic Membrane Reconstruction. Am J Otol 21, 322–328.

Zöllner F (1955) The principles of plastic surgery of sound-conducting apparatus. J Laryngol Otol 69: 637–652.

KAPITEL

16

Rainer Schönweiler, Yorck Hellenbroich

Kongenitale Schäden und Erkrankungen der Cochlea sowie des Vestibularorgans

16.1 Übersicht

Definitionen

Der Begriff „kongenital“ wird im Sinne von „angeboren“ verwendet, d.h. von Geburt an vorhanden oder vor der Geburt determiniert. Angeborene Schwerhörigkeiten entstehen einerseits durch vererbte, d.h. pränatal vorhandene Krankheiten – z.B. bei einer Connexin-26-Mutation –, andererseits durch perinatal erworbene Krankheiten oder Schädigungen in zeitlicher Nähe zur Geburt, z.B. bei einer Asphyxie. Diese Unterscheidung ist allerdings zum Zeitpunkt der Verdachtsdiagnose oft noch nicht möglich; die Ursache – vererbt oder erworben – muss im Laufe der Behandlung durch differenzialdiagnostische Maßnahmen geklärt werden (Gross et al. 2000, Northern und Downs 2002, Schönweiler und Ptok 2004). Nach aktuellen Ergebnissen des Deutschen Zentralregisters für kindliche Hörstörungen (DZH) konnte bei 35% der kongenitalen Schwerhörigkeiten eine (pränatal vorhandene) erbliche Genese gesichert werden und bei 20% eine erworbene Genese; bei 45% ließ sich die Ursache nicht klären oder die Klärung wurde nicht im Berichtszeitraum durchgeführt (Gross et al. 2001). Schätzungen zufolge sind je ein Drittel der Fälle erblich, erworben oder ungeklärter Ursache (Gross et al. 2000).

Erworbene Schwerhörigkeiten sowie die meisten vererbten Schwerhörigkeiten können nach der Geburt durch ein Neugeborenenhörscreening entdeckt und sofort behandelt werden. Damit ist es möglich, die negativen Folgen für den Spracherwerb und die Bildungschancen zu vermeiden oder zumindest zu begrenzen (Gross et al. 2000, Northern und Downs 2002, Schönweiler und Ptok 2004).

Bei etwa 5% der vererbten Schwerhörigkeiten manifestiert sich der Phänotypus bezüglich Hörvermögen und Gleichgewichtsfunktion erst nach dem Neugeborenenhörscreening, manchmal erst viele Jahre nach der Geburt (Gross et al. 2000), z.B. beim Usher-Syndrom. Diese Schwerhörigkeiten sind zwar „kongenital“ determiniert, manifestieren sich aber nicht „konnatal“, d.h. sie liegen noch nicht bei der Geburt vor (Nance 2003). Außerdem wird vermutet, dass bei einem Teil der schwerhörigen Erwachsenen „nur“ eine Veranlagung für eine Schwerhörigkeit oder Gleichgewichtserkrankung vererbt wurde und die phänotypische Manifestation erst durch zusätzliche schädigende Einflüsse, z.B. Lärm, ausgelöst wird (Gross et al. 2000). Diese kongenitalen, aber nicht konnatalen Schwerhörigkeiten mit „nur“ drohender Manifestation können durch ein Neugeborenenhörscreening natürlich nicht entdeckt werden, sondern nur durch ein zukünftiges genetisches Screening, das auf der Basis eines „Gen-Chips“ in Aussicht ist (Gross et al. 2001). Würde bei einem genetischen Screening die Veranlagung für eine spätere Schwerhörigkeit festgestellt, könnte diese durch besonders konsequente Vermeidung schädigender Einflüsse verhindert werden. Damit würden sich das audiometrische Screening für bei der Geburt manifeste Schwerhörigkeiten und das genetische Screening für später drohende Schwerhörigkeiten sinnvoll ergänzen.

Im Gegensatz zum Hörsinn ist eine seitengetrennte Funktionsuntersuchung des Gleichgewichtssinns derzeit bei Neugeborenen noch nicht möglich. Daher wird eine kongenitale Schädigung oder Erkrankung des Vestibularorgans oft erst im Kleinkind- oder Schulalter entdeckt, zumeist im Rahmen der Differenzialdiagnostik einer gleichzeitig vorliegenden Schwerhörigkeit oder einer motorischen Entwicklungsstörung.

Prävalenzen

Die in der Literatur berichteten Prävalenzen kongenitaler Schwerhörigkeiten unterscheiden sich regional ganz erheblich. Es wurden Prävalenzen zwischen minimal 0,8:1 000 (China) und maximal 4:1 000 (Sierra Leone) nachgewiesen. Gründe für diese großen regionalen Unterschiede sind die Häufigkeiten bestimmter Mutationen (z.B. die Häufung von Connexin-Mutationen in der Bevölkerung des Mittelmeerraums), die Häufigkeit von Konsanguinität (z.B. in der Bevölkerung Kleinasiens), die konsequente Impfung (z.B. gegen Röteln, die Impfung fehlt in Sierra Leone), die Häufigkeit von Risikogeburten, die Qualität der Perinatalmedizin für Risikogeburten sowie nicht zuletzt die wissenschaftliche Qualität der zugrunde liegenden epidemiologischen Untersuchung. Für Deutschland wurde eine Prävalenz von 1,2:1 000 Geburten ermittelt (Gross et al. 2000), die im weltweiten Vergleich besonders niedrig und wissenschaftlich besonders gut fundiert ist.

Progredienz

Die Schätzungen zur Progredienz kongenitaler Schwerhörigkeiten gehen von bis zu 30% aus (Gross et al. 2000).

MERKE

Die hohe Prävalenz der Progredienz von bis zu 30% macht lebenslange, wenigstens jährlich durchzuführende Verlaufskontrollen bei den Betroffenen notwendig, sofern die Ursache nicht geklärt ist.

Bei den meisten perinatal erworbenen Schwerhörigkeiten (z.B. Asphyxie) ist eher von einem stabilen Hörvermögen oder von einer langfristigen Progredienz auszugehen, während bei einer perinatalen Zytomegalievirus(CMV)-Infektion oder beim Large Vestibular Aqueduct Syndrome (LVAS) mit einer kurzfristigen Progredienz zu rechnen ist, die eine halbjährliche Kontrolle des Hörvermögens rechtfertigt, z.B. um die Einstellung der Hörsysteme anzupassen oder eine frühzeitige Cochlea-Implantation durchzuführen.

Differenzialdiagnostik

Bei jeder gesicherten kongenitalen Schwerhörigkeit sollte eine Abklärung der Ursache versucht werden. Dazu beginnt man nicht etwa mit aufwändigen und kostspieligen Untersuchungen, sondern mit einer eingehenden biographischen Anamnese hinsichtlich vorliegender Risikofaktoren. Eine solche Anamnese lässt schon oft eine hinreichend plausible Klärung zu (➤ Tab. 16.1).

Bei Risikofaktoren aus den Bereichen A, B, E, G, H und I ist die Genese der Schwerhörigkeit meist hinreichend plausibel geklärt und es erübrigt sich eine Zusatzdiagnostik. Bei Risikofaktoren aus den Bereichen C, D und F sowie bei fehlenden Risikofaktoren muss an eine erbliche Schwerhörigkeit gedacht werden. Mit einer „Zusatzdiagnostik" (Gross et al. 2000, Schönweiler und Ptok 2004) kann eine weitere Phänotypisierung erfolgen und in vielen Fällen die Prognose hinsichtlich der Schwerhörigkeit sowie weiterer teils lebensbedrohlicher Funktionsstörungen abgeschätzt werden (➤ Tab. 16.2).

Die serologische Labordiagnostik wird allerdings hinsichtlich ihrer Kosten-Nutzen-Relation kritisch in Frage gestellt, mit Ausnahme der Zytomegalie- und Toxoplasmoseuntersuchung (Gross et al. 2000). Die „Familienaudiometrie" ist umso aufschlussreicher, je mehr Familienangehörige erfasst werden.

Neueren Schätzungen zufolge sind etwa 60% aller kongenitalen Schwerhörigkeiten genetisch bedingt und

Tab. 16.1 Risiko-ABC für angeborene Schwerhörigkeiten (Idee: Downs und Silver 1972; deutsche Version: Schönweiler 1993, in Übereinstimmung mit dem NIH Consensus Statement 1993). * = publizierte Häufigkeit beim Deutschen Zentralregister für kindliche Hörstörungen, DZH (Gross et al. 2000).

Risikofaktor
Asphyxie mit postnataler Reanimation (*8,2%), Apgar-Werte ≤ 6, Gabe von Aminoglykosiden (z.B. bei Sepsis oder Meningitis)
Beatmung >10 Tage (*7,0%)
Chromosomenanomalien
Dysmorphien (Ohr: z.B. Gehörgangsatresie, Atresia auris congenita AAC; Schädel: z.B. Turmschädel, Mikrozephalie; Extremitäten: z.B. Hexadaktylie, Syndaktylie)
Erhöhtes Bilirubin (> 20 mg/100 ml)
Familienanamnese mit (vermutlich oder nachgewiesen) kongenital schwerhörigen Verwandten
Geburtsgewicht < 1500 g, Frühgeburt ≤ 32 SSW (* 6,6%)
Hirnödem, Hirnblutung, Hirnkrämpfe, Hirnkontusionen
Infektionen (*6,0%) und deren antibiotische Behandlung sowie Intoxikationen (prä-/peri-/postnatal, z.B. Sepsis, Meningitis, Toxoplasmose oder Röteln der Mutter)

Tab. 16.2 „Zusatzdiagnostik" zur Klärung der Ursache kongenitaler Schwerhörigkeiten. * = Mutter und Kind sind zu untersuchen.

a) Für die Diagnose genetischer Schwerhörigkeiten und vestibulärer Störungen
Komplette körperliche Untersuchung (z.B. weißes Stirnhaar der Waardenburg-Syndrome, typische Fazies bei kraniofazialen Anomalien wie z.B. Franceschetti-Syndrom [Treacher-Collins-Syndrom], Goldenhar-Syndrom und Pierre-Robin-Sequenz, Hexadaktylie, Syndaktylie an Händen und/oder Füßen)
Großes Blutbild einschl. Thrombozyten
Schilddrüsenhormone (T_3, T_4, TSH, Pendred-Syndrom), Kreatinin-Clearance (Alport-Syndrom), EKG (QT-Strecken-Verlängerung des Jervell-Lange-Nielsen-Syndroms), Blutzucker, Oberbauch- und Nieren-Sonographie (z.B. branchio-oto-renales Syndrom)
Augenärztliche Untersuchung hinsichtlich Kolobome, Augenmuskellähmungen, Keratitis, Katarakt, Retinitis pigmentosa (sollte in Pubertät wiederholt werden)
Genetische Untersuchung: Chromosomenanalyse, molekulargenetische Untersuchungen, insbes. Connexin-26 und andere Connexine, ggf. Kopplungsanalysen
Neuroradiologische Untersuchung: Hochauflösendes Felsenbein-Computertomogramm (CT) mit Dünnschichttechnik und/oder hochauflösende Kernspintomographie (NMR) zur Darstellung der Gehörknöchelchen, der Cochlea, der Bogengänge, des inneren Gehörgangs und der Mündung Aquaeductus vestibuli an der Schädelbasis
„Familienaudiometrie": Ermittlung und Zusammenstellung hörschwellenaudiometrischer Befunde zunächst der Geschwister, Eltern, Großeltern, Onkel und Tanten sowie Cousins und Cousinen, ggf. aller verfügbarer Familienangehörigen und Aufzeichnung eines Stammbaums mit Markierung der Erkrankten
b) Zur Abgrenzung bisher nicht bekannter erworbener Krankheiten als Ursache
Serologische Untersuchung auf Virus-Infektionen: Masern, Mumps, Röteln*, Herpes simplex (Typ 1 und 2), Varicella Zoster, Coxsackie, Zytomegalie*
Serologische Untersuchung auf bakterielle Infektionen: Haemophilus influenzae, Treponema pallidum*, Borellia burgdorferi, Toxoplasmose*, Listerien*

etwa 40% perinatal erworben (Gross et al. 2001). Die tatsächlich nachgewiesene Häufigkeit liegt aber deutlich niedriger, in Nordamerika bei etwa 25% im Jahr 1971 (Northern und Downs 2002) und in Deutschland bei etwa 35% im Jahr 2000 (➤ Tab. 16.3; Gross et al. 2001). Dabei ist zu bedenken: Wie häufig erworbene, syndromale und nichtsyndromale Schwerhörigkeiten diagnostiziert werden, hängt davon ab, wie konsequent die meldenden Ärzte eine Zusatzdiagnostik überhaupt durchführen (Friedmann et al. 2003).

Klassifizierung erblicher Schwerhörigkeiten

Klassifizierung in syndromale oder nichtsyndromale Schwerhörigkeiten

Bei etwa 30% der schwerhörigen Kinder erwartet man weitere phänotypische Befunde, die sich zusammen mit der Schwerhörigkeit und der Störung der Gleichgewichtsfunktion zu einer syndromalen Erkrankung ergänzen (Gross et al. 2001, Northern und Downs 2002, Schönweiler und Ptok 2004). Die in Deutschland tatsächlich erfasste Häufigkeit syndromaler Erkrankungen liegt derzeit noch darunter (➤ Tab. 16.3). Einige dieser Syndrome beruhen auf Anomalien des Chromosomensatzes (z.B. Trisomie 21, Turner-Syndrom), die meisten aber auf Genmutationen.

Wenn die Krankheit (syndromale und nichtsyndromale Schwerhörigkeit) durch Mutationen in einem einzelnen Gen hervorgerufen wird, spricht man von einer monogenetischen Erkrankung; diese sind häufiger als polygenetische Erkrankungen. In der Datenbank OMIM finden sich zurzeit mehr als 1 000 Gene, die bekanntermaßen Schwerhörigkeiten, Taubheiten und/oder vestibuläre Störungen verursachen.

Zur konkreten Klärung eines Falls führt man zunächst eine Zusatzdiagnostik, wie in ➤ Tabelle 16.2 dargestellt, durch. Nach Vorliegen aller Befunde können phänotypische Merkmale identifiziert werden (z.B. Ausmaß der Schwerhörigkeit, Vorhandensein einer Gleichgewichtsbeteiligung, weitere syndromale Merkmale). Diese werden für die Suche in genetischen Datenbanken, z.B. OMIM, verwendet. Dabei werden am besten Fachärzte für Humangenetik eingebunden. Andere Ärzte können viele Syndrome (aber nicht alle bisher bekannten) auch durch Nachschlagen in einem Standardwerk (Wiedemann und Kunze 2001, Toriello et al. 2004) finden und damit eine Verdachtsdiagnose formulieren, die den hohen differenzialdiagnostischen Aufwand rechtfertigt.

Tab. 16.3 Ist-Zustand für die Ursachen kongenitaler Schwerhörigkeiten in Deutschland (Gross et al. 2001) und Schätzungen der internationalen Literatur (Cryns und Camp 2004, Nance 2003).

- 45% unklar
- 20% erworben (Schätzungen: etwa 40%)
- 35% nachweisbar genetisch bedingt (Schätzungen: etwa 60%)
  - 9% syndromal (Schätzungen: etwa 20–30% der genetisch bedingten Schwerhörigkeiten)
  - 26% nichtsyndromal (Schätzungen: etwa 70–80% der genetisch bedingten Schwerhörigkeiten)

Klassifizierung nach dem Vererbungsmodus

Der Vererbungsmodus ist entweder autosomal-dominant, autosomal-rezessiv, X-chromosomal-gebunden oder mitochondrial (➤ Tab. 16.4). Bei einer autosomal-dominant vererbten Schwerhörigkeit besteht für Nachkommen eines Betroffenen ein 50%iges Risiko ebenfalls schwerhörig zu sein. Bei einem autosomal-rezessiven Erbgang sind die gesunden Eltern eines betroffenen Kindes in der Regel heterozygote Anlageträger, d.h. sie tragen jeweils eine gesunde und eine defekte Genkopie. Das betroffene Kind trägt die entsprechende genetische Veränderung im homozygoten Zustand, es hat also zwei defekte Genkopien. Daraus ergibt sich für weitere Kinder der Eltern ein 25%iges Wiederholungsrisiko. Die Wahrscheinlichkeit für eine rezessive Erkrankung ist erhöht, wenn die Eltern miteinander blutsverwandt (konsanguin) sind. Konsanguine Eheschließungen sind z.B. in einigen ethnischen Gruppen Kleinasiens üblich. Konsanguinität als Risikofaktor für eine rezessive Schwerhörigkeit wurde dem DZH in knapp 7% der Fälle gemeldet (Gross et al. 2001). Bei X-chromosomal vererbter Schwerhörigkeit sind in der Regel Jungen betroffen. Die mitochondrial vererbte Schwerhörigkeit wird ausschließlich über die mütterliche Linie vererbt, denn die für den zellulären Energiestoffwechsel notwendige mitochondriale DNA erhält ein Kind nur über die mütterliche Eizelle. X-chromosomal vererbte Schwerhörigkeiten sind wahrscheinlich der Grund, weswegen Jungen häufiger schwerhörig sind als Mädchen (54% gegenüber 46%, $p < 0{,}005$, Daten des DZH).

Prophylaxe

Um eine Progredienz zu vermeiden, zeitlich aufzuschieben oder zumindest in der Ausprägung zu begrenzen, werden die Eltern (und die Kinder) zu prophylaktischen

Tab. 16.4 Vererbungsmodus bei Schwerhörigkeiten und vestibulären Erkrankungen, geschätzte Häufigkeiten in Klammern, Zahlen aus bekannten Übersichtsarbeiten.

Vererbungsmodus	Gross et al. 2001	Nance 2003	Cryns und van Camp 2004
Autosomal-dominant	10–20%	10–20%	20%
Autosomal-rezessiv	75%	77–88%	80%
X-chromosmal-gebunden	2–3%	1–2%	1%
Mitochondrial	< 1%	< 1%	2%

Maßnahmen beraten. Ototoxische Medikamente sollten streng indiziert und nach Möglichkeit nicht gegeben werden. Potenziell hörschädigende Aktivitäten wie lautes Musikhören, Tauchen mit Pressluftflasche (Gefahr der Caisson-Krankheit), Eislaufen und Kampfsport (Schädeltraumen, Gehirnerschütterungen) sollten nicht ausgeübt werden. Falls erforderlich, muss der Impfschutz für Masern und Mumps ergänzt werden. Bei Verdacht auf Ohrenentzündungen sollte sofort ein Hals-Nasen-Ohrenarzt aufgesucht werden, der von den Eltern auf die bestehende Schwerhörigkeit ausdrücklich hingewiesen werden muss. Das Restgehör sollte wenigstens einmal jährlich fachärztlich überprüft werden. Eine Überprüfung beim Hörgeräteakustiker oder in einer Schule für Schwerhörige ist nicht ausreichend. Die Maßnahmen müssen den Eltern bzw. Erziehungsberechtigten eingehend erläutert und ggf. auch wiederholt nahegebracht werden. Aus medikolegalen Gründen sollten diese Maßnahmen im Arztbrief an andere beteiligte Ärzte (insbes. Kinder- und Jugendärzte) aufgelistet werden.

Besonders beim Large Vestibular Aqueduct Syndrome (LVAS) ist die konsequente Vermeidung von Bagatelltraumen des Schädels wichtig, um die drohende Progredienz aufzuhalten und um die drohende Cochlea-Implantation so lange wie möglich aufzuschieben. Daher sollte die Einschränkung sportlicher Aktivitäten auf Ballspiele im Mannschaftssport (Handball, Basketball, Fußball) erweitert werden.

16.2 Perinatal erworbene Schäden und Erkrankungen

16.2.1 Hypoxien

Hypoxien (Risikogruppen A und B, ➢ Tab. 16.1) können pränatal, perinatal oder postnatal auftreten. Beispiele für Ursachen einer pränatalen Hypoxie sind Plazentainsuffizienz, Anämie der Mutter, EPH-Gestose, HELLP-Syndrom und Nabelschnurumschlingungen. Perinatale Hypoxien kommen bei verzögertem Geburtsvorgang, z.B. infolge Nabelschnurumschlingung, vor. Die dadurch verursachten Schwerhörigkeiten sind in der Regel beidseitig und symmetrisch ausgeprägt.

16.2.2 Traumatische Schäden

Pränatale Traumen des Säuglings (Risikogruppe H, ➢ Tab. 16.1) gelten als seltene Ursachen kongenitaler Schwerhörigkeiten (Gross et al. 2000). Pränatale Traumen führen meist zu weiteren Verletzungen, wie z.B. Hirnblutungen, und zur Frühgeburt mit Komplikationen, die ebenfalls als Risiko für eine Schwerhörigkeit in Frage kommen.

16.2.3 Infektionen

Röteln-Virus-Infektion

Eine Röteln-Virus-Infektion der Mutter in der Schwangerschaft (Risikogruppe I, ➢ Tab. 16.1) führt zu einer Entwicklungsbeeinträchtigung des Fetus und zur sog. Rötelnembryopathie des Kindes (Northern und Downs 2002). Diese schließt Entwicklungsstörungen der Cochlea und des Gleichgewichtsorgans ein. Die Häufigkeit der Rötelnembryopathie ist durch die Impfprogramme in hoch entwickelten Ländern stark zurückgegangen, beispielsweise in Deutschland von 7,5% aller Schwerhörigen des Geburtsjahrgangs 1980 auf 1,5% des Geburtsjahrgangs 1999 (Gross et al. 2000).

Zytomegalie-Virus-Infektion (CMV-Infektion)

Die Schwerhörigkeit durch CMV-Infektion der Mutter während der Schwangerschaft (Risikogruppe I, ➢ Tab. 16.1) ist zwar pränatal oder perinatal determiniert, manifestiert sich aber oft erst in der postnatalen Periode und verläuft meist progredient (Gross et al. 2000, Northern und Downs 2002). Sie kann durch das Neugeborenenhörscreening nicht entdeckt werden, wenn zu diesem Zeitpunkt der Hörverlust unter der Nachweisgrenze liegt, z.B. unter 35 dB. Die Schwerhörigkeit tritt meistens beidseitig und selten einseitig auf.

MERKE

Die bei Verwendung automatischer transitorischer otoakustischer Emissionen (TEOAE) und automatischer akustisch evozierter Potenziale (AABR) beim Neugeborenenhörscreening tatsächlich realisierbare Nachweisgrenze für Hörverluste liegt bei etwa 35–40 dB im Frequenzbereich 1–3 kHz (JCIH 2007, USPSTF 2008). Die konsentierten Nachweisgrenzen sind aber für 30–40 dB zwischen 0,5 und 4 kHz formuliert. Damit können nicht alle mittelgradigen und erst recht nicht geringgradigen Schwerhörigkeiten und sog. „minimal hearing loss" (Hörverlust 16–25 dB) sowie Hochtonschwerhörigkeiten ausgeschlossen werden. Später beginnende („late-onset") Schwerhörigkeiten bei CMV-Infektion können ebenfalls nicht nachgewiesen bzw. vorausgesagt werden. Zeichnen sich Spracherwerbsstörungen ab, muss also eine erneute Überprüfung des Hörvermögens mit diagnostischer Qualität, nicht Screening-Qualität, durchgeführt werden. Für Risikogeburten ist sogar 3 Jahre lang eine pädaudiologische Nachkontrolle (USPSTF 2008) und für Kinder mit CMV-Infektion eine Nachkontrolle über 24–30 Monate (JCIH 2007) vorgeschrieben, auch wenn das Hörscreening nach der Geburt auf beiden Ohren unauffällig war.

Toxoplasmose

Bei konnataler Toxoplasmoseinfektion (Risikogruppe I, ➤ Tab. 16.1) kommt es nur in 10–15% der Fälle zu einer Schwerhörigkeit.

Seltene oder nicht mehr vorkommende Infektionen als Ursache von Schwerhörigkeiten

Schwerhörigkeiten durch Infektionen der Mutter mit Treponema pallidum (Erreger der Syphilis) sind in hochentwickelten Ländern wie Deutschland durch die frauenärztlichen Untersuchungen während der Schwangerschaft zur Rarität geworden. Infektionen mit Masern-, Mumps- und Windpockenviren sind mögliche Ursachen von Schwerhörigkeiten in der postnatalen, nicht aber perinatalen Periode (Northern und Downs 2002). Herpes-simplex-Virusinfektionen in der Schwangerschaft werden für eine kongenitale Schwerhörigkeit extrem selten verantwortlich gemacht.

Typische Erreger einer Meningitis bei Neugeborenen und Säuglingen sind Haemophilus influenzae, Neisseria meningitidis und Streptococcus pneumoniae (Northern und Downs 2002). Die Meningitis tritt allerdings selten innerhalb, sondern meist jenseits der perinatalen Periode auf (d.h. später als 4 Wochen nach der Geburt). In diesem Fall handelt es sich definitionsgemäß nicht mehr um eine kongenitale Schwerhörigkeit.

16.2.4 Intoxikationen

Erhöhtes Bilirubin bzw. Neugeborenenikterus

Bilirubin entsteht beim Hämoglobinabbau. Nach der Geburt tritt ein vermehrter Erythrozytenabbau bei verminderter Enzymaktivität der Leber auf und es kommt zum Neugeborenenikterus (Risikogruppe E). Oberhalb einer Serumkonzentration von 20 mg/100 ml drohen neurotoxische Schäden durch den sog. Kernikterus sowie die Schädigung der Cochlea und des Gleichgewichtsorgans. Bei reifen Neugeborenen wird ab einer Serumkonzentration von 20 mg/100 ml über 72 Stunden eine Phototherapie mit sog. Blaulicht angewendet, jenseits einer Serumkonzentration von 25 mg/100 ml wird eine Austauschtransfusion durchgeführt. Das Ausmaß der Schwerhörigkeit kann in Abhängigkeit von der Serumkonzentration und der Einwirkzeit gering- bis hochgradig sein (Northern und Downs 2002). Aktuelle Daten legen nahe, dass speziell bei Frühgeborenen nicht nur oberhalb, sondern auch unterhalb der Serumkonzentration von 20 mg/100 ml – besonders in Verbindung mit weiteren Risikofaktoren (➤ Tab. 16.1) – zumindest vorübergehende Hörprobleme durch zentrale Reifungsverzögerungen zu berücksichtigen sind, deren Ausheilung im zeitlichen Verlauf, z.B. 6–12 Monate, durch wiederholte verhaltensaudiometrische Audiometrie und Ableitung früher akustisch evozierter Potenziale verifiziert werden muss (Nickisch et al. 2006).

Aminoglykoside

Aminoglykoside sind zur Behandlung der perinatalen Sepsis oder Meningitis unverzichtbar. Sie führen in Abhängigkeit vom Serumspiegel zu toxischen Schäden an den Haarzellen der Cochlea und des Vestibularorgans (Risikogruppen A und I, Northern und Downs 2002). Zur Steuerung der Therapie werden daher die Serumkonzentrationen gemessen (sog. Aminoglykosidspiegelmessungen). Dennoch lassen sich Haarzellschäden nicht immer vermeiden. Da aufgrund der Risikoeinstufung der Kinder das Hörscreening mit automatischen akustisch evozierten Potenzialen (AABR) durchgeführt wird, ist die Messung otoakustischer Emissionen zusätzlich einzuplanen, was in der Regel im Rahmen einer pädaudiologischen Mitbehandlung umgesetzt wird.

> **MERKE**
> Klick-evozierte Potenziale (FAEP, BERA) erlauben keine frequenzspezifische Aussage zum Hörvermögen und erfassen nicht die bei Aminoglykosidintoxikationen typischen cochleären Schädigungen. Daher sind zur Überwachung einer systemischen Aminoglykosidbehandlung unmittelbar vor und nach eines Behandlungszyklus zusätzlich zu verhaltensaudiometrischen Methoden auch otoakustische Emissionen, bevorzugt frequenzspezifische wie die Distorsionsprodukt-otoakustischen Emissionen (DPOAE), einzusetzen.

Alkohol

Bei regelmäßigem Alkoholkonsum der Mutter während der Schwangerschaft ist mit einer Alkoholembryopathie zu rechnen. Bei dieser kann eine endocochleäre Schwerhörigkeit vorliegen, die meist geringgradig ausgeprägt ist und daher beim Neugeborenenhörscreening nicht entdeckt wird. Die Kinder zeigen später häufig globale Entwicklungsverzögerungen, oft in Verbindung mit Sprachentwicklungsstörungen, orofazialmotorischen Entwicklungsverzögerungen mit Essstörungen und Schluckstörungen sowie (aufgrund gestörter aktiver Tubenöffnung) schwankenden Mittelohrschwerhörigkeiten. Bei gleichzeitig vorliegenden (Sprach-)Entwicklungsstörungen ist eine großzügige Indikation für Hörsysteme zu stellen. Die häufigen schwankenden Schallleitungsschwerhörigkeiten sollten bei Kindern mit Alkoholembryopathie ebenso großzügig operativ behandelt werden, da erstens aufgrund der orofazial-motorischen Entwicklungsverzögerung mit einer lang dauernden Tubenventilationsstörung zu rechnen ist und zweitens aufgrund der globalen Entwicklungsverzögerung die (mentale) Kompensation geringgradiger Schwerhörigkeiten nicht so leicht möglich ist wie bei einem ansonsten gesunden und gut entwickelten Kind (Gross et al. 2000).

Seltene Intoxikationen als Ursache von Schwerhörigkeit

Durch Thalidomid traten in den 1960er Jahren gehäuft Fehlbildungen auf, häufig auch mit kongenitaler Schwerhörigkeit, bis das Präparat vom Markt genommen wurde. Heute ist das Präparat in einigen Ländern wieder zur Behandlung des multiplen Myeloms und der Lepra zugelassen. Insbesondere in Brasilien sind in den letzten Jahren wieder vermehrt Fälle von Thalidomid-Embryopathie aufgetreten.

Mit Quecksilberintoxikationen in der Schwangerschaft, die beim Kind eine sensorineurinale Schwerhörigkeit verursachen, ist in hoch entwickelten Ländern kaum zu rechnen.

16.3 Genetische Erkrankungen

16.3.1 Syndromale Schwerhörigkeiten sowie vestibuläre Störungen infolge von Chromosomenanomalien

Der normale Chromosomensatz des Menschen besteht aus 44 Autosomen und 2 Geschlechtschromosomen (Summe: 46 Chromosomen), wobei die Geschlechtschromosomen XX das weibliche und die Geschlechtschromosomen XY das männliche Geschlecht festlegen. (Auf die Chromosomen der Mitochondrien wird in ➤ Abschnitt 16.3.4 eingegangen.) Nummerische und strukturelle Chromosomenaberrationen verursachen eine Störung der Regulation und Expression stets einer großen Zahl von Genen. Daher ist bei chromosomalen Anomalien eine Vielzahl phänotypischer Merkmale im Sinne eines Syndroms zu erwarten.

Für einige typische nummerische Chromosomenveränderungen (z.B. Trisomien und Monosomien) kann die Häufigkeit cochleärer Schwerhörigkeit abgeschätzt werden; sie werden nachstehend erläutert. Auf Trisomien, die nur gelegentlich zu Innenohrfehlbildungen und Schwerhörigkeiten führen oder bei denen zur Prävalenz von Schwerhörigkeiten in der Literatur uneinheitliche Angaben existieren (Wiedemann und Kunze 2001, Toriello et al. 2004, Northern und Downs 2002, OMIM), z.B. die Mosaik-Trisomie 14 oder die Trisomie 18 (Edwards-Syndrom), wird nicht eingegangen. Auch strukturelle Chromosomenveränderungen (z.B. Translokationen) können eine Schwerhörigkeit verursachen (Beispiel: ➤ Abb. 16.1).

Trisomie 13 (Pätau-Syndrom)

Charakteristische Merkmale der Trisomie 13 sind Mikrozephalie, Holoprosenzephalie, Mikrophthalmie (bis hin zum Fehlen der Augen), Lippen-Kiefer-Gaumen-Spalten, Hexadaktylie, Epikanthus, Herzfehler, Nierenfehlbildungen und hochgradige Schwerhörigkeit oder Taubheit (Wiedemann und Kunze 2001, Toriello et al. 2004). Die meisten Kinder versterben im ersten Lebensjahr. Die Möglichkeiten der Behandlung dieser Hörstörungen (z.B. akustische Hörsysteme, Cochlea-Implantate) hängen von den weiteren gesundheitlichen Beein-

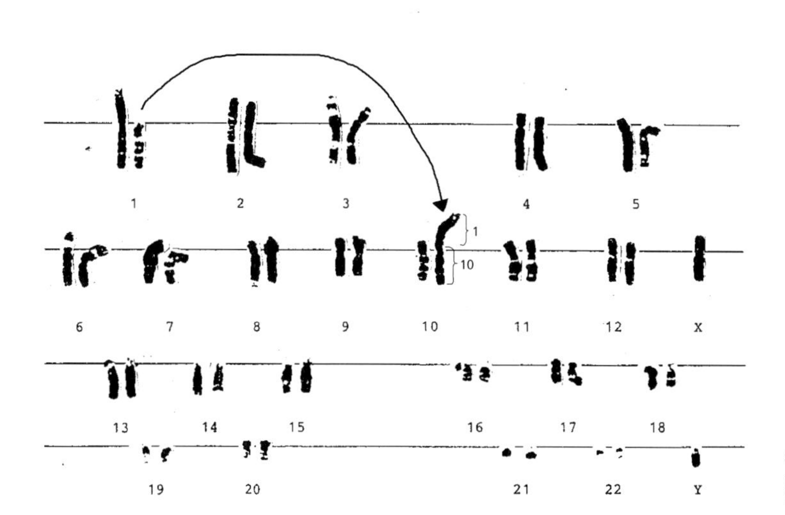

Abb. 16.1 Chromosomensatz eines hochgradig schwerhörigen Kindes mit einer 1:10-Translokation (Pfeil)

trächtigungen und deren Prognose sowie von den Entwicklungsmöglichkeiten des Kindes ab.

Trisomie 21 (Down-Syndrom)

Einige charakteristische phänotypische Merkmale der Trisomie 21 sind geistige Behinderung, Kleinwuchs, Vierfingerfurche an den Handinnenflächen, Gesichtsdysmorphien mit schräg aufsteigender Lidachsenstellung und Epikanthus, trockene Haut und Herzfehler. In 95% der Fälle handelt es sich um eine sog. freie Trisomie (non-disjunction), in 2% um Mosaike (d.h. ein Teil der Zellen weist einen normalen Chromosomensatz auf) und in 3% um Translokationen (Wiedemann und Kunze 2001, Toriello et al. 2004). Aufgrund der orofazial-motorischen Entwicklungsverzögerung der Kinder mit (scheinbarer) Makroglossie, auch in Verbindung mit vergrößerten adenoiden Vegetationen, ist mit rezidivierenden Schallleitungsschwerhörigkeiten zu rechnen, die die Kinder aufgrund ihrer intellektuellen Entwicklungsverzögerung nicht kompensieren können. In diesen Fällen ist eine operative Therapie erforderlich, ggf. auch mit dauerverweilenden Paukenröhrchen. Bei etwa 5% der Kinder liegt eine (meist gering- bis mittelgradige) cochleäre Schwerhörigkeit vor (Northern und Downs 2002), deren Frühdiagnose durch die Perioden schwankender Schallleitungskomponenten erschwert wird. Die HNO-ärztliche (und phoniatrisch-pädaudiologische) Behandlung konzentriert sich auf die stabile und dauerhafte Beseitigung der Schallleitungskomponenten und auf die cochleäre Funktionsdiagnostik nach Behandlung der Schallleitungskomponenten. Eventuelle cochleäre Hörverluste lassen sich in der Regel mit akustischen Hörsystemen hervorragend ausgleichen.

Monosomie des X-Chromosoms (Turner-Syndrom, Ullrich-Turner-Syndrom)

Die Betroffenen haben einen weiblichen Phänotyp. Typische Merkmale sind Kleinwuchs, Gonadendysgenesie, Gesichtsdysmorphien mit Epikanthus, Ptosis, Strabismus, dysplastische Ohrmuscheln, kurzer Hals mit Pterygium, Nierenanomalien, Herzfehler und eine (meist geringgradige) endocochleäre Schwerhörigkeit. Die intellektuelle Entwicklung verläuft meist normal. Nach Anpassung akustischer Hörsysteme gelten die Bildungschancen der Kinder als zumindest durchschnittlich (Wiedemann und Kunze 2001, Toriello et al. 2004, Northern und Downs 2002).

16.3.2 Syndromale Schwerhörigkeiten und vestibuläre Störungen infolge von Genmutationen

Die Zahl identifizierter und in ihrer zellulären Funktion bzw. Stoffwechselfunktion bekannter Gene steigt ständig. Von einer großen Zahl von Genen, derzeit über 1 000, ist bekannt, dass sie an der Hörfunktion und/oder Gleichgewichtsfunktion beteiligt sind. Für einige Krankheitsgene ist lediglich die Lokalisation auf einem Chromosom bekannt. Der Genort auf einem Chromosom kann durch sogenannte Kopplungsanalysen mithilfe genetischer Marker an großen Familien identifiziert werden. Das Wissen um die Lokalisation eines Krankheitsgens ist meist der erste Schritt, um schließlich das Gen selber zu identifizieren. Ausführliche Informationen zu allen bekannten erblich bedingten Krankheiten und den zugrunde liegenden Genen sind in einer im Internet verfügbaren Datenbank (OMIM) allgemein zugänglich. Eine große Zahl von Syndromen und Genen ist auch in Standardwerken (z.B. Wiedemann und Kunze 2001, Toriello et al. 2004) nachzuschlagen. Beide Quellen eignen sich für die Zuordnung festgestellter phänotypischer Merkmale eines Kindes zu Genen, zum Vererbungsmodus und für die Planung der Zusatzdiagnostik (➤ Tab. 16.2) hinsichtlich weiterer, noch nicht entdeckter phänotypischer Merkmale, die möglicherweise für die Prognose von Bedeutung sind.

Einige Genmutationen, namentlich Mutationen der Connexin-Gene 26, 30 und 31, verursachen nichtsyndromale Schwerhörigkeiten, d.h. es liegen außer der Schwerhörigkeit keine weiteren phänotypischen Merkmale vor. Andere Genmutationen verursachen jedoch phänotypische Normabweichungen gleichzeitig in mehreren Organsystemen (syndromale Schwerhörigkeit). Besonders häufig betroffen sind die Augen (z.B. Kolobome, blaue Skleren, Pigmentstörungen der Retina, Retinitis pigmentosa), die Haut (z.B. Depigmentierungen von Haut und Haaren, Pili torti) und die Nieren (z.B. Formanomalien, Stoffwechselfunktionen). Die wichtigsten bekannten Gene, die zu Schwerhörigkeiten, Taubheiten und/oder vestibulären Störungen führen, sind in ➤ Tabelle 16.5 zusammengefasst.

Tab. 16.5 Genetische Ursachen wichtiger syndromaler und nichtsyndromaler Formen von Schwerhörigkeit (a.r. = autosomal-rezessiv, a.d. = autosomal-dominant, X.r. = X-chromosomal-rezessiv, X.d. = X-chromosomal-dominant).

Name der Krankheit	Unterform	Genort	Gen	Vererbung	Zusätzliche klinische Merkmale
Apert-Syndrom		10q26	FGFR2	a.d.	Kraniosynostose, Syndaktylie
Alport-Syndrom		Xq22.3	COL4A5	X.d.	Mesangioproliferative Glomerulonephritis
		2q36-37	COL4A3 COL4A4	a.r.	
		22q11–13	MYH9	a.d.	
Bardet-Biedl-Syndrom	BBS1	11q13	BBS1	a.r.	Adipositas, postaxiale Polydaktylie, Kleinwuchs, geistige Behinderung, Niereninsuffizienz, Retinitis pigmentosa, Hypogenitalismus
	BBS2	16q21	BBS2		
	BBS3	3p12–q13	ARL6		
	BBS4	15q22–23	BBS4		
	BBS5	2q31	BBS5		
	BBS6	20p12	MKKS		
	BBS7	4q27	BBS7		
	BBS8	14q32.1	TTC8		
	BBS9	7p14	BBS9		
	BBS10	12q21.2	BBS10		
	BBS11	9q31–34.1	TRIM32		
	BBS12	4q27	BBS12		
Björnstad-Syndrom	-	2q34–36	BCS1L	a.r.	Pili torti
Branchio-oto-renales Syndrom	BOR1	8q13.3	EYA1	a.d.	Schallleitungs- und/oder Schallempfindungs-Schwerhörigkeiten, Ohrfisteln, präaurikuläre und/oder zervikale Anhängsel, Nierenhypoplasie bis -aplasie
	BOR2	19q13.3	SIX5	a.d.	
CHARGE-Syndrom		8q12.1	CHD7	a.d.	Iriskolobome, Herzfehler, Choanalatresie, Entwicklungsretardierung, genitale Anomalien, Ohranomalien
Crouzon-Syndrom		10q26	FGFR2	a.d.	Kraniosynostose, Maxillahypoplasie, Proptose
DiGeorge-Syndrom		22q11.2	Mikrodeletion	a.d.	Ein-Kiemenbogensyndrom; (verdeckte) Gaumenspalte, offenes Näseln, verschiedene Herzfehler, Immundefekte
EEC-Syndrom	EEC1	7q11.2	-	a.d.	Spalthand, Spaltfuß, ektodermale Dysplasie, Lippenspalten
	EEC3	3q27	TP73L	a.d.	
Franceschetti-Syndrom		5q32–33	TCOF1	a.d.	Laterales Unterlidkolobom, Mandibulahypoplasie, ggf. Lippen-Kiefer-Gaumen-Spalte
Jervell-Lange-Nielsen-Syndrom		11p15.5	KCNQ1	a.r.	Verlängerung der QT-Strecke im EKG, plötzlicher Herztod
		21q22.1	KCNE1	a.r.	

Tab. 16.5 Genetische Ursachen wichtiger syndromaler und nichtsyndromaler Formen von Schwerhörigkeit (a.r. = autosomal-rezessiv, a.d. = autosomal-dominant, X.r. = X-chromosomal-rezessiv, X.d. = X-chromosomal-dominant). *(Forts.)*

Name der Krankheit	Unterform	Genort	Gen	Vererbung	Zusätzliche klinische Merkmale
Mukopolysaccharidose	MPS I	4p16.3	IDUA	a.r.	Dysostosis multiplex, grobe Gesichtszüge, Organomegalie, fortschreitender Verlauf
	MPS II	Xq27.3	IDS	X.r.	
	MPS IIIA	17q25.3	SGSH	a.r.	
	MPS IIIB	17q21	NAGLU	a.r.	
	MPS IIIC	8p11.1	HGSNAT	a.r.	
	MPS IIID	12q14	GNS	a.r.	
	MPS IVA	16q24.3	GALNS	a.r.	
	MPS IVB	3p21.3	GLB1	a.r.	
	MPS VI	5q11–13	ARSB	a.r.	
	MPS VII	7q21.11	GUSB	a.r.	
Osteogenesis imperfecta	Typ I-IV	17q21–22	COL1A1	a.d./(a.r.)	Rezidivierende Frakturen, blaue Skleren, Verbiegungen der Knochen
		7q22.1	COL1A2	a.d./(a.r.)	
Pendred-Syndrom		7q31	SLC26A4	a.r.	Vestibulatisausfall oder -störung, erweiterter Aqueductus vestibuli, auch mit Mondini-Dysplasie, Schilddrüsenfunktionsstörung
Pfeiffer-Syndrom		8p11	FGFR1	a.d.	Kraniosynostose, Brachyzephalie, breite Großzehen und Daumen, Syndaktylien
		10q26	FGFR2	a.d.	
Refsum-Krankheit		10p	PHYH	a.r.	Polyneuropathie, zerebelläre Ataxie, Retinitis pigmentosa
		6q22–24	PEX7	a.r.	
Schallleitungsschwerhörigkeit mit Stapesfixation		Xq21.1	POU3F4	X.r.	Stapesfixation, Gusher-Phänomen
Nichtsyndromale Schwerhörigkeit (Auswahl)	DFNB1/ DFNA3	13q11–12	GJB2 (CX26)	a.r./ a.d.	Nichtsyndromal
	DFNB1/ DFNA3	13q12	GJB6 (CX30)	a.r. / a.d.	
	DFNA2	1p35.1	GJB3 (CX31)	a.d.	
	DFNA2	1p34	KCNQ4	a.d.	
Usher-Syndrom (Auswahl)	USH IB	11q13.5	MYO7A	a.r.	Retinitis pigmentosa
	USH IC	11p15.1	USH1C	a.r.	
	USH ID	10q21–22	CDH23	a.r.	
	USH IF	10q21–22	PCDH15	a.r.	
	USH IG	17q24–25	SANS	a.r.	
	USH IIA	1q41	USH2A	a.r.	
	USH IIC	5q14	GPR98	a.r.	
VACTERL-Assoziation mit Hydrozephalus		Xp22.31	FANCB	X.r.	Wirbelsäulenfehlbildungen, Analatresie, tracheo-ösophageale Fisteln, Nieren-, Herz- und Extremitätenfehlbildungen, Hydrozephalus
Waardenburg-Syndrom	WS1	2q35	PAX3	a.d.	Weiße Stirnlocke, Iris-Heterochromie
	WS2A	3p12–14.1	MITF	a.d.	
	WS2D	8q11	SNAI2	a.r.	
	WS2E	22q13	SOX10	a.d.	
	WS3	2q35	PAX3	a.d.	
	WS4	13q22	EDNRB	a.r.	
	WS4	22q13	SOX10	a.d.	

Syndromale Schwerhörigkeit mit Dysplasien des Hör- und Gleichgewichtsorgans

Atresia auris congenita (AAC). Die AAC erkennt man an Formanomalien der Ohrmuschel und an Gehörgangsstenosen oder -atresien. Die verschiedenen Formen der AAC werden in ➤ Kapitel 9.1 beschrieben. Bei AAC sind oft Mittelohr- und Innenohrfehlbildungen sowie Fehlbildungen an der Schädelbasis zu erwarten, die sich im hochauflösenden Felsenbein-CT darstellen lassen. Diese Fehlbildungen kommen auch bei anderen Syndromen vor (z.B. Pendred-Syndrom)

Schallleitungsschwerhörigkeit mit Stapesfixation (➤ Tab. 16.5). Bei der Mittelohrfehlbildung der AAC handelt es sich um eine Stapesfixation, die im Gegensatz zur Otosklerose kongenital vorhanden ist. Die Erkrankung wird X-chromosomal gebunden vererbt (Mutationen im POU3F4-Gen). Beim Versuch einer operativen Behandlung kommt es zum Gusher-Phänomen, also zum Austritt von Endolymphe mit der Gefahr eines (iatrogenen) Hörsturzes (Nance 2003, OMIM).

Für die Otosklerose wird ebenfalls eine erbliche Genese vermutet. Dabei wird eine dominante Vererbung mit niedriger Penetranz (etwa 40%) angenommen. Bislang sind 7 unterschiedliche Genorte mittels Kopplungsanalysen auf den Chromosomen 15q26.1–pter, 7q34–q36, 6p22.3–p21.3, 16q22.1–q23.1, 3q22–q24, 6q13–q16.1 und 9p13.1–9q21.11 identifiziert worden. Ein zugrunde liegender Gendefekt konnte allerdings bis heute für keine der genetischen Unterformen nachgewiesen werden (OMIM).

Cochleäre und vestibuläre Dysplasien. Bei der sog. Mondini-Dysplasie weist die Cochlea weniger als 2 ½ Windungen, typischerweise 1 ½ Windungen, auf. Die Extremform einer cochleären und vestibulären Dysplasie ist die sog. Common cavity, bei der die Cochlea und das Vestibularorgan einen gemeinsamen (meist) funktionslosen Raum bilden (➤ Abb. 16.2). Für diesen Fall sind spezielle Cochlea-Implantat-Elektroden entwickelt worden.

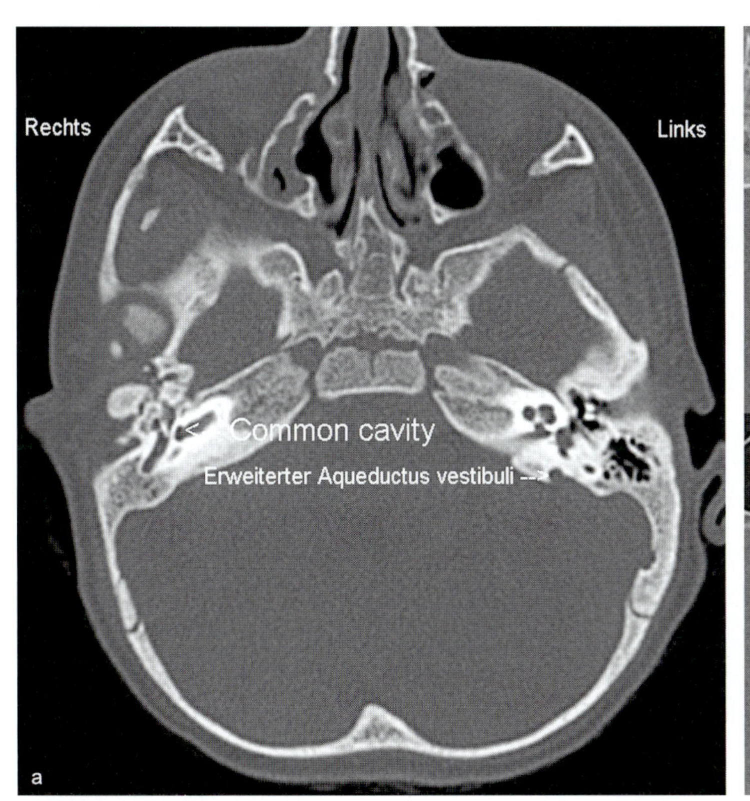

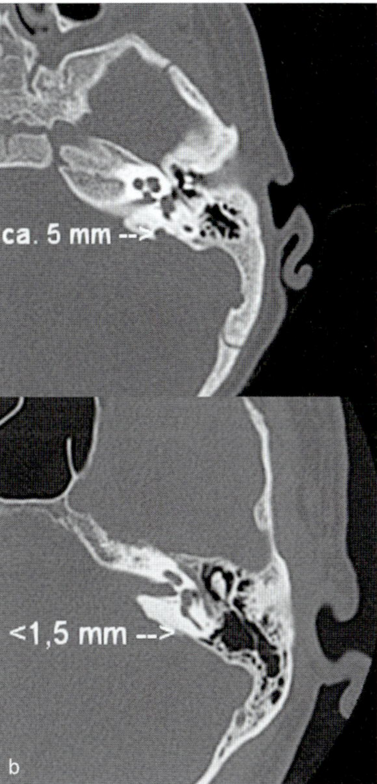

Abb. 16.2 Computertomographie eines rechts hochgradig und links progredient schwerhörigen Kindes mit Common Cavity rechts und Large Vestibular Aqueduct Syndrome (LVAS) links. **a** Rechts ist statt cochleärer Windungen nur eine undifferenzierte und audiologisch funktionslose Höhle zu erkennen. Links ist der Aqueductus vestibuli an der Mündung um weit mehr als 1,5 mm erweitert (von Dr. Stefan Gottschalk, Institut für Neuroradiologie, Universitätsklinikum Schleswig-Holstein, Campus Lübeck). **b** Zum Vergleich ist dem pathologische Befund der linken Seite dieses Kindes einem Normalbefund eines anderen Patienten gegenübergestellt

Goldenhar-Syndrom. Bei diesem Fehlbildungssyndrom finden sich eine einseitige Gesichtsasymmetrie aufgrund einer Hypoplasie des Jochbeins, der Maxilla und der Mandibula, eine Mikrotie mit präaurikulären Anhängseln, ein epibulbäres Dermoid, Oberlidkolobome und Fehlbildungen der Halswirbelsäule. Das Goldenhar-Syndrom tritt mit einer Häufigkeit von 1:3 000–5 000 in der Regel sporadisch auf. Die Ursache ist bislang unklar.

Branchio-oto-renales Syndrom (Synonyme: BOR-Syndrom, Fourman-Fourman-Syndrom; ➢ Tab. 16.5). Es handelt sich um autosomal-dominant vererbte Kiemenbogenanomalien in Verbindung mit Nierenfehlbildungen. Die Fehlbildungen können ein- oder doppelseitig vorliegen. Typisch sind präaurikuläre Fisteln und/oder Ohranhängsel. Präaurikuläre Fisteln erkennt man als kleine, mitunter Sekret absondernde Öffnungen vor dem Ohr, an der Wange oder am Vorderrand des M. sternocleidomastoideus (➢ Abb. 16.3). Sie verursachen in der Regel keine weiteren Beschwerden, geben aber Hinweise auf zusätzliche Fehlbildungen im Mittel- oder Innenohr. Es kann eine Schallleitungsschwerhörigkeit, eine Schallempfindungsschwerhörigkeit oder eine kombinierte Schwerhörigkeit vorliegen. Häufig besteht in den betroffenen Familien eine ausgeprägte Variabilität der klinischen Symptomatik, nicht selten werden weitgehend symptomlose Anlageträger erst durch eine gezielte Hörtestung identifiziert. Die Nierenfehlbildungen bei BOR-Syndrom können Formanomalien, Hypoplasien oder Aplasien sein. Die Prävalenz wird auf 1:40 000 oder 2% der kongenitalen Schwerhörigkeiten geschätzt (Wiedemann und Kunze 2001, Toriello et al. 2004, Gross et al. 2001, OMIM).

Large (Enlarged) Vestibular Aqueduct Syndrome (LVAS). Der erweiterte Aqueductus vestibuli wird radiologisch diagnostiziert (➢ Abb. 16.2). Die Weite des Aqueductus vestibuli an der Mündung in der Schädelbasis beträgt normalerweise weniger als 1,5 mm (Swartz 2004). Der um 1,5 mm oder mehr erweiterte Aqueductus vestibuli macht sich durch hörsturzartige Verschlechterungen des Restgehörs bemerkbar, oft nach Bagatelltraumen des Schädels. Typischerweise kann die Weite des Aqueductus vestibuli beim LVAS 4 mm und mehr betragen. Eine kausale Behandlungsmöglichkeit ist nicht bekannt. Daher kommt es auf die konsequente Prophylaxe (➢ Kap. 16.1) an. Das LVAS wird autosomal-rezessiv vererbt und ist auch Bestandteil des Pendred-Syndroms (OMIM). Es ist viermal häufiger als die Mondini-Dysplasie und damit die häufigste radiologisch feststellbare skelettale Malformation, die zu kongenitalen Innenohrschwerhörigkeiten führt (Swartz 2004).

> **MERKE**
> Die Progredienz der Schwerhörigkeit beim LVAS lässt sich durch eine Prophylaxe (➢ Kap. 16.1) aufhalten oder hinauszögern. Wenn sich eine Progredienz aber trotz Prophylaxe nicht aufhalten lässt, wird man bei hochgradig schwerhörigen Kindern, die noch resthörig sind, zeitiger eine Cochlea-Im-

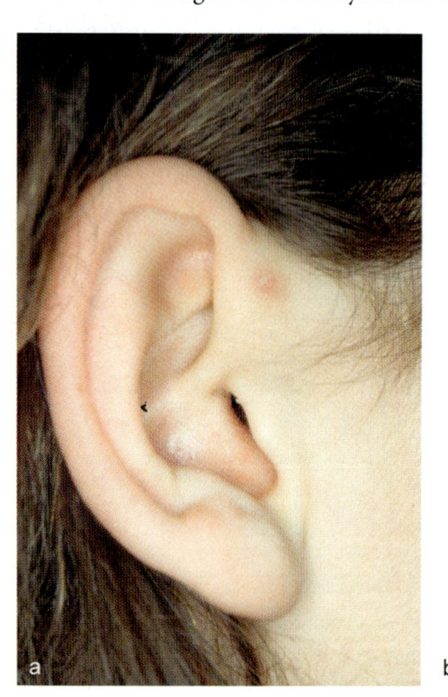

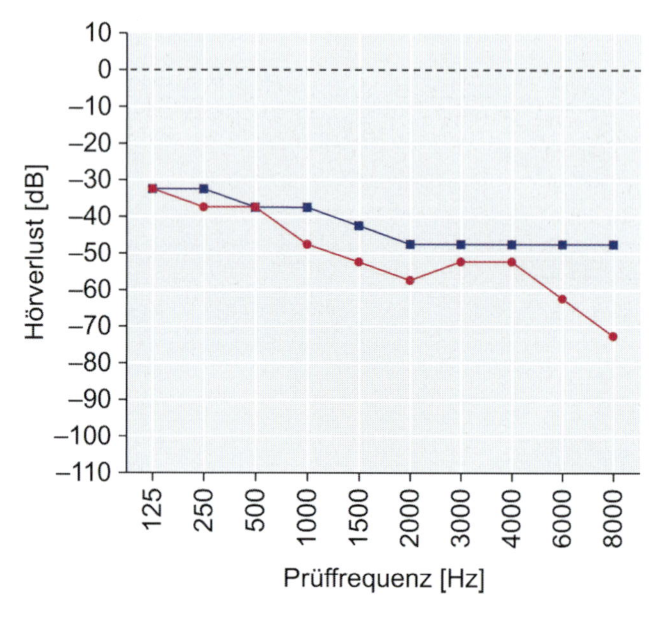

Abb. 16.3 **a** Phänotyp eines schwerhörigen Kindes mit (leicht entzündeter) präaurikulärer Fistel; **b** Luftleitungstonschwellen dieses Kindes (rechte Messwerte: rote Linie, linke Messwerte: blaue Linie)

plantation durchführen als ohne Kenntnis der zugrunde liegenden Ursache und Prognose. Daher ist die neuroradiologische Diagnostik auf LVAS ein fester Bestandteil der Zusatzdiagnostik (➤ Tab. 16.2), auf die nicht verzichtet werden sollte.

Pendred-Syndrom (➤ Tab. 16.5). Beim Pendred-Syndrom liegt eine ein- oder beidseitige Innenohrschwerhörigkeit mit gestörter Vestibularisfunktion vor, die entweder schon seit der Geburt vorliegt oder bald nach der Geburt (aber jenseits des Zeitpunkts des Hörscreenings) auftritt. Bei den meisten Patienten liegt entweder eine Mondini-Dysplasie oder ein erweiterter Aqueductus vestibuli vor, sodass Bagatelltraumen eine Progredienz der Schwerhörigkeit (und wahrscheinlich auch der gestörten Vestibularisfunktion) verursachen. Die Schilddrüsenfunktionsstörung ist eine Jodverwertungsstörung und wird nicht mit dem metabolischen Screening nach der Geburt erfasst. Die Stoffwechsellage ist euthyreot oder nur gering hypothyreot. Eine Struma entwickelt sich daher erst spät, z.B. nach der Pubertät. Das Pendred-Syndrom wird autosomal-rezessiv vererbt (Wiedemann und Kunze 2001, Toriello et al. 2004, Gross et al. 2001, OMIM). Etwa bei 7,5% aller hochgradig Schwerhörigen liegt ein Pendred-Syndrom vor (Nance 2003).

CHARGE-Syndrom (autosomal-dominant vererbt, ➤ Tab. 16.5) oder CHARGE-Assoziation. Die Abkürzung entstand durch die englischen Bezeichnungen für (Iris)Kolobome (C), Herzfehler (H), (ein- oder beidseitige) Choanalatresie (A), Entwicklungsretardierung (R), genitale (G) und Ohranomalien (E). Die Augenkolobome können nicht nur (mit dem bloßen Auge sichtbar) die Iris, sondern auch die Retina und den N. opticus betreffen. Beidseitige kongenitale Choanalatresien müssen sofort operativ versorgt werden (➤ Kap. 26.6). Als Ohranomalien sind ein- oder beidseitige Mikrotien, Mittelohrfehlbildungen und Innenohrfehlbildungen (häufig Hypoplasie der Bogengänge) möglich, sodass sowohl eine Schallleitungsschwerhörigkeit, eine Schallempfindungsschwerhörigkeit und eine kombinierte Schwerhörigkeit auftreten können (Wiedemann und Kunze 2001, Toriello et al. 2004).

Syndromale Schwerhörigkeit mit ektodermalen Dysplasien

Waardenburg-Syndrom (➤ Tab. 16.5). Es sind 4 Subtypen bekannt, die phänotypisch ähnlich sind, aber auf verschiedenen Genmutationen beruhen, die autosomal-dominant mit variabler Penetranz und Expressivität vererbt werden (➤ Tab. 16.5). Man findet also bei Kindern mit vermutetem Waardenburg-Syndrom häufig weitere Betroffene in der Familienanamnese, daher lohnt sich ein gezieltes Erfragen phänotypischer Merkmale bei Familienangehörigen.

MERKE

Zusammengenommen sind Waardenburg-Syndrome die häufigsten Syndrome, die mit Schwerhörigkeit einhergehen.

Gemeinsame phänotypische Merkmale sind der Pigmentverlust des Haupthaars im Stirnbereich (➤ Abb. 16.4) und ggf. auch im Bereich der Augenbrauen („partieller Albinismus"), eine Irisheterochromie und eine beidseitige Innenohrschwerhörigkeit (Wiedemann und Kunze 2001, Toriello et al. 2004, Cryns und von Camp 2004, Friedman et al. 2003, Gross et al. 2001, OMIM). Zusätzliche Merkmale sind beim Typ I eine Dystopia canthorum (d.h. ein Pseudohypertelorismus, der durch Verbreiterung der Nasenwurzel sowie Lateralverlagerung der inneren Augenwinkel und der Tränenpunkte zustande kommt) und nur in einigen Fällen ein echter Hypertelorismus (d.h. verbreiterter Augenabstand in eigentlichen Sinne). Beim Typ II fehlt gegenüber Typ I die Dystopia canthorum. Typ III wird auch als „Klein-Waardenburg-Syndrom" bezeichnet; der Phänotyp ent-

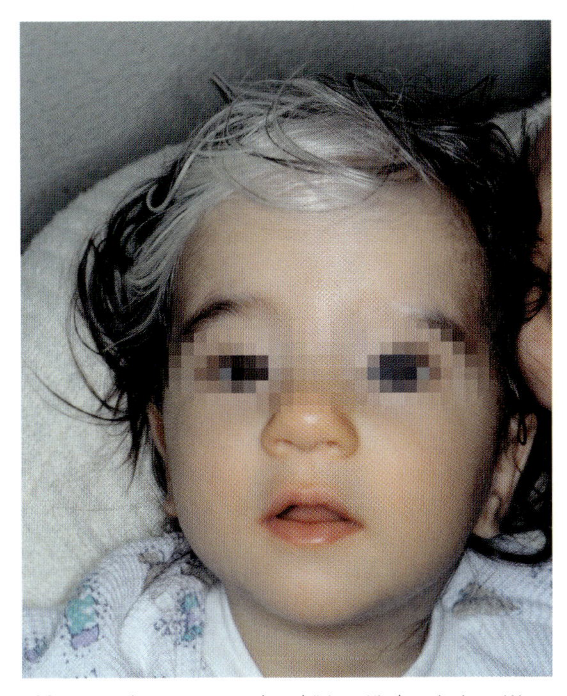

Abb. 16.4 Phänotyp eines schwerhörigen Kindes mit einem Waardenburg-Syndrom

16

spricht Typ I mit Mikrozephalie, Entwicklungsbehinderung und Anomalien der Extremitäten. Typ IV ist seltener als die Typen I bis III und wird auch Shah-Waardenburg-Syndrom genannt. Der Phänotyp entspricht Typ II in Verbindung mit einer Hirschsprung-Krankheit, d.h. Megakolon (Wiedemann und Kunze 2001, Toriello et al. 2004, Gross et al. 2001, OMIM), deren OP von den Eltern manchmal „vergessen" (verdrängt) wurde, sich aber als Eintrag im gelben Vorsorgeheft findet.

EEC-Syndrom (Ectrodactyly-Ectodermal Dysplasia-Clefting-Syndrome, ➢ Tab. 16.5). Es handelt sich um die Kombination von Spalthand und/oder Spaltfuß mit Syndaktylie der restlichen Finger (zusammengewachsene Finger) in Verbindung mit meist beidseitiger Lippen-Kiefer-Gaumen-Spalte, Tränen-Nasengangsatresie mit Augenentzündungen, Adontie oder Mikrodontie (Zahnfehlanlagen), Hyperkeratosen, Pigmentmangel der Haut und der Augen mit blauen Skleren, Zystennieren, dysplastische Ohrmuscheln und kongenitaler Innenohrschwerhörigkeit. Das EEC-Syndrom ist genetisch heterogen und wird autosomal-dominant vererbt (Wiedemann und Kunze 2001, Toriello et al. 2004).

Björnstad-Syndrom (➢ Tab. 16.5). Typisch ist die Kombination von kongenitaler hochgradiger Innenohrschwerhörigkeit mit Pili torti („unkämmbare", brüchige Haare, „Korkenzieherhaare"). Das Syndrom wird autosomal-rezessiv vererbt (Wiedemann und Kunze 2001, Toriello et al. 2004, OMIM).

Syndromale Schwerhörigkeit mit Gesichtsdysmorphien und Störungen des Skelettsystems

Franceschetti-Syndrom (Dysostosis mandibulofacialis, Treacher-Collins-Syndrom, ➢ Tab. 16.5). Typisch sind Schallempfindungsschwerhörigkeiten, auch kombinierte Schwerhörigkeiten mit Gehörgangsatresie und Mittelohrfehlbildung in Verbindung mit Mittelgesichtsfehlbildungen. Diese umfassen meist ein laterales Unterlidkolobom, eine Mandibulahypoplasie, eine schräg abfallende Lidachsenstellung, einen hohen Gaumen und gelegentlich auch eine Gaumenspalte. Das Syndrom wird autosomal-dominant vererbt und weist eine Prävalenz von 1:50 000 auf (Wiedemann und Kunze 2001, Toriello et al. 2004, Cryns und von Camp 2004, Gross et al. 2001, OMIM).

Crouzon-Syndrom (➢ Tab. 16.5). Es handelt sich um eine autosomal-dominant vererbte Nahtsynostose der Schädelknochen in Verbindung mit Maxillahypoplasie und häufig einer kongenitalen Innenohrschwerhörigkeit oder kombinierten Schwerhörigkeit bis zum Ausmaß einer Taubheit. Um einen Turmschädel (Turrizephalus) mit Exophthalmus zu vermeiden, muss rechtzeitig eine (neurochirurgische) Schädelnahtresektion durchgeführt werden. Manche Kinder zeigen eine mentale Retardierung, andere entwickeln sich geistig normal (Wiedemann und Kunze 2001, Toriello et al. 2004, OMIM).

Apert-Syndrom (➢ Tab. 16.5). Es handelt sich um eine Nahtsynostose mit zusätzlicher kompletter Syndaktylie, d.h. mit zusammengewachsenen Fingern oder Zehen und einer Schwerhörigkeit wie beim Crouzon-Syndrom (Wiedemann und Kunze 2001, Toriello et al. 2004, OMIM).

Pfeiffer-Syndrom (➢ Tab. 16.5). In Einzelfällen sind angeborene Schallleitungsschwerhörigkeiten beschrieben. Typisch sind breite Großzehen und Daumen, Syndaktylien, eine Brachyzephalie und Nahtsynostosen (Wiedemann und Kunze 2001).

VACTERL-Assoziation, VATER-Assoziation (➢ Tab. 16.5). Die Abkürzung leitet sich von den englischen Bezeichnungen für die Hauptsymptome ab. Es handelt sich um Wirbelsäulenfehlbildungen (V), Analatresie (A), tracheoösophageale Fisteln (TE), Nieren- (R), Herz- (C) und Extremitätenfehlbildungen (L). Viele der betroffenen Kinder weisen zusätzlich Ohrfehlbildungen mit Schwerhörigkeiten auf (Wiedemann und Kunze 2001, Toriello et al. 2004). Das Krankheitsbild tritt meist sporadisch auf. In Verbindung mit einem Hydrozephalus unterliegt es einem X-chromosomalen Erbgang (Wiedemann und Kunze 2001, Toriello et al. 2004, OMIM).

Osteogenesis imperfecta (➢ Tab. 16.5). Es sind mehrere genetische Subtypen bekannt, deren gemeinsame Merkmale rezidivierende Frakturen (Differenzialdiagnose: Kindesmisshandlung!), sekundäre Verbiegungen des Skeletts, blaue Skleren sowie Schwerhörigkeit sind (➢ Abb. 16.5). Die Schwerhörigkeit kann sowohl kongenital cochleär als auch postnatal durch Frakturen der Gehörknöchelchen entstehen. Die Krankheiten werden meist autosomal-dominant vererbt (Wiedemann und Kunze 2001, Toriello et al. 2004).

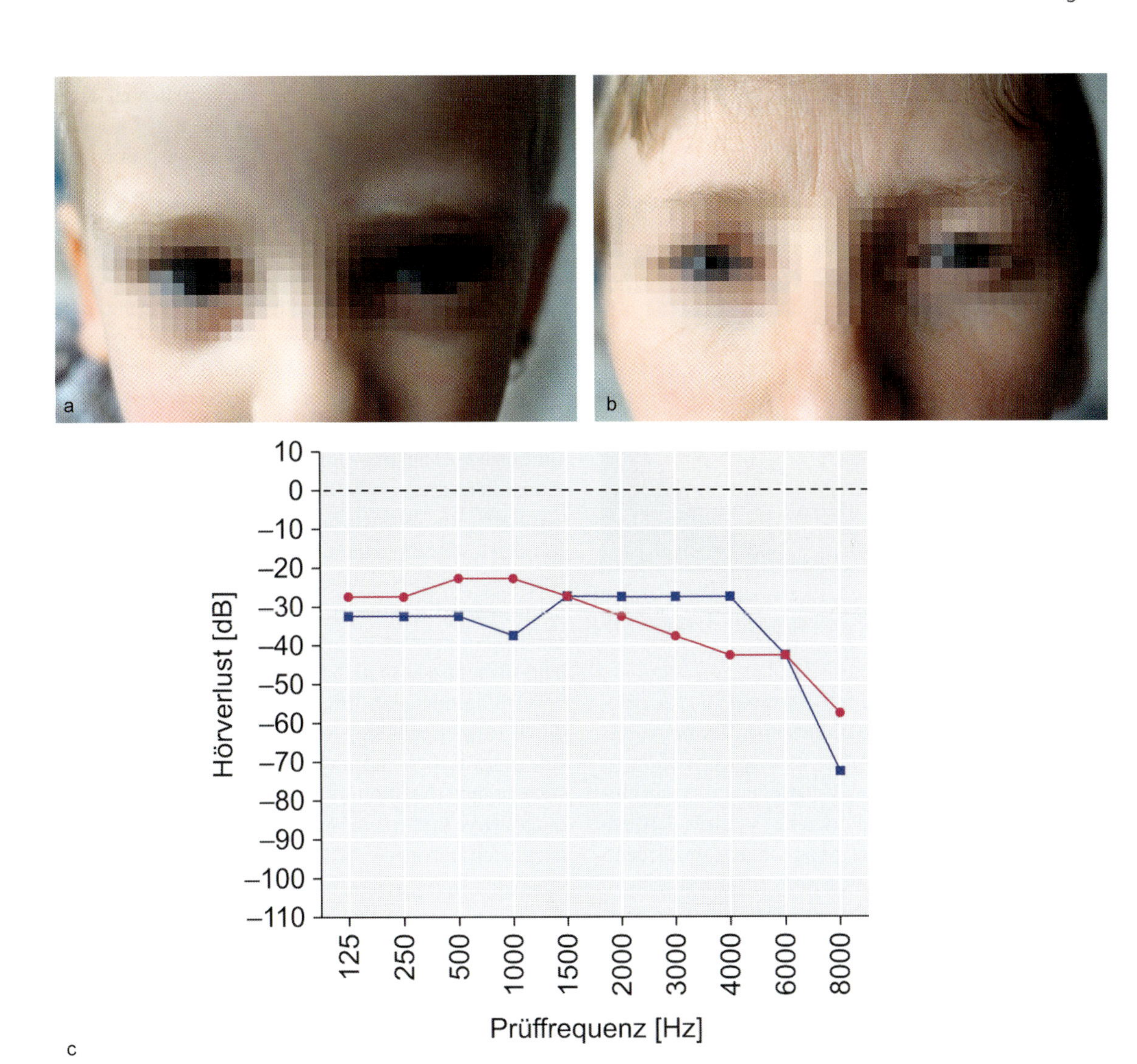

Abb. 16.5 **a** Phänotyp eines schwerhörigen Kindes mit Osteogenesis imperfecta; **b** Phänotyp der Mutter mit Osteogenesis imperfecta; **c** Luftleitungs-Tonschwellen der Mutter (rechte Messwerte: rote Linie, linke Messwerte: blaue Linie)

DiGeorge-Syndrom (Synonyme: velokardiofaziales Syndrom, Shprintzen-Syndrom, 22q11-Syndrom). In Einzelfällen wurden sowohl angeborene Schallleitungsschwerhörigkeiten als auch Innenohrschwerhörigkeiten beschrieben. Das Krankheitsbild wird durch eine Mikrodeletion im langen Arm des Chromosoms 22 verursacht, die zu einer Störung der Entwicklung der 3. und 4. Schlundtasche und des 4. Schlundbogens führt. Hauptsymptome sind eine (ggf. „nur" verdeckte) Gaumenspalte mit offenem Näseln im Kleinkindalter und schwankende Schallleitungsschwerhörigkeiten durch Tubenventilationsstörungen, Herzfehler und nicht selten eine Thymusaplasie mit T-Zelldefekten (Wiedemann und Kunze 2001, Toriello et al. 2004). Das Gesicht ist häufig lang mit einem kleinen Unterkiefer, die Nase hat typischerweise einen breiten Rücken mit hypoplastischen Nasenflügeln.

Syndromale Schwerhörigkeit mit Retinitis pigmentosa

Die Retinitis pigmentosa (Synonym: tapetoretinale Degeneration) ist eine meist in der Pubertät einsetzende pathologische Pigmentbildung der Netzhaut (➤ Abb. 16.6), die zunächst zu Gesichtsfeldverlusten und Nachtblindheit sowie später zur vollständigen Erblindung führt. Im Gegensatz zu den meisten anderen Syndromen kann die Erblindung beim Bardet-Biedl-Syndrom bereits im Kleinkindalter auftreten.

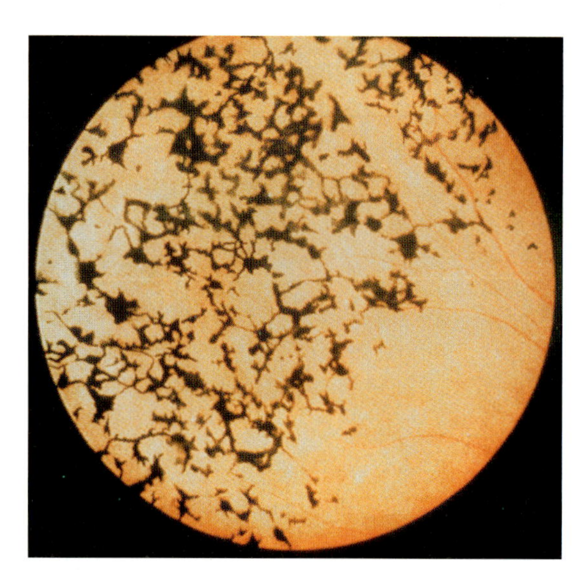

Abb. 16.6 Augenhintergrund bei einem Kind mit Retinitis pigmentosa (von Dr. H.-J. Radü, Abteilung für Phoniatrie und Pädaudiologie, St.-Elisabeth-Hospital Bochum)

Alport-Syndrom. Das Alport-Syndrom ist eine heterogene Erkrankung mit X-chromosomal, autosomal-rezessiv und autosomal-dominant verebten Unterformen (➤ Tab. 16.5). Ursache sind Mutationen unterschiedlicher Kollagengene. Die Prävalenz beträgt 1:10 000 (Nance 2003). Es liegt eine progrediente, meist beim Hörscreening nach der Geburt noch nicht feststellbare Innenohrschwerhörigkeit vor. Mit Beginn der Pubertät kommen eine mesangioproliferative Glomerulonephritis (mit Hämaturie) und zum Teil eine Retinitis pigmentosa, ein anteriorer Lentikonus oder eine Hornhautdystrophie hinzu. Die Glomerulonephritis führt zum Nierenversagen, vom 30. Lebensjahr an wird meist eine Dialyse oder Nierentransplantation notwendig (Wiedemann und Kunze 2001, Toriello et al. 2004, Gasparini et al. 1999, Gross et al. 2001, Nance 2003, OMIM).

Usher-Syndrom. Es sind drei klinische Subtypen definiert, die jeweils auf verschiedenen autosomal-rezessiv vererbten Genen beruhen (➤ Tab. 16.5) und deren Prävalenz zusammengenommen etwa bei 5:100 000 Geburten (Gross et al. 2001) liegt. Etwa 2–4% aller hochgradig Schwerhörigen und etwa die Hälfte aller Taubblinden leiden unter dem Usher-Syndrom (Nance 2003). Gemeinsames Merkmal aller Subtypen ist die Kombination von Innenohrschwerhörigkeit und Retinitis pigmentosa. Beim Typ I liegt eine kongenitale hochgradige Schwerhörigkeit oder Taubheit in Verbindung mit einem Ausfall des Gleichgewichtsorgans vor. Beim Typ II ist die Schwerhörigkeit mittel- bis hochgradig und die Gleichgewichtsfunktion normal. Die Typen I und II können mithilfe eines Neugeborenenhörscreening erfasst werden. Beim Typ III ist mit einer progredienten Hörstörung zu rechnen, die möglicherweise zum Zeitpunkt des Hörscreenings noch nicht so stark ausgeprägt ist, dass sie durch die Messverfahren erfasst wird (Wiedemann und Kunze 2001, Toriello et al. 2004, Friedman et al. 2003, Gross et al. 2001, Nance 2003, OMIM).

Refsum-Krankheit. Es handelt sich um eine autosomal-rezessiv vererbte peroxisomale Lipidstoffwechselstörung. Ursache sind entweder Defekte der Phytanoyl-CoA-Hydroxylase oder eines Transportproteins (Peroxin-7) der Phytanoyl-CoA-Hydroxylase (➤ Tab. 16.5). Die Folge sind hohe Serumkonzentrationen von Phytansäure mit nachfolgend neurotoxischen Phytansäureablagerungen im Perineurium peripherer Nerven. Die Krankheit wird im Kleinkindesalter oder nach dem 2. Lebensjahrzehnt manifest. Es kommt dann zur Polyneuropathie, zerebellaren Ataxie, zu Polyneuropathien mit akrodistalen Parästhesien („Kribbeln“ in Fingern und Zehen) sowie zu schlaffen Paresen. Es tritt eine progrediente Hochtoninnenohrschwerhörigkeit auf, die eben nicht durch Lärmeinwirkung zu erklären ist. Außerdem tritt eine Anosmie (d.h. Störung oder Verlust des Riechsinns), Hemeralopie (Nachtblindheit) und Retinitis pigmentosa mit späterer Erblindung auf. Der Verlauf kann durch eine phytansäurearme Diät verbessert werden (Wiedemann und Kunze 2001, Toriello et al. 2004).

Bardet-Biedl-Syndrom. Es handelt sich um eine heterogene autosomal-rezessive Krankheitsgruppe mit einer Prävalenz von 1:160 000. Die Kinder weisen eine Stammfettsucht, einen geistigen Entwicklungsrückstand, postaxiale Polydaktylien an Händen und/oder Füßen sowie einen Hypogonadismus auf. Die Lebenserwartung kann durch die Niereninsuffizienz begrenzt sein. Die klinischen Symptome der Retinitis pigmentosa treten in der Regel in den ersten beiden Lebensdekaden auf. Bereits im Kleinkindalter kann man bei vielen Patienten Auffälligkeiten im Elektroretinogramm feststellen. Der Verlauf ist in der Regel schneller als bei anderen Syndromen und isolierten Fällen von Retinitis pigmentosa. Spätestens mit 30 Jahren sind die meisten Patienten blind (Wiedemann und Kunze 2001, Toriello et al. 2004).

Syndromale Schwerhörigkeit mit neurologischen und kardialen Symptomen

Jervell-Lange-Nielsen-Syndrom (Synonyme: Long-QT-Syndrom, prolonged QT-Syndrom). Zugrunde liegen zwei verschiedene Mutationen (➤ Tab. 16.5), die eine Störung von Kalium-Kanälen verursachen, die für die Repolarisation notwendig sind. Typisch für das Syndrom ist die Kombination von kongenitaler, meist hochgradiger Innenohrschwerhörigkeit und einer Verlängerung der QT-Strecke im EKG. Diese kann lebensbedrohliche ventrikuläre Tachykardien und Kammerflimmern (plötzlicher Kindstod!) verursachen. Das Jervell-Lange-Nielsen-Syndrom wird autosomal-rezessiv vererbt. Die Prävalenz wird auf 1,6–6:1 000 000 oder 1:1 000 Schwerhörige geschätzt (Wiedemann und Kunze 2001, Toriello et al. 2004, Gross et al. 2001, Nance 2003, OMIM).

Moebius-Syndrom (Synonym: Moebius-Kernaplasie). Es handelt sich um eine kongenitale Aplasie von Hirnnervenkernen mit Augenmuskellähmungen, Fazialisparese, Trigeminusparese mit Kauschwäche, neuraler und/oder cochleärer (!) Schallempfindungsschwerhörigkeit sowie neuralem Vestibularisausfall (Wiedemann und Kunze 2001, Toriello et al. 2004, Gross et al. 2001, OMIM). Die geistige Entwicklung ist weitgehend normal. Da es schwerhörige Kinder mit einer normalen cochleären Funktion gibt, muss eine Topodiagnostik erfolgen, typischerweise durch die Ableitung akustisch evozierter Potenziale in Verbindung mit der Abteilung otoakustischer Emissionen oder sogar mit einer Elektrocochleographie. Die Stapediusreflexe sind schon aufgrund der gleichzeitigen Fazialisparese nicht ableitbar und daher topodiagnostisch nicht wegweisend. Bei normaler cochleärer Funktion muss bei der eventuellen Behandlung mit Hörgeräten eine Begrenzung des maximalen Ausgangsschalldruckpegels beachtet werden. Zur Behandlung mit Hirnstammimplantat oder Mittelhirnimplantat liegen noch keine Informationen vor. Die Ätiologie des Moebius-Syndroms scheint heterogen zu sein, in einigen Fällen wird ein autosomal-dominanter Erbgang angenommen.

Syndromale Schwerhörigkeit bei Stoffwechselerkrankungen

Mukopolysaccharidosen (MPS). Es handelt sich um eine heterogene Gruppe lysosomaler Speicherkrankheiten, die durch Enzymdefekte beim Abbau von Glykosaminoglykanen verursacht werden. Die meisten Unterformen (Typ I, III, IV, VI und VII) werden autosomal-rezessiv, eine (Typ II) wird X-chromosomal vererbt. Obwohl sich die verschiedenen Unterformen klinisch deutlich unterscheiden können, sind ihnen einige Merkmale gemein: Skelettdysplasie (Dysostosis multiplex), grobe Gesichtszüge, Organomegalie und ein chronisch fortschreitender Verlauf (➤ Tab. 16.5, Wiedemann und Kunze 2001, Toriello et al. 2004).

16.3.3 Nichtsyndromale Schwerhörigkeiten sowie vestibuläre Störungen

Die häufigste Ursache nichtsyndromaler Schwerhörigkeiten und vestibulärer Störungen sind Mutationen der Connexin-Gene (Gross et al. 2001, Kupka et al. 2000, Nance 2003, Kubisch 2005). Connexin-Gene kodieren Gap-junction-Proteine, über die benachbarte Zellen kleine Moleküle austauschen, was als bedeutsam für die Repolarisation erregter Sinneszellen angesehen wird. Mutationen der Connexin-Gene 26, 30 und 31 (CX26, CX30 und CX31, ➤ Tab. 16.5) sind die häufigsten Ursachen nonsyndromaler Schwerhörigkeiten, treten aber auch kombiniert mit syndromalen Schwerhörigkeiten auf (➤ Tab. 16.5).

Bei durchschnittlich 17% aller rezessiv vererbten Innenohrschwerhörigkeiten in Nordamerika, bei 50% aller rezessiv vererbten Innenohrschwerhörigkeiten in Europa und bei 80% der Bewohner von Mittelmeerländern und des Kaukasus mit Innenohrschwerhörigkeiten ist speziell das Connexin-26-Gen (CX26) betroffen. Außerdem wird bei 10% aller sporadischen Schwerhörigkeiten, d.h. nicht nachgewiesenermaßen vererbten und nicht nachgewiesenermaßen erworbenen Schwerhörigkeiten, eine Connexin-26-Mutation vermutet.

MERKE

Die Mutation des Connexin-26-Gens ist die mit Abstand häufigste Ursache für eine nichtsyndromale Schwerhörigkeit und sollte bei unklarer Ursache einer Schwerhörigkeit immer im Rahmen der Zusatzdiagnostik (➤ Tab. 16.2) untersucht werden.

Für das Connexin-26-Gen sind bereits über 40 verschiedene Mutationen bekannt, wovon die häufigste die sog. 35delG-Mutation ist. Die 35delG-Mutation ist besonders in der mediterranen und kaukasischen Population verbreitet und führt zu einer bilateralen mittel- bis hochgradigen Schwerhörigkeit. Zur Differenzialdiagnose angeborener oder erblicher Hörstörungen ohne begleitende Fehlbildungen sollte deshalb eine vollständige Zusatzdiagnostik sowie ein Connexin-26-Test durchgeführt werden (Gasparini et al. 1999, Gross et al. 2001, Nance 2003, OMIM). Leider wird in Deutschland allzu oft auf die Zusatzdiagnostik verzichtet.

16.3.4 Mitochondrial vererbte syndromale und nichtsyndromale Schwerhörigkeiten sowie vestibuläre Störungen

Mitochondrien sind Organellen, in denen der zelluläre Energiestoffwechsel stattfindet. In jeder Zelle befinden sich mehrere Hundert Mitochondrien. Jedes Mitochondrion enthält 2 bis 10 Kopien eines eigenständigen ringförmigen DNA-Moleküls. Das mitochondriale Genom wird ausschließlich über die weibliche Linie vererbt. Die mitochondriale DNA umfasst 37 Gene, darunter 13 mRNA-Gene und 22 tRNA-Gene (Gasparini et al. 1999). Mutationen der mitochondrialen DNA können die Funktionen der Mitochondrien beeinträchtigen und Stoffwechselstörungen – insbesondere Diabetes mellitus –, Epilepsien, Ataxien, Neuropathien, Myopathien und Hörstörungen verursachen. Daher können mitochondriale Mutationen sowohl syndromale als auch nichtsyndromale Schwerhörigkeiten verursachen (Gasparini et al. 1999).

Es sind verschiedene mitochondriale Genmutationen in Verbindung mit Schwerhörigkeiten nachgewiesen worden (Cryns und von Camp 2004, Fischel-Ghodsian 2003, Gasparini et al. 1999, Gross et al. 2001, Nance 2003). Besonders interessant ist die Assoziation von Diabetes mellitus und hochgradiger Schwerhörigkeit im Rahmen einer mitochondrialen Genese (Gasparini et al. 1999); syndromale mitochondriale Schwerhörigkeiten sind daher vielleicht viel häufiger als gegenwärtig angenommen.

Die erste nachgewiesene mitochondriale Mutation, die zu einer nichtsyndromalen hochgradigen Schwerhörigkeit führt, war die A1555G-Mutation. Es wird angenommen, dass diese Mutation eine besondere Prädisposition für die Aminoglykosidototoxizität verursacht. Außerdem wird eine besondere Prädisposition für die „Presbyakusis" angenommen (Gasparini et al. 1999). Inzwischen sind eine Reihe weiterer Mutationen mitochondrialer Gene als Ursache kongenitaler Schwerhörigkeiten identifiziert worden. Nicht nur für syndromale, sondern auch für nichtsyndromale mitochondriale Schwerhörigkeiten muss eine viel höhere Prävalenz angenommen werden als bisher vermutet (Cryns und von Camp 2004: 2% statt bisher < 1%).

LITERATUR

Cryns K, van Camp G (2004) Deafness genes and their diagnostic applications (Review). Audiology & neuro-otology 9: 2–22.

Downs MP, Silver HK (1972) The A.B.C.D.'s to H.E.A.R. Early identification in nursery, office and clinic of the infant who is deaf. Clinical pediatrics 11: 563–566.

Fischel-Ghodsian N (2003) Mitochondrial deafness (Review). Ear & hearing 24: 303–313.

Friedman TB, Schultz, JM, Ben-Yosef T, Pryor SP, Lagziel A, Fisher RA, Wilcox ER, Riazuddin S, Ahmed ZM, Belyantseva IA, Griffith AJ (2003) Recent advances in the understanding of syndromic forms of hearing loss (Review). Ear & hearing 24: 289–302.

Gasparini P, Estvill X, Fortina P (1999) Vestibular and hearing loss in genetic and metabolic disorders (Review). Current opinion in neurology 12: 35–39.

Gross M, Finckh-Krämer U, Spormann-Lagodzinski M (2000) Angeborene Erkrankungen des Hörvermögens bei Kindern. Teil 1: Erworbene Hörstörungen (Leitthema, Übersicht). HNO 48: 879–886.

Gross M, Lange K, Spormann-Lagodzinski M (2001) Angeborene Erkrankungen des Hörvermögens bei Kindern. Teil 2: Genetische Hörstörungen (Leitthema, Übersicht). HNO 49: 602–617.

Joint Committee on Infant Hearing (JCIH) Year 2007 Position Statements: Principles and Guidelines for EHDI Programs.

Kubisch C (2005) Genetische Grundlagen nichtsyndromaler Hörstörungen. Deutsches Ärzteblatt 102: A2946–A2953.

Kupka S, Mirghomizadeh F, Haug T, Braun S, Leistenschneider P, Schmitz-Salue C, Arold R, Blin N, Zenner HP, Pfister M (2000) Mutationsanalyse des Connexin-26-Gens bei sporadischen Fällen mittel- bis hochgradiger Schwerhörigkeit. HNO 48: 671–674.

Nance W (2003) The genetics of deafness (Review). Mental retardation and developmental disabilities research reviews 9: 109–119.

Nickisch A, Massinger C, von Voss H (2006) Hörstörungen nach Kernikterus während der Neugeborenenperiode. Wissenschaftliche Jahrestagung der Deutschen Gesellschaft für Phoniatrie und Pädaudiologie. Heidelberg, 15.–17.09.2006. http://www.egms.de/en/meetings/dgpp2006/06dgpp46.shtml

Northern JL, Downs MP (2002) Medical aspects of hearing loss. In: Northern JL, Downs M: Hearing in children. 5. Aufl. Baltimore: Williams & Wilkins: 91–124.

Online Mendelian Inheritance in Man, OMIM (TM). McKusick-Nathans Institute of Genetic Medicine, Johns Hopkins University (Baltimore, MD) and National Center for Biotechnology Information, National Library of Medicine (Bethesda, MD), http://www.ncbi.nlm.nih.gov/omim/

Schönweiler R (1993) Diagnostik und Therapie kindlicher Sprachstörungen (Übersicht). Deutsche Medizinische Wochenschrift 118: 707–711.

Schönweiler R, Ptok M (2004) Kindliche Hörstörungen. In: Phoniatrie und Pädaudiologie. Schönweiler R, Ptok M: Erkrankungen von Stimme, Sprache und Gehör. Eigenverlag (www.schoenweiler.de), Lübeck: 91–188.

Swartz JD (2004) An overview of congenital/developmental sensorineural hearing loss with emphasis on the vestibular aqueduct syndrome (Review). Seminars in ultrasound, CT & NMR 25: 353–368.

Toriello HV, Reardon W, Gorlin RJ (2004) Hereditary hearing loss and its syndromes. 2. Aufl. New York: Oxford University Press

US Preventive Services Task Force (USPSTF) (2008) Recommendation Statement, Pediatrics 122: 143–148.

Wiedemann HR, Kunze J (2001) Atlas der klinischen Syndrome. 5. Aufl. Stuttgart: Schattauer.

16

KAPITEL

17

Viktor Uttenweiler

Hörgeräteversorgung bei Kindern

17.1 Einleitung

Permanente Hörstörungen bei Kindern haben in den letzten Jahren bezüglich Ätiologie und Prävalenz einen deutlichen Wandel erlebt. Weltweit liegt die Häufigkeit kindlicher Hörstörungen zwischen 1:1000 und 6:1000 für einen Hörverlust von mindestens 35 dB. Das Ausmaß steht in enger Wechselbeziehung zum jeweiligen Stand der medizinischen Versorgung. In den westlichen Industrienationen ist die Häufigkeit gesunken, in Deutschland liegt die Prävalenz bei ca. 1,2:1000. 36% aller permanenten Hörstörungen haben eine genetische Ursache, 18% sind erworben und bei 46% bleibt die Ursache ungeklärt (Nubel et al. 2003). 10,3% der Patienten weisen eine progrediente Hörstörung auf.

Für Kinder mit bestimmten Risikofaktoren werden Prävalenzen um 1:50 angenommen. Bei 7% der erfassten Kinder steht die Hörstörung im Zusammenhang mit einem diagnostizierten Syndrom (➤ Kap. 17.4). Bei 24% der Patienten mit assoziierten Anomalien/Erkrankungen liegt eine vermutlich erworbene Hörstörung vor. Ursächlich können peri- und postnatale Komplikationen (31%), eine Meningitis (18%), Rötelnembryopathie (2,6%) und pränatale CMV-Infektion (9,5%) sein.

Die Behandlung einer kindlichen Schwerhörigkeit kann in geeigneten Fällen konservativ oder operativ als **kausale** Therapie (➤ Kap. 10–14, ➤ Kap. 18, ➤ Kap. 19) erfolgen. In vielen Fällen angeborener oder früh erworbener kindlicher Hörstörungen ist dies aber nicht mit einem zufriedenstellenden Ergebnis möglich. In diesen Fällen erfolgt eine **symptomatische** Therapie, eine Hörgeräteanpassung.

Die Hörentwicklung beginnt pränatal und ist in den ersten Lebensjahren intensiv. Sie basiert auf neuronalen Strukturen, die in festgelegten Phasen reifen müssen. Die Reifungsprozesse setzen eine Nervenreizung voraus, die nur in diesen begrenzten Zeiträumen möglich ist. Je mehr Nervenfasern durch die Reizung aufgebaut werden, umso besser können Laute unterschieden und Sprache erlernt werden. Das hörgestörte Kind muss so früh wie möglich, d.h., im ersten Lebenshalbjahr, Hörgeräte bekommen.

Bis zum Ende des ersten Lebensjahrs beginnt in der menschlichen Entwicklung der Erwerb der Symbol- oder Einwortsprache. Die Sprachentwicklung gelingt nur mit einer ungestörten Ausbildung des auditiven und auditorischen Systems. Ein Mangel an akustischem Input verhindert dies. Das Fehlen synaptischer Verbindungen und der Untergang auditorischer Kerngebiete bewirken lebenslange Defizite. Die Sprach- und Sprechfähigkeit als Ergebnis der evolutionären Entwicklung des Menschen ist die bisher komplizierteste neuronale Fähigkeit des menschlichen Gehirns. Sie bildet die Voraussetzung für die menschliche Kommunikation, Sozialisation und die Fähigkeit zu denken.

In der lautsprachlichen Kommunikation werden in erster Linie Sprachinhalte weitergegeben und verarbeitet. Dies ist die **kognitive** Leistung. Daneben werden aber auch innere Zustände des Sprechenden offenbar. Dies ist der **emotionale** und **soziale** Aspekt eines Gesprächs. Ist ein Mensch schwerhörig, ist die soziale, emotionale und kognitive Kommunikationsfähigkeit beeinträchtigt. Dies mindert die Gesundheit, das Wohlbefinden, die berufliche Kompetenz sowie die kognitive Leistungsfähigkeit des Betroffenen.

Die übliche biologische Strategie ist es, Funktionsabläufe mehrfach abzusichern. Der Erwerb der Sprachfähigkeit ist dagegen ausschließlich auf die volle Funktionsfähigkeit des Hörens angewiesen. Fällt diese aus oder ist sie insuffizient, kann sich Sprache nur unvollkommen oder gar nicht entwickeln.

Ein neurobiologisch enges Zeitfenster, in dem sich Sprache entwickeln muss, ist vorgegeben. Nur so kann sie voll funktionsfähig entstehen. Deshalb sollten alle Ärzte früh auf eine Hörstörung aufmerksam werden. Der Arzt sollte auch über die Möglichkeiten einer frühen Diagnosestellung sowie die therapeutischen Möglichkeiten und deren Nutzen informiert sein.

17.2 Indikation zur Hörgeräteversorgung

Durch das Neugeborenenhörscreening ist es heute möglich, zu einem frühen Zeitpunkt auf eine vorliegende Hörstörung aufmerksam zu werden. Die Qualität der differenzialdiagnostischen Maßnahmen erlaubt es, Lokalisation und Art der Schwerhörigkeit abzubilden. Dadurch kann schon früh eine geeignete und voreingestellte Hörhilfe angepasst werden.

Für eine Hörgeräteversorgung kommen infrage:

- Innenohrschwerhörigkeiten (auch geringgradige)
- Schallleitungsschwerhörigkeiten (Gehörgangs- und Mittelohrfehlbildungen, chronische Schallleitungsschwerhörigkeit)
- Kombinierte Schallleitungs-Schallempfindungs-Schwerhörigkeiten
- Zentrale Schwerhörigkeit.

MERKE

Liegt eine beidseitige chronische **Schwerhörigkeit** vor, die in absehbarer Zeit konservativ oder operativ nicht erfolgreich behandelt werden kann, dann sollte nach der Diagnostik unverzüglich die Versorgung mit Hörgeräten erfolgen, um die Hörbahnreifung in den kritische Phasen der Hör-Sprach-Entwicklung zu stimulieren.

Eine einseitige Schallempfindungsschwerhörigkeit sollte zumindest versuchsweise mit einem Hörgerät versorgt werden. Es ist damit eine Verbesserung des Richtungshörens und der Nutzschalldiskrimination zu erwarten. Ohne Versorgung befürchtet man bei einseitig hörgestörten Kindern eine Einschränkung in der auditiven Verarbeitung und Perzeption. Erfahrungsgemäß akzeptieren aber Kinder mit einer einseitigen Störung bei normaler Hörfähigkeit auf dem gesunden Ohr eine einseitige Hörgeräteversorgung oft nicht.

Die Versorgung einer **Schallleitungsschwerhörigkeit** bei einer Tubenventilationsstörung mit Hörgeräten ist die Ultima Ratio. Gerechtfertigt kann sie sein, wenn Kontraindikationen gegen operative Verfahren bestehen oder eine konservative Therapie erfolglos blieb. Betroffen sind dann meistens Kinder mit Lippen-Kiefer-Gaumen-Spalten und Down-Syndrom.

Bei beidseitigem Verschluss des Gehörgangs wird so früh wie möglich mit Knochenleitungshörgeräten versorgt. Der Wechsel auf knochenverankerte Hörgeräte (➤ Kap. 18) hängt vom Lebensalter und dabei auch von der Knochendicke des Mastoids ab.

Bei Mittelohrfehlbildungen wird der Hörverlust vorübergehend durch Hörgeräte ausgeglichen. Eine spätere operative Korrektur mit Hörverbesserung ist anzustreben. In speziellen Fällen können allerdings auch operative Maßnahmen die Schallleitungsstörung nicht so weit verbessern, dass das Ergebnis für das Kind ausreicht. Dann sollte man auf Hörgeräte nicht verzichten.

Die seltene Otosklerose im Kindesalter sollte, sobald diagnostiziert, operativ versorgt werden. Falls eine operative Therapie nicht möglich ist, sollte eine Hörgeräteversorgung eingeleitet werden.

Wenn beim Vorliegen einer **zentralen Schwerhörigkeit** die Sprachdiskrimination mit einer Hörhilfe verbessert werden kann, kann eine Hörgeräteversorgung indiziert sein.

MERKE

Sollte es im Rahmen der Hörgeräteversorgung zu einer mangelnden Akzeptanz der Geräte vonseiten des Kindes kommen, sind die Hörgeräte wirkungslos (Fehler in der Diagnostik) oder falsch eingestellt.

Ein Kind akzeptiert die Hörgeräte, ja fordert sie sogar, wenn es von ihnen profitiert. Lehnt das Kind die Hörgeräte ab, muss der Fehler gesucht und die Indikation für die Hörgeräteversorgung überprüft oder die Hörgeräteversorgung für das Kind optimiert werden.

17.3 Hörhilfen

17.3.1 Hörgeräte

Hörhilfen können nach der Art der Stimulation klassifiziert werden. Man unterscheidet dabei Geräte mit **akustischer Stimulation** (Hörgerät), Geräte mit **elektrischer Stimulation** (Innenohrimplantate, Cochlea-Implantat, ➤ Kap. 19) und Geräte mit **elektromagnetischer Übertragung** (Mittelohrimplantate, implantierbare Hörgeräte). Zu den Hörgerätetypen mit akustischer Stimulation (➤ Abb. 17.1a+b) zählen Luftleitungsgeräte (Hinter-dem-Ohr-Gerät [HdO], Im-Ohr-Gerät [IdO], Taschengerät) und Knochenleitungsgeräte (Hörgerät mit Knochenleitungshörer, Hörbrille). Die Hörgerätetypen mit elektromagnetischer Übertragung unterteilt man in voll- oder teilimplantierte Mittelohrimplantate (➤ Abb. 17.1c+d).

Das **HdO-Gerät** kommt beim Kind am häufigsten zum Einsatz. Der Schall wird nach der Aufnahme verstärkt und an einen Schallsender weitergegeben. Dieser nimmt den natürlichen Weg des Schalls über die Luftleitung (Typ 1–4, Luftleitungsgerät) oder funktioniert mit einem Vibrator unter Umgehung des äußeren Ohrs und des Mittelohrlumens über die Knochenleitung (Typ 5, Knochenleitungsgerät).

Im-Ohr-Hörgeräte (Typ 2, IdO-Geräte) sind bei älteren Kindern ab 10–12 Jahren denkbar, bedürfen aber einer regelmäßigen halbjährlichen Kontrolle der anatomischen Verhältnisse. Das Problem besteht darin, dass beim wachsenden kindlichen Gehörgang die Schale des IdO-Gerätes verändert und angepasst werden muss. In dieser Zeit steht das Gerät dem Träger nicht zur Verfügung. Dieses Vorgehen ist zeitaufwändiger und kostspieliger als ein neu angefertigtes Ohrpassstück bei einem HdO-Gerät auszutauschen.

Taschengeräte (Typ 3) waren früher, insbesondere bei hochgradig schwerhörigen Kindern, das Hilfsmittel der Wahl. Man hatte für heute veraltete Technologien viel Platz und für die Kommunikation den Vorteil, dass das Kind antlitzorientiert angesprochen werden musste. Dabei war ein Blickkontakt notwendig, der wiederum das Lippenlesen besser ermöglichte. Heute werden Taa Luftleitungsgerät

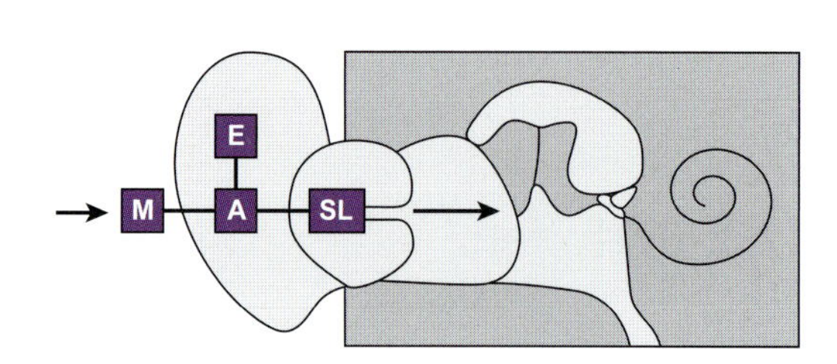

b Knochenleitungsgerät

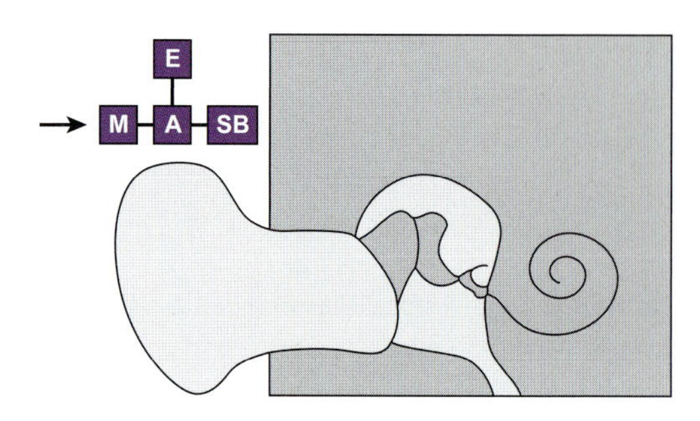

c Mittelohrimplantat (teilimplantiert)

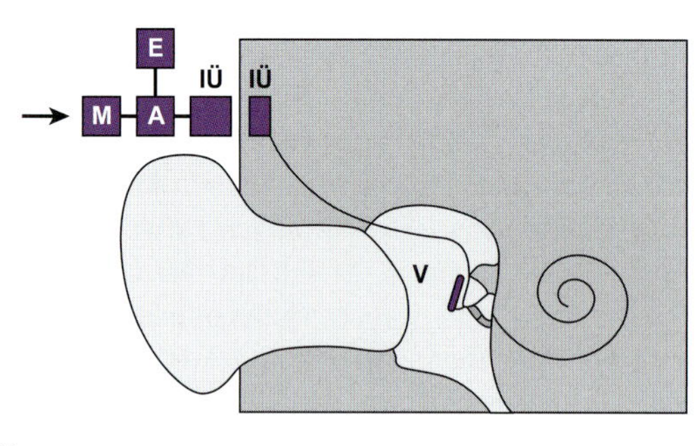

d Mittelohrimplantat (vollimplantiert)

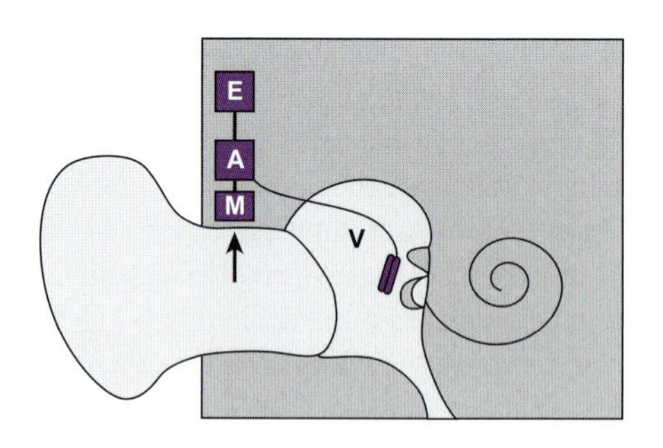

Abb. 17.1 Hörgerätetypen.
M = Mikrofon (Schallaufnahme)
A = Audioprozessor (Schallverarbeitung und -verstärkung)
E = Energiequelle (Batterie oder Akku)
SL = Schallaustritt Luftleitung
SB = Schallübertritt Knochenleitung
IÜ = Induktive Übertragung (Sende- und Empfangsspule)
V = Vibrator (Schwingungskörper erzeugt Vibrationen die auf Gehörknöchelchen übertragen werden)

17

schengeräte nur noch vereinzelt in Ausnahmefällen angepasst, wenn beispielsweise ein Hörgerät am Kopf nicht getragen werden kann.

Bei der **Hörbrille** (Typ 4) wird die Technik in den Brillenbügel eingesetzt. Diese Versorgung bietet sich naturgemäß bei Brillenträgern an. Einen besonderen Stellenwert hat diese Lösung bei allen **CROS**-Varianten. Bei ihnen geht es darum, die Überleitung von Schallsignalen von einer Kopfseite auf die andere zu ermöglichen. Heute wird die Hörbrille oft durch eine Kombination von Brille und HdO-Gerät über Brillenadapter ersetzt.

Bei Hörgeräten mit **Knochenleitungshörer** (Typ 5) auf oder im Mastoid werden akustische Signale über die Leitung des Knochens bis zum Innenohr übertragen. Diese Geräte eignen sich besonders für Patienten mit Schallleitungs- oder kombinierter Schwerhörigkeit. Bei ihnen werden das äußere Ohr und das Mittelohr umgangen.

Indikationen für Knochenleitungsgeräte sind therapeutisch nicht oder noch nicht beeinflussbare
- Gehörgangsaplasien,
- chronisch purulente Otitis externa,
- sezernierende Radikalhöhle,
- chronische Otitis media.

Bei Erkrankungen, bei denen eine operative Hörverbesserung noch nicht möglich ist, gelingt die Anpassung von Luftleitungshörgeräten nicht. Dies gilt auch für irreversible Entzündungen. In diesen Fällen müssen **Knochenleitungsgeräte** angepasst werden.

Der Hörer wird dabei über einen Metallbügel oder ein Stirnband am Kopf fixiert und liegt dem Mastoid an. Eine weitere Möglichkeit stellt das knochenverankerte Hörgerät (BAHA, ➤ Kap. 18) dar. Durch die feste Verbindung mit dem Knochen über eine Titanschraube im Planum mastoideum wird das Tragen erleichtert und die Übertragungsqualität verbessert.

Hörgeräte mit mechanischer Stimulation des Mittelohrs (Typ 6, **Mittelohrimplantate**) sind teilweise oder vollständig implantierte Systeme (➤ Abb. 17.1) bestehend aus Mikrofon (M), Verstärker (A), Batterie (B) und Vibrator (V). Der Schall wird durch Ankopplung an die verbliebene Schallleitungskette oder an das ovale Fenster selbst dem Innenohr zugeführt. Diese Geräte ersetzen die Verstärkerfunktion des Mittelohrs. Die Indikation für Mittelohrimplantate im frühen Kindesalter ist wegen der Anatomie und der Nachbetreuung derzeit nicht gegeben.

Die individuell angefertigten **Ohrpassstücke** (Otoplastiken) müssen jeweils den anatomischen Verhältnissen angepasst werden. Das bedeutet, dass in den ersten Lebensjahren gegebenenfalls häufiger ein neues Ohrpassstück sorgfältig angefertigt werden muss. In dieser Zeit ändert sich der äußere Gehörgang in seiner Beschaffenheit und Form wachstumsbedingt stark. Auch die Ohrmuschel ändert ihre Form und Größe.

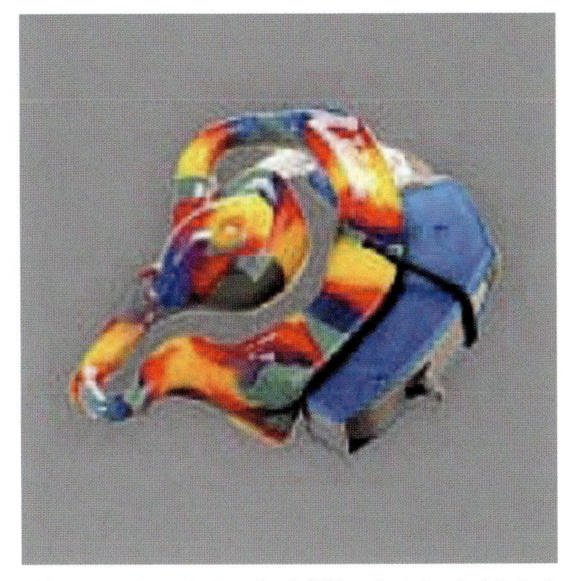

Abb. 17.2 Circoauriculäre Plastik (Bildquelle: Labor GmbH, Dreieich)

Je nach Art der Hörstörung, dem Schwellenverlauf oder individuellen Besonderheiten ist eine Modifikation der Otoplastik (offen, geschlossen, Belüftungsbohrung, Hochtonbohrung, offene Anpassung, Ringplastik) angezeigt.

Bei lebhaften Kindern oder bei Anomalien der Ohrmuschel ist manchmal die Anfertigung einer circoauriculären Otoplastik (➤ Abb. 17.2) empfehlenswert. Sie gewährt einen sicheren Halt des HdO-Geräts. Die Otoplastik ist ein ganz wesentlicher Faktor für die Qualität einer Hörgeräteversorgung.

Heute verfügbare Hörgeräte sind entweder **analog** aufgebaut, wobei die Einstellung der Hörgeräte auch digital vorgenommen werden kann, oder sie sind **volldigital** und erlauben erheblich komplexere Einstellmöglichkeiten. Die unterschiedliche Hörgerätetechnik der analogen und der digitalen Signalverarbeitung sind in ➤ Abbildung 17.3 und ➤ 17.4 dargestellt.

Die für Erwachsene häufig nachvollziehbaren Vorteile der digitalen Hörgeräte im Rahmen einer besseren Signalverarbeitung und zusätzlicher Programmierung komplexer Signalverarbeitungsverfahren werden im Bereich der frühkindlichen Hörstörung noch kontrovers diskutiert. Zwar könnten volldigitale Hörgeräte aufgrund ihrer besseren Signalverarbeitung eine günstigere Anpassung an den Restbereich des Hörfelds, insbesondere unter Berücksichtigung der Dynamik ermöglichen, aber die Nutzung komplexer Signalverarbeitungsverfahren, wie sie in ➤ Abbildung 17.4 aufgeführt sind, sind noch nicht ausreichend für Säuglinge und Kleinkinder untersucht.

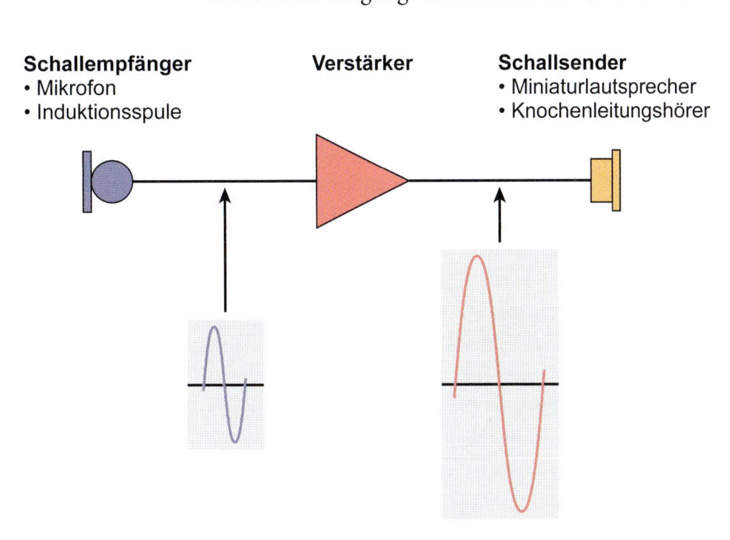

Abb. 17.3 Hörgerätetechnik: analoge Verarbeitung (nach Kiessling, 1997)

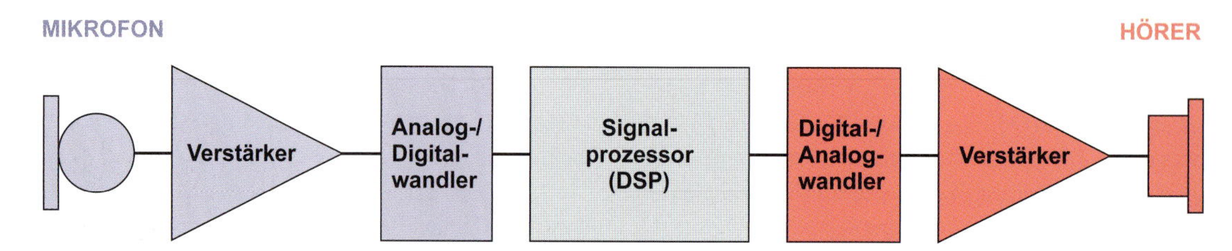

Abb. 17.4 Hörgerätetechnik: digitale Verarbeitung (nach Kiessling, 1997)

Es ist denkbar, dass sich im Rahmen der Reifung des Hörorgans in diesem Alter eine automatische Störgeräuschunterdrückung oder eine automatische Richtmikrofonsteuerung nachteilig auf die Entwicklung des räumlichen Hörens auswirkt. Andererseits könnte, und das bleibt zu prüfen, möglicherweise die Plastizität des kindlichen Hörens mit diesen Algorithmen eine bessere Hör- und Sprachwahrnehmung ermöglichen als bisher denkbar.

Aus diesen Gründen erfolgte im Rahmen der Frühversorgung bisher die Hörgeräteversorgung in der Regel mit analogen Hörgeräten, die digital eingestellt werden können.

17.3.2 Zusätzliche apparatetechnische Hilfen

Ergänzende Geräte sind gewöhnlich Teil der Hörgeräteversorgung. Es handelt sich dabei um die Telefonspule und den Audioanschluss.

Ein **Audioeingang** sollte am Hörgerät vorhanden sein. Er ermöglicht über eine **galvanische Ankopplung** den Anschluss eines externen Mikrofons und die Verbindung zu drahtlosen Übertragungsanlagen. Diese **FM-Anlagen** (frequency modulation) werden gerne im Unterricht eingesetzt und erlauben es, die Lehrerstimme direkt über ein Mikrofon und durch die Übertragung zum Hörgerät an das Ohr zu bekommen. Die Anpassung einer drahtlosen Übertragungsanlage (FM-Anlage) ist in der Regel notwendig, um ein besseres Sprachverstehen im Störgeräusch und die direkte Ansprechbarkeit z.B. in Schulklassen, in Gruppensituationen oder ohne Sichtkontakt zu ermöglichen.

Weitere Anwendungen findet die galvanische Ankopplung in folgenden Bereichen: Rundfunk und Fernsehen, Abspielgeräte von Tonträgern, Mithöranlagen.

Mit der **Telefonspule** ist die **induktive Kopplung** von Hörgerät und Hörerspule im Telefon möglich. Sie wird im täglichen Leben häufig angewandt. Bei einer im Raum verlegten Induktionsschleife wird vom Verstärker das Signal eingespeist. Es führt zu einem Magnetfeld, das von der Telefonspule des Hörgeräts aufgenommen werden kann. Induktive Sendeanlagen werden in folgenden Lebensräumen verwendet: Theater, Kirche, Kino, Privatwohnungen.

Infrarotübertragungssysteme sind Sender-Empfänger-Systeme, die zur Übertragung akustischer Signale einen Infrarotstrahl verwenden. Da für Infrarot dieselben physikalischen Gesetze gelten wie für das sichtbare Licht, können sie nur in räumlichen Situationen eingesetzt werden, in denen der Schwerhörige eine Sichtverbindung zum Sender herstellen kann (z.B. Fernseher, Radio).

Im täglichen Leben hat der hochgradig Schwerhörige Probleme „leise Signale" wie Telefon, Türklingel, Wecker und Alarmanlagen wahrzunehmen. Diese Signale können **optisch** oder **taktil** angeboten werden. Es eignen sich dafür gekoppelte Lichtsignale, Blitzlampen oder Vibratoren. Die visuell angebotenen Hilfen müssen dabei in allen benutzten Räumen einer Wohnung oder eines Hauses sichtbar sein. Diese optischen oder taktilen Hilfen können beim Hörgeräteakustiker bezogen werden. Die Kostenzusicherung der Krankenkasse ist mit einer Bescheinigung über die Notwendigkeit durch den Arzt vom Betroffenen oder dessen Eltern zu beantragen.

17.4 Hörgeräteanpassung

Die Hörgeräteversorgung beim Kind hat eine völlig andere Bedeutung als beim Erwachsenen.

Beim **Erwachsenen** mit einer abgeschlossenen Entwicklung entspricht die Hörgeräteversorgung einer symptomatischen Therapie. Bei einer mittelgradigen Schwerhörigkeit ist der Erwachsene in der Lage, Erworbenes beizubehalten. Er kann außerdem durch Lesen tägliche Ereignisse besser aufnehmen. Ist eine Hörgeräteversorgung notwendig, hat der Erwachsene in der Regel eine große Motivation für diese Therapie und unterstützt die Maßnahmen aktiv. Es überwiegen im Erwachsenenalter leichte bis mittelschwere Formen der Schwerhörigkeit, die häufig auf den hohen Frequenzbereich begrenzt sind. Die Anpassung der Hörgeräte wird aktiv begleitet, Fehler werden vom Erwachsenen erkannt und die Einstellung kann so bei Bedarf optimiert werden.

Ein Hörschaden ist für das **Kind** eine Einschränkung seiner gesamten Erfahrungswelt. Im frühen Alter ist kaum ein Behinderungsbewusstsein vorhanden, dadurch ist die Therapiemotivation begrenzt. Es liegen oft hochgradige Störungen vor.

MERKE

Das Gehör ist vulnerabel, dies muss bei der Hörgeräteversorgung bedacht werden.

Eine mögliche Progredienz der Hörstörung macht die Kontrolluntersuchungen bezüglich der Frequenz und der Differenzialdiagnose aufwändig. Fehlleistungen des Hörgeräts (auch infolge mangelnder Energie) bleiben nicht selten verborgen. Zur Prüfung der Effizienz der Hörgeräteversorgung muss neben den technischen Werten und den Prüfergebnissen auch die allgemeine Entwicklung des Kindes und insbesondere die Entwicklung der sprachlichen und nichtsprachlichen Kommunikation betrachtet werden.

Im **Vorschul- und Schulalter** bedeutet schon eine geringgradige Hörstörung eine deutliche Beeinträchtigung für das Kind. Im Schulunterricht, insbesondere bei stärkeren Nebengeräuschen, kann nur ein Bruchteil des vermittelten Schulstoffs vom hörgestörten Kind umgesetzt werden. Bei einer mittelgradigen Hörstörung ist dies gar nur ein Fünftel des Unterrichtsstoffs (Uttenweiler und von Wedel 1990). Dies führt unter anderem auch dazu, dass die Kinder durch eine notwendige, erhöhte Aufmerksamkeit früher ermüden. Im Laufe des Vormittags lässt die Mitarbeit des Kindes im Unterricht dann zunehmend nach.

Neonatales Screening gilt als zwingende Voraussetzung für eine frühe Versorgung mit Hörgeräten. Bei Kindern, die bereits in den ersten 6 Lebensmonaten mit Hörgeräten versorgt werden, wird die vorhandene maximale neurale Plastizität für eine Hör-, Sprech- und Kommunikationsentwicklung genutzt. Oft kann durch eine Früherkennung und frühe Therapie im ersten Lebenshalbjahr eine völlig normale Entwicklung eingeleitet werden. Nicht zuletzt können mit diesem Vorgehen Folgeschäden und dadurch entstehende Kosten vermieden oder zumindest deutlich reduziert werden.

Die diagnostischen und apparatetechnischen Maßnahmen allein können einen guten Erfolg nicht garantieren. Am Erfolg sind – neben dem Arzt – Therapeuten und Sonderpädagogen beteiligt. Die mit Abstand wichtigste Rolle kommt jedoch den Eltern der betroffenen Kinder

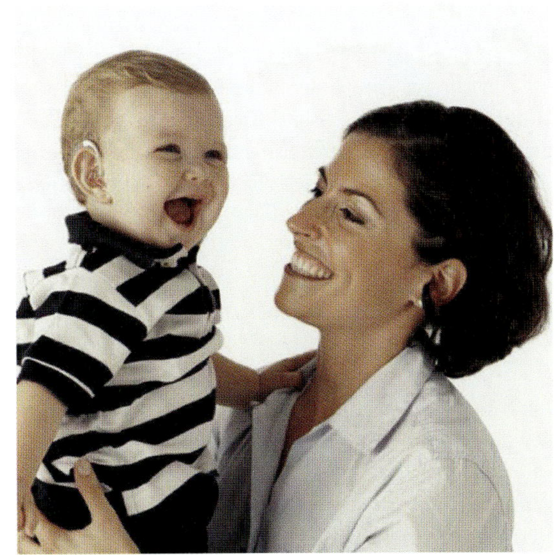

Abb. 17.5 Mutter-Kind-Interaktion (Bildquelle: Phonak GmbH, Fellbach)

zu (Eyshold 2005). Sie müssen die Maßnahmen aktiv begleiten und hinter der Versorgung stehen (➤ Abb. 17.5). Sie müssen in rehabilitativen Maßnahmen wissend und ausübend sein.

Die stete Zunahme an Behandlungsmöglichkeiten und technischen Optionen zusammen mit einer raschen Zunahme an Veröffentlichungen beeinflusst fortlaufend das pädaudiologische Vorgehen.

Die Hörgeräteversorgung beim Kind ist von vielen Faktoren abhängig (Wiesner 2006):

- Alter des Kindes
- Grad der Schwerhörigkeit
- Art der Schwerhörigkeit
- Zeitpunkt des Auftretens der Schwerhörigkeit
- Andere Behinderungen
- Verhalten des Kindes
- Eltern und soziales Umfeld.

Alle Faktoren können die Anpassung (verzögernd – beschleunigend, erleichternd – erschwerend) selbst und das Ergebnis der Hörgeräteversorgung bezüglich der Qualität beeinflussen.

17.4.1 Personelle Voraussetzungen

Aufgrund der vielfältigen Einflussmöglichkeiten ist die Hörgeräteversorgung bei Kindern eine multidisziplinäre Aufgabe und erfordert eine enge Zusammenarbeit aller Beteiligten. Beteiligt sind neben den Ärzten Audiologen, Akustiker mit speziellen Kenntnissen in der Versorgung von Kindern, Sonderpädagogen, Logopäden, Psychologen und nicht zuletzt die Eltern selbst.

Neben den theoretischen Kenntnissen für diese Aufgabe spielt bei den Beteiligten insbesondere die praktische Erfahrung eine wesentliche Rolle. Sie ist für den Umgang mit Säuglingen und Kleinkindern im Rahmen der Diagnostik, Therapie, Hörgeräteanpassung und für die Beratung des sozialen Umfelds der Kinder maßgebend.

17.4.2 Audiometrische und technische Voraussetzungen

Ein frühes Hörscreening sowie Zeitpunkt und Genauigkeit der Diagnosen bilden das Nadelöhr für die apparative Versorgung. Erfolgt die Erstdiagnose in der Kindergartenzeit und die Differenzialdiagnose mit zeitlicher Verzögerung, so kann auch eine gute apparative Versorgung nicht mehr die Ergebnisse erzielen, die zu einem früheren Zeitpunkt möglich gewesen wären.

Für eine frühe Erkennung der Hörstörung sind die Ärzte verantwortlich, die früh mit dem Kind Kontakt haben. Für differenzialdiagnostische Maßnahmen und die Einleitung und Begleitung apparatetechnischer Hilfen sind es die Ärzte, die darauf spezialisiert sind.

Vor Beginn therapeutischer Maßnahmen ist eine **differenzierte Anamneseerhebung** (Eigen- und Familienanamnese) und eine ganzheitliche Untersuchung unumgänglich. Es muss der allgemeine Entwicklungsstand des Kindes bekannt sein, um die richtigen Therapiemaßnahmen einleiten und begleitende Maßnahmen beginnen zu können. Voraussetzung für die Durchführung von Messungen am Ohr ist die Kenntnis des Zustands des äußeren Ohrs. Durch eine binokularmikroskopische Untersuchung kann das Trommelfell sicher beurteilt werden.

Es müssen begleitende Erkrankungen beim Kind erkannt oder ausgeschlossen werden, die im Rahmen einer Syndromerkrankungen oder unabhängig davon als begleitende Erkrankung neben der Hörstörung vorliegen. Ohne Kenntnis dieser Zusammenhänge kann eine erfolgreiche ganzheitliche Therapie nicht stattfinden.

Einige Beispiele **hereditärer polysymptomatischer Erkrankungen** vergesellschaftet mit Hörstörungen (Syndrome) aus verschiedenen Organbereichen:

- Fehlbildungen des äußeren Ohrs (Fourmann-Fourmann-Syndrom)
- Dysmorphien des Schädels (Franceschetti-Syndrom)
- Nephropathien (Alport-Syndrom)
- Rentinopathien (Usher-Syndrom)
- Neuropathien (Gardner-Turner-Syndrom)
- Internistische Erkrankungen (Jervell-Lange-Nielsen-Syndrom)
- Metabolische Erkrankungen (Pfaundler-Hurler-Syndrom)
- Struma (Pendred-Syndrom).

Die Basis für eine erfolgreiche Hörgeräteversorgung ist eine gründliche Hördiagnostik (➤ Kap. 6 und ➤ Kap. 7). Anzustreben ist die Hörschwelle frequenzspezifisch zu ermitteln und das Sprachverstehen des Kindes audiometrisch zu erfassen. Letzteres ist meist ab dem 3. Lebensjahr möglich.

Der Umfang der zu erhebenden audiometrischen Daten und die Exaktheit der Hörergebnisse sind wesentlich abhängig vom Entwicklungsalter (nicht nur Lebensalter) und der Kooperationsfähigkeit des Kindes. Die Messmethoden müssen sorgfältig ausgewählt werden, um Fehlinterpretationen zu vermeiden.

Im Alter von bis zu 6 Monaten ist eine getrenntohrige Hörschwelle im klassischen Sinn nicht zu erheben. Die Kinder reagieren bei der Knochenleitungsmessung gegenüber der Messung über Luftleitung bei niedrigeren Lautstärken (➤ Kap. 6). Die Abhängigkeit der zu erwartenden Hörschwellenwerte (methodenabhängig) vom Gestationsalter ist bei der Untersuchung zu beachten. Die Hörreaktionen im freien Schallfeld sind wichtig für die Erfolgskontrolle bei der Versorgung mit Hörgeräten und als Plausibilitätskontrolle für die objektiven Testverfahren.

Als objektive Testverfahren werden die otoakustischen Emissionen (OAE) eingesetzt und es werden die akustisch evozierten Potenziale (AeP) abgeleitet. Nach der ohrmikroskopischen Untersuchung wird mit einer Hochfrequenztympanometrie die akustische Impedanz des Trommelfells gemessen.

Im **Neugeborenenalter** wird mit der Screeningmethode (Siebtest, Vortest) über transitorisch evozierte otoakustische Emissionen (TEOAE) noch keine diagnostisch differenzierende Methode eingesetzt. Mit diesem „Vortest" erfolgt eine Aussonderung auffälliger Kinder, die dann objektiven und differenzialdiagnostischen Maßnahmen zugeführt werden können. Das Screening allein kann über die Notwendigkeit einer Hörgeräteversorgung keine Auskunft geben.

Ab einem Lebensalter von einem **halben Jahr** kann eine Ablenkaudiometrie angewandt werden. Die Kinder können für diese Prüfung bei Bedarf visuell konditioniert werden. Für die getrenntohrige Luftleitungsprüfung stehen Einsteckhörer zur Verfügung. Die objektiven Prüfmethoden werden analog zu denen jüngerer Kinder eingesetzt, zusätzlich kommt auch die Stapediusreflexmessung zum Einsatz.

Ab dem **2. Lebensjahr** kann die Spielaudiometrie neben den objektiven Messverfahren eingesetzt werden. Ab dem **3. Lebensjahr** wird die Sprachaudiometrie ver-

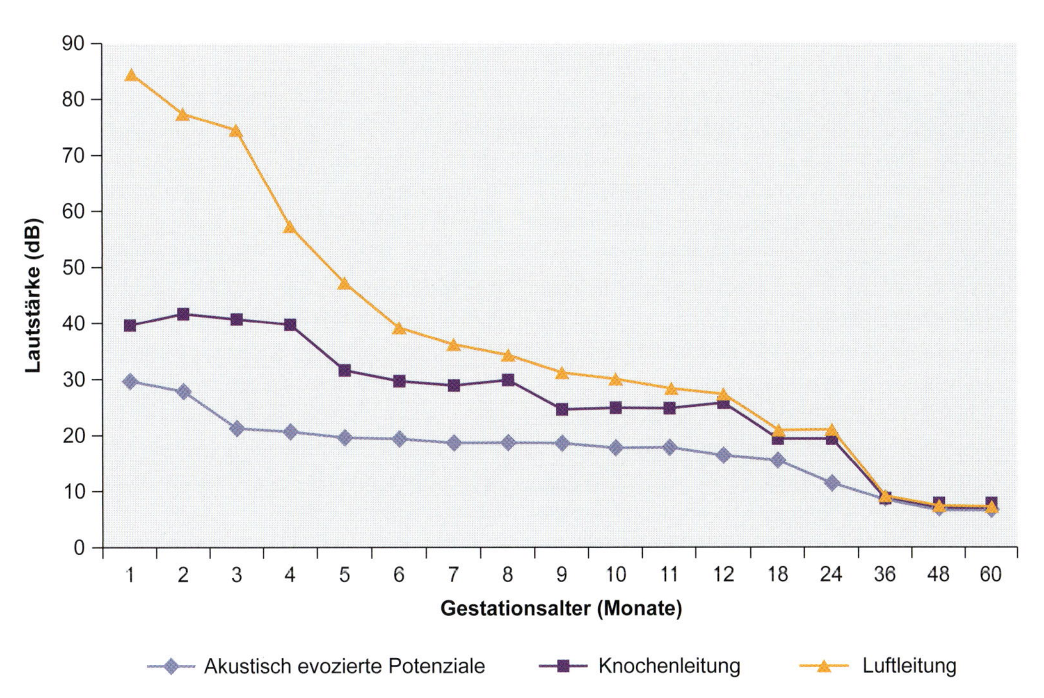

Abb. 17.6 Alters- und methodenabhängiger Verlauf der Hörschwelle beim normalhörenden Kind

wendet. Die eingesetzten Testverfahren werden alters- und sprachentwicklungsabhängig ausgewählt. In der **Schulzeit** kann bereits eine Hörfeldskalierung vorgenommen werden. Es wird dabei die Lautheitsempfindung der Kinder bestimmt. Insbesondere bei der Kontrolle von Hörgeräteeinstellungen kann das Verfahren wertvolle Hinweise liefern, da die Lautheit über einen weiten Pegel- und Frequenzbereich direkt bestimmt wird.

17.4.3 Hörgeräteauswahl

Die Hörgeräteanpassung beim Kind ist ungleich schwieriger als beim Erwachsenen. Es sind mehrere Untersuchungen notwendig. Eine positive Wirkung der Geräte wird oft sehr schnell bemerkbar, Feinheiten in der Einstellung dagegen sind mit langwierigen Untersuchungen verbunden. Je jünger das Kind bei der Erstversorgung ist, umso schwieriger gestaltet sich die Aufgabe. Insbesondere die Unbehaglichkeitsschwelle, die bei der Anpassung auch von Bedeutung ist, ist bei kleinen Kindern nur orientierend zu erhalten.

Beim Erwachsenen ist die Optimierung des Sprachverstehens das vorrangige Ziel der Hörgeräteversorgung. Beim Kind, insbesondere beim Kleinkind, muss darauf geachtet werden, dass eine Vielfalt akustischer Reize, auch leise, angeboten wird. Für die gesamte Entwicklung des Kindes sind diese akustischen Reize über die Sprachfrequenzen hinaus unabdingbar.

Vor der Hörgeräteanpassung werden Ohrpassstücke angefertigt. Ihnen kommt eine entscheidende Bedeutung zu, sowohl was die akustischen Eigenschaften anbelangt, als auch den anatomischen Sitz und damit den Tragekomfort. Kinder werden die Hörgeräteversorgung ablehnen, wenn die Ohrpassstücke drücken oder wenn sie Missempfindungen haben. Dasselbe wird eintreten, wenn die Ohren durch eine allergische Reaktion, hervorgerufen durch das Material der Ohrpassstücke, nässen. Nur ein akzeptiertes und gut sitzendes Ohrpassstück kann den Nutzen der Hörgeräte wirksam werden lassen.

17.4.4 Hörgeräteeinstellung und -anpassung

Wichtige **Einstellgrößen** zur Hörgeräteanpassung sind:
- Frequenzabhängige Verstärkung (breitbandiger Frequenzgang)
- Maximaler Ausgangsschalldruckpegel (Berücksichtigung der Unbehaglichkeitsschwelle)
- Dynamik (Berücksichtigung des Abstandes zwischen Hörschwelle und Unbehaglichkeitsschwelle, Lautheit aus AEP und Stapediusreflexmessung).

Die Frequenzgangkontrolle wird dabei durch eine entsprechende Tonblende geregelt. Zur Kontrolle des maximalen Schallausgangspegels nutzt man eine AGCo (Automatic Gain Control output controled) oder eine PC (peak clipping). Die Einstellung der Dynamik erfolgt über entsprechende Kompressionssysteme.

Im Rahmen einer Vorauswahl aufgrund der bekannten akustischen Daten des Kindes werden jetzt infrage kommende Hörgeräte bestimmt. Die Hörgerätevorauswahl und die Einstellung der Geräte hinsichtlich Frequenzgang, Verstärkung und maximalem Ausgangsschalldruckpegel stützt sich auch auf eine In-situ-Messung. Dieses präskriptive Anpassverfahren bewährt sich bei Kindern aufgrund der kleinen und individuell sehr unterschiedlichen Gehörgangsvolumina.

Ist bei Säuglingen oder Kleinstkindern eine In-situ-Messung aufgrund mangelnder Akzeptanz nicht möglich, wird mit einem konischen Kinderkuppler (Keller 1976) mit einem kindertypischen Gehörgangsvolumen der notwendige Verstärkungsbedarf und der maximale Ausgangsschalldruckpegel bestimmt.

Die **Hörgeräteerstanpassung** kann bei Kindern ambulant oder stationär vorgenommen werden. Die Eltern müssen die Anpassvorgänge begleiten und gut über die Maßnahmen informiert sein. Dies gelingt unter stationären oder tagesklinischen Bedingungen optimal.

Unabdingbare Voraussetzung für eine Erstanpassung ist, dass alle entwicklungsgerechten diagnostischen Mittel zur Verfügung stehen und noch wichtiger ist, dass diese von pädaudiometrisch fundiert ausgebildeten und erfahrenen Fachkräften (z.B. MTAF) eingesetzt werden. Es muss ein enger Dialog zwischen der Audiometriefachkraft und dem betreuenden Arzt bestehen. Diese komplexe, aber notwendige Vorgehensweise ist an einer Klinik, einem pädaudiologischen Zentrum oder in einer Fachpraxis mit entsprechenden Voraussetzungen möglich.

Neben differenzialdiagnostischen Gesichtspunkten auch zur Ursache der Schwerhörigkeit können, nach Abdrucknahme für die Ohrpassstücke durch den Hörgeräteakustiker, diverse infrage kommende Hörgeräte unter fachkompetenter Aufsicht bezüglich ihrer Effektivität erprobt werden. Auch dies geschieht in enger Zusammenarbeit mit dem Hörgeräteakustiker.

Moderne Hörgerätetechnologien erfordern auch moderne **Anpassalgorithmen**. Von den heute zur Verfügung stehenden Anpassformeln erfüllen das DSL[i/o]-Verfahren (Cornelisse et al. 1995) und die Anpassformel NAL-NL2 diese Forderungen. Für mehrkanalige nichtlineare Systeme ist das DSL5 m [i/o] besser geeignet. Die Anpassformeln unterliegen stetigen Erneuerungen, die Empfehlungen müssen also regelmäßig überprüft werden.

Mit der Hörgeräteanpassung auf der Grundlage der DSL-Algorithmen können die vom Hörgerät übertragenen Sprachsignale in das reduzierte Hörfeld am besten projiziert werden (Zorowka 2001). Die Einstellung der Hörgeräte ist anhand von technischen Messungen, die die individuelle Transferfunktion des Ohrs berücksichtigen, zu überprüfen (RECD- oder In-situ-Messung). Somit können auch Hörreste mit modernen Hörsystemen genutzt werden.

Es ist zu überprüfen, inwieweit für ein Eingangssignal von 65 dB (mittlere Lautstärke der Umgangssprache) die angestrebten Werte der mittleren Verstärkung erreicht werden. Es ist auch zu prüfen, ob ein 47 dB leises Signal (unterer Bereich des Langzeit-Sprachspektrums) noch für das Kind hörbar ist. Außerdem sollte ein 77 dB lautes Signal (oberer Bereich des Langzeit-Sprachspektrums) noch innerhalb des angestrebten Lautstärkebereichs (LA max) liegen.

Durch den Vergleich von mehreren so systematisch vorausgewählten und nach Anpassregeln voreingestellten Hörgeräten erfolgt die sogenannte **„vergleichenden Hörgeräteanpassung“**. Es werden die infrage kommenden Hörgeräte nacheinander für einige Tage probegetragen und der Erfolg wird mit den jeweiligen Geräten gemessen. Zum Abschluss der Anpassung muss der Nachweis einer optimierten Übertragung des mittleren Langzeitsprachspektrums im Restdynamikbereich des Kindes vorliegen. Nach der Probeanpassung verschiedener Hörgeräte wird das Gerät mit den besten Ergebnissen ausgewählt und dem Kind verordnet. Bei Säuglingen sind solche absichernden Maßnahmen noch nicht möglich.

Babys und Kleinkinder werden heute vorzugsweise mit digital programmierbaren Hinter-dem-Ohr-Geräten, mit robusten Stellern und rückkopplungsfreien Otoplastiken, versorgt. Aufgrund des geringen Platzes hinter der Ohrmuschel sollten diese HdO-Geräte klein und kompakt sein. Eine hohe Materialbeständigkeit und Flexibilität in den Einstellmöglichkeiten sind weitere gewünschte Eigenschaften.

Wiederholte audiometrische Untersuchungen sind in der Folge notwendig. So kann eine Hörgerätefeineinstellung gesichert werden. Dieser Vorgang geschieht unter Einbeziehung des Hörgeräteakustikers, der Eltern und der Betreuer des Kindes. Man nennt diesen Vorgang **„gleitende Hörgeräteversorgung“**.

Die auditive Rehabilitation **einseitig hörgestörter Kinder** wurde lange Zeit nicht für notwendig erachtet. Zumindest probativ sollten aber diese Kinder doch versorgt werden. Mit der Versorgung soll das Richtungshören und die Nutz-Störschall-Diskrimination ermöglicht werden. Beide Fähigkeiten sind insbesondere in der Schule (Nebengeräusche) und im Straßenverkehr (Überkreuzen der Straße) von großer Wichtigkeit. Die Entwicklung der auditiven Verarbeitung ist bei etwa einem Drittel der Kinder mit einseitiger Schwerhörigkeit ebenfalls beeinträchtigt.

17.4.5 Erfolgskontrolle der Hörgeräteversorgung

Je nach dem Entwicklungsalter des Kindes erfolgt die Überprüfung der Hörgeräteversorgung mittels:
- In-situ-Messung
- Aufblähkurven
- Unbehaglichkeitsschwelle
- Kindersprachaudiometrie im Freifeld mit und ohne Störgeräusch
- Messung des Richtungsgehörs
- Lautheitsskalierung
- Geeigneter Fragebögen.

Die Hörgeräteversorgung bei Kindern muss als Prozess angesehen werden. Je jünger das betroffene Kind und je unsicherer die audiometrischen Daten, desto kürzer muss das Kontrollintervall gewählt werden.

Die audiometrische Überprüfung des Anpasserfolgs ist ebenfalls alters- und entwicklungsabhängig. Im Alter von bis zu einem halben Jahr werden subjektive Plausibilitätskontrollen/Hörreaktionsschwellen (Beobachtungsaudiometrie im freien Schallfeld) eingesetzt. Mit dem Toleranztest wird untersucht, ob bei hohen Lautstärken (90 dB) noch eine Toleranz besteht oder ein Abwehrverhalten eintritt. Danach sollte bis zum 2. Lebensjahr eine Aufblähkurve durch eine visuell konditionierte Ablenkaudiometrie angestrebt werden. Ab dem 2. Lebensjahr ist zunehmend eine spielaudiometrische Kontrolle der Aufblähkurve möglich. Bei Kindern ab dem 3. Lebensjahr können zunehmend sprachaudiometrische Befunde erhoben werden. Ab der Schulzeit kann bei speziellen Fragestellungen (z.B. Recruitment) die Hörfeldskalierung eingesetzt werden.

17.4.6 Nach Abschluss der Hörgeräteversorgung

Mit dem Abschluss der Hörgeräteversorgung ist ein **Hörgerätepass** für das Kind auszustellen. Dieser wird vom Hörgeräteakustiker erstellt. Er erlaubt eine optimale und schnelle Betreuung des Kindes auch außerhalb seines Wohnorts oder bei „Notfällen", z.B. im Urlaub. Er enthält folgende Informationen:
- Hörgerätetyp
- Hörgerätenummer
- Aktuelle Hörgeräteprogrammierung
- Audiogramm mit und ohne Hörgerät
- Otoplastik (Typ, Material, Ausführung)
- FM-Anlage.

Es ist selbstverständlich, dass alle an der Hörgeräteversorgung Beteiligten über die aktuellen Maßnahmen zeitnah informiert sind. Das betrifft bei der Hörgeräteversorgung insbesondere die Abstimmung der Ergebnisse und des Vorgehens zwischen Arzt und Hörgeräteakustiker. Dieser sollte spezielle Kenntnisse in der Versorgung von Kindern haben. Genauso wichtig ist die gegenseitige Information der Eltern, der Pädagogen und des Arztes. Jeder dieser Beteiligten hat dabei Rechte und Pflichten (➤ Abb. 17.7) denen er nachkommen möchte und muss.

Darüber hinaus sollten die Eltern nach der Hörgeräteversorgung über die gutachterlichen Gesichtspunkte der Erkrankung ihres Kindes informiert sein. Der Arzt hat dabei die eigentliche Erkrankung, also die Hörstörung, zu beurteilen und zu bewerten. Er muss außerdem begleitende Erkrankungen (z.B. hinsichtlich Sehen, Gleichgewicht, Sprache, mentalen Fähigkeiten, Bewegungsapparat, Fehlbildungen) bewerten und so einen gesamten Grad der Behinderung (GdB) feststellen und den Eltern schriftlich bescheinigen. Die Eltern sollten informiert werden über mögliche Anträge zur Feststellung und Anerkennung der Behinderung und über mögliche daraus resultierende Hilfen und Vergünstigungen (Sozialamt, Versorgungsamt, Finanzamt).

Sie sollten Informationen über Festbeträge der Krankenkassen für Hörgeräte erhalten. Gegebenenfalls sollten sie eine Bescheinigung über die Notwendigkeit der verordneten Geräte mit einer Begründung durch den Arzt erhalten. Möglicherweise kann so eine Kostenübernahme, über die Regelversorgung hinaus, von den Kassen erwirkt werden. Ergänzende Maßnahmen durch technische Hilfsmittel (Audioeingänge, FM-Anlagen) im Rahmen unseres Gesundheitssystems sollten ihnen bekannt sein. Umfassende Informationen zur Frühförderung (Hörtraining, taktilkinästhetische Maßnahmen) sind zu übermitteln. Die entsprechenden Adressen sind den Eltern auszuhändigen.

17.4.7 Progredienz und Vulnerabilität

Der Ausgangsschalldruck bei hochverstärkenden Hörgeräten kann so groß sein, dass er beim gesunden Ohr eine Lärmschwerhörigkeit induzieren kann. Außerdem muss davon ausgegangen werden, dass ein krankes oder vorgeschädigtes Ohr empfindlicher reagiert als ein gesundes.

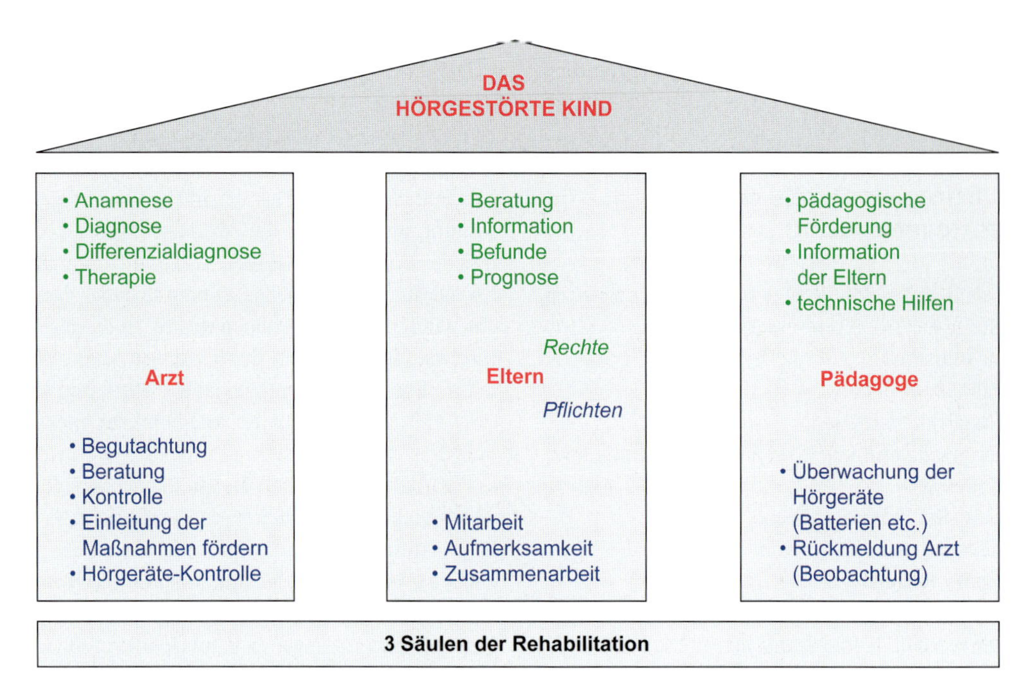

Abb. 17.7 Hörgeräteversorgung beim Kind: Rechte und Pflichten der Beteiligten

MERKE
Die Vulnerabilität der Ohren hörgestörter Kinder ist größer.

Es wird versucht, durch Kompressionsschaltungen die Gefahr zu begrenzen.

Kinder, die wegen einer hochgradigen Hörstörung mit entsprechenden Hörgeräten versorgt sind, zeigen in den Folgejahren bei Kontrollen in 12% der Fälle eine zunehmende Hörstörung. Bisher gibt es noch keine Möglichkeit zu differenzieren, ob diese Zunahme Ausdruck einer primär progredienten Hörstörung ist oder Folge der Versorgung mit hochverstärkenden Hörgeräten. Die Eltern müssen bei der Hörgeräteversorgung über die Möglichkeit eines weiteren Hörverlusts informiert sein. Grundsätzlich sind engmaschige Kontrollen der versorgten Kinder notwendig, um früh auf Veränderungen aufmerksam zu werden und gegebenenfalls die Behandlungsstrategie in Richtung eines Cochlea-Implantats zu ändern.

Bei primär progredienten Schwerhörigkeiten muss bei der Versorgung darauf geachtet werden, dass Hörgeräte mit einer genügenden Verstärkungsreserve gewählt werden. So kann bei Bedarf das bestehende Hörgerät mit zunehmender Verstärkung weiterverwendet werden. Eine teure Neuversorgung kann dann zumindest für eine bestimmte Zeit umgangen werden.

17.5 Rehabilitation und Integration

Ziel rehabilitativer Maßnahmen ist es, den Hörgeschädigten ganzheitlich zu betrachten und die Hörschädigung nicht nur als technisch zu lösendes Problem zu sehen. Damit wird letztlich auch eine höhere Akzeptanz der Schwerhörigkeit erreicht.

Ziel der **Rehabilitation** Hörgeschädigter ist nicht das Normalgehör, sondern die optimale Kommunikationskompetenz. Das Hörgerät ist ein ganz wichtiger Teil dieser Rehabilitationsmaßnahmen. Ohne Verbesserung der kommunikativen Kompetenz wird das Ergebnis aber eingeschränkt bleiben.

Ein Kommunikationstraining ist dabei ein wichtiger Schritt zur Qualitätssteigerung bei der Hörgeräteanpassung. Der Hörgeschädigte sollte dabei zusätzliche Unterstützung erhalten, um zu einer optimalen Verständigung mit seinem Umfeld in der Lage zu sein. Ein solches Training beinhaltet Hörtraining, Hörtaktik, Sprachpflege, Absehtraining, lautsprachbegleitende Gebärden und psychosoziale und technische Beratung.

Auch die im neuen Gesundheitsreformgesetz geschaffene Möglichkeit der integrativen Versorgung bietet eine wichtige Perspektive, denn sie erlaubt neben einer technischen auch eine entsprechende rehabilitative und medizinische Versorgung. Werden nach einer Hörgeräteanpassung mehr als geringgradige Kommunikationsprobleme festgestellt, sollte ein Kommunikationstraining verordnet bzw. durchgeführt werden. Dies kann in einer Logopädiepraxis auf Verordnung oder in einer sonderpädagogischen Einrichtung erfolgen. Der zeitliche Umfang der Maßnahme richtet sich nach dem Grad der Störung und nach dem Verlauf der Maßnahmen.

Das hörbehinderte Kind muss seine Fähigkeit zur Kommunikation weiterentwickeln können. Diese Fähigkeit ist die notwendige Voraussetzung zum Erlernen der Sprache. Sie spielt im Sozialleben eine vorrangige Rolle. Eine multidisziplinäre Betreuung des Kindes und seiner Familie nach der Diagnosestellung ist deshalb notwendig. Neben der Hörgeräteversorgung und weiterer technischer Hilfen ist eine logopädische und pädagogische Therapie angezeigt.

Zum Erreichen des vorgegebenen Ziels stehen folgende **Kommunikationswege** zur Verfügung:

- Lautsprache und Mundablesen
- Lautsprache mit visuomotorischen Hilfen
- Simultane Laut- und Zeichensprache (lautsprachebegleitende Gebärde)
- Zeichensprache (Gebärdensprache).

Eine oder mehrere dieser Methoden sollten dem Kind vermittelt werden. Die Methoden müssen dabei den individuellen Bedürfnissen des Kindes, seiner Entwicklung und dem sozialen und erzieherischen Umfeld angemessen sein.

Bei den pädagogischen Maßnahmen war früher der gemeinsame Sonderunterricht Basis einer Förderung. Heute wird die Förderung mehr individuell auf das jeweilige Kind, seine gesamte Entwicklung und das Umfeld abgestimmt. Es wird ein individuelles **Rehabilitationsprogramm** erstellt.

Wesentliche Grundideen dabei sind:

- Rehabilitation
- Individualisierung
- Behindertenemanzipation
- Elternemanzipation
- Ausnutzung technischer Möglichkeiten
- Integration in den Alltag.

Mit der Rehabilitation sollen Chancen auf den Erwerb individueller Kompetenzen genutzt werden. Mit der Individualisierung findet das schwerhörige Kind als Individuum in seinen Lebens-, Bildungs- und Entwicklungsmöglichkeiten Berücksichtigung. Durch die Behindertenemanzipation stehen nicht die Grenzen und Defizite, sondern die Möglichkeiten im Vordergrund. Elternemanzipation bedeutet, dass die Eltern, auch wenn Fachleute eingeschaltet sind, eine wesentliche Verantwortung tragen. Alle technischen Möglichkeiten (Hörgeräte, Übertragungsanlagen, Computer zur Visualisierung von Sprachlauten [z.B.: SFT], Kombination verschiedener Hilfsmittel) müssen verstanden und ausgenutzt werden können. Mit der Integration in den Alltag wird die Förderung nach dem Lebensrhythmus des Kindes ausgerichtet, nicht der Lebensrhythmus nach den Fördermaßnahmen.

Zur Förderung individueller Kompetenzen (Rehabilitation) stehen unterschiedliche **Förderkonzepte** zur Verfügung. Sie lassen sich in orale, gebärdensprachliche und aurale Verfahren unterteilen.

Orale Methoden gehen davon aus, dass hochgradig hörgestörte Kinder nicht in der Lage sind, auch nicht mit Hilfsmitteln, Lautsprache wahrnehmen zu können. Der Erwerb der Lautsprache ist so auf natürlichem Wege nicht möglich. Es werden Sprachaufbaukonzepte entwickelt, um die Lautsprache systematisch zu lernen.

Die Artikulation (Sprechfähigkeit) wird im Artikulationsunterricht mit visuellen, kinästhetischen und taktilen Hilfen angebildet. Die Kinder sollen sehen wie ein Laut ausgesprochen wird, sie sollen innerlich spüren und mit der Hand fühlen wie sich die einzelnen Laute unterscheiden.

In oralen Konzepten stehen visuelle und taktile Wahrnehmungshilfen im Mittelpunkt. Das Ablesen, die Körpersprache (Gestik, Mimik), die Schrift, manuelle Zeichensysteme und lautsprachebegleitende Gebärde sind primäre Unterstützungssysteme in oralen Konzepten.

Die Körpersprache (Mimik, Gestik, Kinetik) wird vom Hörenden mehr oder weniger unbewusst eingesetzt. Der Hörgestörte setzt diese Mittel der Körpersprache aktiv und willentlich in die Kommunikation ein.

Die **Gebärdensprache** besteht ebenfalls aus willkürlichen Zeichen. Die Handzeichen unterscheiden sich in ihrer Form entsprechend ihrer Bedeutung. Diese Art der Kommunikation wird bevorzugt bei Gehörlosen als Erstsprache eingesetzt.

Aurale Verfahren haben das Ziel, den Erwerb der Lautsprache mithilfe von vornehmlich auditiver Perzeption zu erlangen. Hörtraining und Hörtaktik sind dabei zu schulen. Beim „Auditory-oral"-Konzept hat die Visualisierung (Lippenlesen) immer noch eine Bedeutung. Beim „Auditory-verbal"-Konzept verzichtet man darauf. Ziel ist hier, die Sprache und das Sprechen durch Hören zu vermitteln.

Ziel der „Total Communication" ist es, die Förderung der Lautsprache durch Einbeziehung aller Kommunikationsmöglichkeiten zu erleichtern.

Die vorschulische oder schulische **Integration** erlaubt Hörbehinderten teilweise oder insgesamt den Unterricht in Klassen für Hörende zu besuchen. Diese Maßnahme kann eine bessere soziale Eingliederung bewirken. Eine audiologische (➤ Abschnitt 17.3) und geeignete pädagogische Unterstützung ist dabei notwendige Voraussetzung.

Eine Gesamtintegration liegt vor, wenn das Kind seine gesamte Erziehung und Bildung in einer Klasse für Hörende erhält. Eine Teilintegration liegt vor, wenn das Kind einen Teil seiner Erziehung und Bildung in einer Schwerhörigenschule oder einer Sonderklasse erhalten muss.

Für die Entscheidung über die Integrationsform ist neben den audiologischen Befunden auch der bisherige Verlauf der Betreuung des hörgestörten Kindes wichtig. Außerdem hängt die Integrationsform natürlich auch vom Zeitpunkt der Maßnahme und vom Alter des Kindes ab. Es werden die intellektuellen Fähigkeiten geprüft, die Motivation des Kindes und die Frage, ob weitere Behinderungen (Mehrfachbehinderung) vorliegen. Die Lautsprache und die Schriftsprache entscheiden ebenso über das Vorgehen wie die schulischen Leistungen. Das soziale Umfeld muss willens und in der Lage sein, den Weg zu begleiten und das hörgestörte Kind dabei zu unterstützen.

Damit die integrativen Bemühungen bei hochgradig hörgestörten Kindern erfolgreich verlaufen, müssen vonseiten der Schule Voraussetzungen geschaffen werden. Technische Hilfen sollten zur Verfügung gestellt werden (Ankopplung des Lehrermikrofons an Hörgeräte), gegebenenfalls sollte ein Gebärdendolmetscher gestellt werden oder eine Person, die vom Unterricht Mitschriebe anfertigt. Eine in der Audiometrie geschulte Person (z.B. Sonderpädagoge) sollte die Maßnahmen beratend begleiten.

Für die schriftliche Prüfung sollte eine Zeitverlängerung beantragt und genehmigt werden. Die Anweisungen an den Schüler sollten gegebenenfalls schriftlich vorliegen.

Für die mündliche Prüfung sollte neben dem Bereitstellen technischer Hilfsmittel insbesondere darauf geachtet werden, dass Lippenlesen problemlos möglich ist (Position Lehrer – Schüler). Bei Prüfungen sollte ein Mitglied aus der fachspezifischen Arbeitsgruppe im Prüfungsausschuss anwesend sein.

Das Vorhaben, schwerhörige Kinder in die Ausbildung von normalhörenden Kindern einzugliedern, kann nur dann erfolgreich sein, wenn der begleitenden Arbeitsgruppe, den aufnehmenden Institutionen und den Familien verwaltungstechnische und finanzielle Hilfen zuteil werden (BIAP 1998).

LITERATUR

AWMF-Leitlinien-Register Nr.049/010, Entwicklungsstufe: 2e, (2008): Leitlinien der Deutschen Gesellschaft für Phoniatrie und Pädaudiologie, Periphere Hörstörungen im Kindesalter. http://www.awmf.org

Biap Empfehlung 15.2 (1998) Integration. www.biap.org/biapallemand/Rec152all.htm; www.biap.org/biapallemand/Rec151all.htm

BIAP Empfehlung 06/4 (2003) Apparative Kommunikationshilfen für Hörbehinderte. www.biap.org/biapallemand/Rec06-4all.htm

Cornelisse LE, Seewald RC, Jamieson DG (1995) The input/output formula: a theoretical approach to the fitting of personal amplification devices. J. Acoustic So Am 97: 1854–1864.

Eyshold U (2005) Pädaudiologische Therapie. In: Wendler J, Seidner W, Eysholdt U (2005) Lehrbuch der Phoniatrie und Pädaudiologie. 4., völlig überarb. Aufl. Stuttgart: Thieme.

Keller F (1976) Vorschlag zur Standardisierung: der konische Standard-Kuppler. Z. Hörgeräte-Akustiker 11: 22–31.

Nubel K, König O, Gross M (2003) Ätiologie und Prävalenz permanenter kindlicher Hörstörungen in Deutschland. Vortrag: Deutsche Gesellschaft für Phoniatrie und Pädaudiologie. 20. Wissenschaftliche Jahrestagung der DGPP. Rostock, 12.–14.09.2003. www.egms.de/de/meetings/dgpp2003/

Uttenweiler V, von Wedel H (1990) Hörgeräteanpassung aus pädaudiologischer Sicht. TW Pädiatrie 3: 368–377.

Wiesner T (2006) Hörgeräte-Versorgung bei Kindern. Konsenspapier der DGPP, verabschiedet auf der DGPP-Jahrestagung am 12.9.2002 in Erlangen, revidiert und erweitert bei der DGPP-Jahrestagung am 14.9.2006 in Heidelberg. www.dgpp.de/Profi/index_Profi.htm

Zorowka PG (2001) Hörgeräteversorgung bei Kindern. Monatsschr. Kinderheilkd. 149: 883–889.

KAPITEL

18 Knochenverankerte Hörgeräte bei Kindern

Philipp A. Federspil

18.1 Hintergrund

18.1.1 Knochenleitung und Knochenleitungshörgeräte

Wenn wir sprechen, hören wir unsere eigene Stimme sowohl über den Luftschall als auch über die Knochenleitung, weil die im Kehlkopf generierten Vibrationen auch den Kopf direkt in Schwingung versetzen. Die Knochenleitung ist also eine physiologische Form des Hörens, die bei Knochenleitungshörgeräten genutzt wird. Entscheidend ist eine gute akustische Ankopplung an den Knochen. Dies gelingt einfach über die Zähne, was jedoch für den Alltagsgebrauch als Hörgerät denkbar unpassend ist. Herkömmliche Knochenleitungssysteme pressen den Vibrator auf die Haut in der Temporalregion. Sie können dort traditionellerweise mit einem Stirnband, einem Bügel oder Brillengestell gehalten werden. Solange die Haut dünn ist – also bei Säuglingen und Kleinkindern –, gelingt die Übertragung in der Regel problemlos. Wenn die Haut und das Subkutangewebe jedoch im Laufe der ersten Lebensjahre an Dicke zunehmen, wird ein entsprechend höherer Anpressdruck notwendig, was in Schmerzen und Druckstellen resultiert. Gleichzeitig wird auch die akustische Übertragung immer stärker beeinträchtigt.

18.1.2 Knochenverankerung – Osseointegration

Der Schwede Per-Ingvar Brånemark entdeckte in den 1950er Jahren per Zufall, dass Titan eine überaus hohe Biokompatibilität in Knochen (und auch in anderem menschlichen Gewebe) besitzt (Federspil und Federspil 2000). Er prägte den Begriff „Osseointegration". **Zarb** und **Albrektsson** (1991) gaben dafür folgende kompakte Definition:

> **MERKE**
> „Die Osseointegration ist ein Prozess, bei dem eine klinisch-asymptomatische, rigide Verbindung eines alloplastischen Implantats im vitalen Knochen erreicht wird und unter funktioneller Belastung erhalten werden kann."

Die Einführung des Konzepts der Knochenverankerung für Hörgeräte stellte für die betroffenen Patienten einen revolutionären Schritt dar (➤ Abb. 18.1a). 1977 wurde ein Prototyp des BAHA® (Bone Anchored Hearing Aid) erstmals klinisch durch Anders Tjellström eingesetzt (Tjellström et al. 2001). Damit wird ein schmerzfreies Tragen des Knochenleitungshörgeräts möglich (➤ Abb. 18.1b). Durch den Wegfall der Dämpfung durch die Haut wird die akustische Übertragung zudem mit weniger Distorsion deutlich klarer. Gegenüber dem konventionellen Anpressen auf die Haut liegt die Hörschwelle bei direkter Knochenleitung durch Ankopplung über ein Titanimplantat (auch Titanfixtur genannt)

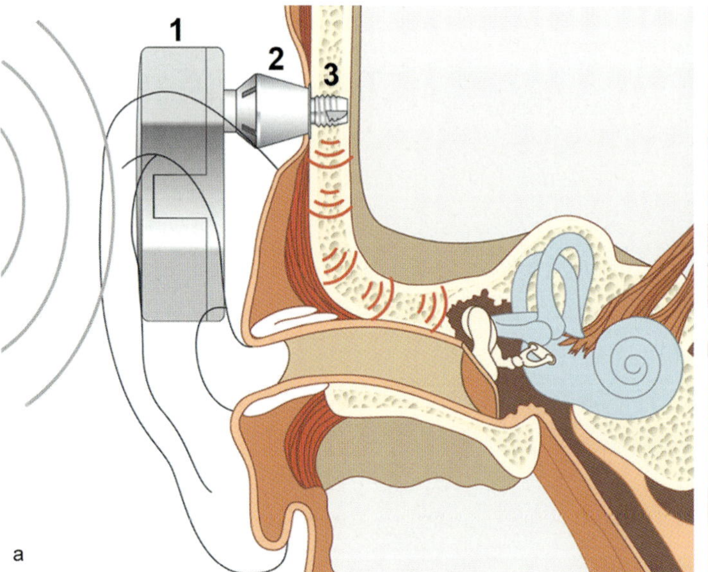

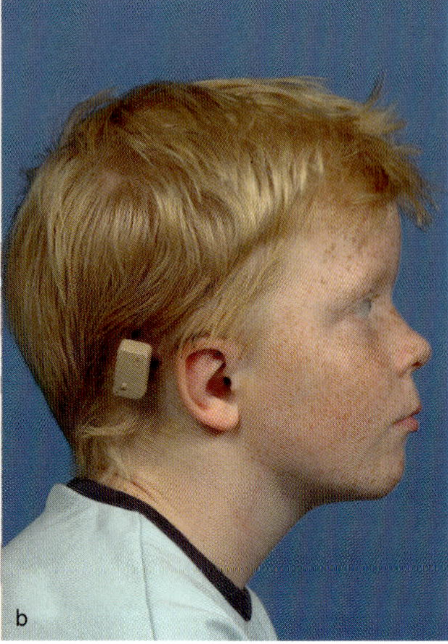

Abb. 18.1 **a** Schematische Darstellung der Funktionsweise eines knochenverankerten Hörgerätes. 1 = BAHA, 2 = Abutment mit Schnappkupplung, 3 = Titanfixtur im Knochen. Die Vibrationen erreichen das Innenohr unter Umgehung des äußeren Gehörgangs. Beachte Ausdünnung der Haut an der Stelle des Durchtritts (Cochlear GmbH Hannover) **b** 9-jähriger Junge mit beiderseitigem BAHA.

um 10–20 dB zwischen 600 und 6000 Hz besser (Tjellström et al. 2001). Diese Schwellenverbesserung kann von den herkömmlichen Systemen auch nicht einfach durch eine höhere Verstärkungsleistung wettgemacht werden, weil es dann schnell zu Rückkopplungsphänomenen kommt. Mit Titanimplantaten lassen sich auch Epithesen ausgezeichnet am Knochen verankern.

18.2 Patientenselektion

Ein großer Vorteil der knochenverankerten Hörgeräte besteht darin, dass sie vorher ganz einfach ausprobiert werden können und dem Patienten einen zuverlässigen Eindruck vom späteren Hören mit dem implantierten System vermitteln. Dazu stehen ein Teststab und ein Testbügel zur Verfügung. Bei Kleinkindern kann eine Probeanpassung mit dem Softband sinnvoll sein.

18.2.1 Indikationen

Knochenverankerte Hörgeräte kommen dann in Betracht, wenn Luftleitungshörgeräte nicht angepasst werden können oder wenn diese aus medizinischen oder audiologischen Gründen unterlegen sind:

- Große Ohrfehlbildung
- Chronische Ohrsekretion, z.B. chronische Otitis externa und media, sezernierende Radikalhöhle, sofern sanierende Maßnahmen nicht erfolgreich waren
- Sonstige Schallleitungsschwerhörigkeit ohne Möglichkeit oder Wunsch der operativen Hörverbesserung, z.B. auch „das letzte hörende Ohr"
- Anpassung eines Luftleitungshörgeräts unmöglich, z.B. akustische Rückkopplung bei übergroßem Gehörgangseingang oder bei Kaubewegungen.

Die Indikation für ein knochenverankertes Hörgerät wird jedoch zwingend, wenn konventionelle Knochenleitungssysteme z.B. wegen Schmerzen beim Tragen nicht mehr toleriert werden. Aufgrund der Vorteile der knochenverankerten Hörgeräte in puncto Tragekomfort und besserer akustischer Übertragung sind diese heute klar die Methode der Wahl gegenüber herkömmlichen Geräten (Ausnahme: Säuglings- und frühes Kleinkindesalter).

Neu ist die Indikation des knochenverankerten Hörgeräts bei einseitiger Ertaubung („single sided deafness"). Hier wird das akustische Signal dem einzigen noch hörenden Ohr über die Knochenleitung von dem auf der tauben Seite angebrachten Gerät zugeleitet (contralateral routing of signals CROS). Während Erwachsene damit erfolgreich versorgt wurden (Federspil et al. 2001), gibt es bei Kindern noch keine Erfahrungen.

18.2.2 BAHA® (Bone Anchored Hearing Aid)

Alle BAHA®-Geräte (Fa. Cochlear) können außer am Implantat auch per Schnappkupplung mit dem BAHA-Softband getragen werden. Es handelt sich hierbei um ein Stirnband, das sich auch bei Säuglingen und Kleinkindern sehr bewährt hat.

BAHA® Divino

Das BAHA® Divino ist ein digitales knochenverankertes Hörgerät mit eingebautem (zuschaltbarem) Richtmikrofon und Ausgangskomprimierung.

BAHA® Intenso

Das BAHA® Intenso ist ebenfalls ein digitales knochenverankertes Hörgerät. Es verzichtet auf ein Richtmikrofon, kann aber durch aktive Mehrkanal-Rückkopplungsunterdrückung eine höhere Verstärkungsleistung liefern und dabei dennoch am Kopf getragen werden.

BAHA® Cordelle II

Das BAHA® Cordelle II ist das leistungsstärkste derzeit verfügbare knochenverankerte Hörgerät. Es handelt sich um ein analoges Taschengerät, bei dem Mikrofon und 9V-Blockbatterie am Körper getragen werden. Der Wandler ist mit der Schnappkupplung auf dem Titanimplantat befestigt und durch ein Kabel mit dem Taschengerät verbunden.

18.2.3 Audiologische Kriterien

MERKE
Für die audiologische Indikationsstellung ist ausschließlich die Knochenleitungsschwelle relevant. Die Schallleitungskomponente spielt im Prinzip keine Rolle, da der Schallleitungsapparat umgangen wird. Dennoch ist der klinische Erfolg umso größer, je größer die Schallleitungskomponente ist.

Bei den Frequenzen 0,5, 1, 2 und 3 kHz sollte sie für das BAHA® Divino gleich oder besser als 35 (–45) dB HL sein. Für das BAHA® Intenso kann die Knochenleitung bei den genannten Frequenzen bis 55 dB und für das BAHA® Cordelle II bis ca. 60 dB liegen. Darüber hinaus sollte eine Sprachdiskrimination für Wörter von mindestens 60% erreicht werden.

18.2.4 Implantationsalter

Das bisher jüngste Kind war bei Implantation 18 Monate alt (Tjellström et al. 2001). Aufgrund der geringen Knochendicke im Kindesalter ist es sinnvoll, bis zum Alter von 3 Jahren zu warten. Die unter ➤ Abschnitt 18.3.1 beschriebene Technik erlaubt auch bei Kleinkindern eine sichere Implantation. Eine Computertomographie zur Abschätzung der Knochendicke ist keine Routine.

18.2.5 Implantation ein- oder beidseitig?

Bei Luftleitungshörgeräten ist die beiderseitige, stereophone Versorgung mittlerweile akzeptierter Standard. Bei Knochenleitungssystemen ist dies umstritten, weil das akustische Signal per Knochenleitung wesentlich leichter auch vom Innenohr der Gegenseite gehört wird als das bei Luftleitungshörgeräten der Fall ist. Bei diesem als „Überhören“ bezeichneten Phänomen handelt es sich jedoch um einen frequenzabhängigen Vorgang: Tiefe Töne werden ungedämpft überhört, hohe Töne dagegen bis zu 10 dB abgeschwächt (Stenfelt et al. 2000). Das akustische Signal wird nicht nur abgeschwächt, sondern auch in der Phase verändert.

Beidseitige Hörstörungen

Neugeborene mit einer beiderseitigen Atresie werden hierzulande frühzeitig mit einem konventionellen Knochenleitungshörgerät und zwar in aller Regel beidseitig versorgt. In Schweden wurden beiderseitige Atresien initial lediglich mit einem knochenverankerten Hörgerät versorgt. Ende der 1980er Jahre wurden erstmals Patienten beidseitig mit knochenverankerten Hörgeräten versorgt (Hamann et al. 1991; Federspil et al. 1992). Der audiologische Vorteil wurde durch eine Verbesserung des Signal-Rausch-Abstands um bis zu 4 dB sowie eine Harmonisierung des akustischen Umfelds bei Lokalisationstests nachgewiesen (Bosman et al. 2001; Federspil und Plinkert 2002; Priwin et al. 2004).

Einseitige Hörstörungen

Bei einseitigen Schallleitungsschwerhörigkeiten oder kombinierten Schwerhörigkeiten und normalem Hörvermögen auf der Gegenseite ist eine normale Sprachentwicklung zu erwarten. Das ist ganz häufig bei großen Ohrfehlbildungen der Fall, die in 80% der Fälle mit einer einseitigen Mikrotie und Gehörgangsatresie einhergehen. Mit dem knochenverankerten Hörgerät kann hier ein beidohriges Hören erzielt werden. Es liegen durchaus positive Erfahrungen bei frühzeitiger Versorgung einseitiger Schallleitungsschwerhörigkeiten im Kindesalter vor. Die Akzeptanz hängt auch vom Engagement und der entsprechenden Bereitschaft der Eltern ab. Bei der Beratung ist allerdings wichtig zu betonen, dass es sich nicht um ein Muss handelt, sondern um eine Option. Wenn das Knochenleitungshörgerät vom Kind und den Eltern akzeptiert wird, kann es ebenfalls ab einem Alter von 3 Jahren mit einem Titanimplantat versorgt werden. Das vorausgegangene Tragen eines Knochenleitungshörgeräts stellt allerdings keine notwendige Eingangsvoraussetzung dar. Es wurden auch Erwachsene erfolgreich mit einem knochenverankerten Hörgerät versorgt, die vorher unversorgt waren. Ob die frühzeitige Anpassung eines Knochenleitungshörgeräts während der Hörbahnreifung bessere Ergebnisse beispielsweise bezüglich räumlichen Hörens ermöglicht, ist Gegenstand einer aktuellen Multizenterstudie.

18.3 Implantation

18.3.1 Grundzüge der operativen Technik

Bei Kindern wird der Eingriff in der Regel in Narkose vorgenommen. 2 Schritte können unterschieden werden:

Der 1. Schritt besteht im Wesentlichen aus Knochenbohrung und Eindrehen der Titanschraube von 3 oder 4 mm Länge. Früher musste zunächst ein Gewinde in den Knochen geschnitten werden. Heute steht aus dem Brånemark-System eine selbstschneidende Titanschraube zur Verfügung (➤ Abb. 18.2). Es wird ein spezielles Instrumentarium benötigt.

MERKE

Zur Minimierung des operativen Traumas für den Knochen sind folgende Punkte sehr wichtig:
- Niedrige Bohrgeschwindigkeit (2000 Upm)
- Intermittierend ausgeübter Bohrerdruck
- Ausgiebige Kühlung durch Spülung mit Ringer-Lösung.

Palpierende Bewegungen mit dem Bohrer lassen spüren, ob sich noch Knochen am Bohrgrund befindet. Kontakt mit der Dura mater ist bei Kindern häufig. Speziell bei Kindern hat sich das Operationsmikroskop zur besseren Visualisierung des Bohrkanals und ggf. der Dura mater bewährt. Das Titanimplantat sollte zur Vermeidung von Verunreinigungen nur mit Titaninstrumenten angefasst werden. Da der Knochen bei Kindern weicher als bei Erwachsenen ist (Granström und Tjellström 1999), wird die Titanfixtur drehmomentkontrolliert mit lediglich 10–20 Ncm maschinell eingedreht. Die 4 mm lange Schraube wird bevorzugt. Bei dünnem Knochen stehen verschiedene Techniken zur Verfügung: Das Titanimplantat kann die Dura mater vorsichtig nach innen verlagern. Zusätzlich kann es auch nicht komplett bis zum Anschlag eingedreht werden, sodass der Flansch die Knochenoberfläche etwas überragt. Das Implantat kann z.B. mit einer Gore-tex®-Membran abgedeckt werden, um das Knochenwachstum zu fördern (Granström und Tjellström 1999). Alternativ hat sich die Anlagerung von Knochenmehl und Abdeckung mit einem Periostlappen bewährt (➢ Abb. 18.2).

Bei Kindern mit unsicherer Knochensituation ist es in der Regel sinnvoll, ein zusätzliches Implantat als Reserve zu setzen. Alternativ haben wir in solchen Situationen auch erfolgreich das Epiplating-System (➢ Abb. 18.3) verwendet (➢ 18.4.1) (Federspil und Plinkert 2002).

Der 2. Schritt beinhaltet die maximale Ausdünnung und Enthaarung der umgebenden Haut mit einem Dermatom sowie das Durchführen des Implantats durch die Haut. Die Hautausdünnung in der Umgebung der Titanschraube vermeidet Taschenbildungen und Hautbewegungen um das Implantat, die zu Entzündungen führen können.

MERKE

Die maximale Hautausdünnung ist die wichtigste Maßnahme zur langfristigen Erreichung einer reaktionsfreien Hautdurchtrittsstelle.

Auf das eigentliche Titanimplantat wird ein Aufsatz (perkutaner Pfeiler oder „Abutment“ genannt) geschraubt, der dann durch die Haut nach außen ragt. Eine Mullstreifentamponade tamponiert die ausgedünnte Haut an den Wundgrund mit dem Periost.

In der Regel wird zweizeitig mit einer Einheilungsphase von (4–) 6 Monaten vorgegangen. Bei älteren Kindern mit einer Knochendicke über 3 mm können beide Schritte wie bei Erwachsenen auch in einer Operation durchgeführt werden.

18.3.2 Implantationsort

Der klassische Implantationsort liegt 50–55 mm hinter dem äußeren Gehörgang. Kontakt mit der Ohrmuschel muss vermieden werden. Bei Kindern mit Mikrotie sollte das Implantat so weit nach hinten platziert werden, dass ein potenzieller Ohraufbau nicht durch Narben behindert wird. Das Tragen von Helmen sollte berücksichtigt werden.

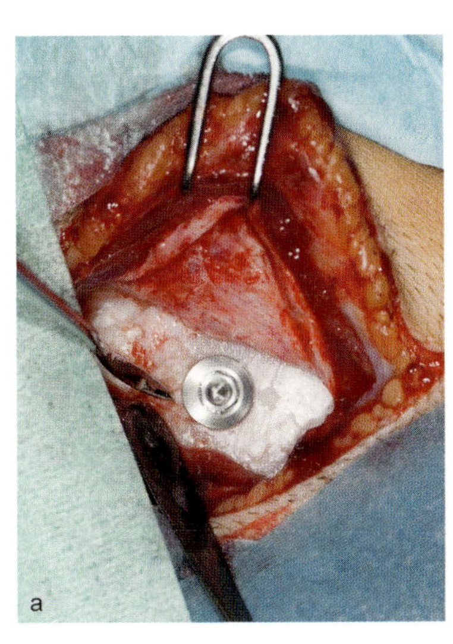

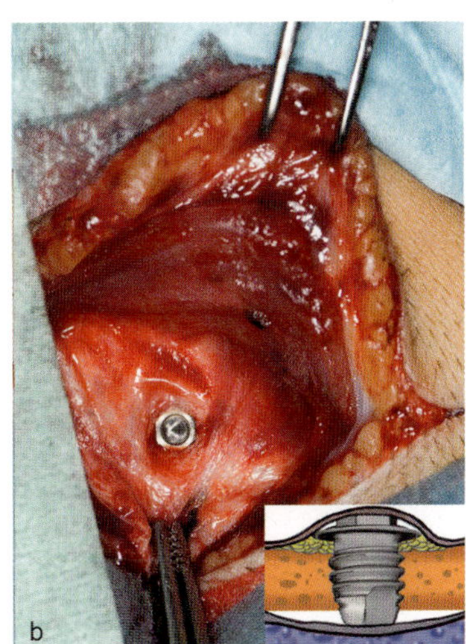

Abb. 18.2 a Operationssitus mit einer selbstschneidenden 4 mm Brånemark-Fixtur bei einem 3-jährigen Jungen. Die Knochenoberfläche ist freigelegt. Knochenmehl wird mit einem Elevatorium unter den Flansch gebracht. **b** Der Periostlappen ist über den Implantatflansch gelegt. Durch eine Stichinzision im Periostlappen erkennt man noch den Sechskant des Implantatkopfs. Das Innengewinde muss noch mit einer Deckschraube gesichert werden. Im Insert ist ein schematischer Querschnitt der Situation erkennbar.

18

18.3.3 Komplikationen

Bei Kindern treten in 5–15% der Fälle Implantatverluste auf (Tjellström et al. 2001). Traumatische Implantatverluste treten bei Kindern häufiger auf als bei Erwachsenen. Hautreaktionen in der Implantatumgebung kommen in der gleichen Größenordnung wie bei Erwachsenen vor. 70% der Patienten hatten nie Hautprobleme, 94% hatten 2 oder weniger Episoden mit Hautirritationen.

MERKE
Häufigste Ursache einer Hautreaktion ist die Lockerung des Abutments auf dem Implantat. Das Abutment sollte dann mit dem entsprechenden Spezialinstrument angezogen werden.

In der Regel reicht eine regelmäßige Reinigung mit milder Seife und eine dünn aufgetragene antibiotikahaltige Salbe (z.B. Tetracyclin). Andere Komplikationen wie bspw. Parästhesien, Subduralhämatom, Meningitis oder Hirnabszess sind extrem selten.

18.3.4 Überwachsen des Abutments

Bei Jugendlichen kommt es aufgrund des appositionellen Knochenwachstums nicht selten zu einem Hochwachsen des periimplantären Knochens. In diesen Fällen kann der periimplantäre Knochen heruntergeschliffen werden. Solche Revisionseingriffe werden bei 10% (Zeitoun et al. 2002) bis 30% der Kinder (Granström 2000) notwendig. Eine interessante Alternative zu diesem operativen Eingriff bietet das neu eingeführte 8,5 mm lange Abutment. Damit vergrößert sich allerdings auch der Hebelarm auf das Knochenlager.

18.4 Aktuelle Entwicklungen

18.4.1 Epiplating®

Bei geringem Knochenangebot oder nach Verlust eines Brånemark-Implantats kann auch eine spezielle Titanplatte des Epiplating®-Systems (➤ Abb. 18.3) eingesetzt werden, das von der Fa. Medicon in Zusammenarbeit mit Philipp Federspil, P.A. Federspil und M. Schneider entwickelt wurde (Federspil und Plinkert 2002). Die Kräfte werden bei diesem System auf mehrere Titanknochenschrauben analog dem Miniplattensystem in der Osteosynthese verteilt. Ein bereits ausgedünntes Areal nach Verlust eines Brånemark-Implantats kann wieder benutzt werden.

18.4.2 alpha®

Das alpha®-System der Fa. Otomag® beinhaltet ein von R. Siegert entwickeltes magnetgehaltenes digitales Knochenleitungshörgerät in 3 Varianten. Der Indikationsbereich entspricht dem des BAHA® Divino. Die Variante alpha® O kann auf bestehende Implantate per Magnetkupplung aufgesetzt werden. Die Variante alpha® S kann mit Stirnband getragen werden. Kurz vor der Zulassung steht die Variante alpha® M, die über subkutan implantierte Magnete gehalten wird und durch die Haut überträgt.

18.4.3 OBC®

Kurz vor der Markteinführung steht ein Komplettsystem mit digitalem Knochenleitungshörgerät OBC® (os-

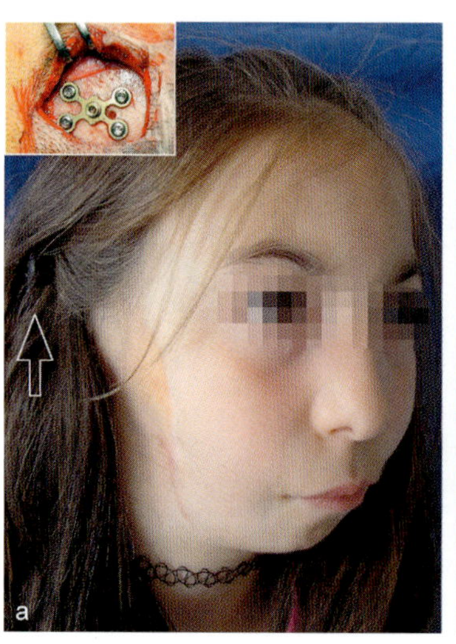

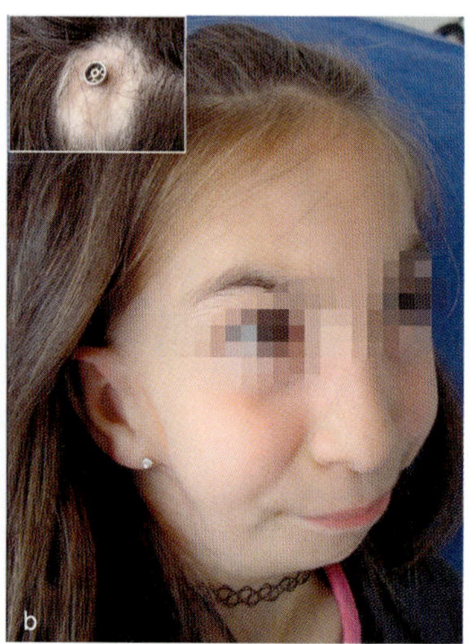

Abb. 18.3 a 10-jähriges Mädchen mit beiderseitigem BAHA (weißer Pfeil). Als Titanimplantat wurde hier bei dünnem Knochen das Epiplating®-System verwendet (Insert). **b** Zusätzliche Versorgung mit Ohrepithese aus Silikon (Epitheseninstitut M. Schneider). Das Insert zeigt die reizlose Implantationsstelle für das Hörgerät.

seointegrated bone conductor) der Firmen Ororix® und Oticon®. Dazu wird ein schraubenförmiges Titanimplantat mit Mikrostruktur angeboten, das mit dem Instrumentarium der Brånemark-Technik eingesetzt werden kann.

LITERATUR

Bosman AJ, Snik AF, van der Pouw CT, Mylanus EA, Cremers CW (2001) Audiometric evaluation of bilaterally fitted bone-anchored hearing aids. Audiology 40: 158–67.

Federspil P, Federspil PA (2000) Knochenverankerte aktive Hörimplantate. Deutsches Ärzteblatt 97: A-609–614 [Heft 10].

Federspil P, Kurt P, Koch A (1992) Les epitheses et audioprotheses a ancrage osseux: 4 ans d'experience avec le systeme Branemark en Allemagne. Rev Laryngol Otol Rhinol (Bord) 113: 431–437.

Federspil PA, Federspil P, Delb W, Plinkert PK (2001) Erfahrungen mit der CROS-Versorgung von einseitig tauben Patienten über die Knochenleitung mit dem knochenverankerten Hörgerät. Z Audiol Suppl IV: 179–182.

Federspil PA, Plinkert PK (2002) Knochenverankerte Hörgeräte immer beidseitig! HNO 50: 405–409.

Granström G (2000) Osseointegrated implants in children. Acta Otolaryngol Suppl 543: 118–121.

Granström G, Tjellström A (1999) Guided tissue generation in the temporal bone. Ann Otol Rhinol Laryngol 108: 349–354.

Hamann C, Manach Y, Roulleau P (1991) La prothese auditive a ancrage osseux B.A.H.A. (bone anchored hearing aid)–Resultats applications bilaterales. Rev Laryngol Otol Rhinol (Bord) 112: 297–300.

Priwin C, Stenfelt S, Granström G, Tjellström A, Håkansson B (2004) Bilateral bone-anchored hearing aids (BAHAs): an audiometric evaluation. Laryngoscope 114: 77–84.

Stenfelt S, Håkansson B, Tjellström A (2000) Vibration characteristics of bone conducted sound in vitro. J. Acoust. Soc. Am. 107: 422–431.

Tjellström A, Håkansson B, Granström G (2001) Bone-anchored hearing aids: current status in adults and children. Otolaryngol Clin North Am 34: 337–364.

Zarb GA, Albrektsson T (1991) Osseointegation – a requiem for the periodontal ligament? Int J Periodontics Restorative Dent 11: 88–91.

Zeitoun H, De R, Thompson SD, Proops DW (2002) Osseointegrated implants in the management of childhood ear abnormalities: with particular emphasis on complications. J Laryngol Otol 116: 87–91.

KAPITEL

19

Joachim Müller

Cochlea-Implantat-Versorgung bei Kindern

19.1 Vorbemerkung: Grundprinzip eines Cochlea-Implantats

Zur Rekapitulation für diejenigen, die nicht eingehend mit der Materie vertraut sind, wird das Grundprinzip eines modernen Cochlea-Implantat-Systems einführend erläutert.

In den meisten Fällen ist eine Taubheit durch eine cochleäre Störung, z.B. einen Verlust oder eine Degeneration sensorischer Haarzellen bedingt. Das bedeutet, dass die Umwandlung der mechanischen Schallwellen in eine elektrische Erregung des Hörnervs nicht mehr stattfinden kann.

Das Cochlea-Implantat (CI) stimuliert den Hörnerv direkt elektrisch und ersetzt so die ausgefallene, natürliche Reizübertragung von den Sinneszellen des Innenohrs auf den Hörnerv. Die funktionslose Cochlea dient damit nur noch als Platzhalter, der gewährleisten soll, dass die Elektrode in möglichst optimaler Position zum Hörnerv gehalten wird. Das CI-System übernimmt demnach die Funktion von Mittel- und Innenohr: Der Schall wird über ein Mikrofon aufgenommen, im externen Sprachprozessor aufbereitet und über einen Sender drahtlos an den implantierten Empfänger übertragen. Im Sprachprozessor wird das Schallsignal, z.B. Sprache oder Musik, als eine Folge elektrischer Impulse kodiert und an die Stimulationselektroden in der Schnecke weitergeleitet (➤ Abb. 19.1).

19

Die Elektrode wird durch das Mastoid und den Recessus facialis am Nervus facialis vorbei in der funktionslosen Cochlea platziert. Der Elektrodenträger weist mehrere Elektrodenkontakte auf, die in der Cochlea an unterschiedlichen Orten positioniert werden. Dadurch wird eine tonotope Erregung des Hörnervs erreicht. Schnelle Reizfolgen über mehrere Kanäle ermöglichen es, neben dem Tonotopieprinzip auch das Zeitprinzip effektiv zu nutzen, das für eine natürlich klingende und verständliche Wahrnehmung der in kodierter Form dargebotenen Sprachsignale wichtig ist. Die schnellen Sprachkodierungsstrategien, wie z.B. die CIS-Strategie (CIS = Continous Interleaved Sampling) gehen auf B. S. Wilson zurück (Wilson et al. 1991). Bedeutsam für die Effektivität des implantierten Systems ist auch die Reizrate, die wenigstens 1500 Hz pro Kanal betragen sollte. Entscheidend scheint dabei auch zu sein, dass alle Pulse neu aus dem Sprachsignal berechnet werden, damit jeder dieser Pulse neue Informationen überträgt. Die mehrfache Wiederholung eines identischen Pulses führt im Vergleich zu jeweils neu berechneten Pulsen zu einem Informationsverlust.

Die Sprachverständlichkeit hängt weiter davon ab, in welcher Weise der Hörnerv entlang der Achse der knöchernen Schnecke (Modiolus) gereizt wird. Da Patienten auch mit den in der Cochleaspitze platzierten Elektroden verwertbare und nützliche Hörempfindungen wahrnehmen, scheint es plausibel anzunehmen, dass eine möglichst vollständige Nutzung der gesamten Länge der Cochlea anzustreben ist. Ausführliche Untersuchungen ergaben, dass mit vier bis acht Reizelektroden, möglichst breit entlang der Cochlea verteilt, gute und stabile Sprachergebnisse zu erzielen sind.

19.2 Präoperative Diagnostik und Indikationsstellung bei Kindern

Das CI-System verarbeitet die Informationen der ankommenden Schallsignale entsprechend der zugrunde liegenden Sprachkodierungsstrategie und wandelt sie in bioelektrische Pulse um, die den Hörnerv elektrisch stimulieren. Ein CI ist daher für Patienten angebracht, deren Cochlea nicht mehr ausreichend funktioniert. Der Hörnerv selbst muss jedoch nicht nur anatomisch intakt, sondern auch erregbar sein, da sonst die kodierte Information nicht weitergeleitet wird.

Die Cochlea-Implantat-Versorgung taub geborener oder Kinder, die vor bzw. während des Spracherwerbs ertauben, setzt die interdisziplinäre Kooperation zwischen spezialisierten Ohrchirurgen, HNO-Ärzten, Pädaudiologen, Pädiatern, Pädagogen, Psychologen, Technikern, Physikern, Logopäden und Sprachheiltherapeuten voraus.

Mit der Einführung des Neugeborenenhörscreenings können Hörschädigungen kurz nach der Geburt erkannt und weiter diagnostisch abgeklärt werden. Bestätigt sich die Taubheit oder ein an Taubheit grenzendes Restgehör, steht einer möglichst frühzeitigen hörprothetischen Versorgung nichts im Wege. Grundsätzlich kann also der Forderung von Physiologen, die Sprachanbahnung mit elektronischen Ohren so früh wie möglich zu initiieren, nachgekommen werden. Selbstverständlich stellt sich dadurch die Frage, wann dieser „frühestmögliche Zeitpunkt" gegeben ist, zu dem Säuglinge und Kleinkinder mit einem Cochlear-Implantat versorgt werden können.

Die Voruntersuchungen vor einer Cochlea-Implantat-Versorgung umfassen neben der HNO-ärztlichen Spiegeluntersuchung die ohrmikroskopische Beurteilung der Trommelfelle und der pädaudiologischen Untersuchung gegebenenfalls die neuropädiatrische Ent-

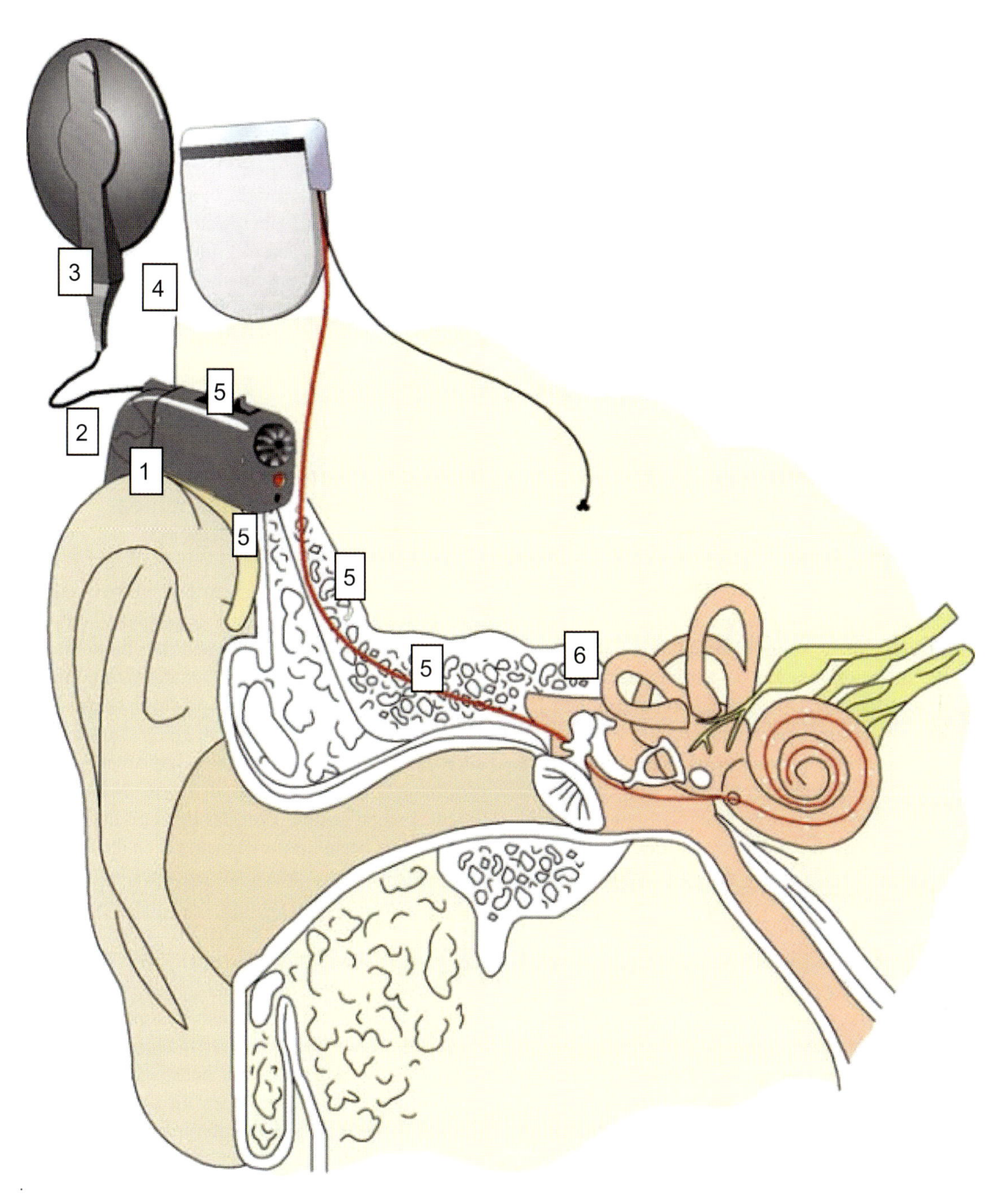

Abb. 19.1 Funktionsweise eines Cochlear-Implant-Systems: Der Schall wird über ein Mikrofon (1) aufgenommen, im externen Sprachprozessor (2) aufbereitet und über einen Sender (3) drahtlos an den implantierten Empfänger (4) übertragen. Von dort wird das elektrische Signal, das beispielsweise Sprache oder Musik als definierte Folge elektrischer Impulse kodiert, an eine Elektrode (5) weitergeleitet. Diese wird durch das Mastoid, den Recessus facialis, am Nervus facialis vorbei durch das Mittelohr in der funktionslosen Cochlea (6) platziert. Der Elektrodenträger stimuliert hier den Hörnerv und nach Dekodierung der fortgeleiteten Nervenerregung im Gehirn kann das ursprüngliche Signal wieder als Sprache oder Musik erkannt werden (Schemazeichnung aus einer Produktinformation für Cochlear-Implantate der Fa. Med-El Deutschland GmbH, Starnberg)

wicklungsdiagnostik, die Beurteilung des Hörvermögens mit adäquat angepassten Hörgeräten und gegebenenfalls die kinderärztliche Syndromabklärung. Der Entscheidungsfindung zur Frage der Cochlea-Implantation kommt entgegen, dass sich die Cochlea-Implantat-Versorgung nicht nur bei Taubheit, sondern auch bei an Taubheit grenzendem Restgehör einer konventionellen Hörgeräteversorgung als überlegen erwiesen hat. Naturgemäß bleiben die Übergänge fließend. Audiologisch sind

- fehlende Antworten bei Ableitung der akustisch evozierten Hirnstammpotenziale,
- Hörreste schlechter als 50 dB in der Tiefton-BERA,
- Aufblähkurven schlechter als 50 bis 55 dB

Befunde, die den Weg zum Cochlea-Implantat weisen. Letztlich wird die Entscheidung zur Cochlea-Implantation individuell unter Berücksichtigung aller „Puzzlesteine" (objektive Hörprüfungen, Kinderaudiometrie, Spielaudiometrie, Verhaltensbeobachtung mit Hörgeräten, Entwicklungsdiagnostik, Rückkopplung von Frühförderstellen usw.) entschieden werden.

Ein Promontorialtest vor einer Cochlea-Implantat-Versorgung ist nicht immer üblich und in seiner prognostischen Aussage zweifelhaft. Unbestreitbar hat er aber für Patienten und Eltern einen sehr hohen demonstrativen Wert, indem er die „Hörreaktionen" auf elektrische Stimuli erkennbar macht. Wenn er mit einer Ohrkanalelektrode anstelle einer Promontorialnadel durchgeführt wird, ist er zudem nichtinvasiv und stellt so keine allzu große Belastung für die Patienten dar. Er ist, insbesondere wenn er mit der Lautheitsskalierung in Analogie zum Würzburger Hörfeld kombiniert wird, rasch und unkompliziert durchzuführen (Müller und Schön 1994).

19.3 Präoperative Diagnostik

Die radiologische Diagnostik vor der Implantation sollte ein hochauflösendes Felsenbein-CT und, insbesondere bei Kindern, eine Kernspintomographie (MRT) umfassen. Die Informationen aus beiden bildgebenden Verfahren ergänzen sich. Das CT liefert dem Operateur Informationen zur anatomische Situation (u.a. Vorliegen einer Fehlbildung unterschiedlicher Ausprägung, Lage des und Lagebeziehung der Cochlea zum N. facialis, Größe des Warzenfortsatzes, Pneumatisation, Verlauf der Gefäße) und insbesondere zu den knöchernen Strukturen. Im MRT sind Weichteilstrukturen dargestellt, von besonderem Interesse ist die Darstellung der Nerven im inneren Gehörgang (Hörnerv vorhanden?) und des Flüssigkeitssignals in der Cochlea.

Mit der funktionellen Magnetresonanztomographie (fMRI) kann die elektrisch evozierte Hörempfindung dargestellt werden (Hofmann et al. 1999). Hierbei macht man sich die unterschiedlichen magnetischen Eigenschaften von oxygeniertem und desoxygeniertem Blut zunutze (BOLD-Effekt). Bei der elektrischen Stimulation kommt es zu einer Steigerung der kortikalen Stoffwechselrate, das aktivierte Areal reagiert mit einem erhöhten regionalen Blutfluss. Dies bewirkt eine Verschiebung des Verhältnisses von oxygeniertem zu desoxygeniertem Hämoglobin. Aufnahmen zu zwei unterschiedlichen Zeitpunkten (Ruhezustand und stimulierter Zustand) können durch statistische Testverfahren miteinander verglichen und so die Unterschiede (entsprechend den stimulierten Arealen) räumlich zugeordnet werden.

Die klinische Anwendung dieser hilfreichen Untersuchung beschränkt sich derzeit aufgrund der langen Rechenzeiten auf Einzelfälle.

19.3.1 Erweiterung der Implantationskriterien: Cochlea-Implantat auch bei Restgehör

Entsprechend den erfreulichen Ergebnissen, die die Cochlea-Implantat-Versorgung ermöglicht, ist ein Cochlea-Implantat heute nicht mehr nur bei vollständiger Taubheit indiziert. Als Implantationskriterium gilt ein „nicht mehr genügendes Sprachverständnis" mit korrekt und optimal angepassten Hörgeräten, das sich über das mit modernen Cochlea-Implantat-Systemen erzielbare Sprachverständnis definiert. Neben vielen prognostischen Faktoren, die das Ergebnis der Cochlea-Implantation beeinflussen können, gelten die Dauer der Taubheit und ein eventuell vorhandenes Restgehör als wichtige Parameter. Resthörige Patienten können nach der Implantation oft mit fremden Personen telefonieren und erreichen im Durchschnitt ein höheres postoperatives Ergebnis (80% im Freiburger Einsilbertest); sie profitieren also überdurchschnittlich von einem Cochlea-Implantat. Gerade bei Sprachverständnistests im Störschall, die der Alltagssituation näher kommen, zeigen sich nachhaltige Verbesserungen für die Patienten gegenüber der früheren Hörgeräteversorgung. Patienten sollten folglich frühzeitig über die Möglichkeiten, die moderne Cochlea-Implantate bieten, informiert und versorgt werden, bevor sie vollständig ertaubt sind.

Ausgehend von den erzielbaren, guten Hörergebnissen wird die Indikation zur Cochlea-Implantation bei Erwachsenen zzt. dann gesehen, wenn der Betroffene mit optimierten Hörgeräten 30–40% der Worte im Freiburger Einsilbertest bei 70 dB SPL nicht versteht.

Aus diesen Kriterien abgeleitet, hat es sich im klinischen Alltag bewährt, eine Cochlea-Implantat-Versorgung zu prüfen, wenn ein Patient trotz optimaler Hörgeräteversorgung nicht mehr mit fremden Personen telefonieren kann. Zur individuellen Beurteilung einer optimalen Hörgeräteversorgung gehört auch ein angemessener Erprobungszeitraum und ggf. ein Hörtraining.

19.4 Cochlea-Implantation bei Kindern

Nachdem sich die Cochlea-Implantation bei Erwachsenen bewährte und sich die chirurgischen Verfahren als sicher erwiesen hatten, wurden folgerichtig (zunächst ältere) Kinder versorgt. Obligatorisch vor der Implantation bei Kindern war und ist auch heute noch ein Hörgerätetrageversuch mit adäquat angepassten Hörgeräten über 2–6 Monate.

Aus dem Wissen um die biologisch wichtigen, aber begrenzten Zeitfenster der Hör-/Sprachentwicklung ergab sich die Notwendigkeit zur Implantation immer jüngerer Kinder.

19.4.1 Implantationsalter

Aus physiologischer Sicht erscheint eine möglichst frühe Versorgung erstrebenswert. Insbesondere während der zweiten Lallphase ab dem 6. Lebensmonat kommt es bis etwa zum Ende des zweiten Lebensjahres zu einer explosionsartigen Zunahme der Synapsen im linken Schläfenlappen, was gewährleistet, dass jedes Kind seine Muttersprache erlernt. Bis diese Sprachkompetenz entwickelt ist, bedarf es selbstverständlich entsprechender (u.U. lang dauernder) Lernprozesse. Zwingende Voraussetzungen für diese Lernprozesse sind aber Hörerfahrungen vom ersten Lebenstag an. Zahlreiche Publikationen untersuchten mittlerweile die Ergebnisse nach Cochlea-Implantation bei Kindern. Die gewählten Altersgrenzen entstanden zwar wohl eher zufällig aufgrund der Anzahl der implantierten Patienten verschiedener Altersgruppen und den daraus resultierenden auswertbaren Daten. Unabhängig von den gewählten Altersgrenzen konnten die Vorteile einer frühen Implantation sowohl im Hinblick auf das postoperative Hörvermögen als auch auf die **Hör-Sprach-Entwicklung** der untersuchten Kinder belegt werden. Die Hör-Sprach-Leistung der untersuchten Kinder war jeweils besser, je früher sie implantiert wurden. Früh, d.h. vor dem 2. Lebensjahr implantierte Kinder erreichten nicht nur höhere Werte in den Tests zur Hör-Sprach-Entwicklung, sie entwickeln diese Fähigkeiten auch schneller im Vergleich zu Kindern, die später implantiert wurden. Erfreulicherweise profitierten aber alle Kinder unabhängig vom Implantationsalter von der CI-Versorgung im Vergleich zur Hörgeräteversorgung. Um aber individuell optimale Ergebnisse zu erzielen, ist eine möglichst frühe Implantation vor Vollendung des 1. Lebensjahrs oder, besser noch, im 4.–6. Lebensmonat mit Aktivierung des Sprachprozessors zum Ende der ersten Lallphase anzustreben.

Auch wenn eine Implantation vor dem 4. Lebensjahr irreversiblen Veränderungen und Defiziten der Hörbahnreifung vorzubeugen scheint, so erreichen die in der Altergruppe um das 4. Lebensjahr implantierten Kinder in ihrer Hör-Sprach-Entwicklung nicht ganz das Niveau der früher d.h. jünger implantierten Kinder. Das Ziel einer CI-Versorgung muss es also sein, ein Kind möglichst früh zu implantieren und zu (re-)habilitieren. Idealerweise sollten akustische Informationen über das CI zur zweiten Lallphase bereitgestellt werden. Ein wichtiger Schritt für die Identifikation einer Schwerhörigkeit oder Taubheit und damit für eine frühe hörprothetische Versorgung sehr junger Kinder ist mit der Einführung des Neugeborenenhörscreenings vollzogen. Als BERA-Screening durchgeführt, erlaubt es nicht nur die Erkennung, sondern auch die Quantifizierung der aufgedeckten Hörstörung. So kann und muss den Eltern in den ersten zwei Lebensjahren ein adäquates Therapieangebot unterbreitet werden. Die ersten beiden Jahre entscheiden über die persönliche, berufliche und soziale Entwicklung des Kindes in den folgenden sieben bis acht Dekaden. Versäumnisse in dieser Zeit sind später nicht mehr auszugleichen.

Während in den USA bei der Versorgung sehr junger Kinder lange Zeit Zurückhaltung geübt wurde, war man in Europa, und hier vor allem in Deutschland, eher bereit, die Vorteile einer frühen Cochlea-Implantat-Versorgung auch jüngeren Kindern anzubieten. Es blieb bislang großen Zentren vorbehalten, Kindern zwischen dem vierten und zwölften Lebensmonat die Chancen einer frühen Cochlea-Implantat-Versorgung zu eröffnen, bei, und dies sei ausdrücklich betont, gesicherter Diagnose oder wenn eine Meningitis zur Ertaubung führte. Im Vergleich zur Gesamtzahl der implantierten Kinder ist der Prozentsatz der früh versorgten Kindern aus vielfältigen Gründen noch nicht so hoch, wie dies idealerweise zu wünschen wäre. Nach Offeciers (2004) erhielten bislang nur 4,1% aller in Deutschland implantierten Kinder ihr CI vor dem 18. Lebensmonat.

Eigene Beobachtungen an zurzeit 84 Kindern (15%), die jünger als 18 Monate waren, als sie ein CI erhielten (davon 28 Kinder, die vor dem 1. Lebensjahr versorgt wurden), lassen die Anstrengungen, die von allen an der Versorgung beteiligten Spezialisten notwendig sind, gerechtfertigt und erstrebenswert erscheinen. Diese Kinder werden in ihrer Entwicklung, insbesondere wenn sie bilateral versorgt wurden, an normalhörenden Kindern gemessen (Kühn-Inacker et al. 2004).

MERKE
Eine frühe Cochlea-Implantation ist anzustreben.

Langzeitbeobachtungen an größeren Kollektiven dieser erst in jüngster Zeit zwischen dem 6. und 12. Lebensmonat implantierten Kinder stehen aus. Untersuchungen zur Sprachproduktion sehr jung implantierter Kinder weisen, wie erwartet, auf die sich früh einstellenden positiven Effekte hin.

Mit diesen Beobachtungen stellt sich natürlich die Frage nach dem günstigsten Zeitpunkt bzw. dem günstigsten Zeitfenster einer Cochlea-Implantat-Versorgung bei Kindern.

Solche Überlegungen sollen nicht einen Wettlauf unter den Chirurgen zur Frage: „Wer hat das jüngste Kind implantiert?" einläuten. Ansinnen ist es vielmehr, aus biologischen Überlegungen heraus abzuschätzen, wann der Eingriff sinnvollerweise möglichst risikoarm durchgeführt werden kann.

19.4.2 Chirurgische Aspekte der CI-Operation bei Kindern

Bei der Indikationsstellung ist der individuelle Entwicklungsstand des Kindes zu bedenken: Zum Operationszeitpunkt sollte das Kind seine Kopfhaltung kontrollieren können, z.B. damit es sich möglichst wenig den Kopf anstößt. So wird das Risiko, die externen und, selten zu beobachtenden, die internen Komponenten des CIs zu beschädigen, minimiert. Aus operationstechnischer Sicht erscheint es zudem vorteilhaft, dass mit zunehmender Kopfkontrolle ein definierter Zug des M. sternocleidomastoideus an der Mastoidspitze einhergeht. Dieser trägt wiederum zur Entwicklung des Warzenfortsatzes bei. Erst der Zug des M. sternocleidomastoideus an der Mastoidspitze fördert das Wachstum des Warzenfortsatzes. So findet der geübte Operateur auch im kleinen, kindlichen Mastoid ausreichend Platz für einen Zugangsweg zur Cochlea, bei dem die delikaten anatomischen Strukturen, insbesondere der Nervus facialis, identifiziert und geschont werden können (➤ Abb. 19.2 und ➤ Abb. 19.3).

Für die Planung des Eingriffs selbst bedarf es der interdisziplinären Zusammenarbeit zwischen allen an der Versorgung des Kindes beteiligten Spezialisten, wie z.B. Anästhesisten und Kinderärzten, damit vor, während und nach der Operation in Narkose eine optimale Betreuung gewährleistet wird. Schon das Legen eines i.v. Zugangs beispielsweise kann sich manchmal bei kleinen

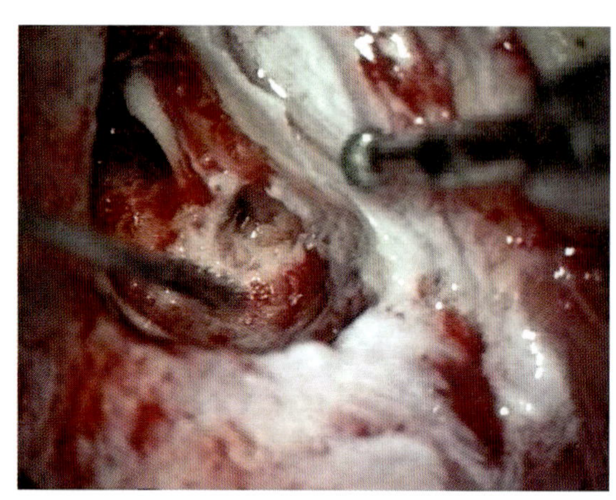

Abb. 19.3 Intraoperativer Situs bei der Cochlea-Implantation eines 8 Monate alten Säuglings (eigene Aufnahme): Eröffnung des Recessus facialis, N. facialis knöchern bedeckt, blutbildendes Knochenmark um den Fazialiskanal. Saugerspitze (links im Bild) 1,2 mm

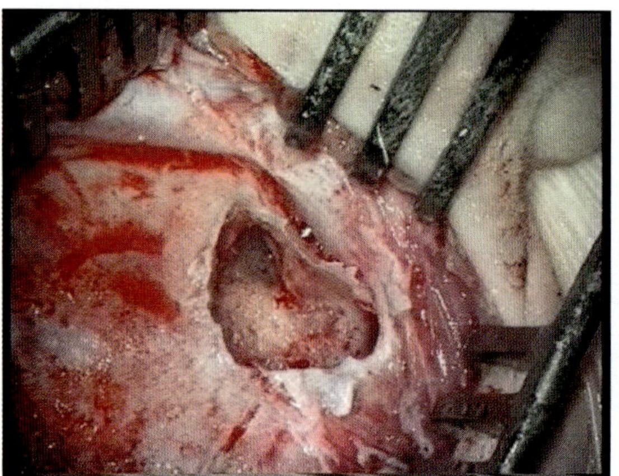

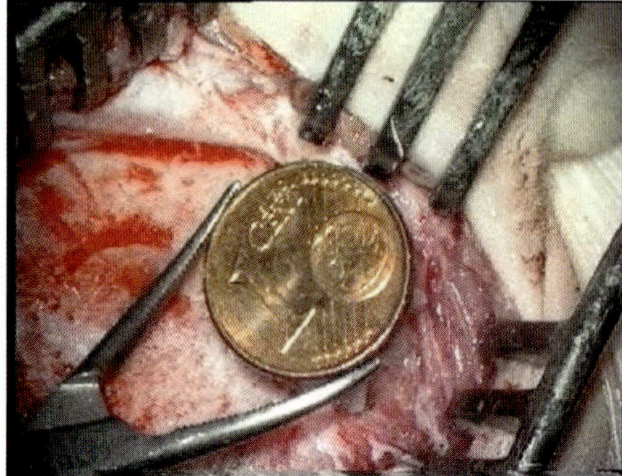

Abb. 19.2 Dimensionen eines kindlichen Mastoids bei der Cochlea-Implantation eines 6 Monate alten Säuglings im Vergleich zu einer sterilisierten 1-Eurocent-Münze

Kindern als anspruchsvoll erweisen. An diesem Beispiel wird deutlich, wie wichtig es ist, bei der Versorgung kleiner Kinder scheinbar selbstverständlich erscheinende Details bewusst und interdisziplinär zu berücksichtigen. Zu bedenken sind neben der speziellen anatomischen Situation bei Kindern u.a. die kleinen Atemwege und das relativ geringe Blutvolumen der (Klein-)Kinder. So errechnet sich für einen durchschnittlich großen, 6 Monate alten und 8 kg schweren Säugling ein Blutvolumen von nur rund 640 ml (80 ml Blut/kg Körpergewicht).

19.4.3 Chirurgische Technik, Operationsrisiken

Die chirurgische Technik der Cochlea-Implantation gilt als sicher und komplikationsarm. Den Eingriff schonend auszuführen und die Elektrode möglichst atraumatisch einzuführen, gilt als selbstverständlich und richtig. Lehnhardt (1993) prägte für seine Operationstechnik den Begriff der „soft surgery". Zwar seien mit diesem Operationsprinzip keine Nachteile verbunden, aber ein Nachteil liege nach Probst (1998) in der möglicherweise falschen Annahme, es könnten mit der „soft surgery" Hörreste sicher erhalten bleiben und diese Hörreste könnten anschließend auch genutzt werden.

In der Literatur werden bis zu 2,1% Fazialisparesen, davon 0,6% bleibende Lähmungen, angegeben (Fayad et al. 2003). Erfreulicherweise hat sich dieses Risiko am Würzburger Krankengut bei bislang über 1500 seit 1994 versorgten Patienten (Alter bei Implantation: 4 Monate bis 86 Jahre) bislang nicht bestätigt. Grundlage einer sicheren Cochlea-Implantation sind bewährte Operationstechniken, die auf den Prinzipien und etablierten Regeln der Mittelohrchirurgie basieren. Die Operationstechnik selbst unterliegt in den einzelnen Kliniken nur geringfügigen Variationen. Bereits bei der Erstimplantation sollte bedacht werden, dass es sich bei den Cochlea-Implantaten um technische Geräte handelt, die naturgemäß eine begrenzte Lebensdauer haben und trotz ihrer hohen Qualität irgendwann ausgetauscht werden müssen. In Würzburg wird es als Konsequenz aus Beobachtungen bei (seltenen) Revisionseingriffen als sinnvoll angesehen, bereits bei der Erstoperation den Warzenfortsatz und den Recessus facialis ausreichend weit aufzubohren und dabei den N. facialis in seinem knöchernen Kanal (Canalis N. facialis) zu skelettieren und damit darzustellen, sodass das Risiko unbeabsichtigter Schädigungen minimiert wird. Ein weit eröffneter Recessus facialis ermöglicht den notwendigen Einblick in die Pauke und auf das Promontorium mit der Cochleostomiestelle.

Detaildiskussionen der Operationstechnik werden durch u.a. Beiträge zum Für und Wider einer Rasur, zur Hautinzision oder zur Cochlea-Implantation ohne Mastoidektomie bereichert. Die vielfältigen zur Verfügung stehenden operativen Techniken können den individuellen Gegebenheiten angepasst werden, ihre Auswahl und Anwendung liegt im Ermessen des Operateurs. Die einzelnen Techniken sollten nicht zu dogmatisch vertreten werden, sie sind für das Gesamtergebnis wohl nicht ganz so bedeutsam, wie es die Breite der Diskussion manchmal erscheinen lässt.

19.5 Entwicklungen der Elektrodenträger

Ein weiteres Teilgebiet, das zunehmend beforscht wird, betrifft die Elektrodenträger der Cochlea-Implantat-Systeme. Neben Fragen des Insertionstraumas sind Form und mögliche Einführtiefe Gegenstand wissenschaftlicher Diskussionen, die andauern und in Teilaspekten noch nicht vollständig geklärt sind.

Die Elektrode ist ein wichtiger Teil des Cochlea-Implantat-Systems: Sie stellt die Stimulationspulse bereit und reizt den Hörnerv. Dabei ist bislang nicht geklärt, welche neuralen Strukturen in der Cochlea stimuliert werden. Die Elektrodenträger beherbergen derzeit je nach Auslegung des Systems 8 bis 24 Einzelelektroden. Ihre Anordnung auf dem Elektrodenträger unterscheidet sich bei den verschiedenen CI-Systemen sowohl hinsichtlich der Länge des für die Stimulation genutzten Elektrodenabschnitts als auch hinsichtlich des Abstands zwischen den einzelnen Elektroden. Es gilt dabei einen sinnvollen Kompromiss zu finden zwischen den erwünschten Stimulationseffekten und unerwünschten Störartefakten, z.B. durch interferierende elektrische Felder eng nebeneinanderliegender Stimulationselektroden. Bei den derzeitigen technischen Möglichkeiten scheint es nicht möglich, die Anzahl der Elektroden beliebig zu erhöhen. Auch Systeme mit z.B. 24 Elektroden nutzen nur etwa 8 bis 10 Elektroden pro Stimulationszyklus.

Unter den heutigen technischen Möglichkeiten scheinen sich 8 bis 12 Elektroden als Optimum zu bestätigen (Helms und Müller 1999). Ein gutes Sprachverstehen im Rauschen benötigt im Vergleich zur Situation in Ruhe mehr Kanäle, aber auch unter Störschallbedingungen werden 12 Stimulationskanäle für mehr als ausreichend angesehen. Die Nutzung von z.B. 16 Kanälen verbessert die Hörleistung nicht (Brill et al. 1997).

19.5.1 Tiefe Elektrodeninsertion

Wohl gelenkt von der Vorstellung, dass die Körper der Spiralganglienzellen nur über 16–18 mm entlang der basalen Windung in der Cochlea verteilt sind, wurde früher im Allgemeinen eine Insertionstiefe der Elektrode von 16–20 mm als ausreichend angesehen. Zwar konnte Helms schon 1994 zeigen, dass die Elektroden routinemäßig rund 30 mm, bis in die zweite Schneckenwindung, eingeführt werden können (➤ Abb. 19.4), doch blieb die Frage nach den Vorteilen dieses Verfahrens, für das Gstoettner (1997) den Begriff „tiefe Elektrodeninsertion" prägte, lange Zeit unbearbeitet. Die mit einer „tiefen Insertion" versorgten Patienten erfreuten sich an einem hohen Sprachverständnis (Helms et al. 1997).

Damit stellt sich die Frage, welche Vorteile für die Vielzahl der Patienten, die den Konzepten einer tiefen Insertion folgend versorgt wurden, aus der Elektrostimulation der zweiten Cochlea-Windung erwachsen. Nach ersten Studien (Hodges et al. 1999, Dorman et al. 1997) trägt eine tiefe Insertion, d.h. mit einer mehr als 30 mm eingeführten Elektrode, und die damit verbundene elektrische Stimulation der apikalen Cochlea substanziell zum Sprachverständnis nach Cochlea-Implantat-Versorgung sowohl in Ruhe als auch im Rauschen bei. Mit weniger weit in die Cochlea eingeführten CI-Systemen ergaben sich beim Vergleich einer 22-mm-Insertion mit einer 25-mm-Insertion keine Unterschiede im Sprachverständnis (Adamczyk 2001), was aber möglicherweise daran liegen mag, dass der aktive Bereich der Elektrode, der für die Stimulation genutzt wird, in beiden Patientenkollektiven gleich lang war, nämlich rund 17 mm. Bestätigt wird die Annahme, dass die tiefe Elektrodeninsertion vorteilhaft sei, auch durch Simulationen von Dorman et al. (1997).

19.5.2 Perimodioläre Elektrodenträger

Ein anderer Weg, um das Sprachverständnis zu verbessern, ist der Versuch, den Elektrodenträger näher am Modiolus zu platzieren. Dadurch sollen bestimmte Neuronenpopulationen spezifischer stimuliert werden, u.a. unter der Vorstellung, dass man sich näher am zu stimulierenden Gewebe befinde und so differenzierter reizen könne (Marrinan et al. 2004). Um dieses Ziel zu erreichen, werden vorgeformte Elektrodenträger eingesetzt. Mit speziellen Instrumenten werden sie so in der Cochlea platziert, dass sie nach Entfernen der Einführhilfen ihre vorgegebene Form in der Cochlea einnehmen. Da für alle Patienten gleich geformte Elektroden verwendet werden, kann den individuellen Variationen der Anatomie der Cochlea noch nicht Rechnung getragen werden (➤ Abb. 19.5). Postoperative Studien zeigen, dass die Elektrodenplatzierung nicht immer zufriedenstellend gelingt. Eine Verlagerung des Elektrodenträgers aus der Scala tympani in die Scala vestibuli tritt häufiger auf als bisher angenommen. Perimodioläre Elektrodenträger sind damit möglicherweise traumatischer als bisher vermutet. Nachteilige Auswirkungen auf das Sprachverständnis der Patienten scheinen daraus aber bislang nicht zu resultieren. Allerdings konnte eine zunächst erhoffte Verbesserung des Sprachverständnisses für die Patienten noch nicht nachgewiesen werden, obwohl die modiolusnahen Elektroden niedrigere Stimulationsschwellen ermöglichen (Klenzner et al. 2002).

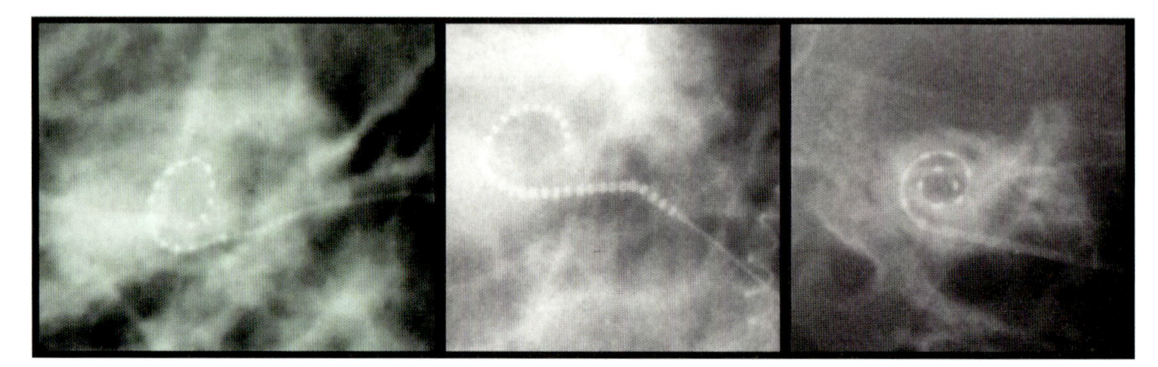

Abb. 19.4a Beispiele für vollständige Elektrodeninsertionen mit verschiedenen CI-Systemen (von links nach rechts: Clarion-Implantat, Nukleus-Implantat, Med-El-Implantat). Das rechte Bild zeigt eine tiefe Elektrodeninsertion, die die neuralen Elemente in der 2. Cochlea-Windung stimulieren kann

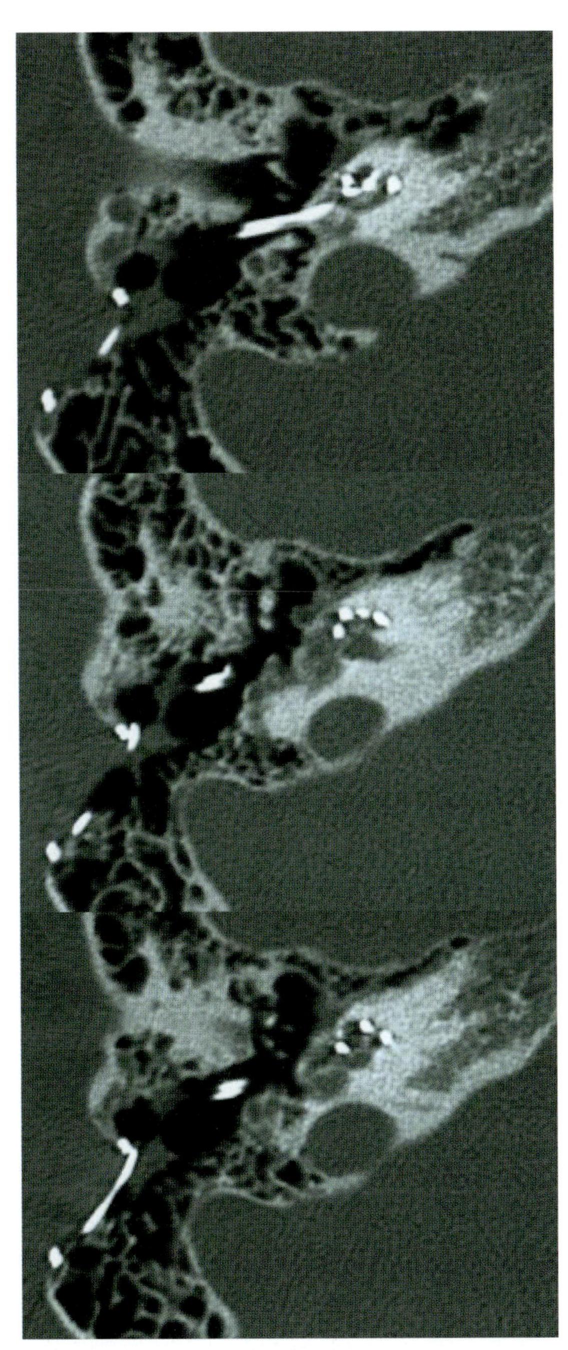

Abb. 19.4b CT-Sequenz vor Implantation der Gegenseite: Tiefe Elektrodeninsertion mit Elektrodenträger in der 2. Schneckenwindung

19.6 Cochlea-Implantat und Meningitis

Mit zunehmender Verbreitung einer Behandlungsmethode, wachsender Patientenzahl und der damit einhergehenden Langzeiterfahrung steigt prinzipiell das Risiko, auch unerwünschte Nebeneffekte oder Komplikationen zu beobachten. Durch die Ausweitung der Indikation und die zunehmende Versorgung junger Kinder rückte eine Patientengruppe in den Mittelpunkt der therapeutischen Bemühungen, die häufig mit Mittelohrproblemen konfrontiert ist. Paukenergüsse und Mittelohrentzündungen kommen im Kindesalter häufig vor. Komplikationen wie eine Mastoiditis und eine otogene Meningitis können sich auch heute noch aus einer Mittelohrentzündung entwickeln und sind nach wie vor potenziell lebensbedrohlich. Auch Kinder ohne CI können eine Meningitis entwickeln; in Deutschland ist z.B. pro Jahr mit einer Pneumokokken-Meningitis bei etwa 250 Kindern zu rechnen.

Leider mussten in den letzten Jahren mehrere Meningitisfälle nach Cochlea-Implantat-Versorgung, tragischerweise auch mit letalem Ausgang, beobachtet werden. Glücklicherweise hat sich dieses Risiko bei nur wenigen Patienten verwirklicht.

Zwar ist das Risiko, nach einer Cochlea-Implantat-Versorgung an einer otogenen Meningitis zu erkranken, äußerst gering, doch es bleibt nicht aus, dass sich auch bei Kindern mit Cochlea-Implantaten eine Meningitis manifestieren kann. Dabei kann die Meningitis ursächlich mit dem Implantat assoziiert sein oder aber implantatunabhängig auftreten. Bei der Analyse der Meningitisproblematik kristallisierte sich heraus, dass eine Innenohrfehlbildung sowie eine durch Meningitis hervorgerufene Ertaubung das Meningitisrisiko erhöhen (Arnold et al. 2002). Manche Cochlea-Implantat-Systeme sind häufiger mit Meningitisfällen behaftet als andere (www.fda.org). Als mögliche Ursache für ein Implantat-assoziiertes, erhöhtes Meningitisrisiko wurden perimodioläre Elektrodenträger, die aus zwei Komponenten bestehen, identifiziert. Der zusätzliche Platzhalter sollte die Elektroden möglichst nahe an den Modiolus drücken. Bei diesen Elektroden ist das Meningitisrisiko höher einzuschätzen als bei anderen Elektrodenträgern. Dass perimodioläre Elektrodenträger intracochleäre Läsionen hervorrufen können, ist aus histologischen Untersuchungen und Felsenbeinmodellen bekannt.

Eine differenzierte Auseinandersetzung mit der Problematik der (otogenen) Meningitis nach Cochlea-Implantation findet sich bei Arnold et al. (2002): Tritt nach der Implantation eine Mastoiditis oder gar eine Meningitis auf, so ist sie, wie alle entzündlichen Ohrerkrankungen, operativ zu behandeln.

Besondere Aufmerksamkeit muss der Vermeidung dieser lebensbedrohlichen Komplikation gewidmet werden. Es gilt daher schon vor, während und nach der Operation das Risiko einer otogenen Meningitis zu minimieren, um dieser gefürchteten Komplikation optimal

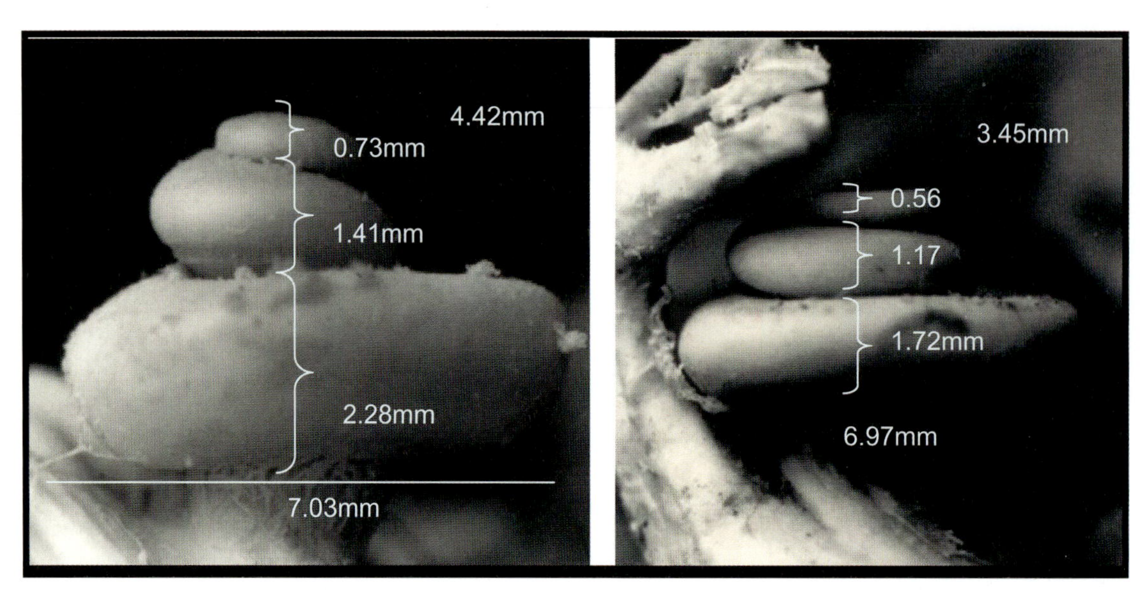

Abb. 19.5 Unterschiedliche Durchmesser und Steigungen der Schneckenwindungen als Beispiel für vielfältige interindividuelle Variationen der menschlichen Cochlea (Courtesy of Helge Rask-Andersen, Uppsala, Schweden)

vorzubeugen. Neben einer möglichst kleinen, auf den Durchmesser der Elektrode abgestimmten Cochleostomie wird eine zusätzliche Abdichtung der Elektrode an der Eintrittsstelle am Promontorium mit fusselfrei entnommenem Bindegewebe, ähnlich wie bei der Stapesplastik, empfohlen. Zusätzlich erweist sich eine Verdickung in der Elektrode, die das Cochleostoma „verkorkt", als hilfreich.

Als weitere wichtige Präventivmaßnahme ist für alle CI-Träger eine Meningitisschutzimpfung in Absprache mit den Kinderärzten zu empfehlen. Sie gibt einen gewissen Schutz, aber keine 100%ige Garantie (Laszig et al. 2004).

MERKE

Vor CI-Implantation wird eine Meningitisschutzimpfung empfohlen.

Besonderes Augenmerk ist auf eine konsequente, frühzeitige Therapie eines Paukenergusses, einer akuten Otitis media oder einer Mastoiditis zu richten. Bei unklaren Ohrenschmerzen oder unklarem Fieber ist eine sofortige HNO-ärztliche und bei Kindern auch pädiatrische Untersuchung zu empfehlen.

19.7 Moderne Sprachkodierungsstrategien

Die Einführung der Sprachkodierungsstrategien mit schnellen Stimulationsraten hat zu einer erheblichen Verbesserung des Sprachverständnisses bei Cochlea-Implantat-Patienten geführt und sich mittlerweile seit Jahren im klinischen Alltag bewährt (Helms et al. 1997). Anfängliche, aus Tierexperimenten abgeleitete Einwände gegen eine schnelle Stimulation hielten weiterer Überprüfung nicht stand. Demzufolge haben alle Cochlea-Implantat-Hersteller mittlerweile eine mehr oder weniger schnelle CIS-Strategie oder Modifikationen davon in ihren Systemen implementiert. Bedeutsam für das Ergebnis ist dabei auch die technische Realisierung der CIS-Strategie, die allerdings von den verschiedenen Herstellern auf unterschiedliche Weise gelöst wurde. Je nach Hersteller variieren die Reiz- und Aktualisierungsraten. Unterschiede im übertragenen Informationsgehalt ergeben sich aus der Tatsache, dass nicht in allen Systemen jeder Stimulationspuls neu berechnet wird. Die erwähnten Unterschiede der verschiedenen Fabrikate sind nicht immer leicht auszumachen.

19.7.1 Anpassung des Sprachprozessors

Ein mit der Ausweitung der Implantationskriterien zu immer jüngeren Kindern einhergehender Aspekt der Cochlea-Implantat-Versorgung ist die Einstellung des Sprachprozessors, die bei kongenital gehörlosen Kindern als besonders schwierig gilt und viel Erfahrung brauche. Es ist kein Zufall, dass gerade hier nach objektiven Hilfen gesucht wird. Neben der Stapediusreflex-Schwellenbestimmung werden Hoffnungen auf zusätzliche objektive Hilfsmittel von der intracochleären Messung von Nervenpotenzialen über die Cochlea-Implantat-Elektroden geweckt. Die Compound-Action-Potenziale gelten als objektive Antwort der Neurone auf die Stimulationspulse, die von einzelnen Elektroden des Elektrodenträgers abgegeben wurden. Die intraoperativen Messungen sollten aber nicht kritiklos akzeptiert werden. Mit mathematischen Korrekturfaktoren wird versucht, von intraoperativen Messungen Informationen über die zu erwartende Stimulationsschwelle bei der Erstanpassung zu erhalten. Allerdings sind die über objektive Methoden entwickelten Prozessoranpassungen denen der per Verhaltensaudiometrie bestimmten noch nicht gleichwertig.

19.8 Bilaterale Cochlea-Implantat-Versorgung

Die vielfältigen Hörsituationen des Alltags sind oft nur dadurch zu bewältigen, dass der Mensch dank der Ausstattung mit zwei Ohren über die Fähigkeit des binauralen Hörens verfügt. Richtungshören, räumliches Hören und Signalquellentrennung sind nur mit zwei Ohren zu bewältigen. Beidohriges Hören ermöglicht besseres Sprachverstehen im Störschall und eine angemessene Hörqualität. Erste Ergebnisse Anfang der 1990er Jahre in Australien mit einem bilateral implantierten Patienten waren nicht sehr ermutigend. Zwar konnte schon damals mit beiden Implantaten eine Fusion des Höreindrucks erzielt werden, aber es ergaben sich keine relevanten Verbesserungen im Sprachverständnis, in manchen Tests verschlechterte sich das Sprachverständnis sogar mit zwei Implantaten (van Hoesel et al.). Der Ansatz, das Hörvermögen durch binaurale Cochlea-Implantat-Versorgung zu verbessern, wurde nach diesen Ergebnissen von der australischen Arbeitsgruppe zunächst nicht weiter verfolgt. 1996 gelang es der Würzburger Arbeitsgruppe unter Univ.-Prof. Helms dann weltweit erstmals bei einem bilateral versorgten Patienten bereits 4 Wochen nach der Erstanpassung eine signifikante Verbesserung des Sprachverständnisses in Ruhe und im Rauschen zu erreichen sowie die Fähigkeit zum Richtungshören wiederherzustellen (Müller). Nachdem sich diese ersten Ergebnisse bei Erwachsenen bestätigten, werden seit 1998 folgerichtig Kinder beidohrig versorgt. Die schon früh überzeugenden Ergebnisse wurden in der Hoffnung, diese nachhaltigen Verbesserungen auch Kindern in größerer Zahl zuteil werden zu lassen, bereits 1999 als angemeldete Diskussionsbemerkung einer breiten wissenschaftlichen Öffentlichkeit dargelegt (Müller 1999).

Tierexperimentelle Untersuchungen belegen den neuroprotektiven Effekt für den Hörnerv und die Hörbahnreifung. Obwohl es bei der Versorgung der ersten Kinder letztendlich nicht klar war, ob und wie Kinder vom zweiten Implantat profitieren, so schien es doch, nach den ermutigenden Ergebnissen bei Erwachsenen und in Analogie zur Hörgeräteversorgung, plausibel anzunehmen, dass binaurales Hören für die Kinder vorteilhaft ist. Bilateral implantierte Patienten profitieren von nachhaltigen Verbesserungen des Sprachverständnisses in Ruhe und im Rauschen (20% besseres Sprachverstehen in Ruhe im Freiburger Einsilbertest, 30% besseres Sprachverstehen im Rauschen; Schleich et al. 2004, Nopp et al. 2004). Für Kinder bestätigten sich die von Erwachsenen bekannten Effekte und Verbesserungen im Sprachverständnis in Ruhe und im Rauschen ebenfalls (Kühn-Inacker et al. 2004).

Eine wesentliche Leistung des binauralen Hörens ist das räumliche Hören, das Richtungshören und die Quellentrennung. Entsprechend den Verlaufsbeobachtungen aus der Würzburger Klinik dauerte es im Mittel 1½ Jahre bis die Kinder ein Richtungsgehör entwickelten. Im Verlauf über 3 Jahre entwickelten sie nicht nur die Fähigkeit zum Richtungshören, sondern mit zunehmender Nutzung beider Ohren verringerte sich auch der Fehler der Richtungsurteile. Die Ergebnisse dürfen dahingehend interpretiert werden, dass die Kinder nicht nur lernen, eine Schallquelle im Raum zu lokalisieren, sie lernen auch, diese Schallquelle präziser zu lokalisieren.

MERKE

Beidseitige, d.h. bilaterale Implantation ermöglicht binaurales Hören: Richtungshören, räumliches Hören und bessere Hörleistung in alltagsrelevanten Situationen im Störlärm (Kindergarten, Schule).

Normalhörende nutzen zum Richtungshören interaurale Zeit- und Pegeldifferenzen sowie Beugungsphänomene und Reflexionen des Schalls an der Ohrmuschel. Bilaterale CI-Träger profitieren, genau wie Normalhörende, von Zugriffsmöglichkeiten auf interaurale Zeit- und Pegeldifferenzen. Kopfschatteneffekt, Squelch-Effekt und binaurale Summationseffekte tragen bei bilateralen CI-Trägern, wie bei Normalhörenden, zum besseren Hörvermögen bei (Schleich et al. 2004, Nopp et al. 2004).

Rasches Handeln ist zweifelsohne geboten, wenn nach einer Meningitis die Obliteration beider Cochleae droht und die Gefahr besteht, bei einer späteren Operation die Elektrode nicht mehr in der Cochlea platzieren zu können. Schon 3 Wochen nach einer Meningitis kann nach Erfahrung des Autors eine deutliche Obliteration vorliegen, die die Platzierung der Stimulationselektrode deutlich erschwert. Hier ist nicht nur eine rasche, sondern auch eine beidseitige simultane Versorgung anzustreben, wenn keine schwerwiegenden medizinischen Gründe dem entgegenstehen.

MERKE

Eine Meningitis beim Kleinkind erfordert immer auch die baldige audiometrische Kontrolle des Hörvermögens. Rasches Handeln ist geboten, da nach einer Meningitis die Obliteration beider Cochleae bereits innerhalb der ersten 3 Wochen droht, wodurch eine spätere Platzierung der Stimulationselektrode erschwert oder unmöglich wird. Eine beidseitige, simultane Versorgung ist hier anzustreben.

Eine Verweigerung wesentlicher Verbesserungsmöglichkeiten der Hörsituation taub geborener Kinder aus Sparsamkeitsgründen seitens der Kassen ist aus medizinischer Sicht abzulehnen. Volkswirtschaftlich ist es sicher sinnvoller, berufstätige Patienten durch die bilaterale Implantation weiter arbeitsfähig zu erhalten, als sie zu Lasten der Sozialkassen zu berenten. Nach anfangs sehr kontroversen Diskussionen zur bilateralen Cochlea-Implantat-Versorgung ist die bilaterale CI-Versorgung in der Schweiz seit längerem als Regelversorgung anerkannt. Auch die Kostenträger in Deutschland übernehmen zunehmend die bilaterale CI-Versorgung, nicht nur für Kinder, wo sie mittlerweile als Standard gilt. Auf der „Consensus-Conference on Cochlear-Implants" in Valencia erging eine eindeutige Stellungsnahme für die bilaterale Cochlea-Implantat-Versorgung (Morera et al. 2004, www.hno.uni-wuerzburg.de). In den Leitlinien der dt. HNO-Gesellschaft, die sich derzeit in Überarbeitung befinden, wird die bilaterale CI-Versorgung als Regelversorgung empfohlen.

LITERATUR

Adamczyk M, Bachor E, Bagus H, Fischer M (2001) Cochlear Implantation – Zusammenhang zwischen Sprachentwicklung und Insertionstiefe der Elektrode bei Kindern. Laryngorhino-otologie 80(3) 123–126.

Arnold W, Bredberg G, Gstottner W, Helms J, Hildmann H, Kiratzidis T, Müller J, Ramsden RT, Roland P, Walterspiel JN (2002) Meningitis following cochlear implantation: pathomechanisms, clinical symptoms, conservative and surgical treatments. ORL J Otorhinolaryngol Relat Spec 64(6) 382–389.

Brill SM, Gstottner W, Helms J, von Ilberg C, Baumgartner W, Müller J, Kiefer J (1997) Optimization of channel number and stimulation rate for the fast continuous interleaved sampling strategy in the COMBI 40+. Am J Otol 18(6 Suppl): S104–S106.

Dorman M F, Loizou PC, Rainey D (1997) Simulating the effect of cochlear-implant electrode insertion depth on speech understanding. J Acoust Soc Am 102(5 Pt 1) 2993–2996.

Fayad JN, Wanna GB, Micheletto JN, Parisier SC (2003) Facial nerve paralysis following cochlear implant surgery. Laryngoscope 113(8): 1344–1346.

Gstoettner W, Plenk H, Franz P, Hamzavi J, Baumgartner W, Czerny C, Ehrenberger K (1997) Cochlear implant deep electrode insertion: extent of insertional trauma. Acta Otolaryngol 117(2): 274–277.

Helms J, Müller J (1999) Die Auswahl eines Cochlea-Implants und die Ergebnisse der Implantation. Laryngorhinootologie 78(1): 12–13.

Helms J, Müller J, Schön F, Moser L, Arnold W, Janssen T, Ramsden R, von Ilberg C, Kiefer J, Pfennigdorf T, Gstottner W, Baumgartner W, Ehrenberger K, Skarzynski H, Ribari O, Thumfart W, Stephan K, Mann W, Heinemann M, Zorowka P, Lippert KL, Zenner HP, Bohndord M, Huttenbrink K, Hochmair-Desoyer I (1997) Evaluation of performance with the COMBI40 cochlear implant in adults: a multicentric clinical study. ORL J Otorhinolaryngol Relat Spec 59(1) 23–35.

Hodges AV, Villasuso E, Balkany T, Bird PA, Butts S, Lee D, Gomez O (1999) Hearing results with deep insertion of cochlear implant electrodes. Am J Otol 20(1): 53–55.

Hoesel van RJM, Tong YC, Hollow RD, Clark GM Psychophysical and speech perception studies: A case report on a binaural cochlear implant subject. Journal of the Acoustical Society of America 94: 3178–3189.

Hofmann E, Preibisch C, Knaus C, Müller J, Kremser C, Teissl C (1999) Noninvasive direct stimulation of the cochlear nerve for functional MR imaging of the auditory cortex. Am J Neuroradiol. 20(10) 1970–1972.

Klenzner T, Franz D, Reinhard A, Aschendorff A, Laszig R (2002) Funktionelle Ergebnisse mit der Nuklreus® Contour™ Elektrode. Vortrag Deutsch-Österreichischer HNO-Kongess 2002. HNO-Informationen 2, Stuttgart: Demeter.

Kühn-Inacker H, Shehata-Dieler W, Müller J, Helms J (2004) Bilateral cochlear implants: a way to optimize auditory perception abilities in deaf children? Int. J Pediatric Otorhinolaryngology 68: 1257–1266.

Laszig R, Aschendorff A, Schipper J, Klenzner T (2004) Aktuelle Entwicklung zum Kochleaimplantat. HNO 52(4) 357–362.

Lehnhardt E (1993) Intracochleäre Platzierung der Cochlea-Implant-Elektroden in soft surgery technique, HNO 41: 356–359.

Marrinan MS, Roland JT Jr, Reitzen SD, Waltzman SB, Cohen LT, Cohen NL (2004) Degree of modiolar coiling, electrical thresholds, and speech perception after cochlear implantation. Otol Neurotol 25(3): 290–294.

Morera C. et al. (2004) Consensus Statement, 2nd Consensus Conference on Auditory Implants, Valencia, Feb. 2004. www.hno.uni-wuerzburg.de

Müller J Erste Ergebnisse der Bilateralen Cochlear Implant Versorgung. European Archives of Oto-Rhino-Laryngology 255: 38.

Müller J (1999) Angemeldete Diskussionsbemerkung. Dt. HNO-Kongress, Aachen.

Müller J, Schön F (1994) Lautheitsskalierung bei Cochlear-Implant-Patienten im Rahmen der präoperativen Austestung. Laryngorhinootologie 73(3): 128–131.

Nopp P, Schleich P, D'Haese P (2004) Sound localization in bilateral users of MED-EL COMBI 40/40+ cochlear implants. Ear-Hear 25(3) 205–214.

Offeciers E (2004) The impact of changing selection criteria on the outcome of CI. Instructional Session, 5th Congress of EUFOS, Rhodes.

Schleich P, Nopp P, D'Haese P (2004) Head shadow, squelch, and summation effects in bilateral users of the MED-EL COMBI 40/40+ cochlear implant. Ear-Hear 25(3) 197–204.

Wilson BS, Finley CC, Lawson DT, Wolford RD, Eddington DK, Rabinowitz WM (1991) Better speech recognition with cochlear implants. Nature 352(6332) 236–238.

KAPITEL

20 Nachsorge nach Cochlea-Implantation bei Kindern

Birgit May-Mederake

Mittels Cochlea-Implantat können gehörlose Kinder hören und damit verbunden die Lautsprache erlernen.

In Anlehnung an die Leitlinie „Cochlear-Implant-Versorgung" der Deutschen Gesellschaft für Hals-Nasen-Ohren-Heilkunde, Kopf- und Halschirurgie (Hrsg.) (2002: 4) zählen zu den wesentlichen Zielen der CI-Rehabilitation zum einen „Hören als einen integralen Bestandteil für das Leben des Kindes zu verankern" und zum anderen die individuellen sprachlichen und kommunikativen Kompetenzen des Kindes zu fördern und zu unterstützen.

Bundesweit gibt es vielfältige Therapiemöglichkeiten für CI-Kinder. Das erste große deutsche CI-Rehabilitationszentrum wurde 1989 in Hannover gegründet, kurz darauf folgte die Gründung weiterer CI-Rehabilitationszentren in anderen Städten. Heute existiert bundesweit ein nahezu flächendeckendes Netz an Rehabilitationszentren für CI-Kinder. Die therapeutischen Konzepte umfassen sowohl medizinische, audiologische, hörsprachtherapeutische als auch pädagogisch-psychologische Aspekte (Diller und Graser 2005).

Konzeptionell unterscheiden sich die Zentren in Art und Umfang des therapeutischen Angebots. Die Anzahl der Reha-Tage ist vertraglich mit den gesetzlichen Krankenkassen geregelt und variiert je nach Vertrag zwischen 40 und 60 Behandlungstagen. Die organisatorischen Therapieprogramme unterscheiden sich in stationäre, teilstationäre und ambulante Rehabilitation. Bei der stationären Rehabilitation kommen die Patienten in der Regel in Begleitung eines Elternteils in einem bestimmten Wochenabstand für 2 bis 5 Tage zur Therapie. Die teilstationäre Rehabilitation sieht ein vergleichbares therapeutisches Programm für einen Reha-Tag wöchentlich oder in einem bestimmten Wochenabstand vor. Bei der ambulanten Form findet die Therapie wöchentlich für 1 bis 2 Stunden statt. Der Rehabilitationsprozess erstreckt sich über mehrere Jahre.

20.1 Inhalte der CI-Rehabilitation

In Anlehnung an die oben bereits erwähnten „Leitlinien zur Cochlear-Implant-Versorgung" zählen die im Folgenden aufgezählten Maßnahmen zu den Inhalten der „postoperativen klinischen Basistherapie:

- Medizinische Nachbetreuung
- Ersteinstellung des Sprachprozessors und seine technische Kontrolle
- Schrittweise Optimierung der Sprachprozessoreinstellung
- Technische und audiometrische Kontrollen
- Initiales Hör-Sprachtraining
- Hörtests auch mit Sprache
- Psychologische Betreuung (u.a. zur Auflösung therapiebehindernder Konflikte)
- Sprachtherapeutische Maßnahmen
- Dokumentation und Evaluation der Ergebnisse
- Schulung in der Handhabung des Cochlea-Implant-Systems (Pflege, Wartung, Fehlererkennung) und in der Nutzung von Zusatzgeräten (z.B. Telefonadapter, Ladegerät, Zusatzmikrofon, Infrarot-Anlage)" (Deutsche Gesellschaft für Hals-, Nasen-, Ohrenheilkunde, Kopf- und Halschirurgie 2002: 3).

Neben den oben aufgeführten Maßnahmen wird hinsichtlich der Basistherapie bei Kindern auf die Notwendigkeit einiger im Folgenden aufgeführten Aspekte ausdrücklich hingewiesen:

- Die Elternanleitung bzw. der Einbezug von engen Kontaktpersonen in die Hör- und Sprachtherapie ist unverzichtbar.
- Ferner soll die Hör- und Sprachtherapie nach den Prinzipien des hörgerichteten Spracherwerbs erfolgen.
- Im therapeutischen Programm sollen rhythmisch-musikalische und mototherapeutische Angebote enthalten sein, da motorische und rhythmische Fähigkeiten wesentlich sind für die Sprachentwicklung.
- Des Weiteren sollen audiopädagogische Aspekte wie die Handhabung des Sprachprozessors und von Zusatzgeräten, Elternberatung hinsichtlich des situationsangemessenen Hörverhaltens, die Kooperation mit anderen – das Kind betreuenden – pädagogischen und medizinischen Einrichtungen sowie psychologische Beratung Berücksichtigung finden (Deutsche Gesellschaft für Hals-, Nasen-, Ohrenheilkunde, Kopf- und Halschirurgie 2002).

Beim diagnosegeleiteten Förderansatz dient darüber hinaus eine ausführliche neuropsychologische Diagnostik als Grundlage für die Förderplanung und ermöglicht somit gezielt auf die therapeutischen Bedürfnisse der Kinder und Jugendlichen einzugehen.

Beachtet man die Vielfältigkeit der oben aufgeführten Inhalte, wird schnell klar, dass das umfassende Förderangebot im Rahmen einer schulischen Förderung nicht gewährleistet werden kann. CI-Rehabilitation ist vielmehr als zusätzliches Förderprogramm zu verstehen, das die üblichen Fördermaßnahmen vor Ort nicht ersetzt, sondern vielmehr ergänzt.

20

20.2 Basistherapie

Die Erstanpassung des Sprachprozessors erfolgt in der Regel 4 bis 6 Wochen nach der Implantation. Die erste Aktivierung des Prozessors wird entweder in der implantierenden Klinik oder im Reha-Zentrum vorgenommen. Ein mehrtägiger stationärer Aufenthalt hat sich hierbei bewährt, um den Prozessor einstellen zu können und dem Kind die Möglichkeit zu geben, sich nach und nach an den neuen Höreindruck zu gewöhnen. Die Reaktionen der Kinder bei der Erstanpassung des Prozessors sind sehr unterschiedlich. Während ältere Kinder Angaben zum ersten Höreindruck machen können, ist man bei Kleinkindern und mehrfachbehinderten Kindern auf eine genaue Verhaltensbeobachtung angewiesen. Manche Kinder zeigen hierbei deutliche Reaktionen wie Lachen, Weinen, Kopfbewegung. Bei anderen Kindern sind die Reaktionen nur sehr kurz und weniger offensichtlich (z.B. Innehalten, Luftanhalten, Unterbrechen des Nuckelns, Blinzeln etc.). In Abhängigkeit vom Alter des Kindes kann das Einüben von hörbedingten Steckreaktionen hilfreich sein, um die Höreindrücke des Kindes besser einschätzen zu können. Die Anpassung des Sprachprozessors ist nicht nur zu Beginn der Rehabilitation wichtig, sie ist vielmehr laufend notwendig, auch wenn sich die Häufigkeit der Anpassung infolge der Stabilisierung des Höreindrucks mit zunehmender Tragedauer reduzieren kann.

Mit der Erstanpassung des Prozessors beginnt die sogenannte Phase der Basistherapie oder Intensivtherapie. In aller Regel sind die Eltern zu Beginn der Rehabilitationsphase sehr verunsichert hinsichtlich der neuen Technik und der Einschätzung der Höreindrücke ihrer Kinder. In dieser Phase ist eine sehr intensive Elternanleitung und -beratung unbedingt erforderlich. Die Schwerpunkte der Rehabilitation liegen anfänglich auf der Prozessorakzeptanz und der Hörwahrnehmungsfähigkeit von Geräuschen. Die Fähigkeiten der Diskrimination und Identifikation von Geräuschen entwickeln sich mit zunehmender Tragedauer des Prozessors. Das Verstehen und die Produktion von Sprache ist in aller Regel in dieser anfänglichen Zeit nicht zu erwarten, sondern entwickelt sich erst nach und nach, wobei hier große interindividuelle Unterschiede zu beobachten sind. Während manche Kinder ein freies Sprachverständnis im Open Set erreichen, benötigen andere Kinder sehr viel Unterstützung, um kleine Aufforderungen im Kontext verstehen zu können. Auch Szagun (2007) weist auf die großen individuellen Differenzen in der Sprachentwicklung bei CI-Kindern hin.

Die Inhalte der individuellen Rehabilitationsphasen ergeben sich aus dem jeweiligen allgemeinen Entwicklungsstand des Kindes bzw. Jugendlichen. Auch sind die jeweiligen Schwerpunkte in Abhängigkeit vom Alter des Kindes, der Hörerfahrung mit CI, dem Hör- und Sprachentwicklungsstand, dem Vorhandensein eventueller zusätzlicher Beeinträchtigungen etc. individuell festzulegen.

20.3 Elternarbeit

Einen sehr großen Stellenwert sollte die Elternanleitung und -beratung einnehmen. Art und Umfang der Elternarbeit ergeben sich aus dem Wissensstand der Eltern, dem Ausmaß der Behinderungsbewältigung, der Einbindung in eine beratende Stelle am Heimatort, dem eventuellen Vorhandensein von Verhaltensproblemen und dem eventuellen Vorliegen einer Mehrfachbehinderung des Kindes.

Bei einem nicht unerheblichen Teil der Kinder steht eine ausgeprägte behinderungsspezifische Verhaltensproblematik im Vordergrund, die eine ausführliche Erziehungsberatung erforderlich machen kann.

Wie die Fragebogenstudie von Diller und Graser ergab, ziehen „Eltern den höchsten Gewinn auf dem Feld des alltäglichen Umgangs mit ihrem Kind... Danach rangiert der Gewinn an Sicherheit im Umgang mit der CI-Technik bereits an zweiter Stelle" (Diller und Graser 2005: 114). Auch die Beratung hinsichtlich der Verbesserung des eigenen Sprachvorbilds und anderer den Umgang und das Spielverhalten mit dem Kind betreffenden Anleitungsthemen werden von den befragten Eltern als sehr wichtig eingeschätzt – um nur einige als wichtig erachtete Beratungsfelder zu nennen.

20.4 Einflussfaktoren

Einen entscheidenden Einfluss auf den zu erwartenden Erfolg haben das Implantationsalter sowie die prä- und postoperative Hörerfahrung.

Szagun (2007) untersuchte in Zusammenarbeit mit dem CIC Hannover in einer Langzeiterhebung zwischen 1996 und 2000 die Sprachentwicklung von 22 Kindern, die im Alter von 1,2 bis 3,1 Jahren implantiert wurden, und verglich diese mit normalhörenden Kindern. Es zeigte sich, dass sich im Gruppenmittel sowohl der

Wortschatz als auch die Grammatik bei den CI-Kindern deutlich langsamer entwickelten als bei den normalhörenden Kindern. Die individuellen Unterschiede fallen bei den CI-Kindern viel größer aus als in der normalhörenden Kontrollgruppe. Die Studie ergab weiterhin, dass das präoperative Hören mit Hörgerät einen positiven Einfluss auf die Sprachentwicklung hat. Hinsichtlich des Implantationsalters zeigte sich, dass die jüngeren Kinder eine schnellere Sprachentwicklung durchlaufen, dieser Faktor wirkt jedoch weniger stark als das präoperative Hören. Darüber hinaus scheint das Dialogverhalten der Eltern eine entscheidende Rolle zu spielen. Dieser Faktor greift – so Szagun – etwa ab dem zweiten postoperativen Jahr und nimmt im weiteren Verlauf der Entwicklung an Bedeutung zu.

Laut Szagun macht es „wenig Unterschied, ob die Kinder im ersten, zweiten oder dritten Lebensjahr implantiert werden. ‚Je früher, desto besser' gilt in diesem engen Zeitraum und bei so jungen Kindern nur sehr eingeschränkt" (Szagun 2007: 117).

Die von Szagun getroffene Aussage bezieht sich jedoch auf Kinder, die in den ersten (präoperativen) Lebensjahren von der Verstärkung eines Hörgeräts profitierten und nicht auf Kinder, die keinen Nutzen aus der Hörgeräteversorgung ziehen konnten. Ferner wurden keine Kinder untersucht, die vor dem ersten Lebensjahr implantiert wurden, das jüngste Kind in Szaguns Studie wurde im Alter von 14 Monaten implantiert. Langzeitergebnisse hinsichtlich der grammatikalischen Entwicklung von CI-Kindern, die vor dem ersten Lebensjahr implantiert wurden, wurden bislang nicht veröffentlicht.

Die Anzahl der Kleinkinder, die vor dem ersten Lebensjahr bereits ab einem Alter von 4 Monaten implantiert werden, nimmt stetig zu.

Erste Ergebnisse zeigen, dass einige der sehr früh – d.h. vor dem ersten Lebensjahr – versorgten Kinder eine mit Normalhörenden vergleichbare Lallentwicklung (Schauwers et al. 2004, Colletti et al. 2005) bzw. Hör-Sprachentwicklung durchlaufen können (Kühn-Inacker et al. 2004, May-Mederake et al. 2005).

Inzwischen existiert eine Reihe von Studien und Veröffentlichungen, die den Nutzen einer CI-Versorgung vor dem 2. Lebensjahr nachweisen (Anderson et al. 2002, Veekmans et al. 2003, Houston et al. 2003, Hammer et al. 2002, Osberger et al. 2002, Tomblin et al. 2005).

Dennoch beobachten wir auch hier eine sehr unterschiedliche Sprachentwicklung trotz vergleichbarem Hörvermögen, Intelligenz, sozial-familiärem Hintergrund und Erziehung. Entscheidend sind hierbei die individuellen Lern-Leistungsstärken und -schwächen des Kindes.

Eine Garantie auf eine mit Normalhörenden vergleichbare Hör-Sprachentwicklung gibt es trotz früher CI-Versorgung nicht.

Um das siebte Lebensjahr lässt die sensible Phase für die Sprachentwicklung deutlich nach (Szagun 2007). Nachgewiesen ist, dass eine Implantation vor dem fünften Lebensjahr einen deutlich besseren Spracherwerb ermöglicht als zu einem späteren Zeitpunkt (Tey-Murray et al. 1995, Freyauf-Bertschy et al. 1997, Svirsky et al. 2000). Hiervon ausgenommen sind Kinder und Jugendliche mit Hörerfahrung und progredientem Hörverlust. Diese Patientengruppe profitiert auch zu einem späteren Implantationszeitpunkt von der CI-Versorgung.

Mit der Erweiterung der Indikationskriterien für die Implantation hat sich für die therapeutische Arbeit eine konzeptionelle Erweiterung ergeben. Die „zu erwartende Sprachentwicklung" als Indikationskriterium tritt zugunsten der basaleren Erwartungen an die Hörentwicklung in den Hintergrund. Heute werden zunehmend Kinder mit multiplen Beeinträchtigungen unterschiedlichen Alters sowie auch Kinder mit cochleären Fehlbildungen mit einem CI versorgt. Die zu erwartenden Sprachentwicklungsfähigkeiten sind hier schwer abzuschätzen und spielen zunächst eine eher untergeordnete Rolle.

Die praktische Erfahrung in der Arbeit mit mehrfachbehinderten CI-Kindern zeigt, dass die Kinder einen z.T. sehr großen subjektiven Nutzen aus ihrem CI ziehen. Bei vielen mehrfachbehinderten Kindern beobachten wir nach einer gewissen Zeit des Hörens mit CI einen Rückgang von Autostimulationen (z.B. Handwedeln, Zähneknirschen etc.) und sogenannten „autistischen Zügen". Die Kinder werden offener für ihre Umwelt und ihre Mitmenschen. Im Gegenzug beobachten wir bei einigen mehrfachbehinderten Kindern ein z.T. ausgeprägtes Protestverhalten – wie Essen verweigern, weinen, schlagen etc. –, wenn das CI infolge eines technischen Defekts nicht funktioniert. Auch dies spricht für den hohen subjektiven Nutzen, den das CI für mehrfachbehinderte Kinder haben kann.

20.5 Rehabilitationszeitraum

Hinsichtlich des Zeitraums der Rehabilitation sehen die „Leitlinien zur Cochlear-Implant-Versorgung" für die therapeutische Phase nach der Erstanpassung einen zeitlichen Rahmen von 2 Jahren vor. Die langjährige Praxis hat jedoch gezeigt, dass hier eine Anpassung an die therapeutischen Bedürfnisse angezeigt ist. In vielen Fällen ist es durchaus sinnvoll, den Rehabilitationsprozess auf 4 bis 6 Jahre auszudehnen. Faktoren wie Implantationsalter, individuelle Lern-Leistungsstärken und -schwächen des Kindes, die mittels neuropsychologischer Diagnostik ermittelt werden können, Mehrfachbehinderung, Mehrsprachigkeit, zeitversetzte bilaterale CI-Versorgung, cochleäre Fehlbildung etc. beeinflussen die Hör-Sprachentwicklung und machen unter Umständen einen längeren Zeitraum, gegebenenfalls auch mehr als 40 bzw. 60 Reha-Tage erforderlich.

LITERATUR

Anderson L, D'Haese P, Weichbold V, Tsiakpini L, Shepherd D (2002) Cochlear Implantation in the under Two's: results of a Multi-Centre Study. XVII World Congress of the International Federation of Oto-Rhino-Laryngological Societies (IFOS), 28.09.–03.10.2002, Kairo, Ägypten, Poster.

Colletti V, Carner M, Micrelli V, Guida M, Colletti L, Fiorino FG (2005) Cochlear Implantation at under 12 months: Report on 10 Patients: Laryngoscope 115: 445–449.

Deutsche Gesellschaft für Hals-Nasen-Ohren-Heilkunde, Kopf- und Halschirurgie (Hrsg.) (2002) Leitlinie „Cochlear Implant Versorgung" einschließlich auditorisches Hirnstammimplantat. Hannover.

Diller G, Graser P (2005) CI-Rehabilitation präglingual gehörloser Kinder. Edition S. Heidelberg

Freyauf-Bertschy H, Tyler R, Kelsay D., Gantz B, Woodworth G (1997) Cochlear implant use by prelingually deafended children: The influence of age at implant and length of device use. Journal of Speech and Hearing Research 40: 183–199.

Hammer D, Novak M, Rotz L, Willis M, Edmondson D, Thomas J (2002) Early Identification and Cochlear Implantation: Critical Factors for Spoken Language Development, Ann Otol Rhinol Laryngol 111: 74–78.

Houston DM, Pisoni DB, Kirk KI, Ying EA, Miyamoto RT (2003) Speech perception skills of deaf infants following cochlear implantation: a first report. International Journal of Pediatric Otorhinolaryngology 67: 479–495.

Kühn-Inacker H, Pitterl M, D'Haese (2004) Erfassung der Auditiven Entwicklung sehr jung mit einem Cochlea Implantat versorgter Kinder mit dem LittlEARS Hör-Fragebogen. Siebte Jahrestagung der deutschen Gesellschaft für Audiologie, Leipzig, 10. – 13. März 2004, Poster.

Kühn-Inacker H, Shehata-Dieler W, Müller J, Helms J (2004) Bilateral cochlear implants: a way to optimise auditory perception abilities in deaf children? International Journal of Pediatric Otorhinolaryngology 68: 1257–1266.

May-Mederake B, Shehata-Dieler W, Müller J, Helms J, Hagen R, Ressel L, Kühn-Inacker H (2005) Longitudinal case studies of young implanted children: Outcomes. 2. Meeting on Cochlear implantation in Small Children: Infants and Toddlers, Würzburg, December 8 – 11, 2005, Oral presentation.

Osberger MJ, Zimmerman-Phillips S, Koch DB (2002) Cochlear Implant Candidacy and Performance Trends in Children. Ann Otol Rhinol Laryngol 111: 62–65.

Schauwers K, Gillis S, Daemers K, De Beukelae C, Govaets PJ (2004) Cochlear Implantation Between 5 and 20 Months of Age: The Onset of Babbling and the Audiologic Outcome. Otology & Neurology 25: 263–270.

Svirsky M, Robbins A, Kirk K, Pisoni D, Miyamoto R (2000) Language Development in profoundly deaf children with cochlear implants. Psychological Science 11: 153–158.

Szagun G (2000) The Acquisition of Grammatical and Lexical Structures in Children with Cochear Imlants: A Developmental Psycholinguistic Approach. Audiolo Neurootol 5: 39–47.

Szagun G (2007) Wunderwerk Cochlea-Implantat? Sprachentwicklung bei jungen Kindern mit Cochlea-Implantat, Das Zeichen DZ 75 07: 110–121.

Tey-Murray N, Spencer L, Woodworth G (1995) Acquisition of Speech by Children who have Prolonged Cochlear Implant Experience. Journal of Speech and Hearing Research 38: 327–337.

Tomblin JB, Barker BA, Spencer LJ, Zhang X, Gantz BJ (2005) The Effect of Age at Cochlear Implant Initial Stimulation on Expressive Language Growth in Infants and Toddlers. Journal of Speech, Language, and Hearing Research Vol. 48, 853–867.

Veekmans K, D'Haese P, Anderson I, Weichbold V, Shepherd D (2003) The evaluation of auditory perception in pre- and post lingually deafened children: effects of age at implantation and aetiology. 9. Symposium on Cochlear Implants in Children, Washington, D.C., April 24 – 26, 2003, Poster.

KAPITEL

21

Andreas Nickisch

Auditive Verarbeitungs- und Wahrnehmungsstörungen (AVWS)

Die Diagnostik von auditiven Verarbeitungs- und Wahrnehmungsstörungen (AVWS) stellt einen der Schwerpunkte phoniatrisch-pädaudiologischer Praxen und Kliniken dar. Bei AVWS bestehen Hörbeeinträchtigungen im Alltag, obwohl die Ton- und die herkömmliche Sprachaudiometrie unauffällige Befunde zeigen. Erst die umfangreiche spezielle pädaudiologische Diagnostik ermöglicht es festzustellen, ob und in welcher Form eine AVWS vorliegt. Zudem müssen die Hör- und Sprachbefunde in Bezug zur Gesamtentwicklung des Kindes gesetzt werden, um die Diagnose einer AVWS zu sichern. Vonseiten der Eltern kann hinter dem Diagnoseanspruch und dem Therapiebegehren der Wunsch bestehen, eine übergeordnete Störung oder generelle Schulleistungsprobleme hinter dem Etikett „AVWS" zu verbergen. Im Fall übergeordneter Störungen, z.B. mentaler Entwicklungsstörungen, lassen sich zwar Defizite im Bereich der auditiven Verarbeitungs- und Wahrnehmungsleistungen nachweisen, jedoch liegen zusätzlich Beeinträchtigungen in weiteren Sinnesmodalitäten vor, sodass es sich nicht begründen ließe, eine schwerpunktmäßig im auditiven Bereich vorhandene Störung, d.h. eine AVWS in engerem Sinn, zu diagnostizieren. Dagegen bestehen bei vielen Kindern Einschränkungen, die speziell oder schwerpunktmäßig die auditiven Funktionen betreffen, sodass in diesen Fällen die Diagnose einer AVWS gerechtfertigt erscheint. Viele Fragestellungen bezüglich des Konstrukts AVWS sind derzeit noch offen und Gegenstand der Forschung.

Definition

Auditive Verarbeitungs- und Wahrnehmungsstörungen (AVWS) sind definiert als Beeinträchtigung zentraler Prozesse des Hörens bei gleichzeitig unauffälligem Tonschwellenaudiogramm (Chermak und Musiek 1997, CSHA 2007, ASHA 2005a, 2005b, Nickisch et al. 2007).

AVWS können unter anderem zu Defiziten der Erkennung, Differenzierung und Identifikation von Schallreizen, des Richtungshörens sowie der Interaktion zwischen beiden Ohren (z.B. bei der Störgeräuschunterdrückung) führen mit u.a. der Folge einer gestörten Schallquellenlokalisation, einer eingeschränkten Spracherkennung im Störgeräusch, Problemen beim Sprachverstehen in Gruppensituationen sowie beim Verstehen von modifizierten Sprachsignalen (z.B. schneller gesprochener Sprache, unvollständigen Sprachsignalen, bei Störgeräuschen) oder bei dichotischer Sprachpräsentation. Weiterhin können AVWS zentral höhere Funktionseinschränkungen zeigen, z.B. bei der Differenzierung, der Identifizierung, der Analyse oder der Synthese von Sprachlauten sowie auch isoliert modalitätsspezifisch im sprachlich-auditiven Kurzzeitgedächtnis (Konsensuspapiere von Ptok et al. 2000, Nickisch et al. 2007 im deutschsprachigen sowie Jerger und Musiek 2000, CSHA 2007 im angloamerikanischen Raum). In der jüngsten Stellungnahme von 2005 rechnet die ASHA (American Speech and Hearing Association) (ASHA 2005b) die zentral höheren Funktionseinschränkungen, die Phonemdifferenzierung ausgenommen, nicht mehr zum primären Störungsbild der (Central) Auditory Processing Disorders ([C]APD), während sowohl in Teilen der USA (CSHA 2007) als auch in anderen Staaten (z.B. Deutschland, Österreich, Schweiz, Belgien, Israel) weiterhin die umfassende Definition von AVWS beibehalten wird.

Entsprechend der sekundären Folgen von peripheren Hörstörungen, wird auch für AVWS im Kindesalter angenommen, dass sie zu Beeinträchtigungen der rezeptiven und expressiven Sprachentwicklung, des Schriftspracherwerbs, der psychosozialen Kompetenz, der Schullaufbahn, des Bildungsniveaus, der Persönlichkeitsentwicklung sowie der emotionalen und sprachlich-kognitiven Entwicklung führen können (Cacace und McFarland 1998, Bellis und Ferre 1999, Chermak et al. 1999, Jerger und Musiek 2000, Bamiou et al. 2001, ASHA 2005a, b).

Ursachen, Häufigkeit

Die Ursachen für AVWS sind bislang weitgehend ungeklärt. Als ätiologische Faktoren werden unter anderem genetische Ursachen, eine verzögerte Hörbahnreifung (z.B. als Folge vorübergehender Schallleitungsschwerhörigkeiten während der Säuglings- oder Kleinkindzeit) und frühkindliche Hirnschädigungen diskutiert sowie auch Umwelteinflüsse.

Die Häufigkeit von AVWS wird für das Kindesalter auf 2–3% geschätzt bei einem Geschlechtsverhältnis von 2:1 zugunsten männlicher Kinder (Chermak und Musiek 1997, Bamiou et al. 2001).

Anamnese

Kinder mit AVWS können im Alltag durch folgende Merkmale auffallen, die in der Anamnese erfragt werden sollten:

- Bereits im Säuglingsalter häufiger inkonstante Hörreaktionen
- Häufiges Nachfragen während der verbalen Kommunikation

- Inadäquate Reaktionen oder Missverständnisse bei verbaler Kommunikation
- Unempfindlichkeit oder Unaufmerksamkeit gegenüber Schallreizen
- Übermäßige Empfindlichkeit bei hohen Schallpegeln oder schrillen Schallreizen
- Vermindertes Sprachverstehen bei Störgeräuschen oder bei mehreren Gesprächspartnern
- Richtungshörprobleme im Alltag
- Hörbedingte Verwechslung ähnlich klingender Wörter
- Probleme beim Auswendiglernen von Texten, Versen, Liedtexten oder Gedichten
- Merkfähigkeitsprobleme im Alltag bei mehrteiligen, verbalen Aufforderungen
- Spezifische rezeptive oder expressive Sprachentwicklungsstörungen, insbesondere bei Auffälligkeiten der Phonemdifferenzierung oder des auditiven Kurzzeitgedächtnisses
- Lese- und/oder Rechtschreibstörungen mit häufigen oder vorrangigen Wahrnehmungsfehlern.

Standardisierte Anamnesebögen (z.B. Anamnesebogen der Deutschen Gesellschaft für Phoniatrie und Pädaudiologie, abrufbar unter www.dgpp.de) können die Anamnese lediglich ergänzen, jedoch keinesfalls ersetzen. Des Weiteren sind Anamnesebögen laut einigen Studien nicht als Screening für AVWS geeignet. Zudem ist durch die Fragebögen keine Einsparung der zur Diagnosestellung einer AVWS notwendigen Tests möglich (Nickisch et al. 2005b, Raap et al. 2004, Buller et al. 2003).

Voruntersuchungen zur AVWS-Diagnostik

Die Diagnostik von AVWS umfasst sowohl eine Auswahl subjektiver und objektiver Hörprüfungen als auch eine Untersuchung der rezeptiven und expressiven Sprachentwicklung. Insofern gestaltet sich die Diagnostik von AVWS sehr zeitaufwändig und umfangreich. Daher erscheint es sinnvoll, bereits im Vorfeld Top-down-Prozesse auszuschließen, wie z.B. Entwicklungsstörungen im nonverbalen Bereich oder Aufmerksamkeitsdefizit-/Hyperaktivitätsstörungen (ADHS). Grundsätzlich sollte als Voraussetzung für die Diagnose einer AVWS die nonverbale kognitive Entwicklung im Durchschnittsbereich liegen. Durch nicht vorab identifizierte Top-down-Prozesse besteht die Gefahr, die phoniatrisch-pädaudiologischen Untersuchungsergebnisse im Hinblick auf eine AVWS-Diagnose fehlerhaft zu interpretieren, wie z.B. im Fall von allgemeinen Lernstörungen, primären Sprachverständnisstörungen oder generellen, modalitätsübergreifenden Beeinträchtigungen der Kurzzeitgedächtnisfunktionen (Cacace und McFarland 1998, Jerger und Musiek 2000, Nickisch et al. 2005, 2007).

Ebenso muss vor Beginn der umfassenden pädaudiologischen Diagnostik von AVWS eine periphere Hörstörung zuverlässig ausgeschlossen sein. Immerhin bestehen bei ca. 8% der Kinder mit Verdacht auf AVWS wider Erwarten therapierelevante periphere Hörauffälligkeiten in Form von Schallleitungsschwerhörigkeiten, leichten Schallempfindungsschwerhörigkeiten, fluktuierenden oder einseitigen peripheren Hörstörungen (Kiese und Kruse 2006). Grundsätzlich ist nicht auszuschließen, dass bei Störungen des peripheren Hörens zusätzlich AVWS auftreten (Jerger und Musiek 2000). Da allein aufgrund unbehandelter peripherer Hörstörungen AVWS-ähnliche Symptome zu erwarten sind, müssen im Vorfeld einer AVWS-Diagnostik periphere Hörstörungen reguliert werden (z.B. operativ durch Paukenröhrcheneinlage) oder adäquat versorgt sein (z.B. über Hörgeräte) (Schönweiler et al. 1998, Ptok 2001, Ptok und Eysholdt 2005). Erst im Anschluss an die adäquate Behandlung eventueller peripherer Hörstörungen ist es möglich, die auditiven Verarbeitungs- und Wahrnehmungsleistungen genauer einzuschätzen.

Empfohlene Voraussetzungen/Voruntersuchungen vor einer AVWS-Diagnostik:

- Periphere Hördiagnostik (Tonaudiogramm, Tympanogramm, otoakustische Emissionen, seitengetrennte Sprachaudiometrie)
- Intelligenzbeurteilung, insbesondere im nonverbalen Bereich, durch einen umfassenden Intelligenztest (z.B. HAWIK-III, K-ABC)
- Lese-Rechtschreibdiagnostik
- Beurteilung bezüglich Aufmerksamkeitsdefizit-/Hyperaktivitätsstörungen (ADHS)
- Biografische Anamnese.

Diagnostik

Als Voraussetzung zur AVWS-Diagnostik sollten die Ergebnisse der Voruntersuchungen vollständig vorliegen. Es wird empfohlen, die umfassende Diagnostik von AVWS nur in phoniatrisch-pädaudiologisch versierten Abteilungen, Kliniken oder Praxen vorzunehmen. Mit der AVWS-Diagnostik darf ausschließlich eingehend instruiertes, verantwortungsvolles und erfahrenes Personal betraut werden, dem die Standardbedingungen der Testdurchführung und Testauswertung vollständig bekannt sind. Ebenso muss der Untersucher bezüglich des qualitativ während des Untersuchungsablaufs eventuell zu beobachtenden Verhaltens einschließlich der dann zu treffenden Maßnahmen gut eingewiesen sein. Besonderheiten müssen während der Testung fortlaufend dokumentiert werden.

Die Diagnostik umspannt die Überprüfung der Hörverarbeitung und der Hörwahrnehmung durch subjektive[1] und objektive[2] Testverfahren sowie Untersuchungen zur rezeptiven und expressiven Sprachentwicklung einschließlich, ggf. modalitätsübergreifend, der Kurzzeitgedächtnisfunktionen (Bellis und Ferre 1999, Matulat und Lamprecht-Dinnesen 1999, Ptok et al. 2000, CSHA 2007, Bellis 2003, ASHA 2005a, b, Nickisch et al. 2005, 2007).

Als **subjektive Tests** werden u.a. eingesetzt (Testbeschreibungen in Nickisch et al. 2005):

- Dichotische Sprachaudiometrie (Uttenweiler bis zum 11. Lebensjahr oder Feldmann ab 12 Jahren, Westra[3]-CD 5)
- Sprachaudiometrie mit Störgeräusch (entsprechend dem Stand der Sprachentwicklung mit Mainzer, Göttinger, Oldenburger oder Freiburger Sprachaudiometrie)
- Hörtest mit zeitkomprimierter Sprache (Nickisch, Westra[3]-CD 20 oder Ptok, Westra[3]-CD 18)
- Binauraler Summationstest (Ptok, Westra[3]-CD 18)
- Prüfung des Richtungsgehörs mit mindestens 5 Lautsprechern
- Prüfung mit sprachfreien auditiven Reizen (z.B. Gap-Detection, Tonhöhe, Tonpegel, mon- und binaurale Zeitordnung in „Patsy basic“[4])
- Hörfeldskalierung (z.B. Würzburger Hörfeldskalierung Westra[3]-CD)
- Unbehaglichkeitsschwelle
- Tests zur Differenzierung, Kinästhetik, Identifikation, Analyse und Synthese von Sprachlauten (z.B. Heidelberger Lautdifferenzierungstest, Westra[3]-CD 11, Subtest-Laute verbinden aus dem Psycholinguistischen Entwicklungstest)
- Tests zur Überprüfung des auditiven Kurzzeitgedächtnisses für Zahlen, Wörter oder Sinnlossilben (z.B. aus dem Psycholinguistischen Entwicklungstest, K-ABC, HAWIK-III).

Als **objektive audiologische Verfahren** finden u.a. Anwendung:

- Hirnstammaudiometrie
- Messung der binauralen Interaktionspotenziale
- Stapediusreflexmessungen
- Messung der Mismatch-Negativität
- Messung mittellatenter und später akustisch evozierter Potenziale.

Zur Beurteilung der **rezeptiven und expressiven Sprachleistungen** dienen standardisierte Tests (z.B. Heidelberger Sprachentwicklungstest) zur Einschätzung der Bereiche:

- Phonetik – Phonologie
- Lexikon – Semantik
- Syntax – Grammatik
- Sprachverstehen auf Wort-, Satz- und Textebene.

Darüber hinaus sollten die Spontansprache im Dialog und die kommunikative Kompetenz beurteilt werden.

Die aufgeführten subjektiven und objektiven Tests stellen eine Auswahl möglicher Verfahren zur Untersuchung einer AVWS dar, die in der pädaudiologischen Diagnostik nicht immer vollständig, sondern indikationsbezogen und zugeordnet zu auditiven Funktionsbereichen (z.B. Lokalisation, Zeitverarbeitung, Selektion, Differenzierung, Identifikation, Analyse, Synthese, Sequenzierung) Anwendung finden. Darüber hinaus werden die einzelnen Tests unter Berücksichtigung der individuellen Sprachkompetenz ausgewählt, um diagnostikrelevante Top-down-Prozesse von sprachlichen Leistungen auf die auditiven Funktionen möglichst gering zu halten bzw. einschätzen zu können. Zusätzlich muss für die Diagnostik von AVWS einschränkend berücksichtigt werden, dass nicht für alle Verfahren Normierungen vorliegen. Ebenso sind für einige Tests die Reliabilität, die Validität sowie die Sensitivität noch Gegenstand der wissenschaftlichen Forschung. Erste Cut-off-Kriterien von einigen deutschsprachigen audiometrischen Verfahren und sprachlich-auditiven Tests für Zweit- und Drittklässler sind bei Wohlleben et al. (2007) nachzulesen.

Die **Diagnose einer AVWS** wird angenommen, wenn trotz unauffälliger nonverbaler Intelligenz in mindestens zwei oder mehr auditiven Funktionsbereichen Defizite vorliegen. Zudem sollte das Ausmaß der Einschränkung mindestens 2 Standardabweichungen unterhalb des Mittelwerts der Normgruppe liegen (Wohlleben et al. 2007, Nickisch et al. 2007). Selbst unter diesen Voraussetzungen ist zu berücksichtigen, dass 16% der unauffälligen Schulkinder trotzdem in 2–3 Tests versagen. Dagegen sind Kinder mit AVWS zu 86% in 3 und mehr Tests auffällig (Wohlleben et al. 2007). Die geschilderten Diagnosekriterien (Einschränkungen von mehr als 2

[1] Subjektive audiologische Verfahren sind Untersuchungen, bei denen die Hörfähigkeit über eigene Angaben des Patienten ermittelt wird

[2] Objektive audiologische Verfahren sind Messungen und Ableitungen zur Überprüfung des Hörvermögens, bei denen die aktive Mitarbeit des Patienten nicht erforderlich ist

[3] Westra Elektroakustik, Wertingen

[4] Firma Pilot, Blankenfelde

Standardabweichungen in mindestens 2 auditiven Funktionen) sollten daher als Minimalkriterien angesehen werden, um die Diagnose einer AVWS zu rechtfertigen. Bei auditiven Kurzzeitgedächtnisstörungen kann eine AVWS nur angenommen werden, wenn gleichzeitig das visuelle oder visuell-motorische Kurzzeitgedächtnis dem nonverbalen Leistungsniveau entspricht, d.h. eine deutliche Diskrepanz zwischen den auditiven und den übrigen Kurzzeitgedächtnisleistungen besteht. Obwohl eine Hirnstammaudiometrie bei AVWS in der Regel unauffällig ist, sollte sie zum Ausschluss hirnorganischer Störungen im Hörnerven- und Hirnstammbereich grundsätzlich Bestandteil der AVWS-Diagnostik sein. Bei auffälligen Hirnstammaudiometriebefunden oder atypischen Testresultaten der übrigen Verfahren, z.B. bei irregulären Seitendifferenzen, wird empfohlen, die Diagnostik durch bildgebende Verfahren zu ergänzen (z.B. MRT, CCT).

Weiteres Ziel der Diagnostik ist es, die Basis für eine gezielte Behandlung des Störungsbilds herauszuarbeiten. Hierzu ist es einerseits notwendig, die auffälligen auditiven Leistungsbereiche qualitativ und quantitativ einzuschätzen sowie andererseits diejenigen Fähigkeiten zu identifizieren, die dem Kind als Kompensationsmöglichkeiten zur Verfügung stehen. Insofern stellt das detaillierte Ergebnis der eingehenden Diagnostik, z.B. in Form eines **auditiven Verarbeitungs- und Wahrnehmungsprofils** (Nickisch et al. 2005), die Voraussetzung für gezielte Therapiemaßnahmen dar.

Die Leistungsprofile der Kinder mit AVWS sind erfahrungsgemäß individuell sehr unterschiedlich. Erste Subtypen von AVWS (Subtyp auditive Selektionsstörung, Subtyp auditive Kurzzeitgedächtnisstörung) wurden beschrieben (Bellis 2003, Nickisch et al. 2007).

In Deutschland wurde ein erster Screeningtest für AVWS entwickelt (Nickisch et al. 2006), mit dem es gelingt, die Kinder zu identifizieren, bei denen eine umfassende Diagnostik zur weiteren Abklärung einer AVWS indiziert ist und von denjenigen Kindern zu unterscheiden, bei denen eine AVWS eher unwahrscheinlich ist. Der Screeningtest wurde im Hinblick auf Objektivität, Reliabilität, Sensitivität und teilweise auch der Validität untersucht (Heuckmann et al. 2005, 2006). Es muss jedoch abgewartet werden, ob sich dieses Verfahren langfristig bewährt.

Problembereich Komorbiditäten und Differenzialdiagnostik

Die Diagnosestellung einer AVWS wird häufig durch Komorbiditäten mit anderen Störungen erschwert.

Komorbiditäten und Differenzialdiagnosen bei AVWS (Auswahl)

- Aufmerksamkeits-Hyperaktivitätssyndrom (ADHS)
- Sprachverständnisstörungen
- Lese-Rechtschreib-Störungen
- Kognitive Entwicklungsstörungen
- Modalitätsübergreifende Störungen des Kurzzeitgedächtnisses
- Affektiv-emotionale Störungen (z.B. depressive Störung)
- Störungen des Sozialverhaltens
- Interaktionsstörungen
- Hirnorganische Störungen (z.B. fokale Epilepsie, Tumoren, Fehlbildungen)
- Periphere Hörstörungen.

Mithilfe von objektiven Tests oder elektrophysiologischen Verfahren ist es bislang nicht möglich, AVWS im Sinne eines Goldstandards zu objektivieren oder eindeutig gegenüber anderen Störungen abzugrenzen. Ebenso wenig können AVWS durch einen einzelnen Test verifiziert oder ausgeschlossen werden. In der Regel erscheint es jedoch in der Gesamtschau der Befunde möglich, AVWS von den übrigen differenzialdiagnostisch in Betracht kommenden Störungen abzugrenzen bzw. zu entscheiden, ob und welche Behandlungsmaßnahmen sich im Bereich der auditiven Verarbeitungs- und Wahrnehmungsfunktionen individuell als hilfreich erweisen können. Grundsätzlich ist bei der Diagnosestellung zu beachten, dass AVWS zwar gehäuft gemeinsam mit anderen Dysfunktionen auftreten, jedoch nicht primär durch diese verursacht werden. AVWS sollten nur diagnostiziert werden, wenn sich Einschränkungen nachweisen lassen, die schwerpunktmäßig oder primär die auditive Sinnesmodalität betreffen (ASHA 2005a, b, Ptok et al. 2005, Nickisch et al. 2007).

Bei der Diagnostik von AVWS sind folgende Komorbiditäten von besonderer differenzialdiagnostischer Bedeutung: Sprachverständnisstörungen, Lese-Rechtschreib-Störungen, ADHD und Kurzzeitgedächtnisstörungen.

Sprachverständnisstörungen

Sprachverständnisstörungen (ICD F80.2) und AVWS (ICD F80.20) sind durch eine ihnen jeweils eigene Symptomatik gekennzeichnet, die in der unterschiedlichen ICD-Verschlüsselung zum Ausdruck kommt. Beide Störungsbilder erfordern infolge der verschiedenartigen Symptomatik unterschiedliche Therapieansätze. Sprachverständnisstörungen können ohne gleichzeitige AVWS auftreten, ebenso wie AVWS nicht zwangsläufig Sprachverständnisstörungen nach sich ziehen, jedoch nicht selten bedingen oder mitverursachen.

In einigen Fällen treten AVWS und Sprachverständnisstörungen gemeinsam auf. Bei Sprachverständnisstörungen mit gleichzeitigen AVWS-Symptomen gelingt es anhand der Analyse des auditiven und sprachlichen Profils in der Regel, die Sprachverständnisleistungen in Bezug zu den Befunden der auditiven Verarbeitungs- und Wahrnehmungstests zu setzen und zu bewerten, ob die therapierelevanten Leistungstiefpunkte eines Kindes vorrangig die auditiven Funktionen betreffen oder ob der Schwerpunkt der Störung im Sprachverstehen liegt. Mischbilder sind durchaus möglich und von therapeutischer Relevanz, da in diesem Fall therapeutisch sowohl in auditiven Bereichen als auch am Sprachverständnis gearbeitet werden muss. Darüber hinaus sollte beim Vorliegen einer Sprachverständnisstörung ein EEG abgeleitet werden, da bei rezeptiven Sprachentwicklungsstörungen gehäuft EEG-Auffälligkeiten in Form fokaler oder generalisierter Veränderungen bestehen (Picard et al. 1999, Massinger et al. 2001).

Für die AVWS-Diagnostik erscheint bedeutsam, dass sich Sprachverständnisdefizite bei linguistisch ungeeigneter und nicht adäquat auf die Sprachkompetenz des Kindes abgestimmter Testauswahl als Top-down-Faktor auf die Ergebnisse in den sprachgebundenen AVWS-Tests auswirken können. Dies betrifft auch die zum Teil sprachlich komplexen mündlichen Testanweisungen zu den sprachfreien Verfahren.

Lese-Rechtschreib-Störungen

Ähnlich wie die Diagnostik der kognitiven Entwicklung, sollte die Beurteilung von Lese-Rechtschreib-Störungen einschließlich der Analyse der Quantität und der Qualität besonders der Rechtschreibfehler bereits vor der ausführlichen AVWS-Diagnostik abgeschlossen sein. Häufige Verwechslungen ähnlich klingender Buchstaben und Laute (sog. Wahrnehmungsfehler) in Diktaten oder Rechtschreibtests können auf AVWS hinweisen. Sprachgebundene auditive Wahrnehmungsprozesse, u.a. in Form der phonologischen Bewusstheit, stellen eine notwendige und wesentliche Voraussetzung zum Lese-Rechtschreib-Erwerb dar und sind besonders für den frühen Schriftspracherwerb bedeutsam (Lundberg et al. 1988, Lundberg 1994, Torgesen und Davis 1996, Schulte-Körne et al. 1998, 1999, Schneider et al. 1999, 2000, Torgesen et al. 1999, Übersichten: Bus und Ijzendoorn 1999, Vellutino et al. 2004). Enge Zusammenhänge von sprachgebundenen auditiven Fähigkeiten und Sprachentwicklungs- bzw. Lese-Rechtschreib-Leistungen wurden vielfach beschrieben (u.a. Gathercole et al. 1994, Hansen und Bowey 1994, Wagner et al. 1994, Hoien et al. 1995, Masterson et al. 1995, Shankweiler et al. 1995, Bishop et al. 1996, Gottardo et al. 1996, Wagner et al. 1997, Elbro et al. 1998, Weismer et al. 2000, Conti-Ramsden und Botting 2001, Griffiths und Snowling 2002, Jancyk et al. 2003, Schöler et al. 2003). Bezüglich eventueller Förderungs- oder Therapiemaßnahmen ist besonders bei komplexer Symptomatik ggf. interdisziplinär zu klären, welche Schwerpunkte vorrangig behandlungsrelevant erscheinen.

Aufmerksamkeits-Hyperaktivitätsstörung (ADHS)

AVWS treten sowohl mit als auch ohne ADHS-Symptome auf. Die Unterscheidung zwischen AVWS und ADHS stellt sich mitunter nicht ganz einfach dar, da beide als Komorbiditäten auftreten können und sich die Symptomatik dieser beiden Störungsbilder nicht unerheblich überlappt, AVWS und ADHS erscheinen grundsätzlich voneinander abgrenzbar (Chermak et al. 1999, Norrelgen et al. 1999, Banaschewski und Rothenberger 2000, Tillery et al. 2000, Bamiou et al. 2001, Ptok et al. 2005b). Die Diagnose einer ADHS verlangt eine eigenständige komplexe Diagnostik, die sich von derjenigen bei AVWS erheblich unterscheidet (von Voss 2002, Schwemmle et al. 2007).

Wegen der häufig zusätzlich vorhandenen Aufmerksamkeits- und Konzentrationsprobleme der betroffenen Kinder muss während der AVWS-Diagnostik fortlaufend durch den Untersucher überwacht werden, dass die Testresultate der auditiven Verfahren nicht durch Aufmerksamkeits- oder Motivationsprobleme ungünstig beeinflusst werden. Bei Kindern mit leichter und mittelschwerer ADHS lässt sich die Aufmerksamkeit in der Einzeltestsituation durch einen erfahrenen Untersucher in der Regel problemlos steuern, sodass eine evtl. durch die ADHS während der Diagnostik hervorgerufene Top-down-Beeinflussung der Ergebnisse eher als gering einzuschätzen ist. Dagegen würden sich stärkere Aufmerksamkeitsschwankungen während der AVWS-Diagnostik deutlich zeigen und identifizieren lassen. Die Beobachtungen während der Testung müssen stets mitprotokolliert und die auffälligen Testergebnisse bei stärkerer Aufmerksamkeitsproblematik während der Untersuchung ggf. zu einem späteren Zeitpunkt nochmals kontrolliert werden. Um konzentrationsbedingte Einflüsse auf die Testergebnisse zu vermeiden, ist es ratsam, die AVWS-Diagnostik möglichst morgens vorzunehmen (Chermak et al. 1999). Der Untersuchungsablauf muss stets den Aufmerksamkeits- und Konzentrationsleistungen angepasst und ggf. auf mehrere Einheiten aufgeteilt werden. Zeitdruck ist zu vermeiden. Eine eventuelle Medikamentengabe muss am Tag der Testung wie gewohnt erfolgen (CSHA 2007).

Kurzzeitgedächtnisstörungen

Einschränkungen des auditiven Kurzzeitgedächtnisses sind bei AVWS häufig anzutreffen. Als Bedingung für die Diagnose von AVWS muss jedoch im Fall von auditiven Kurzzeitgedächtnisstörungen zwingend herausgearbeitet werden, dass sich die Kurzzeitgedächtnisdefizite auf den auditiven Bereich beschränken oder zumindest schwerpunktmäßig dort anzutreffen sind. Sind dagegen gleichzeitig auch die anderen Sinnesmodalitäten betroffen (z.B. das visuelle oder visuell-motorische Kurzzeitgedächtnis), ist eher eine modalitätsübergreifende Gedächtnisstörung anzunehmen, sodass in diesem Fall die Diagnose einer AVWS nicht gerechtfertigt erscheint (Cacace und McFarland 1998, Jerger und Musiek 2000, Matulat et al. 2000, Nickisch et al. 2005, 2007).

Therapie

Die Behandlung von AVWS umfasst übende Verfahren, die Förderung von Kompensationen der gestörten Funktionen sowie die Verbesserung der akustischen Signalqualität. In Konzepten zur Therapie von AVWS sollten alle drei Bereiche berücksichtigt werden.

Übende Verfahren

Behandlungsformen bei AVWS umfassen zum einen **teilfunktionsspezifische, sprachgebundene auditive Verfahren**, zu denen unter anderem Übungen zur Phonemdifferenzierung, Phonemidentifikation, Phonemanalyse in Wörtern, Phonemsynthese und phonologischen Bewusstheit zählen. Für diese Verfahren sind sowohl Trainingseffekte der Funktionen selbst (u.a. Lundberg et al. 1988, Hurford und Sanders 1990, Torgesen und Davis 1996, Tremblay et al. 1997, 2001, Schneider et al. 1997, 1999, 2000, Hesse et al., 1998, 2001, Bischof et al. 2002, Nickisch 2002, Simos et al. 2002, Hayes et al. 2003, Hatcher et al. 2004) als auch Transfereffekte auf Sprach- oder Lese-Rechtschreib-Leistungen hinreichend belegt (u.a. Signer 1979, Hatcher et al. 1994, 2004, Lundberg 1994, Schneider et al. 1999, 2000, Torgesen et al. 1999, Bus und Ijzendoorn 1999).

Zum zweiten gibt es zahlreiche Verfahren, in denen **sprachfreie auditive Funktionen** trainiert (z.B. Ordnungsschwellentraining, Training auditiver Low-level-Funktionen) oder modifizierte Sprachsignale eingesetzt werden (z.B. Fast-Forword, Lateraltraining, Tomatistherapie, Hochtontraining). Effekte auf die trainierten Funktionen selbst wurden für einzelne Verfahren beobachtet (Bischof et al. 2002, Berwanger 2003, Tewes et al. 2003). Transfereffekte auf Sprach- oder Lese-Rechtschreib-Leistungen wurden teilweise beschrieben (Merzenich et al. 1996, Tallal et al. 1996, Habib et al. 2002, Tewes et al. 2003, Schäffler et al. 2004), konnten jedoch in anderen Studien nicht nachgewiesen bzw. nicht reproduziert werden (Hurford und Sanders 1990, Klicpera und Gasteiger-Klicpera 1996, Kühn-Inacker und Weinmann 2000, Bishof et al. 2002, Suchodoletz 2003, Berwanger 2003, Bitz et al. 2005, Cohen et al. 2005).

Im Hinblick auf die Wirksamkeit der unterschiedlichen Behandlungsansätze sprechen die beschriebenen Forschungsergebnisse unter zusätzlicher Berücksichtigung der kindlichen Therapieressourcen eindeutig für die sprachgebundenen teilfunktionsspezifischen Behandlungsansätze als Therapie der Wahl bei AVWS. Demgegenüber sind die Therapieeffekte eines sprachfreien Trainings oder von modifizierten Sprachsignalen bislang nicht hinreichend belegt, um diese Verfahren als alleinige Therapieform zu rechtfertigen.

Trainingsmethoden der Kompensation gestörter Funktionen

Behandlungsmethoden von AVWS sollten zusätzlich zu den übenden Verfahren die Aktivierung von Kompensationsstrategien umfassen (über z.B. phonembestimmtes Manualsystem, Mundbildbeobachtung, taktil-kinästhetische Elemente, rhythmisch-motorische Elemente) sowie auch metakognitive Strategien einbeziehen (Chermak und Musiek 1997, Bellis 2003, Nickisch et al. 2005). Hierdurch wird es dem Patienten ermöglicht, Kompensationen zu entwickeln und zu trainieren. Beispielsweise lassen sich bei auditiven Kurzzeitgedächtnisstörungen Kompensationsmöglichkeiten über die intakten visuellen und visuell-motorischen Kurzzeitgedächtnisfunktionen aktivieren. Darüber hinaus wird erarbeitet, eigenständig die jeweilige auditive Situation einschätzen und eventuellen Schwierigkeiten selbstständig aktiv gegensteuern zu können.

Verfahren zur Verbesserung der akustischen Signalqualität

Zur Verbesserung der Signalqualität sind Maßnahmen zur Modifikation der Hörumgebung und deren Umsetzungsmöglichkeiten zu überlegen (z.B. Reduktion von Geräuschquellen im Schulklassenraum, Änderung der Sitzposition in der Schulklasse, Schalldämmung). In begründeten Einzelfällen können eventuell FM- oder Sound-field-Anlagen eingesetzt werden (Chermak und Musiek 1997, Bellis 2003, Nickisch et al. 2005). Bei sehr gravierender AVWS-Symptomatik kann die Betreuung in einer Schwerhörigeneinrichtung eine wertvolle Alternative zur Regelbeschulung darstellen.

Zusammenfassung

Unter AVWS werden Defizite der auditiven Sinnesmodalität bei regelrechtem Tonaudiogramm und unauffälliger nonverbaler Intelligenz verstanden. Die Diagnostik einer AVWS umfasst ausführliche periphere und zentrale Hörprüfungen sowie die Untersuchung der Sprach- und Intelligenzentwicklung. Die Diagnose von AVWS ist nur gerechtfertigt, wenn die Defizite spezifisch oder schwerpunktmäßig den auditiven Bereich betreffen. Bei komplexen Störungsbildern und zur Abgrenzung von Komorbiditäten ist ein interdisziplinärer, fachübergreifender Diagnostik- und Therapieansatz wünschenswert. Bestätigt sich eine AVWS, sind spezifische, möglichst sprachgebundene Therapieansätze unter gleichzeitigem Training der Kompensationsmöglichkeiten und zusätzlichen Modifikationen der Hörumgebung hilfreich.

LITERATUR

ASHA-Working Group on Auditory Processing Disorders (2005a) (Central) Auditory Processing Disorders (Position Statement) – The Role of the Audiologist. www.asha.org/NR/rdonlyres/8A2204DE-EE09-443C-98AA-3722C18214E3/ 0/v2PS_CAPD.pdf

ASHA-Working Group on Auditory Processing Disorders (2005b) (Central) Auditory Processing Disorders (Technical Report 2005/1). www.asha.org/NR/rdonlyres/8404EA5B-8710-4636-B8C4-8A292E0761E0/0/v2TR_CAPD.pdf

Bamiou D, Musiek F, Luxon L (2001) Aetiology and clinical presentations of auditory processing disorders – review. Archives of Disease in Childhood 85: 361–365.

Banaschewski T, Rothenberger AJ (2000) Medikamentöse Behandlung der Aufmerksamkeitsdefizit-Hyperaktivitätsstörung im Kindesalter unter Berücksichtigung komorbider Aspekte. Sprache-Stimme-Gehör 24: 99–105.

Bellis TJ (2003) Assessment and Management of Central Auditory Processing Disorders. 2. Aufl. New York: Thomson.

Bellis TJ, Ferre JM (1999) Multidimensional approach to the differential diagnosis of central auditory processing disorders in children. Journal of American Academy of Audiology 10: 319–328.

Berwanger D (2003) Ordnungsschwellentraining. In: Suchodoletz v W (Hrsg.) Therapie der Lese-Rechtschreibstörung. Stuttgart: Kohlhammer: 129–160.

Bischof J, Gratzka V, Strehlow U, Haffner J, Parzer P, Resch F (2002) Reliabilität, Trainierbarkeit und Stabilität auditiv diskriminativer Leistungen bei zwei computergestützten Mess- und Trainingsverfahren. Zeitschrift für Kinder- und Jugendpsychiatrie 30: 261–270.

Bishop DVM, North T, Donlan C (1996) Nonword Repetition as a Behavioural Marker for Inherited Language Impairment: Evidence from a Twin Study. Journal of Child Psychology and Psychiatry 37: 391–403.

Bitz U, Gust K, Vogt K, Steinbrink C, Hille K (2005) Auswirkungen des AUDILEX-Trainingsprogramms auf die Lese-Rechtschreibleitung von Grundschülern der 2. Klasse. Nervenheilkunde 3: 184–189.

Buller N, Hecker H, Ptok M (2003) Untersuchungen zur ökologischen Validität des Verbalen Lern- und Merkfähigkeitstests (VLMT). In: Kruse E, Gross M (Hrsg.) Aktuelle phoniatrisch-pädaudiogische Aspekte 2003/2004. Band 11. Niebüll: Videel-Verlag, 317–318.

Bus AG, Ijzendoorn MH (1999) Phonological awareness and early reading: a meta-analysis of experimental training studies. Journal of Educational Psychology 91: 404–414.

Cacace AT, McFarland DJ (1998) Central auditory processing disorder in school-aged children: a critical review. Journal of Speech Language and Hearing Research 41: 355–373.

Chermak GD, Hall JW, Musiek FE (1999) Differential diagnosis and management of central auditory processing disorder and attention deficit hyperactivity disorder. Journal of American Academy of Audiology: 289–303.

Chermak GD, Musiek FE (1997) Central auditory processing disorders: new perspectives. San Diego: Singular.

Cohen W, Hodson A, O'Hare A, Boyle J, Durrani T, McCartney E, Mattey M, Naftalin L, Watson J (2005) Effects of computer-based intervention through acoustically modified speech (FastforWord) in severe mixed receptive-expressive language impaiment: Outcomes from a randomized controlled trial. Journal of Speech Language and Hearing Research 48: 715–729.

Conti-Ramsden G, Botting N (2001) Psycholinguistic Markers for Specific Language Impairment (SLI). Journal of Child Psychology and Psychiatry 42: 741–748.

CSHA (2007) California Speech-Language-Hearing Association's Guidelines for the Diagnosis and Treatment for Auditory Processing Disorders. Csha.org/position_papers/CAPDJan2007.pdf

Elbro C, Borstrom I, Petersen DK (1998) Predicting dyslexia from kindergarten: The importance of distinctness of phonological representations of lexical items. Reading Research Quarterly 33: 36–60.

Gathercole SE, Willis CS, Baddeley AD, Emslie H (1994) The children's tests of nonword repetition. Memory 2: 103–127.

Gottardo A, Stanovich KE, Siegel LS (1996) The Relationships between Phonological Sensitivity, Syntactic Processing, and Verbal Working Memory in the Reading Performance of Third-Grade Children. Journal of Experimental Child Psychology 63: 563–582.

Griffiths YM, Snowling MJ (2002) Predictors of Exception Word and Nonword Reading in Dyslexic Children: The Severity Hypothesis. Journal of Educational Psychology 94: 34–43.

Habib M, Rey V, Daffaure V Camps R, Espresser R, Joly-Pottuz B, Démonet JF (2002) Phonological training in children with dyslexia using temporally modified speech: a three-step pilot investigation. International Journal of Language and Communication Disorders 37: 289–308.

Hansen J, Bowey JA (1994) Phonological Analysis Skills, Verbal Working Memory and Reading Ability in Second-Grade children. Child Development 65: 938–950.

Hatcher P, Hulme C, Ellis A (1994) Ameliorating early reading failure by integrating the teaching of reading and phonological skills. Child Development 65: 41–57.

Hatcher PJ, Hulme C, Snowling MJ (2004) Explicit phoneme training combined with phonic reading instructions helps young children at risk of reading failiure. Journal of Child Psychology and Psychiatry 45: 338–358.

Hayes EA, Warrier CM, Nicol TG., Zecker SG, Kraus N (2003) Neural plasticity following auditory training in children with learning problems. Clinical Neurophysiology 114: 673–684.

Hesse G, Nelting M, Brehmer D, Lemmermann E, Ptok M (1998) Benefit-, Effektivitäts- und Effizienznachweis therapeutischer Verfahren bei zentral-auditiven Verarbeitungs- und Wahrnehmungsstörungen. Sprache-Stimme-Gehör 22: 194–198.

Hesse G, Nelting M, Mohrmann B, Laubert A, Ptok M (2001) Die stationäre Intensivtherapie bei auditiven Verarbeitungs- und Wahrnehmungsstörungen im Kindesalter. HNO 49: 636–641.

Heuckmann C, Massinger C, Burger T, Nickisch A (2005) Münchner Auditiver Screeningtest für Verarbeitungs- und Wahrnehmungsstörungen (MAUS) – Retest-Reliabilität und Sensitivität. In: Gross M, Kruse E (Hrsg.) Aktuelle phoniatrisch-pädaudiologische Aspekte 2005. Band 13. Medicombooks Verlag Videel: 278–280.

Heuckmann C, Massinger C, Burger T, Kunze S, Nickisch A (2006) Münchener Auditives Screening für Verarbeitungs- und Wahrnehmungsstörungen (MAUS) – Untersuchungen zur Kriteriumsvalidität. In: Gross M, Kruse E (Hrsg.) Aktuelle phoniatrisch-pädaudiologische Aspekte 2006. Norderstedt: Books on Demand: 20–22.

Hoien T, Lundberg I, Stanovich KE, Bjaalid IK (1995) Components of phonological awareness. An Interdisciplinary Journal. Reading and Writing 7: 171–188.

Hurford DP, Sanders RE (1990) Assessment and remediation of a phonemic discrimination deficit in reading disabled second and fourth graders. Journal of Experimental Child Psychology 50: 396–415.

Janczyk M, Schöler H, Grabowski J (2003) Arbeitsgedächtnis und Aufmerksamkeit bei sprachentwicklungsgestörten und sprachunauffälligen Vorschulkindern. Pädagogische Hochschule Heidelberg, Bericht 15.

Jerger J, Musiek F (2000) Report of the Consensus Conference on the Diagnosis of Auditory Processing Disorders in School-aged Children. Journal of American Academy of Audiology 11: 467–474.

Kiese-Himmel C, Kruse E (2006) Kritische Analyse einer Kinderklientel mit Verdacht auf auditive Verarbeitungs- und Wahrnehmungsstörung. Zeitschrift für Laryno-Rhino-Otologie 85: 738–745.

Klicpera C, Gasteiger-Klicpera B (1996) Auswirkungen einer Schulung des zentralen Hörvermögens nach edu-kinesiologischen Konzepten auf Kinder mit Lese- und Rechtschreibschwierigkeiten. Heilpädagogische Forschung 12: 57–64.

Kühn-Inacker H, Weinmann S (2000) Training der Ordnungsschwelle – Ein Ansatz zur Förderung der Sprachwahrnehmung bei Kindern mit einer zentral auditiven Verarbeitungsstörung? Sprache-Stimme-Gehör 24: 119–125.

Lundberg I (1994) Reading difficulties can be predicted and prevented. In: Hulme C, Snowling M (Hrsg) Reading development and dyslexia. London: Whurr: 180–199.

Lundberg I, Frost J, Petersen OP (1988) Effects of an extensive program for stimulating phonological awareness in preschool children. Reading Research Quarterly 23: 263–284.

Massinger C, Kutschke G, Brodbeck V, Keilmann A, Heinemann M (2001) EEG-Veränderungen bei Kindern mit schweren Sprachentwicklungsstörungen. In: Gross M, Kruse E (Hrsg.): Aktuelle phoniatrisch-pädaudiologische Aspekte 2000/2001. Heidelberg: Medianverlag: 161–163.

Masterson J, Hazan V, Wijayatilake L (1995) Phonemic Processing Problems in Developmental Phonological Dyslexia. Cognitive Neuropsychology 12: 233–259.

Matulat P, Lamprecht-Dinnesen A (1999) Zentral-auditive Verarbeitungsstörungen bei Lese- und Rechtschreibschwäche – Ergebnisse einer retrospektiven Erhebung. Oto-Rhino-Laryngologia Nova 9: 115–119.

Matulat P, Scheer P, Lamprecht-Dinnesen A (2000) Münsteraner Untersuchungskonzept bei Verdacht auf zentrale Hörverarbeitungsstörungen. Zeitschrift für Dialektologie und Linguistik 67: 109–114.

Merzenich MM, Jenkins WM, Johnson P, Schreiner C, Miller SL, Tallal P (1996) Temporal processing deficits of language-learing impaired children ameliorated by training. Science 271: 77–81.

Nickisch A (2002) Therapie auditiver Wahrnehmungsstörungen nach dem Konzept von Heber, Burger-Gartner und Nickisch zur Behandlung gestörter auditiver Teilfunktionen – erste Therapieverlaufsergebnisse. In: Kruse E, Gross M (Hrsg.) Aktuelle phoniatrisch-pädaudiogische Aspekte 2001/2002. Heidelberg: Median: 239–242.

Nickisch A, Burger-Gartner J, Heber D (2005) Auditive Verarbeitungs- und Wahrnehmungsstörungen im Schulalter. 3. Aufl. Dortmund: Verlag modernes Lernen.

Nickisch A, Kiese-Himmel C, Schönweiler R, Gross M, Radü HJ (2005b) Zusammenhänge zwischen dem „Anamnestischen Erhebungs- und Beobachtungsbogen für auditive Verarbeitungs- und Wahrnehmungsstörungen (AVWS)" der DGPP und dem „Heidelberger Lautdifferenzierungstest" (HLAD). Laryngo-Rhino-Otologie 84: 487–492.

Nickisch A, Heuckmann C, Burger T (2006) Münchner Auditiver Screeningtest für Verarbeitungs- und Wahrnehmungsstörungen (MAUS). Laryngo-Rhino-Otologie 85: 253–259.

Nickisch A, Gross M, Schönweiler R, Uttenweiler V, am Zehnhoff-Dinnesen A, Berger R, Radü HJ, Ptok M (2007) Auditive Verarbeitungs- und Wahrnehmungsstörungen. Konsensusstatement der Deutschen Gesellschaft für Phoniatrie und Pädaudiologie. HNO 55: 61–72.

Norrelgen F, Lacerda F, Forssberg H (1999) Speech discrimination and phonological working memory in children with ADHD. Developmental Medicine & Child Neurology 41: 335–339.

Picard A, Cheliout Heraut F, Bouskraoui M, Lemoine M, Lacert P, Delattre J (1999) Sleep EEG and developmental dysphasia. Developmental Medicine & Child Neurology 40: 595–599.

Ptok M (2001) Formen der Schwerhörigkeit. Monatsschrift Kinderheilkunde 149: 870–876.

Ptok M, Berger R, von Deuster C, Gross M, Lamprecht-Dinnesen A, Nickisch A, Radü HJ, Uttenweiler V (2000) Auditive Verarbeitungs- und Wahrnehmungsstörungen. Konsensusstatement. HNO 48: 357–360.

Ptok M, Buller N, Kuske S, Hecker H (2005) Untersuchungen zur subjektiven Einschätzung der Beeinträchtigung auditiver Verarbeitungs- und Wahrnehmungsleistungen bei Kindern. HNO 53: 568–572.

Ptok M, Buller N, Schwemmle C, Bergmann C, Lüerßen K (2005b) Auditive Verarbeitungs- und Wahrnehmungsstörungen versus Aufmerksamkeitsstörungen mit/ohne Hyperaktivität. HNO 54: 405–414.

Ptok M, Eysholdt U (2005) Wie beeinflussen rezidivierende Mittelohrschwerhörigkeiten den Lautspracherwerb? HNO 53: 71–77.

Raap M, Nickisch A, Radü HJ, Kiese-Himmel C, Schönweiler R (2004) Zusammenhang von Elternangaben in zwei Dimensionen des AVWS-Fragebogens (DGPP) mit Außenkriterien. In: Kruse E, Gross, M (Hrsg.) Aktuelle phoniatrisch-pädaudiogische Aspekte 2004. Niebüll: Videel-Verlag, 361–364.
Schäffler T, Sonntag J, Fischer B (2004) The effect of practice on low-level auditory discrimination, phonological skills and Spelling in dyslexia. Dyslexia 10: 119–130.
Schneider W, Ennemoser M, Roth E, Küspert P (1999) Kindergarten prevention of dyslexia: Does training in phonological awareness work for everybody? Journal of Learning Disabilities 32: 429–436.
Schneider W, Küspert P, Roth E, Visé E, Marx H (1997) Short- and long-term-effects of training phonological awareness in kindergarten: Evidence from two German studies. Journal of Experimental Child Psychology 66: 311–340.
Schneider W, Roth E, Ennemoser M (2000) Training Phonological Skills and Letter Knowledge in Children at Risk for Dyslexia: A Comparison of Three Kindergarten Intervention Programs. Journal of Educational Psychology 92: 284–295.
Schöler H, Braun L, Keilmann A (2003) Intelligenz – Ein relevantes differenzialdiagnostisches Merkmal bei Sprachentwicklungsstörungen? Pädagogische Hochschule Heidelberg, Bericht 15.
Schönweiler R, Ptok M, Radü HJ (1998) A cross-sectional study of speech- and language-abilities of children with normal hearing, mild fluctuating conductive hearing loss, or moderate to profound sensoneurinal hearing loss. International Journal of Pediatric Otorhinolaryngology 44: 251–258.
Schulte-Körne G, Deimel W, Bartling J, Remschmidt H (1998) Role of auditory temporal processing for reading and spelling diability. Perceptual and Motor Skills 86: 1043–1047.
Schulte-Körne G, Deimel W, Bartling J, Remschmidt H (1999) The role of phonological awareness, speech perception, and auditory temporal processing for dyslexia. European Child & Adolescent Psychiatry 8 Suppl, 3: 28–34.
Schwemmle C, Schwemmle U, Ptok M (2007) Störungen der Aufmerksamkeit und Aktivität (ADHS). HNO 55: 569–574.
Shankweiler D, Crain S, Katz L, Fowler A, Liberman AM, Brady S, Thornton R, Lundquist E, Dreyer L, Fletcher J, Steubing K, Shaywitz SE, Shaywitz B (1995) Cognitive profiles of reading-disabled children: Comparison of language skills in phonology, morphology, and syntax. Psychological Science 6: 149–156.
Signer M (1979) Hörtraining bei auditiv differenzierungsschwachen Kindern, 2. Aufl. Stuttgart: Haupt.
Simos PG, Flechter JM, Bergmann E, Breier JI, Foorman BR, Castillo EM, Davis RN, Fitzgerald M, Papanicolaou AC (2002) Dyslexia-specific brain activation profile becomes normal following successful remedial training. Neurology 58: 1203–1213.
Suchodoletz von W (2003) Behandlung auditiver Wahrnehmungsstörungen: Methoden und ihre Wirksamkeit. Forum Logopädie 17: 6–11.
Tallal P, Miller SL, Bedi G, Byma G, Wang X, Nagarajan SS, Schreiner C, Jenkins WM, Merzenich MM (1996) Language Comprehension in language-learning impaired children improved with acoustically modified speech. Science 271: 81–84.
Tewes U, Steffen S, Warnke F (2003) Automatisierungsstörungen als Ursache von Lernproblemen. Forum Logopädie 17: 24–30.
Tillery KL, Katz J, Keller WD (2000) Effects of Methylphenidate (Ritalin) on Auditory Performance in Children with Attention and Auditory Processing Disorders. Journal of Speech and Hearing Research 43: 893–901.
Torgesen JK, Davis C (1996) Individual Difference Variables that Predict Response to Training in Phonological Awareness. Journal of Experimental Child Psychology 63: 1–21.
Torgesen JK, Wagner RK, Rashotte CA, Rose E, Lindamood P, Conway T (1999) Preventing Reading: Failure in Young Children with Phonological Processing Disabilities: Group and Individual Responses to Instruction. Journal of Educational Psychology 91: 579–593.
Tremblay K, Kraus N, Carrell TD, McGee T (1997) Central auditory system plasticity: Generalization to novel stimuli following listening training. Journal of the Acoustical Society of America 102: 3762–3773.
Tremblay K, Kraus N, McGee T, Ponton C, Otis B (2001) Central Auditory Plasticity: Changes in the N1-P2 Complex after Speech-Sound Training. Ear & Hearing 22: 79–90.
Vellutino FR, Fletcher JM, Snowling MJ, Scanlon DM (2004) Specific reading disability (dyslexia): what have we learned in the past four decades? Journal of Child Psychology and Psychiatry 45: 2–40.
Voss von H (2002) ADHD in der Praxis: Symptome, Diagnose, Therapie. In: Voss von H (Hrsg.) Sozialpädiatrie aktuell. Band 2: Unaufmerksam & hyperaktiv. Mainz: Verlag Kirchheim: 72–97.
Wagner RK, Torgesen JK, Rashotte CA (1994) Development of Reading-Related Phonological Processing Abilities: New Evidence of Bidirectional Causality from a Latent Variable Longitudinal Study. Developmental Psychology 30: 73–87.
Wagner RK, Torgesen JK, Rashotte CA, Hecht SA, Barker TA, Burgess SR, Donahue J, Garon T (1997) Changing Relations between Phonological Processing Abilities and Word-Level Reading as Children Develop from beginning to Skilled Readers: 5-Year Longitudinal Study. Developmental Psychology 33: 468–479.
Weismer SE, Tomblin JB, Zhang X, Buckwalter P, Chynoweth JG, Jones M (2000) Nonword Repetition Performance in School-Age Children With and Without Language Impairment. Journal of Speech and Hearing Research 43: 865–878.
Wohlleben B, Rosenfeld J, Gross M (2007) Auditive Verarbeitungs- und Wahrnehmungsstörungen (AVWS). Erste Normwerte zur standardisierten Diagnostik bei Schulkindern. HNO 55: 403–410.

III Nase, Nasennebenhöhlen, Orbita und Frontobasis

KAPITEL

22 Anatomie, Embryologie und Physiologie der kindlichen Nase

Karl Götte

22.1 Anatomie des Mittelgesichts und des Nasengerüsts

22.1.1 Knorpelige und knöcherne Strukturen

In der äußeren Nase kann man eine pyramidale Struktur erkennen, die auf einer „birnenförmigen" Öffnung (Apertura pyriformis, birnenförmig) im Mittelgesicht aufsitzt. Sie stellt den Beginn des Luftwegs dar. Unter ästhetischen Gesichtspunkten kann sie von kranial nach kaudal in drei etwa gleich große Abschnitte gegliedert werden: die knöcherne Nasenpyramide, den knorpeligen Nasenrücken und die Nasenspitze.

Die knöcherne **Nasenpyramide** setzt sich von medial nach lateral zusammen aus dem Os nasale und dem Processus frontalis der Maxilla. Kranial grenzen Os nasale und Os maxillare an das Os frontale, nach lateral grenzt das Os maxillare an das Os lacrimale. Die dadurch vorgegebenen Suturen werden im seitlichen Röntgenbild leicht als Frakturen fehlinterpretiert. Der tiefste Punkt der Nase unmittelbar kaudal der Sutura nasofrontalis wird als Nasion bezeichnet. In ➤ Abbildung 22.1 sind die Größenverhältnisse beim Neugeborenen wiedergegeben. Zu beachten ist, dass das Viszerokranium des Neugeborenen relativ zum Neurokranium sehr klein ist. Dies liegt insbesondere daran, dass das Corpus maxillae und die Kieferhöhle sehr gering entwickelt sind.

Der knorpelige **Nasenrücken** wird von den beiden Dreiecksknorpeln gebildet, die fest mit dem Septumknorpel verwachsen sind. Die Dreiecksknorpel verdienen ihren Namen nicht, da sie unter die knöcherne Nasenpyramide hineinragen und eher eine viereckige oder rautenförmige Struktur aufweisen. Wird die Bindegewebsverbindung zwischen den Dreiecksknorpeln und der knöchernen Pyramide gelöst, sei es iatrogen chirurgisch oder traumatisch bedingt, führt dies zu einer unschönen, schwer zu korrigierenden „inverted V"-Deformität. Die kaudale, in das Naseninnere hineinragende Kante des Dreiecksknorpels definiert zusammen mit dem knorpeligen Septum die Nasenklappe, die den engsten Querschnitt der Nase darstellt. Sie beeinflusst die Durchgängigkeit der Nase, kann also für eine Nasenatmungsbehinderung verantwortlich sein, erfüllt aber auch im Sinne einer Düse eine wichtige Funktion bei der Verteilung der Luftströmung im Naseninneren.

Die **Nasenspitze** wird maßgeblich von den beiden Flügelknorpeln definiert. Die Kenntnis ihrer physiologischen Lage ist von enormer Bedeutung für das Verständnis von Form und Physiologie der äußeren Nase: Sie besteht aus Crus mediale und Crus laterale. Der höchste, am weitesten prominente Punkt wird als Dom bezeichnet. Das Crus mediale überragt nach kaudal, Richtung

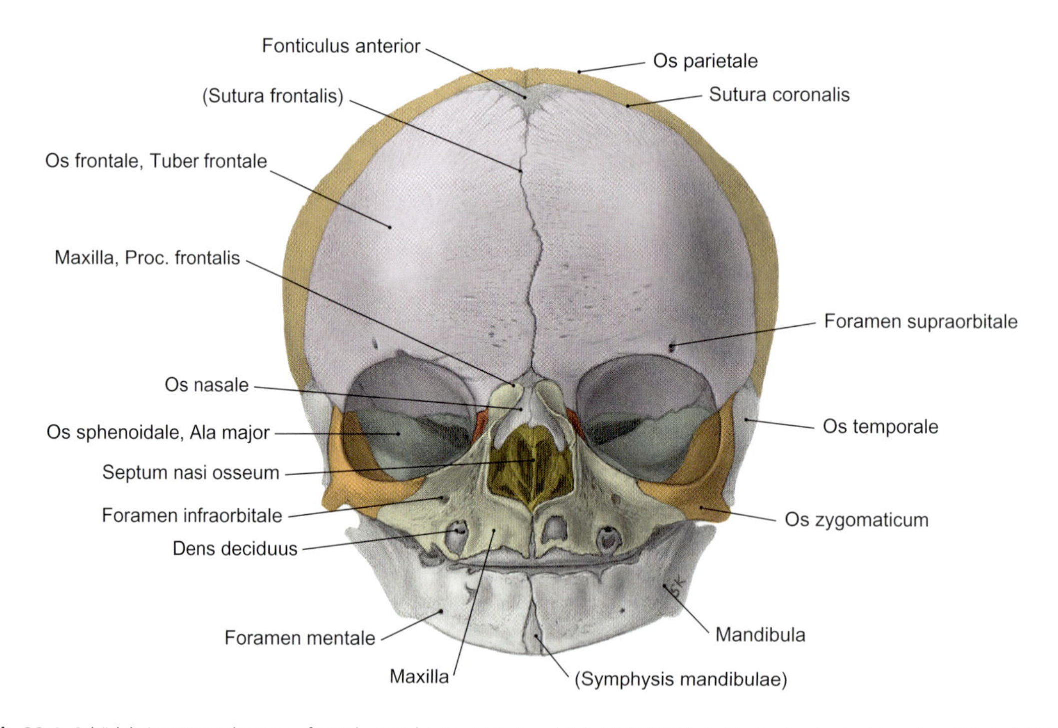

Abb. 22.1 Schädel eines Neugeborenen, frontale Ansicht. Aus Putz R und Pabst R (2007) Sobotta Anatomie des Menschen, 22. Aufl. Urban & Fischer, München, Jena, S. 46, Abb. 74

Nasensteg (als Columella bezeichnet) die Vorderkante des Septums und ist an seinem kaudalen Ende physiologischerweise leicht nach lateral gekrümmt, was von außen am Naseneingang auch gut sichtbar ist. Das Crus laterale hingegen überragt die Dreiecksknorpel nach kranial. Das laterale Ende des Flügelknorpels zeigt nach kranial. Die Schicht zwischen Dreiecksknorpel und Flügelknorpel wird bei der geschlossenen Rhinoplastik für den interkartilaginären Zugang verwendet. Die lateralen Anteile der Nasenflügel bestehen, abgesehen von akzessorischen Knorpelteilen, aus straffem Bindegewebe.

Hinter dem Naseneingang liegt der **Nasenvorhof**, beim Erwachsenen 1–2 cm tief in die Nase hineinragend. Der Nasenvorhof ist mit robustem verhornendem Plattenepithel mit Haaren ausgekleidet, die einen groben Filter darstellen. Auch hier finden sich Talgdrüsen. Furunkel der Nasenspitze können also auf beiden Seiten der Flügelknorpel entstehen, eine typische Rötung muss nicht von außen sichtbar sein. Die Grenze zwischen dem Nasenvorhof und der Nasenhaupthöhle wird als Limen nasi bezeichnet. Sie stellt die Haut-Schleimhaut-Grenze dar und wird daher, wie alle Übergangsepithelien, bevorzugt von exophytisch wachsenden Papillomen befallen.

Mehrere **mimische Muskeln** setzen an der Nase an, deren Funktion nicht unterschätzt werden sollte (Musculus dilator nares, Musculus depressor septi etc.). Sie werden wie alle mimischen Muskeln vom Nervus facialis innerviert. Der Funktionsverlust dieser Muskeln im Rahmen einer Fazialisparese führt zumindest beim Erwachsenen regelmäßig zu einer dauerhaften Nasenatmungsbehinderung.

22.1.2 Sensible Innervation der äußeren Nase und des Mittelgesichts

Die sensible Versorgung der äußeren Nase sowie des gesamten Gesichts erfolgt über den Nervus trigeminus. Der Nervus trigeminus teilt sich distal des Ganglion trigeminale (Gasseri) in drei Äste: Nervus ophthalmicus (V_1, Austritt durch die Fissura orbitalis superior), Nervus maxillaris (V_2, Austritt durch das Foramen rotundum) und Nervus mandibularis (V_3, Austritt durch das Foramen rotundum). Jeder dieser Äste teilt sich wiederum in drei große Äste: Der Nervus mandibularis teilt sich in den Nervus auriculotemporalis, den Nervus lingualis und den Nervus alveolaris inferior. Der Nervus maxillaris teilt sich in die Rami ganglionares, den Nervus zygomaticus und den Nervus infraorbitalis. Der Nervus ophthalmicus teilt sich in den Nervus frontalis, den Nervus lacrimalis und den Nervus nasociliaris.

Auch der Nervus nasociliaris teilt sich innerhalb der Orbita in drei Äste: den Nervus infratrochlearis (verlässt unterhalb der Trochlea die Orbita und teilt sich in einen Ramus palpebralis superior und inferior), den Nervus ethmoidalis posterior (tritt durch das Foramen ethmoidale posterius von der Orbita in das Siebbein) und den Nervus ethmoidalis anterior (tritt durch das Foramen ethmoidale anterius von der Orbita in das Siebbein).

Für die sensible Innervation des Nasenrückens ist nun ein Endast des genannten Nervus ethmoidalis anterior aus dem Nervus ophthalmicus (V_1) von besonderer Bedeutung: Der Ramus nasalis externus. Er tritt durch eine kleine Öffnung im Os nasale, das Foramen nasale, aus dem Naseninneren heraus und innerviert den Nasenrücken und die Nasenspitze. Ein Taubheitsgefühl der Nasenspitze ist die Folge einer Verletzung dieses Nervenastes, z.B. im Rahmen einer Rhinoplastik. Die Nasenflügel und die lateralen Anteile der äußeren Nase werden ebenso wie die Haut der Wangenregion und der Oberlippe durch den Nervus infraorbitalis innerviert. Die Lokalanästhesie der äußeren Nase, z.B. im Rahmen einer Nasenreposition, erfordert also die Infiltration an mehreren Nervenaustrittspunkten, wenn sie komplett sein soll.

22.1.3 Gefäße der äußeren Nase und des Mittelgesichts

Die Gefäßversorgung der äußeren Nase erfolgt hauptsächlich über die Arteria facialis, aus der Carotis externa stammend. Jedoch ist auch an der Gefäßversorgung der äußeren Nase ein Endast aus der Arteria carotis interna beteiligt: Die Arteria dorsalis nasi tritt durch das Foramen nasale im Os nasale aus dem Naseninneren nach außen. Dieses Gefäß stammt aus der Arteria ethmoidalis anterior, die wiederum aus der Arteria ophthalmica stammt, einem Ast der Carotis interna. Der Beitrag dieses Astes zur Blutversorgung der äußeren Nase kann aber sehr gering sein, so dass es nicht ausgeschlossen ist, dass bei einer Embolisation von Externa-Ästen die Nasenspitze oder ein Nasenflügel nekrotisch wird. Der venöse Abfluss erfolgt hauptsächlich über die Vena facialis, aber auch über die Vena angularis. Diese Vena angularis verläuft entlang der Nasen-Wangen-Grenze zur Vena ophthalmica. Sie kann ihr Blut damit an den Sinus cavernosus weitergeben. Es ist ein wissenswertes Detail, dass die Vena facialis über keine Venenklappen verfügt, was einen Blutstrom in beide Richtungen ermöglicht. Es besteht damit bei Nasen- und Oberlippenfurunkeln die theoretische Gefahr einer Phlebitis mit Keimverschleppung in den Sinus cavernosus. In älteren Lehrbüchern wird daher noch die Möglichkeit der Vena-angularis-Ligatur bei einem „Angularis-Druckschmerz" beschrieben. Die tatsächliche Gefahr ist bei den heute verfügbaren Antibiotika aber minimal.

22.2 Anatomie der inneren Nase

22.2.1 Nasenseptum

Die Nasenhaupthöhle wird durch das Nasenseptum (Septum nasi) zweigeteilt. Das Nasenseptum besteht im vorderen Anteil aus dem Septumknorpel (Cartilago quadrangularis). In der Tat hat der Septumknorpel eine etwa viereckige Form, abgesehen von einem regelmäßig vorhandenen dorsalen Ausläufer am Oberrand des Vomers, dem Processus sphenoidalis. Der Septumknorpel bildet mit den Dreiecksknorpeln eine Einheit. Vor diesem Hintergrund ist es verständlich, dass Fehlbildungen oder Fehlstellungen des Septums im vorderen Anteil auch eine außen sichtbare Verformung der Nase hervorrufen können und umgekehrt: Traumata am Nasengerüst können Einfluss auf das Septum im Bereich der Lamina quadrangularis nehmen.

Im hinteren Anteil wird das Septum kranial von der dünnen Lamina perpendicularis gebildet, die ein Teil des Siebbeins ist, und kaudal vom kräftigen Pflugscharbein, dem Vomer, welcher nach dorsal, Richtung Choane, an Höhe zunimmt. Deviationen der Oberkante zusammen mit dem Processus sphenoidalis werden im klinischen Sprachgebrauch als aufsteigende Leiste oder Vomer-Sporn bezeichnet. Die Septumdeviation an sich ist kein pathologischer Befund, vielmehr ist sie zumindest im Erwachsenenalter mehr Regel als Ausnahme. Sie ist im Allgemeinen nicht auf Traumata zurückzuführen, sondern die Folge einer fehlerhaften Entwicklung bzw. einer Fehlstellung der Oberkante des Vomers und des knorpeligen Processus sphenoidalis. Pathologisch ist sie nur dann, wenn sie funktionell relevant ist, also symptomatisch im Sinne einer Nasenatmungsbehinderung. Da es nicht erwiesen ist, wie in älteren Publikationen vermutet, dass dieser hintere Bereich der Nasenscheidewand die treibende Kraft für die Entwicklung des Mittelgesichts darstellt, sollte man auch schon Kinder schonend chirurgisch von der Deviation befreien, sofern sie für eine ausgeprägte Nasenatmungsbehinderung verantwortlich ist. Die Alternative wäre, die betroffenen Patienten ihre gesamte Kindheit mit einer Nasenatmungsbehinderung und einer daraus folgenden Mundatmung leben zu lassen, was auch nicht folgenlos bleibt.

22.2.2 Knöcherne Begrenzungen der Nasenhaupthöhle

Der **Nasenboden** setzt sich zum größten Teil aus Anteilen der Maxilla zusammen: Beginnend mit der Spina nasalis superior am Boden der Apertura pyriformis steht der Septumknorpel auf dem Processus alveolaris der Maxilla. Dorsal schließt sich der Processus palatinus maxillae an. Zwischen den beiden Fortsätzen liegt auf beiden Seiten des Septums der Canalis incisivus. Diese beiden Kanäle vereinigen sich zu einem Foramen incisivus dorsal der Schneidezähne und führen die Arteria nasopalatina sowie den Nervus nasopalatinus. Beide Strukturen können bei einer Septumplastik verletzt werden, ein Taubheitsgefühl im vorderen Gaumenbereich ist die Folge. Zwischen dem Processus palatinus und dem Vomer liegt die Sutura vomeromaxillaris, deren kräftige Ausbildung oder Fehlstellung im klinischen Sprachgebrauch als basale Leiste bezeichnet wird. Nur das dorsale Viertel des Nasenbodens wird von der Lamina horizontalis des Gaumenbeins (Os palatinum) gebildet. Kommt es zu keiner Vereinigung der beiden Gaumenbeine, so resultiert eine Gaumenspalte. Dorsal des Hartgaumens endet die Nasenhaupthöhle und es schließt sich der weiche Gaumen an, der bereits Teil des Nasopharynx ist.

Die laterale Wand der Nasenhaupthöhle wird von 3 **Nasenmuscheln** geprägt, die über den Schwellungszustand des submukösen Gewebes den Atemwegswiderstand wesentlich beeinflussen. Die untere Nasenmuschel ist die größte und wird von einem eigenen Knochen, der Concha nasalis inferior, gebildet. Die mittlere Nasenmuschel ist Teil des Os ethmoidale und verdeckt die Siebbeinzellen. Vor dem Kopf der mittleren Nasenmuschel liegt der Ager nasi, eine Schleimhautfläche, die der Innenseite des Os nasale, der Processus frontalis der Maxilla und des Os lacrimale aufliegt. Die obere Nasenmuschel ist sehr klein, befindet sich im kranialen, dorsalen Anteil der Nasenhaupthöhle und ist ebenfalls Teil des Siebbeins. Die Nasenmuscheln erlauben eine Einteilung der Nasenhaupthöhle in drei Gänge:

- Im **unteren Nasengang** befindet sich unter dem Kopf der unteren Nasenmuschel das nasale Ende des Ductus nasolacrimalis. Bei der Geburt kann es noch durch eine Schleimhautfalte verschlossen sein (Hasnersche Klappe). Die Folge ist eine Dakryozystitis und eine Epiphora.
- Im **mittleren Nasengang** befindet sich der Hiatus semilunaris, ein halbmondförmiger Spalt, der in die vorderen Siebbeinzellen, in die Kieferhöhle und die Stirnhöhle führt. Vorne und unten wird der Hiatus semilunaris vom Processus uncinatus des Siebbeins

begrenzt, hinten und oben von der Bulla ethmoidalis, einer kräftig ausgebildeten Siebbeinzelle. Lateral des Hiatus semilunaris befindet sich das Infundibulum ethmoidale, ein enger Hohlraum, der mit den vorderen Siebbeinzellen und der Kieferhöhle kommuniziert. Rezidivierende eitrige Sinusitiden der Kieferhöhle und der vorderen Siebbeinzellen sind häufig auf eine Störung bzw. eine anatomisch ungünstige Variante in diesem Bereich zurückzuführen. Manchmal können akzessorische Öffnungen (Kieferhöhlen-Fontanellen) im mittleren Nasengang am Oberrand der unteren Muschel gefunden werden. Ihnen fehlt jedoch der physiologisch entscheidende gerichtete Zilienschlag des Flimmerepithels aus den Nebenhöhlen Richtung Nasenhaupthöhle.

- Im **oberen Nasengang** (Recessus sphenoethmoidalis) finden sich die Ostia der hinteren Siebbeinzellen und der Keilbeinhöhle. Der Ansatz der mittleren Muschel an den Siebbeinzellen wird als Grundlamelle bezeichnet. Sie hat gewöhnlich einen S-förmigen Verlauf und trennt die vorderen von den hinteren Siebbeinzellen. In ➤ Abbildung 22.2 sind die anatomischen Verhältnisse der lateralen Nasenwand dargestellt.

Das **Nasendach** ist – anders als das Siebbeindach – nicht mehr als ein Spalt, durch den die Filae olfactoriae durch die Lamina cribrosa zur Area olfactoria ziehen.

Die dorsale Grenze der Nasenhaupthöhle ist die Choane (gr. Trichter), welche die Nasenhaupthöhle vom Nasenrachen trennt. Sie wird gebildet aus dem Vomer (medial), der Lamina horizontalis (kaudal) und der Lamina perpendicularis (lateral) des Os palatinum sowie durch das Os sphenoidale (kranial).

Beim Kind sind die intranasalen anatomischen Verhältnisse durch die geringe Ausbildung des Oberkiefers im Vergleich zur Orbita und zum Neurokranium anders als beim Erwachsenen. Der Frontalschnitt durch den Kopf eines Neugeborenen in ➤ Abbildung 22.3 verdeutlicht dies.

22.2.3 Gefäße der Nasenhaupthöhle

Die Blutversorgung der Nase erfolgt über Äste der Carotis externa sowie über Äste der Carotis interna. Es ist demnach nicht möglich, durch eine Embolisation von Externa-Ästen die Blutversorgung der Nasenschleimhaut zu unterbinden.

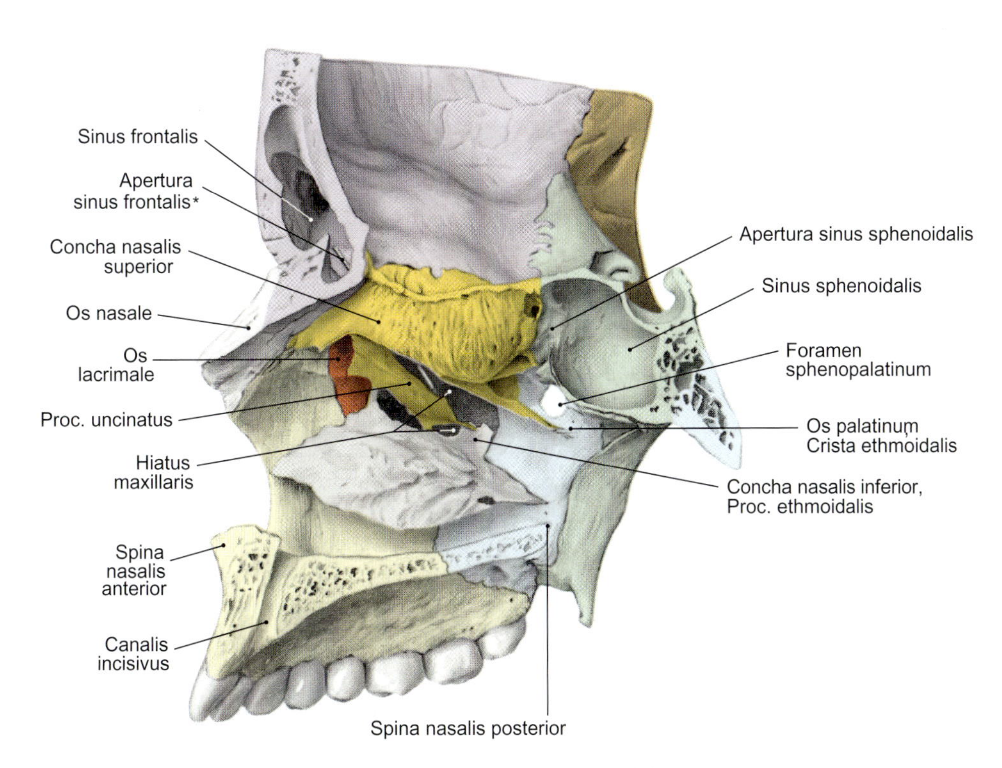

Abb. 22.2 Laterale Wand der Nasenhöhle nach Abtragung der mittleren Nasenmuschel.
* Sonde in der Verbindung von der Stirnhöhle zum mittleren Nasengang. Aus Putz R und Pabst R (2007) Sobotta Anatomie des Menschen, 22. Aufl. Urban & Fischer, München, Jena, S. 51, Abb. 84

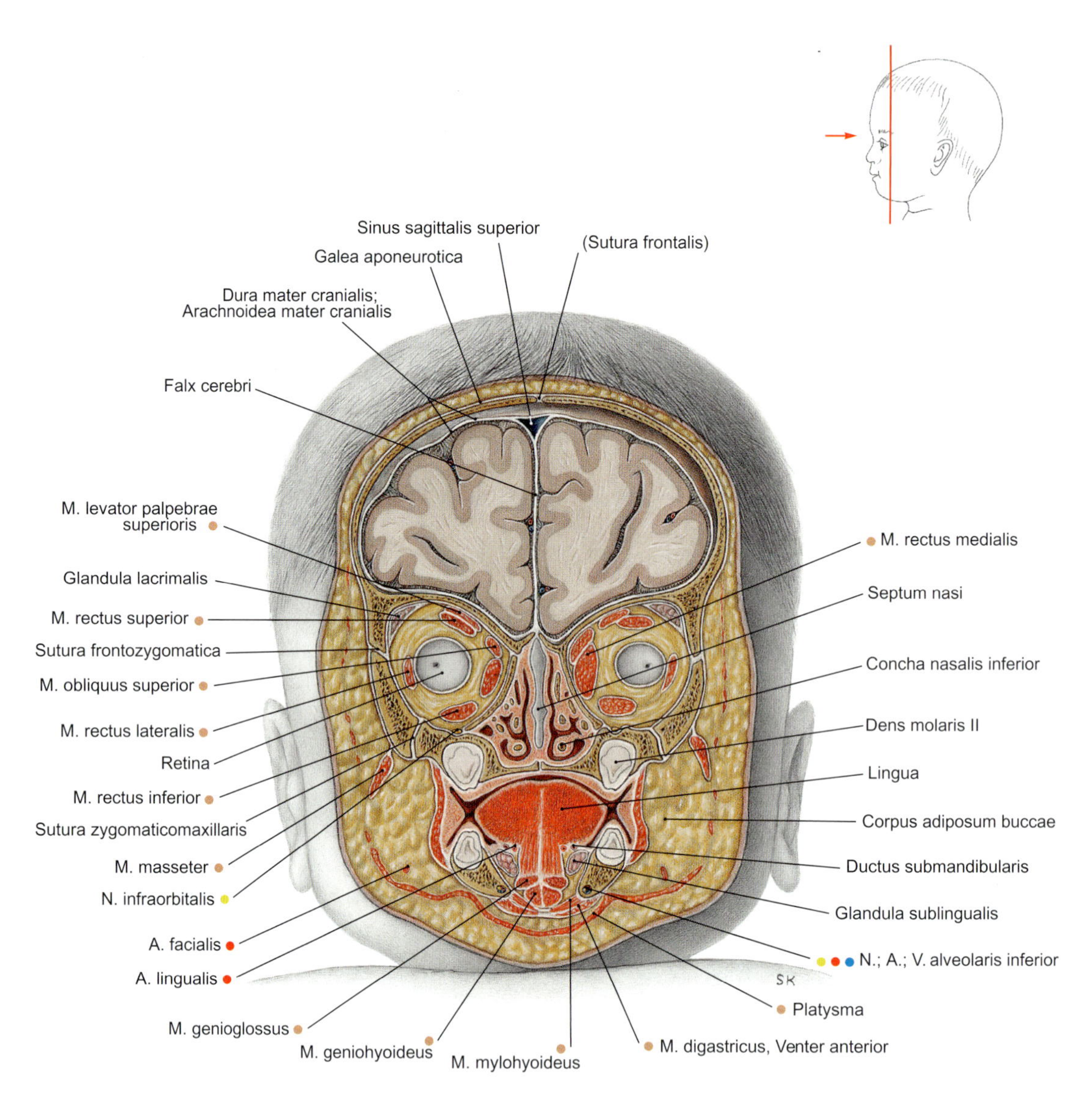

Abb. 22.3 Frontalschnitt durch den Kopf eines Neugeborenen auf Höhe des zweiten oberen Mahlzahns. Beachte das Fehlen der Kieferhöhle und die Nähe der Zahnanlagen zur Orbita. Aus Putz R und Pabst R (2007) Sobotta Anatomie des Menschen, 22. Aufl. Urban & Fischer, München, Jena, S. 117, Abb. 203

Aus der **Carotis interna** entspringt die recht kräftige Arteria ophthalmica, die unter dem Nervus opticus durch den Canalis opticus in die Orbita eintritt und den Nerv von lateral nach medial überkreuzt. Von der Arteria ophthalmica zweigen die Arteria ethmoidalis anterior und posterior ab. Diese treten durch die Foramina ethmoidalia von der Orbita in das Siebbein und kreuzen die Schädelbasis. Die beiden Arterien können bei Bedarf von orbitaler Seite ebenso wie von ethmoidaler Seite chirurgisch verschlossen bzw. verödet werden. Nicht immer verlaufen sie in einem knöchernen Kanal an der Schädelbasis Richtung Septum. Sie können im Rahmen einer Nebenhöhlenoperation leicht verletzt werden und führen vor allem dann zu Problemen, wenn sie sich zurückziehen und eine retrobulbäre Einblutung verursachen mit möglicher Kompression der Arteria und Vena centralis retinae.

Aus der **Carotis externa** geht die Arteria maxillaris als kräftiger, letzter Ast ab. Diese verläuft hinter dem Unterkieferast zwischen Musculus temporalis und Musculus pterygoideus lateralis zur Fossa pterygopalatina. Aus ihr entspringt die kräftige Arteria sphenopalatina, die durch das Foramen sphenopalatinum in die Nasenhaupthöhle zieht (➤ Abb. 22.2). Sie kann bei Bedarf retromaxillär über einen antralen Zugang oder transnasal chirurgisch verschlossen werden. In der Nasenhaupthöhle findet man ihren Eintrittsort am hinteren Ende der mittleren Muschel. Zusätzlich gibt die Arteria maxillaris im Bereich der Fossa pterygopalatina die Arteria palatina descendens ab, die durch den Canalis palatinus major zum Gaumen verläuft und von dort durch das Foramen incisivum Blut von kaudal in den Bereich des Naseptums bringt (➤ Abb. 22.2). Im vorderen Anteil des Nasenseptums, hinter der Haut-Schleimhaut-Grenze beginnend, liegt der Locus Kiesselbachii (Kiesselbach-Plexus, engl. auch „Little's area") als arterielles Geflecht, das als häufigster Ort für eine Epistaxis in Frage kommt. An seiner Blutzufuhr sind neben Ästen der Arteria sphenopalatina, der Arteria palatina major über das Foramen incisivum und der Arteria ethmoidalis anterior aus der Carotis interna auch Äste der Arteria labialis superior aus der Arteria facialis beteiligt.

Der **venöse Abfluss** ist im Verlauf dem arteriellen Zufluss ähnlich. Über die Vena ethmoidalis gelangt das Blut demzufolge in den Sinus cavernosus, über die Vena sphenopalatina in den Plexus pterygoideus, über die Vena facialis in die Vena jugularis interna, selten in die Vena jugularis externa.

Der **Lymphabfluss** erfolgt im äußeren Abschnitt der Nase in die Submandibularregion, im Bereich der inneren Nase in die parapharyngeale Region. Bei Tumoren der Nase ist dementsprechend nach Metastasen zu suchen.

22.2.4 Nerven der Nasenhaupthöhle

Die sensible Innervation der Nasenschleimhaut erfolgt über den **Nervus nasociliaris**, einem Ast aus dem Nervus ophthalmicus. Plötzliche Schmerzreize ebenso wie Riechreizstoffe und Reizstoffe werden also über diesen Ast des Nervus trigeminus weitergeleitet, der durch die Foramina ethmoidalia anterior und posterior zieht. Sehr selten kann es auch bei Kindern zu Neuralgien des Nervus nasociliaris kommen (Charlin-Syndrom, „upper half headache"). Die sekretorische Innervation dagegen erfolgt über parasympathische Fasern aus dem **Nervus intermedius** (Teil des Nervus facialis), am Ganglion geniculi abzweigend weiter als Nervus petrosus major durch das Foramen lacerum, durch den Canalis pterygoideus (laterokaudal der Keilbeinhöhle im Computertomogramm der Nasennebenhöhlen regelmäßig dargestellt) zum Ganglion pterygopalatinum und von der Fossa pterygopalatina durch das Foramen sphenopalatinum am hinteren Ende der mittleren Muschel in die Nasenhaupthöhle eintretend. Eine Neuralgie des Ganglion pterygopalatinum wird als Sluder-Syndrom oder „lower half headache" bezeichnet. Das in älteren OP-Lehren beschriebene Verfahren zur Blockade des Ganglion pterygopalatinum über einen transantralen Zugang mit dem Ziel der langfristigen Reduzierung der Nasensekretion bei vasomotorischer Rhinopathie hat sich allerdings nicht bewährt. Die sympathische Innervation der arteriellen Gefäße der Nasenschleimhaut, besonders in der unteren Nasenmuschel, erfolgt dagegen über den Nervus petrosus profundus. Dieser Ast des Sympathikus zweigt vom Plexus caroticus internus ab, zieht zusammen mit dem Nervus petrosus major im Canalis pterygoideus als Nervus canalis pterygoideus zur Fossa pterygoidea und von dort ebenfalls durch das Foramen pterygoideum in das Innere der Nase. Die sympathische Stimulation führt zu einer raschen Drosselung der Blutzufuhr der submukösen Geflechte und damit zum Abschwellen der Nasenschleimhaut. Parakrine Einflüsse, also nicht über neurale Stimuli vermittelt, scheinen allerdings sowohl bei der Sekretbildung in der Nase als auch bei der Steuerung der Durchblutung wesentlich beteiligt zu sein. Neben der sensiblen Innervation (Trigeminus), der sekretorischen Innervation (Parasympathikus) und der Durchblutungssteuerung (Sympathikus) verfügt die Nase bekanntermaßen noch über eine sensorische, olfaktorische Innervation, die im ➤ Abschnitt 22.4 näher erläutert wird.

22.3 Anatomie der Nasennebenhöhlen

Die Nasennebenhöhlen sind luftgefüllte Räume, die mit der Nasenhaupthöhle kommunizieren. Sie sind von Flimmerepithel ausgekleidet, das einen gerichteten Sekrettransport Richtung Nasenhaupthöhle ermöglicht. Man unterscheidet die Kieferhöhlen (Sinus maxillaris), die Stirnhöhle (Sinus frontalis), die Siebbeinzellen (Cellulae ethmoidales) und die Keilbeinhöhle (Sinus sphenoidalis), die sich in den entsprechenden Knochen befinden. Sie nehmen im Verlauf der kindlichen Entwicklung an Größe zu.

22.3.1 Kieferhöhle

Die Kieferhöhle entwickelt sich als erstes und ist zwischen Processus ethmoidalis und Bulla ethmoidalis schon im 3. Fetalmonat nachweisbar. Das Wachstum der Kieferhöhle verläuft biphasisch, mit einer ersten Phase des schnellen Wachstums von der Geburt bis zum 4. Lebensjahr und einer zweiten Phase vom 8.–12. Lebensjahr. In der ersten Wachstumsphase entwickelt sich die Kieferhöhle kranial bis zum Nervus infraorbitalis, kaudal bis zum Ansatz der unteren Nasenmuschel. Demzufolge ist eine infraturbinale Fensterung der Kieferhöhle beim Kind nicht möglich bzw. ein gefährliches Unterfangen, da die Zahnanlagen verletzt werden können. ➤ Abbildung 22.3 verdeutlicht dies. Erst in der zweiten Wachstumsphase erreicht die Kieferhöhle lateral das Niveau der lateralen Orbitawand und kaudal das Niveau des Nasenbodens. Erst mit 22–24 Jahren kann man von einem Endzustand in der Entwicklung der Kieferhöhle ausgehen und der Boden der Kieferhöhle steht tiefer als der Boden der Nasenhaupthöhle.

Die Kieferhöhle liegt im Corpus maxillae. Am Dach der Kieferhöhle lässt sich beim Erwachsenen der Canalis infraorbitalis erkennen. Der Boden der Kieferhöhle wird vom Processus alveolaris der Maxilla geformt. Im Boden sind knöcherne Fortsätze erkennbar, die von den Zahnwurzeln des zweiten Prämolaren und des ersten und zweiten Molaren gebildet werden. Das Kieferhöhlenostium drainiert zum Infundibulum ethmoidale. Zusätzliche Kieferhöhlenostien kommen vor, allerdings ist der Zilienschlag des respiratorischen Epithels in der Kieferhöhle stets zum natürlichen Ostium gerichtet. Daher ist es unter physiologischen Gesichtspunkten nur sinnvoll, im Rahmen von Operationen der Kieferhöhle das natürliche Ostium zu erweitern. In ➤ Abbildung 22.4 ist die Entwicklung der Kiefer- und der Stirnhöhle schematisch wiedergegeben.

22.3.2 Siebbeinzellen

Die Siebbeinzellen sind luftgefüllte Zellen im Siebbein. Sie können in die vorderen Siebbeinzellen, die in das Infundibulum ethmoidale drainieren, und die hinteren Siebbeinzellen, die in den oberen Nasengang drainieren, unterschieden werden. Beim Neugeborenen lassen sich bereits 3–4 Zellen unterscheiden. Sie dehnen sich in den ersten vier Lebensjahren schnell aus und sind etwa im 12. Lebensjahr voll ausgebildet.

Unter den Siebbeinzellen ragt die Bulla ethmoidalis hervor, die bei mehr als 90% der Menschen nachweisbar ist und die dorsale Begrenzung des Hiatus semilunaris bildet, kranial und dorsal des Processus uncinatus gelegen. Sie wird zu den etwa 8 vorderen Siebbeinzellen gerechnet. Als Agger-nasi-Zellen werden Siebbeinzellen bezeichnet, die noch ventral des Ansatzes der mittleren Muschel liegen. Sie sind in etwa 80% der Fälle nachweisbar. Die vorderen und hinteren Siebbeinzellen werden

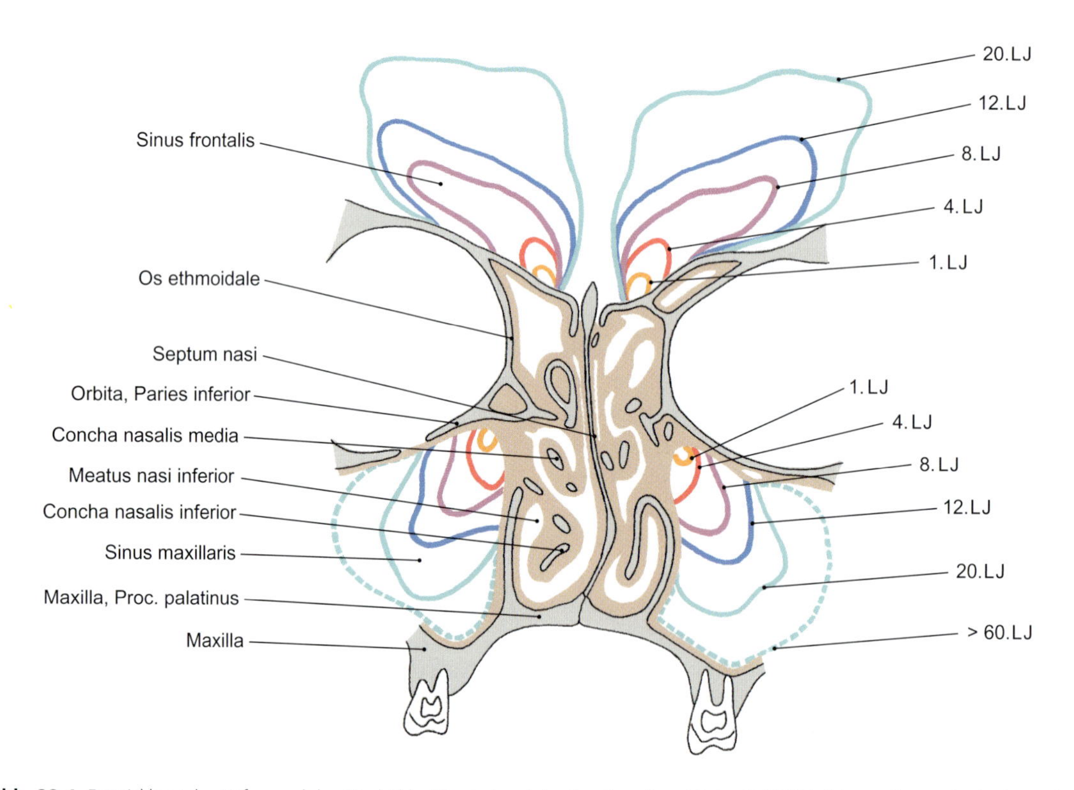

Abb. 22.4 Entwicklung der Kiefer- und der Stirnhöhle. LJ = Lebensjahr. Aus Putz R und Pabst R (2007) Sobotta Anatomie des Menschen, 22. Aufl. Urban & Fischer, München, Jena, S. 90, Abb. 149

durch die Grundlamelle getrennt. Unter der Grundlamelle versteht man den Ansatz der mittleren Muschel, die von vorne nach hinten einen kranial beginnenden S-förmigen Verlauf zeigt. Die laterale Begrenzung der Siebbeinzellen zur Orbita bildet die Lamina papyracea („papierähnlich"), die ihren Namen zu Recht erhalten hat und bereits durch leichten Druck einbricht. Das Dach der Siebbeinzellen wird durch die Foveolae ethmoidales gebildet, die zum Os frontale und nicht zum Os ethmoidale gehören. Das Os ethmoidale trägt in Form der kleinen Lamina cribrosa zur Bildung der Frontobasis bei. Die dorsale Begrenzung des Siebbeins bildet das Keilbein.

Die luftgefüllten Zellen können sich über die beschriebenen Grenzen hinaus erstrecken. Unter einer Concha bullosa versteht man eine luftgefüllte mittlere Nasenmuschel, die pathologische Formen erreichen kann und dann teilreseziert werden muss. Haller-Zellen liegen am Kieferhöhlendach, Onodi-Zellen erstrecken sich lateral und superior des Keilbeins und können den Optikuskanal und auch den Karotiskanal umgeben, was eine wertvolle präoperative Information vor einer Siebbeinoperation darstellt.

22.3.3 Keilbeinhöhle

Die Entwicklung der Keilbeinhöhle beginnt bereits als kleine Aussackung der Mukosa im Recessus sphenoethmoidalis im 4. Monat, ist aber bei Geburt noch nicht als Höhle angelegt. Bis zum 7. Lebensjahr hat die Keilbeinhöhle die Sella turcica erreicht, bis zum 15. Lebensjahr ist ihre Ausformung komplett.

Die beiden Keilbeinhöhlen sind zumeist asymmetrisch angelegt. Das Ostium der Keilbeinhöhle liegt an der Vorderwand der Keilbeinhöhle zwischen dem Ala minor des Keilbeins und der Concha sphenoidalis, der kaudalen und ventralen Begrenzung der Keilbeinhöhle. Man findet das Ostium beim Erwachsenen etwa 10 mm über der Choane, medial der oberen Nasenmuschel.

Mehrere wesentliche Strukturen liegen in unmittelbarer Nachbarschaft zur Keilbeinhöhle: kranial die Hypophyse, lateral der Nervus maxillaris im Foramen rotundum, der Sinus cavernosus und die Fissura orbitalis superior mit den zugehörigen Hirnnerven, kranial lateral der Nervus opticus im Canalis opticus (häufig als knöcherne Kante in der Keilbeinhöhle lateral kranial erkennbar), dorsal lateral die Carotis interna (ebenfalls häufig als Vorwölbung in die Keilbeinhöhle erkennbar). Die Sichtbarkeit der beiden letztgenannten Strukturen in der Keilbeinhöhle ist natürlich sehr unterschiedlich, in einigen Fällen fehlt auch die knöcherne Begrenzung des Optikus oder der Carotis interna, was man bei endonasalen Operationen stets im Gedächtnis haben sollte.

22.3.4 Stirnhöhle

Der Sinus frontalis entwickelt sich aus dem Recessus frontalis in das Os frontale hinein. Er ist die letzte sich entwickelnde Nebenhöhle. Bei der Geburt ist sie nicht vorhanden, zwischen dem 4.–8. Lebensjahr ist sie ansatzweise nachweisbar und erst beim Erwachsenen voll ausgebildet (➢ Abb. 22.4). Konsequenterweise ist eine Sinusitis frontalis beim Kleinkind somit nicht möglich. Die Stirnhöhle nimmt auch noch in höherem Lebensalter an Größe zu. Die Größe der Stirnhöhlen ist stark variabel. In bis zu 20% der Individuen ist zumindest eine Stirnhöhle entweder aplastisch oder stark hypoplastisch.

Die Stirnhöhle wird anterior von einem dicken Diploe-Knochen begrenzt, posterior von einer nur dünnen Knochenlamelle, die vor der Dura der vorderen Schädelgrube liegt. Das Stirnhöhlenostium mündet in den Recessus frontalis. Medial des Recessus frontalis befindet sich die Lamina cribrosa als Teil des Siebbeins, die bei Arbeiten im Recessus frontalis mit der Folge einer Liquorrhoe verletzt werden kann.

22.4 Physiologie der Nase und der Nasennebenhöhlen

22.4.1 Histologie der Nasenschleimhaut

Die Aufbereitung der Luft erfolgt durch das respiratorische Epithel, die nasale Mukosa. Abgesehen vom Bereich direkt hinter dem Limen nasi, wo noch mehrschichtiges hochprismatisches Epithel vorherrscht, besteht es aus zilientragenden Zellen (80%) und aus Becherzellen (20%). Sie regenerieren sich aus Basalzellen. Eingelagert in die Submukosa finden sich zahlreiche muköse und seromuköse Drüsen sowie ein Netz aus arteriovenösen Anastomosen. Dieses Gefäßgeflecht reguliert den Schwellungszustand der Schleimhaut und ist im Bereich der unteren und der mittleren Muschel besonders stark ausgeprägt. Während die Weite der Gefäße vom Sympathikus gesteuert wird und durch Sympathomimetika stark beeinflusst werden kann, wird die Sekretion durch den Parasympathikus gesteuert. Somit kann die Sekretion in begrenztem Maße durch topische Applikation von Atropin beeinflusst werden. Allerdings scheint die Sekretion zusätzlich von parakrinen Mechanismen beeinflusst zu sein.

Das olfaktorische Epithel ist höher als das respiratorische Epithel und es fehlen die Becherzellen. Die Ausdehnung des olfaktorischen Epithels ist sehr unterschiedlich, konstant zu finden ist es aber auf der oberen Nasenmuschel und am gegenüberliegenden Septumanteil.

Einzelheiten zur Zusammensetzung des Nasensekrets und zum Feinbau der Flimmerepithelien finden sich in ➤ Abschnitt 22.4.4.

22.4.2 Respiratorische Funktion und nasaler Atemwegswiderstand

Zwar steht dem Menschen auch die Mundatmung zur Verfügung, im Vergleich zur Mundatmung scheint die Nasenatmung aber zu einer 10–20% höheren Sauerstoffaufnahme in den Alveolen zu führen (Barelli 1994). Durch die Nase strömen beim Erwachsenen in Ruhe 6 l Luft, bei Belastung kann der Durchfluss auf das Zehnfache gesteigert werden, darüber hinaus muss die Mundatmung zu Hilfe genommen werden.

Der Widerstand der Nase macht etwa 50% des gesamten Atemwegswiderstandes aus. Sein Anteil kann aber wesentlich variieren. Da die behinderte Nasenatmung ein häufiges Symptom ist, dessen Ursachen vielfältig sein können, und die Diagnose weiterhin in erster Linie aufgrund des klinischen Befundes erhoben wird, wurde immer wieder versucht, genaue anatomische Regionen zu definieren und festzulegen, zu welchem Anteil sie zum nasalen Widerstand beitragen. Die interindividuellen Unterschiede sind aber so gravierend, dass die praktische Relevanz dieser Bemühungen fraglich bleibt.

Die **Nasenklappe** ist die engste Stelle und der bedeutendste „Resistor“ der Nase. Unter der Nasenklappe versteht man aus physiologischer Sicht in etwa den anatomisch definierten Limen nasi, also den Übergang vom Vestibulum zur Nasenhaupthöhle, unter histologischer Betrachtung den Übergang vom verhornenden Plattenepithel zur Mukosa, das hier noch aus mehrschichtigem hochprismatischen Epithel besteht. Sie ist ein stehendes spitzes Dreieck, gebildet aus dem Boden des Vestibulum nasi unten, dem kaudalen Ende der Dreiecksknorpel seitlich und dem Nasenseptum medial. Zwischen Dreiecksknorpel und Septum besteht hier unter normalen Bedingungen ein Winkel von 15°. Durch leichtes Anheben der Nasenspitze ist dieser Bereich leicht zu erkennen. Von anderen Autoren wird der Muschelkopf der unteren Nasenmuschel zur Region der Nasenklappe gerechnet (Tom 2000). Das Vestibulum ist bei forcierter Inspiration einem deutlichen negativen Druck ausgesetzt und hat – auch beim Gesunden, wenn nur forciert genug eingeatmet wird – die Tendenz zum Kollaps. Das Crus laterale des Cartilago alar major sowie die Cartilagines alares minores tragen zur Stabilität bei, ein wesentlicher Teil der Stabilität bei forcierter Atmung wird aber durch zwei mimische Muskeln erreicht, die den Naseneingang erweitern, den Musculus dilator nasi und den Musculus depressor septi. Eine lange bestehende Fazialisparese führt häufig zu einer vom Patienten beklagten Nasenatmungsbehinderung – durch den Funktionsverlust der mimischen Muskulatur, nicht etwa wegen intranasaler Faktoren! Die Nasenklappe ist beim Gesunden für etwa 60% des nasalen Widerstandes verantwortlich. Es sei darauf hingewiesen, dass bei der Rhinomanometrie abhängig vom Gerät die Nasenklappe durch Stöpsel minimal verändert werden kann, was prompt zu einer wesentlichen Fehlbestimmung führt. Die physiologische Funktion der Nasenklappe ist die einer Düse. Bei der Einatmung wird dadurch der Luftstrom breit über den größten Teil der Nasenschleimhaut geleitet, bei der Ausatmung wird durch die Erhöhung der Strömungsgeschwindigkeit am Ende des Ausatmens verhindert, dass große Teile der ausgeatmeten Luft wieder eingeatmet werden.

Unter dem **Nasenzyklus** versteht man eine im Zeitraum von 30 min bis zu 4 h stattfindende Zunahme des Atemwegswiderstandes einer Nasenhaupthöhle bei Abnahme des Widerstandes der anderen Seite. Der gesamte nasale Widerstand bleibt dabei annähernd gleich. Dieser Zyklus wird durch das autonome Nervensystem reguliert. Allerdings sei erwähnt, dass dieser Nasenzyklus im Kindesalter fehlt!

22.4.3 Erwärmung und Befeuchtung

Ein optimaler alveolärer Gasaustausch setzt eine erwärmte und befeuchtete Luft voraus. Kalte, trockene Luft bewirkt eine eingeschränkte mukoziliäre Clearance in den tiefen Atemwegen, erhöhte Infektanfälligkeit der tiefen Luftwege und eine eingeschränkte Funktion des Surfactant. Die nasale Mukosa bereitet hier die Atemwegsluft optimal auf. Kalte, trockene Luft führt in der Nase zur Stimulation des Parasympathikus, nachfolgend zur Vasodilatation und Transsudation von Flüssigkeit und vermehrter Produktion von Mukus durch die Becherzellen. Im Nasopharynx angekommen, beträgt die Luftfeuchtigkeit der Einatemluft 75–95%, die Temperatur der eingeatmeten Luft 32–34 °C. Darüber hinaus wird beim Ausatmen Feuchtigkeit zurückgewonnen, die bei reiner Mundatmung verloren wäre.

22.4.4 Filtration, Schutz, Abwehr

Grobe Verunreinigungen werden bereits von den Haaren im Nasenvorhof, den Vibrissae, gefiltert und vom Sekret der Glandulae vestibulares nasi, apokrinen Schweißdrüsen, gebunden.

Den wesentlichen Schutz stellt allerdings das mukoziliäre System dar. Darunter sind der Aufbau und die Funktion der Atemwegsschleimhaut zu verstehen.

Die Mukosa der Nasenhaupthöhle, der Nebenhöhlen und der nasopharyngealen Fläche des Nasopharynx besteht aus Flimmerepithel (80%), Becherzellen (20%) zur Produktion von Mukus sowie seromukösen Drüsen.

Die Zellen des Flimmerepithels besitzen jeweils 50–300 Zilien. Diese Zilien bestehen aus 9 peripheren Doppeltubuli und 2 zentralen Einzeltubuli. Diese sind durch Dyneinarme verbunden, die eine peitschenartige Bewegung mit einer Frequenz von 6–12 Schlägen pro Sekunde ermöglichen.

Das darüberliegende Nasensekret aus Wasser und Glykoproteinen setzt sich aus einer unteren Solphase und einer oben aufliegenden Gelphase zusammen. Das seromuköse Sekret der Solphase wird von den Drüsen gebildet, das muköse Sekret der Gelphase von den Becherzellen.

Der Zilienschlag wird unterschieden in eine schnelle Phase, den Wirkungsschlag, und eine fünfmal länger dauernde Rückstellbewegung in der Solphase (Erholungsschlag). Dadurch wird eine Transportgeschwindigkeit im vorderen Anteil der Nasenhaupthöhle von etwa 3 mm/sec und von 12 mm/sec im hinteren Nasenabschnitt erreicht. Etwa innerhalb von 20 min ist der Sekretfilm ausgetauscht, zirka 200 ml Nasensekret produziert der Erwachsene am Tag. Der Sekrettransport ist also immer zum Oropharynx gerichtet, wo er unbewusst geschluckt wird. Virale Infekte der Nasenschleimhaut führen zum Sistieren des ATP-abhängigen Zilienschlags und folglich zur Sekretansammlung in der Nase. Bei einseitiger Choanalatresie wird das Nasensekret gegen eine Wand transportiert, es erfolgt ebenfalls eine Sekretansammlung in der Nase und in der Folge eine Rhinorrhoe.

Das Nasensekret ist ein physikalischer Filter. Bei regelrechter Funktion des Systems werden 80% der Atemluftpartikel mit einem Durchmesser von 3–5 µm und 60% der Partikel mit einem Durchmesser von 2 µm herausgefiltert, die ansonsten die Lunge erreichen würden. Noch kleinere Partikel vermag die nasale Schleimhaut nicht zu filtern.

Das Nasensekret ist darüber hinaus eine immunologische Barriere. Zelluläre und humorale, spezifische und unspezifische Abwehr treffen hier zusammen. Mastzellen, neutrophile Granulozyten und eosinophile Granulozyten können gefunden werden. Unter den Immunglobulinen überwiegt das IgA. Sie fehlen aber beim Neugeborenen, da Sekretions-IgA-Antikörper ebenso wie IgM nicht diaplazentar übertragen werden. An der unspezifischen Abwehr im Nasensekret sind vor allem auch Defensine beteiligt, die in den vergangenen Jahren zum Gegenstand intensiver Forschung wurden. Defensine sind Proteine aus 38–42 Aminosäuren mit zahlreichen kationischen, hydrophoben Aminosäureresten. Dies bewirkt eine gute Haftung an anionische Erregermembranen von Prokaryonten. Sie führen zu Perforationen in der Zellwand und lösen eine Kolliquationsnekrose aus.

22.4.5 Reflexe

Zwei Arten von Reflexen werden unterschieden: die vegetativ-nasalen und die naso-pulmonalen Reflexe. Bei beiden Reflexen bilden die Trigeminusfasern (N. nasociliaris) die Afferenzen.

Die vegetativ-nasalen Reflexe führen – abhängig von der Art des Stimulus – im Falle einer Aktivierung des Sympathikus als Efferenz zu einer verminderten Durchblutung des submukösen Gefäßplexus und zur Verringerung des nasalen Widerstandes. Im Falle einer Aktivierung des Parasympathikus kommt es zur erhöhten Sekretion in den Glandulae nasales und in den Tränendrüsen und zur Auslösung des Niesreflexes.

Die naso-pulmonalen bzw. naso-bronchialen Reflexe beeinflussen die Compliance der Lunge und den Bronchialwiderstand. Beispielsweise führt die Tamponade der Nasenhaupthöhle bei Epistaxis oder nach Nasenoperationen zu einer messbaren Hypoventilation. Zusätzlich kann über naso-pulmonale Reflexe auch der Hustenreflex ausgelöst werden.

22.4.6 Riechen

Die Geruchsstoffe erreichen die Nase beim Einatmen über das Nasenloch und natürlich auch beim Ausatmen über die Choane. Sie werden in der **Regio olfactoria** wahrgenommen. Die Regio olfactoria erstreckt sich in der Riechspalte entlang des oberen Nasengangs und reicht bis zum Ansatz der mittleren Muschel und an das gegenüberliegende Septum (ca. 500 mm^3 beim 30- bis 40-jährigen Erwachsenen). Bisher gibt es nur Schätzungen bezüglich der Anzahl der olfaktorischen Rezeptorneurone (ORN, Riechzellen). Diese reichen von 12 bis 30 Millionen. Mit zunehmendem Alter entsteht ein mosaikartiges Muster aus olfaktorisch-dysplastischen und respiratorischen Abschnitten. Die ORN sind bipolare

Zellen mit 5–20 Zilien, welche in den aufliegenden Mukus hineinragen. Daneben existieren Stützzellen mit Mikrovilli, die für die Aufrechterhaltung des Ionengleichgewichts der extrazellulären Matrix verantwortlich sind, und Basalzellen, aus denen sich olfaktorische Rezeptorneurone oder epitheliale Zellen regenerieren.

Eine wesentliche Besonderheit der Riechsinneszellen im Vergleich zu anderen Sinneszellen besteht also in ihrer **Regeneration.** Dies ist die physiologische Basis für eine mögliche Wiedererlangung des Geruchssinns bei manchen Anosmie-Patienten. Daneben existieren in der Regio olfactoria spezielle kugelige seröse Drüsen, die **Bowman-Drüsen,** die für das extrazelluläre Milieu verantwortlich sind. Dies ist für das eigentliche Riechen entscheidend, denn durch das Sekret wird die Bindung von Liganden an die Rezeptoren in einer noch nicht genau bekannten Weise beeinflusst.

In den genannten Zilien der Riechsinneszellen befinden sich sog. **olfaktorische Rezeptorproteine** (Chemorezeptoren), die für die Bindung von Duftstoffen sowie für die Zielfindung, sprich die zuverlässige kontinuierliche Verknüpfung in den Glomeruli des Bulbus olfactorius verantwortlich sind. Die Anzahl dieser Rezeptorproteine wird auf 200–400 geschätzt. Sie besitzen eine transmembranöse heptahelikale Struktur mit einer hochvariablen Domäne. Ein Duftstoff kann an verschiedene Rezeptoren binden. Wiederum können verschiedene Duftstoffe denselben Rezeptortyp aktivieren, so dass die Riechempfindung bei Nahrungsmittel wie z.B. Wein und Käse, die hunderte von wahrnehmbaren Duftnoten enthalten, sehr komplex ist.

Die Rezeptorproteine rückten durch den Nobelpreis für Medizin 2004 in das öffentliche Interesse. Sie gehören zu der Superfamilie der sog. **G-Protein-aktivierenden Moleküle,** die in der Lage sind, nach Stimulierung durch den Geruchsstoff einen zweiten Botenstoff (cAMP) freizusetzen, welcher olfaktorische Kationenkanäle öffnet, sodass Na^+ und Ca^{2+} in die Zelle einströmen. Somit wird das negative Membranpotenzial positiver und das entstandene analoge Generatorpotenzial (Sensorpotenzial, EOG) wird in ein digitales Aktionspotenzial umgewandelt. Die ORN adaptieren schnell bei gleichbleibendem Stimulus (Adaptation), was dazu führt, dass konstant vorhandene Gerüche nicht mehr wahrgenommen werden, während das Geruchsempfinden für andere Substanzen unverändert weiter besteht.

Durch Habituation, einem komplexen zentralen Lernvorgang, werden unwichtige Signale der Umgebung ausgeschaltet. Hier scheint der piriforme Kortex eine wesentliche Rolle zu spielen, im Gegensatz zu den ORN bzw. des Bulbus olfactorius.

Die ORN gelangen gebündelt in etwa 10–15 Fila olfactoria durch die 1–2 mm großen Löcher der Lamina cribrosa, einem Teil des Siebbeins, zum Bulbus olfactorius (Riechkolben). Hier stehen in den Glomeruli die axonalen Nervenendigungen der ORN mit den dendritischen Aufzweigungen der Mitralzellen in Verbindung. Die Axone der Mitralzellen bilden den Tractus olfactorius lateralis, Stria olfactoria media und Stria olfactoria. Die Kenntnis des weiteren Verlaufs beim Menschen ist noch lückenhaft. Man nimmt an, das der Tractus olfactorius zum Nucleus olfactorius anterior (AON) zieht, zum piriformen Kortex, zum Nucleus corticalis der Amygdala, zu den Kerngebieten dorsal der Substantia perforata anterior und dem entorrhinalem Kortex. Hierbei handelt es sich um Strukturen des sekundären olfaktorischen Kortex. Von dort ziehen weitere Fasern zur Inselrinde, den orbitofrontalen Gyri, Hippocampusformation und dem Indusium griseum.

Die Geruchsempfindungen lösen zahlreiche (unbewusste) Reflexe aus. So kommt es beispielsweise abhängig vom Stimulus zur vermehrten Speichelsekretion oder zu Übelkeit und Brechreiz. Das Geruchsempfinden stellt in der Natur einen ganz wesentlichen Schutz vor Aufnahme ungenießbarer Nahrungsmittel dar. Da aber die Geruchswahrnehmungen beim Menschen nur zum Teil in das Bewusstsein rücken und zudem sprachlich schwer zu fassen sind, kommt ihnen eine vermeintlich geringe Bedeutung im Vergleich der Sinnesorgane zu. Der Leidensdruck von Patienten, die von Anosmie, Parosmie oder Phantosmie betroffen sind, korrigiert dieses Bild.

22.5 Embryologie der Nase und des Mittelgesichts

Beim 4-wöchigen Embryo befindet sich zwischen dem Telenzephalon und dem ersten Kiemenbogen eine Öffnung, die so genannte Mundbucht (Stomatodeum). Diese wird noch vom Darmrohr durch die Membrana buccopharyngea getrennt. Diese Membran besteht außen aus Ektoderm, innen aus Entoderm und wird am 28. Tag einreißen. Erst dann besteht eine Verbindung zwischen dem Inneren des Embryos und dem Amnion.

Um das Stomatodeum herum befinden sich 5 Wülste: der unpaare Stirnwulst und die paarig angelegten Oberkiefer- und Unterkieferwülste. Auf dem Stirnwulst werden in der 5. Woche zwei Ektodermverdickungen sichtbar, die Riechplakoden. Die Riechplakoden senken sich ein und werden zu Riechgruben. In ➤ Abbildung 22.5

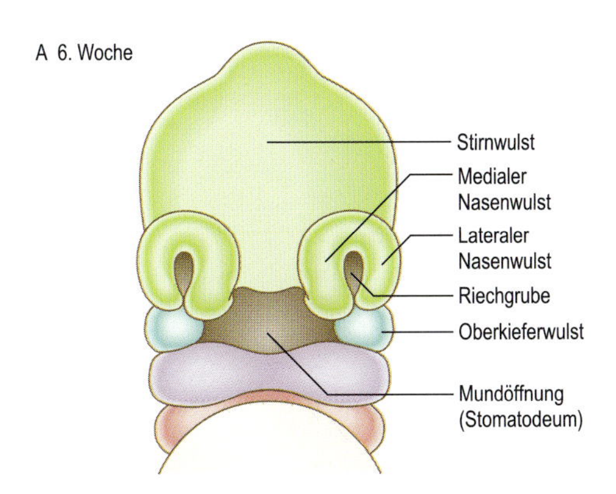

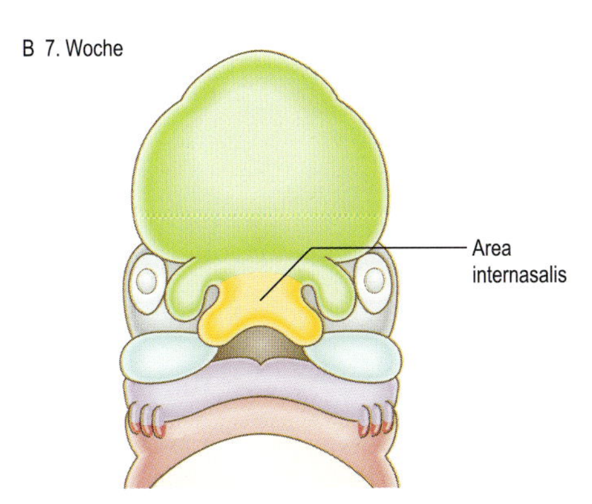

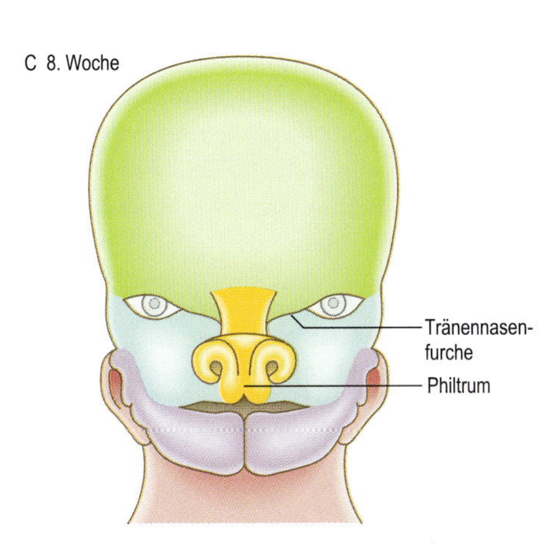

Abb. 22.5 Entwicklung des Gesichts zwischen 6. und 8. Woche. Aus Schulze S (2006) Kurzlehrbuch Embryologie, Urban & Fischer, München, Jena, S. 143, Abb. 16.4

ist diese Entwicklung schematisch wiedergegeben. Jede dieser beiden Riechgruben wird von einem medialen und von einem lateralen Nasenwulst flankiert.

Zwischen dem Stirnwulst und Oberkieferwulst bilden sich die Linsenplakoden und die Augenbecher aus. Zwischen dem Oberkieferwulst und dem Unterkieferwulst werden sich die Mundwinkel formen, zwischen dem Unterkieferwulst und dem 2. Kiemenbogen werden die 6 Aurikularhöcker entstehen, die zur Ohrmuschel verschmelzen.

Die beiden medialen Nasenwülste wachsen nach lateral und kaudal, bis sie an die Oberkieferwülste stoßen. Der Nasenrücken, das Philtrum und der mittlere Oberlippenanteil sowie der primäre Gaumen werden also von der medialen Verlängerung des Stirnwulstes gebildet. Diese medialen Nasenwülste müssen mit den Oberkieferwülsten verschmelzen, und zwar zwischen Schneidezähnen und Eckzähnen. Erfolgt diese Verschmelzung nicht, resultiert eine Lippen-Kiefer-Spalte, die demzufolge nicht median, sondern paramedian liegt.

Eine mediane Lippenspalte entsteht, wenngleich sehr selten, infolge einer fehlenden Annäherung der beiden Oberkieferwülste.

Auch eine ausbleibende Verschmelzung der lateralen Nasenwülste mit dem Oberkieferwulst ist möglich, wenngleich viel seltener. Es resultieren schräge Gesichtsspalten, die meist beidseits auftreten und vom Mundwinkel bis zur Orbita reichen.

Ebenso ist eine fehlerhafte Verschmelzung von Oberkieferwulst und Unterkieferwulst bekannt, die Folge ist eine quere Gesichtsspalte.

Während der Nervus mandibularis (V_1) als Nerv des Mandibularbogens die motorischen Fasern für die Kaumuskulatur liefern wird, werden sich die myogenen Zellen des 2. Kiemenbogens samt zugehörigen Ästen des Nervus facialis als Nerv des 2. Kiemenbogens über das gesamte Gesicht verteilen.

Von den lateralen Nasenwülsten, welche die Nasenflügel bilden werden, wachsen die drei Nasenmuscheln in die Nasenhöhle hinein.

Beim Menschen nähern sich die beiden so entstandenen Nasenhöhlen nach und nach einander, so dass am Ende nur mehr eine Trennwand, das Septum nasi, übrig bleibt.

Ebenso wandern die Augen beim Menschen im Verlauf nach median mit Blickrichtung nach vorne. Dabei senkt sich an der Grenze zwischen lateralem Nasenwulst und Oberkieferwulst ein Epithelstrang in die Tiefe, aus dem sich der Ductus nasolacrimalis bilden wird.

Wie bereits erwähnt, erhält die Mundhöhle Anschluss an das Darmrohr durch Ruptur der Membrana buccopharyngea am 28. Tag. Die Nasenhöhle, die sich aus der Riechgrube bildet, ist aber noch ein blind endender Sack. Erst durch Ruptur der Membrana oronasalis in der 5.–6. Embryonalwoche entsteht eine Verbindung zur Mundhöhle und zum Pharynx, die primäre Choane. In ➤ Abbildung 22.5 ist diese Entwicklung schematisch wiedergegeben. Durch Ausbildung des sekundären Gaumens, also des Anteils hinter dem Foramen incisivum,

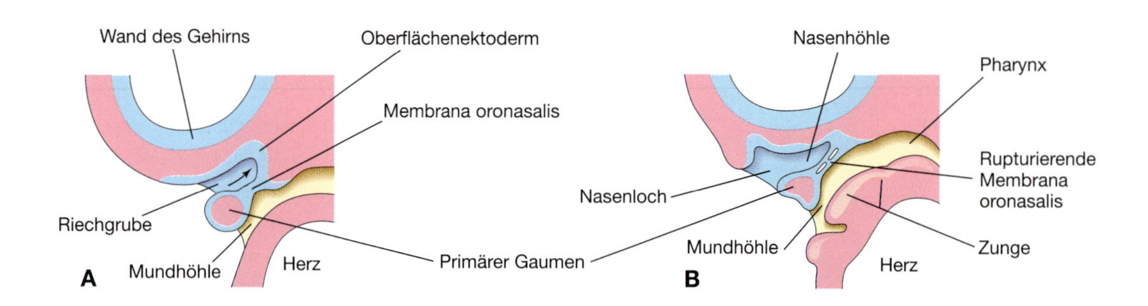

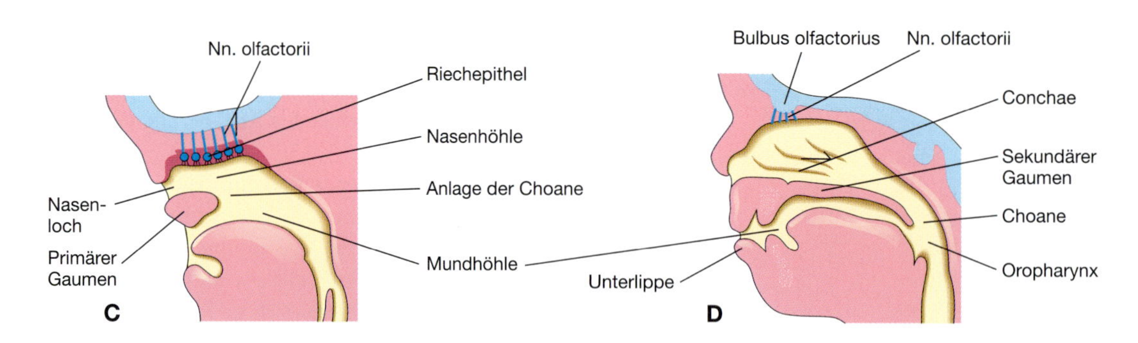

Abb. 22.6 Sagittalschnitte durch den Kopf zur Darstellung der Entwicklung der Nasenhöhlen. Das Nasenseptum wurde entfernt. **A** Fünf Wochen alter Embryo. **B** Sechs Wochen alter Embryo mit rupturierender Oronasalmembran. **C** Sieben Wochen alter Embryo. Die Nasenhöhle kommuniziert mit der Mundhöhle und das Riechepithel entwickelt sich in Verbindung mit dem Boden des Telenzephalonbläschens. **D** Zwölf Wochen alter Embryo. Der Gaumen und die laterale Wand der Nasenhöhle haben sich gebildet. Aus Moore KL, Persaud TVN (2007) Embryologie, 5. Aufl. Urban & Fischer, München Jena, S. 252, Abb. 10.34

wird die Nasenhaupthöhle sekundär wieder von der Mundhöhle getrennt und es bleibt die Öffnung zum Nasopharynx, die endgültige Choane, übrig. In ➤ Abbildung 22.6 ist diese Entwicklung schematisch dargestellt.

Entsprechend der am weitesten verbreiteten Theorie ist die Choanalatresie die Folge einer persistierenden Membrana oronasalis.

Die Nasennebenhöhlen sind bei der Geburt noch nicht oder kaum angelegt. Ihre Entwicklung erfolgt aus Divertikeln in den Seitenwänden der Nasenhaupthöhle. Die bei Geburt größte Nebenhöhle ist die Kieferhöhle mit einem Durchmesser von 3–4 mm. Stirnhöhle und Keilbeinhöhle fehlen noch ganz (➤ Abb. 22.4). Erst ab dem 6.–8. Lebensjahr lassen sich Stirnhöhlen beim Kind nachweisen, auch die Siebbeinzellen sind vor diesem Alter nur rudimentär angelegt. Die Keilbeinhöhlen wachsen ab dem 2. Lebensjahr in das Os sphenoidale ein.

LITERATUR

Barelli PA (1994) Nasopulmonary Physiology. In: Timmons BH, Ley R (Hrsg.) Behavioral and Psychological Approaches to Breathing Disorders. New York: Plenum: 47.

Tom LWC (2000) Structure and Function of the Nose, Paranasal sinuses, and Nasopharynx. In: Wetmore RF et al. (Hrsg.) Pediatric Otolaryngology, New York Stuttgart: Thieme: 419.

KAPITEL

23 Untersuchung und Funktionsprüfung der kindlichen Nase

Ludger Klimek

23.1 Nasenendoskopie

23.1.1 Definition, Stellenwert, Testprinzip

Die Nasenendoskopie ist eine relativ einfache, wenig zeitaufwändige Untersuchung mit vergleichsweise geringer Patientenbelastung. Hierbei werden die endonasalen Räume unter besonderer Berücksichtigung der Nasennebenhöhlenostien mittels starrer (selten flexibler) Optiken inspiziert.

23.1.2 Indikationen, Kontraindikationen

Eine Nasenendoskopie sollte bei jedem Patienten durchgeführt werden, bei dem länger dauernde nasale Symptome (> 6 Wochen), der Verdacht auf eine Sinusitis oder eine rezidivierende Epistaxis vorliegen. Auch der Nasenrachenraum (Adenoide) lässt sich gut untersuchen. Kontraindikationen bestehen allenfalls bei kleinen Kindern mit starker Abwehrreaktion, falls die Gefahr einer iatrogenen Verletzung durch die starren Optiken gesehen wird.

23.1.3 Durchführung

Wir empfehlen die Durchführung am sitzenden Patienten unter Verwendung starrer Endoskope (Durchmesser von z.B. 2,8 und 4 mm) mit verschiedener Abwinkelung der Sehachse (z.B. 0°, 30°, 70°, 120°). Diese werden mit einem Antibeschlagmittel benetzt. Alternativ können flexible Fiberendoskope mit allerdings geringerer Bildauflösung und Lichtstärke verwendet werden.

Zunächst sollte eine rhinoskopische oder endoskopische Untersuchung der vorderen Nasenabschnitte unter besonderer Berücksichtigung der unteren Nasenmuscheln erfolgen, um einen ersten Eindruck von der Schleimhautbeschaffenheit und dem Schwellungszustand zu erhalten. Anschließend erfolgt in der Regel das Einsprühen des Naseninnern mit einem Vasokonstriktor und einem Oberflächenanästhetikum. Alternativ können getränkte armierte Tupfer oder Watte verwendet werden.

Nach 3–5 min Wartezeit beginnt die Endoskopie der tieferen Nasenabschnitte zunächst entlang des unteren Nasengangs. Dieser wird bis zum Übergang in den Nasenrachenraum inspiziert und auf hyperämische, ödematöse, hyperplastische, erodierte und sonstig veränderte Schleimhautareale untersucht. Zudem werden anatomische Varianten der Nasenscheidewand wie Leisten und Spornbildungen dokumentiert.

Zur Untersuchung des mittleren Nasengangs wird das Endoskop in Richtung des Kopfes der mittleren Muschel vorgeschoben. Hier können funktionell bedeutende Veränderungen wie aus dem Siebbein prolabierende Polypen, eine invers gebogene mittlere Nasenmuschel oder eine Concha bullosa gefunden werden. Das Eingehen in den mittleren Nasengang geschieht dann entweder direkt von vorn oder nach Vorschieben des Endoskops unterhalb des Kopfes der mittleren Muschel von inferior (hierzu ist insbesondere bei kleineren Kindern häufig eine 2,8 mm oder dünnere [1,2 mm] Optik erforderlich).

23.1.4 Bewertung und Komplikationen

Die Bewertung der nasenendoskopischen Befunde erfolgt naturgemäß rein subjektiv und ist stark abhängig von der Erfahrung des Untersuchers. Bei ausreichender Erfahrung ist dieses Verfahren jedoch ausgesprochen wertvoll und sollte regelmäßig in der Abklärung aller Patienten mit länger dauernden nasalen Beschwerden eingesetzt werden.

Komplikationen sind ausgesprochen selten. Allerdings können Schleimhautverletzungen mit Blutungen und ggf. nachfolgenden Synechien beim Ungeübten oder bei Vorliegen enger endonasaler Verhältnisse auftreten.

23.2 Gewinnung von Nasensekret

23.2.1 Definition, Stellenwert, Testprinzip

Die Gewinnung von Nasensekret dient dem Ziel, hierin befindliche spezifische Proteine zu detektieren, um so Aussagen über die Pathophysiologie der Erkrankung und ggf. über deren Verlauf, beispielsweise im Sinne eines Therapiemonitorings, treffen zu können. Hierzu wird das auf bzw. in den obereren Schichten des Nasenepithels befindliche Sekret gewonnen.

Nasensekretanalysen werden beispielsweise eingesetzt, um eine Abschätzung des Aktivierungsgrads inflammatorischer Zellen in der Nasenschleimhaut durch Analyse spezifischer Zellproteine (Zellaktivierungsmarker) vornehmen zu können.

Als wichtigste Marker sind Myeloperoxidase (MPO) oder Elastase für neutrophile Granulozyten, Tryptase für

Mastzellen, Lysozym für Makrophagen/Monozyten und Eosinophil Cationic Protein (ECP), Eosinophil Neurotoxin/Eosinophil Protein X (EDN/EPX) oder Major Basic Protein (MBP) für eosinophile Granulozyten zu nennen (Andersson 1989, Czech 1992, Dahl 1987, Ding-E Young 1986, Heppt 1995b, Kapp 1993, Klimek 1996, Leifermann 1991, Olofsson 1977, Osgood 1954, Pedersen 1993, Pelikan 1988a, 1989a, Peterson 1991, Pharmacia 1992, Venge 1993).

Von diesen Substanzen sind ECP und Tryptase als die wichtigsten Marker im Rahmen allergischer Reaktionen anzusehen. So wird beispielsweise das eosinophile kationische Protein (ECP) nur von aktivierten Eosinophilen freigesetzt, weshalb der Nachweis von ECP quantitativ zum Aktivierungsgrad dieser Zellen im Gewebe korreliert (Venge 1993, Venge 1994, Winqvist 1984).

23.2.2 Indikationen, Kontraindikationen

Die Gewinnung und Analyse von Nasensekret ist bis dato hauptsächlich wissenschaftlichen Fragestellungen vorbehalten. In der Praxis bestehen Indikationen v.a. bei ungeklärter Ursache einer nasalen Erkrankung und im Therapiemonitoring, beispielsweise einer spezifischen Immuntherapie.

23.2.3 Durchführung

Die Auswahl des zu verwendenden Sekretgewinnungsverfahrens hat großen Einfluss auf die Qualität der Ergebnisse jeglicher Messung von Substanzen im Nasensekret.

Die Gewinnung von Nasensekret ist erschwert durch die Tatsache, dass die Nasenschleimhaut insbesondere bei Nasengesunden nur von einer dünnen Sekretschicht bedeckt ist. Es ist daher schwierig, eine für Laboranalysen ausreichende Menge Sekret zu gewinnen. Zudem sollte die Schleimhaut durch das Gewinnungsverfahren nicht übermäßig gereizt oder gar verletzt bzw. das Sekret in seiner Zusammensetzung verändert werden.

Derzeit existiert kein allgemein anerkanntes Verfahren zur Gewinnung von Nasensekret. Die verschiedenen zu diesem Zweck beschriebenen Techniken basieren auf 4 Grundprinzipien (Linder 1983):

- Schneuzverfahren
- Saugverfahren
- Absorptionsverfahren
- Lavageverfahren.

All diese Techniken stellen Kompromisse dar zwischen den Anforderungen, sowohl eine ausreichende Sekretmenge zu gewinnen als auch Artefakte durch das Gewinnungsverfahren zu vermeiden.

Es ist international üblich, dass die Messungen an der Solphase des biphasischen Nasensekrets (Gel- und Solphase, ➤ Kap. 22) durchgeführt werden, da Versuche, die Gelphase zu homogenisieren, bislang nicht erfolgreich waren (Johansson und Deuschl 1976).

Die international gängigsten Verfahren und ihre Vor- und Nachteile aufgrund eigener Erfahrungen sollen nachfolgend kurz dargestellt werden:

Beim **Schneuzen der Nase** werden die Probanden gebeten, ihre Nase in eine Petrischale auszuschneuzen. Sekret wird von beiden Seiten der Nase durch Zuhalten des jeweils anderen Nasenostiums gewonnen.

Dieses Verfahren stellt die einfachste Methode der Nasensekretgewinnung dar und ein Argument für dieses Verfahren mag sein, dass hierdurch die Nasenschleimhaut nicht irritiert wird. Allerdings ist das gewonnene Probenvolumen bei Normalprobanden häufig nicht ausreichend. Des Weiteren kann angenommen werden, dass durch das Ausschneuzen nur Sekret gewonnen wird, das sich bereits (ggf. seit längerer Zeit) auf der Schleimhaut befindet und hierdurch evtl. eingedickt ist. Das Ausschneuzen der Nase als Sekretgewinnungsverfahren kann daher nicht generell empfohlen werden.

Die Sekretgewinnung mittels **Kapillarsaugverfahren** kann in verschiedenen Techniken durchgeführt werden. Gebräuchlich sind die Microsuction-Techniken nach Okuda und Biewenga (Okuda 1975).

Bei der Okuda-Technik wird ein Standardkapillarröhrchen für die Kapillarblutgewinnung in die Nase eingeführt und an der unteren Nasenmuschel entlang geführt. Das auf der Mukosa befindliche Sekret wird hierdurch in die Kapillare aspiriert. Es muss hierbei besonders darauf geachtet werden, die Schleimhaut mit der starren Kapillare nicht zu verletzen.

Kapillarsaugverfahren haben mehrere Nachteile. Die gewonnenen Probenvolumina sind häufig zu gering. Zudem ist die Sekretgewinnung mit dieser Technik sehr zeitaufwändig und unangenehm für die Probanden. Nach 10–15 Minuten muss der Gewinnungsprozess in den meisten Fällen wegen deutlicher Unbehaglichkeit für die Probanden abgebrochen werden, bevor ausreichend Sekret gewonnen werden konnte. Auch finden sich selbst bei extrem vorsichtigem Vorgehen häufig Blutbeimengungen im gewonnenen Sekret, was durch Mikrotraumata beim direkten Kontakt der festen Glaskapillaren mit der Schleimhaut bedingt sein dürfte.

Ähnliches gilt für die **Saugtechnik nach Borum**. Bei dieser wird Nasensekret mittels Absaugen der Nase mit Einmal-Urinkathetern aus Silikon mittels einer Unterdruckpumpe gewonnen (Borum 1983).

Auch wenn hierbei Verletzungen der Nasenschleimhaut nur selten auftreten, werden häufig quantitativ unzureichende Probenvolumina gewonnen.

Methodiken basierend auf **Absorptionsverfahren** wurden unter Verwendung verschiedener Materialien beschrieben: Zellulosestreifen (Filterpapier) (Lorin 1972, Mygind 1975, Knowles 1981), Wattestreifen (Eichner 1979) und Schaumstoffpolster (Riechelmann 1991). Die Gewinnung beruht auf dem Kapillarsaugprinzip und man gewinnt hierdurch nahezu ausschließlich die dünnflüssige Solphase des biphasischen Nasensekrets.

Hierzu werden die absorbierenden Materialien in die Nasenhaupthöhle eingebracht, dort zur Equilibrierung mit dem Sekret für einige Zeit belassen und anschließend wird die absorbierte Flüssigkeit durch Zentrifugation extrahiert. Sobald die Materialien aus der Nase entfernt worden sind, ist ein rascher Verschluss des Laborröhrchens und anschließende Zentrifugation erforderlich, da ansonsten der Vorteil der großen Oberfläche für die Sekretabsorption zu einer Verdunstung von Flüssigkeit und somit einer Eintrocknung des Sekrets führen würde. Das absorbierende Material übt einen leichten Stimulus auf die Schleimhaut aus. Es gibt Hinweise darauf, dass dieser aktivierte Zustand der Mukosa die größte Relevanz für Untersuchungen entzündlicher Nasenschleimhauterkrankungen hat (Freed 1979). Andere Autoren argumentieren dagegen, dass durch diese Stimulation Artefakte entstehen (Linder 1983).

Beispielsweise werden für die Sekretgewinnung mittels Schaumstoffsammlern (Riechelmann 1991) diese in den unteren Nasengang eingebracht und verbleiben in situ für 10 Minuten. Sie werden dann entfernt und in spezielle Laborröhrchen mit Abstandshalter gegeben. Diese Röhrchen werden bei 1650 g für 10 Minuten zentrifugiert. Hierdurch wird das Sekret aus dem Schaumstoff ausgeschleudert und sammelt sich am Boden des Röhrchens.

Ähnlich funktioniert die Sekretgewinnung mit Wattesammlern in der Technik nach Eichner (Eichner 1979).

Diese Verfahren weisen eine geringe Zahl fehlender Werte auf, sind einfach in der Handhabung und werden von den Probanden gut akzeptiert.

Bei Methodiken, die auf einer **Lavage** der Nase basieren, wird eine Spülflüssigkeit in die Nasenhaupthöhle eingebracht und die zurücklaufende Lösung als Mischung aus Spülflüssigkeit und Nasensekret in ein Gefäß aufgefangen. Von anderen Autoren wird die Lavage in Kombination mit der Einlage eines Absaugkatheters in den Nasenrachenraum zur Gewinnung der Flüssigkeit (Cohen 1970) empfohlen.

Für **Nasenlavagen** ist die von Naclerio beschriebene Technik weitverbreitet (Naclerio 1986, Naclerio 1990). Fünf Milliliter einer vorgewärmten (37 °C) isotonischen NaCl-Lösung (0,9%) werden in jede Nasenhaupthöhle mittels einer Pipette eingeführt, während die Testperson den Kopf im Winkel von 45° von der Horizontalen angehoben hält und den Nasopharynx durch Sprechen eines „k"-Lauts verschließt. Die Testperson wird aufgefordert, diese Position für einige Sekunden beizubehalten, dann den Kopf vorzulehnen und die Lavageflüssigkeit in eine Aluminiumnierenschale zu schneuzen.

In der Modifikation des „**nasal spray washing**" wird die Spülflüssigkeit in kleinen Portionen mit einem Druckzerstäuber appliziert. Hierdurch kann das eingebrachte Volumen und somit die Verdünnung des Nasensekrets vergleichsweise gering gehalten werden.

Die Technik des „nasal spray washing" wurde von Johansson (Johansson und Deuschl 1976) erstmals beschrieben. Hierzu wird die Schleimhaut beider Nasenhaupthöhlen wiederholt mit einer vorgewärmten (37 °C) isotonischen NaCl-Lösung (0,9%) mittels einer Pumpsprayflasche besprüht. Das Volumen je Sprühstoß sollte ca. 0,1 ml betragen. Nachdem 1,5 ml in jede Nasenseite appliziert worden sind, sollten die Probanden die Lavageflüssigkeit in ein Gefäß (z.B. Nierenschale aus Aluminium) ausschneuzen. Anschließend wird die Prozedur wiederholt, bis ausreichend Nasensekret gewonnen worden ist.

Der unbekannte Verdünnungsfaktor ist das Hauptproblem bei der Anwendung von Lavageverfahren. Es konnte gezeigt werden, dass sich dieser bei Patienten mit allergischer Rhinitis im Bereich von ca. 1:3 bis 1:5 bewegt (Cohen 1970, Linder 1983). Allerdings sind hier Schwankungen von mehreren hundert Prozent beschrieben, sodass eine rechnerische Korrektur dieser Verdünnung durch einen empirisch ermittelten Faktor nicht möglich ist (Linder 1983). Bei gesunden Probanden streut die Verdünnung zudem noch in wesentlich größeren Bereichen (Linder 1983).

Als eine Möglichkeit der Korrektur des Verdünnungsfaktors wurde der Nachweis von endogenem Albumin beschrieben (Mathews 1981, Soothill 1976). Albumin wird passiv in das Nasensekret vom Plasma ultrafiltriert und die relative Konzentration einer Testsubstanz im Vergleich zur Albuminkonzentration in Plasma und Sekret wurde als ein Berechnungsindex beschrieben. Allerdings ermöglicht dies nur relative, keine absoluten Vergleiche (Linder 1983, Mathews 1981). Exogene Marker sind daher diesbezüglich vielversprechender. Inulin (Cohen 1970), schweres Wasser (Nicoucar 1968) und Lithiumchlorid (Linder 1983) wurden hierzu beschrieben.

Diese Substanzen, die normalerweise nicht im Nasensekret nachweisbar sind, werden in bekannter Konzentration der Spülflüssigkeit zugefügt und in der zurückgewonnenen Lavageflüssigkeit analysiert, sodass hieraus der Verdünnungsfaktor exakt berechnet werden kann.

Da Inulin aufgrund des recht aufwändigen Nachweises und schweres Wasser aufgrund seiner Radioaktivität für die Anwendung in der klinischen Routine jedoch nicht geeignet erscheinen, ist Lithiumchlorid der vielversprechendste aller bisher angewandten exogenen Marker (Linder 1983). Diese Methode ist risikolos, einfach anwendbar, gut verfügbar in den meisten klinischen Laboratorien und vergleichsweise preisgünstig.

Nach jeder Sekretgewinnung sollte das gewonnene Nasensekret bei 4 °C für 10–20 Minuten bei 1350–1650 g zentrifugiert werden, um Zellen, Zelldetritus und andere ungelöste Materialien zu entfernen. Der Überstand wird dann in Laborröhrchen je nach Fragestellung bei −20 °C bis −80 °C bis zur Analytik aufbewahrt. Bei einigen Sekretgewinnungsverfahren soll entsprechend der Originalliteratur eine Verdünnung mit PBS-Pufferlösung durchgeführt werden. In diesen Fällen muss die Verdünnung des Nasensekrets durch Abwiegen vor und nach Zufügen von PBS bestimmt werden.

23.2.4 Bewertung und Komplikationen

Die Gewinnung von Nasensekret ist relativ einfach und gefahrlos durchführbar, vorausgesetzt, eine entsprechende Erfahrung und Ausstattung ist vorhanden. Als Komplikationen wurden allenfalls Schleimhautreizungen und -erosionen beobachtet.

23.3 Nasenzytologie

23.3.1 Definition, Stellenwert, Testprinzip

Die Tatsache, dass allergische Reaktionen wesentlich von inflammatorischen Effektorzellen (eosinophile Granulozyten, Mastzellen) und deren Mediatoren getragen werden, hat den qualitativen und quantitativen Nachweis der Beteiligung dieser Zellen zu einem wichtigen Instrument für die Beurteilung werden lassen.

Die Nasenzytologie dient daher wie die Analyse von Nasensekret dem Ziel, Aussagen über die Pathophysiologie der Erkrankung und ggf. über deren Verlauf treffen zu können. Hierzu werden die oberflächlichen Zellschichten des Nasenepithels gewonnen, auf einen Objektträger aufgebracht und nach konventioneller bzw. immunzytologischer Färbung mikroskopisch analysiert. Eine Besonderheit stellt die Vitalzytologie dar, bei der lebende zilientragende Zellen gewonnen und funktionell beurteilt werden.

23.3.2 Indikationen, Kontraindikationen

Wie die Gewinnung und Analyse von Nasensekret kann die Nasenzytologie für die Differenzialdiagnostik und zur Therapiekontrolle nasaler Erkrankungen eingesetzt werden (Meltzer 1990). In der Praxis bestehen Indikationen v.a. bei ungeklärter Ursache nasaler Erkrankungen, im Therapiemonitoring und für gutachterliche Fragestellungen.

23.3.3 Durchführung

Im Regelfall handelt es sich bei Nasenzytologien um Oberflächenabstriche. Um diese sachgerecht entnehmen und interpretieren zu können, muss man den lokal unterschiedlichen oberflächennahen Zellaufbau verschiedener Regionen der Nasenschleimhaut kennen (➤ Kap. 22). In den meisten Fällen soll der Abstrich aus Regionen gewonnen werden, die mit Flimmerepithel ausgekleidet sind. Es bieten sich demzufolge die hinteren zwei Drittel der unteren Nasenmuschel oder die hinteren zwei Drittel des Nasenbodens für die Abstrichentnahme an. Die besten Ergebnisse werden mit einer kleinen Kürette erzielt, die fast ohne Andruck von hinten nach vorne über die Nasenschleimhaut gezogen wird (Heppt 1995a, Riechelmann 1996). Alternativ können Watteträger, Zytologiebürsten, Lavagetechniken oder Abdrucktechniken eingesetzt werden (Lee 1993, Heppt 1995a, Meltzer 1990).

Nach der Entnahme werden die Zellen auf einen Objektträger aufgebracht, indem das mit den Zellen behaftete Instrument über dem Objektträger abgestrichen oder abgerollt wird. Bei Lavageflüssigkeiten werden die Zellen am besten in einem Zytospin auf einen Objektträger aufzentrifugiert. Die weitere Verarbeitung erfolgt je nach gewünschter Färbetechnik.

Im Nasenabstrich finden sich neben epithelialen Zellen verschiedene Zellen der myeloischen und lymphatischen Reihe (Ruppmann 1969, Wendt 1983, Wheather 1979). Neben der konventionellen Zytologie (z.B. Färbungen nach Pappenheim, Papanicolaou, Hämatoxylin-Eosin[HE]-Färbung), wird die Immunzytologie und die Vitalzytologie verwendet (Riechelmann 1996). Eine gute Differenzierung sowohl epithelialer als auch myeloischer und lymphozytärer Zellelemente wird mit der panoptischen Färbung nach Pappenheim erreicht (Burck 1982).

Zytologische oder histologische Präparate in konventionellen Färbungen erlauben jedoch keine Differenzierung, ob es sich bei den hierdurch angefärbten Zellen um ruhende oder aktiv am Entzündungsgeschehen beteiligte Zellen (z.B. aktivierte Eosinophile) handelt. Hierzu sind aufwändige immunzytologische Färbungen erforderlich.

Eine Sonderstellung nimmt die vitalzytologische Untersuchung ein. Sie dient dem Nachweis primärer (angeborener) oder sekundärer (erworbener) Zilienfunktionsstörungen. Ein grob orientierendes Verfahren ist mit jedem Labormikroskop durchführbar, quantitative Verfahren erfordern eine kostspieligere Ausrüstung. Die Video-Interferenzkontrastmikroskopie oder Video-Phasenkontrastmikroskopie erlaubt neben der Messung der ziliaren Schlagfrequenz auch die Beurteilung von Schlagamplitude und -koordination an lebenden Zellen.

Die Zellen werden hierzu über eine Videokamera auf einem Videorekorder aufgenommen. Über einen Time-Code-Generator wird ein Zeitsignal für die Auszählung der ziliaren Schlagfrequenz eingespielt, der Video-Titler erlaubt die Erfassung der Patientendaten auf Band. Die Auswertung von Schlagfrequenz, Amplitude und Koordination erfolgt in Zeitlupe.

23.3.4 Bewertung und Komplikationen

Bei der allergischen Rhinitis sind nach Allergenexposition typischerweise Eosinophile und Mastzellen in der Nasenzytologie vermehrt nachweisbar (Lee 1993, Heppt 1995a, Menstell und Enzmann 1990, Pelikan 1989b, 1988b). Die Zytologie erlaubt die Beurteilung des Verlaufs der allergischen Sofort- und Spätphasenreaktion (Bachert und Ganzer 1991a, 1991b; Pelikan 1988a, 1989a; Pipkorn 1988) und des Effekts verschiedener Therapieformen (Bascom 1988, Pipkorn 1988).

Die zytologische Untersuchung der Nasenschleimhaut ist eine sinnvolle Erweiterung der diagnostischen Möglichkeiten in der Rhinologie. In der täglichen Praxis vermittelt der konventionell gefärbte Abstrich Informationen über die geweblichen Reaktionen der Nasenschleimhaut, in der allergologischen Diagnostik können Anhaltspunkte für Art und Schwere der Erkrankung gewonnen werden. Die immunzytologische Untersuchung ist derzeit überwiegend wissenschaftlichen Fragestellungen vorbehalten, kann aber aufgrund methodischer Verbesserungen auch für klinische Fragestellungen eingesetzt werden. Der vitalzytologische Abstrich erlaubt eine einfache, semiquantitative Abschätzung der Ziliartätigkeit, die detaillierte Diagnostik primärer und sekundärer ziliarer Dyskinesien erfolgt in der Regel an spezialisierten Zentren.

LITERATUR

Andersson M, Andersson P, Venge P, Pipkorn U (1989) Eosinophils and eosinophil cationic protein in nasal lavages in allergen-induced hyperresponsiveness:effects of topical glococorticosteroid treatment. Allergy 44: 342–348.

Bachert C, Ganzer U (1991a) Allergische Rhinitis: Zellen und Mediatoren in der Sofort- und Spätphase. Teil I. Otolaryngol Nova 1: 46–52.

Bachert C, Ganzer U (1991b) Allergische Rhinitis: Zellen und Mediatoren in der Sofort- und Spätphase. Teil II. Otolaryngol Nova 1: 69–74.

Bascom R, Pipkorn U, Gleich GJ, Lichtenstein IM, Naclerio RM (1988) The influx of inflammatory cells into nasal washings during the late response to antigen challenge. Effect of systemic corticosteroids. Am Rev Resp Dis 138: 406–412.

Borum P, Gronborg H, Brofeldt S, Mygind N (1983) Nasal reactivity in rhinitis. Eur. J. Respir. Dis. 128(Suppl.) 65–71.

Burck HC (1982) Histologische Technik. Stuttgart, New York: Thieme.

Cohen AB, Goldberg S, London RL (1970) Immunoglobulins in nasal secretions of infants. Clin Exp Immunol 6: 753–757.

Czech W, Krutmann J, Schöpf E, Kapp A (1992) Serum eosinophil cationic protein (ECP) is a sensitive mesaure for disease activity in atopic dermatitis. Br J Dermatol 126: 351–355.

Dahl R (1987) Eosinophil and eosinophil products. In: Mygind N, Pipkorn U (ed.) Allergic and vasomotor rhinitis: Pathophysiological aspects. Kopenhagen: Munksgaard: 136–9.

Ding-E Young J, Peterson CGB, Venge P, Cohn ZA (1986) Mechanism of membrane damage mediated by human eosinophil cationic protein. Nature 321: 613–616.

Eichner H (1979) Eine neue Methode zur Gewinnung von Nasensekret und erste Untersuchungen zur Eiweißzusammensetzung des Nasensekrets mittels Diskelektrophorese. Laryng. Rhinol. Otol. 53: 269–275.

Freed DLJ, Sinclair T, Topper R, Benchley P, Taylor G (1979) IgA levels in rhinitic nasal secretions during short term therapy with sodium cromoglycate, beclomethasone and antihistamine. In: Pepys J, Edwards AM (ed.) The mast cell. Turnbridge Wells: Pitman Medical Publishing: 795–801.

Heppt W (1995a) Konventionelle Zytologie der Nasenschleimhaut. In: Heppt W (Hrsg.) Zytologie der Nasenschleimhaut. Berlin, Heidelberg, New York: Springer.

Heppt W (1995b) Zytologie der Nasenschleimhaut. In: Heppt W (Hrsg.) Zytologie der Nasenschleimhaut. Berlin, Heidelberg, New York: Springer.

Johansson SGO, Deuschl H (1976) Immunoglobulins in nasal secretions with special reference to IGE. I. Methodological Studies. Int. Arch. Allergy Appl. Immunol. 52: 364–375.

Kapp A (1993) The role of eosinophils in the pathogenesis of atopic dermatitis – eosinophil granule proteins as markers of disease activity. Allergy 48: 1–5.

Klimek L, Riechelmann H, Olbrich AK (1996) Effekt einer präsaisonalen Kurzzeit-Hyposensibilisierung mit Allergenextrakten bei allergischer Rhinitis ein Jahr nach Therapieende. Allergologie 3: 152.

Knowles GK, Townsend P, Turner-Warwick M (1981) A standardized filter paper technique for assessing nasal secretory activity. Clin.Allergy 11: 287–292.

Lee HS, Majima Y, Sakakura Y, Shinogi J, Kawaguchi S, Kim BW (1993) Quantitative cytology of nasal secretions under various conditions. Laryngoscope 103: 533–537.

Leifermann KM (1991) A current perspective on the role of eosinophils in dermatologic diseases. J Am Acad Dermatol 24: 1101–1112.

Linder A, Ronquist G, Deuschl H (1983) Random distribution of exogenous lithium in nasal secretion and its application in substance determination. Acta Otolaryngol 96: 287–293.

Lorin MI, Gaerlan PF, Mandel ID (1972) Quantitative composition of nasal secretions in normal subjects. J. Laboratory and Clin. Medicine 80: 275–281.

Mathews KP (1981) Calculation of secretory antibodies and immunoglobulins. J.Allergy Clin. Immunol 68: 46–50.

Meltzer EO, Orgel HA, Bronsky EA, Furukawa CT, Grossmann J, LaForce CF, Lemanske RFjr, Paull BD, Pearlman DS, Ratner PH (1990) A dose-ranging study of fluticasone propionate aqueous nasal spray for seasonal allergic rhinitis assessed by symptoms, rhinomanometry, and nasal cytology. J. Allergy Clin. Imunol. 86: 221–230.

Menstell S, Enzmann H (1990) Die zytologische Beurteilung des Nasenabstriches. HNO 38: 16–9.

Mygind N, Weeke B, Ullman S (1975) Quantitative determination of immunoglobulins in nasal secretion. Int. Arch. Allergy Appl. Immunol. 49: 99–107.

Naclerio RM, Proud D, Peters SP, Silber G, Kagey-Sobotka A (1986) Inflammatory mediators in nasal secretions during induced rhinitis. Clin Allergy 16: 101–110.

Naclerio RM, Togias A, Flowers B, Proud D, Kagey-Sobotka A, Norman PS, Lichtenstein LM (1990) Nasal lavage: a technique for elucidating the pathophysiology of allergic rhinitis. In: Mygind N, Pipkorn U, Dahl R (ed) Rhinitis and asthma. Similarities and differences. Kopenhagen: Munksgaard Publishers: 213–221.

Nicoucar GR (1968) Détermination du taux des gammaglobulines dans le mucos nasal. Pract. Oto-Rhino-Laryngol. (Bases) 30: 277–282.

Okuda M (1975) IgE and IgE antibody to mite in nasal fluid. ORL 37: 344–8.

Olofsson T, Olsson I, Venge P, Elgefors B (1977) Serum myeloperoxidase and lactoferrin in neutropenia. Scand J Haematol 18: 73–80.

Osgood EE (1954) Number and distribution of human hermic cells. Blood 9: 1141–1149.

Pedersen B, Dahl R, Larsen BB, Venge P (1993) The effect of salmeterol on the early- and late-phase reaction to bronchial allergen and postchallenge variation in bronchial reactivity, blood eosinophils, serum eosinophil cationic protein, and serum eosinophil protein X. Allergy 48: 377–382.

Pelikan Z, Pelikan A, Filipek M (1989a) Cytologic changes in the nasal secretions during the late nasal response. J Allergy Clin Immunol 83: 1068–1078.

Pelikan Z, Pelikan A, Filipek M (1988b) Cytologic changes in the nasal secretions during the immediate nasal response. J Allergy Clin Immunol 82: 1103–1112.

Peterson CGB, Enander I, Nystrand J, Anderson AS, Nilsson L, Venge P (1991) Radioimmunoassay of human eosinophil cationic protein (ECP) by an improved method. Establishment of normal levels a turnover in vivo. Clin Exp Allergy 21: 561–567.

Pharmacia (1992) ECP – RIA – Directions for use. Uppsala: Kabi Pharmacia Diagnostics AB.

Pipkorn U, Karlsson G, Enerbäck L (1988) The cellular response of the human allergic mucosa to natural allergen exposure. J Allergy Clin Immunol 82: 1046–1054.

Riechelmann H (1991) Persönliche Mitteilung.

Riechelmann H (1996) Zytologische Diagnostik. In: Klimek L, Riechelmann H, Saloga J, Mann W, Knop J (Hrsg.) Allergologie und Umweltmedizin. Stuttgart: Schattauer: 91–102.

Ruppmann E (1969) Zytodiagnostische Untersuchungen im Bereich der oberen Luftwege. Stuttgart: Thieme.

Soothill JF (1976) Quantitative disturbances of plasma proteins in disease. The scientific basis of medicine annuals reviews. London: Athlone Press: 276–284.

Venge P (1993) Eosinophil and neutrophil granulocytes. Allergy 48: 39–47.

Venge P (1994) Soluble markers of allergic inflammation. Allergy 49: 1–8.

Wendt F (1983) Kleines Vademecum haematologicum Nordmark. Uetersen: Stromarn.

Wheather PR, Burkitt HG, Daniels VG (1979) Funktionelle Histologie – Lehrbuch und Atlas. München, Wien, Baltimore: Urban & Schwarzenberg.

Winqvist I, Olofsson T, Olsson I (1984) Mechanisms for eosinophil degranulation; release of eosinophil cationic protein. Immunology 51: 1–8.

KAPITEL

24 Bildgebende Diagnostik in der pädiatrischen Rhinologie

Karl Schneider

24.1 Äußere Nase, Nasenhaupthöhle und Nasenseptum

Röntgenaufnahmen des Os nasale im seitlichen Strahlengang oder als überkippte okzipito-mentale Aufnahme des „Nasenbogens" bzw. die okzipito-frontale Aufnahme für die Beurteilung des Nasenseptums wurden durch die moderne Schnittbilddiagnostik ersetzt. Der große Vorteil von Computertomographie (CT) beziehungsweise Magnetresonanztomographie (MRT) ist die Möglichkeit der Rekonstruktion von Schnittbildern in allen drei Ebenen (horizontal, koronar und sagittal) und gegebenenfalls einer 3-D-Rekonstruktion. Besonders wichtig sind Schnittbildverfahren zur Darstellung von Fehlbildungen der Frontobasis, z.B. der Nachweis einer naso-frontalen Enzephalozele, aber auch von Tumoren im Bereich der Nasenwurzel (> Abb. 24.1). Falls die knöchernen Strukturen genau abgebildet werden müssen, z.B. bei der Choanalatresie, aber auch bei schweren Gesichtsverletzungen (> Abb. 24.2), stellt die CT die primäre Untersuchung dar, in den anderen Fällen ist das MRT zu bevorzugen.

24.1.1 Normvarianten der Nase

Das Nasenseptum ist bei Geburt gerade. Im Verlauf des Wachstums kann sich die Nasenscheidewand buckeln, weil sie schneller wächst als die anderen intra- und paranasalen Strukturen (Cooper und Slovis 2004). Dabei weicht sie meist nach rechts ab. Aber auch eine asymmetrische Dentition wird für diese häufige Anomalie verantwortlich gemacht. Typischerweise liegt die Abweichung an der Grenze zwischen Ethmoid und Vomer. Das Nasenbein ist bei einer Vielzahl von Syndromen hypoplastisch. Am häufigsten kommt dies beim Down-Syndrom (Trisomie 21) vor. Bei der Chondrodysplasia punctata kann das Os nasale fehlen. Lange Nasenknochen sind bei der tricho-rhino-phalangealen Dysplasie beschrieben (Silverman und Slovis 2004).

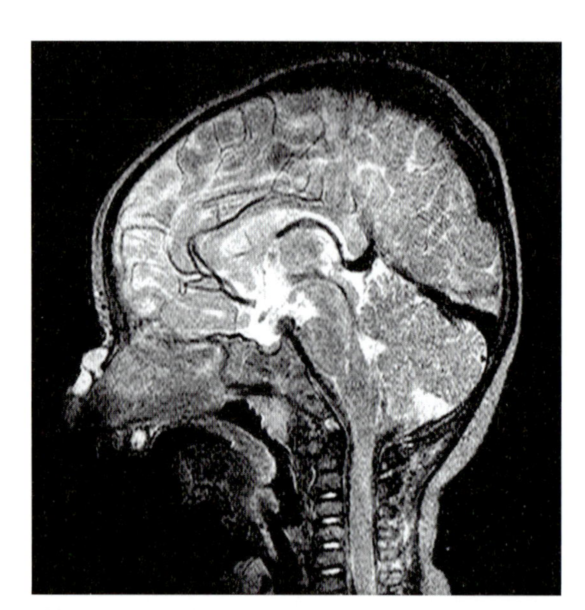

Abb. 24.1 Dermoidzyste an der Nasenwurzel. Keine Verbindung nach intrakraniell. T2-gewichtetes sagittales Schnittbild in der Mittellinie

24.2 Nasennebenhöhlen

24.2.1 Allgemeines zur Diagnostik

Die Entwicklung der Nasennebenhöhlen (NNH) beginnt beim Neugeborenen. In > Abbildung 24.3 a–c sind für drei Altersstufen die normal belüfteten Kieferhöhlen dargestellt, um die altersabhängigen Größenunterschiede zu verdeutlichen. Die konventionelle Röntgendia-

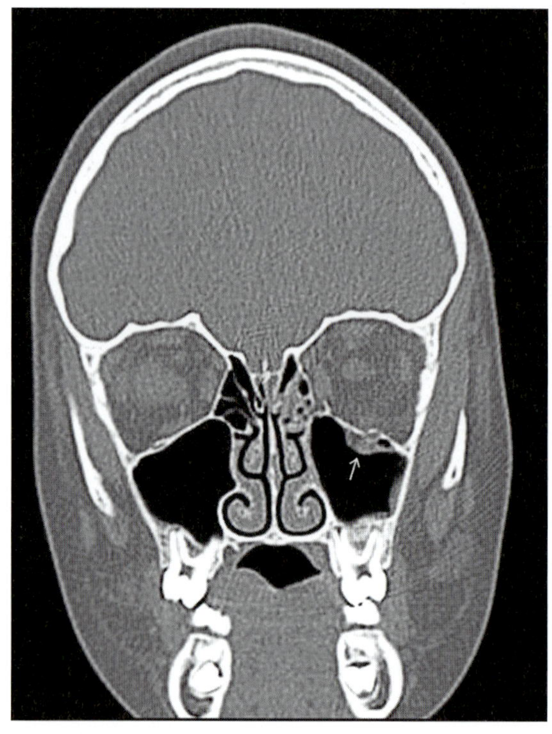

Abb. 24.2 Die koronare Schnittebene ist optimal zur Darstellung der Orbitabodenfraktur. Beachte das in die linke Kieferhöhle prolabierte Fett und den eingeklemmten M. rectus inferior (Pfeil)

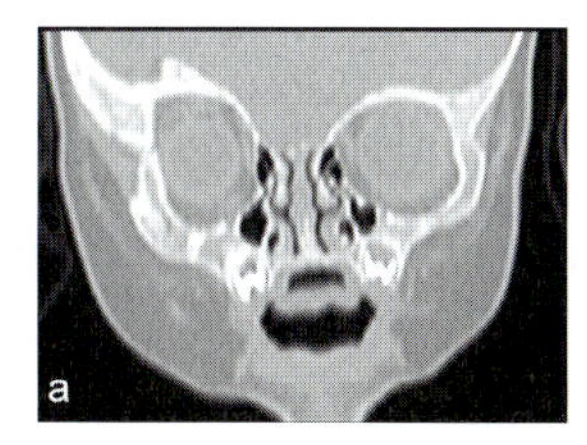

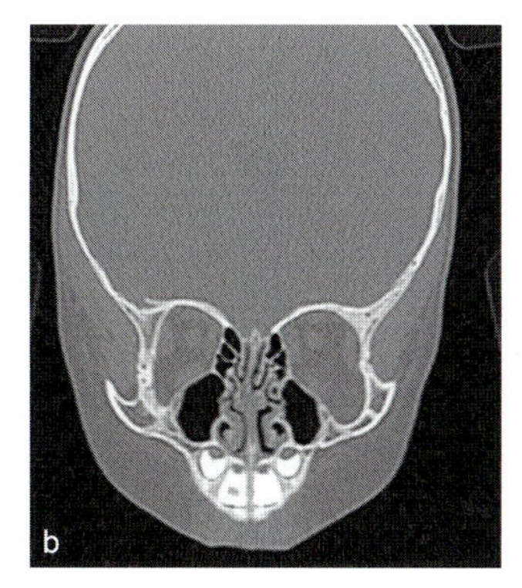

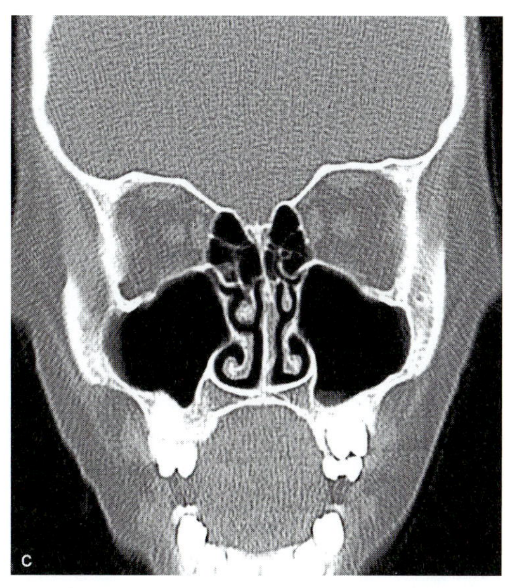

Abb. 24.3 Unterschiede der Größe der Kieferhöhlen. Koronare Schnittebene bei Patienten im Alter von **a** 4 Monaten, **b** 4 Jahren und **c** 10 Jahren.

gnostik der NNH hat seit Einführung des „Low-dose"-CT erheblich an Bedeutung verloren. Dies hängt damit zusammen, dass die Strahlenbelastung von bis zu vier konventionellen Aufnahmen vergleichsweise hoch ist und durch Summations- und Überlagerungseffekte die Aussagekraft der konventionellen NNH-Aufnahmen erheblich eingeschränkt ist. Da im Fall eines unklaren oder pathologischen Befunds in der konventionellen Röntgenaufnahme ohnehin eine CT-Untersuchung angeschlossen werden muss, kann in vielen Fällen mit einer primären „Low-dose"-CT die Strahlungsdosis sogar reduziert werden (Lorenzen et al. 2005, Tack et al. 2003). Nichtsdestotrotz sollte die Indikation zur radiologischen Diagnostik der Nasennebenhöhlen im Kindesalter aber immer sehr streng gestellt werden

24.2.2 Normvarianten der Nasennebenhöhlen

Ein häufiger Befund sind Asymmetrien der Größe aller NNH, insbesondere der Stirn- und der Keilbeinhöhle. Asymmetrien der Kieferhöhlen hinsichtlich der Größe kommen ebenfalls vor mit häufigen Septen- und Leistenbildungen, sie haben jedoch keine pathologische Bedeutung. Außerdem können Zähne bzw. Zahnanlagen Form und Größe der Sinus maxillares erheblich beeinflussen. Die Entwicklung des Sphenoidal-Sinus beginnt mit dem 4. bis 5. Lebensjahr, die der Frontalsinus frühestens mit dem 8. Lebensjahr. Eine Ausdehnung der Stirnhöhle in das Orbitadach und die Siebbeinzellen mit einer Expansion der pneumatisierten Räume bis in die

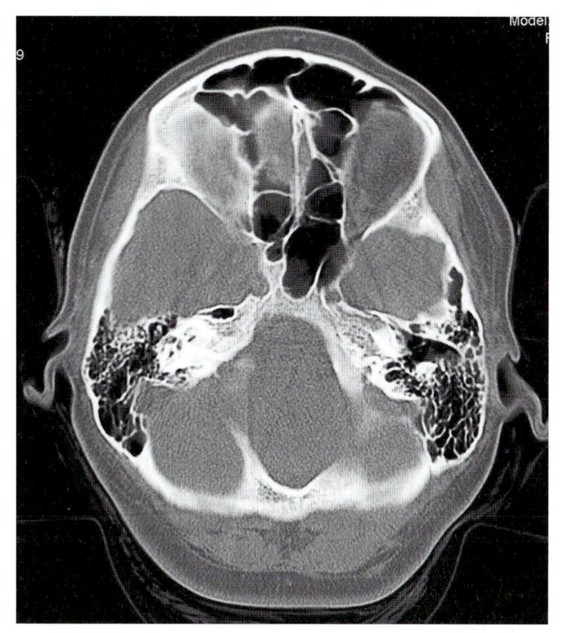

Abb. 24.4 Hyperpneumatisation der Orbita und der Felsenbeine bei einem Patienten mit Hydrozephalus

Nasenmuscheln und die Crista galli bezeichnet man als Hyperpneumatisation (➤ Abb. 24.4). Man sieht sie besonders häufig bei Hydrozephalus-Patienten mit einer über lange Zeit effektiven Liquorableitung.

Die Höhe der Lamina cribrosa kann asymmetrisch sein (mit einem Unterschied bis zu 17 mm am Ende des Schädelwachstums), ein Fehlen der Lamina cribrosa kommt bei 17% der Menschen vor. Der Knochen zwischen Sinus sphenoidalis und der A. carotis interna fehlt bei 8–10%. Ein direkter Kontakt zwischen N. opticus

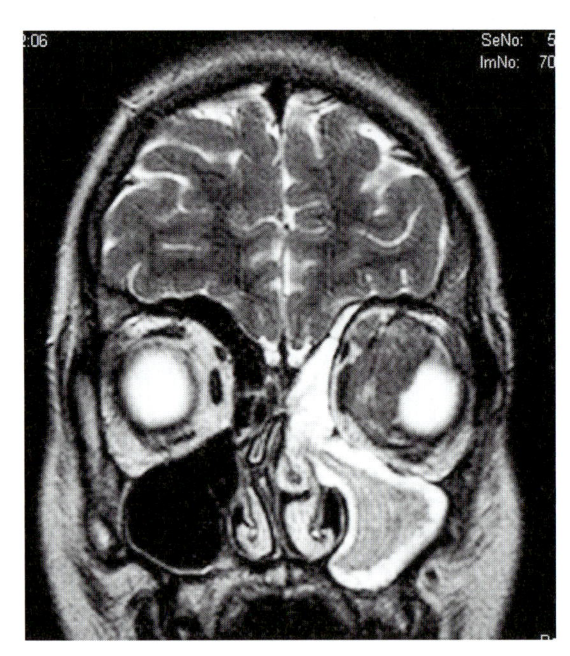

Abb. 24.5 MRT, koronares T2-gewichtetes Schnittbild. Ausgeprägte Schleimhautschwellung im Bereich der Ethmoidalzellen und des Frontalsinus mit Ausbildung einer Mukozele. Nebenbefund: intraorbitaler Tumor.

und hinterer Siebbeinzellen sowie zwischen Sinus sphenoidalis und N. opticus besteht bei bis zu 80% der Menschen (Cooper und Slovis 2004).

Hinsichtlich der **Bewertung der Befunde** der radiologischen NNH-Diagnostik besteht bis heute eine sehr kontroverse Diskussion, wann die Diagnose einer Sinusitis im Kindesalter berechtigt ist. Röntgenaufnahmen der NNH zeigen in 50% der Fälle falsch positive Befunde bei völlig asymptomatischen, gesunden Kindern (sogenanntes „Colorado-Experiment", Cooper und Slovis 2004). 50–70% der atopisch veranlagten Kinder zeigen pathologische Befunde bei NNH-Aufnahmen. Mögliche Komplikationen der Sinusitis werden an anderer Stelle eingehend beschrieben (➤ Kap. 28).

Auch das MRT kann für die NNH-Diagnostik eingesetzt werden (➤ Abb. 24.5). Der Nachteil ist jedoch, dass der Knochen nicht gut dargestellt wird. Ferner ist die hohe Inzidenz nachweisbarer Schleimhautschwellungen (13–37%) erwähnenswert. Schleimhautschwellungen von weniger als 3 mm sind aber ohne pathologische Bedeutung.

Die Ultraschalldiagnostik der NNH kann nur unterscheiden zwischen einem normalen Luftgehalt der NNH und einer Flüssigkeitsfüllung derselben, je nachdem, ob das sogenannte Hinterwandecho der jeweiligen Nasennebenhöhle darstellbar ist oder nicht. Am ergiebigsten ist diese Methode bei Untersuchungen der Kieferhöhlen. Sie kann aber die CT-Diagnostik in keiner Weise ersetzen.

LITERATUR

Blaser S, Armstrong D (2002). In: King SJ, Boothroyd AE (ed.) Pediatric ENT Radiology. Berlin – Heidelberg – New York: Springer: 99–118.

Cooper ML, Slovis TL (2004) The Sinuses. In: Kuhn JP et al. (ed.) Caffey`s Pediatric Diagnostic Imaging. Philadelphia. Mosby: 31–447.

Lorenzen M, Wedegartner U, Weber C, Lockeman Um, Adam G, Lorenzen J (2005) Dosisoptimierung der Mehrzeilen-Spiral-CT (MSCT) des Mittelgesichts. Fortschr Röntgenstr 177: 265–271.

Silverman FN, Slovis TL. (2004)The Nose. In: Edit: Kuhn JP et al. (ed.) Caffey`s Pediatric Diagnostic Imaging. Philadelphia: Mosby: 422–431.

Loose R, Stöver B, Müller W-U (2006) Sinusitis. In: M. Kinder, Orientierungshilfe für radiologische und nuklearmedizinische Untersuchungen. Empfehlung der Strahlenschutzkommission Heft 51: 94 H. Hoffmann-Verlag, Berlin www.ssk.de

Tack D, Widelec J, De Maertelaer V, Bailly JM, Delcour C, Gevenois PA (2003) Comparison between low dose CT in patients with suspected chronic sinusitis. AJR 181: 939–944.

KAPITEL

25

Helmut Fischer, Wolfgang Gubisch

Plastische Chirurgie der Nase im Kindesalter – Fehlbildungen und erworbene Defekte

25.1 Einleitung

Die Nase stellt den zentralen Gesichtsteil dar und hat neben ihren Funktionen wie Reinigung, Erwärmung und Befeuchtung der Atemluft auch wesentliche Bedeutung für das Aussehen. Dabei wandelt sich die Form der Nase vom Kleinkind- bis ins Erwachsenenalter entscheidend. Der Nasenknorpel stellt das Wachstumszentrum nicht nur für die Nase, sondern das gesamte Gesicht dar. Somit birgt jeder operative Eingriff einerseits die Gefahr, das Wachstum der Nase und des gesamten Gesichts zu beeinträchtigen, andererseits kann ein Trauma im Kindesalter oder eine Fehlbildung massive funktionelle Beeinträchtigungen zur Folge haben. Deshalb erfordert die Chirurgie der Nase im Kindesalter auch besondere Kenntnisse über das Wachstum und die Entwicklung der Nase. Während diese Zusammenhänge heute weitgehend geklärt sind, gibt es gerade bei der Rekonstruktion der Nase im Kindesalter noch viele offene Fragen. Wie verhält sich auf Dauer für die Nasenrekonstruktion expandiertes und dann verlagertes Gewebe, wachsen Transplantate mit, kann man davon sowohl bei einfachen als auch bei zusammengesetzten Transplantaten ausgehen?

Große Studien hierzu gibt es nicht, in der Regel wurden nur Einzelfälle publiziert und diese bis auf wenige Ausnahmen (Ortiz-Monasterio und Olmedo 1981) auch nicht langfristig nachkontrolliert. Somit muss in jedem Einzelfall abgewogen werden, wo die Vorteile der chirurgischen Behandlung liegen und mit welchen negativen Folgen ggf. gerechnet werden muss.

Wir wollen uns auf die **häufigsten chirurgischen Probleme** der Nase im Kindesalter beschränken:

- Massive Septumdeformitäten und Fehlwachstum der äußeren Nase
- Stenosierungen der Naseneingänge
- Angeborene Fehlbildungen und erworbene Defekte
- Hämangiome und vaskuläre Malformationen.

25.2 Grundlagen der Chirurgie der Nase im Kindesalter

Die Form der Nase im Kindesalter ist völlig verschieden von der Nasenform des Erwachsenen. Bei Neugeborenen ist die Projektion der Nase deutlich verringert, der Nasenrücken und der Nasensteg sind kürzer und der Nasolabialwinkel ist deutlich größer, wobei die Naseneingänge rund sind. Bis zur Pubertät ändert sich nicht nur die Nase, sondern das gesamte Gesichtsprofil, wobei das Profil prominenter wird und gleichzeitig sich das mittlere und untere Gesichtsdrittel deutlich verlängern. Mit der Pubertät ist das Nasenwachstum zwar noch nicht abgeschlossen, aber für Operationsplanungen kann dies vernachlässigt werden.

Das Septum ist das Wachstumszentrum des gesamten Gesichts. Dabei kann man insbesondere zwei wachstumsrelevante Zonen beobachten, das sog. sphenospinale Areal und das sphenodorsale Areal (Verwoerd und Verwoerd-Verhoef 2007). Letzteres erstreckt sich in Richtung Nasenrücken, das sphenospinale in Richtung Spina nasalis anterior. Die Septumvorderkante und der dahinterliegende dünne Knorpel spielen für das Wachstum keine entscheidende Rolle. Kommt es nun im Rahmen eines Traumas zu einer Schädigung der sphenodorsalen Zone, so resultiert eine Sattelnase, kommt es hingegen zu einer Schädigung der spenospinalen Zone, so bleibt das Wachstum der Prämaxilla und des Mittelgesichts zurück.

25.3 Spezifische Probleme

25.3.1 Septumdeformität und Wachstumsstörung der Nase

Nasentraumen sind in der Kindheit häufig, eine sorgfältige Untersuchung etwaiger Folgen unterbleibt nicht selten. Der Arzt wird erst dann aufgesucht, wenn die Traumafolgen eine erhebliche Beeinträchtigung bedingen. Am häufigsten sind ausgeprägte Septumdeformitäten, die aber nicht nur als Traumafolge, sondern z.B. auch bei einseitigen Lippen-Kiefer-Gaumen-Spalten regelmäßig angetroffen werden. Die Deformität bei Lippen-Kiefer-Gaumen-Spalten resultiert letztendlich aus der Verlagerung der Spina nasalis anterior zur gesunden Seite und der Prämaxilla zur Spaltseite hin, sodass von vorneherein eine Wachstumsstörung des Septums resultiert. Bei Traumen ist der vordere, relativ dünne Anteil des Septums am meisten exponiert und deshalb besonders häufig betroffen. Knöcherne Frakturen sind im Kindesalter selten.

Wenn der Septumknorpel ein stumpfes Trauma erleidet, kommt es häufig zu einem Einriss der Kollagenfasern, die das Spannungsgerüst im Knorpel aufrechterhalten. Solche einseitigen Einrisse der Kollagenfasern sind zunächst nicht erkennbar, führen aber auf Dauer zu einer bogenförmigen (C- oder S-förmigen) Deformierung des Knorpels, die nur schwer korrigiert werden kann.

Ausgeprägte **Septumdeformitäten** führen dann häufig zu einer ein- oder beidseitigen Blockierung der

Atemwege, sodass die Kinder mit offenem Mund schlafen mit all den negativen Folgen wie vermehrten Infekten der oberen Luftwege, Trockenheit der Schleimhäute, ungenügende Befeuchtung der Atemluft, Zahnschäden etc. Deshalb erwarten die Eltern häufig eine möglichst zeitnahe Korrektur. Sie wird in der Literatur nicht grundsätzlich abgelehnt (Pirsig 1986, Verwoerd et al. 1979, Gross und Boyle 1993, Ortiz-Monasterio und Olmedo 1981). Wir selbst glauben, dass es meistens besser ist, abzuwarten und erst nach Abschluss des Nasen- und Gesichtsschädelwachstums den Eingriff durchzuführen. Bei einer früheren Korrektur wird man unweigerlich die Wachstumszonen schädigen und damit auf Dauer kein optimales Ergebnis erzielen. Eine Operation mit nur „sparsamen Resektionen" und „schonender Knorpelbehandlung" wird immer nur zu einem Kompromiss führen, der dann im Erwachsenenalter eine Nachoperation unter deutlich erschwerten Bedingungen notwendig macht. Eine offene Rhinoplastik scheint im Kindesalter relative Vorteile für einen schonenden Umgang mit dem wachsenden Nasenskelett zu haben (Dennis et al. 2007). Wir selbst führen Septumkorrekturen, die ja bei so ausgeprägten Septumdeformitäten häufig eine extrakorporale Septumrekonstruktion erfordern (Gubisch 2006), erst nach Abschluss der Pubertät durch, wobei wir als Kriterium den Stimmbruch bzw. die Menarche heranziehen. In der Regel verstehen die Eltern diese Argumentation und akzeptieren ein Aufschieben der Korrektur bzw. Rekonstruktion. Nach Verwoerd (Verwoerd und Verwoerd-Verhoef 2007) sollten folgende Grundsätze bei der Korrektur von Septumdeformitäten im Kindesalter berücksichtigt werden:

1. Die Präparation des Septums mit ein- oder beidseitigem Ablösen der Schleimhaut hat per se keinen Einfluss auf das Wachstum.
2. Bei Septumfrakturen sollen diese reponiert und durch Schienung in der Mitte ausgerichtet werden. Knorpelinzisionen im Bereich der Wachstumszonen sollten auf jeden Fall unterbleiben. Abtrennungen des knorpeligen Septums von der Lamina perpendicularis insbesondere im dorsalen Anteil sollten auf jeden Fall vermieden werden. Solange der vordere Anteil des Septums mit der Spina verbunden bleibt, können Septumleisten in der Tiefe abgetragen werden. Resektionen der Crista septi haben keinen Einfluss auf das Wachstum der Nase. Die Verbindung zwischen knorpeligem Septum und Prämaxilla sollte nicht durchtrennt werden. Bei einer Luxation der Septumvorderkante soll diese in der Mitte eingestellt und dann fixiert werden. Die Septumvorderkante selbst hat keinen Einfluss auf das Nasenwachstum.

Ein Septumhämatom sollte auf jeden Fall behandelt werden, um einem Abszess und Vernarbungen, die zu späteren Deformierungen der inneren und äußeren Nase führen können, zu vermeiden. Manifeste Deformierungen erfordern rekonstruktive Operationen, wie wir sie in den folgenden Fallbeispielen durchgeführt haben.

Fallbeispiel

19-jährige Patientin (➤ Abb. 25.1) mit extremer Sattelkurznase nach kindlichem Trauma und Septumoperation im Alter von 11 Jahren. Die Atmung wurde durch die Operation zwar verbessert, aber das Wachstum des Nasenrückens blieb in der Folge aus. Nur die Nasenspitze war bei der Erstvorstellung fast normal entwickelt. Der Nasenaufbau erforderte eine starke Aufdehnung der Nasenrückenweichteile, die nur mit einem Rippenknorpelgerüst suffizient unterstützt werden konnten. Es wurde als zweiteiliger L-Span angefertigt. Die Flügelknorpel wurden medial der Dome durchtrennt und über der Spanspitze gedoppelt aufgenäht. Der offene Zugang konnte nur unter Spannung geschlossen werden. Durch die Operation gewann die Patientin schlagartig erwachsene Nasendimensionen und einen um Jahre „gereiften" Gesichtsausdruck.

25.3.2 Stenose des Naseneingangs

Stenosen im Kindesalter sind oft Folge ärztlicher Behandlungen. So kann es durch eine zu straffe Nasentamponade zu einem Druckulkus kommen, das dann narbig abheilt und schrumpft, dieselben Folgen können auch durch eine Sondenbehandlung, besonders bei Frühgeborenen (Smith und Roy 2006), eintreten. Solche Narben führen nicht nur zu einer erheblichen funktionellen Beeinträchtigung, sondern im Laufe der Zeit auch zu einer Beeinflussung des Wachstums. Deshalb halten wir eine frühzeitige Korrektur für sinnvoll. Wir führen den Eingriff bevorzugt vor der Einschulung durch. Zur Behandlung stehen zahlreiche Lappenplastiken zur Verfügung, die letztendlich auf dem Prinzip einer dreidimensionalen Z-Plastik beruhen, aber nach unserer Erfahrung oft kein optimales Ergebnis zur Folge haben. Wir bevorzugen deshalb die Kombination von Narbenexzision mit anschließender Defektdeckung durch Nahlappenplastiken und Deckung des Restdefekts durch ein Vollhauttransplantat. Alternativ zum Vollhauttransplantat können auch zusammengesetzte Haut-Knorpel-Transplantate verwendet werden, die zwar einer Schrumpfung entgegenwirken, aber schwerer einheilen. Zudem kann eine gewisse Deformierung im Bereich der Entnahmestelle am Ohr auftreten, weshalb Eltern dieser

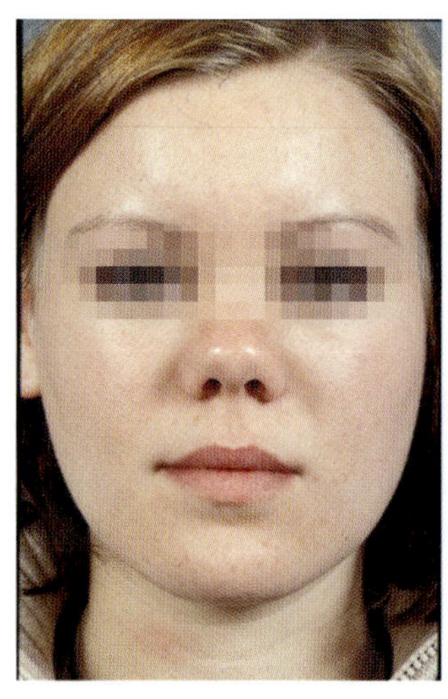
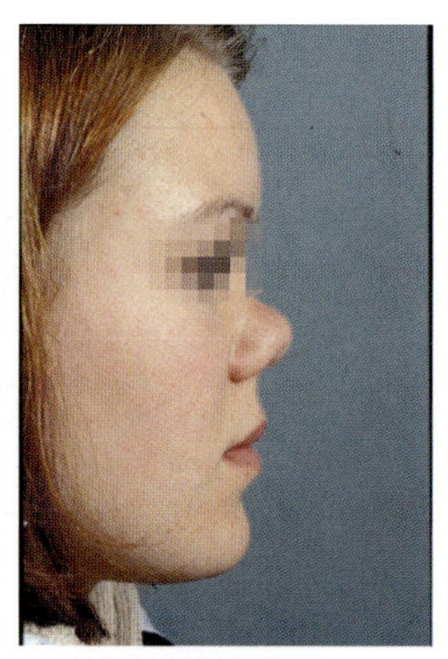
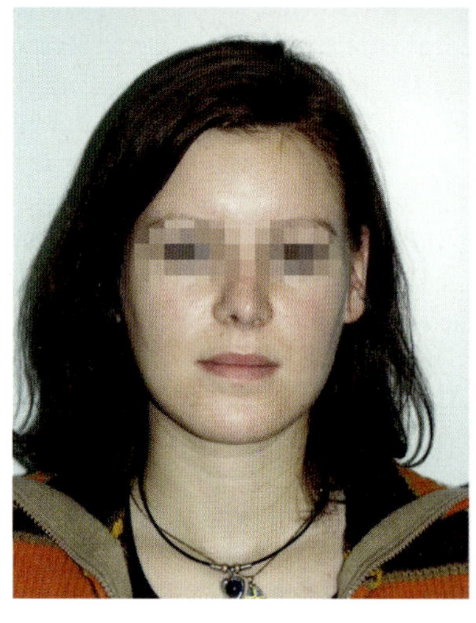
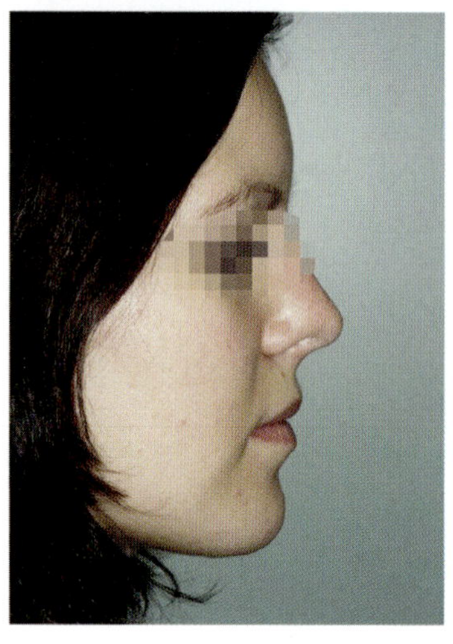

Abb. 25.1 Sattelkurznase nach kindlichem Nasentrauma und Septumplastik mit 11 Jahren. **oben** präoperativ mit 19 Jahren; **unten** Ergebnis nach 3 Jahren.

Technik gegenüber eher skeptisch sind. Auch gibt es keine Langzeitstudien, ob solche zusammengesetzten Haut-Knorpel-Transplante mit der Nase mitwachsen. Blandini et al. (1995) empfehlen das Einfügen eines Schleimhautlappens aus der Lippe in den aufgetrennten Nasenboden. Damit haben wir allerdings keine eigenen Erfahrungen.

Nach Einheilen von Vollhauttransplantaten sollte für längere Zeit ein Obturator (z.B. Nasiventröhrchen oder individuell angefertigte Stents) verwendet werden, um einer Schrumpfung in der Frühphase entgegenzuwirken (Menger et al. 2005). Durch topische Applikation von Kortison können diese mechanischen Maßnahmen unterstützt werden. Smith und Roy (2006) empfehlen für dieselbe Indikation Mitomycin C.

Fallbeispiel

II 6-jähriges Mädchen (➤ Abb. 25.2) mit massiver Stenosierung des linken Naseneingangs nach Bellocq-Tamponade wegen Nachblutung nach Adenotomie. Korrektur durch Austrennen der Narben, Türflügellappenplastik und Deckung des Restdefekts mit Vollhaut von retroaurikulär. Nachbehandlung über 6 Monate mit Stent und Kortisonsalbe. Nach 5 Monaten sehr gutes, stabiles Ergebnis mit symmetrischer Nasenöffnung, nach 1 Jahr weiterhin stabil. **II**

25.3.3 Nasenrekonstruktion bei angeborenen Fehlbildungen und erworbenen Defekten

Zu den angeborenen Anomalien der Nase gehören Enzephalozelen, Gliome, Dermoidzysten und Fisteln, die sich am Nasenrücken, der Spitze und der Columella zeigen können, jedoch im Wesentlichen im Inneren der Nase liegen und bis zur Schädelbasis oder zum Frontalhirn reichen können. Sie werden in diesem Kapitel über die äußere Nase nicht behandelt.

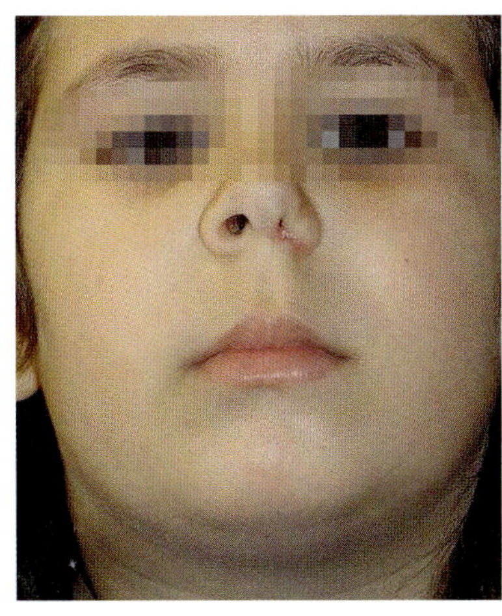
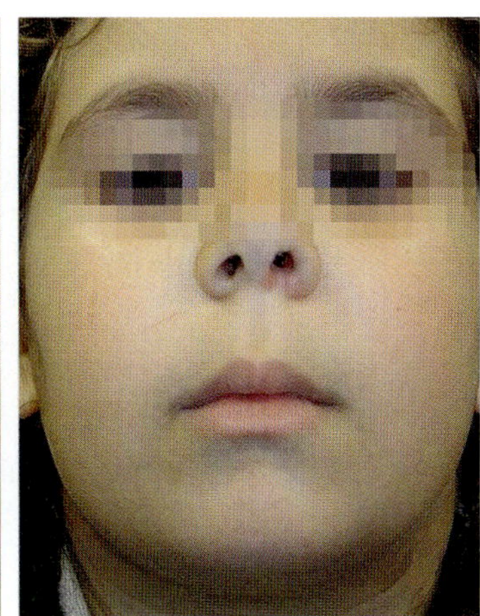

Abb. 25.2 links 6-jähriges Kind mit Nasenvestibulumstenose nach Bellocq-Tamponade; **rechts** 5 Monate nach Auftrennung, Einschwenken von lokalen Hautläppchen und Einfügen von kleinsten Zwischentransplantaten aus Vollhaut.

Angeborene Fehlbildungen der äußeren Nase sind sehr selten. Sie resultieren wie die Zysten und Fisteln aus Störungen der fetalen Entwicklung in den ersten 12 SSW. Von Dennecke und Meyer (1964) wurden erstmals plastische Korrekturmöglichkeiten systematisch dargestellt. Losee et al. (2004) haben für kongenitale nasale Anomalien aufbauend auf Whitakers Klassifikation der kraniofazialen Anomalien (Whitaker et al. 1981) eine **Einteilung** nach ätiologischen, anatomischen und therapeutischen Prinzipien in 4 Gruppen vorgenommen und dafür 261 Patienten des Children's Hospitals von Philadelphia aus 22 Jahren sowie die gesamte Literatur ausgewertet. Sie bezeichnen als:

- Typ 1: Hypoplasien und Atrophie
- Typ 2: Hyperplasie und Duplikaturen
- Typ 3: Spalten
- Typ 4: Neoplasien und vaskuläre Anomalien.

Am häufigsten fanden sie Typ 1 mit einer möglichen Unterentwicklung der verschiedenen Gewebeanteile der Nase von der Haut über die Muskulatur bis zu den Knorpeln und Knochen, selten beschränkt auf die äußere oder innere Nase, oft in Kombination mit hemifazialen Hypoplasien, meist im Rahmen kraniofazialer Syndrome wie Apert-Syndrom oder Fraser-Syndrom. Auch das relativ häufige Binder-Syndrom (nasomaxilläre Hypoplasie) wird hier eingeordnet. Aplasien sind Raritäten. Konstruktionen einer äußeren und inneren Nase wurden von Mühlbauer et al. (1993) und von Meyer (1997) beschrieben. Cho et al. (2006) haben nach initialer Tracheostomaanlage die spätere implantatgestützte epithetische Versorgung bevorzugt.

Typ 2 war in ihrem eigenen Klientel nur zu 1% vertreten und umfasst auch die Proboscis lateralis. Äußere Duplikaturen waren mit kommunizierenden Nasenhöhlen, Anomalien der Apertura piriformis oder Choanen verbunden. Die Abgrenzung von Nasenspalten war in der Literatur nicht immer eindeutig.

Typ 3 entspricht den von Tessier klassifizierten kraniofazialen Spalten Nr. 0–3 im Bereich der Nase und Nr. 11–14 mit kranialer Ausdehnung (Tessier 1976). Nr. 0 repräsentiert die häufigste Spalte, als milde Ausprägung eine mehr oder weniger starke Spaltung der Nasenspitze und im Extrem mit Hypertelorismus und frontonasaler Enzephalozele. Nr. 2 umfasst häufig einfache Lippenspalten mit der begleitenden Nasenflügeldeformität bis hin zu den sehr seltenen Beteiligungen des Ethmoids und begleitendem Hypertelorismus. Die Nr.-3-Spalte bezieht die Orbita selbst mit ein.

In Typ 4 werden alle eingangs erwähnten inneren Neubildungen der Nase und vaskulären Anomalien zusammengefasst. Letzteren widmen wir einen eigenen Schwerpunkt.

Die seltene **Proboscis lateralis** wollen wir hier exemplarisch in einem ausführlicheren Abschnitt betrachten. Sie besteht aus einer rüsselartigen rudimentären Nasenhälfte mit einem knorpelgestützten Vestibulum und einem blind endenden Nasengang und wird abweichend von Losee et al. (2004) auch den Spaltbildungen zugeordnet. Immer wieder fordert diese sehr seltene Fehlbildung Arbeitsgruppen zur Reflexion über ein rationales Therapiekonzept heraus. Fast jährlich werden Beschreibungen von ein bis zwei Fällen publiziert.

Acarturk et al. (2006) haben aus 2 eigenen und 21 weiteren Fällen aus der Literatur die Verteilung der Lokalisationen entlang der embryonalen Fusionslinie zwischen dem Processus maxillaris anterior und dem Processus frontonasalis ausgewertet. Diese Fusionslinie wird in vier Areale eingeteilt:

1. das Areal 1 cm oberhalb des medialen Canthus,
2. der mediale Canthus,
3. das Areal 1 cm unterhalb des medialen Canthus
4. 1 cm oberhalb des Nasenflügels.

Mit je 9 Fällen verteilte sich der Großteil auf die Lokalisationen 1 und 2, die übrigen auf die Lokalisationen 3 und 4.

Die **Ausprägung** der Fehlbildung wurde von Boo-Chai (1985) in 4 Gruppen klassifiziert:

- Gruppe 1: Proboscis lateralis bei einer unauffälligen ipsilateralen Nase
- Gruppe 2: Proboscis lateralis mit ipsilateraler Nasenanomalie
- Gruppe 3: Proboscis lateralis mit ipsilateraler Nasenanomalie und Augen-/Adnexanomalien
- Gruppe 4: wie Gruppe 3 und zusätzlich Lippen-Kiefer- und/oder Gaumenspalte.

Am häufigsten fand sich in den von Boo-Chai ausgewerteten 34 Fällen die Gruppe 3 mit 16 Patienten. Es folgten 8 in Gruppe 2, 7 in Gruppe 4 und nur 3 Fälle in Gruppe 1.

In Fällen der Gruppe 3 findet man eine heminasale Aplasie, Nebenhöhlenatresie und Choanalatresie (Abou-Elhamd 2005), keinen Tränenweg und unterschiedliche Augen- und periorbitale Anomalien (Kolobom des Unterlides, der Iris, Mikrophthalmus). David et al. (2008) beschreiben die Komplexität einer Behandlung im 3. Lebensmonat und in der Adoleszenz, umzugsbedingt zwischendurch in einer weitentfernten anderen Klinik, mit 15 größeren Operationen: Das Proboscisgewebe wurde zur Konstruktion des medialen Canthus, der Kolumella und der distalen Nasenhälfte eingesetzt. Die Atmung war über eine einzige funktionstüchtige Nasenseite suffizient. Die spätere Schaffung eines zweiten Atemwegs war nach 3 operativen Versuchen nicht erfolgreich. Die Restenosierung erforderte die Anlage einer großen vorderen Septumperforation mit Shuntfunktion. Nach der Dakryozystorhinostomie wurden wegen einer Restenosierung eine Langzeitsilikonstenteinlage und eine sekundäre Dakryozystorhinostomie erforderlich. Der äußere Nasenaufbau wurde im Alter von 5 Jahren mit Knochen vom Beckenkamm und lokalen Lappen zur Flügelrekonstruktion begonnen und mit 8, 10 und 13 Jahren wegen wiederholter Asymmetrien nachgebessert und die gesunde Seite angleichend reduziert. Die äußere Erscheinung der Patientin wurde subjektiv befriedigend normalisiert. Anomalien verblieben im Gesichtsskelett.

Von anderen Autoren wird die Indikation zur Schaffung eines ipsilateralen nasalen Atemwegs in Frage gestellt. Das Mitwachsen des in die Nase integrierten Proboscisgewebes wird von Boo-Chai (1985) postuliert (von Akarturk 2006 in einem 14-Jahre-Verlauf bestätigt) und unterstützend wird eine schrittweise Vestibulumaufweitung durch eine Bougierungstechnik empfohlen.

Die Literatur zusammenfassend (Young 1949, Recamier und Florentin 1956 zitiert in Dennecke und Meyer 1967, Binns 1969, Chong 1978, Eroglu und Uysal 2003) wird die **Behandlung** in zwei wesentlichen Schritten in der frühkindlichen Phase und einem abschließenden Schritt nach dem Heranwachsen konzipiert:

1. Einfügen des Proboscisgewebes in die Nase mit Auftrennung des Rüssels und Integration in die Nasenwand oder Entepithelisierung der Proboscis und nach Tunnelierung der ipsilateralen Nasenwand Durchzug in die Position der fehlenden Nasenöffnung
2. Nach Einheilung des Neovestibulums Korrektur von Deformierungen der Nase, die durch die Tunnelierung entstanden sind, und/oder Verlagerung der Proboscisbasis von periorbital zur Nase
3. Nach Abschluss des Wachstums Nasenrekonstruktion zur Schaffung einer erwachsenen Nase mit Gerüstaufbau und lokalen Hautlappen oder Stirnlappen.

Fallbeispiel

Wir nahmen bei einem Patienten im Alter von 16 Jahren (➤ Abb. 25.3) eine Nasenrekonstruktion vor, nachdem in der frühen Kindheit die Proboscis lateralis am Oberlid abgetragen und der fehlende Tränenkanal angelegt worden war. Vorhanden war nur eine Nasenöffnung. Die Nase war in der Entwicklung stark zurückgeblieben, die ipsilateralen Nasennebenhöhlen waren obliteriert. Ziel der Nasenrekonstruktion war die Schaffung einer möglichst unauffälligen äußeren Nase ohne den Versuch, eine ipsilaterale Nasenhöhle bei ausreichender kontralateraler Nasenatmung zu konstruieren. Eine ipsilaterale blind endende Nasenöffnung wurde zur äußeren Symmetrierung angelegt. Im Übrigen wurde nur das Nasengerüst mit Rippenknorpel aufgebaut und der viel zu kleine Hautmantel durch einen Stirnlappen ergänzt, um dem groß gewachsenen, fast erwachsenen Patienten eine erwachsene Nasenform zu geben.

Therapeutisch sind die Patienten mit Nasenanomalien zu betreuen bis sie ausgewachsen sind. Eine begleitende Choanalatresie erfordert eine baldige chirurgische Intervention. Kieferchirurgische und/oder kraniofaziale Korrekturen haben meist Vorrang vor einer definitiven Korrektur oder Konstruktion der Nase. Deren Aufbau erfordert Behandlungskonzepte, die größten Nutzen bei geringstem zusätzlichen Schaden wie Wachstumsverzögerungen, sekundäre narbige Deformierungen oder pflegerische Folgeproblemen zum Ziel haben.

Bei **medianen Nasenspalten** mit einer breiten gespaltenen Nasenspitze durch weites Auseinanderweichen der Dome und der Crura medialia der Flügelknorpel, evtl. kombiniert mit einer knöchernen Breitnase oder subkutan gespaltenen Nasenbeinen, kann durch eine geschlossene oder offene Rhinoplastik im Kindesalter eine Adaptation der knorpeligen und ggf. der knöchernen

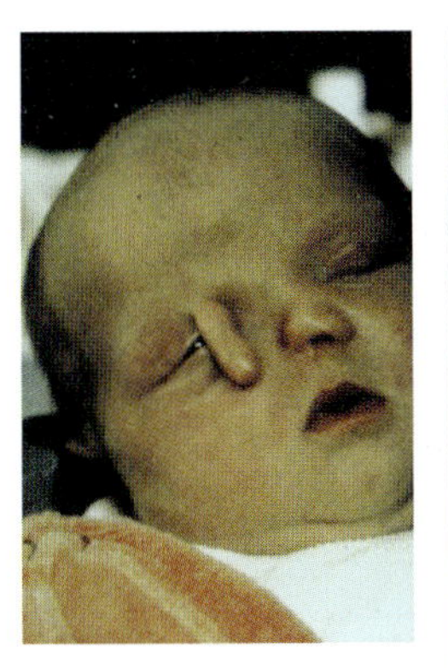
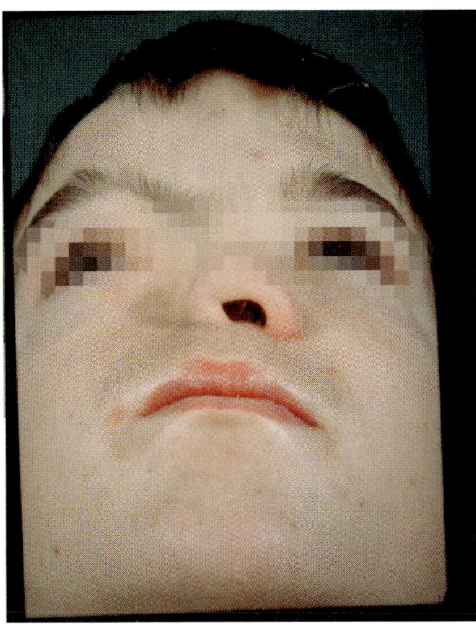
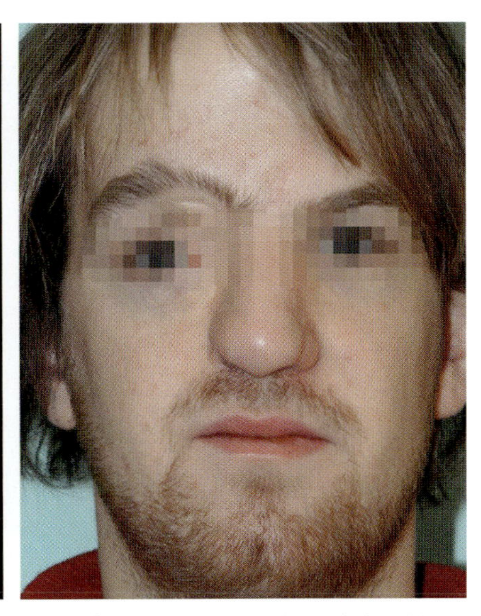

Abb. 25.3 links Proboscis lateralis rechts, vor der Abtragung im Säuglingsalter; **Mitte** 16-jährig, präoperativ mit einem einzigen Nasenvestibulum; **rechts** 8 Jahre postoperativ. Zwischenzeitlich Korrektur des Oberlidkoloboms und Begradigung des Rippenknorpelspans wegen einer frühen Verbiegung

Gerüstteile erfolgen. Später kann bei Bedarf ein Hautüberschuss durch eine vertikale spindelförmige Exzision entfernt werden.

Laterale Nasenspalten können bei ausbleibendem Verschluss der Wachstumszonen und fehlender Tränenwegsanlage vom Nasenflügel bis in den medialen Lidwinkel verlaufen und somit die Orbita einbeziehen, bei milder Ausprägung aber auch nur den Nasenflügel betreffen, evtl. in Kombination mit einer subkutanen Spalte des Gerüsts. In einem solchen Fall können freie Haut-Knorpel-Transplantate zum Verschluss eines Nasenflügeldefekts frühzeitig eingesetzt werden. Auch hier muss man aber mit einer wesentlichen Korrektur nach Abschluss des Wachstums rechnen.

Erworbene Nasendefekte können nach einer Tumorentfernung oder Verletzung im Kindesalter verbleiben und ebenfalls schon im frühen Schulalter eine Nasenrekonstruktion erfordern.

Ob die Nasenflügel und Vestibula mitwachsen und damit auch die funktionelle Entwicklung der rekonstruierten Nase befriedigend verläuft, ist nicht gesichert. Hilfreich sind dünnwandige stentartige Silikonoliven, die gegen die narbige Schrumpfung und durch schrittweise Vergrößerung auch zur Aufdehnung eingesetzt werden können. Die Rekonstruktion muss nach der Adoleszenz nachgebessert oder erneuert werden, wenn infolge von Vernarbungen und Gerüstdefekten das Wachstum des rekonstruierten Nasenanteils ausbleibt. Die Innenauskleidung kann mit Haut- oder Wangenschleimhauttransplantaten erfolgen und das Gerüst mit Ohrknorpel oder Rippenknorpelteilen ergänzt werden. Zur Neugestaltung eines unauffälligen Hautmantels ist evtl. ein Stirnlappen erforderlich. Wenn ein solcher bereits für eine kindliche Nasenrekonstruktion eingesetzt werden musste, nach Abschluss des Wachstums aber ein zweiter Stirnlappen gebraucht wird, ist meist eine vorherige Expansion erforderlich.

In günstig gelagerten Fällen kann im frühen Schulalter eine definitive Rekonstruktion erfolgen. Sie muss dann aber soweit vertretbar großzügig dimensioniert werden und das weitere Nasenwachstum vorwegnehmen, sodass die konstruierte Nase auch noch zum erwachsenen Gesicht passt (folgendes Fallbeispiel). Auch Rippenknorpel eignet sich schon im Kindesalter zur Nasenrekonstruktion, wie ihn Gurley et al. (2001) an 32 Patienten im Durchschnittsalter von 8,8 Jahren eingesetzt und nach 7,9 Jahren nachuntersucht haben.

Wir haben bisher keine Erfahrung mit Epithesen bei Kindern. Im Einzelfall könnte sich ein Versuch lohnen, eine Nasenspalte damit bis in die Adoleszenz abzudecken und erst dann eine autologe Rekonstruktion vorzunehmen.

Fallbeispiel

Zum Zeitpunkt der Nasenrekonstruktion 7-jähriger Patient, geboren mit einem dem Nasenrücken aufsitzenden riesigen Hämangioperizytom, das schon im Ultraschall diagnostiziert wurde und deshalb direkt nach der Kaiserschnittentbindung in der 33. SSW operativ entfernt werden konnte. Götte et al. (1999) haben über diesen Fall berichtet und uns den Jungen im Einschulungsalter zur Nasenrekonstruktion vorgestellt (➤ Abb. 25.4).

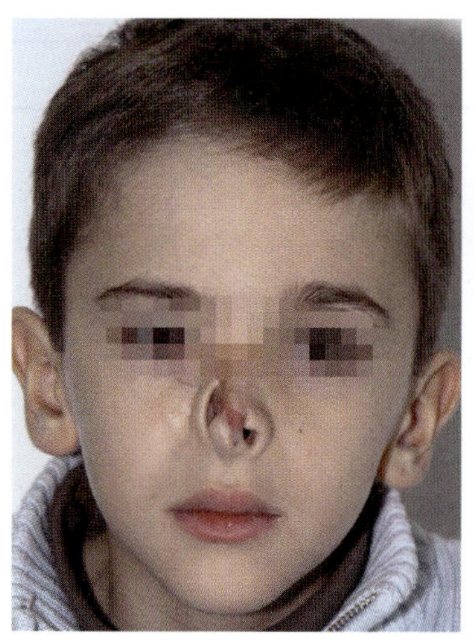

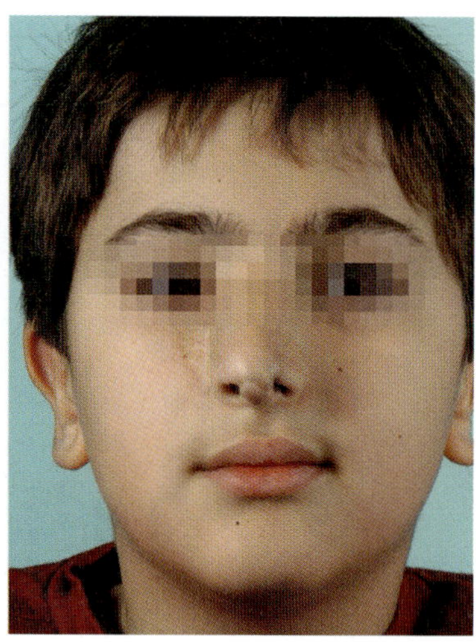

Abb. 25.4 links Nasendefekt nach perinataler Exstirpation eines riesigen kongenitalen Hämangioperizytoms (im Alter von 6 Jahren); **rechts** 4 Jahre nach der Nasenrekonstruktion

Es waren resektionsbedingte Defekte mit einer Spalte in der rechten Nasenwand und Defekten des Nasenrückens und beider Flügel verblieben. Der rechte Nasenflügel stand basal korrekt, war aber apikal zephal rotiert und fast am rechten inneren Lidwinkel fixiert. Ein Zuwarten mit der Rekonstruktion war aus psychologischen Gründen vor der Einschulung nicht weiter möglich. Mit Ohrknorpel aus beiden Conchae wurde das Knorpelgerüst der Nasenflügel, der rechten Seitenwand und des Nasenrückens rekonstruiert und das Septum mit Knorpel aus dem zentralen dünnen Septum verlängert. Bezogen auf das Alter wurde bewusst eine Überdimensionierung der Nase angestrebt, um eine durch Narben verursachte Bremsung des Wachstums schon prophylaktisch zu kompensieren. Beim jetzt 11-jährigen Jungen scheint diese Kalkulation gut aufzugehen. Die Eltern sind stolz auf die äußerst positive Entwicklung ihres Sohnes. ■

25.3.4 Chirurgische Behandlung von Hämangiomen und vaskulären Malformationen der Nase

Hämangiome

Hämangiome zeigen ein tumorartiges Wachstum im ersten Lebensjahr mit anschließender Regression auf ein mehr oder weniger ausgeprägtes Residualstadium oder bis zur vollständigen Abheilung. Sie sind nach der richtungweisenden Arbeit von Mulliken und Glowacki von vaskulären Malformationen zu unterscheiden (Mulliken und Glowacki 1982).

Der aktuelle Wissensstand wurde von Smith et al. (2008) aufgearbeitet. 30% der Hämangiome sind schon bei Geburt erkennbar (Mulliken und Young 1988). 70% zeigen sich in den ersten 4 Lebenswochen. Die Proliferation kann man nicht selten in 2 Phasen beobachten. In der ersten Phase, etwa entsprechend der ersten 4 Lebensmonate, entwickeln sich bei Lokalisationen labial, nasal und periorbital auch die belastenden bis bedrohlichen Auswirkungen auf den Mundschluss, die Atmung und die Sehfähigkeit. Eine zweite weniger dramatische Wachstumsphase hat ihren Höhepunkt um die Mitte des ersten Lebensjahres und kann bis zu dessen Ende anhalten.

Hämangiome variieren sehr stark in ihren Ausprägungen als oberflächliche, tiefe oder kombinierte Hämangiome. Oberflächliche Hämangiome liegen in der papillären Dermis und darüber, tiefe in der retikulären Dermis und dem subkutanen Fettgewebe und kombinierte in all diesen Schichten (Waner und Suen 1999).

In der **Rückbildung** unterscheidet man die sich bis zum 5. Lebensjahr zurückbildenden Hämangiome von denen, die sich erst danach bis zum 10. Lebensjahr zurückbilden. Erstere erreichen unbehandelt zu 80% ein exzellentes Spätergebnis, letztere nur zu ca. 40%. Die Gesamtzahl der Hämangiome verteilt sich etwa 50:50 auf die Verläufe mit früher oder später Regression (Finn et al. 1983).

An der Nase können Hämangiome in jedem Areal entstehen. Eine markante Lokalisation ist allerdings die Nasenspitze, die wir herausgreifen wollen. Oftmals ist hier das subkutane Gewebe mit betroffen. Durch das Hämangiomvolumen kann die Nasenspitze grotesk aufgetrieben sein und alleine dadurch zur aktiven Behandlung zwingen. Als nicht chirurgische **Therapieverfahren** werden vorwiegend Laserbehandlungen, Kryotherapie oder die intraläsionäre Kortisoninjektion eingesetzt. Die interstitielle Neodym-YAG-Laserbehandlung kann die subkutanen Hämangiomanteile durch Koagulation zur Vernarbung führen. Mit dem gepulsten Farbstofflaser (Hohenleutner et al. 2001) können oberflächliche

Hämangiomanteile epidermisschonender als mit der Kryotherapie behandelt werden. Die intrakutanen Anteile sollten sehr zurückhaltend behandelt werden, da dies zu entstellenden Vernarbungen führen und später eine vollständige Nasenspitzenrekonstruktion erfordern kann. Die subkutanen Hämangiomanteile wachsen nach Oberflächentherapien weiter.

Zahlreiche Veröffentlichungen beschäftigen sich mit dem Thema der Nasenspitzenhämangiome und den geeigneten Therapieformen und Therapiekombinationen. Amer et al. (2007) empfehlen eine nichtoperative Vorbehandlung ab dem Zeitpunkt der Vorstellung mit einer oberflächlichen Laser- und subkutanen Kortisontherapie in 3–4 Schritten bis zum Ende des 2. Lebensjahrs. Diese Therapien erfüllen zwar nur in etwa einem Drittel der Fälle die Erwartung an eine Rückbildung, schaffen aber gute Voraussetzungen für die **Operation**. Diese stellt ab dem 3. Lebensjahr die Entfernung des Hämangioms über eine offene Rhinoplastik dar, sodass die Behandlung spätestens bis zum Schulalter abgeschlossen ist. Die Inzision wird über die Columella und anschließend als beidseitige Flügelrandinzision ausgeführt. Das Risiko scheint ein späteres Konturdefizit im Bereich der Columella und der Infratipregion zu sein. Eine Alternative zur Flügelrandinzision stellt die Inzision an den „Subunit"-Rändern, also seitlich der Nasenspitze dar (Warren et al. 2002), allerdings mit dem Risiko von späteren Retraktionen der Nasenflügelränder im Bereich der sogenannten (knorpelfreien) weichen Dreiecke.

Meist expandieren Hämangiome der Nasenspitze die gesunde umgebende Haut, was die operative Therapie erleichtert. Über einen offenen Rhinoplastikzugang kann man das subkutane Hämangiomgewebe optimal entfernen, die typisch auseinandergedrängten Flügelknorpel und die Dome adaptieren und die Haut, auch wenn sie weitere Hämangiomanteile trägt, an die Schnittführung angepasst trimmen. Eine ideale Form hat Priorität vor der vollständigen Exzision der hämangiomtragenden Haut. Verbleibt solche, so kann eine oberflächliche Lasertherapie das Gesamtergebnis weiter verbessern.

Wenn durch eine aggressive Primärbehandlung entstellende Haut- und Weichteilschäden entstanden sind, stellt die Rekonstruktion der ganzen ästhetischen Einheit (Burget und Menick 1994) der Nasenspitze mit einem Stirnlappen ggf. auch schon im Grundschulalter abweichend von den unten genannten Prinzipien eine sehr gute Methode dar, die einer Vollhauttransplantation überlegen ist.

Wir haben solche Lappen bei Kindern und Erwachsenen früher vorexpandiert, wie auch in der Literatur empfohlen und untersucht (Chang et al. 1997, Calobrace und Downey 1997, El-Saadi und Nasr 2007), die Expansion heutzutage aber in allen Fällen verlassen, in denen ausreichend unbehaarte Stirnhaut verlagert werden kann.

Kombinierte Hämangiome können ausgehend von mesenchymalen Stammzellen in fibrolipomatöses Gewebe umgewandelt werden (Yu et al. 2006), der Hauptgrund für weitere operative Maßnahmen. Die plastisch chirurgische Korrektur kann in 2 Phasen erfolgen. In einer ersten Phase sollte die Entstellung so weit wie möglich beseitigt werden. Ein Teil der Hämangiomresiduen tragenden Haut muss zum Form- und Flächenerhalt der Nase gegebenenfalls belassen werden. Auch eine Lidwinkelverziehung muss so eventuell vermieden werden. Definitive rekonstruktive und ästhetische Operationen können nach Abschluss des Wachstums unter optimalen Bedingungen in einer zweiten Phase folgen.

Fallbeispiel

❚❚ Patientin mit Ausbildung eines Hämangioms an der Nasenspitze und temporal in den ersten Lebenswochen (> Abb. 25.5). Danach erfolgte die Exzision des temporalen Befunds und 4-mal eine Magnesiumspickung der Nasenspitze im ersten Lebensjahr. Dabei kam es neben der Regression des Hämangioms auch zu einer Gewebenekrose im Bereich der Nasenspitze und der Columella. Im Alter von 6 Jahren wurde die Stirnhaut expandiert und nach 3 Monaten zur Rekonstruktion der Nasenspitze und der ganzen Columella eingesetzt. In der Pubertät sollte die Nasenspitzenprojektion aufgebaut werden. Die Patientin wurde leider nicht mehr vorgestellt und ist – jetzt 20-jährig – für eine Nachschau nicht mehr auffindbar. ❚❚

Fallbeispiel

❚❚ Patientin bei Geburt mit einem Hämangiom am rechten Unterlid und einer auffälligen Gefäßzeichnung der rechten Gesichtshälfte und danach mit fulminanter Ausbildung eines großflächigen Hämangioms der rechten Gesichtshälfte mit Stirn, Schläfe, Lidern, Wange, ganzer Nase und zentraler Oberlippe in den ersten 3 Lebensmonaten (> Abb. 25.6). Nur die mediale Wange und Nasolabialfalte blieben inselartig ausgespart. Das Vollbild bestand nach 6–7 Monaten. Therapeutisch wurde eine Radiatio mit Betastrahlen und überlappend eine Kortisonbehandlung bis zum 8. Lebensmonat versucht. Anschließend gelang wieder die Lidöffnung rechts. In der zweiten Hälfte des 2. Lebensjahres war schon eine deutliche Regression zu vermerken. Im 3. Lebensjahr war eine Involution erreicht, die sich bis ins Schulalter nur noch geringfügig fortsetzte. Es verblieb eine umschriebene Gewebehypertrophie im Bereich der Nase

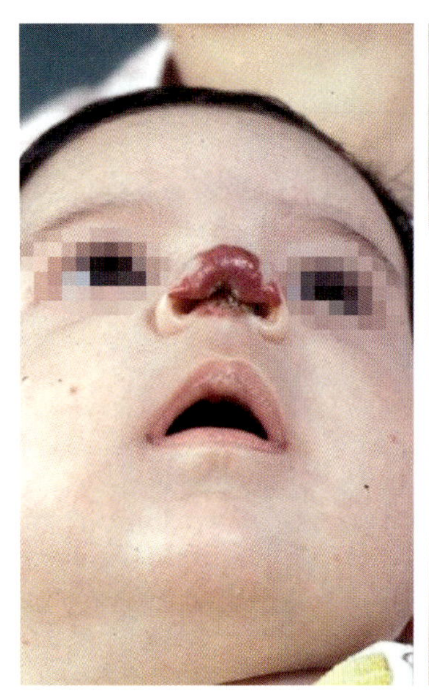

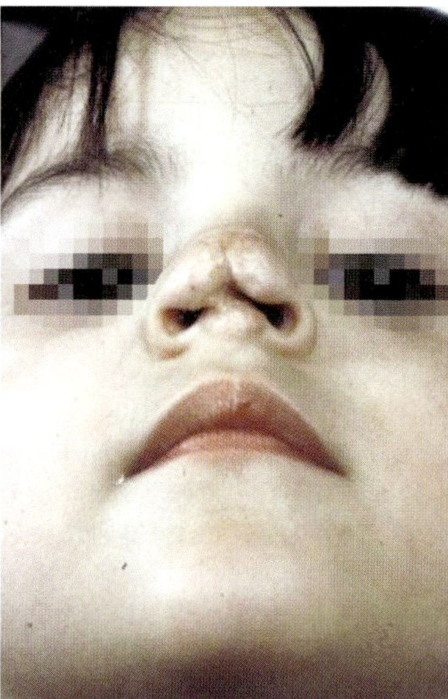

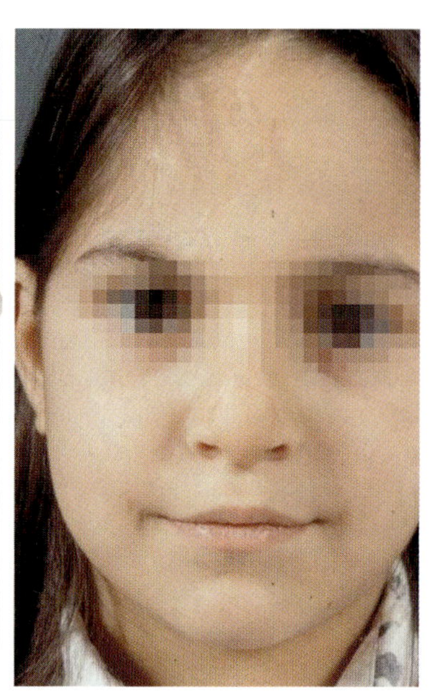

Abb. 25.5 **links** Typisches Hämangiom der Nasenspitze beim Säugling nach konservativen Therapieversuchen; **Mitte** im Alter von 6 Jahren; **rechts** Ergebnis 17 Monate nach Rekonstruktion der Nasenspitze und des Nasenstegs mit einem vorexpandierten Stirnlappen

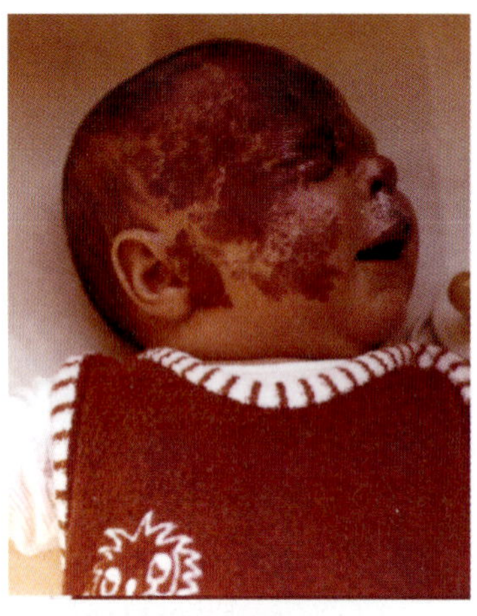

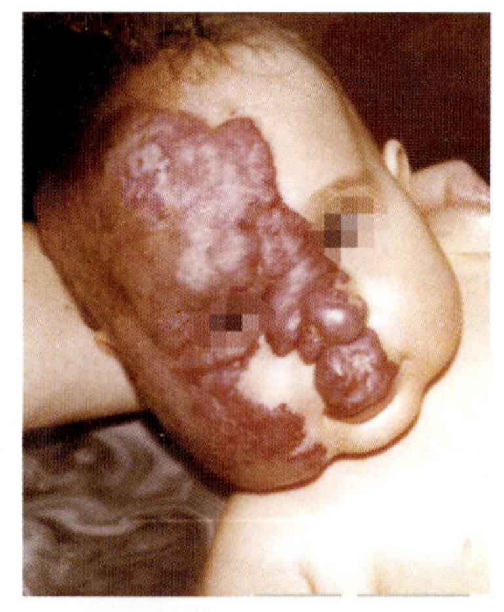

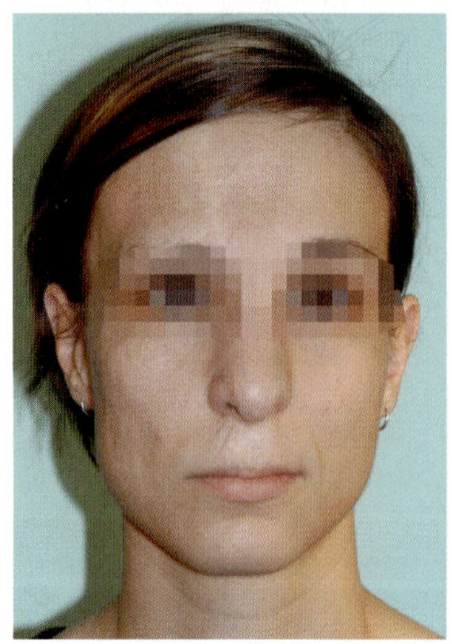

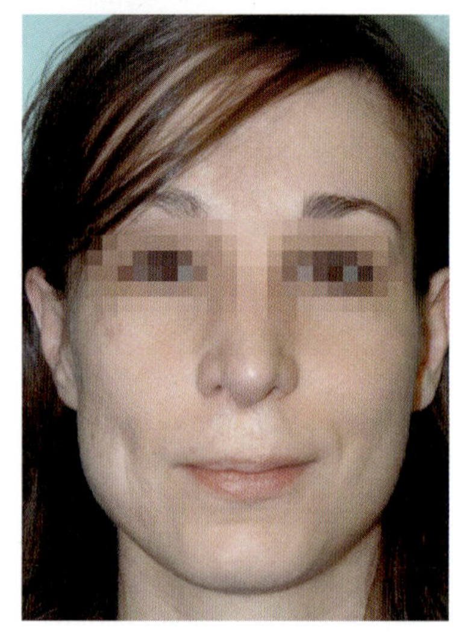

Abb. 25.6 Hämangiom der rechten Gesichtshälfte im Alter von **oben links** 4 Wochen und **oben rechts** 7 Monaten; **unten links** 26-jährig vor ästhetischen Abschlusskorrekturen; **unten rechts** nach Brauenanhebung, Oberlippenkorrektur und Rhinoplastik mit vorwiegend Ausdünnung der Nasenweichteile

und der Oberlippe und diffus im Bereich der großen Hämangiomflächen der rechten Stirn und Wange. Operative Weichteilkorrekturen an der rechten Nasenseite und Oberlippe verhalfen der Patientin im Alter von 13 Jahren zu einer akzeptablen Situation. Mit 26 Jahren wurde eine Anhebung der rechten Augenbraue durch ein einseitiges endoskopisches Stirnlift und eine weitere Korrektur der Oberlippe durchgeführt. Ein Jahr später folgte abschließend die Ausdünnung der Nasenweichteile und Verbesserung der schlecht definierten Nasenspitze sowie des ganzen Profils über eine offene Rhinoplastik. Mit dem Endergebnis kann sich die Patientin ganz unauffällig sozial integrieren. ▮▮

Gefäßmalformationen

Gefäßmalformationen werden aufgrund histologischer endothelialer Kriterien von den Hämangiomen unterschieden (Mulliken und Glowacki 1982). Sie zeigen pathologische Gefäßkanäle, sind schon bei Geburt angelegt und wachsen mit dem Kind mit, können sich lebenslang ausbreiten und nicht zurückbilden. Arteriell gespeiste High-flow-Malformationen, venöse und lymphatische Gefäßmalformationen und Mischformen sind die wesentlichen Gruppen. In einer retrospektiven Studie (Kohout et al. 1998) wurden 81 extrakranielle arteriovenöse Malformationen der Kopf-Hals-Region – 10% davon an der Nase – nachuntersucht. 60% bestanden bei Geburt; die übrigen traten erstmals in der Kindheit (10%), der Adoleszenz (10%) und im Erwachsenenalter (20%) auf. 27% befanden sich im Ruhestadium nach Schobinger, 38% im Expansionsstadium und 38% im Destruktionsstadium, nur 1 Patient zeigte das Stadium IV der Dekompensation.

Vaskuläre Malformationen sind heute bevorzugt in einem interdisziplinären Team zu behandeln (Jackson et al. 1993, Ernemann et al, 2002, Kubiena er al. 2007). Die selektive Gefäßembolisation hat dabei einen hohen Stellenwert und führt oftmals erst die Operabilität herbei. Ferner kann sie der Entwicklung bedrohlicher AV-Shunts vorbeugen (Niimi et al. 2007). Als alleinige Maßnahme kann sie zwar das zirkulatorische, aber nur in Einzelfällen auch das substanzielle und ästhetische Problem lösen (Lopez-Gutierrez et al. 1995).

Die Operation von Gefäßmalformationen im Gesicht sollte nach einer vorgeschalteten Gefäßembolisation frühzeitig folgen und den Nidus, wenn möglich, vollständig entfernen. Sie erfordert die Beherrschung der Gefäßanatomie, der Zugangswege und der bestmöglichen Techniken für einen passenden Gewebeersatz. An der Nase kann dies eine zwei- bis dreischichtige Rekonstruktion bis zur Totalrekonstruktion bedeuten.

Fallbeispiel

▮▮ Patientin mit einer High-flow-AV-Malformation der Nase, der Oberlippe und linken Wange (➤ Abb. 25.7). Mehrfache superselektive Embolisationen über einen Femoraliskatheter und Direktpunktionen bei rezidivierenden Blutungen aus ulzerierenden Arealen bis zum Alter von 12 Jahren. Entschluss zur vollständigen Exzision der Malformation im Bereich der Nase und Nasenrekonstruktion mit einem Knorpelgerüst und einem Stirnlappen. Dieser wurde über 3 Monate expandiert, um für die ganze Nase einschließlich Columella unbehaarte Haut zu gewinnen. Die Innenauskleidung der lin-

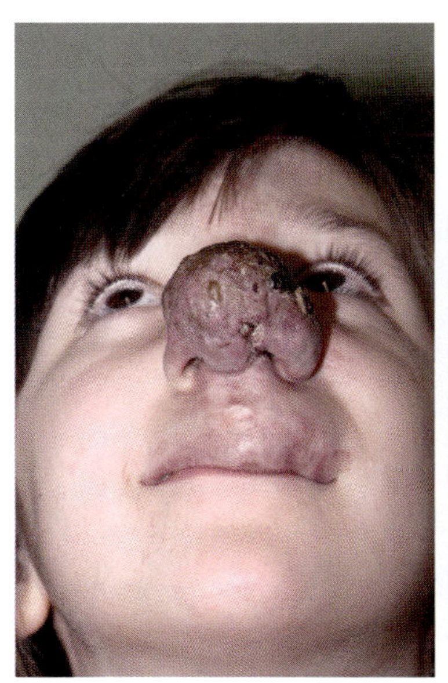
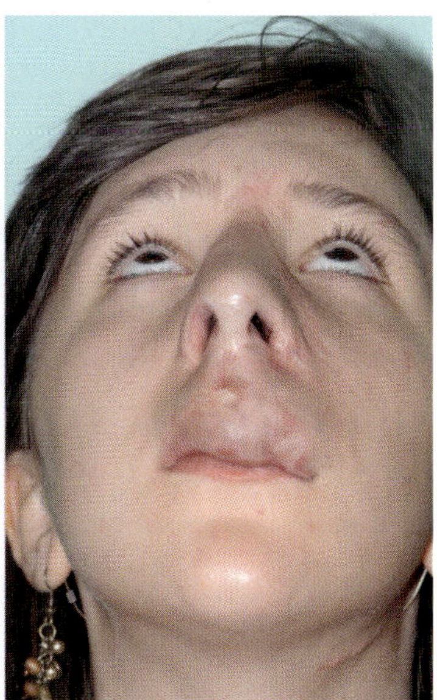

Abb. 25.7 Arteriovenöse Gefäßmalformation. **links** im Alter von 10 Jahren, Zustand nach selektiven Gefäßembolisationen; **rechts** Befund 2 Jahre nach vollständiger Exzision der Malformation im Bereich der Nase und linken Wange paranasal, Rekonstruktion des Knorpelgerüsts und Bedeckung mit einem vorgedehnten paramedianen Stirnlappen

ken Nasenhaupthöhle wurde radikal ausgedünnt, aber belassen. Das Gerüst beider Nasenflügel wurde mit Ohrknorpel aus beiden Conchae aufgebaut. Der Stirnlappen ersetzte die komplette äußere Nasenhaut und das membranöse Septum beidseits. Die linke Wangenhaut wurde nach Exzision der Malformation bis zur anatomischen Grenze zur Nase extendiert und an der Apertura piriformis fixiert. Das Ergebnis ist über 3 Jahre stabil geblieben. Zwischenzeitlich wurde im Bereich der Oberlippe mittels Direktpunktion nochmals embolisiert. Hier ist das Volumen der Malformation etwas zurückgegangen. Die operative Reduktion der Oberlippe ist in Absprache mit den interventionellen Radiologen und nach Motivationslage der Patientin in Planung.

25.4 Schlussbemerkung

In diesem Beitrag wurden sehr unterschiedliche kinderchirurgische Krankheitsbilder, die die Nase betreffen, dargestellt. Allen gemeinsam sind individualisierte Therapiekonzepte, ausgerichtet auf die bestmöglichen Kompromisse. Das Postulat der Frühbehandlung stellt das Interesse der körperlichen und psychischen Schadensbegrenzung in den Vordergrund. Die Spätbehandlung zielt auf die Potenziale des Wachstums unnachahmlicher Gewebeelemente, die für eine Nasenplastik gebraucht werden, und will die iatrogene Schädigung durch zu frühe Eingriffe vermeiden. Es wird weiterhin viele Patienten geben, deren Behandlung man vorteilhaft auf beide Phasen, die Kindheit und das abgeschlossene Wachstum, aufteilt, um jeweils klar definierbare Etappenziele zu erreichen.

LITERATUR

Abou-Elhamd KE, Al-Hewaige MT (2005) Proboscis lateralis: clinical and radiological features. J Laryngol Otol 119(2): 158–160.

Acarturk S, Kavanc K, Atilla E, Sekucoglu T (2006) Proboscis lateralis: Evaluation of the Anomaly and a review of two cases. Plast Reconstr Surg 117(7): 140–146.

Amer TA, Elwakil TF, Elbasiouny MS (2007) Open rhinoplasty for treatment of nasal tip haemangioma. Eur J Plast Surg 30: 67–73.

Binns JH (1969) Congenital tubular nostril (Proboscis lateralis). Br J Plast Surg 22: 265–268.

Blandini D, Tremolada C, Beretta M, Mascetti M (1995) Iatrogenic nostril stenosis: aesthetic correction using a vestibular labial mucosa flap. Plast Reconstr Surg 95(3): 569–571.

Boo-Chai K (1985); The proboscis lateralis – a 14-year follow-up. Plast Recostr Surg 75(4): 569–577.

Burget GC, Menick FJ (1994) Aesthetic reconstruction of the nose. St. Louis: Mosby.

Calobrace MB, Downey SE (1997) Calvarial deformity and remodeling following prolonged scalp expansion in a child. Ann Plast Surg 39(2): 186–189.

Chang CJ, Achauer BM, VanderKam VM (1997) Reconstruction of head and neck hemangiomas with tissue expansion in the pediatric population. Ann Plast Surg 38(1): 15–18.

Cho CH, Shakibaei M, Merker JH, Klein M (2006) The rare malformation of nasal aplasia. Mund Kiefer Gesichtschir 10(2): 106–117.

Chong JK, Cramer LM (1978) Proboscis lateralis: staged management with a four-year folow-up. Annals Plast Surg 1(2): 225–228.

David LR, Sanger C, Fisher D, Argenta LC (2008) Proboscis lateralis: a rare craniofacial anomaly, reconstruction, and long-term evaluation. J Craniofac Surg 19(4): 1107–1113.

Denecke HJ, Meyer R (1964) Plastische Operationen an Kopf und Hals. 1. Bd: Nasenplastik. Berlin Göttingen Heidelberg: Springer: 286–302.

Dennis SC, den Herder C, Shandilya M, Nolst Trenité (2007) Open rhinoplasty in children. Facial Plast Surg 23(4): 259–266.

El-Saadi MM, Nasr MA (2008) The effect of tissue expansion on skull bones in the paediatric age group from 2 to 7 years. J Plast Reconstr Aesthet Surg 61(4): 413–418.

Ernemann U, Hoffmann J, Breuninger H, Reinert S, Skalei M (2002) Interdisciplinary concept for classification and treatment of vascular anomalies in the head and neck. Mund Kiefer Gesichtschir 6(6): 402–409.

Eroglu L, Uysal OA (2003) Proboscis lateralis: report of two cases. Br J Plast Surg 56: 704–708.

Finn MC, Gowacki J, Mulliken JB (1983) Congenital vascular lesions: clinical application of a new calssification. J Pediatr Surg 18: 894–900.

Götte K, Hörmann K, Schmoll J, Hiltmann WD (1999) Congenital nasal hemangiopericytoma: intrauterine, intraoperative, and histologic findings. Ann Otol Rhinol Laryngol 108(6): 589–593.

Gross WC, Boyle TR (1993) Nasal surgery for congenital and acquired disease. In: Smith JD, Bumsted R (Hrsg.) (1993) Pediatric Facial Plastic and Reconstructive Surgery. New York: Raven Press: 31–41.

Gubisch W (2006) Twenty-five years experience with extracorporeal septoplasty. Facial Plast Surg 22(4): 230–239.

Gurley JM, Pilgram T, Perlyn CA, Marsh J (2001) Long-term outcome of autogenous rib graft nasal reconstruction. Plast Reconstr Surg 108(7): 1895–1905.

Hohenleutner S, Badur-Ganter E, Landthaler M, Hohenleutner U (2001): Long-term results in the treatment of childhood hemangioma with the flashlamp-pumped pulsed dye laser: an evaluation of 617 cases. Lasers Surg Med 28: 273–277.

Jackson IT, Carreño R, Potparic Z, Hussain K (1993) Hemangiomas, vascular malformations, and lymphovenous malformations: classification and methods of treatment. Plast Reconstr Surg 91(7): 1216–1230.

Kohout MP, Hansen M, Pribaz JJ, Mulliken JB (1998) Arteriovenous malformations of the head and neck: natural history and management. Plast Reconstr Surg 102(3): 643–654.

Kubiena H, Cejna M, Kreuzer S, Frey E, Schoder M, Frey M (2007) Interdisciplinary management of craniofacial vascular malformations. Eur J Plast Surg 30: 81–86.

Lopez-Gutierrez JC, Ros Z, Perez-Higueras A (1995) Giant vascular malformation of the face in a premature infant: complete resolution by embolization. J Pediatr Surg 30(10): 1519–1520.

Losee JE, Kirschner RE, Whitaker LA, Bartlett SP (2004) Congenital nasal anomalies: a classification scheme. Plast Reconstr Surg 113(2): 676–689.

Menger DJ, Lohuis PJ, Kerssemakers S, Nolst Trenité GJ (2005) Postoperative management of nasal vestibular stenosis: the custom-made vestibular device. Arch Facial Plast Surg 7(6): 381–386.

Meyer R (1997) Total external and internal construction in arhinia. Plast Reconstr Surg 99(2): 534–542.

Mühlbauer W, Schmidt A, Fairley J (1993) Simulaneous construction of an internal and external nose in an infant with arhinia. Plast Reconstr Surg 91(4): 720–725.

Mulliken JB (1988) Diagnosis and natural history of hemangiomas. In: Mulliken JB, Young AE (Hrsg.) Vascular birthmarks: hemangiomas and vascular malformations. Philadelphia: Saunders: 41–62.

Mulliken JB, Glowacki J (1982) Hemangiomas and vascular malformations in infants and children: a classification based on endothelial characteristics. Plast Reconstr Surg 69(3): 412–422.

Niimi Y, Song JK, Berenstein Y (2007) Current endovascular management of maxillofacial vascular malformations. Neuroimaging Clin N Am 17(2): 223–237.

Ortiz-Monasterio F, Olmedo A (1981) Corrective rhinoplasty before puberty: a long-term follow up. Plast Reconstr Surg 68(3): 381–391.

Pirsig W (1986) Rhinoplasty and the airway in children. Facial Plast Surg 3(4): 225–34.

Smith LP, Roy S (2006) Treatment strategy for iatrogenic nasal vestibular stenosis in young children. Int J Pediatr Otorhinolaryngol 70(8): 1369–1373.

Smith SP Jr., Buckingham ED, Williams EF (2008) Management of cutaneous juvenile hemangiomas. Facial Plast Surg 24: 50–64.

Tessier R (1976) Anatomical classification of facial, cranio-facial and latero-facial clefts. J Maxillofac Surg 4: 69–92.

Verwoerd CDA, Upbanus AM, Mijdam DC (1979) The effects of septal surgery on the growth of nose and maxilla. Rhinology 17: 53–63.

Verwoerd CDA, Verwoerd-Verhoef HL (2007) Rhinosurgery in Children: Basic concepts. Facial Plast Surg 23(4): 219–230.

Waner M, Suen JY (1999) A classificiation of congenital vascular lesions. In: Waner M, Suen JY (Hrsg) Hemangiomas and Vascular Malformations of the Head and Neck. New York: Wiley-Liss: 1–12.

Warren SM, Longaker MT, Zide BM (2002) The subunit approach to nasal tip hemangiomas. Plast Reconstr Surg 109(1): 25–30.

Whitaker LA, Pashayan H, Reichman J (1981) A proposed new classification of craniofacial anomalies. Cleft Palate J 18: 161–176.

Yu Y, Fuhr J, Boye E, Gyorffy S, Soker S, Atala A, Mulliken JB, Bischoff J (2006) Mesenchymal stem cells and adipogenesis in hemangioma involution. Stem Cells 24(6): 1605–1612.

KAPITEL

26

Wolfgang Anderhuber

Malformationen der Nase und der Nasennebenhöhlen

Malformationen der Nase und der Nasennebenhöhlen sind extrem seltene Fehlbildungen. Wenn sie vorhanden sind, können sie jedoch schon beim Neugeborenen lebensbedrohlich sein, da diese Fehlbildungen häufig mit weiteren schweren körperlichen Defekten einhergehen.

Die wesentlichen angeborenen Anomalien der Nase und der Nebenhöhlen sind Dermoidzysten, Gliome, Enzephalozelen, Arhinie, Polyrhinie und die Choanalatresie (➤ Tab. 26.1).

Um diese Fehlbildungen besser zu verstehen, sollte man die normale Nasenentwicklung kennen, die in ➤ Kapitel 22 dargestellt ist.

26.1 Dermoidzysten der Nase

Kongenitale Dermoidzysten sind die häufigste angeborene Mittellinienläsion. Sie sind jedoch sehr selten, sie treten mit einer Inzidenz von 1:20.000–40.000 Lebendgeburten auf (Pratt 1985, Hughes et al. 1980).

Diese kongenitalen Zysten enthalten sowohl ektodermale als auch mesodermale Anteile, im Gegensatz zu Teratomen.

Nasale Dermoidzysten machen 10% aller Kopf-Hals-Dermoide aus und 1–2% aller Dermoide überhaupt (Skolnik et al. 1971). Es handelt sich um eine gutartige Läsion mit einer leichten männlichen Prädominanz (Denoyelle et al. 1997).

Entwicklungsgeschichtlich wird eine ähnliche Genese vermutet wie bei Gliomen und Enzephalozelen, die auch die erste Differenzialdiagnose darstellen (Pratt 1985, Hughes et al. 1980).

Mit Dermoidzysten sind häufig Anomalien assoziiert, zu denen Hydrozephalus, Ohrmuschelatresien, verschiedene kardiale und zerebrale Anomalien gehören (Denoyelle et al. 1997).

Gewöhnlich finden sich Dermoidzysten entlang des Nasenrückens, von der Nasenspitze bis zur Glabella, häufig kombiniert mit Fistelbildung (➤ Abb. 26.1). Gelegentlich sind diese Zysten auch lobuliert. Klinisch sind sie fest, nicht komprimierbar, ohne Pulsation. Eine intrakranielle Ausbreitung wird ebenso beschrieben (Denoyelle et al. 1997).

Im CT findet sich ein breites geteiltes Septum, ebenso eine verbreiterte Crista galli sowie ein vergrößertes Foramen caecum. Dermoidzysten können sich intrakraniell ausbreiten. Die **Therapie** dieser Zysten besteht immer in der chirurgischen Entfernung (Hughes et al. 1980).

26.2 Nasale Gliome

Nasale Gliome sind ebenso wie Enzephalozelen sehr seltene Läsionen neurogenen Ursprungs. Die Bezeichnung Gliom ist jedoch irreführend, da die Läsion nicht mit der bösartigen Form der Hirntumoren verwandt ist.

Tab. 26.1 Angeborene Anomalien der Nase und der Nasennebenhöhlen

Anomalie	Klinik und Diagnose	assoziierte Fehlbildungen	Therapie
Dermoidzysten	Dermoidzysten entlang des Nasenrückens häufig mit Fistelbildung von der Nasenspitze bis an die Glabella reichend. Klinisch fest. Nicht komprimierbar. CT: geteiltes Septum und Crista galli, offenes Formaen caecum	bis zu 40%. Hydrozephalus, Ohrmuschelatresie. Kardiale und zerebrale Anomalien	chirurgisch
Gliome	intra- und extranasale Gliome, nicht an der Haut fixiert, nicht komprimierbar, intranasal täuschen sie polypöse Läsionen vor	Hypertelorismus	chirurgisch
Enzephalozelen	weich pulsierende Masse, bei Drucksteigerung Expansion der Zele. Im CT knöcherner Schädelbasisdefekt	40% assoziiert mit anderen Fehlbildungen, Hydrozephalus, Hirnanomalien, Hypertelorismus	chirurgisch
Arhinia	keine Anlage der äußeren Nase und der Nasengänge. Im CT kombiniert mit Choanalatresie	häufig assoziierte Fehlbildungen: Choanalatresie, hypoplastische Maxilla, Hypertelorismus, Mikrophthalmus, Trisomie13, Trisomie 21, lumbosakrale, thorakale Fehlbildungen	chirurgisch
Polyrhinia	gedoppelter Prozessus nasalis medialis und gedoppeltes Septum	Pseudohypertelorismus, eventuell Choanalatresie	chirurgisch
Choanalatresie	Asphyxia Neonotorum. CT: Atresieplatten	Charge-Syndrom	chirurgisch

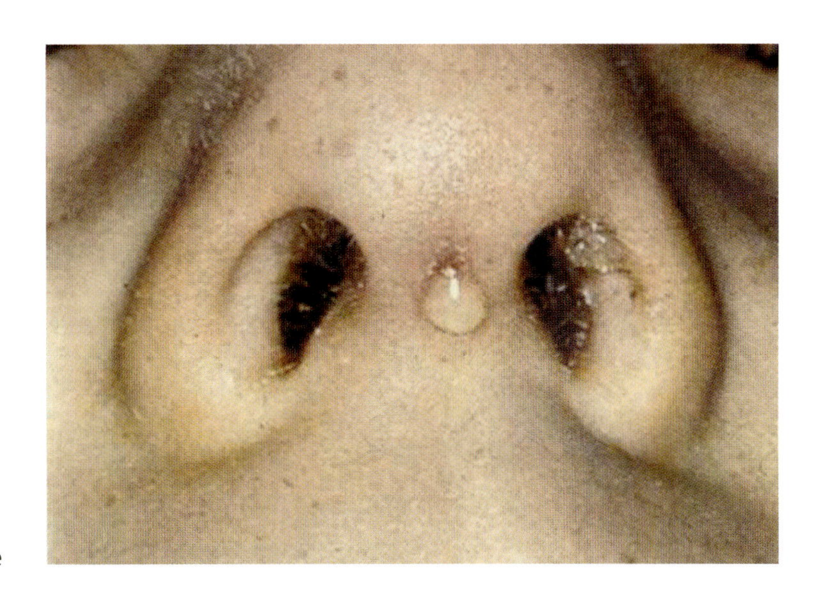

Abb. 26.1 Nasenfistel bei Dermoidzyste

Nasale Gliome sind gutartig, sowohl die intra- als auch die extranasalen Formen. Gekennzeichnet ist das Gliom durch das Fehlen von direkten Hirnanteilen, es wächst jedoch lokal aggressiv und ist bereits bei Geburt oder im Säuglingsalter auffällig.

Am häufigsten findet man die extranasalen Formen (60%), gefolgt von den intranasalen (30%) und kombinierten Formen (10%). Das Verhältnis männlich zu weiblich liegt bei 3:1.

Extranasale Gliome liegen gewöhnlich nahe an der Nasenwurzel und imponieren als nicht komprimierbare feste Läsion. Die darüber liegende Haut kann verfärbt sein oder Teleangiektasien aufweisen.

Intranasale Gliome sind seltener, rötlich, fest, nicht komprimierbar und täuschen polypöse Läsionen im Cavum nasi vor. Gewöhnlich gehen die intranasalen Gliome von der lateralen Nasenwand aus. Bei entsprechender Größe führen sie zur Obstruktion der Nase, vollständiger Behinderung der Nasenatmung, Septumdeviation bis hin zur Luxation und auch zum Hypertelorismus (Hengerer und Wine 2003).

Die bildgebende Diagnostik erfolgt anhand eines CTs oder MRTs. Die **Therapie** besteht in der chirurgischen Entfernung.

26.3 Enzephalozelen

Enzephalozelen sind ebenfalls sehr seltene Fehlbildungen, die je nach Literatur bei 1 von 3 000 bis 1 von 12 500 Lebendgeburten auftreten (Kennedy et al. 1997, Brown und Sheridan-Bereiera 1992). Rund 40% der Enzephalozelen sind assoziiert mit anderen Malformationen wie Hydrozephalus, Hirnanomalie oder Hypertelorismus.

Es findet sich keine familiäre Häufung, jedoch treten regionale Unterschiede auf, so überwiegen in Nordamerika und in Europa vor allem die okzipitalen Enzephalozelen, in Südostasien sind drei Viertel aller Enzephalozelen frontoethmoidale Enzephalozelen und 9-mal häufiger als okzipitale.

Basale Enzephalozelen finden sich sehr selten im Cavum nasi, im Nasopharynx und in den hinteren Orbitaanteilen und können je nach Inhalt eingeteilt werden in Meningozelen, welche die Meningen enthalten, weiters Enzephalomeningozelen, die neben den Meningen auch Hirnanteile beinhalten, und Enzephalomeningozystozelen, die neben den Meningen auch Teile des Ventrikelsystems enthalten können.

Frontoethmoidale (= sincipitale) und basale Enzephalozelen erscheinen als weiche, bläulich durchschimmernde, komprimierbare Läsion, bei denen möglicherweise ein positives Furstenbergzeichen zu sehen ist (Expansion der Zele bei Kompression der Vena jugularis).

Frontoethmoidale Zelen sind extranasale Formen (Nase, Ethmoid und häufig in Kombination mit Telekanthus), wohingegen basale Enzephalozelen intranasale Formen darstellen.

Differenzialdiagnostisch zu frontoethmoidalen Zelen müssen Gliome, kongenitale Dermoidzysten, epidermale Einschlusszysten und ein Tränengangsverschluss bedacht werden.

Bei **frontoethmoidalen Enzephalozelen** findet sich ein knöcherner Defekt zwischen Stirnbein und Ethmoid, der von der Crista galli ausgeht und mit dem Foramen caecum, dem Os nasale, den Os ethmoidale, dem Os frontale und der Orbita korrespondieren kann. Die

Mehrzahl der Defekte tritt in der Mittellinie an der Glabella unter die Haut, wobei die Größe der Enzephalozelen stark variabel ist. Je größer die Zele ist, desto ausgeprägter ist auch der Hypertelorismus.

Ebenso ist typischerweise die Größe des knöchernen Defekts konstant, jedoch kann die Lokalisation variieren, an der das hernierte Gewebe durch den Defekt austritt.

Bereits 1972 hat Suwanwela (1972) eine endgültige und bis heute gültige Klassifikation der nasofrontalen Enzephalozelen getroffen. Er teilt sie ein in die nasofrontalen Enzephalozelen, die 40% ausmachen, weiters in die nasoethmoidalen Enzephalozelen, ebenfalls 40%, und schließlich in die nasoorbitalen Enzephalozelen, die am seltensten sind und etwa 20% ausmachen.

Im Gegensatz zu den extranasalen Formen stehen die intranasalen Formen, die **basalen Enzephalozelen** oder sogenannte „hidden form". Die Enzephalozelen treten hierbei durch einen Defekt in der Lamina cribrosa oder durch das Keilbein aus. Man findet typischerweise vier intranasale Typen. Am häufigsten sind transethmoidale Zelen, gefolgt von sphenoethmoidalen Enzephalozelen, die wieder am häufigsten mit Hypertelorismus kombiniert sind. Transsphenoidale Enzephalozelen können entweder Teile oder den gesamten Hypothalamus beinhalten, sphenoorbitale Enzephalozelen gehen mit Exophthalmus einher. Diesen vier Typen wurde durch Gerhardt et al. (Gerhardt et al. 1979) noch ein fünfter Typ hinzugefügt, der sogenannte sphenomaxilläre Typ.

Für die **Diagnostik** ist einerseits eine computertomographische Untersuchung wichtig, da der knöcherne Defekt an der Schädelbasis lokalisiert werden muss (Macfarlane et al. 1995). Zusätzlich ist jedoch ein MRT, sowohl in T1 und in T2 gewichtet, von Bedeutung, da die T1-Beurteilung den Inhalt enthüllt und ebenso assoziierte Hirnanomalien besser beurteilt werden können, bei T2 eine Unterscheidung zwischen Bakterien- und Pilzinfektion oder auch zwischen entzündlichen und neoplastischen Prozessen möglich ist (Zinnreich et al. 1992).

Differenzialdiagnostisch kommen Polypen und Gliome in Frage, von Biopsien sollte jedoch unbedingt Abstand genommen und eine entsprechende Bildgebung durchgeführt werden. Klinisch treten im Vorfeld bereits häufig rezidivierende Meningitiden, aber auch Liquorfisteln auf.

Die **Therapie** ist abhängig von der Bildgebung und Lage des Defekts eine operative, der Zugang je nach Situation entweder transkraniell, extrakraniell, endoskopisch-endonasal mit entsprechender Resektion und Deckung (Mattox und Kennedy 1990).

26.4 Arhinie

Die Arhinie ist eine extrem seltene und häufig mit anderen Fehlbildungen assoziierte Malformation. Es sind vor allem einhergehende Gesichts- und Hirnanomalien, aber auch andere Fehlbildungen beschrieben, wie die Kombination Arhinie und Trisomie 13 mit lumbosakralen und thorakalen Anomalien (Kjaer et al. 1997) sowie Trisomie 21 und Hals-, Thorax- und Lumbosakralfehlbildungen (Kelling et al. 1997).

Die häufig schwerwiegenden zusätzlichen Fehlbildungen, wie Arhinie und Holoprosenzephalie, sowie die Kombination mit der Choanalatresie schränken das Langzeitüberleben ein. Zusätzlich findet sich des Weiteren eine hypoplastische Maxilla, ein Hypertelorismus, Mikrophthalmus und auch ein Iriskolobom (Wang 1977). Des Weiteren treten Meningozelen und Spaltbildungen unterschiedlicher Schweregrade auf (Shubach und Sanchez 1985).

Da bisher insgesamt nur 30 Fälle weltweit publiziert wurden, ist sehr wenig über die Genese dieser schweren Malformation bekannt (Mc Glone 2003, Hou 2004).

Man vermutet, dass der Defekt bereits in der 3. Schwangerschaftswoche entsteht (Nishimura 1993). Zu diesem Zeitpunkt entwickelt sich der Processus frontonasalis nach unten bis zum Septum und zur gemeinsamen Nasenspitze; die Nasenlöcher werden ausgebildet, die sich dann nach hinten bis zur bukkonasalen Membran ausdehnen.

Aufgrund der wenigen vorliegenden Information stellte Albernaz (1996) vier Theorien auf, um die Arhinie zu erklären. Nach seinen Theorien ist entweder 1. der mediale und laterale Processus nasalis im Wachstum gestört oder 2. ein zu schnelles Wachstum und eine frühzeitige Fusion des medialen Processus nasalis ist für die Fehlbildung verantwortlich. Eine weitere Möglichkeit wäre mangelnde Resorption von epithelialen Zellinseln oder abnormes Eindringen von Neuralleistenzellen.

Die diagnostischen Untersuchungen sind vor allem auf CT und MRT beschränkt, die **Therapie** je nach Schweregrad auf ein multidisziplinäres chirurgisches Vorgehen.

26.5 Polyrhinie

Die Mehrfachbildung der Nase ist eine außergewöhnlich seltene Anomalie, eine Entwicklungsstörung des Processus frontonasalis wird vermutet (Hengerer und Wine

2003). Man nimmt an, dass die beiden lateralen Processus sich normal entwickeln, der Processus nasalis medialis und Teile des Septums jedoch doppelt angelegt sind. Dadurch kommt es zur Ausbildung einer gedoppelten Nase. Diese Fehlbildung ist geht häufig mit einer Choanalatresie einher (Hengerer und Oas 1987). Des Weiteren findet sich dabei immer auch ein Pseudohypertelorismus. Die **Therapie** ist rein chirurgisch.

26.6 Choanalatresie

Die Choanalatresie ist eine sehr seltene und ungewöhnliche Fehlbildung der hinteren Nasenhöhle, die bereits 1755 erstmalig von Johann Roederer beschrieben wurde (Hengerer und Strome 1982, Ferguson und Neel 1989). Häufig ist die Choanalatresie kombiniert (in 10–50% der Fälle) mit anderen kongenitalen Fehlbildungen, von denen man annimmt, dass sie Teil eines Fehlbildungssyndroms sind (Bergstrom und Owens 1984, Schwartz und Savetsky 1986). Diese, mit regelmäßiger Frequenz auftretenden Anhäufungen von Fehlbildungen, welche die hintere Choanalatresie begleiten, werden mit dem Akronym CHARGE bezeichnet (➤ Tab. 26.2; Bergstrom und Owens 1984).

Die Inzidenz für eine Choanalatresie liegt bei 1:7 000–8 000 Lebendgeburten mit einer weiblichen Dominanz von 2:1, einseitig zu zweiseitig ebenso 2:1. In den meisten Fällen sind die Atresieplatten knöchern (90%), in 10% finden sich membranöse Atresien (Samuel und Fernandez 1985, Richardson und Osguthorpe 1988).

Im Normalfall ist die kindliche Choane von fast rundlicher Form. Bei Erwachsenen ist die Choane, bedingt durch das Wachstum der Nasenhöhle doppelt so hoch wie breit (Anderhuber et al. 1992).

Die Atresieplatten können nur bei der Choanalatresie quer im hinteren Nasenhöhlenbereich liegen und zwar an der Verbindung zwischen dem harten und dem weichen Gaumen. Es kann sich die Atresieplatte bis zur Basis des Sphenoids ausdehnen.

Tab. 26.2 CHARGE-Syndrom

C	Coloboma
H	Heart defects
A	Atresia choanae
R	Retarded postnatal growth
G	Genital hypoplasia
E	Ear deformities

Insgesamt werden **drei verschiedene Typen** der Choanalatresie beschrieben:

1. Atresia intranasalis: Die Atresieplatte liegt einige Millimeter vor der Choane.
2. Atresia marginalis: Die Atresieplatte ist im Niveau der Choane.
3. Atresia retronasalis: Die Atresieplatten liegen hinter der Choane im Epipharynx (Becker et al. 1956).

Bis heute ist die Embryologie der Choanalatresie ungeklärt. Mehrere Theorien wurden aufgestellt:

- Die Atresie entsteht durch das Bestehen der Bukkopharyngealmembran.
- Die Nasobukkalmembran bleibt erhalten.
- Es kommt zu einem abnormen Bestehenbleiben oder abnormer Lokalisation von mesodermalem Gewebe, das Adhäsionen in der Nasochoanalregion formt.
- Sekundär, bedingt durch lokale Faktoren, kommt es zum Einwachsen von mesodermalem Gewebe in die Nasochoane.

Bei Neugeborenen ist die beidseitige angeborene Choanalatresie ein akuter Notfall, der sofortiges Handeln erfordert. Die Asphyxia neonatorum ist ein häufiges Erstsymptom. Dann wird vor allen das Füttern zu einem Problem und die Neugeborenen aspirieren, da im Normalfall das Neugeborene ein obligater Nasenatmer ist (Beinfield 1959, McGovern und Fitz-Hugh 1961, Lantz und Birck 1981).

Bei allen Neugeborenen mit Asphyxie soll eine bilaterale Atresie ausgeschlossen werden. Die Unmöglichkeit, einen dünnen Gummikatheter durch die Nase in den Pharynx zu schieben, weist zwar auf das Vorliegen einer Choanalatresie hin, ist aber dennoch kein Beweis, da gerade nach lang dauernden Geburten und traumatischen Geburtsvorgängen häufig eine Pseudoatresie der hinteren Choane gefunden werden kann (Maier 1966). Diese wird vor allem durch Schwellzustände der hinteren Nase hervorgerufen und bildet sich nach einigen Tagen spontan zurück.

Zur sicheren Diagnosestellung der Choanalatresie ist unbedingt ein CT in axialen Schichtungen notwendig sowie des Weiteren auch die endoskopische Evaluierung nach Abschwellung der Mukosa (Grevers und Vogl 1988, Cumberworth et al. 1995) (➤ Abb. 26.2, 26.3).

Ist das Vorliegen einer Choanalatresie bestätigt, sollte unbedingt unmittelbar in den ersten postnatalen Tagen die **chirurgische Sanierung** durchgeführt werden. Hierfür werden in der Literatur verschiedene Techniken beschrieben, wobei der erste Bericht über die Chirurgie einer einseitigen Choanalatresie, durchgeführt von Emmert, bereits aus dem Jahr 1853 datiert. In der Zwischenzeit haben sich mehrere Techniken durchgesetzt (Beinfield 1951, Heermann 1962). Am häufigsten wer-

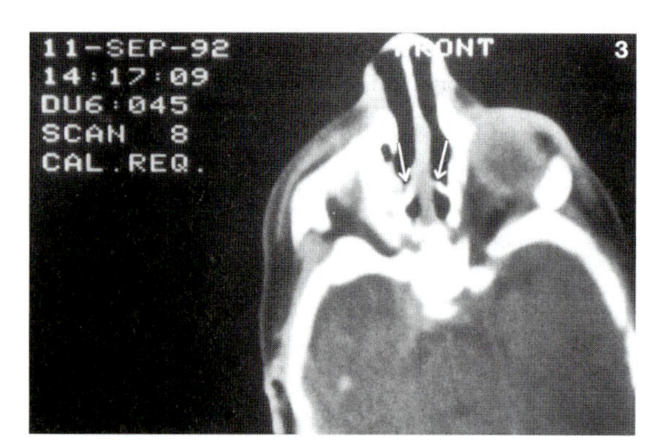

Abb. 26.2 Axiales CT eines Neugeborenen mit Choanalatresie (→ Atresieplatte)

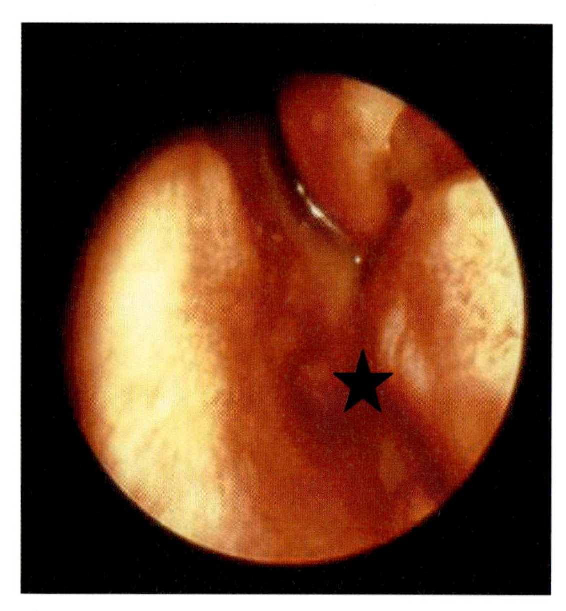

Abb. 26.3 Endoskopische Ansicht der Choanalatresie (★ Atresieplatte)

den der transpalatinale, der transseptale oder der transnasale Zugang beschrieben.

Die transantrale Technik wird nur noch aus historischem Interesse angeführt, da bei diesem Zugang über die Kieferhöhle vorgegangen werden muss, die beim Neugeborenen noch entsprechend mangelhaft bis gar nicht ausgebildet ist.

Am häufigsten wurde bisher die Choanalatresie ohne Sicht mit Küretten oder ähnlichen starren Instrumenten eröffnet (Beinfield 1961). Dies hat jedoch den Nachteil, dass unmittelbar danach wieder Stenosen auftreten und häufige Eingriffe erforderlich sind. Durchgesetzt haben sich letztendlich die transnasalen Techniken, sei es mikroskopisch transnasal oder – was mittlerweile als die schonendste Technik gilt – die endoskopische endonasale Technik, wo unter endoskopischer Sicht die Atresieplatte dargestellt, perforiert und erweitert wird und Stents eingebracht werden, die für einige Wochen in situ bleiben, um eine Stenosierung zu verhindern (Anderhuber und Stammberger 1997).

Der Vorteil des Endoskops ist die direkte Sicht auf das OP-Gebiet. Dadurch werden Risiken minimiert und das umgebende Gewebe mit wichtigen Strukturen nicht verletzt.

Die rechtzeitige Diagnose und das daraus resultierende schnelle Vorgehen zur Sanierung der Choanalatresie erlaubt ein sicheres Langzeitüberleben ohne größere Komplikationen.

LITERATUR

Albernaz VS, Castillo M, Mukherji SK, Ihmeidan IH (1996) Congenital arhinia. Am J Neuroradiol 17: 1312–1314.

Anderhuber W, Stammberger H (1997) Endoscopic surgery of uni- and bilateral choanal atresia. Auris Nasus Larynx 24: 13–19.

Anderhuber W, Weiglein A, Wolf G (1992) Cavitas nasi und Sinus paranasales im Neugeborenen- und Kindesalter. Acta Anat 144: 120–126.

Becker A, Matzer J, Schifter K (1956) Über familiäres Vorkommen der Choanalatresie. Z. Laryngol Rhinol 35: 57.

Beinfield HH (1951) Treatment of complete unilateral bony atresia of the posterior nares. A new technique and a brief reference to asphyxia neonatorum. Arch Otolaryngol 53: 530–539.

Beinfield HH (1959) Surgery for bilateral bony atresia of the posterior nares in thenewbom. Arch Otolaryngol 70: 11–17.

Beinfield HH (1961) Bilateral choanal atresia in the newborn – Surgical dangers to be avoided. Arch Otolaryngol 73: 659–661.

Bergstrom L, Owens O (1984) Posterior choanal atresia: a syndromal disorder. Laryngoscope 94: 1273–1276.

Brown MS, Sheridan-Bereira M (1992) Outlook for the child with encephalocele. Pediatrics 90: 914.

Cumberworth VL, Djazaeri B, Mackay I (1995) Endoscopic fenestration of choanal atresia. J Layngol Otol 109: 31–35.

Denoyelle F, Ducroz V, Roger G, Garabedian EN (1997) Nasal dermoid sinus cyst in children. Laryngoscope 107: 795.

Ferguson JL, Neel HB (1989) Choanal atresia: Treatment trends in 47 patients over 33 years. Ann Otol Rhinol Laryngol 98: 110–112.

Gerhardt HJ, Muhler G, Szdzuy D et al (1979) Zur Therapieproblematik bei sphenoethmoidalen Meningocelen. Zentralbl. Neurochir. 40: 85.

Grevers G, Vogl T (1988) Computertomographische Darstellung der Choanalatresie. Laryng. Rhinol. Otol. 67: 23–24.

Heermann J (1962) Resektion des Bodens und der unteren Vorderwand der Keilbeinhöhle zur Erweiterung der Choanalatresie. Z Layngol Rhinol 41: 390.

Hengerer AS, Oas R (1987) Congenital Anomalies of the Nose: Their Embryology, Diagnosis and Management. Washington DC: The American Academy of Otolaryngology, Head and Neck Surgery Foundation.

Hengerer AS, Strome M (1982) Choanal atresia: a new embryologic theory and its influence on surgical management. Laryngoscope 92: 913–921.

Hengerer AS, Wine RO (2003) Congenital malformations of the nose and paronasal sinus. Pediatric otolaryngology 2: 979–994.
Hou JW (2004) Congenital arhinia with de novo reciprocal translocation, t(3;12)(q13;12;p11.2). Am J Med Genet 130: 200–203.
Hughes GB, Sharpino G, Hunt W, Tucker H (1980) Management of the congenital midline nasal mass: a review. Head Neck Surg 2: 222–228.
Kelling JW, Hansen BF, Kjaer I (1997) Pattern of malformations in the axial skeleton in hum trisomy 21 fetuses. Am J Med Genet 68: 466.
Kennedy EM, Gruber DP, Billmire DA, Crone KR (1997) Transpalatal approach for the extracranial surgical repair of transsphenoidal cephaloceles in children. J. Neurosurg. 87: 677.
Kjaer I, Kelling JW, Hansen FB (1997) Patterns of malformations in the axial skeleton in hum trisomy 13 fetuses. Am J Med Genet 70: 421.
Lantz HJ, Birck HG (1981) Surgical correction of choanal atresia in the neonate. Laryngoscopie 91: 1629–1634.
Macfarlane R, Rutka JT, Armstrong D (1995) Encephaloceles of the anterior cranial fossa. Pediatr. Neurosurg. 23: 148.
Maier I (1966) Diagnose und Therapie der Choanalatresie. HNO 14: 33–38.
Mattox DE, Kennedy DW (1990) Endoscopic management of cerebrospinal fluid leaks and cephaloceles. Laryngoscope 100: 857.
MC Glone L (2003) Congenital arhinia. J Paediatr Child Health 39: 474–476.
McGovern FH, Fitz-Hugh GS (1961) Surgical management of congenital choanal atresia. Arch Otolaryngol 73: 627–634.
Nishimura Y (1993) Embryological study of nasal cavity development in human embryos with reference to congential nostrit atresia. Acta Anat 147: 140–144.
Pratt LW (1985) Midline cyst of the nasal dorsum: embryologic origin and treatment. Laryngoscope 75: 67–75.
Richardson MA, Osguthorpe JD (1988) Surgical management of choanal atresia. Laryngoscope 98: 915–918.
Samuel J, Fernandes CMC (1985) Surgery for correction of bilateral choanal atresia. Laryngoscope 95: 326–329.
Schwartz ML, Savetsky L (1986) Choanal atresia: Clinical features, surgical approach, and long-term follow up. Laryngoscope 96: 1335–1339.
Sessions RB, Hudkins C (1993) Congenital Anomalies of the Nose. Head and Neck Otolaryngology 793–801.
Shubach I, Sanchez C (1985) Nasal aplasia associated with meningocele and submucous cleft palate. ENT J 64: 259.
Skolnik EM, Campbell JM, Meyers RM. Dermoid cyst of the nose. Laryngoscope 81: 1632.
Suwanwela C, Suwanwela NA (1972) morphological classification of sincipital encephalo-meningoceles. J. Neurosurg 36: 201.
Wang MK (1977) Congenital anomalies of the nose. In: Converse JM, MC Carthy JG (eds). Reconstructive Plastic surgery. 2 ed. Philadelphia: WB Saunders: 1181–1183.
Zinnreich SJ, Borders JC, Eisele DW (1992) The utility of magnetic resonance imaging in the diagnosis of intronasal meningoencephaloceles. Ach. otolaryngol Head Neck surg. 118: 1253.

KAPITEL

27

Thiemo Hofmann, Gerald Wolf

Neoplasien im Bereich der kindlichen Nase, der Nebenhöhlen und der Choane

27.1 Benigne Neoplasien

27.1.1 Juveniles Angiofibrom

Das juvenile Nasenrachenfibrom ist ein fibrovaskulärer Tumor, der nahezu ausschließlich bei männlichen Jugendlichen mit einer Inzidenz von < 0,5% auftritt (Gullane et al. 1992). Einzelne Fälle juveniler Angiofibrome in der weiblichen Bevölkerung wurden berichtet. Der histologisch benigne, lokal destruierend wachsende Tumor nimmt seinen Ursprung im Bereich der lateralen Wand des hintersten Nasenabschnitts und breitet sich von hier in den Nasenrachen, die Nasenhaupthöhle, das Keilbein und den Clivus aus. Typisch ist das retromaxilläre Vordringen in die Fossa pterygopalatina bis in die Fossa infratemporalis und selten bis in die vordere und mittlere Schädelgrube. Charakteristisch ist das Auftreten des Tumors während der Pubertät zwischen dem 13. und 16. Lebensjahr. In seltenen Fällen wird der Tumor erst spät am Beginn des 3. Lebensjahrzehnts diagnostiziert. Das erste Symptom ist typischerweise die behinderte bis vollständig blockierte Nasenatmung durch die Ausbreitung des Tumors in den Nasenrachen und die Nasenhöhlen mit vollständiger Blockierung derselben. Fälschlicherweise wird die Behinderung der Nasenatmung auf Adenoide zurückgeführt, die sich in diesem Lebensalter normalerweise in Rückbildung befinden. Bei Auftreten und rasch zunehmender Behinderung der Nasenatmung männlicher Jugendlicher sollte die Diagnostik der Nase und des Nasenrachens daher besonders sorgfältig erfolgen. Ein weiteres häufiges Symptom des juvenilen Angiofibroms ist wiederholtes und starkes Nasenbluten.

MERKE

Bei einer rasch zunehmenden Behinderung der Nasenatmung oder wiederholtem starkem Nasenbluten bei männlichen Jugendlichen muss differenzialdiagnostisch an ein juveniles Angiofibrom gedacht werden.

Die in manchen Fällen unstillbare Blutung kann eventuell nur durch eine hintere Nasentamponade und Verabreichung von Bluttransfusionen beherrscht werden. Das Legen der Tamponade ist durch die Tumorausbreitung erschwert. Die angiographische Embolisation der tumorversorgenden Äste aus der Arteria carotis externa durch den interventionellen Radiologen stellt eine alternative Methode der Blutstillung dar. Weitere, unspezifischere Symptome sind Kopfschmerzen und Druckgefühl im Gesichtsbereich oder hinter den Augen durch Einbruch des Tumors in die Fossa pterygopalatina. Ausgedehntes, langsames Tumorwachstum kann zu Asymmetrien des Gesichtsschädels führen. Typisch ist das Ende des Tumorwachstums mit Beginn des dritten Lebensjahrzehnts und Abschluss der Pubertät. Geringe Reste des Tumors nach erfolgter Therapie zeigen nach Erreichen dieses Alters meist kein weiteres Wachstum. Einzelne Berichte über eine spontane Heilung juveniler Nasenrachenfibrome wurden publiziert (Weprin und Siemens 1991).

Pathogenese

Die Pathogenese des juvenilen Angiofibroms ist bis heute nicht restlos geklärt. Aufgrund der vaskulären Komponente des juvenilen Angiofibroms wird die Genese heute auf die embryonale Entwicklung der Kopfarterien zurückgeführt (Schick 2002). Im Embryonalstadium verbindet die erste Pharyngealbogenarterie vorübergehend das Stromgebiet der späteren Arteria maxillaris mit dem Stromgebiet der Arteria carotis interna. Mit zunehmender Differenzierung des Gefäßsystems und Ausbildung der Arteria carotis interna zur zerebralen Versorgung bildet sich die Pharyngealbogenarterie über einen Gefäßplexus zurück. Dieser Gefäßplexus liegt in der seitlichen Nasenwand in der Gegend des Foramen sphenopalatinum und verschwindet bei regulärer Entwicklung bis zur Geburt vollständig. Die Entstehung eines juvenilen Angiofibroms aus einem persistierenden Gefäßplexus erklärt die enge Beziehung dieser Neoplasie zur Region des Foramen sphenopalatinum. Ungeklärt ist bis heute der Stimulus, der bei männlichen Jugendlichen für das Wachstum der vaskulären und fibrösen Komponente des Tumors verantwortlich ist. Mittels Comprehensive genomic hybridization und Genomic DNA microarray konnten zahlreiche Chromosomenaberrationen unter anderem der Geschlechtschromosomen (X, Y, 4, 6, 8, 16, 17, 22) nachgewiesen werden (Schick et al. 2007). Die Morphologie des benignen Tumors ist gekennzeichnet durch unterschiedliche Gefäßtypen, die von kapillären über sinusartige bis zu muskulären Gefäßen reicht, die in bindegewebiges Stroma eingebettet sind (Beham et al. 2000). Das teilweise Fehlen der muskulären Komponente der Tumorgefäße erklärt die starke intraoperative Blutungsneigung durch unzureichende Gefäßkontraktion. Typisch ist die vaskuläre Hauptversorgung aus der Arteria sphenopalatina mit Gefäßverbindungen zur Arteria carotis interna. Seltener ist auch das Stromgebiet der Arteria pharyngea ascendens betroffen oder finden sich Gefäßverbindungen zur Arteria ophthalmica.

Diagnostik

Die Spiegelung des Nasenrachens zeigt einen typisch dunkelgefärbten, pulsierenden Tumor. Durch eine Nasenendoskopie mit dem starren Endoskop lässt sich der klinische Verdacht erhärten und die Tumorausbreitung im Bereich der Nasenhöhle beurteilen.

MERKE

Von der Entnahme einer Biopsie sollte Abstand genommen werden, da sie zu einer massiven, schwer beherrschbaren Blutung führen kann. Durch moderne bildgebende Verfahren wird die Diagnose gestellt und das Risiko einer Biopsie vermieden.

Die Magnetresonanztomographie (MRT) mit Kontrastmittel zeigt den typischen vaskulären Tumoraufbau und ermöglicht die Abgrenzung zu umgebenden Weichteilstrukturen. Eine MRT-Angiographie gibt zusätzliche Information über die Gefäßversorgung des Tumors (➤ Abb. 27.1). Die Computertomographie (CT) in axialer und koronarer Schichtführung zeigt die Destruktion der umgebenden knöchernen Strukturen wie Clivus, Schädelbasis, Keilbein oder Kieferhöhlenhinterwand und ist präoperativ unersetzlich. Insbesondere die Darstellung einer Arrosion des knöchernen Kanals der Arteria carotis interna oder der Keilbeinhöhlenseitenwand ist für den Operateur von großer Bedeutung. Eine konventionelle Angiographie stellt allfällige Verbindungen zur Arteria carotis interna dar. Nach Größenwachstum und Ausdehnung in umgebende Regionen werden juvenile Angiofibrome in die Typen I–IV unterteilt (➤ Tab. 27.1).

Tab. 27.1 Klassifikation der juvenilen Angiofibrome nach Andrews (1989)

Typ I	Tumor beschränkt auf den Nasenrachen und die Nasenhöhle. Minimale Arrosion des Knochens, bzw. diese beschränkt auf die Region des Foramen sphenopalatinum
Typ II	Tumorausdehnung in die Fossa pterygopalatina, die Kieferhöhle, das Siebbein oder die Keilbeinhöhle mit knöcherner Destruktion
Typ IIIa	Tumorausdehnung in die Fossa infratemporalis oder Orbita, ohne intrakranielle Beteiligung
Typ IIIb	Tumorausdehnung in die Fossa infratemporalis oder Orbita, mit intrakraniellem, aber extraduralem Wachstum
Typ IV	Intrakranieller intraduraler Tumor mit Infiltration des Sinus cavernosus oder des Chiasma opticus.

Therapie

Wenn auch sporadische Fälle einer spontanen Regression berichtet wurden, ist die vollständige chirurgische Resektion des juvenilen Nasenrachenfibroms die Therapie der Wahl. Aufgrund der Vaskularisation des Tumors ist die intraoperative Blutung gefürchtet. Die präoperative Embolisation der zuführenden Tumorgefäße über die Arteria carotis externa und bei Bedarf der Arteria carotis interna durch den interventionellen Radiologen devaskularisiert den Tumor und setzt das Blutungsrisiko herab. Die Embolisation sollte 24–48 Stunden vor dem Eingriff erfolgen. Neurologische Ausfälle, wie vorübergehende motorische Aphasie nach Embolisation, wurden beobachtet, treten aber sehr selten auf. Der Nutzen einer präoperativen Embolisation und das damit geringere Blutungsrisiko sind höher zu bewerten als das Risiko, das durch eine Embolisation in Kauf genommen wird (Schick 2007). Eine präoperative Hämodilution verringert zusätzlich die Notwendigkeit intra- oder perioperativer Bluttransfusionen.

Offene chirurgische Eingriffe wie die laterale Rhinotomie, midfacial degloving oder transpalatal-transmaxilläre Zugänge wurden während der letzten Jahre zunehmend durch die endonasale endoskopische Operationstechnik verdrängt. Die Entwicklung der endonasalen endoskopischen Operationstechnik ermöglicht heute eine minimal-invasive Tumorresektion bis zur Größe eines Typ-IIIa-Angiofibroms. Bei Tumorausdehnung nach weit lateral in die Fossa infratemporalis oder

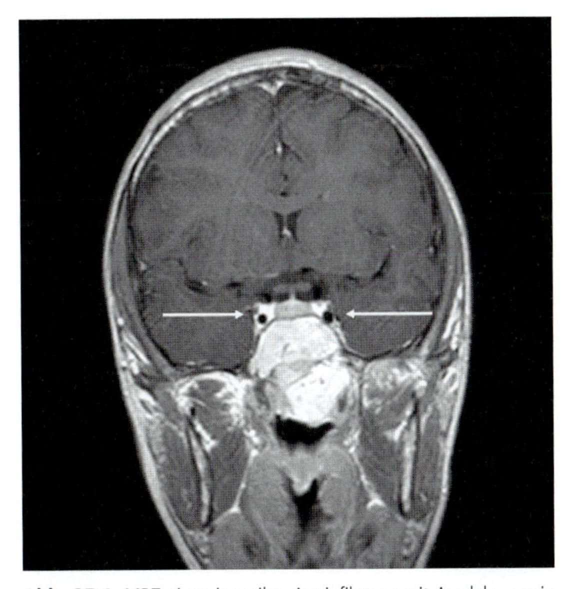

Abb. 27.1 MRT eines juvenilen Angiofibroms mit Ausdehnung in die Keilbeinhöhle und den Nasopharynx. Zu beachten ist die enge Beziehung zur Arteria carotis interna (weiße Pfeile) (zur Verfügung gestellt von Univ.-Prof. Dr. Heinz Stammberger, Klinische Abteilung für Allgemeine HNO, Medizinische Universität Graz, Österreich)

darüber hinaus wird ein infratemporal fossa approach oder ein transmandibulärer Zugang empfohlen. Hypästhesien des 2. oder 3. Astes des N. trigeminus sind mögliche Folgen dieses offenen Zugangs. Die Wahl der chirurgischen Technik wird nicht nur von der Tumorausdehnung und Größe, sondern auch von der Erfahrung des Chirurgen bestimmt. Die Infiltration wichtiger Strukturen wie Sinus cavernosus, Kanal der Arteria carotis interna, der Dura oder des Gehirns sind limitierende Faktoren.

Die endoskopische Operationstechnik nach Stammberger (Hofmann et al. 2005) erfolgt transnasal und transoral durch Anheben des weichen Gaumens mithilfe eines Velotractors. Unter Verwendung von 0°-, 30°-, 45°- und 70°-rigiden 4-mm-Endoskopen wird das gesamte Operationsgebiet eingesehen. Der Patient befindet sich in überstreckter Kopflage mit 10° Anhebung des Oberkörpers. Der erste Schritt der Operation ist die Identifikation des Foramen sphenopalatinum und Klippen des Stammes der Arteria sphenopalatina oder der Arteria maxillaris. Anschließend wird der Tumor mit seiner Pseudokapsel von den umgebenden knöchernen Strukturen gelöst und unter kontinuierlicher Verkauterung der zuführenden Gefäße abgetragen. Um tiefgelegene Tumoranteile einsehen zu können, kann es notwendig sein, den Tumor zu teilen und Stück für Stück zu entfernen. Problematisch ist eine Infiltration des Sinus cavernosus. Der Nervus opticus und die Arteria carotis interna müssen geschont werden. Dabei ist eine mögliche Arrosion des knöchernen Optikus-Kanals oder Karotis-Kanals durch den Tumor zu bedenken. Die Fossa infratemporalis kann durch Abtragen der medialen Lamelle, eventuell auch der lateralen Lamelle des Processus pterygoideus erreicht werden. Durch Entfernen der Kieferhöhlenhinterwand erhält man Einsicht in den retromaxillären Raum (➤ Abb. 27.2). Die Verwendung intraoperativer Navigationssysteme erleichtert die Identifikation anatomischer Landmarken. Die digitale Fusionstechnologie ermöglicht intraoperativ das „Verschmelzen“ der computertomographischen Bilder mit den Magnetresonanzbildern und erlaubt damit die optimale Beurteilung knöcherner und Weichteilstrukturen (➤ Abb. 27.3). Die gering invasive endonasale Operationsmethode ermöglicht in der überwiegenden Anzahl der juvenilen Angiofibrome die erfolgreiche vollständige Resektion des Tumors ohne bleibende Nebenwirkungen oder Verabreichung intraoperativer Bluttransfusionen.

Die Wahrscheinlichkeit für das Auftreten eines Rezidivs steigt bei Infiltration des Processus pterygoideus, Sinus cavernosus, Fossa infratemporalis und des Keilbeinkörpers. Manche Autoren empfehlen, die Basis des Keilbeinkörpers nach Tumorentfernung mit dem Bohrer zu glätten, um die Rezidivrate zu senken (Howard et al. 2001). Engmaschige postoperative Kontrollen durch Endoskopie der Operationshöhle und regelmäßige Magnetresonanztomographie sind obligatorisch. Zu unterscheiden ist zwischen einem eindeutigen Rezidiv, das weiterer Therapie bedarf, und minimalen Tumorresten, die sich im MRT mit Enhancement darstellen. In diesem Fall können beschwerdefreie Patienten unter regelmäßiger MRT-Kontrolle observiert werden, da mit zunehmendem Patientenalter eine Regression des Tumors zu erwarten ist. Bei eindeutigem Wachstum eines Resttumors ist die neuerliche chirurgische Resektion anzustreben.

Zahlreiche Publikationen der letzten Jahre berichteten Rezidivraten von unter 20% nach endonasaler Resektion

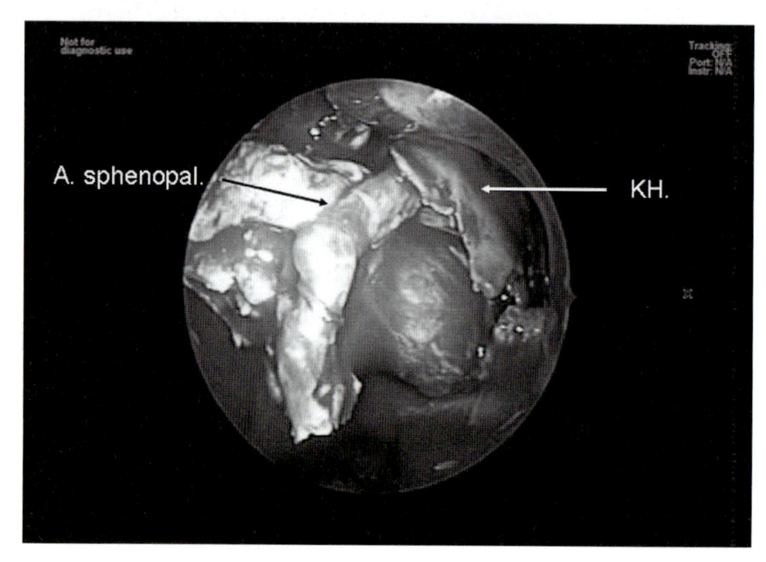

Abb. 27.2 Intraoperativ wird der Stamm der Arteria sphenopalatina mit einem Gefäßclip ligiert oder mittels bipolarer Kauterpinzette verödet. Der hinterste Abschnitt der medialen Kieferhöhlenwand und der mediale Abschnitt der Kieferhöhlenhinterwand wurden entfernt, um den Gefäßstamm ausreichend darzustellen. KH = Kieferhöhlenhinterwand (zur Verfügung gestellt von Univ.-Prof. Dr. Heinz Stammberger, Klinische Abteilung für Allgemeine HNO, Medizinische Universität Graz, Österreich)

juveniler Angiofibrome bis zum Typ III und damit zumindest ähnlich gute Resultate wie externe Operationsmethoden (Hofmann et al. 2005, Sciaretta et al. 2007).

Bei fehlender Resektabilität ausgedehnter juveniler Angiofibrome oder therapiebedürftiger Resttumore stellt die Bestrahlung eine Therapieoption mit guten Erfolgsaussichten dar (McAfee et al. 2006).

27.1.2 Invertiertes Papillom

Das invertierte Papillom ist für 0,5–4% der Neoplasien der Nase bei Erwachsenen verantwortlich. Bei Kindern stellt es eine extreme Ausnahme dar. Nur wenige Fallberichte sind bisher bekannt (Eavey 1985, Cooter et al. 1998, Öczan 2005). Der semimaligne Tumor wächst lokal aggressiv und arrodiert durch sein Wachstum die umliegenden knöchernen Strukturen. Meist beginnt das Tumorwachstum im Bereich der lateralen Nasenwand oder mittleren Nasenmuschel und breitet sich in die umgebenden Nebenhöhlen, den Nasenrachen und die Orbita aus. Regionäre Lymphknotenmetastasen oder Fernmetastasen treten nicht auf.

Die Therapie der Wahl ist die subperiostale Resektion der gesamten Tumormasse, eventuell mit Resektion der Nasenmuscheln, über einen endonasalen endoskopischen Eingriff oder eine laterale Rhinotomie. Der Vorteil des endoskopischen Eingriffs ist die geringere Invasivität. Wachstumszonen des Gesichtsschädels werden nicht verletzt und Gesichtsschädelasymmetrien sind daher nicht zu erwarten.

Während bei Erwachsenen eine Transformation in ein malignes Plattenepithelkarzinom in bis zu 5% der Fälle auftritt, wurde dies bei Kindern bisher nur von Eavey (1985) beschrieben. Engmaschige postoperative Kontrollen mit Nasenendoskopie in Oberflächenanästhesie und regelmäßiger Magnetresonanztomographie sind obligat. Rezidive treten in bis zu 20% der Fälle auf und müssen neuerlich radikal exstirpiert werden.

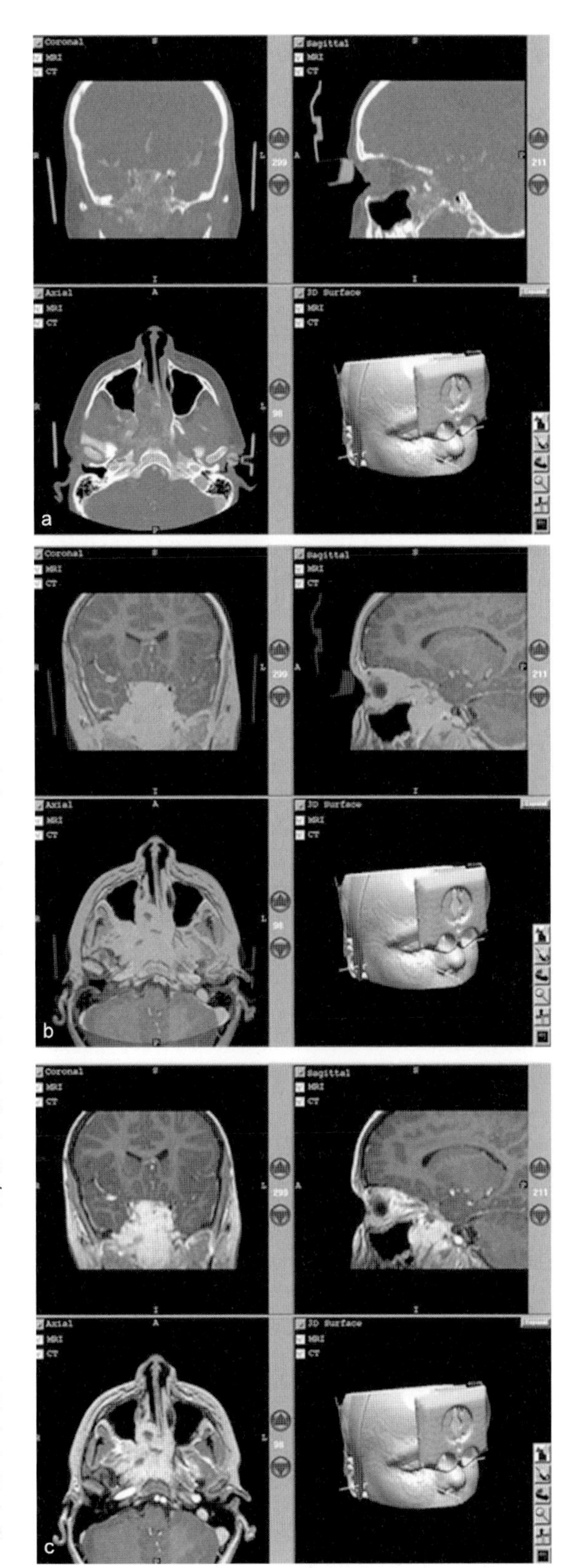

Abb. 27.3 **a** CT-Darstellung eines juvenilen Angiofibroms mit intraoperativer computerassistierter Navigation (InstaTrak™, GE Healthcare); **b** mittels Fusionstechnik werden intraoperativ die CT-Abbildung und die MRT-Abbildung übereinander projiziert. Zwischen CT- und MRT-Darstellung kann stufenlos gewählt werden; **c** MRT derselben Schnittebene (zur Verfügung gestellt von Univ.-Prof. Dr. Heinz Stammberger, Klinische Abteilung für Allgemeine HNO, Medizinische Universität Graz, Österreich)

27.2 Maligne Tumore

Maligne Tumore der Nase und Nasennebenhöhlen finden sich bei Kindern extrem selten.

MERKE

Einseitig auftretende Tumore des Nasennebenhöhlensystems, insbesondere mit Überschreiten der knöchernen Begrenzung sind immer verdächtig auf Malignität. Die Abklärung durch bildgebende Verfahren und eine Biopsie zur histologischen Verifizierung der Diagnose hat rasch zu erfolgen.

27.2.1 Rhabdomyosarkom

Das Rhabdomyosarkom macht über 50% der kindlichen mesenchymalen Tumore aus und ist der häufigste maligne Tumor der Nase und des Nasenrachens bei Kindern (Tom et al. 1992). Das typische Erkrankungsalter liegt zwischen dem 2. und 5. Lebensjahr sowie zwischen 15 und 19 Jahren (Anderson et al. 1990). Klinische Symptome sind Schmerzen, behinderte Nasenatmung, Epistaxis, Proptosis und Gesichtsschwellung.

Ein Staging-Verfahren wurde von der IRS (Intergroup Rhabdomyosarcoma) festgelegt. Abhängig von histologischer Subtypisierung, Staging und Alter des Patienten besteht die Therapie in chirurgischer Resektion, Chemotherapie und Bestrahlung. Ist die radikale chirurgische Tumorexstirpation möglich, hat diese die beste Prognose. Aufgrund der anatomischen Gegebenheiten ist die Resektion in toto aber oft nicht möglich. Die 5-Jahres-Überlebensrate beträgt, abhängig vom Tumor-Stadium durch verbesserte Chemotherapie-Möglichkeiten, bis zu 80% (Gjuric 2000).

27.2.2 Nasopharyngeales Karzinom

Nach den Rhabdomyosarkomen zählen die nasopharyngealen Karzinome zu den häufigsten Malignomen des Nasenrachens. Sie treten typischerweise bei etwas älteren Kindern ab 10 Jahren auf. Obwohl in China das nasopharyngeale Karzinom das häufigste Malignom bei Erwachsenen ist, findet man es bei Kindern nur selten. 1–2% der Malignome bei Kindern in den USA sind nasopharyngeale Karzinome (Hawkins et al. 1990). Typischerweise findet man, ähnlich wie bei Erwachsenen, bereits im Frühstadium vergrößerte Halslymphknoten. Die Therapie besteht aus kombinierter Bestrahlung und Chemotherapie.

27.2.3 Lymphome

Etwa 8% der Neoplasien der Nasennebenhöhlen sind extranodale Lymphome. Im Kindesalter tritt das Lymphom der Nase und Nebenhöhlen durchschnittlich im fünften Lebensjahr auf. Die Manifestation extranodaler Lymphome in der Nase und den Nebenhöhlen führt zu behinderter Nasenatmung, Epistaxis, Otalgie, Halsschmerzen oder Gewichtsabnahme. Die Diagnose wird über bildgebende Verfahren und eine Biopsie gestellt. Gewisse Subtypen der Lymphome weisen eine Assoziation zum Epstein-Barr-Virus auf. Die Therapie besteht aus Chemotherapie und/oder lokoregionärer Bestrahlung.

LITERATUR

Anderson GJ, Tom LW, Womer RB, Handler SD, Wetmore RF, Potsic WP (1990) Rhabdomyosarcoma of the head and neck in children. Arch. Of Otolaryngology - Head and Neck Surg. 116: 428–31.

Andrews JC, Fisch U, Valavanis A, Aeppli U, Makek M (1989) The surgical management of extensive nasopharyngeal angiofibromas with the infratemporal fossa approach. Laryngoscope 99: 429–37.

Beham A, Beham-Schmid C, Regauer S, Auböck L, Stammberger H (2000) Nasopharyngeal angiofibroma: true Neoplasm or vascular malformation? Adv Anat Pathol 7: 36–46.

Cooter M, Charlton SA, Lafreniere D, Spiro J (1998). Endoscopic management of an inverted nasal papilloma in a child. Otolaryngology Head and Neck Surg. 118(6): 876–879.

Eavey R (1985) Inverted papilloma of the nose and paranasal sinuses in childhood and adolescence. Laryngoscope 95(1): 17–23.

Gjuric M. in Pediatric Rhinology: Malignant Tumors of the Nose and Paranasal Sinuses; Editors: R. Mladina, D. Passali. Siena Tipografia Sense. 2000.

Gullane PJ, Davidson J, O'dweyer T, Forte V (1992) Juvenile angiofibroma: a review of the literature and a case series report. Laryngoscope 102: 928–933.

Hawkins EP, Krischer JP, Smith BE, Hawkins HK, Finegold MJ (1990) Nasopharyngeal Carcinoma in children – a retrospective review and demonstration of Epstein-Barr viral genomes in tumor cell cytoplasam: A report of the Pediatric Oncology Group. Human Pathology 21: 805–10.

Hofmann T, Bernal-Sprekelsen M, Stammberger H, Koele W, Reittner P, Klein E (2005) Endoscopic resection of juvenile angiofibromas – long term results. Rhinology 43: 282–289.

Howard DJ, Lloyd G, Lund VJ (2001) Recurrence and its avoidance in juvenile angiofibroma. Laryngoscope 111: 1509–1511.

McAfee WJ, Morris ChG, Amdur RJ, Werning JW, Mendenhall WM (2006): Definitive radiotherapy for nasopharyngeal angiofibroma. American J Clin Oncol. 29(2): 168–170.

Öczan C (2005) Recurrent inverted papilloma of a pediatric patient: clinico-radiological considerations. Int J Pediatr Otorhinolaryngol. 69(6): 861–4.

Schick B, Plinkert P, Prescher A (2002) Etiology of Angiofibromas: Reflection on their Specific vascular Component. Laryngo-Rhino-Otol. 81: 280–84.

Schick B, Wemmert S, Bechtel U, Nicolai P, Hofmann T, Golabek W, Urbschat S (2007). Comprehensive genomic analysis identifies MDM2 and AURKA as novel amplified genes of juvenile Angiofibromas. Head & Neck 2007 Mai: 479–487.
Schick B (2207) Spezifische Aspekte des juvenilen Angiofibroms. HNO 55: 17–20.
Sciaretta V, Pasquini E, Farneti G, Frank G, Mazzatenta D, Calbucci F (2007) Endoscopic sinus surgery for the treatment of vascular tumors. American Journal of Rhinology 20(4): 426–431.
Tom LW, Anderson GJ, Womer RB, Wetmore RF, Handler SD, Potsic WP, Goldwein JW (1992) Nasopharyngeal Malignancies in Children. Laryngoscope 102(5): 109–14.
Weprin LS, Siemens PT (1991) Spontanous regression of juvenile nasopharyngeal angiofibroma. Otolaryngol Head Neck Surg. 117: 796–99.

KAPITEL

28 Entzündliche Erkrankungen der Nase und der Nasennebenhöhlen

Ludger Klimek

28.1 Einleitung

28.1.1 Definition

Im strengen Sinne versteht man unter einer Rhinitis die entzündliche Veränderung der Nasenschleimhaut und unter einer Sinusitis gleichartige Veränderungen der Mukosa der Nasennebenhöhlen. Im Zentrum der Beschwerden stehen Schmerzen, eine Rhinorrhö und die Behinderung der Nasenatmung.

Epidemiologie, kausale und formale Pathogenese der Rhinosinusitis sind nur in wenigen Fällen befriedigend geklärt. Eine Klassifikation der Rhinitis und/oder Sinusitis kann nach der Anamnese (Frequenz und Dauer der Beschwerden), nach immunologischen und morphologischen Gesichtspunkten oder versuchsweise nach ihrer Ätiologie oder Assoziation zu systemischen Erkrankungen vorgenommen werden.

Bei den häufigsten Entitäten der Rhinitis im Kindesalter wurde ein fließender Übergang von Rhinitis und Sinusitis festgestellt. Die Schleimhaut von Nase und Nasennebenhöhlen unterscheidet sich in Struktur und Funktion weniger qualitativ als vorwiegend quantitativ, sie geht im Bereich der Nebenhöhlenostien direkt ineinander über. In Übereinstimmung mit diesem Bild führt selbst ein banaler viraler Schnupfen in der überwiegenden Anzahl der Fälle (bis zu 87%) zu einer, im Computertomogramm nachweisbaren, Mitbeteiligung der Nasennebenhöhlen. Auch wenn es isolierte Formen der Rhinitis oder der Sinusitis gibt, so sind vor allem im Kindesalter aufgrund der engen anatomischen Verhältnisse kombinierte Erkrankungen im Sinne einer **Rhinosinusitis** (RS) der Regelfall.

Aufgrund der begrifflichen und nosologischen Schwierigkeiten wird die Rhinosinusitis im internationalen Schrifttum meist anhand des klinischen Bildes definiert. Es werden anhand von Anamnese und Befunden 3 bis 5 Typen der Rhinosinusitis unterschieden. Wie in den meisten Leitlinien ist hierbei die akute Rhinosinusitis als Entzündung der Nasennebenhöhlen von maximal 12 Wochen Dauer definiert. Die chronische Rhinosinusitis wird je nach Referenz über eine Beschwerdedauer von 8–12 Wochen oder über die gehäufte Anzahl der Krankheitsepisoden definiert.

Die aktuelle deutsche S2-Leitlinie zur Sinusitis (Stuck et al. 2007) definiert **3 Typen** der Rhinosinusitis (RS):

1. Akute RS
2. Akut rezidivierende RS
3. Chronische RS.

Da diese Leitlinie den derzeitigen Stand des Wissens zur Rhinosinusitis zusammenfasst, dient sie auch als Grundlage für diese Übersichtsarbeit.

28.1.2 Entwicklung der Nasennebenhöhlen

Die Kieferhöhle ist bereits bei der Geburt vorhanden. Ihr Boden liegt etwa auf der Höhe des Ansatzes der unteren Muschel in der lateralen Nasenwand. Sie wächst im Laufe der Zeit und vergrößert sich besonders während des Zahnwechsels. Im 8. Lebensjahr liegt ihr Boden etwa in Höhe des Nasenbodens. Ihre endgültige Größe erreicht sie aber erst im Erwachsenenalter.

Infektiöse Kieferhöhlenerkrankungen kommen in jedem Alter vor, sind jedoch vor Ende des 2. Lebensjahrs eher ungewöhnlich.

Auch die Ethmoidalzellen sind bereits bei der Geburt vorhanden. Es handelt sich hier um ein System mehrerer kleiner lufthaltiger Zellen, die durch dünne knöcherne Septen getrennt sind. Sie erreichen ihre endgültige Größe etwa im Alter von 14 Jahren. Im Alter von ca. 7 Jahren erreicht die Pneumatisation die Grenzen des Siebbeins Richtung Stirnbein, Keilbein und Nasenmuscheln. Auch die Sinusitis ethmoidalis wird bei Kindern unter 2 Jahren so gut wie nie beobachtet.

Die Stirnhöhle entwickelt sich im Os frontale ab dem 2. Lebensjahr. Auf Röntgenbildern wird sie selten vor dem 5. Lebensjahr erkennbar. Klinische Symptome, die die Stirnhöhle betreffen, treten in der Regel erst ab dem 6. Lebensjahr auf.

Die Keilbeinhöhle entwickelt sich durch Pneumatisation des Keilbeinkörpers etwa ab dem 4.–5. Lebensjahr. Auf Röntgenbildern wird sie etwa ab dem 8. Lebensjahr erkennbar und erreicht ihre endgültige Größe im Erwachsenenalter. Eine Sinusitis sphenoidalis wird selten vor ca. dem 8. Lebensjahr beobachtet.

28.2 Symptome und Befunde

Klinisches Bild der akuten bakteriellen Rhinosinusitis

Tritt ein banaler Infekt der oberen Luftwege auf, so kommt es im Rahmen dieses Infekts in etwa 0,5% der Fälle sekundär zur Entwicklung einer akuten bakteriellen Rhinosinusitis. Die Schwellung und „immunologische Schwäche" der Schleimhaut sowie die Verlegung der Nasennebenhöhlenostien durch den Erstinfekt führen wahrscheinlich zur anschließenden bakteriellen Besiedelung. Es entsteht das Bild der akuten bakteriellen Rhinosinusitis mit einer starken entzündlichen Infiltration der Nebenhöhlenmukosa. **Symptome** sind eine nasale Obstruktion, eitrige Rhinorrhö, postnasale Sekretion, heftige Kopfschmerzen mit typischen Projektionspunkten, Husten, Fieber und eine allgemeine Leistungsminderung sowie Abgeschlagenheit.

Klinisches Bild der chronischen Rhinosinusitis

Bei der chronischen Rhinosinusitis stellt die Schleimhautschwellung mit Verlegung der Nebenhöhlendrainagewege nur einen der pathogenetischen Faktoren dar – in einem anderen Teil der Fälle kommt es im Zusammenwirken weiterer, oft noch weitgehend unbekannter Faktoren z.B. zur Ausbildung von Nasenpolypen als gutartige, wässrige, oft grau-glasige Schleimhauthyperplasien. Die **Symptome** von Patienten mit einer chronischen Rhinosinusitis sind weniger markant als bei akuten Entzündungen. Im Vordergrund stehen Nasenatmungsbehinderung, Kopf- oder Gesichtsschmerzen, Riechstörung, Niesen und nasale Sekretion.

28.3 Ursachen und Krankheitsentstehung

Physiologie der Nasen-/Nasennebenhöhlenschleimhaut

Sowohl die Nasenhaupthöhlen als auch die Nasennebenhöhlen sind von einem gleichartigen, mehrschichtigen respiratorischen Epithel ausgekleidet. Von Becherzellen und seromukösen Drüsen wird ein Sekret produziert, das an die Oberfläche des Epithels abgegeben wird. Der so entstandene Sekretfilm wird durch ziliare Aktivität der Flimmerhärchen in der Nasenhaupthöhle in Richtung der Choane abtransportiert. Die Geschwindigkeit dieses Transports ist als mukoziliare Clearance messbar. Auch in den Nasennebenhöhlen erfolgt physiologischerweise ein geregelter Sekrettransport in Richtung ihrer natürlichen Öffnungen. Die Störung der mukoziliaren Clearance wird als wichtiger pathophysiologischer Faktor entzündlicher Nasennebenhöhlenerkrankungen angesehen. Eine besondere pathogenetische Bedeutung kommt hierbei dem ostiomeatalen Komplex zu, der eine funktionelle Einheit darstellt, die aus den Ostien des Sinus maxillaris, den vorderen Siebbeinzellen und ihrer Ostien, dem Infundibulum ethmoidale, dem Hiatus semilunaris und dem mittleren Nasengang besteht.

Pathogenese der Rhinosinusitis

Während unter der akuten Rhinosinusitis ein entzündlicher Prozess verstanden wird, der bei gestörtem Abfluss und Ventilation der Nasennebenhöhlen infolge einer nasalen Infektion entsteht, wird für die Entstehung der chronischen Rhinosinusitis ohne Polypenbildung eine allmähliche Obstruktion durch vermehrte Gewebebildung im ostiomeatalen Komplex angenommen. Die Verlegung des ostiomeatalen Komplexes im mittleren Nasengang führt wiederum nach bisherigen Untersuchungen zu einer Ventilations- und Drainagestörung.

Pathophysiologie der akuten und chronischen Rhinosinusitis

Die häufigste Ursache einer akuten Rhinosinusitis stellt die virale Entzündung dar, eine konsekutive Schleimhautschwellung kann daraufhin zur Verlegung der Ostien mit sich anschließendem Sekretstau in den Sinus führen. Diese können sich sekundär bakteriell infizieren. Viren wie Rhino-, Influenza- und Parainfluenzaviren sowie Chlamydia pneumoniae und Mykoplasmen zählen zu den häufigsten Verursachern der akuten Rhinosinusitis, wobei hier anzumerken bleibt, dass nur 0,5–2,5% der Infekte der oberen Luftwege eine akute eitrige Rhinosinusitis auslösen. Das Krankheitsbild verschlimmert sich durch Schädigung der Epithelien und insbesondere des ziliären Transports. In 10–40% aller Sinusitiden bleibt die Ätiologie allerdings unklar.

Neben einer infektiösen Ätiologie werden auch anatomische Varianten der lateralen Nasenwand als Kausalitätsfaktor für akut rezidivierende Rhinosinusitiden angesehen. Allerdings ist die Unterscheidung zwischen einer anatomischen Variante als Zufallsbefund und als Kausalfaktor einer Rhinosinusitis im Einzelfall schwierig.

In den letzten Jahren erhält neben den physikalischen Deutungen die gestörte Regulation der Entzündungsmechanismen der Nasen- und Nasennebenhöhlenschleimhäute eine bedeutende Rolle für das pathophysiologische Verständnis.

Pathophysiologie der Polyposis nasi et sinuum

Unter dem Begriff Polyposis nasi et sinuum werden Nasenpolypen zusammengefasst, die als blass-graue gestielte Ausstülpungen überwiegend aus dem Siebbeinbereich, dem mittleren Nasengang und der mittleren Muschel imponieren. Als Ursprungslokalisation wurde die Schleimhaut der mittleren Nasenmuschel sowie des mittleren Nasengangs identifiziert.

Klinisch geht die durch Eosinophile dominierte Entzündung gekennzeichnete Polyposis nasi in bis zu 25% der Fälle mit einer Acetylsalicylsäureintoleranz einher. In bis zu 40% der Fälle ist die Polyposis nasi mit einem Asthma bronchiale assoziiert. Treten diese Faktoren gemeinsam auf, spricht man von einer Samter- oder Widal-Trias. Gesicherte Zusammenhänge werden auch zwischen der eosinophilen Polyposis nasi und dem Churg-Strauss-Syndrom, einer eosinophilen Immunvaskulitis, beschrieben.

Nasenpolypen sind histologisch durch Ödem und/oder Fibrose, eine verminderte Vaskularisation sowie eine verminderte Anzahl der Drüsen und Nervenendigungen bei oftmals geschädigtem Epithel gekennzeichnet. Bei der histologischen Aufarbeitung von Polypen lässt sich eine grobe Trennung in eosinophile Polypen, die ungefähr 65–90% des Krankenguts entsprechen, und neutrophile Polypen beschreiben. Der vermehrten Gewebseosinophilie liegt eine gesteigerte transendotheliale Migration und eine Inhibierung des programmierten Zelltods in Eosinophilen zugrunde (Bachert et al. 1997).

Mit Pilzen assoziierte Erkrankungen der Nase und der Nasennebenhöhlen

Pilze können verschiedene Formen einer Rhinosinusitis verursachen. Pilzerkrankungen der Nasennebenhöhlen werden in invasive und nichtinvasive Formen unterteilt. Bei den nichtinvasiven Formen wachsen die Pilze ausschließlich außerhalb der Schleimhaut im Sekret der Nebenhöhlen. Die allergische Pilzsinusitis zählt zu den nichtinvasiven Formen.

Auch die sogenannten Pilzkugeln („fungus balls“) der Nasennebenhöhlen gehören der Gruppe der nichtinvasiven Formen an. Hierunter versteht man die Besiedlung einer der großen Nebenhöhlen – am häufigsten ist der Sinus maxillaris betroffen – durch Pilzorganismen, die zu nahezu kugelförmigen, den Sinus vollständig ausfüllenden Strukturen heranwachsen können. Die klinische Symptomatik entspricht einer chronisch-rezidivierenden Sinusitis. Eine allergische Sensibilisierung gegen Pilze ist bei diesen Patienten nicht nachweisbar.

Seit einigen Jahren wird nichtinvasives Pilzwachstum in den Nasennebenhöhlen auch für die Mehrzahl von Nasenpolypen verantwortlich gemacht (Ponikau et al. 1999). Diese Hypothese kann allerdings pathophysiologisch noch nicht als gesichert angesehen werden und der positive Effekt einer antimykotischen Behandlung ist umstritten.

Die invasiven Formen der Pilzerkrankungen der Sinus zeichnen sich durch eine Infiltration des Gewebes mit Pilzorganismen aus. Hier werden die chronisch invasive Pilzsinusitis, die granulomatöse invasive Pilzsinusitis und die lebensbedrohliche akute oder fulminante Pilzsinusitis, die vorwiegend immunkompromittierte Patienten betrifft, unterschieden (de Shazo et al. 1997).

Auch die Besiedelung der Schleimhaut mit Staphylococcus aureus könnte eine wichtige Rolle in der Pathophysiologie der Polyposis nasi spielen, wie aktuelle Studien nahelegen. Bei 60–80% der Polypen können im Gewebe, bei gleichzeitig bestehendem Asthma auch im Serum, IgE-Antikörper gegen Staphylokokken-Enterotoxine nachgewiesen werden. Enterotoxine wirken als Superantigene, sie amplifizieren die eosinophile Entzündung und induzieren eine polyklonale IgE-Synthese (Gesamt-IgE > 500 kU/l, spez. IgE's niedrig bzw. negativ).

Prädisponierende und assoziierte Erkrankungen

Allergien

Die allergische Rhinitis ist eine chronische Erkrankung mit steigender Prävalenz, die im Mittel mit 23% in den westlichen europäischen Ländern angegeben wird. Epidemiologischen Studien zufolge liegt die Häufigkeit der allergischen Rhinitis bei Erwachsenen mit akuter Sinusitis bei 25–30%, während die Inzidenz bei der chronischen Rhinosinusitis mit 40–80% angegeben wird; ausgenommen hiervon sind Nasenpolypen, die ätiologisch keinen Zusammenhang mit der allergischen Rhinitis aufweisen. In einer In-vivo-Studie konnte darüber hinaus gezeigt werden, dass ca. 50% der Allergiker nach nasaler Provokation eine Schleimhautschwellung in den Nasennebenhöhlen zeigen, die bei Persistenz zu einer chronischen Rhinosinusitis führen könnte (Pelikan und Pelikan-Filipek 1990). Weiterhin gibt es Studien, die zeigen, dass die allergische Sensibilisierung einen negativen prognostischen Faktor für das postoperative Ergebnis nach Nasennebenhöhlenoperationen darstellt (Lane et al. 2001). Aus diesen Gründen sollte bei chronischen und rezidivierenden Verläufen einer Sinusitis auch nach allergischen Erkrankungen gesucht werden.

Analgetika-Intoleranz

Das Analgetika-Intoleranz-Syndrom (AIS) ist ein Symptomenkomplex, der meist mit nasalen Beschwerden wie Obstruktion, Rhinorrhö, Hyposmie und einer rezidivierenden Polyposis nasi beginnt (Pfaar et al. 2006a). Im weiteren Verlauf kann ein – in der Regel steroidpflichtiges – nicht allergisches Asthma bronchiale mit schweren Asthmaanfällen nach der Einnahme nichtsteroidaler Antiphlogistika hinzukommen.

Das Zusammentreffen von Acetylsalicylsäureunverträglichkeit, Polyposis nasi und Asthma bronchiale wird als Aspirin-Trias oder Morbus Widal, im angloamerikanischen Sprachraum als Samters Syndrome oder Samters Trias bezeichnet (Samter et al. 1968). Die Inzidenz der AIS in der Gesamtbevölkerung liegt zwischen 0,6–2,5% und bei erwachsenen Asthmatikern zwischen 4,3 und 11%; bei Kindern jedoch kaum höher als in der Gesamtbevölkerung, daher schein die AIS im Kindesalter noch keine große Rolle zu spielen.

Asthma

Eine Assoziation zwischen den oberen und unteren Luftwegen sowie zwischen Rhinosinusitis und Asthma bronchiale wird seit langem angenommen und diskutiert. Die Inzidenz der Rhinosinusitis bei asthmatischen Patienten wird zwischen 40 und 75% angegeben. In diesem Zusammenhang stellt die Rhinosinusitis einen erheblichen Komorbiditätsfaktor dar, der in klinischer Hinsicht zu einer Verschlechterung des Asthmas führen kann.

Obwohl angenommen wird, dass die Rhinosinusitis ein Asthma bronchiale induziert oder verschlechtert, konnte bisher kein eindeutiger pathophysiologischer Mechanismus für diesen Zusammenhang identifiziert werden. Unter anderem werden der sinunasal-bronchiale Reflex, die Inhalation unkonditionierter, ungefilteter kalter Luft sowie systemische Mechanismen diskutiert. In mehreren Studien konnte eine Korrelation zwischen der Schwere der Asthmaerkrankung und der Rhinosinusitis festgestellt werden.

Mukoviszidose, Wegener-Granulomatose und Kartagener-Syndrom

Weitere seltene assoziierte bzw. prädisponierende Erkrankungen für eine chronische Rhinosinusitis sind die Mukoviszidose (➤ Kap. 30), die Wegener-Granulomatose und das Kartagener-Syndrom (➤ Kap. 29).

28.4 Diagnostik

Die Diagnosestellung einer Sinusitis im Kindesalter erfolgt sehr uneinheitlich. Die Schwierigkeiten in der Diagnostik beginnen häufig damit, dass eine Eigenanamnese oftmals nicht möglich ist und man auf die Fremdanamnese meist der Eltern des Kindes angewiesen ist. Die klinische Untersuchung, einschließlich Ultraschalluntersuchung, ist häufig schwierig oder nur sehr eingeschränkt möglich. Auch Röntgenaufnahmen sind häufig nicht anzufertigen oder durch Verwackelung in ihrem Ergebnis unbrauchbar. Eine Computertomographie kann bei kleinen Kindern oftmals nur in Sedierung oder Narkose durchgeführt werden. Häufig bleiben für die Diagnostik also nur die Fremdanamnese und die durch flüchtige Einblicke bei der Untersuchung gewonnenen Erkenntnisse.

Allgemeines

Die akute Rhinosinusitis ist primär eine klinische Diagnose und stützt sich auf das Vorliegen von Schmerzen im Gesichtsbereich und Beschwerden im Bereich der Nase (Schnupfen, Hyposmie, „Nase verstopft"), auf eine Druck-/bzw. Klopfschmerzhaftigkeit über den Nasennebenhöhlen, eitrigen Schnupfen bei der Untersuchung sowie sichtbarem Eiter im mittleren Nasengang und Nasenrachen bei der Endoskopie und eine prämaxilläre Schwellung. Die chronische Rhinosinusitis hingegeben ist rein klinisch nicht zuverlässig zu diagnostizieren und erfordert in aller Regel weitere diagnostische Maßnahmen (CT und/oder Endoskopie). Die nasale Endoskopie ist ein unverzichtbares Instrument in der Diagnostik, Therapieplanung und Rezidiverkennung, vor allem bei der chronischen Rhinosinusitis. Die Wertigkeit des Ultraschalls in der Diagnostik der Rhinosinusitis ist sehr stark von der Erfahrung des Untersuchers abhängig. Die konventionelle Röntgendarstellung erzielt bei der akuten Sinusitis maxillaris vor allem bei Darstellung von Sekretspiegeln oder Verschattungen eine hohe Treffsicherheit, ist jedoch in der Diagnose der akuten Rhinosinusitis in aller Regel entbehrlich. Weitergehende Fragestellungen sind mit den modernen Schnittbildverfahren wesentlich zuverlässiger zu beurteilen. Insbesondere in der Diagnostik der chronischen Rhinosinusitis sowie zur Vorbereitung von Nasennebenhöhleneingriffen ist ein CT unverzichtbar. Es liefert wichtige Anhaltspunkte bei der Diagnostik und Differenzialdiagnostik der akut rezidivierenden und chronischen Rhinosinusitis und bei der Erkennung von Komplikationen. Kosten und Dauer einer Kultur- und Resistenzbestimmung ermöglichen meist keine sinnvolle mikrobiologische Diagnostik bei akuter unkomplizierter Rhinosinusitis. Bei der chronischen Rhinosinusitis ist wegen ansonsten unklarer Wertigkeit die mikrobiologische Diagnostik nur bei bekannter oder vermuteter Abwehrschwäche sinnvoll.

Besonderheiten im Kindesalter

Bei Kindern sind die Symptome einer RS ähnlich wie bei Erwachsenen. Häufig geht der eigentlichen RS im Kindesalter eine akute infektiöse Rhinitis voraus, die länger als 10 Tage andauert oder die schwerer als üblich erscheint. Es kommt zu mehr oder weniger eitrigen Sekretabsonderungen aus den Nasenostien und in den Nasenrachen. Dieses Symptom wird in über 80% der Fälle von akuten Sinusitiden angegeben. Auch Husten kann in etwa 50% der Fälle bei Kindern ein Symptom einer Sinusitis sein. Kopfschmerzen werden in etwa 20–30% der Fälle angegeben, mäßig erhöhte Temperaturen finden sich in 30–50%. Bei Kindern mit einer akuten Sinusitis tritt in bis zu 40% der Fälle gleichzeitig eine Otitis media auf.

Immer sollte bei Kindern differenzialdiagnostisch an das Vorliegen einer Hypertrophie der Tonsilla pharyngea gedacht werden. Obwohl nicht bewiesen ist, dass eine adenoide Hypertrophie eine Sinusitis verursacht, zeigen viele Kinder mit Hypertrophie der Adenoide die gleichen klinischen Symptome wie bei Rhinosinusitis.

Häufige Differenzialdiagnosen

Die häufigsten Differenzialdiagnosen der akuten Rhinosinusitis sind: virale Entzündung der oberen Atemwege (ca. 35%), Kopfschmerzen anderer Ursache (15–20%) sowie eine allergische (15–20%) bzw. idiopathische Rhinitis (15–20%). Seltene Differenzialdiagnosen bei rezidivierenden oder chronischen Rhinosinusitiden sind Nasenpolypen, Mukoviszidose, Wegener-Granulomatose, Kartagener-Syndrom, AIDS und Immunschwäche bzw. Tumoren. Andere Ursachen für vergleichbare Kopfschmerzen sind laut Literatur nach Häufigkeit: Spannungskopfschmerzen, (atypische) Migräne, Kiefergelenkbeschwerden und Trigeminusneuralgie. Andere häufige Ursachen der nasalen Obstruktion und vermehrter nasaler Sekretion sind intermittierende oder persistierende allergische Rhinitis, die idiopathische Rhinitis, der Privinismus und wiederum virale Infektionen. Einen Überblick über die wichtigsten Differenzialdiagnosen und sekundären Rhinosinusitiden gibt die ➤ Tabelle 28.1.

Klinische Diagnostik der akuten Rhinosinusitis

Die Bedeutung von Symptomen und klinischen Befunden für die Diagnose der akuten Rhinosinusitis ist in zahlreichen Studien und einigen Metaanalysen (Varonen 2000, Engels 2000) an hausärztlichem und selektioniertem Patientengut untersucht worden. Insgesamt sind sich die Autoren der internationalen Leitlinien einig, dass die Diagnose der akuten Rhinosinusitis nicht einfach ist und überwiegend auf einer gründlichen Anamnese und klinischen Untersuchung beruht. Der sich daraus ergebende Gesamteindruck ist relativ genau und wichtiger als jedes einzelne Symptom für sich genommen.

Tab. 28.1 Differenzialdiagnosen der akuten eitrigen Rhinosinusitis und sekundäre Rhinosinusitiden bei Kindern

Differenzialdiagnosen	
Allergische Rhinitis	intermittierend und persistierend
Nichtallergische Rhinitis	virale Rhinitis, hyperreflektorische Rhinitis, nichtallergische eosinophile Rhinitis
Medikamentöse Rhinopathie	Privinismus
Mechanische Ursachen und Fehlbildungen	Fremdkörper, Mukozelen und Pyozelen, Septumdeviation, Concha bullosa, adenotonsilläre Hyperplasie, Meningozele, Meningoenzephalozele
Gut- und bösartige Tumore	invertierte Papillome, Adenokarzinome, adenoidzystische Karzinome, Plattenepithelkarzinome, Nasopharynxkarzinome, maligne Lymphome, Ästhesioneuroblastom, juveniles Nasenrachenfibrom, Meningeome, Chordome, Speicheldrüsentumoren
Sonstiges	Rhinoliquorrhoe
Sekundäre Rhinosinusitiden	
Systemische Erkrankungen	M. Wegener, Sarkoidose, Ziliendyskinesien, zystische Fibrose, Immundefizienz (angeboren/erworben), Analgetika-Intoleranz-Syndrom
Lokale Erkrankungen	Nasennebenhöhlenmykose, spezifische Infektionen, dentogene Rhinosinusitiden

Nur wenige klinische Untersuchungsbefunde lassen eine relativ sichere Diagnose einer eitrigen Sinusitis (mit gelbem oder grünlichem Sekret bei Punktion) zu. Die Angabe von purulentem Sekret in der Nase seitens der Patienten und auch der rhinoskopische Nachweis von Pus in der Nasenhaupthöhle zeigt eine gute Korrelation mit dem computertomographischen Nachweis von Sekret in den Nasennebenhöhlen. Auch Schmerzen beim Vornüberbeugen, Hyp- und Anosmie, verstopfte Nase, Zahnschmerzen (Oberkiefer) und einseitige Schmerzen im Stirnbereich sowie zweiphasiger Erkrankungsverlauf mit vorangehendem „grippalen" Infekt weisen eine positive Korrelation zu radiologischen und bakteriologischen Befunden auf (➤ Tab. 28.2).

Bei den klinischen Untersuchungsbefunden gelten klinischer Gesamteindruck, Druckschmerz über der Maxilla und eine entzündlich veränderte Nasenschleimhaut als zuverlässige Parameter zur Diagnosestellung der akuten eitrigen Rhinosinusitis. Bei einer Sensitivität zwischen 60 und 85% erreichen sie als einzelne Befunde aber nur eine Spezifität zwischen 20 und 70%. Dagegen korrelieren eine sichtbare Schleim-Eiter-Straße an der Rachenhinterwand (postnasal drip), prämaxilläre Schwellungen im Gesichtsbereich und der Nachweis von eitrigem Sekret im mittleren Nasengang mit einer Spezifität von 62–100% sehr gut mit CT-Befunden (Vaaronen 2000).

Tab. 28.2 Wertigkeit von Anamnese, Beschwerden, klinischen und technischen Untersuchungsbefunden für die Diagnose einer akuten eitrigen Rhinosinusitis

Anamnese: fast immer vorhanden (hohe Sensitivität)	• Vorangegangener grippaler Infekt oder zweiphasiger Erkrankungsverlauf • Schmerzen im Stirn- oder Oberkieferbereich • verstopfte Nase oder eitriger Schnupfen oder Riechstörung
Körperliche Untersuchung: meistens vorhanden (hohe Sensitivität)	• eitriger Schnupfen • Schmerzen mit Verstärkung bei Vorbeugen • Einseitiger Druck- oder Klopfschmerz der Nebenhöhlen
Eindeutige Untersuchungsbefunde (hohe Spezifität)	• Schleim-Eiter-Straße an der Rachenhinterwand (postnasal drip) • prämaxilläre Schwellung im Gesichtsbereich • Nachweis von eitrigem Sekret im mittleren Nasengang bei der Nasenendoskopie
Technische Verfahren: beweisend, aber meist unnötig	• Sinuspunktion mit bakteriologischer Untersuchung • Computertomographie oder MRT der Nasennebenhöhlen • konventionelle Röntgenaufnahmen

Die klinische Diagnostik der akuten Rhinosinusitis kann daher wie folgt zusammengefasst werden:

- Wenn keine Schmerzen im Gesichtsbereich und keine Beschwerden im Bereich der Nase (Schnupfen, Hyposmie, „Nase verstopft") vorliegen, ist die Diagnose sehr unwahrscheinlich.
- Einseitige Druck- bzw. Klopfschmerzhaftigkeit über den Nasennebenhöhlen und eitriger Schnupfen bei der Untersuchung erhärten den Verdacht.
- Einige Befunde sind nahezu beweisend: sichtbarer Eiter im mittleren Nasengang bei der Endoskopie, „eitriger postnasal drip" und eine prämaxilläre Schwellung.

Klinische Diagnostik der chronischen Rhinosinusitis

Klinisch besteht der Verdacht bei längerem Krankheitsverlauf (Dauer mindestens 12 Wochen) mit unspezifischen Beschwerden. Symptome wie nasale Obstruktion, Hyposmie und nasale Sekretion sind mit einer chronischen Rhinosinusitis vergesellschaftet, während Symptome wie Kopfschmerzen, Gesichtsschmerzen, Fieber, Müdigkeit und Zahnschmerzen nur dann auftreten, wenn nasale Symptome vorliegen. Das Ausmaß der Symptomatik korreliert nur schlecht mit der im CT ermittelten Schwere der Rhinosinusitis (Kenny et al. 2001). Positive Befunde in der Endoskopie korrelieren nur schwach mit der klinischen Symptomatik, zeigen aber eine hohe Sensitivität für einen positiven CT-Befund (Hwang et al. 2003). Isolierte Symptome wie Kopfschmerz oder Gesichtsdruck sind selten Ausdruck einer chronischen Rhinosinusitis (West und Jones 2001).

Die rein klinische Diagnostik der chronischen Rhinosinusitis ist daher nicht ausreichend zuverlässig; Befunde aus CT und Endoskopie sind mit zu berücksichtigen.

Untersuchungsverfahren zur Diagnostik der Rhinosinusitis

Nasenendoskopie

Die Nasenendoskopie ist eine relativ einfache, wenig zeitaufwändige Untersuchung mit vergleichsweise geringer Patientenbelastung. Hierbei werden die endonasalen Räume unter besonderer Berücksichtigung der Nasennebenhöhlenostien mittels starrer (selten flexibler) Optiken inspiziert. Eine Nasenendoskopie sollte bei jedem Kind durchgeführt werden, bei dem aufgrund länger dauernder nasaler Symptome (> 6 Wochen) der

Verdacht auf eine chronische Sinusitis vorliegt. Adenoide im Nasenrachenraum können ebenfalls transnasal endoskopisch dargestellt werden. Auch bei rezidivierender Epistaxis ist diese unerlässlich. **Kontraindikationen** bestehen allenfalls bei kleinen Kindern mit starker Abwehrreaktion, falls die Gefahr einer iatrogenen Verletzung durch die starren Optiken gesehen wird. Wir empfehlen die Durchführung am sitzenden Patienten unter Verwendung starrer Endoskope (Durchmesser von z.B. 2,8 mm) mit verschiedener Abwinkelung der Sehachse (z.B. 0°, 30°, 70°, 120°). Diese werden mit einem Antibeschlagmittel benetzt. Alternativ können flexible Fiberendoskope mit allerdings geringerer Bildauflösung und Lichtstärke verwendet werden.

Zunächst sollte eine rhinoskopische oder endoskopische Untersuchung der vorderen Nasenabschnitte unter besonderer Berücksichtigung der unteren Nasenmuscheln erfolgen, um einen ersten Eindruck von der Schleimhautbeschaffenheit und dem Schwellungszustand zu erhalten. Anschließend erfolgt in der Regel das Einsprühen des Naseninnern mit einem Vasokonstriktor und einem Oberflächenanästhetikum. Alternativ können getränkte armierte Tupfer oder Watte verwendet werden. Nach 3–5 Minuten Wartezeit beginnt die Endoskopie der tieferen Nasenabschnitte zunächst entlang des **unteren Nasengangs**. Dieser wird bis zum Übergang in den Nasenrachenraum inspiziert und auf hyperämische, ödematöse, hyperplastische, erodierte und sonstig veränderte Schleimhautareale untersucht. Zudem werden anatomische Varianten der Nasenscheidewand wie Leisten und Spornbildungen dokumentiert. Zur Untersuchung des **mittleren Nasengangs** wird das Endoskop in Richtung auf den Kopf der mittleren Muschel vorgeschoben. Hier können funktionell bedeutende Veränderungen, wie aus dem Siebbein prolabierende Polypen, eine invers gebogene mittlere Nasenmuschel oder eine Concha bullosa, gefunden werden. Das Eingehen in den mittleren Nasengang geschieht dann entweder direkt von vorn oder nach Vorschieben des Endoskops unterhalb des Kopfs der mittleren Muschel von inferior (hierzu ist häufig eine 2,8 mm oder dünnere Optik erforderlich). Die Bewertung der nasenendoskopischen Befunde ist naturgemäß rein subjektiv und stark abhängig von der Erfahrung des Untersuchers: Struktur, Farbe und Konsistenz der Schleimhaut können differenziert beurteilt werden. Bei einer akuten Rhinosinusitis zeigt sich die Nasenschleimhaut gerötet und geschwollen. Während das Nasensekret bei einer viralen Rhinitis als zumindestens anfangs meist wässrig und klar definiert wird, verändert sich die Sekretbeschaffenheit im Verlauf der Erkrankung. Beim Nachweis einer purulenten Sekretion aus dem mittleren Nasengang bzw. von eitrigem Sekret im Ostiumbereich ist eine auch röntgenologisch nachweisbare Sinusitis fast sicher. Der fehlende Nachweis der Sekretion schließt eine akute Sinusitis aber nicht aus, da infolge einer Schwellung der Mukosa das Ostium verlegt sein kann. Die Nasenendoskopie wird im besonderen Maße zur Abklärung chronischer oder rezidivierender Rhinosinusitiden eingesetzt, um strukturelle Besonderheiten und differenzialdiagnostische Befunde wie Nasenpolypen, Papillome etc. zu erkennen. Der endoskopische Befund korreliert insgesamt gut mit CT-Befunden (Casiano 1997, Stewart et al. 1998). Auch in der Diagnostik von frühen Rezidiven chronischer Rhinosinusitiden besitzt die Endoskopie einen anderen diagnostischen Verfahren übergeordneten Stellenwert.

Bildgebende Verfahren zur Diagnostik der Rhinosinusitis

Ultraschall

Die Ultraschalluntersuchung der Nasennebenhöhlen stellt ein ungefährliches, schnelles und nichtinvasives Untersuchungsverfahren dar. Bei ausreichender Erfahrung des Untersuchers ist die Aussagekraft der Ultraschalluntersuchung einem konventionellen Röntgenbild der Sinus maxillares gleichwertig (Varonen et al. 2000), im Bereich der Sinus ethmoidales und sphenoidales jedoch sehr eingeschränkt.

Die Ultraschalldiagnostik kann ohne jede Strahlenbelastung beliebig häufig durchgeführt werden und bietet daher ideale Voraussetzungen für die Verlaufskontrolle in der Therapie. Es werden zwei verschiedene Ultraschallverfahren, das A-Mode- und B-Mode-Verfahren, durchgeführt.

Das **A-Mode-Verfahren** (Amplitudenmodus) ist ein eindimensionales Verfahren, bei dem die Echoamplitude in Entfernung vom Schallkopf analysiert wird. Durch Veränderung der Schallkopfposition, -richtung und der Verstärkung ist es möglich, den gesamten Nebenhöhleninhalt zu untersuchen. Es ist ein preiswertes Untersuchungsverfahren. Vergleichende Studien über die diagnostische Aussagekraft der Sonographie der Nasennebenhöhlen und anderer diagnostischer Verfahren haben eine globale Übereinstimmung der Befunde von über 90% ergeben. Für die Ultraschalldiagnostik ist die Kenntnis der Tiefe und Ausdehnung der Nasennebenhöhlen Voraussetzung. Beides ist altersabhängig. Beim Erwachsenen beträgt die Tiefe der Kieferhöhle, gemessen von der Hautoberfläche, ca. 4 bis 5 cm, die der Stirnhöhle ca. 2 bis 3 cm. Bedingt durch den Luftgehalt, entziehen sich gesunde Nasennebenhöhlen der Beurteilung durch die Sonographie. Typischerweise findet man im

Bereich der Schleimhaut der Nasennebenhöhlenvorderwand ein Vorderwandecho. Es entspricht dem Übergang von Knochen/Schleimhaut zur Luft in der Nebenhöhle. An dieser Grenzschicht kommt es zu einer Totalreflexion der Schallwellen. Ein pathologischer Inhalt der Nebenhöhlen (Sekret, Schleimhautschwellung) führt zu einer Weiterleitung der Schallwellen mit Darstellung der Grenzschicht an der Nebenhöhlenhinterwand.

Für die **B-Mode-Sonographie** (B = brightness = Helligkeit) der NNH sind Schallköpfe mit Frequenzen zwischen 5 und 7,5 MHz geeignet. Dabei sollten Sektorscanner oder „Small-Parts"-Linearschallköpfe benutzt werden. Vorteil der B-Bild-Untersuchung ist die zweidimensionale Darstellung, die die topographisch-anatomische Orientierung im Untersuchungsgebiet gegenüber der A-Scan-Sonographie erleichtert. Die Aussagekraft der Ultraschalluntersuchung bezüglich entzündlicher Erkrankungen der Keilbeinhöhle ist gering. Diese können gelegentlich vom geübten Untersucher medial und posterior der Orbitaspitze erkannt werden, wenn die Schallüberleitung durch eine Miterkrankung der hinteren Siebbeinzellen ermöglicht wird.

Konventionelles Röntgen

Die konventionelle Röntgenaufnahme der Nasennebenhöhlen in okzipitomentaler, okzipitofrontaler und seitlicher Aufnahmetechnik wird heute immer noch zur Diagnose einer Rhinosinusitis eingesetzt. Die Ergebnisse der durch herkömmliche Röntgenanalyse (insbesondere Nachweis von totaler Verschattung oder Sekretspiegeln) gestellten Diagnose der Sinusitis maxillaris korrelieren recht gut mit Diagnosen, die mittels einer Kieferhöhlenpunktion verifiziert wurden. Das liegt teilweise daran, dass mittels beider Techniken die Kieferhöhlen besonders gut beurteilt werden können. Allerdings wird in einer Studie aus einer Notfallambulanz darauf hingewiesen, dass auf konventionellen Röntgenaufnahmen gegenüber einer CT etwa ⅓ der akuten Rhinosinusitiden übersehen werden; insbesondere die Sinusitis sphenoidalis, ethmoidalis bzw. frontalis. Die konventionelle Röntgendiagnostik erlaubt keine treffsichere Unterscheidung zwischen viraler und bakterieller Rhinosinusitis. Fehlende Sekretspiegel auf einer konventionellen Röntgenaufnahme sprechen allerdings gegen eine bakterielle Rhinosinusitis. Die konventionelle Röntgendarstellung erzielt daher bei der akuten Sinusitis maxillaris vor allem bei Darstellung von Sekretspiegeln oder Verschattungen eine hohe Treffsicherheit. Weitergehende Fragestellungen sind mit den modernen Schnittbildverfahren wesentlich zuverlässiger zu beurteilen.

Computertomographie/Magnetresonanztomographie

Als derzeit bestes Verfahren zur Darstellung des Nebenhöhlensystems hat sich die Computertomographie in koronarer und axialer Schichtung oder Rekonstruktion erwiesen (Zinreich et al. 1987). Eine koronare Computertomographie der NNH ist zur Vorbereitung einer Operation zwingend erforderlich und kann insbesondere zur Klärung der knöchernen Strukturen und ihrer Normvarianten wichtige Informationen liefern. Bei gleichzeitiger intravenöser Kontrastmittelgabe kann ggf. auch zwischen einer Schleimhautschwellung und einem Sekretspiegel unterschieden werden. Die koronare Ebene entspricht der endoskopischen Sichtweise am ehesten und stellt den ostiomeatalen Komplex am besten dar. Der Wert einer Computertomographie zur Darstellung der anatomischen Verhältnisse bei der Vorbereitung einer Operation ist deshalb unbestritten. Die Bewertung der Bildgebung darf nur in engem Zusammenhang mit klinischen und endoskopischen Befunden erfolgen. Nach Jones (2002) liegt die Prävalenz zufällig entdeckter Schleimhautveränderungen ohne klinische Symptome bei 30%. In diesem Zusammenhang ist vor einer Überinterpretation pathologischer Befunde in den Nasennebenhöhlen zu warnen, da diese auch bei unkomplizierten Virusinfekten auftreten können. Ergebnisse der Computertomographie bei Patienten mit chronischer Rhinosinusitis stimmen überwiegend mit den zugehörigen Endoskopiebefunden überein (60 und 80%), während der subjektive Symptomenscore der Patienten erfahrungsgemäß keine gute Korrelation zum CT-Befund zeigt. Der meist verwendete CT-Score zur Feststellung des Krankheitsausmaßes nach Lund-Mackay beschränkt sich auf die Auswertung von Befunden im Rahmen klinischer Studien, hat sich aber in der Klinik noch nicht durchgesetzt.

Die MRT stellt vor allem aufgrund der schlechten Darstellung knöcherner Strukturen nicht die Methode der Wahl bei der Diagnostik von Rhinosinusitiden dar. Es kommt in erster Linie in Kombination mit der CT bei Tumoren der Nasennebenhöhlen oder bei intrakraniellen Komplikationen zum Einsatz.

Mikrobiologie

Obwohl man annimmt, dass die Nasennebenhöhlen unter normalen Bedingungen nicht bakteriell besiedelt sind, beinhaltet die kommensale Nasenflora von Kindern Staphylococcus epidermidis und Staphylococcus aureus sowie Diphtheroide und zusätzlich besonders häufig Streptococcus pneumoniae, Haemophilus influenzae und M. catarrhalis sowie Streptococcus pyogenes (Meltzer et al. 2004).

Streptococcus pneumoniae, Haemophilus influenzae und Moraxella catarrhalis gelten als die Bakterien, die eine Superinfektion nach vorangegangenem viralen Infekt auslösen können. Die Häufigkeitsverteilung der Erreger bei der akuten bakteriellen Rhinosinusitis im Kindesalter liegt für Pneumokokken bei 36–40%, für Haemophilus influenzae bei 22–50%, für Staphylococcus aureus bei 3–5%, für Streptococcus pyogenes bei 3% und für Moraxella catarrhalis bei 2% (Hansen 1995, van Buchem 1995). Moraxella catarrhalis ist häufiger bei der kindlichen Rhinosinusitis nachzuweisen (Gwaltney 1994). Bei immunsupprimierten Patienten werden auch Problemkeime wie Pseudomonas aeruginosa, koagulasenegative Staphylokokken und anaerobe Bakterien gehäuft nachgewiesen.

Bei der chronischen Rhinosinusitis muss die Schleimhauterkrankung von der bakteriellen Infektion unterschieden werden. Im Vergleich zur akuten Rhinosinusitis finden sich hier höhere Inzidenzen von Staphylococcus epidermidis und Staphylococcus aureus sowie Streptococcus viridans, Moraxella catarrhalis und Haemophilus-Spezies, Anaerobier (Prevotella-, Fusobacterium- und Peptostreptococcus-Spezies) und Pseudomonas aeruginosa sowie gramnegative Enterobakterien (Meltzer et al. 2004). Die Prävalenz der anaeroben Keime variiert zwischen 80 und 100% (Brook et al. 1996) und in anderen Studien von 0–25% (Klossek et al. 1998).

Wertigkeit von Abstrichen und Punktionen der Nasennebenhöhlen

Die Punktion der Kieferhöhle wird heute immer noch als ein Goldstandard zur Ermittlung eines aussagekräftigen Abstrichergebnisses eingestuft. Üblicherweise wird dabei das Aspirat oder die Verfärbung der Spülflüssigkeit zunächst makroskopisch bewertet. Bei der Untersuchung von eitrigem Sekret aus der Kieferhöhle fanden sich in etwa 40–75% der Fälle pathogene Erreger in der Anzüchtung (Brook 2001). Hierbei ist die mikrobiologische Untersuchung nach strengen Kriterien nur bei Nachweis > 10^5 pathogener Bakterien/ml als positiv zu werten (Hickner 2001).

Die Gramfärbung des Direktpräparats einer Kieferhöhlenpunktion oder eines Abstrichs aus dem mittleren Nasengang erweitert und sichert die Aussage des Kulturergebnisses und trägt zur Unterscheidung der pathogenen Keime von den kommensalen bei. In der Tat weist die Feststellung eines Keims im Grampräparat auf eine bakterielle Konzentration von 100000 Bakterien pro Milliliter und damit auf eine Infektion hin. Das gleichzeitige Vorliegen von Leukozyten im Grampräparat ist ein weiterer Hinweis für eine Infektion. Als Alternativen zur Kieferhöhlenpunktion gelten die Kulturergebnisse von direkt intraoperativ oder endoskopisch gewonnenen Abstrichen. Kosten und Dauer einer Kultur- und Resistenzbestimmung sind jedoch zu berücksichtigen, sodass meist keine sinnvolle Anwendung bei akuter unkomplizierter Rhinosinusitis empfohlen werden kann. Bei chronischer Rhinosinusitis ist wegen ansonsten unklarer Wertigkeit die mikrobiologische Diagnostik nur bei bekannter oder vermuteter Abwehrschwäche sinnvoll.

Weitere Diagnostik

Für die weitere ursächliche Abklärung von rezidivierenden bzw. chronischen Rhinosinusitiden werden neben Allergietests, der Diagnostik auf eine Analgetikaintoleranz, Biopsien und zytologischen Verfahren auch Schweißtests, Tests zur Untersuchung der zellulären und humoralen Immunantwort sowie serologische Untersuchungen vorgeschlagen. Die Abklärung einer allergischen Rhinitis wird nur bei der akut rezidivierenden oder chronischen Rhinosinusitis empfohlen. Für Informationen zur Auswahl, Durchführung und Interpretation der Testergebnisse wird auf die Leitlinien der Deutschen Gesellschaft für Allergologie und klinische Immunologie (DGAKI) verwiesen.

Sonstiges

Der visuelle Nachweis der Zilienaktivität der nasalen Schleimhaut kann nach einem Abstrich unter lichtmikroskopischer Kontrolle erfolgen. Elektronenmikroskopische Untersuchungen der Nasen- oder Nasennebenhöhlenschleimhaut geben Aufschluss über strukturelle Veränderungen der Zilien oder nicht angelegte ziliäre Strukturen und sind vornehmlich in der Diagnostik der primären Ziliendyskinesie einzusetzen.

Bei Kindern und Jugendlichen, die oft schwere und wiederkehrende Entzündungen des Nasennebenhöhlensystems durchmachen, ist sowohl an kongenitale als auch erworbene Immundefizite zu denken. In solchen Fällen kann nach Immunmangelsyndromen wie einem selektiven IgA-Mangel und einem IgG2- und IgG3-Subklassendefekt gefahndet werden. Auch die Diagnose AIDS muss in Betracht gezogen werden.

Die differenzialdiagnostisch abzuklärende Wegener-Granulomatose kann durch serologischen Nachweis antineutrophiler zytoplasmatischer Antikörper verifiziert werden. Zudem wird eine Biopsie aus der Nasenschleimhaut zur Diagnostik entnommen. Eine aktive Sarkoidose kann anhand eines erhöhten Serumspiegels von Angiotensin Converting Enzym sowie des löslichen Interleukin-IL-2-Rezeptors diagnostiziert werden.

Die Notwendigkeit einer Biopsie der Nasennebenhöhlen und Nasenschleimhaut besteht immer dann, wenn ein Tumorverdacht vorliegt. Daneben gilt aber auch der Verdacht auf eine invasive Pilzinfektion oder eine Wegener-Granulomatose als Indikationsstellung für eine Probenentnahme.

Bei Verdacht auf allergische Pilzsinusitis (AFS) ist die Durchführung einer koronaren CT mit Knochen- und Weichteilfenster sowie eine spezielle mikrobiologische Diagnostik zum Pilznachweis im Nebenhöhlensekret und eine Allergiediagnostik zum Nachweis einer Sensibilisierung gegen Pilzallergene erforderlich.

28.5 Therapie der Rhinosinusitis

Die überwiegende Mehrzahl der akuten Rinosinusitiden im Kindesalter ist viral bedingt; eine Antibiotikabehandlung ist in diesen Fällen nicht indiziert. Auch eine eindeutige akute bakterielle Rhinosinusitis ist bei einem ansonsten gesunden Kind lediglich bei starken Beschwerden, einer Verstärkung der Beschwerden im Laufe der Erkrankung, einer drohenden Komplikation, bei Patienten mit chronisch entzündlicher Lungenerkrankung, bei immundefizienten bzw. immunsupprimierten Kindern und bei Patienten mit schweren Grundleiden oder besonderen Risikofaktoren erforderlich. Die Einnahme von Analgetika/Antiphlogistika wird lediglich bei bestehenden Schmerzen und nicht als abschwellende Maßnahme empfohlen.

Bei der chronischen Rhinosinusitis kann eine längerfristige antibiotische Therapie in Kombination mit Steroiden als Alternative zur chirurgischen Therapie erwogen werden. Die klinische Erfahrung zeigt, dass topisch verabreichte Dekongestiva das Symptom der nasalen Obstruktion reduzieren, was zur einer erheblichen subjektiven Erleichterung führt. Bei akut rezidivierenden und chronischen Rhinosinusitiden wird eine Behandlung mit Kortikoid-Nasenspray empfohlen, der Einsatz von topischen Kortikosteroiden über mehrere Monate bei unbehandelten Nasenpolypen sowie als Behandlungsversuch zur Vermeidung einer Operation und zur Rezidivprophylaxe nach einer chirurgischen Therapie ist darüber hinaus ebenfalls zu empfehlen. Der adjuvante Einsatz eines Antihistaminikums wird nur bei nachgewiesener allergischer Rhinitis empfohlen. Eine Anwendungsempfehlung für Sekretolytika kann nicht ausgesprochen werden. Es bestehen Hinweise für symptomlindernde Wirkungen von Myrtol, Cineol, Bromelain und der Primel-Mischung bei akuter, nicht eitriger Rhinosinusitis. Eine Anwendungsempfehlung für Echinacea-Derivate kann nicht ausgesprochen werden. Weder in Bezug auf die Gabe von Zink noch auf die Gabe von Vitamin C liegen klinische Studien zur Wirksamkeit bei Rhinosinusitis vor. Während bei akuter Rhinosinusitis isotones oder hypertones Nasenspray nicht hilfreich ist, können Nasenspülungen oder -sprays mit hypertonen gepufferten Lösungen bei chronischen Rhinosinusitiden zumindest Beschwerdelinderungen bewirken, dies gilt auch für die Inhalation warmer Dämpfe (42–45 °C). Entgegen des subjektiven Eindrucks hat der Zusatz ätherischer Öle bei der Inhalation keine objektiv nachweisbaren klinischen Effekte und wird daher nicht empfohlen. Bei Kleinkindern können sogar Bronchospasmen induziert werden. Aufgrund der bisherigen Datenlagen kann eine Akupunktur unter Umständen zur symptomatischen Behandlung (Kopfschmerzen) erwogen werden. Zu den Operationsindikationen akuter entzündlicher Nasennebenhöhlenerkrankungen zählen orbitale, endokranielle und septische Komplikationen. Die operative Intervention bei der rezidivierenden und chronischen Rhinosinusitis ist vornehmlich dann indiziert, wenn die konservative Therapie keine oder keine dauerhafte Besserung der Beschwerden bringt.

Pharmakologische Therapie

Analgetika

Bei der Rhinosinusitis wird lediglich bei bestehenden Schmerzen und nicht als abschwellende Maßnahme die Einnahme von Analgetika/Antiphlogistika empfohlen. Hierfür stehen unter anderem Paracetamol und Ibuprofen zur Verfügung.

Antibiotika

Evidenzbasierte Daten zur Beurteilung der Effektivität einer antibiotischen Therapie der akuten und chronischen Rhinosinusitis werden auf eine Vielzahl von Studien zurückgeführt, deren ungleiches Studiendesign, uneinheitliche Terminologie und Definition des Erkrankungsbilds der Sinusitis die Evaluierung der Datenlage erschweren.

Antibiotika bei akuter Rhinosinusitis

Obwohl derzeit mehr als 2000 Studien über die antibiotische Therapie der akuten Rhinosinusitis veröffentlicht sind, erfüllten nur ca. 49 Studien die durch die Cochrane

Collaboration festgelegten Kriterien der Placebokontrolle, Randomisierung, statistischen Auswertung, ausreichenden Fallzahl (> 30 Teilnehmer) und der Beschreibung klinischer Verbesserungs- oder Erfolgsquoten (Williams 2003).

Durch eine adäquate Antibiotikatherapie kann die chirurgische Intervention bei Komplikationen, wie z.B. Stirnhöhlenempyem oder Orbitaödem, in bestimmten Fällen vermieden werden.

Da eine deutliche Überlegenheit bestimmter ausgetesteter Antibiotikagruppen in den Metaanalysen nicht festgestellt werden, dominieren bei der Auswahl der Antibiotika zur Behandlung der akuten und chronischen Rhinosinusitis andere Kriterien, wie Resistenzmuster (abhängig von geografischen Regionen), Nebenwirkungen und/oder Kosten.

Praktische Durchführung der Antibiotikatherapie der akuten bakteriellen Rhinosinusitis

Bekanntlich ist die überwiegende Mehrzahl der akuten Rinosinusitiden im Kindesalter viral bedingt, sodass eine Antibiotikabehandlung nicht indiziert ist. Auch ist eine eindeutige akute bakterielle Rhinosinusitis bei einem ansonsten gesunden Menschen lediglich bei den in ➢ Tabelle 28.3 aufgeführten Bedingungen eine Indikation zur Antibiotikatherapie (Federspil 1991). Durch die antibiotische Therapie kann in diesen Fällen die Lebensqualität signifikant verbessert und die krankheitsbedingten Ausfallzeiten in der Schule signifikant reduziert werden. In diesen Fällen ist darauf zu achten, dass eine bakterielle Infektion vorliegt, d.h. dass die bakterielle Infektion auf die virale gefolgt ist, z.B. die Beschwerden über 10 bis 14 Tage andauern, oder dass nach Verringerung der Symptome der viralen Infektion die Symptome wieder zunehmen und eine purulente Sekretion die wässrige ablöst (Klossek 2005). Kann eine mikrobiologische Untersuchung in Form einer Gramfärbung eines Direktpräparats oder einer Kultur mit Resistenzbestimmung vorgenommen werden, so sollte eine kalkulierte oder gezielte Therapie gewählt werden.

Tab. 28.3 Indikationen zur Antibiotikatherapie bei akuter Rhinosinusitis

Starke Beschwerden, Fieber (> 38,5 °C)
Verstärkung der Beschwerden im Laufe der Erkrankung
Drohenden Komplikation
Kinder mit chronisch entzündlicher Lungenerkrankung
Immundefiziente bzw. immunsupprimierte Kinder
Kinder mit schweren Grundleiden oder besonderen Risikofaktoren

Antibiotika bei chronischer Rhinosinusitis

Die Beurteilung der Effektivität der antibiotischen Behandlung bei der chronischen Rhinosinusitis stellt sich bedeutend schwieriger dar als bei der akuten Rhinosinusitis, da die Terminologie und Definition des Erkrankungsbilds der chronischen Sinusitis in der Literatur uneinheitlich ist. Die die chronische Rhinosinusitis kennzeichnende persistierende Rhinorrhö wird mit einer Sekretbeschaffenheit von mukös bis purulent beschrieben. Radiologische Diagnostika wie etwa die Computertomographie sind nicht in allen Studien zur Klassifizierung und Diagnose der chronischen Rhinosinusitis angegeben.

Die meisten Therapiestudien verglichen retrospektiv die Behandlung mit unterschiedlichen Antibiotika. Wegen der hohen Prävalenz von gramnegativen Bakterien und Staphylokokken war die β-Lactamase-stabile Amoxicillin-Clavulansäure-Kombination gegenüber Amoxicillin, Ampicillin oder Erythromycin wirksamer (Brook 1994). Bei gleicher Heilungsrate zeigte die Amoxicillin-Clavulansäure-Kombination auch gegenüber Cefuroxim eine signifikant geringere Rezidivquote (Namyslowski 2002).

Es wird angenommen, dass für die akute Exazerbation der chronischen Rhinosinusitis ein ähnliches Keimspektrum wie bei der akuten Rhinosinusitis verantwortlich ist. Die Therapie der akuten Exazerbation der chronischen Rhinosinusitis richtet sich daher nach den Empfehlungen für die Therapie der akuten Rhinosinusitis.

Dekongestiva

Drainage und Belüftung der Nasennebenhöhlen gelten als ein wesentliches therapeutisches Ziel bei der Rhinosinusitis. Das Behandlungsprinzip beruht auf der Annahme, dass Dekongestiva zu einer unmittelbaren Erweiterung des Kieferhöhlenostiums und zu einer Abschwellung der Nasennebenhöhlenschleimhaut führen. Die klinische Erfahrung zeigt, dass topisch verabreichte Dekongestiva das Symptom der nasalen Obstruktion reduzieren, was zur einer erheblichen subjektiven Erleichterung führt.

Der therapeutische Effekt nasaler Dekongestiva ist für die akute Rhinosinusitis kaum untersucht. Beim banalen Schnupfen führen einmalig lokal angewendete abschwellende Nasentropfen zu einer Symptomreduktion von durchschnittlich 13% (Taverner et al. 2000).

Studien zur akuten Rhinosinusitis wiesen, ähnlich wie bei den Untersuchungen zum banalen Schnupfen, eine Symptomreduktion nach, die auf einer Wirkung an der unteren und mittleren Muschel beruhten. Placebokontrollierte Studien zur akuten Rhinosinusitis liegen nicht vor. Die europäische Leitlinie (EAACI) zur Rhinosinusitis empfiehlt jedoch den Gebrauch von abschwellenden Nasentropfen oder -sprays zur symptomatischen Behandlung der akuten Rhinosinusitis (Fokkens et al. 2005).

In Deutschland frei verkäufliche Mischpräparate gegen grippale Infekte unterliegen der kritischen Betrachtung. Die in ihnen enthaltenen systemisch wirksamen Sympathomimetika (z.B. Pseudoephedrin, Phenylephrin und Phenylpropanolamin-Hydrochlorid) sind als Monosubstanz in Deutschland nur als Augentropfen, Appetitzügler oder Nasentropfen im Handel. Sie verursachen häufig Hyperaktivität, Schlafstörungen, Blutdruckanstieg und Kopfschmerzen.

Lokale Dekongestiva werden als symptomatische Therapie der akuten und akut-rezidivierenden Rhinosinusitis für eine Dauer von maximal 10 Tagen empfohlen. Eine therapeutische Anwendung oraler Sympathomimetika wird wegen dosisabhängiger Nebenwirkungen, schlechter Steuerbarkeit und besser belegter Wirksamkeit der Lokalanwendung nicht empfohlen.

Glukokortikosteroide

Sowohl die akute als auch die chronische Rhinosinusitis stellen entzündliche Erkrankungen der Nasennebenhöhlen und unter anderem der Nasenhaupthöhle dar, deren Ausmaß durch eine Behandlung mit Glukokortikosteroiden (GKS) gehemmt werden kann. 1973 wurde erstmals das Präparat Beclometasondipropionat als Aerosol zur Behandlung der allergischen Rhinitis eingesetzt. Beclometason war als erstes topisches Steroid durch eine höhere Affinität für den Glukokortikosteroidrezeptor charakterisiert. Durch die Weiterentwicklung dieser pharmakologischen Eigenschaft entstanden neue topische Steroide, die heute zur Behandlung der allergischen und auch der nichtallergischen Rhinitis eingesetzt werden: Budesonid, Flunisolid, Triamcinolol, Fluticasonfuroat, Fluticasonpropionat und Mometason. Insbesondere Fluticasonfuroat und Mometason zeichnen sich im Vergleich zu Dexamethason durch eine niedrige systemische Bioverfügbarkeit aus (Klimek und Bachert 2000).

Glukokortikosteroide lokal bei Rhinosinusitis ohne Polyposis nasi

Zumindest subjektive Symptome lassen sich auch bei der akuten Sinusitis durch die zusätzliche Anwendung von nasalen GKS (zusätzliche Anwendung zu Antibiotika) verbessern. Die Gabe von nasalen GKS als Monotherapie ist evidenzbasiert, allerdings im Kindesalter bislang nicht durch Studien belegt. Bei der akut rezidivierenden und chronischen Sinusitis lassen sich durch die additive Gabe von topischen GKS der Gesamtsymptomenscore, die Kopf- und Gesichtsschmerzen, die nasale Obstruktion sowie die Scores für Sekretion und Husten tendenziell verbessern. Die Reduktion der Symptome tritt hier unabhängig vom Vorliegen einer allergischen Rhinitis auf. Höhere Dosierungen scheinen überlegen zu sein.

Zur chronischen Rhinosinusitis ohne Polyposis nasi liegen mehrere kontrollierte Studien zum Einsatz topischer Kortikosteroide vor. Alle Studien geben eine signifikante Besserung der nasalen Symptome nach Steroidapplikation an (Qvarnberg et al. 1992).

Bei einer akut rezidivierenden und chronischen Rhinosinusitis wird daher eine Behandlung mit einem GKS-Nasenspray empfohlen.

Glukokortikosteroide lokal bei Polyposis nasi

Insbesondere die eosinophilenassoziierte Entzündungsreaktion in Nasenpolypen wird von GKS effektiv gehemmt. Hierbei kommt es klinisch zur einer deutlichen Reduktion der Symptomatik (Badia et al. 2001). In den letzten Jahren wurden die klinischen Beobachtungen zunehmend durch objektive Parameter gestützt (Rhinomanometrie, Rhinometrie, Peak nasal inspiratory flow [PNIF], Magnetresonanztomographie). Auch die Rezidivrate bzw. der Zeitpunkt des Rezidivs nach Operation wurden in einigen Studien signifikant verbessert bzw. hinausgezögert, die Untersuchungen gehen allerdings über den Zeitraum eines Jahres nicht hinaus. Die Dosierung der topischen Steroide liegt häufig über der für die allergische Rhinitis empfohlenen. Auch hierzu liegen allerdings bislang nur Studien an Erwachsenen vor.

Der Einsatz von topischen GKS über mehrere Monate bei unbehandelten Nasenpolypen sowie als Behandlungsversuch zur Vermeidung einer Operation und zur Rezidivprophylaxe nach einer chirurgischen Therapie (6 Monate bis 1 Jahr) ist damit zu empfehlen.

Glukokortikosteroide systemisch

Systemische GKS in absteigender Dosierung wurden, meist gefolgt von einer mehrmonatigen topischen Steroidtherapie, zur Behandlung der Polyposis nasi eingesetzt (Rasp et al. 2000). In etwa 80% der Fälle ließen sich Operationen über diesen Zeitraum hinauszögern; Rezidive waren allerdings bei mehr als 50% der Patienten feststellbar (van Camp und Clement 1994). Aufgrund fehlender Daten und der bekannten Nebenwirkungen systemischer GKS ist eine Dauergabe im Kindesalter nicht zu empfehlen.

Antihistaminika

Antihistaminika werden gerade in der angelsächsisch geprägten Medizin als adjuvante Therapie zur Behandlung der Rhinosinusitis eingesetzt. Dies geschieht zumeist in fester Kombination mit Sympathomimetika, deren lokal abschwellende Wirkung sich positiv auf die Symptomatik der Rhinosinusitis auswirken soll. Der Einsatz von Antihistaminika erscheint jedoch nur bei an einer akuten Rhinosinusitis erkrankten Allergikern sinnvoll.

Der adjuvante Einsatz eines Antihistaminikums wird daher bei nachgewiesener allergischer Rhinitis empfohlen.

Sekretolytika

Diese Substanzen werden zwar häufig unterstützend neben der Antibiotikagabe bei der Rhinosinusitis – vor allem auch im Kindesalter – eingesetzt, jedoch liegt für den Nutzen dieser Therapie keinerlei Evidenz vor. Es finden sich keine Studien nach internationalem Standard zur Rhinosinusitis, die Hinweise auf eine therapeutische Wirkung geben. Eine Anwendung kann daher nicht empfohlen werden.

Phytotherapie bei kindlicher Rhinosinusitis

Die Phytotherapie ist ein integrierter Bestandteil der klassischen Pharmakotherapie. Der Wirknachweis von Phytopharmaka kann auf dieselbe Art und Weise erfolgen wie für synthetische Verbindungen. Eine Vielzahl von Präparaten, die heute insbesondere als Atemwegstherapeutika verwendet werden, basiert auf pflanzlichen Wirkstoffen und wurde zunächst als Phytopharmaka angewendet, bevor die synthetische Herstellung gelang. In der Therapie der kindlichen Sinusitis haben Phytopharmaka einen festen Stellenwert.

Als **Therapieprinzipien** stehen unterschiedliche Aspekte im Vordergrund. Abhängig vom Krankheitsbild sollten diese Substanzen wirken:

- Antibiotisch/bakteriostatisch
- Schleimhautabschwellend
- Antiphlogistisch/antiinflammatorisch
- Analgetisch
- Sekretolytisch/sekretomotorisch
- Ggf. immunmodulierend
- Ggf. antitussiv
- Ggf. expektorierend.

In der Behandlung von Atemwegsinfektionen sind Phytopharmaka seit langer Zeit etabliert:

- **Ätherische Öle** (Cineol, Menthol, Pinen u.a.) wirken sekretolytisch, z.T. auch bakteriostatisch, und werden als Inhalativa bei Atemwegsinfekten häufig eingesetzt. Aufgrund guter enteraler Resorption ist eine Substanz (Myrtol: Gelomyrtol®) auch für die orale Applikation zugelassen.
- **Saponine** (Hederae folium, Primulae radix, Saponariae rubra radix, Polygalae radix u.a.) stehen als Expektoranzien zur Verfügung.
- **Bromelain** wirkt antiphlogistisch, antiinflammatorisch und schleimhautabschwellend.
- **Mucilaginosa** (z.B. Althaeae radix, Lichen islandicus, Plantago lanc. herba u.a.) wirken als Schleimbildner antitussiv bei unproduktivem Husten.
- **Immunstimulanzien** (Echinacea purpura herba, E. pallida radix, Kombinationspräparate) werden insbesondere bei chronisch rezidivierenden Infektionen empfohlen.

Es existieren zahlreiche Kombinationspräparate. Zum Teil ist deren Zusammensetzung sinnvoll und wissenschaftlich gesichert (z.B. Sinupret®), z.T. jedoch auch wissenschaftlich nicht nachvollziehbar, ohne belegte Wirksamkeit.

Eine doppelblinde, randomisierte Multicenterstudie über die Wirkung von **Myrtol** standardisiert (4 × 1 Kapsel à 300 mg/Tag über 6 ± 2 Tage) bei der Therapie der akuten Sinusitis mit 331 Patienten ergab eine signifikante Überlegenheit gegenüber Placebo. Trotz effektiver Abschwellung der Nasenschleimhaut mit 4 × 2 Sprühstößen Xylometazolin in beiden Untersuchungsgruppen konnte für Myrtol standardisiert ein zusätzlicher statistisch signifikanter Behandlungserfolg anhand der Symptomenscores nachgewiesen werden (Federspil et al. 1997). Behrbom et al. (1995) lieferten eine experimentelle Bestätigung für die klinisch angenommene pharmakologische Steigerung der mukoziliaren Clearance des Myrtols.

Mit dem chemisch nicht definierten Extrakt (= Sinupret) aus fünf Phytopräparaten (Primelmischung) ließen sich bei der Behandlung der akuten purulenten Rhinosinusitis mit Nasennebenhöhlenverschattung zusätzlich zur Basistherapie mit Antibiotika und abschwellenden Nasentropfen additive therapeutische Effekte erzielen (Neubauer 1994). Angenommen wird, dass die Reduktion der Viskosität des nasalen Sekrets zu einer Sekretionssteigerung und zu einer höheren Ansprechrate in der symptomatischen Phase der akuten Rhinosinusitis führt.

Durch den Nachweis der Wirksamkeit von Myrtol standardisiert bei der akuten, nicht komplizierten Rhinosinusitis konnte in gewissen Fällen auf die Behandlung mit Antibiotika verzichtet werden.

Cineol ist eine Komponente des Eucalyptus globulus und wurde ebenfalls wie Myrtol doppelblind bei akuter, nicht purulenter Sinusitis getestet. Im Vergleich zu einem Placebo mit Nasentropfen wurden die Symptome signifikant gebessert (Kehrl et al. 2004). Es bestehen daher Hinweise für symptomlindernde Wirkungen von Myrtol, Cineol, Bromelain und der Primelmischung bei akuter, nicht eitriger Rhinosinusitis.

Ähnliche Studien wurden auch für das Ananasenzym **Bromelain** erstellt. Die Natural Standard Research Collaboration (http://www.naturalstandard.com/) kommt in einem aktuellen evidenzbasierten Review über Bromelain zur Schlussfolgerung, dass eine additive Anwendung (z.B. zu Antibiotika) aufgrund der abschwellenden Eigenschaften eine symptomatische Verbesserung erzielen kann, die Datenlage jedoch heterogen erscheint. Die vorsichtige therapeutische Empfehlung zur Anwendung von Enzympräparaten stützt sich allerdings überwiegend auf veraltete Arbeiten.

Bezüglich der Anwendung von **Echinacea** wurde in einer Cochrane-Analyse mit insgesamt 16 placebokontrollierten Studien zur Therapie des banalen Schnupfens festgestellt, dass einige Präparate besser als Placebo wirkten, aber der Effekt für eine Empfehlung noch nicht ausreiche (Melchart et al. 2000). Allerdings sei darauf hingewiesen, dass über allergisch bedingte Reaktionen mit teilweise lebensbedrohlichen Verläufen nach intravenöser, aber auch nach oraler Gabe von Echinacea-Produkten berichtet wird. Das Vorliegen einer Allergie auf Korbblütler bzw. polyvalenter Allergien stellt eine Kontraindikation dar. Eine Anwendungsempfehlung im Kindesalter kann daher nicht ausgesprochen werden.

Zinkpräparate und Vitamin C

In einer Cochrane-Analyse von 1999 wurden die Ergebnisse von 7 placebokontrollierten Studien bezüglich der Therapie von Infekten der oberen Luftwege mit Zink bewertet, wobei sich nur 2 mit positiven Resultaten fanden (Marshall 2000). In der Gesamtbewertung wurde Zink nicht zur Therapie empfohlen und weitere Studien angeraten. In einer neueren Cochrane-Analyse von 2004 (Douglas et al. 2004) zeigte sich, dass die prophylaktische, hochdosierte Gabe von Vitamin C die Inzidenz von grippalen Infekten in der (gesunden) Gesamtbevölkerung nicht reduzieren kann.

Weder in Bezug auf die Gabe von Zink noch auf die Gabe von Vitamin C liegen klinische Studien zur Wirksamkeit bei Rhinosinusitis vor.

Nichtpharmakologische Therapie

Lokale Anwendung von Salzlösungen

In Deutschland sind konfektionierte (hyper-)osmolare salinische Nasensprays in den letzten Jahren vermehrt entwickelt und angeboten worden, auch solche ohne Konservierungsstoffe. Wegen des osmotischen Effekts werden abschwellende Eigenschaften beobachtet. Zur adjuvanten Therapie der chronischen Rhinosinusitis werden hypertone Salzlösungen in verschiedenen Zusammensetzungen verwendet. Der Mechanismus der lokalen Kochsalz-Spül- oder -Dampfanwendung besteht darin, durch eine Verflüssigung des Nasensekrets die mukoziliare Clearance zu verbessern. Auch über eine gefäßverengende und somit abschwellende Wirkung wird berichtet.

Bei der akuten Rhinosinusitis bietet weder die Verwendung hypertoner noch isotoner Kochsalzlösung einen therapeutischen Vorteil. Für die chronische Rhinosinusitis deuten Fall-Kontroll-Studien (Heatley et al. 2001) auf eine Wirksamkeit von 2- bzw. 3,5%iger hypertoner Lösungen hin. Auch Langzeiteffekte über 6 Monate werden bei Verwendung von gepufferter 2%iger hypertoner Salzlösung beschrieben (Rabago et al. 2002). Durch Verwendung von isotoner Kochsalzlösung, Emser Salz und Leitungswasser (hypoosmolar) ließen sich allerdings keine therapeutische Effekte erzielen.

Während bei akuter Sinusitis isotones oder hypertones Nasenspray also nicht hilfreich ist, können Nasenspülungen oder -sprays mit hypertonen gepufferten Lösungen bei chronischen Rhinosinusitiden zumindest Beschwerdelinderung bewirken.

Inhalationen mit und ohne lokale Wärmeanwendungen

Inhalationen von warmen Dämpfen: Eine ausreichende Datenlage zur akuten, akut-rezidivierenden und chronischen Rhinosinusitis liegt nicht vor. Aufgrund der Ergebnisse beim banalen Schnupfen kann für die Inhalation warmer Dämpfe (42–45 °C) bei der Rhinosinusitis zumindest eine symptomatische Linderung vermutet werden.

Inhalation ätherischer Öle: Am besten untersucht bei der Rhinosinusitis ist die Reinsubstanz Menthol, die z.B. aus Menthae arvensis gewonnen wird. Wie beim Öl vom Kampferbaum und Eukalyptusöl wird bei Inhalation oder direkter Schleimhautapplikation eine kühlende und abschwellende Empfindung erzeugt, ohne dass es zu messbarer Dekongestion kommt. Natürliches L-isomeres Menthol besitzt jedoch subjektiv einen verbessernden Effekt auf die Nasenluftpassage. Unklarheit besteht, ob nicht diese Art der Applikation zu zusätzlicher Einschränkung der Ziliartätigkeit führt, da die meisten Ätherischöle bei direkter Applikation eine lähmende Wirkung auf die Zilien zeigen. Entgegen des subjektiven Eindrucks hat der Zusatz ätherischer Öle bei der Inhalation keine objektiv nachweisbaren klinischen Effekte und wird daher nicht empfohlen.

Infrarotbestrahlung/Kurzwellentherapie: Analog zur lokalen Einwirkung warmer Dämpfe besteht zumindest die theoretische Möglichkeit von positiven Effekten bei der Anwendung von Wärme auf der Hautoberfläche (Rotlicht) oder in der Tiefe (Kurzwelle). Verwertbare Veröffentlichungen zu dieser Therapieform liegen jedoch nicht vor.

Akupunktur

In einer Reihe von Studien wurden verschiedene Verfahren der Akupunktur als alleinige oder additive Therapie der Rhinosinusitis untersucht. In einigen Studien wurde mit verschiedenen Verfahren versucht, eine Placebo-Akupunktur durchzuführen. Hierbei ergaben sich Hinweise auf eine symptomatische Besserung. Die Evidenzbasis für eine Akupunktur bei der akuten oder chronischen Sinusitis ist jedoch aufgrund der insgesamt noch geringen Datenlage und einer Reihe von methodischen Schwächen der zugrunde liegenden Arbeiten noch unzureichend. Kopfschmerzen, so zeigen aktuelle, methodisch belastbare Ergebnisse der Akupunktur-Forschung, können durch eine Akupunktur allerdings deutlich gelindert werden.

In der ersten kontrollierten, randomisierten dreiarmigen Studie zum Vergleich der traditionellen chinesischen Akupunktur mit Placebo-Akupunktur und der medikamentösen Therapie bei der chronischen Sinusitis konnte keine signifikante Überlegenheit der traditionellen chinesischen Akupunktur im Vergleich zur Placebo-Akupunktur gezeigt werden (Rossberg et al. 2005).

Aufgrund der bisherigen Datenlagen kann eine Akupunktur unter Umständen zur symptomatischen Behandlung (Kopfschmerzen) erwogen werden, ein überzeugender Wirksamkeitsnachweis bezüglich der kausalen Therapie einer zugrunde liegenden Rhinosinusitis liegt jedoch nicht vor.

Adaptive Desaktivierung

Unter Ausnutzung der Refraktärperiode nach Einnahme von Acetylsalicylsäure kann in einer langsam aufsteigenden Dosierung eine Desaktivierung gegenüber der Analgetikagruppe erreicht werden. Es erfolgt anschließend eine Dauertherapie mit Acetylsalicylsäure (Sweet et al. 1990, Pfaar et al. 2006). Verschiedene Applikationsformen sind in den letzten 20 Jahren beschrieben worden. Allerdings bis heute die Dosis-Wirkungs-Beziehung bei der Langzeitanwendung der adaptiven Desaktivierung noch nicht ausreichend herausgearbeitet worden, von den verschiedenen Arbeitsgruppen werden zum Teil sehr unterschiedlich hohe Dosierungen angegeben. Im Kindesalter ist das ASS-Intoleranz-Syndrom (M. Samter) insgesamt eine seltene Ursache der chronischen Rhinosinusitis und daher auch die adaptive Desaktivierung selten indiziert.

Chirurgische Therapie, Indikationen zu Nasennebenhöhleneingriffen

Zu den Operationsindikationen akuter entzündlicher Nasennebenhöhlenerkrankungen zählen orbitale, endokranielle und septische Komplikationen. Die operative Intervention bei der rezidivierenden und chronischen Rhinosinusitis ist dann indiziert, wenn die konservative Therapie keine oder keine dauerhafte Besserung der Beschwerden bringt oder wenn der Patient oder seine Eltern eine weitere konservative Therapie ablehnen.

28.6 Komplikationen der Rhinosinusitis

Je nach Ausmaß der Infektion werden verschiedene Formen von Komplikationen unterschieden. Bei den **orbitalen Komplikationen** werden Stadien einer Periostitis der an die Periorbita des Auges angrenzenden Lamina papyracea, der Subperiostalabszess und die Orbitaphlegmone abgegrenzt. Klinisch gehen diese Stadien mit Schwellung der Ober- und Unterlieder, Chemosis, Exophthalmus, Visuseinschränkung bis zur Erblindung und Motilitätseinschränkungen bis hin zum Bulbusstillstand einher. Unter **intrakraniellen Komplikationen** werden Meningitis, Enzephalitis, epidurale, subdurale und intrakranielle Empyeme bzw. Abszesse und Thrombosen der intrakraniellen Blutleiter subsumiert.

In einer retrospektiven Untersuchung von 176 Patienten mit intrakraniellen Komplikationen fand sich in 23% der Fälle ein epiduraler Abszess, in 18% ein subdurales Empyem, in 18% eine Meningitis, in 14% ein zerebraler Abszess, in je 9% eine Thrombose des Sinus sagittalis bzw. des Sinus cavernosus und in 9% eine Osteomyelitis (Gallagher et al. 1998).

In einer anderen retrospektiven Untersuchung wiesen 24 von 649 Patienten, die wegen einer akuten Verschlechterung einer bestehenden chronischen Sinusitis frontalis bzw. ethmoidalis in eine Universitätsklinik eingewiesen wurden, intrakranielle Komplikationen auf. Führende Symptome bei intrakraniellen Komplikationen waren Fieber (58%), Kopfschmerzen (42%) und Lethargie (29%). Spezifische Symptome wie Hirnnervenausfälle, Krampfanfälle und Verwirrtheitszustände wurden seltener angegeben (Clayman et al. 1991).

Eine antibiotische Behandlung scheint die Entwicklung einer chronischen Sinusitis oder die Entwicklung schwerer Komplikationen verhindern zu können (Jones et al. 2002, Bucher et al. 2003).

LITERATUR

Bachert C, Wagenmann M, Hauser U, Rudack C (1997) IL-5 synthesis is upregulated in human nasal polyp tissue. J Allergy Clin Immunol 99: 837–842.
Badia L, Lund V (2001) Topical corticosteroids in nasal polyposis. Drugs 61: 573–578.
Behrbohm H, Kaschke O, Sydow K (1995) Der Einfluss des pflanzlichen Sekretolytikums Gelomyrtol forte auf die mukoziliare Clearance der Kieferhöhle. Laryngorhinootologie 74: 733–737.
Brook I, Thompson DH, Frazier EH (1994) Microbiology and management of chronic maxillary sinusitis. Arch Otolaryngol Head Neck Surg 120: 1317–1320.
Brook I, Yocum P, Frazier EH, Bartlett JG (1996) Bacteriology and beta-lactamase activity in acute and chronic maxillary sinusitis. Arch.Otolaryngol Head Neck Surg 122: 418–423.
Brook I (2001) Sinusitis – overcoming bacterial resistance. Int J Pediatr Otorhinolaryngol 58: 27–36.
Bucher HC, Tschudi P, Young J, Periat P, Welge-Luussen A, Zust H, Schindler C, BASINUS (Basel Sinusitis Study) Investigators (2003) Effect of amoxicillin-clavulanate in clinically diagnosed acute rhinosinusitis: a placebo-controlled, double-blind, randomized trial in general practice. Arch Intern Med 163: 1793–1798.
Clayman GL, Adams GL, Paugh DR, Koopmann CF Jr (1991) Intracranial complications of paranasal sinusitis: a combined institutional review. Laryngoscope 101: 234–239.
de Shazo RD, O'Brien M, Chapin K, Soto-Aguilar M, Swain R, Lyons M, Bryars Jr WC, Alsip S (1997) Criteria for the diagnosis of sinus mycetoma. J Allergy Clin Immunol 99: 475–485.
Douglas RM, Hemila H, D'Souza R, Chalker EB, Treacy B (2004) Vitamin C for preventing and treating the common cold. Cochrane Database Syst Rev CD000980.
Engels EA, Terrin N, Barza M, Lau J (2000) Meta-analysis of diagnostic tests for acute sinusitis. J Clin Epidemiol 53: 852–862.
Federspil P, Wulkow R, Zimmermann T (1997) Wirkung von Myrtol standardisiert bei der Therapie der akuten Sinusitis – Ergebnisse einer doppelblinden randomisierten Multicenterstudie gegen Placebo. Laryngorhinootologie 76: 23–27.
Federspil P (1991) HNO-Antibiotikatherapie: therapeutische Richtlinien (Teil I). HNO 39: 371–377.
Federspil P (1991) HNO-Antibiotikatherapie: therapeutische Richtlinien (Teil II). HNO 39: 413–418.
Fokkens W, Lund V, Bachert C, Clement P, Helllings P, Holmstrom M, Jones N, Kalogjera L, Kennedy D, Kowalski M, Malmberg H, Mullol J, Passali D, Stammberger H, Stierna P (2005) EAACI Position Paper on Rhinosinusitis and Nasal Polyposis: Executive Summary. Allergy 60: 583–601.
Gallagher RM, Gross CW, Phillips CD (1998) Suppurative intracranial complications of sinusitis. Laryngoscope 108: 1635–1642.
Gwaltney JM (1994) Microbiology of sinusitis 53. In: Druce HM (ed.) Sinusitis: Pathophysiology and treatment. New York: Dekker: 41–56.
Hansen JG, Schmidt H, Rosborg J, Lund E (1995) Predicting acute maxillary sinusitis in a general practice population. BMJ 311: 233–236.
Heatley DG, McConnell KE, Kille TL, Leverson GE (2001) Nasal irrigation for the alleviation of sinonasal symptoms. Otolaryngol Head Neck Surg 125: 44–48.
Hickner JM, Bartlett JG, Besser RE, Gonzales R, Hoffmann JR, Sande MA (2001) Principles of Appropriate Antibiotic Use for Acute Rhinosinusitis in Adults: Background. Ann Intern Med 134: 498–505.
Hwang PH, Irwin SB, Griest SE, Caro JE, Nesbit GM (2003) Radiologic correlates of symptom-based diagnostic criteria for chronic rhinosinusitis. Otolaryngol Head Neck Surg 128: 489–496.
Jones NS, Walker JL, Bassi S, Jones T, Punt J (2002) The intracranial complications of rhinosinusitis: can they be prevented? Laryngoscope 112: 59–63.
Jones NS (2002) CT of the paranasal sinuses: a review of the correlation with clinical, surgical and histopathological findings. Clin Otolaryngol 27: 11–17.
Kehrl W, Sonnemann U, Dethlefsen U (2004) Therapy for acute nonpurulent rhinosinusitis with cineole: results of a double-blind, randomized, placebo-controlled trial. Laryngoscope 114: 738–742.
Kenny TJ, Duncavage J, Bracikowski J, Yildirim A, Murray JJ, Tanner SB (2001) Prospective analysis of sinus symptoms and correlation with paranasal computed tomography scan. Otolaryngol Head Neck Surg 125: 40–43.
Klimek L, Bachert C (2000) Aktuelle Aspekte der nasalen Glukokortikosteroidtherapie. HNO 48: 544–555.
Klossek JM, Dubreuil L, Richet H, Richet B, Beutter P (1998) Bacteriology of chronic purulent secretions in chronic rhinosinusitis. J Laryngol Otol 112: 1162–1166.
Klossek JM, Federspil P (2005) Update on treatment guidelines for acute bacterial sinusitis. Int J Clin Pract 59: 230–238.
Lane AP, Pine HS, Pillsbury HC (2001) Allergy testing and immunotherapy in an academic otolaryngology practice: a 20-year review. Otolaryngol Head Neck Surg 124: 9–15.
Marshall I (2000) Zinc for the common cold. Cochrane Database Syst Rev CD001364.
Melchart D, Linde K, Fischer P, Kaesmayr J (2000) Echinacea for preventing and treating the common cold. Cochrane Database Syst Rev CD000530.
Meltzer EO, Hamilos DL, Hadley JA, Lanza DC, Marple BF, Nicklas RA, Bachert C, Baraniuk J, Baroody FM, Benninger MS, Brook I, Chowdhury BA, Druce HM, Durham S, Ferguson B, Gwaltney JM Jr, Kaliner M, Kennedy DW, Lund V, Naclerio R, Pawankar R, Piccirillo JF, Rohane P, Simon R, Slavin RG, Togias A, Wald ER, Zinreich SJ; American Academy of Allergy, Asthma and Immunology; American Academy of Otolaryngic Allergy; American Academy of Otolaryngology-Head and

Neck Surgery; American College of Allergy, Asthma and Immunology; American Rhinologic Society (2004) Rhinosinusitis: Establishing definitions for clinical research and patient care. Otolaryngol Head Neck Surg 131 (6 Suppl) S1–62.
Namyslowski G, Misiolek M, Czecior E, Malafiej E, Orecka B, Namyslowski P, Misiolek H (2002) Comparison of the efficacy and tolerability of amoxycillin/clavulanic acid 875 mg b.i.d. with cefuroxime 500 mg b.i.d. in the treatment of chronic and acute exacerbation of chronic sinusitis in adults. J Chemother 14: 508–517.
Neubauer N, März RW (1994) Placebo-controlled, randomized double-blind clinical trial with Sinupret sugar-coated tablets on the basis of a therapy with antibiotics and decongestant nasal drops in acute sinusitis. Phytomedicine 1: 177–181.
Pelikan Z, Pelikan-Filipek M (1990) Role of nasal allergy in chronic maxillary sinusitis--diagnostic value of nasal challenge with allergen. J Allergy Clin Immunol 86: 484–491.
Pfaar O, Spielhaupter M, Wrede H, Barth C, Schäfer D, Stuck BA, Moesges R, Hanschmann H, Hecksteden K, Hoermann K, Klimek L (2006) Adaptive Desaktivierung bei ASS-intoleranten Patienten mit Polyposis nasi et sinuum. Allergologie 29: 322–332.
Ponikau JU, Sherris DA, Kern EB, Homburger HA, Frigas E, Gaffey TA, Roberts GD (1999) The diagnosis and incidence of allergic fungal sinusitis. Mayo Clin Proc 74: 877–884.
Qvarnberg Y, Kantola O, Salo J, Toivanen M, Valtonen H, Vuori E (1992) Influence of topical steroid treatment on maxillary sinusitis. Rhinology 30: 103–112.
Rabago D, Zgierska A, Mundt M, Barrett B, Bobula J, Maberry R (2002) Efficacy of daily hypertonic saline nasal irrigation among patients with sinusitis: a randomized controlled trial. J Fam Pract 51: 1049–1055.
Rasp G, Kramer MF, Ostertag P, Kastenbauer E (2000) Ein neues System zur Einteilung der Siebbeinpolyposis. Laryngorhinootologie 79: 266–272.
Rossberg E, Larsson PG, Birkeflet O, Soholt LE (2005) Comparison of traditional Chinese acupuncture, minimal acupuncture at non-acupoints and conventional treatment for chronic sinusitis. Complement Ther Med 13: 4–10.
Samter M, Beers RF (1968) Intolerance to aspirin. Clinical studies and consideration of its pathogenesis. Ann Intern Med 68: 975–983.
Stuck BA, Bachert C, Federspil P, Hosemann W, Klimek L, Mösges R, Pfaar O, Rudack C, Sitter H, Wagenmann M, Hörmann K (2007) Leitlinie „Rhinosinusitis" der Deutschen Gesellschaft für Hals-Nasen-Ohren-Heilkunde, Kopf- und Hals-Chirurgie. HNO 55 (19) 758–60; 762–4; 766–777.
Sweet JM, Stevenson DD, Simon RA, Mathison DA (1990) Long-term effects of aspirin desensitization – treatment for aspirine-sensitive rhinosinusitis-asthma. J Allergy Clin Immunol 85: 59–65.
Taverner D, Latte J, Draper M (2004) Nasal decongestants for the common cold. Cochrane Database Syst Rev. CD001953.
van Buchem L, Peeters M, Beaumont J, Knottnerus JA (1995) Acute maxillary sinusitis in general practice: the relation between clinical picture and objective findings. Eur J Gen Pract 1: 155–160.
van Camp C, Clement PA (1994) Results of oral steroid treatment in nasal polyposis. Rhinology 32: 5–9.
Varonen H, Makela M, Savolainen S, Laara E, Hilden J (2000) Comparison of ultrasound, radiography, and clinical examination in the diagnosis of acute maxillary sinusitis: a systematic review. J Clin Epidemiol 53: 940–948.
West B, Jones NS (2001) Endoscopy-negative, computed tomography-negative facial pain in a nasal clinic. Laryngoscope 111: 581–586.
Williams JW Jr, Aguilar C, Cornell J, Chiquette E. Dolor RJ, Makela M, Holleman DR, Simel DL (2003) Antibiotics for acute maxillary sinusitis. Cochrane Database Syst Rev CD000243.
Zinreich SJ, Kennedy DW, Rosenbaum AE, Gayler BW, Kumar AJ, Stammberger H (1987) Paranasal sinuses: CT imaging requirements for endoscopic surgery. Radiology 163: 769–775.

KAPITEL

29

Heymut Omran

Primäre ziliäre Dyskinesie und Kartagener-Syndrom

29.1 Das klinische Bild der primären ziliären Dyskinesie

29.1.1 Bedeutung der Zilien

Die primäre ziliäre Dyskinesie (PCD) ist eine klinisch und genetisch heterogene hereditäre Erkrankung mit einer Häufigkeit von ca. 1:20 000 (Afzelius 1976, Storm und Omran 2005, Zariwala et al. 2006a). Aus diesem Grund gibt es kein spezifisches Erkrankungsbild und der individuelle Krankheitsverlauf kann deutlich variieren. Da es sich bei der PCD um eine hereditäre (i.d.R. autosomal rezessiv vererbte) Erkrankung handelt, ist es wichtig, nach einer positiven Familienanamnese wie auch elterlicher Konsanguinität zu fragen. Die Erkrankung wird durch angeborene (primäre) Defekte von Zilien und Geißeln verursacht. Es handelt sich bei diesen Zellorganellen um wenige µm messende haarähnliche Auswüchse (Axonem) an der Zelloberfläche. Aus evolutionärer Sicht gehören Zilien und Geißeln zu den ältesten Strukturen menschlichen und pflanzlichen Lebens. Ursprünglich dienten Zilien und Geißeln der Fortbewegung von unizellulären Organismen. Im Laufe der Evolution hat sich die Funktion von Zilien und Geißeln erweitert und an neue biologische Bedürfnisse angepasst. Beim Menschen weiß man heute um deren Schlüsselrolle für so unterschiedliche Prozesse wie mukoziliäre Reinigung der Atemwege, Körperachsenformation, zerebrospinaler Liquorfluss und renale Physiologie (Fliegauf et al. 2007).

29.1.2 Erkrankungen der oberen und unteren Atemwege

Respiratorische Epithelzellen kleiden die oberen und unteren Atemwege aus und tragen an ihrer Oberfläche multiple bewegliche Zilien (Flimmerhärchen). Dies gilt ebenso für Nasennebenhöhlen und den Mittelohrapparat. Der koordinierte Zilienschlag respiratorischer Zilien ermöglicht eine kontinuierliche Reinigung der oberen und unteren Atemwege und trägt wesentlich zur Infektionsabwehr des Atemtrakts bei. PCD-Patienten leiden typischerweise an rezidivierenden Infektionen der Atemwege aufgrund eines angeboren Defekts dieses mukoziliären Reinigungsmechanismus der Atemwege (➤ Tab. 29.1).

MERKE

Die Anamnese liefert für die Diagnosestellung häufig wertvolle Hinweise. Etwa ein Drittel der Patienten wird bereits kurz nach der Geburt aufgrund einer respiratorischen Anpassungsstörung oder eines akuten Atemnotsyndroms des Neugeborenen auffällig. Häufig wird diese Symptomatik als konnatale Pneumonie fehlgedeutet. Die Eltern berichten, dass ihre betroffenen Kinder von Geburt an eine laufende Nase (Rhinitis) zeigen.

Im Kleinkindesalter kommt es oft zu Infektionen im Bereich der oberen Atemwege. Chronisch rezidivierende Mittelohrentzündungen prägen das klinische Bild und lassen sich therapeutisch nur schwer beeinflussen. In dieser Zeit treten oft auch Bronchitiden und Lungenentzündungen auf (➤ Abb. 29.1). Da die Atemwege nicht durch ein funktionierendes Flimmerepithel gereinigt werden, bleibt den Kindern das Abhusten als einziger Reinigungsmechanismus. Persistierender Husten ist daher ein typischer klinischer Befund bei PCD-Patienten. Wichtig ist jedoch, dass dieser häufig von Eltern und Betroffenen nicht berichtet wird, da er von frühester Kindheit an dazugehört. Erst im späteren Kindes- und Jugendalter kommt es zu chronischen Affektionen der Nasennebenhöhlen und Entwicklung einer Polyposis nasi (➤ Abb. 29.2).

Rezidivierende Infektionen der unteren Atemwege können aufgrund chronischer entzündlicher Prozesse zur Entwicklung von irreversiblen Bronchiektasen führen, die typischerweise im späten Kindes- und Jugendalter auftreten. Diese Veränderungen lassen sich radiologisch früh mittels Computertomographie und später in konventionellen Röntgenbildern nachweisen (➤ Abb. 29.1). In der Regel ist der Mittellappen am schwersten betroffen. Häufig finden sich nur hier bronchiektatische Veränderungen. Wichtig ist, darauf hinzuweisen, dass der respiratorische Erkrankungsphänotyp stark variieren kann, was wahrscheinlich von Begleiterkrankungen und dem zugrunde liegenden genetischen Defekt abhängt. Einige Patienten zeigen eine eher milde Ausprägung, andere entwickeln schon im mittleren Erwachsenenalter ein chronisches Lungenversagen und bedürfen dann einer Lungentransplantation. Weiterhin zeigen viele Kinder einen schweren gastroösophagealen Reflux.

29.1.3 Andere Erkrankungsmanifestationen

In der Hälfte der Fälle wird bei PCD-Patienten ein Situs inversus (spiegelbildliche Vertauschung der inneren Organe, ➤ Abb. 29.1) beobachtet, was auch als Kartage-

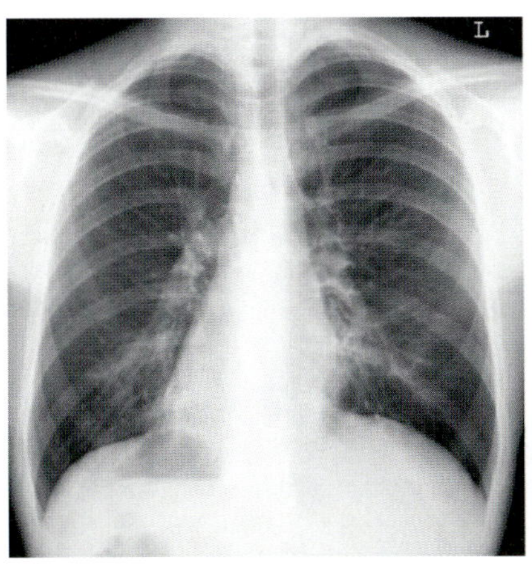

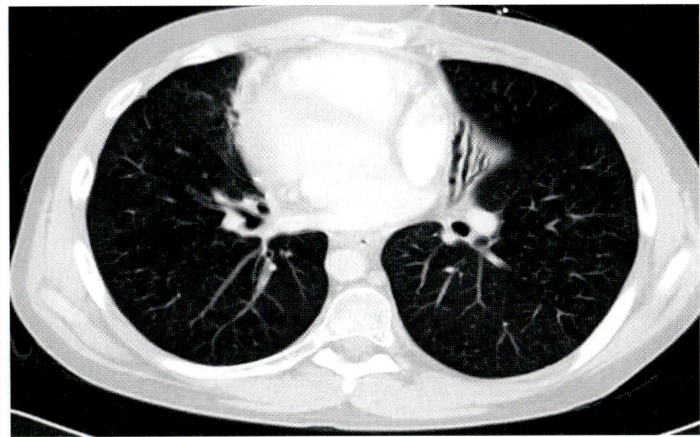

Abb. 29.1 Radiologischer Befund eines PCD-Patienten mit Situs inversus totalis. Die Röntgenaufnahme des Thorax zeigt eine Dextroposition des Herzen wie auch eine Dextroposition der Magenblase. Die Computertomographie zeigt einen links lokalisierten, durch Bronchiektasien destruierten Mittellappen

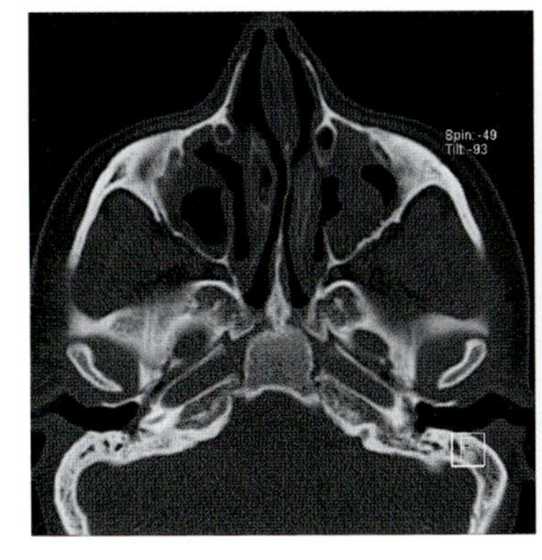

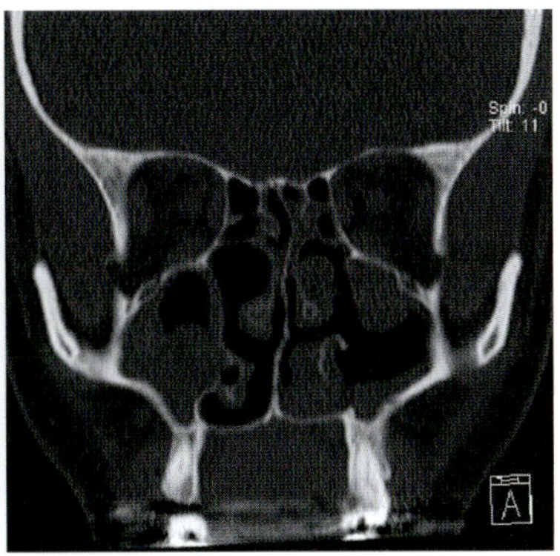

Abb. 29.2 Polyposis nasi. Die CT-Untersuchung der Nasennebenhöhlen zeigt eine Polyposis nasi nach vorhergegangener operativer Fensterung der Kieferhöhlen

ner-Syndrom bezeichnet wird. Dies ist dadurch erklärbar, dass während der frühen embryonalen Entwicklung im Uhrzeigersinn schlagende Zilien im Bereich des Knotens (nodale Zilien) maßgeblich für die Festlegung der Links-/Rechts-Körperasymmetrie verantwortlich sind. Aus stochastischen Gründen erscheint deshalb bei der Hälfte der PCD-Patienten ein Situs inversus, während die andere Hälfte eine regelrechte Anordnung der inneren Organe aufweist. Der Befund des Situs inversus hat für den Patienten in der Regel keinen zusätzlichen Krankheitswert, führt jedoch bei gleichzeitig vorliegenden respiratorischen Symptomen häufig zur früheren Diagnosestellung. Dies erklärt auch, warum PCD-Patienten ohne Situs inversus oft verspätet diagnostiziert werden. Klinisch ist das Wissen um den Situs inversus wichtig, um intraabdominelle Pathologien, wie z.B. eine Appendizitis, besser einordnen zu können.

Männliche PCD-Betroffene sind in ca. 60% der Fälle infertil. Ursächlich hierfür sind dysmotile oder unbewegliche Spermienschwänze. Dies lässt sich durch die ähnliche axonemale Struktur von Spermienschwänzen und Zilien erklären. Aufgrund der mangelnden Spermienbeweglichkeit ist die Zahl der Spermien im Ejakulat von PCD-Patienten auch häufig vermindert (Azoospermie). Dies liegt wahrscheinlich daran, dass die Samenwege mit der Zeit verstopfen. Wichtig ist jedoch, dass nicht alle Männer mit primärer ziliärer Dyskinesie eine verminderte Fruchtbarkeit aufweisen, sodass bei Kinderwunsch eine andrologische Abklärung sinnvoll ist. Bei einigen weiblichen PCD-Patienten ist vermutlich aufgrund einer gestörten Transportfunktion der Eileiter, die ebenfalls mit multiplen Zilien ausgekleidet sind, die Fruchtbarkeit vermindert. Dies ist jedoch eher die Ausnahme. Aufgrund des gleichen Defekts ist möglicherweise die Rate von Tubargraviditäten erhöht.

Eine Reihe unterschiedlicher Störungen wie z.B. Hydrocephalus internus, Retinitis pigmentosa, zystische Nierenerkrankungen, Fehlbildungen der Gallengänge, Innenohrschwerhörigkeit oder verschiedene Herzfehler im Rahmen von Situsanomalien können nach neuesten Forschungsergebnissen ebenfalls auf Zilienfunktionsstörungen zurückgeführt werden. Es ist deshalb nicht erstaunlich, dass sie bei PCD-Patienten in seltenen Fällen auch assoziiert auftreten können. Das Auftreten angebo-

Tab. 29.1 Klinische Befunde bei primärer ziliärer Dyskinesie

Häufig	Selten
• Positive Familienanamnese • Atemnotsyndrom des Neugeborenen • Chronische Rhinitis und Otitis media • Polyposis nasi • Chronischer Husten • Pneumonien und Dystelektasen • Schwerer gastroösophagealer Reflux • Bronchiektasen • Situs inversus • Männliche Infertilität	• Situs-Anomalien (Heterotaxie) • Herzfehler • Retinitis pigmentosa (Jungen) • Innenohrschwerhörigkeit • Hydrozephalus (Aquäduktstenose) • Nierenzysten • Fehlbildungen der Gallenwege • Mentale Retardierung • Makrozephalus • Polyplenie;Asplenie

rener Aquäduktverschlüsse mit begleitendem triventrikulärem Hydrocephalus internus ist bei PCD-Patienten häufiger und basiert wahrscheinlich auf dem Funktionsverlust ependymaler Zilien bei der Aufrechterhaltung des Liquortransports (Ibanez-Tallon et al. 2004). Bei Retinitis pigmentosa konnte eine Dysfunktion der „connecting cilia", die das äußere mit dem inneren Segment des Photorezeptors verbindet, nachgewiesen werden.

29.2 Diagnostik bei Verdacht auf primäre ziliäre Dyskinesie

29.2.1 Screening-Tests

Als Screening-Test wurde früher der Saccharin-Test verwendet, der sich jedoch in der klinischen Praxis aufgrund des zeitlichen Aufwands und der benötigten hohen Kooperativität des Patienten (nur ältere Kinder) nicht bewährt hat. Vor einigen Jahren konnte gezeigt werden, dass die Messung des nasalen NOs deutlich besser geeignet ist (Karadag et al. 1999). Leider steht jedoch ein entsprechendes Messgerät nur in wenigen pneumologischen Zentren zur Verfügung. Wichtig ist zu betonen, dass es sich hierbei um die Messung des *nasalen* NOs und nicht um den NO-Wert in der Ausatemluft handelt. Das nasale NO ist bei PCD-Patienten typischerweise erniedrigt. Dieser Parameter eignet sich aufgrund des hohen Vorhersagewerts als Screening. Insbesondere bei Säuglingen ist die Messung nicht immer einfach. Auch wenn i.d.R. PCD-Patienten ein vermindertes nasales NO aufweisen, gibt es Ausnahmen, sodass die Durchführung von Bestätigungstests bei typischer Klinik auch bei normalem NO-Wert sinnvoll ist. Bei erniedrigtem Wert sollte die Diagnose ebenfalls bestätigt werden, da selten auch falsch positive Befunde beobachtet werden.

MERKE

Die Diagnose der PCD basiert auf dem Vorliegen zweier Kriterien:
1. Typische Klinik mit rezidivierenden Infektionen der Atemwege mit oder ohne Situs inversus.
2. Nachweis charakteristischer ziliärer ultrastruktureller Defekte mittels Elektronen- oder hoch auflösender Immunfluoreszenzmikroskopie und/oder Nachweis von immotilen/dysmotilen respiratorischen Zilien/Spermien mittels Direktmikroskopie (Zariwala et al. 2006a).

Eine bestätigende genetische Diagnostik ist gegenwärtig nur bei ca. 30% der Patienten möglich.

29.2.2 Bestätigungstests

Elektronenmikroskopie

Untersuchungen des respiratorischen Epithels von PCD-Patienten zeigen häufig ultrastrukturelle Defekte ziliärer Strukturen (➤ Abb. 29.3). Typische ultrastrukturelle Defekte umfassen das Fehlen äußerer und/oder innerer Dyneinarme (~80% der Fälle) sowie Defekte der radialen Speichen, Zentraltubuli und Nexinverbindungen. Damit die Elektronenmikroskopie nicht falsch positive Befunde erbringt, muss der Untersucher mit sekundären Veränderungen wie z.B. Verbundzilien („compound cilia") und axonemalen Membrandefekten („axonemal blebs") vertraut sein. Die Diagnose von Defekten der inneren Dyneinarme ist schwierig, da diese innerhalb eines Zilienquerschnitts auch bei gesunden Zilien nur vereinzelt nachweisbar sind. Wichtig ist auch, dass bei einem kleinen Teil der Betroffenen (< 5%) keine ultrastrukturellen Defekte nachweisbar sind. D.h. eine unauffällige elektronenmikroskopische Untersuchung schließt eine PCD nicht aus. Der Nachweis eines charakteristischen Defekts bestätigt jedoch die Diagnose.

Hochauflösende Immunfluoreszenzmikroskopie

Die Identifikation der PCD-Gene (s.u.) hat zu einem besseren Verständnis der Zilienfunktion geführt. Auf der Basis dieses Wissens konnte ein neues diagnostisches Verfahren für PCD entwickelt werden. Mittels hochauflösender Immunfluoreszenzmikroskopie lassen sich Proteine innerhalb der Zelle genau sublokalisieren. Bei PCD-Patienten mit Defekt des äußeren Dyneinarms

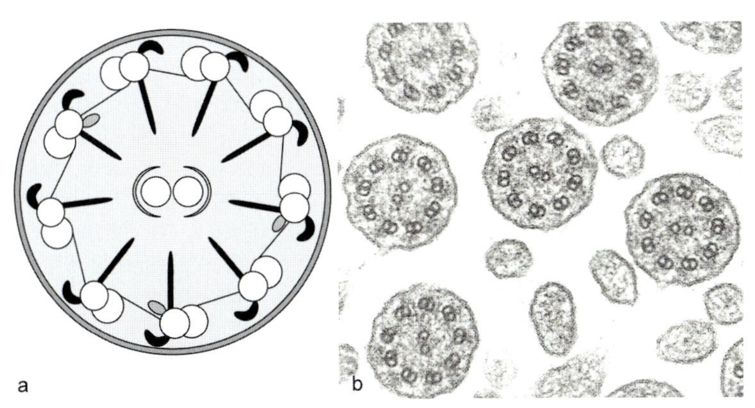

Abb. 29.3 Schematische Darstellung einer Zilie im Querschnitt und häufigster ultrastruktureller Befund bei primärer ziliärer Dyskinesie. **a** Zwei zentrale Röhren (Tubuli) werden von neun peripheren Doppeltubuli umgeben. Die Zilienbewegung wird durch innere und äußere Dyneinarme, die an den Doppelröhren befestigt sind, vermittelt. Radiale Speichen verbinden die zwei zentralen Tubuli mit den peripheren Doppelröhren, die ebenfalls mit ihren Nachbarn durch Nexin-Brücken in Verbindung stehen. Innere Dyneinarme (grau) finden sich nur vereinzelt im Zilienquerschnitt, wohingegen äußere Dyneinarme im Zilienquerschnitt regelhaft an allen Doppelröhren nachweisbar sind. **b** Elektronenmikroskopische Aufnahme von Zilienquerschnitten eines PCD Patienten mit Fehlen der äußeren Dyneinarme

sind die Dyneinmotor-Proteine DNAH5 und DNAH9 nicht oder nur teilweise in den Atemwegszilien nachweisbar (Fliegauf et al. 2005). Ein weiterer Vorteil dieser Methode besteht darin, dass das Material durch nasale Bürstung gewonnen wird, was nur eine geringe Belastung für den Patienten darstellt. Darüber hinaus ist dieses neue diagnostische Verfahren unabhängig von sekundären Infektionen, die eine vorübergehende Dysmotilität der respiratorischen Zilien verursachen und in der Direktmikroskopie leicht zu falsch positiven Befunden führen können (Olbrich et al. 2006). Auch mit dieser Methode lässt sich die Diagnose in der Mehrzahl der Fälle bestätigen, aber auch nicht sicher ausschließen.

Hochfrequenzvideomikroskopie

Mittels videomikroskopischer Untersuchung des Zilienschlags lässt sich bei den meisten PCD-Patienten ein charakteristischer funktioneller Defekt nachweisen (Fliegauf et al. 2005). Leider können diese Untersuchungen nur nach sofortiger Entnahme der Zellen und in wenigen Zentren vorgenommen werden. Zudem können falsch positive Befunde aufgrund von entzündlichen Prozessen ermittelt werden (sekundäre ziliäre Dyskinesie). In zweifelhaften Fällen sollte daher eine funktionelle Untersuchung des Zilienschlags nach *In-vitro*-Ziliogenese erfolgen.

Genetische Diagnostik

Mehrere Gendefekte konnten in den letzten Jahren bei PCD-Patienten charakterisiert werden und es ist anzunehmen, dass eine Vielzahl weiterer Defekte in naher Zukunft identifiziert wird. PCD ist eine genetisch heterogene Erkrankung, die i.d.R. autosomal rezessiv vererbt wird (Zariwala et al. 2006a). Nur selten wurden Fälle mit einem dominanten oder X-chromosomal rezessiven Vererbungsmuster beschrieben. Für autosomal rezessiv vererbte PCD-Varianten mit Defekten des äußeren Dyneinarms wurden bislang drei Gene (*DNAH5, DNAI1, TXNDC3*) identifiziert.

MERKE
Ergibt die Familienanamnese Hinweise auf weitere erkrankte Angehörige (z.B. Geschwister), sollten diese ebenfalls untersucht werden.

DNAI1-Mutationen verursachen PCD und eine Randomisierung der Links-/Rechts-Körperasymmetrie sowie männliche Infertilität (Zariwala et al. 2006). Von 121 PCD-Patienten, die auf das Vorliegen von *DNAI1*-Mutationen untersucht wurden, waren 14% *DNAI1*-Mutationsträger. Fünfzehn mutierte Allele entfielen auf die *DNAI1*-Mutation (219+3insT) (Pennarun et al. 1999, Zariwala et al. 2006b). Rezessive Mutationen des *DNAH5*-Gens führen zu PCD mit Defekten des äußeren Dyneinarms, Randomisierung der Links-/Rechts-Körperasymmetrie und männlicher Infertilität (Olbrich et al. 2002). In einer großen PCD-Kohorte (n = 134) konnte in 28% der Fälle ein Mutationsnachweis für *DNAH5* erbracht werden (Olbrich et al. 2002, Hornef et al. 2006). In einer vorselektierten Gruppe von PCD-Patienten mit äußerem Dyneinarm-Defekt konnten in ca. der Hälfte der Fälle *DNAH5*-Mutationen nachgewiesen werden. Mutationen des *DNAH11*-Gens wurden nur selten beschrieben. Da elektronenmikroskopische Untersuchungen der respiratorischen Zilien unauffällig waren, konnte bei diesen Patienten die Diagnose PCD nur mittels Hochfrequenzvideomikroskopie gesichert werden (Bartoloni et al. 2002, Schwabe et al. 2007). *TXNDC3*-Mutationen wurden bislang nur bei einem PCD-Patienten nachgewiesen. Mutationen des *RPGR*-Gens bedingen 15–20% aller Fälle mit Retinitis pigmentosa (hereditärer Netzhaut-Aderhautdystrophie). Die Erkrankung wird X-chromosomal rezessiv vererbt. In Einzelfällen wurden bei männlichen Patienten mit Retinitis pigmentosa und nachgewiesenen *RPGR*-Mutationen zusätzlich typische Symptome einer PCD beobachtet (van Dorp et al. 1992). Die Diagnose einer PCD konnte durch den spezifischen Nachweis ultrastruktureller Defekte respiratorischer Zilien bestätigt werden. Einige der Betroffenen wiesen zudem eine Innenohrschwerhörigkeit auf. Kürzlich konnte ein weiteres X-chromosomal rezessives PCD-Syndrom beschrieben werden. Die betroffenen Jungen leiden an mentaler Retardierung, Makrozephalie und PCD. In diesen Fällen lassen sich *OFD1*-Mutationen nachweisen (Budny et al. 2006).

29.3 Therapie der primären ziliären Dyskinesie

29.3.1 Prinzipielle Aspekte der Therapie

Die angeborene Ziliendysfunktion lässt sich medikamentös nicht wiederherstellen, d.h. zum jetzigen Zeitpunkt steht keine kausale Therapie bei PCD zur Verfügung. Aus diesem Grund beschränkt sich die Therapie bei PCD auf prophylaktische und symptomatische Maßnahmen sowie konsequente Infektionsbekämpfung und Physiotherapie, um die Entwicklung chronischer destruktiver Prozesse hinauszuzögern oder gänzlich zu verhindern (Bush et al. 1998).

MERKE

Prophylaktische Maßnahmen umfassen die Sicherstellung einer angemessenen Immunisierung nach den Empfehlungen der Ständigen Impfkommission (STIKO; http://www.rki.de). Dies schließt auch eine Pneumokokken- und Influenza-Impfung mit ein. Fehlende Impfungen sollten nachgeholt werden.

Da die mukoziliäre Reinigung oberer und unterer Atemwege nicht funktioniert, sollten regelmäßige physikalische Maßnahmen (Physiotherapie) veranlasst werden. Die Schulung der Eltern und Kinder bezüglich Atem- und Drainagetechniken ist essenziell, um die Reinigung der Atemwege zu unterstützen. Die Reinigung durch regelmäßiges Husten („cough clearance“) darf keinesfalls durch hustenstillende Präparate (z.B. Kodein) beeinträchtigt werden. Ebenfalls sollte auf eine regelmäßige sportliche Betätigung der Kinder geachtet werden. Viele Kinder profitieren von einer regelmäßigen Inhalationstherapie. Die inhalative Medikation ist abhängig von den Ergebnissen der Lungenfunktionsuntersuchung. Bakterielle respiratorische Infekte sollten frühzeitig konsequent antibiotisch behandelt werden, um chronische destruktive Lungenveränderung zu vermeiden. Infektionen werden häufig durch H. influenza, aber auch durch S. aureus und S. pneumoniae verursacht (Pedersen et al. 1983). Eine regelmäßige Kultivierung der Atemwegsflora ist sinnvoll. Die Therapie sollte dem Antibiogramm angepasst werden. Pseudomonas-Infektionen treten häufig erst im Erwachsenalter auf (Noone et al. 2003). Bei rezidivierenden Infektionen kann eine prophylaktische antibiotische Therapie hilfreich sein. Nur selten werden lungenchirurgische Interventionen notwendig, z.B. wenn chronisch-destruierte Lungensegmente immer wieder zu Lungenentzündungen führen.

Viele männliche PCD-Patienten haben aufgrund einer Spermiendysmotilität eine verminderte Fertilität. Bei Kinderwunsch ist prinzipiell eine assistierte Befruchtung (intrazytoplasmatische Injektion) möglich.

Die klinische Versorgung sollte in Zentren erfolgen, die Erfahrung in der Betreuung von PCD-Patienten haben. Viele Betroffene profitieren von Kontakten zu einer Selbsthilfegruppe („Kartagener-Syndrom und Primäre Ciliäre Dyskinesie e.V.“).

29.3.2 Therapie der HNO-Affektionen

Viele Kinder leiden frühzeitig an chronischen Mittelohrentzündungen, die durch therapeutisch nur schwer zu beeinflussende Belüftungsstörungen verursacht werden. Eine Schallleitungsschwerhörigkeit kann die Folge sein. Die Therapie dieser Mittelohraffektionen ist kompliziert, da die Anlage von Trommelfellröhrchen zu permanenten Trommelfelldefekten führen kann. In der Folge entwickeln dann viele PCD-Patienten eine chronische Mastoiditis. Häufig sind rezidivierende HNO-Operationen und Mastoidektomie die Folge. Aufgrund der möglichen Komplikationen nach Anlage von Trommelfellröhrchen sollte die Indikation einer HNO-ärztlichen Intervention bei Mittelohrschwerhörigkeit nur zurückhaltend gestellt werden. Bei schweren Fällen von Mittelohrschwerhörigkeit ist eine Hörgeräteanpassung sinnvoll (Greenstone et al. 1985, Hadfield et al. 1997).

MERKE

Falls man sich dennoch für eine Operation entschließt, sollte erwogen werden, nur einseitig zu operieren und das Resultat der Operation zunächst abzuwarten.

Mit zunehmendem Alter verliert in der Regel die Mittelohrschwerhörigkeit an Bedeutung und chronische entzündliche Prozesse der Nasennebenhöhlen dominieren im Bereich der oberen Atemwege. Auch hier sollten operative Eingriffe nur mit Zurückhaltung indiziert werden. Rezidive der Polyposis treten regelmäßig auf (➤ Abb. 29.2). Die regelmäßige Anwendung von „Nasenduschen" mit Kochsalzlösungen reinigt die oberen Atemwege und führt bei vielen PCD-Betroffenen zu einer Abnahme von Infektionen oder Schleimverhalt. Informationen und Tipps für die Anwendung sind bei der Selbsthilfegruppe erhältlich (http://www.kartagener syndrom.org). Inhalationstherapien mit Kochsalzlösung können ebenfalls in der Prophylaxe von oberen Luftwegsaffektionen hilfreich sein (z.B. Pari Sole oder Pari Sinus). Eine lokale antientzündliche Therapie mit topischen Steroiden (z.B. Mometasonfuroat) kann die chronischen entzündlichen Prozesse abmildern und das Auftreten der Nasenpolypen eventuell verzögern.

LITERATUR

Afzelius BA (1976) A human syndrome caused by immotile cilia. Science 193: 317–319.

Bartoloni L, Blouin JL, Pan Y, Gehrig C, Maiti AK, Scamuffa N, Rossier C, Jorissen M, Armengot M, Meeks M, Mitchison HM, Chung EM, Delozier-Blanchet CD, Craigen WJ, Antonarakis SE (2002) Mutations in the DNAH11 (axonemal heavy chain dynein type 11) gene cause one form of situs inversus totalis and most likely primary ciliary dyskinesia. Proceedings of the National Academy of Sciences U S A 99: 10282–10286.

Budny B, Chen W, Omran H, Fliegauf M, Tzschach A, Wisniewska M, Jensen LR, Raynaud M, Shoichet SA, Badura M, Lenzner S, Latos-Bielenska A, Ropers HH (2006) A novel X-linked recessive mental retardation syndrome comprising macrocephaly and ciliary dysfunction is allelic to oral-facial-digital type I syndrome. Hum Genet. 20: 171-178.

Bush A, Cole P, Hariri M, Mackay I, Phillips G, O`Callaghan C, Wilson R, Warner JO (1998) Primary ciliary dyskinesia: diagnosis and standards of care. European Respiratory Journal 12: 982–988.

Fliegauf M, Olbrich H, Horvath J, Wildhaber JH, Zariwala MA, Kennedy M, Knowles MR, Omran H (2005) Mis-localization of DNAH5 and DNAH9 in respiratory cells from primary ciliary dyskinesia patients. American Journal of Respiratory and Critical Care Medicine 171: 1343–1349.

Fliegauf M, Benzing T, Omran H (2007) Cilia: Hair-like oganelles with many links to disease. Nature Cell Biol 8: 880–893.

Greenstone MA, Stanley P, Cole P, Mackay I (1985) Upper airway manifestations of primary ciliary dyskinesia. Journal of Laryngology & Otology 99: 985–991.

Hadfield PJ, Rowe-Jones JM, Bush A, Mackay IS (1997) Treatment of otitis media with effusion in children with primary ciliary dyskinesia. Clinical Otolaryngology 22: 302–306.

Hornef N, Olbrich H, Horvath J, Zariwala MA, Fliegauf M, Loges NT, Wildhaber J, Noone PG, Kennedy M, Antonarakis SE, Blouin JL, Bartoloni L, Nublein T, Ahrens P, Griese M, Kuhl H, Sudbrak R, Knowles MR, Reinhardt R, Omran H (2006) DNAH5 Mutations are a Common Cause of Primary Ciliary Dyskinesia with Outer Dynein Arm Defects. Am J Respir Crit Care Med. 174: 120–126.

Ibanez-Tallon I, Pagenstecher A, Fliegauf M, Olbrich H, Kispert A, Ketelsen UP, North A, Heintz N, Omran H (2004) Dysfunction of axonemal dynein heavy chain Mdnah5 inhibits ependymal flow and reveals a novel mechanism for hydrocephalus formation. Human Molecular Genetics 13: 2133–2141.

Karadag B, James AJ, Gultekin E, Wilson NM, Bush A (1999) Nasal and lower airway level of nitric oxide in children with primary ciliary dyskinesia. European Respiratory Journal 13: 1402–1405.

Noone PG, Leigh MW, Sannuti A, Minnix SL, Carson JL, Hazucha M, Zariwala MA, Knowles MR (2004) Primary ciliary dyskinesia: diagnostic and phenotypic features. Am J Respir Crit Care Med. 169: 459–467.

Olbrich H, Häffner K, Kispert A, Völkel A, Volz A, Sasmaz G, Reinhardt R, Hennig S, Lehrach H, Konietzko N, Zariwala M, Noone PG, Knowles M, Mitchison HM, Meeks M, Chung EM, Hildebrandt F, Sudbrak R, Omran H (2002) Mutations in DNAH5 cause primary ciliary dyskinesia and randomization of left-right asymmetry. Nat. Genetics 30: 143–144.

Olbrich H, Horváth J, Fekete A, Loges NT, Storm van's Gravesande K, Blum A, Hörmann K, Omran H (2006) Axonemal localization of the dynein component DNAH5 is not altered in secondary ciliary dyskinesia. Ped. Research 59: 418–422.

Pedersen M, Stafanger G (1983) Bronchopulmonary symptoms in primary ciliary dyskinesia. A clinical study of 27 patients. European Journal of Respiratory Diseases; 127: 118–128.

Pennarun G, Escudier E, Chapelin C, Bridoux AM, Cacheux V, Roger G, Clement A, Goossens M, Amselem S, Duriez B (1999) Loss-of-function mutations in a human gene related to Chlamydomonas reinhardtii dynein IC78 result in primary ciliary dyskinesia. American Journal of Human Genetics 65: 1508–1519.

Schwabe GC, Hoffmann K, Loges NT, Birker D, Rossier C, de Santi MM, Olbrich H, Fliegauf M, Failly M, Liebers U, Collura M, Gaedicke G, Mundlos S, Wahn U, Blouin JL, Niggemann B, Omran H, Antonarakis SE, Bartoloni L (2008) Primary ciliary dyskinesia associated with normal axoneme ultrastructure is caused by DNAH11 Mutations. Hum Mutat.29: 289–298

Storm K, Omran H (2005) Primary Ciliary Dyskinesia: clinical presentation, diagnosis and genetics. Ann Med 37: 439–449.

Van Dorp DB, Wright AF, Carothers AD, Bleeker-Wagemakers EM (1992) A family with RP3 type of X-linked retinitis pigmentosa: an association with ciliary abnormalities. Human Genetics 88: 331–334.

Zariwala MA, Knowles MR, Omran H (2006a) Genetic Defects in Ciliary Structure and Function. Annu Rev Physiol. 69: 423–450.

Zariwala MA, Leigh MW, Ceppa F, Kennedy MP, Noone PG, Carson JL, Hazucha MJ, Lori A, Horvath J, Olbrich H, Loges NT, Bridoux AM, Pennarun G, Duriez B, Escudier E, Mitchison HM, Chodhari R, Chung EM, Morgan LC, de Iongh RU, Rutland J, Pradal U, Omran H, Amselem S, Knowles MR (2006b) Mutations of DNAI1 in Primary Ciliary Dyskinesia: Evidence of Founder Effect in a Common Mutation. Am J Respir Crit Care Med. 174:858–866.

KAPITEL

30 Zystische Fibrose

Matthias Griese

30.1 Erkrankung

Mukoviszidose oder zystische Fibrose (CF, cystische Fibrose) ist die häufigste autosomal rezessive Erbkrankheit der kaukasischen Bevölkerung, die einen schweren Verlauf hat und mit vorzeitiger Letalität einhergeht. Ursächlich ist ein Defekt im *CFTR*-Gen, einem Transport- und Regulationsprotein, das sich in der Zellmembran – vor allem von Epithelzellen – findet. Hauptverantwortlich für den Krankheitsverlauf ist die pulmonale Manifestation: Aufgrund der veränderten Zusammensetzung des Atemwegssekrets kommt es durch bisher nicht genau bekannte Vorgänge zu einer verminderten Sekretelimination, vermehrten Entzündungsreaktion und zu einer chronischen bakteriellen Infektion der Atemwege. Die von den kleinen Atemwegen ausgehende Entzündung manifestiert sich im Sinne einer chronischen Bronchitis mit Bronchiektasenbildung. Häufigste bakterielle Erreger sind Staphylococcus aureus, Haemophilus influenzae und Pseudomonas aeruginosa. Kennzeichnend für die Pathologie im Magen-Darm-Trakt ist die Pankreasinsuffizienz, die zunächst exokriner Natur ist und durch die Zufuhr von Pankreasenzymen weitgehend normalisiert werden kann. Veränderungen des endokrinen Pankreasanteils im Sinne eines Diabetes mellitus können ab dem Alter von etwa 10 Jahren auftreten und nehmen mit zunehmendem Lebensalter zu. Die Mitbeteiligung der Leber führt zu chronisch rezidivierenden Cholangitiden und einer biliären Leberzirrhose, die für etwa 10% der Patienten im Krankheitsverlauf entscheidend ist. Der bei Neugeborenen beobachtete Mekoniumileus, ein Darmverschluss durch abnormal zähes Kindspech, führt häufig zur Diagnose. Im späteren Leben treten öfters distale intestinale Obstruktionssituationen (DIOS) auf. Die männlichen CF-Patienten haben überwiegend eine obstruktive Azoospermie, während die weiblichen Patienten in ihrer Fertilität nicht eingeschränkt sind. Ein deutschlandweites Neugeborenenscreening wäre sehr hilfreich für die Verbesserung des Krankheitsverlaufs (Reinhardt et al. 2001).

Der HNO-Bereich ist sowohl für die Diagnosestellung – immerhin sind Nasennebenhöhlenerkrankungen und Polyposis nasii bei 2–3% der CF-Patienten Ursache für die Erstdiagnose –, die weiterführende Diagnostik mithilfe nasaler Potenzialdifferenzmessungen und auch für die mikrobiologische Diagnostik von Bedeutung. Viele CF-Patienten zeigen HNO-Symptome, die beachtet und einer gezielten Therapie zugeführt werden sollten.

30

30.2 Pathophysiologische Prinzipien

Da die Nase, die Nasennebenhöhlen und Tuba eustachii von mukoziliären Reinigungsmechanismen abhängen, ist das primär entscheidende pathophysiologische Prinzip das stark visköse Atemwegssekret, wie es bei Mukoviszidose produziert wird. Sekundär kommt es im Rahmen von viralen Infekten zu Schädigungen des zilientragenden Flimmerepithels, sodass der mukoziliäre Transport aus der Nase und den Nasennebenhöhlen nahezu komplett gelähmt wird. Dies führt aufgrund der Stase zu einer bakteriellen Kolonisation mit Pseudomonas aeruginosa, Staphylococcus aureus, Haemophilus influenzae sowie Anaerobiern. Nasale Polypen bilden sich als inflammatorische Epithelregenerate aus, es kann zu Mukozelen und Mukopyozelen kommen. Aufgrund der raumfordernden Wirkung der inflammatorischen Prozesse werden häufig Mittelgesichtsveränderungen mit Verbreiterung des Augenabstands und ein eingeengtes nasales Lumen beobachtet. Die frontalen Sinus sind aufgrund einer verminderten Belüftung meist unterentwickelt. Die chronische Infektion des HNO-Bereichs mit den genannten Erregern kann Reservoirfunktionen für die unteren Atemwegsabschnitte haben. Relativ steril transplantierte Lungen werden üblicherweise von den Erregern, die in den Nasennebenhöhlen persistieren, kolonisiert. Hingegen konnte kürzlich für Staphylococcus aureus gezeigt werden, dass für die Persistenz dieser Keime im Atemtrakt im Langzeitverlauf eine pharyngeale Kolonisation entscheidender ist als eine nasale (Ridder-Scharphorn et al. 2007). Neben diesen CF-spezifischen Pathologien sind allergische Rhinitiden, Tonsillitiden und nasale Fremdkörper, die üblicherweise im Kindesalter und bei CF mit gleicher Frequenz vorkommen, weitere Pathologien im HNO-Bereich.

Pathophysiologisch und für die Diagnostik bei CF spielt die Nase eine besondere Rolle; hier kann am Epithel der basale CF-assoziierte Defekt des transepithelialen Chloridtransports direkt ermittelt werden. Diese Technik ist bei Grenzfällen mit schwieriger Diagnosestellung, aber auch als Zielparameter für Messungen pharmakologischer therapeutischer Interventionen (Korrektoren, Potenziatoren der CFTR-Restfunktion der Epithelzellen) von besonderer Bedeutung.

Die Messung der transepithelialen nasalen Potenzialdifferenz erfolgt am respiratorischen Epithel der Nase unterhalb der Concha inferior. Ein Polyethylenschlauch (PE-50) bringt über Perfusoren Elektrolytlösungen auf die Schleimhaut auf und die sich aufbauende transepitheliale Spannung kann an einem Voltmeter verfolgt werden, das mit einer Referenzelektrode, die eine physiologische Kochsalzlösung subkutan am Unterarm platziert, gemessen wird.

Diese Methode hat eine Sensitivität von 90% und eine Spezifität von über 95%, um eine zystische Fibrose zu diagnostizieren. Diese Messung eignet sich für Neugeborene und Säuglinge und kooperationswillige Kinder und Jugendliche sowie Erwachsene. Die CF-typischen Veränderungen des Natrium- und Chloridtransports äußern sich in drei diagnostischen **Potenzialdifferenmerkmalen** (➢ Abb. 30.1).

1. CF-Patienten zeigen eine viel größere maximale transepitheliale Spannung oder Potenzialdifferenz als Gesunde. Ursache ist die erniedrigte Chloridpermeabilität (CFTR-abhängige Funktion) und ein vermehrter Natriumtransport.
2. Der Natriumtransporthemmer Amilorid führt daher zu viel größeren Potenzialveränderungen (-verminderungen) als bei Gesunden.
3. Die Gabe chloridfreier Lösung führt zu keiner oder nur geringer Änderung der Potenzialdifferenz bei CF-Patienten, während normalerweise ein Chloriddiffusionspotenzial aufgebaut wird.

Die nasale Potenzialdifferenzmessung wird neben der Diagnostik auch im Rahmen klinischer Studien angewandt.

30.3 Ohren

Der Rachen ist über die Eustachische Röhre kontinuierlich mit dem Ohr verbunden. Interessanterweise ist bei Kindern mit Mukoviszidose jedoch die Häufigkeit akuter und seröser Otitiden (etwa 25%) im Vergleich zur Normalbevölkerung nicht erhöht. Die Dysfunktion der Tuba eustachii ist mit transienten Schallleitungsschwerhörigkeiten assoziiert worden, auch wenn es nicht zu einer Beeinträchtigung des Hörvermögens und z.B. der Sprachentwicklung im Langzeitverlauf kommt. Inwieweit, wie von manchen angenommen, Cholesteatome häufiger bei CF auftreten, ist bisher noch nicht prospektiv untersucht worden. Entscheidend – und dies gilt natürlich auch für die Nase und die Nasennebenhöhlen – ist, dass viele der antibiotischen und schleimmobilisie-

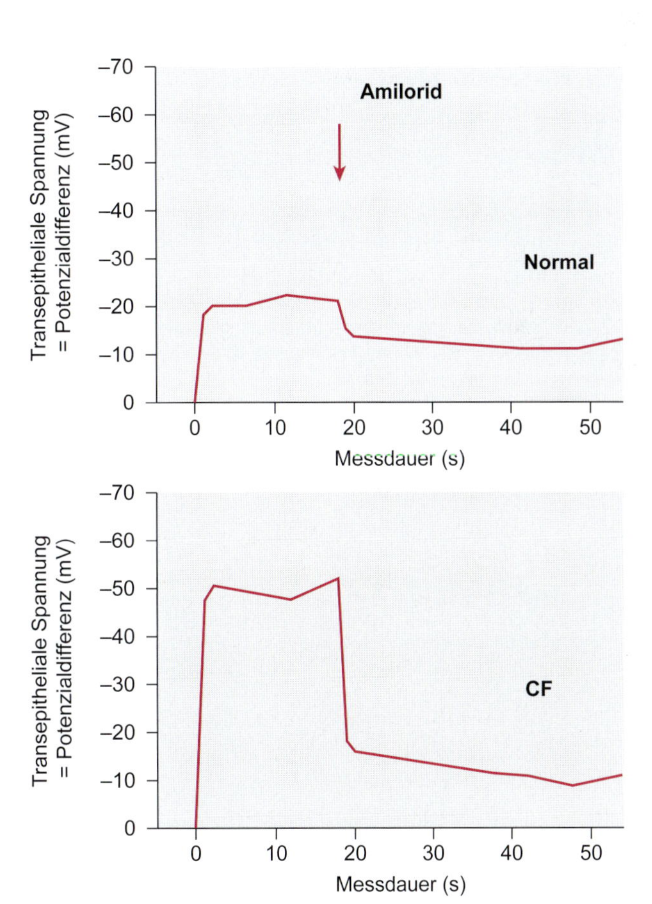

Abb. 30.1 Schematische Darstellung der Messung der transepithelialen Spannung am nasalen Schleimhautepithel. Bei CF-Patienten (unterer Teil) entsteht spontan eine deutlich größere Potenzialdifferenz als bei Gesunden, weil bei CF-Patienten die Chloridleitfähigkeit aufgrund der Mutationen im CFTR fehlt und kompensatorisch Natriumkanäle aktiviert sind. Diese aktivierten Natriumkanäle können durch Amilorid geblockt werden, wodurch es bei CF-Patienten zu einem deutlich größeren Ansprechen, d.h. einem Ausgleich der transepithelialen Spannung, auf Amilorid kommt als bei gesunden Personen.

renden Therapien, die auf die Lunge gerichtet sind, auch den HNO-Bereich mit therapieren. Im klinischen Alltag treten behandlungsbedürftige Probleme der Mittel- und äußeren Ohren nicht überdurchschnittlich häufig auf.

Da Patienten mit Mukoviszidose häufig mit Aminoglykosid-Antibiotika behandelt werden, müssen negative Effekte dieser Substanzen (Innenohrschwerhörigkeit) bedacht und bei regelmäßiger Therapie oder im Rahmen von klinischen Studien untersucht werden. Anhand audiographischer Ausgangsbefunde können neue Läsionen abgegrenzt werden (➤ Abb. 30.2). Die Effizienz und Sicherheit einer Aminoglykosid-i.v.-Therapie 1 ×/Tag geht mit Spitzenserumspiegeln deutlich über 8–12 mg/l einher und scheint nicht mit einer vermehrten Ototoxizität assoziiert zu sein. Entscheidend sind ausreichend niedrige Basalspiegel, die nach 3–5 Tagen und bei länger (3–4 Wochen) dauernder Therapie erneut kontrolliert werden sollten.

30.4 Parotis- und Speicheldrüsen

Klinisch werden selten Symptome der Speicheldrüsen beobachtet. Intermittierend treten jedoch immer wieder Schwellungen dieser Drüsen (➤ Abb. 30.3) auf, die dann differenzialdiagnostisch nicht einfach abzugrenzen sind von Infektionen, Stase durch eingedicktes Sekret oder aber Bildung von Steinen in den Speicheldrü-

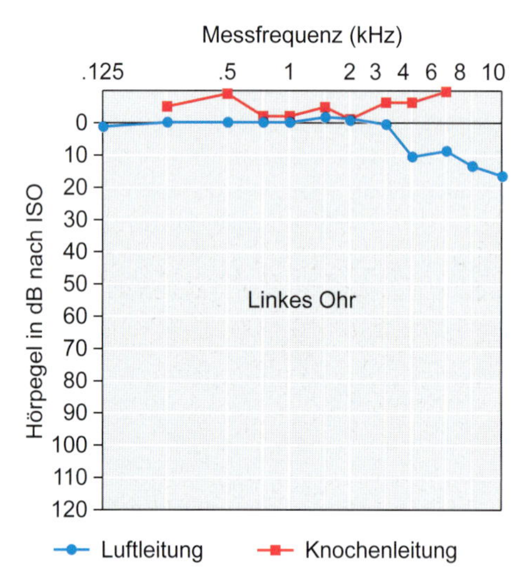

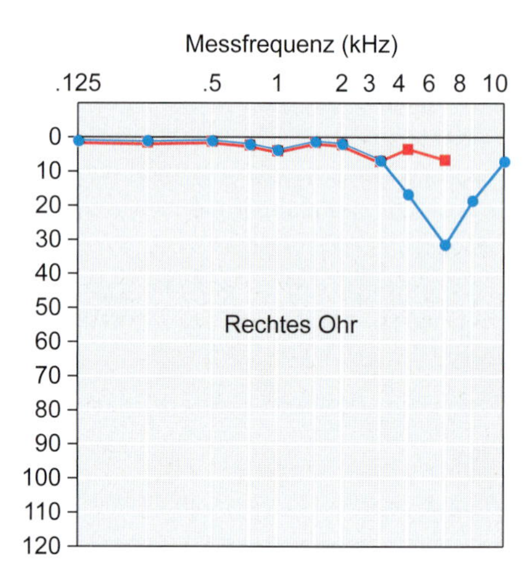

Abb. 30.2 Audiogramm mit eingeschränkter Schallleitung im oberen Frequenzbereich beidseits bei einem Patienten mit zystischer Fibrose vor Einschluss in eine Studie mit Aminoglykosiden. Dies ist ein häufiger Befund beim Routinescreening von Patienten mit zystischer Fibrose und Paukenerguss. Nicht zu verwechseln mit der Innenohrschwerhörigkeit durch Aminoglykoside; hier sind dann Luft- und Knochenleitung eingeschränkt

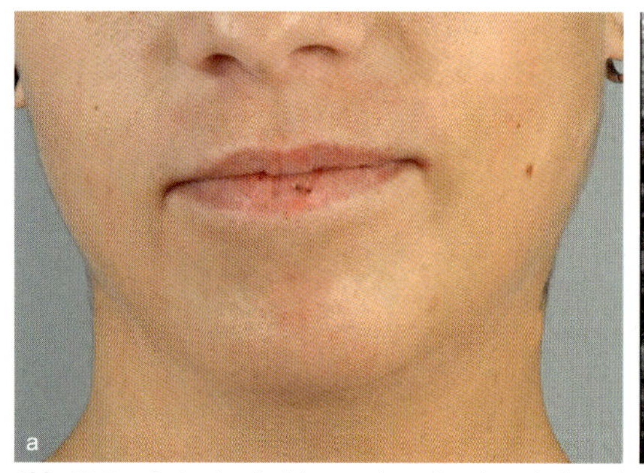

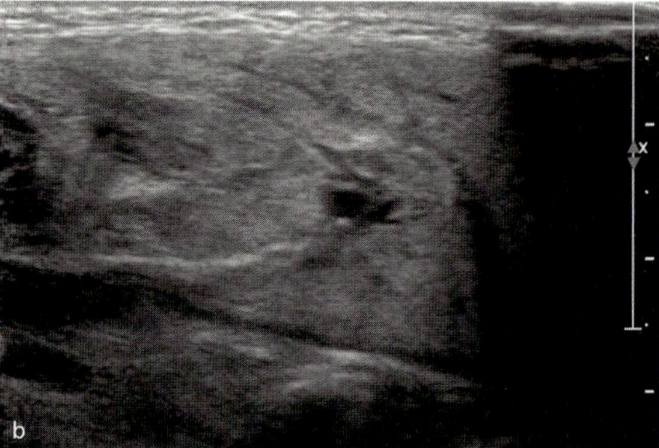

Abb. 30.3 **a** Patientin mit diskreter, aber sehr schmerzhafter Schwellung der linken Ohrspeicheldrüse. **b** Die Speicheldrüse zeigte sich im Ultraschall diffus geschwollen und vergrößert. Es ließ sich in der Bildgebung kein Stein nachweisen (mit freundlicher Genehmigung von Prof. Dr. Schneider).

senausführungsgängen. Hier hilft neben der Bestimmung von Amylase und Lipase im Serum sowie den entsprechenden Entzündungsmarkern eine bildgebende Diagnostik mit Ultraschall und ggf. CT bzw. MRT. Maßnahmen zur Förderung des Sekretflusses (Kaugummi, saure Drops) sowie vorübergehend die Gabe von Schmerzmitteln können Abhilfe schaffen.

30.5 Larynx

Probleme des Larynx treten selten auf. Stimmbandlähmungen als Folge von Irritationen des Nervus recurrens, der aufgrund einer Volumenzunahme der Pulmonalarterien gereizt wird, sind in Einzelfällen beschrieben worden. Häufiger sind jedoch in diesem Zusammenhang medikamenteninduzierte Nebenwirkungen auf die Stimmlippen. So kommt es in etwa 3% der Fälle bei der Anwendung von Pulmozyme (rhDNase) zu einer mit Absetzen des Medikaments reversiblen, transienten Heiserkeit (➢ Tab. 30.1). Auch durch die Verwendung von Kortikoid-Dosieraerosolen oder Nassinhalationen mit Kochsalzlösungen verschiedener Konzentration, Antibiotika oder anderen Mukolytika kann es selten zum Auftreten von Heiserkeit, die mit Absetzen des Medikaments reversibel ist, kommen. Darüber hinaus ist an die Möglichkeit einer Candida-Infektion der Schleimhäute im Rahmen einer Steroid- oder Antibiotikatherapie zu denken.

30.6 Nase und Nasennebenhöhlen

Die meisten pathologischen Befunde im HNO-Bereich gehen von der Nase und den Nasennebenhöhlen aus. Leider gibt es keine verlässlichen epidemiologischen Daten. Die Zahlen aus dem CF-Register unterschätzen wahrscheinlich die Häufigkeit von Beschwerden, da sie hauptsächlich anamnestisch erhoben werden und die Patienten von klein auf an die Symptome gewöhnt sind und sie daher oft als Normalzustand einordnen. Eine chronische Sinusitis ist bei CF-Patienten geläufig und hat eine Prävalenz von annähernd 100% (Becker et al. 2007). Eine komplette Verschattung aller Sinus kann auf CT-Bildern bei den meisten CF-Patienten ab einem Alter von 8 Monaten erkennbar sein (➢ Abb. 30.4). Nasale Polyen begleiten oft die Sinusitis und treten im Alter von 5–20 Jahren auf; die Inzidenz liegt zwischen 6 und 48%. Interessanterweise sind Symptome der Sinusitis bei CF-Patienten weniger gewöhnlich als erwartet, da nur etwa 10% der Patienten sinonasale Symptome angeben (Gysin et al. 2000). Es finden sich folgende nasale Symptome: verstopfte Nase (73%), rekurrierende Rhinitis (72%), Rhinorrhö (61%), Kopfschmerzen (57%), Anosmie (23%), rezidivierende Sinusitis mit Fieber und Schmerzen (27%). Darüber hinaus wurden purulente Sekretionen in 57%, eine Verbreiterung des Nasenrü-

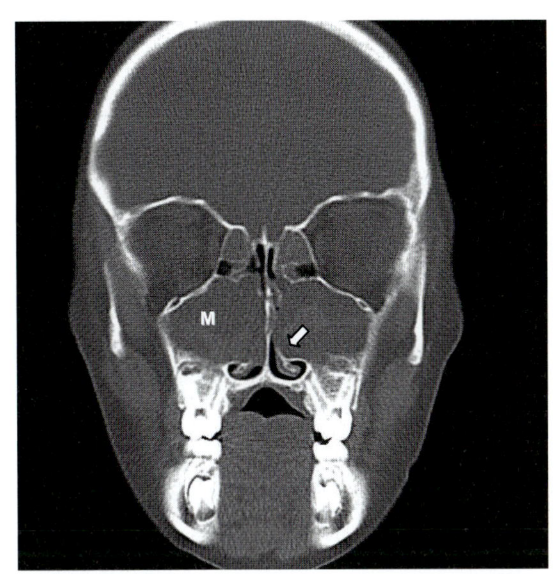

Abb. 30.4 Koronare CT zeigt eine komplette Verschattung der Sinus maxillares (M) beidseits, wie sie bei der überwiegenden Zahl von CF-Patienten beobachtet wird. Die ausgeprägte nasale Obstruktion wird deutlich. Diese ist neben der Schleimhautpolypenbildung bedingt durch eine Vorwölbung der lateralen nasalen Wand (Pfeil) in Richtung auf das mittellinige Septum.

Tab. 30.1 Durch inhalative Medikamente induzierte Nebenwirkungen im Larynxbereich. Ergebnisse aus randomisierten, plazebokontrollierten Studien

	Plazebo	1×/Tag	2×/Tag
rhDNase (Pulmozyme)			
Heiserkeit	7%	12%	16%
Laryngitis	1%	3%	4%
Tobramycin (Tobi, 300 mg, 4 wks on, 4 wks off)			
Heiserkeit	6,5%		13%

ckens in 34%, Polypen des Nasenmittelgangs in 36% und eine mediale Vorwölbung der lateralen Nasenwände in 13% der Fälle gefunden (Brihaye und Clement 1995).

30.6.1 Nasenpolypen

Nasenpolypen sind chronisch entzündliche Schleimhautproliferationen mit (bis zu 30%) und ohne eosinophile Infiltrationen. Das Oberflächenepithel ist respiratorisches Epithel, allerdings kommen Metaplasien vor, häufig finden sich muköse Retentionszysten und degenerierte glanduläre Epithelien.

Untersuchung

Die Untersuchung mittels Otoskop im Sinne einer anterioren Naseninspektion gehört zu jeder klinischen Untersuchung bei CF-Patienten, HNO-ärztliche vordere und hintere Rhinoskopien können Nasenpolypen sichern. Einfache Röntgenaufnahmen bringen nichts und sollten unterbleiben. CT-Untersuchungen sind vor operativen Eingriffen zur Planung der OP sinnvoll, Vorausuntersuchungen können auch mittels MRT durchgeführt werden, wenn die knöcherne Anatomie aufgrund der Vor-CT ausreichend bekannt ist.

Lokale Therapien bei manifesten Nasenpolypen, wie die Einatmung von Steroiden und abschwellenden Nasentropfen, sind meist wenig hilfreich, können jedoch versucht werden. Des Weiteren liegt noch keine Evidenz für die Anwendung eines Leukotrienantagonisten vor, auch wenn hier immer wieder Einzelerfolge berichtet werden. Nasendusche durch Anspülen mit größeren Salz- und bei Infektion auch Antibiotikalösungen (Colistin, Tobramycin) sind individuell hilfreich, um den Krankheitsprozess zu verlangsamen und zu stoppen. Ebenso wirken sich antibiotische Behandlungen meist positiv aus.

Wenn die medizinische Behandlung die Situation nicht verbessert, kann durch intranasale Chirurgie schnell Abhilfe geschaffen werden. Allerdings ist die Rezidivrate nach Polypektomie nicht niedrig und es sollte postoperativ das oben genannte konservative Behandlungsprogramm rasch initiiert werden, um Rezidive möglichst lange hinauszuzögern.

Polypen, aber auch die unten dargestellten Nasennebenhöhlenerkrankungen, gehen öfter mit Hypo- und Anosmien einher. Daher ist eine erfolgreiche Behandlung oft als erstes an einer Normalisierung des Geruchsempfindens zu erkennen. Geruchsstörungen sind insofern klinisch relevant, als sie zu vermindertem Appetit und Nahrungsaufnahme führen können und daher beseitigt werden sollten. Ferner sind auch Dysosmien, also gestörte Geruchswahrnehmungen möglich, diese sprechen oftmals klinisch gut auf antibiotische Behandlung (inklusive Anaerobier) an.

30.6.2 Nasennebenhöhlen

Wichtig ist, alle Kinder und Jugendlichen mit Pansinusitis hinsichtlich einer Mukoviszidose oder primären ziliären Dyskinesie zu untersuchen, da alle Patienten mit diesen Erkrankungen eine Pansinusitis zeigen. Die Stirnhöhlen sind bei Personen mit CF nur in 36% der Fälle angelegt, eine klinische Symptomatik im Sinne einer akuten Sinusitis findet sich sehr selten, chronische Sinusitiden finden sich bei Kindern in 10% und bei Erwachsenen in etwa 25% der Fälle.

Therapeutisch wird neben einer typischen Behandlung mit inhalativen nasalen Steroiden, Spülungen mit Kochsalzlösungen verschiedener Konzentrationen und Mukolytika sowie Antibiotika versucht, Sekret aus den Nebenhöhlen zu mobilisieren. Dies gelingt jedoch praktisch kaum, sodass systemische Antibiotika, in Analogie zur Therapie der Lungenerkrankung, eingesetzt werden.

30.6.3 Komplikationen

Mukopyozele oder Mukozele sind typische Komplikationen. Schleimansammlungen in den Nebenhöhlen mit Erosion und Gefährdung der Orbita oder des ZNS müssen beachtet werden. Sie sind gekennzeichnet durch chronische Kopfschmerzen, die häufig nicht auf einfache Maßnahmen ansprechen, und besorgniserregende visuelle Störungen, wie z.B. Doppelbilder, oder eine Protrusion des Augapfels. Möglicherweise tritt kein Fieber auf, eine Verbreiterung des Nasenrückens kann beobachtet werden. Therapierefraktäre Sinusitiden stellen eine Operationsindikation dar, ebenso die Verhinderung dieser Komplikation.

Präoperativ wird für etwa eine Woche systemisch antibiotisch therapiert sowie die Physiotherapie intensiviert, um die Ausgangssituation für die etwa 2-stündige Operation zu verbessern. Diese Maßnahmen werden ebenfalls postoperativ fortgeführt.

30.6.4 Endoskopische Nebenhöhlenchirurgie

Die funktionelle endoskopische Sinuschirurgie ermöglicht die Wahrung der physiologischen Verhältnisse und ist eine schonende Operation. Sie ist auch bei Kindern über 5 Jahren mit noch wachsendem Gesichtsschädel möglich. Meist wird eine Öffnung des Eingangs in die Kieferhöhlen (Antrostomie) vorgenommen, bei der der Processus uncinatus teilweise reduziert wird. Manchmal wird dies kombiniert mit einer Eröffnung bzw. Entfernung der vorderen Ethmoidalzellen. Hierdurch wird ein etwas breiterer Zugang und somit möglicherweise eine bessere Drainage ermöglicht. Früher häufig durchgeführte Sinuseröffnungen nach Luc-Caldwell sind obsolet.

Eine weitere Möglichkeit, internasale Polypen zu behandeln, ist die Injektion von Steroiden in die Polypen durch einen HNO-Arzt (Kenalog 40-Triamcinolonacetonid-Suspension; Becker et al. 2007).

Komplikationen der funktionellen endoskopischen Sinuschirurgie sind selten, jedoch nicht komplett auszuschließen (Orbitalhämatome, Liquorleck, Erblindung). Im Anschluss an die maxillare Antrostomie wird wie oben erwähnt konservativ weiterbehandelt. Dies ist auch möglich durch eine 2 × tägliche Instillation von 40 mg Tobramycin über einen kleinen Katheter in die Kieferhöhle (Stern 1998). Eine initial ausgeprägte Erkrankung stellt einen Risikofaktor für rezidivierende Sinuschirurgie bei CF-Patienten dar (Becker et al. 2007).

Die Frage, inwieweit eine Dauersteroidinhalation postoperativ durchgeführt werden soll, muss individuell entschieden werden, da keine systematischen Daten den Benefit dokumentieren.

30.7 Lungentransplantation – Prätransplant-Sinuschirurgie

Eine erfolgreiche Sinuschirurgie kann zu Verbesserungen der pulmonalen Situation von CF-Patienten führen. Daraus wird abgeleitet, dass post-Lungentransplant eine bakterielle Rekolonisierung der Atemwege aus den Nebenhöhlen stattfinden kann und so eine Gefährdung der transplantierten Lunge darstellen. Daher wird mancherorts eine prä-Lungentransplantations-Sanierung der Nebenhöhlen empfohlen. Da retrospektive Analysen hier jedoch kein erhöhtes Risiko zeigen, doppelblinde, plazebokontrollierte Studien allerdings fehlen, empfehlen wir keine prä-Transplantations-Nebenhöhlenoperation, sondern die frühzeitige antibiotische oder antimykotische Therapie bei chronischer Pseudomonasinfektion bzw. Nachweis von Aspergillus fumigatus im Sputum nach Lungentransplantation. Posttransplant stellt die chronische Pseudomonasinfektion der Nase und der oberen Trachea eine wesentliche Quelle für eine Reinfektion der Lunge dar. Daher behandeln wir die Patienten mit Inhalationen von Colistin oder Tobramycin.

30.8 Zusammenfassung

Nasale und Nebenhöhlenprobleme sowie andere Probleme aus dem HNO-Bereich sind per se nicht lebenslimitierend, können jedoch zu einer erheblich verminderten Lebensqualität von CF-Patienten beitragen. Daher sollten alle CF-Patienten anamnestisch und klinisch HNO-ärztlich bei jeder Routinevorstellung untersucht werden. Unkomplizierte nasale Polypen können mit lokalen Steroiden und/oder Polypektomie einfach behandelt werden. Ausgeprägten Polypen mit Verbreiterung des Nasenrückens sowie Protrusionen der knöchernen Nebenhöhlenwände in den Nasengang erfordern eine computertomographische Untersuchung und können von endoskopischer funktioneller Sinuschirurgie profitieren.

LITERATUR

Becker SS, de Alarcon A, Bomeli SR, Han JK, Gross CW (2007) Risk factors for recurrent sinus surgery in cystic fibrosis: Review of a decade of experience. Am J Rhinol 21: 478–482.

Brihaye P, Clement PAR (1995) Endoscopy and CT scan in cystic fibrosis [abstract]. Cystic Fibrosis Conference.

Gysin C, Alothman GA, Papsin BC (2000) Sinonasal disease in cystic fibrosis: Clinical characteristics, diagnosis, and management. Pediatr Pulmonol 30: 481–9.

Reinhardt D, Götz M, Kraemer R, Schöni MH (2001) Cystische Fibrose. Heidelberg: Springer.

Ridder-Schaphorn S, Ratjen F, Duebbers A et al. Nasal Staphylococcus aureus carriage is not a risk factor for lower-airway infection in young cystic fibrosis patients. J Clin Microbiol 45: 2979–2984.

Stern RC (1998) Inpatient treatment of cystic fibrosis pulmonary disease. In: Orenstein D, Stern RC (eds.) Treatment of the hospitalized cystic fibrosis patient. New York: Dekker: 79–133.

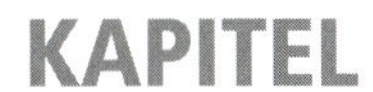

31 Immundefekte als Ursache chronischer Rhinosinusitis

Angelika May, Alexander Weber

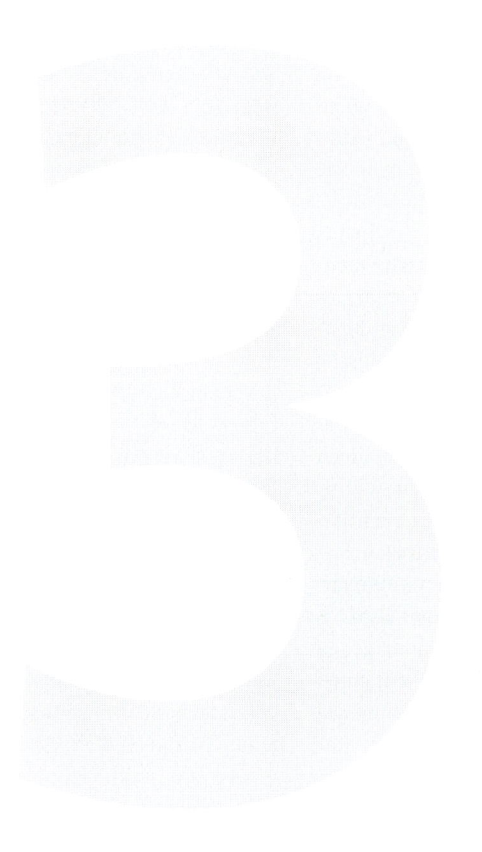

31.1 Vorbemerkung

Eine Rhinosinusitis ist bei Kindern extrem häufig, auch bei Erwachsenen ist ein Infekt der oberen Atemwege eine der häufigsten Erkrankungen überhaupt, da die nasale Schleimhaut nur eine sehr dünne Barriere des Organismus gegenüber der Umwelt mit ihren vielen aggressiven Agenzien darstellt.

Üblicherweise heilen akute virale Rhinosinusitiden binnen 10 Tagen, akute nicht-virale Rhinosinusitiden in weniger als 12 Wochen problemlos aus. Treten Infektionen der oberen Atemwege prolongiert und gehäuft auf oder kombiniert mit Mittelohrentzündungen, Bronchitiden sowie Meningitiden, werden seltene Erreger kultiviert, flammen nach Absetzen von Antibiotika Infektionen rasch wieder auf oder sind in der Familie gehäufte abszedierende Erkrankungen bekannt, kann ein Immunmangelsyndrom vorliegen. Trotzdem muss in diesen Fällen nicht immer ein Immundefekt die Ursache sein, da weder die Schwere noch die Rezidivhäufigkeit der Infektion im HNO-Bereich einen eindeutigen Hinweis auf eine spezifische Ursache geben (Weber et al. 1997, Zielen et al. 1992). Somit steht der behandelnde Arzt vor dem Problem, zu differenzieren, welche Ursachen auslösend für eine chronische Rhinosinusitis sein können.

Pollen-, Pilz- und Milbenallergien, die in 10–15% der Bevölkerung vorkommen, verursachen eine chronische Schleimhautinfektion und prädisponieren zu einer chronischen Rhinosinusitis (Drake-Lee et al. 1984). Da anatomische Varianten der Nasennebenhöhlen ebenfalls häufig sind und chronische Infektionen mitbedingen, sollten durch einen HNO-Arzt Veränderungen wie Septumdeviation, Muschelhyperplasie, pneumatisierte mittlere Muschel, vergrößerter Processus uncinatus oder polypöse Schleimhautschwellung, die durch Einengung der ostiomeatalen Einheit zu Sinusitiden prädisponieren, ausgeschlossen werden. Hyperplastische Adenoide sind bei Kindern der häufigste Grund für chronische Nasenracheninfektionen. Nur eine gute interdisziplinäre Diagnostik und das differenzialdiagnostische Erwägen eines Immunmangels wird diese insgesamt doch seltene Erkrankung aufdecken. Entschließt man sich zur Abklärung eines Immunmangels, so muss eine quantitative Ermittlung der Immunglobulinspiegel erfolgen.

In epidemiologischen Studien werden Immunmangelsyndrome mit einer Häufigkeit von weniger als 0,5% angegeben (Schweinsberg et al. 1991). In einer eigenen Studie wurde bei gezieltem Screening von 220 Patienten bei 21 Patienten (9,5%) ein Immunsubklassenmangel entdeckt (May et al. 1999). In einer retrospektiven Studie an Patienten mit chronischer Rhinosinusitis wurden sogar in 21% der Fälle Immundefekte gefunden (Vanlerberghe et al. 2006). Die Mehrzahl der Immunmängel betrifft den humoralen Schenkel.

31.2 Diagnostik

Eine chronische Rhinosinusitis ist definiert als eine Infektion der Nase und Nasennebenhöhlen, die länger als 12 Wochen anhält und anamnestisch mit mindestens zwei der folgenden **Symptome** einhergeht:
- Nasenatmungsbehinderung
- anhaltende Nasensekretion
- Kopfdruck
- Abnahme des Geruchsvermögens.

Eine endonasale endoskopische Untersuchung beim HNO-Arzt sollte einen der nachgenannten **Befunde** erbringen:
- Eitrige Nasensekretion aus dem mittleren Nasengang
- Schleimhautschwellung und/oder
- Nasenpolypen.

Wurde eine radiologische CT-Diagnostik der paranasalen Sinuses indiziert, sollten im CT Schleimhautveränderungen im mittleren Nasengang, dem ostiomeatalen Komplex und/oder in den Nasennebenhöhlen auffallen (Weber und May 1995).

Ergänzend ist zu fragen nach der Notwendigkeit einer wiederholten Antibiotikatherapie in vier aufeinanderfolgenden Monaten und nach vorausgegangenen Nasennebenhöhlenoperationen sowie rezidivierenden eitrigen Mittelohrentzündungen und Bronchitiden, die nach Absetzen eines Antibiotikums wiederaufflammen.

Sind Allergien, Adenoide, anatomische Varianten der Nase und Nebenhöhlen und seltene Erkrankungen wie Mukoviszidose, primäre ziliäre Dyskinesie, M. Wegener, Aspirin-Trias und Asthma bronchiale ausgeschlossen, sollte differenzialdiagnostisch an ein humorales Immunmangelsyndrom gedacht werden, da dies viel häufigster ist als zelluläre Immunmangelsyndrome. Die letzteren werden aufgrund der Schwere der Symptome fast immer in den ersten Lebensjahren diagnostiziert. Bei Verdacht auf ein Immunmangelsyndrom erfolgt die Bestimmung der Immunglobulinspiegel in einem dafür geeigneten Labor.

Zur Abklärung des immunologischen Status gehört bei den Patienten mit pathologischen Immunklassenwerten eine Kontrolle der Impfantwort auf Pneumovax (Polysaccharid-Antigen) sowie auf Diphtherie- und Tetanus-Toxoid (Protein-Antigen).

Besteht ein Verdacht auf eine Beteiligung des T-Zellsystems oder einen schwerwiegenden Immunmangel, werden mittels Durchflusszytometrie (FACS) die entsprechenden T- und B-Zellklassen analysiert. Bei all diesen Patienten sollte eine HIV-Infektion serologisch ausgeschlossen werden.

Fallbeispiel

Ein 5-jähriger Junge leidet an einer antibiotikaresistenten chronischen Rhinosinusitis und rezidivierenden Mittelohrentzündungen. Die endoskopische Untersuchung der Nasenhaupthöhle und lateralen Nasenwand erbrachte keinen Hinweis auf eine Polypenbildung, es findet sich eitriges Sekret beidseits im mittleren Nasengang. Den Nasenrachenraum und die angrenzenden Tubenwinkel verlegen hyperplastische Adenoide. Im Blutbild wird keine Leukozytose gefunden, die quantitative Untersuchung der Immunglobuline deckt einen IgG-2-Subklassenmangel auf (IgG-1 892 mg/dl, IgG-2 31 mg/dl, IgG-3 52 mg/dl, IgG-4 9 mg/dl). Es wird eine Pneumovax-Impfung vorgenommen, die eine verminderte Bildung spezifischer Antikörper erbringt < 500 U/ml.

Eine Antibiotikatherapie wird fort- und eine erneute Impfung durchgeführt. Aufgrund eines persistierenden Seromukotympanons und vergrößerter Adenoide wird eine Adenotomie und Paukendrainage vorgenommen. Im weiteren Verlauf wird sich entscheiden, ob das Immunsystem ausreifen oder eine Substitutionstherapie mit Immunglobulinen notwendig wird.

31.3 Basiswissen

Eine alleinige Bestimmung der Immunglobulinklassen (IgG, IgA, IgM) reicht nicht aus, um eine humorale Abwehrschwäche abzuklären, denn trotz eines normalen Wertes für das Immungloblin G kann ein **IgG-Subklassenmangel** vorliegen. Das Immunglobulin G besteht aus 4 Subklassen, die sich in der antigenen Struktur ihrer schweren Polypeptidkette und in ihrer biologischen Funktion unterscheiden. Den größten Anteil der IgG-Subklassen macht das IgG-1 mit 60–70% aus, gefolgt von IgG-2 mit 14–20%, IgG-3 mit 4–8% und IgG-4 mit 2–6% (Thomas 1998). Die Funktion und die Bedeutung der einzelnen IgG-Subklassen für die Infektabwehr sind in ➤ Tabelle 31.1 zusammengefasst.

B-Zelldefekte mit Immunglobulin-G-, -A-, -M- oder IgG-Subklassen-Mangel liegen vor, wenn die Konzentration einer oder mehrerer Immunglobuline oder ihrer Subklassen unterhalb des altersbezogenen Referenzbereichs liegt (Thomas 1998). Es besteht eine altersabhängige Entwicklung der einzelnen IgG-Subklassen; Werte von Erwachsenen dürfen nicht mit solchen von Kindern verglichen werden.

Tab. 31.1 Die Funktion der einzelnen IgG-Subklassen: + relevant, - nicht relevant. Das klinische Spektrum der IgG-Subklassenmängel reicht von geringer Infektneigung bis zu schweren bakteriellen Infektionen

Art des Antigens	IgG-1	IgG-2	IgG-3	IgG-4
Bakterielle Toxoide	++	-	+	-
Viren	++	-	++	-
Haemophilus infl./ Pneumokokken	+	++	-	-
Allergene	+	-	-	++

Die Bedeutung und klinische Relevanz eines isolierten IgG-2-Subklassenmangels wird anschaulich im Fallbeispiel dargestellt. Es ist im Kindesalter der häufigste humorale Immundefekt. Eigene Untersuchung zeigt jedoch, dass der IgG-2-Mangel auch bei der Hälfte des erwachsenen Patienten nachweisbar ist (May et al. 1999). Ein IgG-2-Mangel wird am häufigsten bei rezidivierenden Infekten des Respirationstrakts nachgewiesen und das Keimspektrum umfasst in erster Linie bekapselte Bakterien wie Haemophilus influenzae und Pneumokokken. Ein IgG-1- oder IgG-3-Mangel (< 10 mg/dl) ist seltener.

Von der partiellen Immunstörung (IgA-Mangel, IgG-Subklassenmangel) ist der schwergradige humorale Immundefekt, das Common Variable Immunodeficiency-Syndrom (CVID), abzugrenzen. Das CVID stellt eine heterogene Gruppe immunologischer Erkrankungen dar, die vor allem durch eine Panhypogammaglobulinämie und rezidivierende Infekte gekennzeichnet ist. Bei diesen Patienten liegt ein signifikant erniedrigter Spiegel von mindestens zwei Immunglobulinklassen im Serum vor. Die Patienten sind nicht in der Lage, spezifische Antikörper zu bilden. Das Leitsymptom dieser Patienten ist die mehrere Monate anhaltende chronische Sinusitis; rezidivierende Bronchitiden führen langfristig ohne spezifische Therapie zur Entwicklung von Bronchiektasien. Dieses Syndrom kann sowohl im Kindes- wie auch im Erwachsenenalter manifest werden.

Eine regelmäßige Kontrolle der Immunglobuline und die Überprüfung der Impfantwort in 3–6-monatigen Intervallen bei Immunmangel-Patienten ist unbedingt notwendig. Auch das Auftreten von Lymphomen oder malignen Tumoren im Verlauf wurde beobachtet. Durch die Verlaufsbeobachtung kann rechtzeitig ein Übergang in ein malignes Krankheitsbild erfasst werden.

Von wesentlich häufiger vorkommenden Subklassenmängeln und variablen Immundefektsyndromen (CVIDs) sind seltene schwere Immunmangelsyndrome mit Defekten im T-Zellsystem oder kombinierte Immundefekte abzugrenzen. Eine Übersicht über die Klassifikation von Immundefekten gibt ➤ Tabelle 31.2.

Patienten mit CVID werden fast immer in den ersten Lebensjahren auffällig. Sinusitiden, auch wenn sie bestehen, bestimmen nicht das Krankheitsbild schwerer Immunmängel, sondern lebensbedrohliche Infektionen wie Pneumonien, Meningitis und Sepsis (Polmar 1992).

Trotz intensiver Forschungsbemühungen ist es bisher nicht gelungen, die **Ätiologie** der unterschiedlichen Immundefekte detailliert aufzuklären (Cunningham-Rundles 1994). Ursächlich wird eine Reifestörung des B-Zellsystems ohne oder in Kombination mit einer Störung der T-Zelldifferenzierung vermutet.

Weitere Punkte in der **differenzialdiagnostischen Überlegung** sind zum einen, dass immunsuppressive Medikamente, Chemotherapeutika oder Kortisongaben einen sekundären Immunglobulinmangel bewirken können. Zum anderen kann jederzeit bei Erkrankungen des hämatopoetischen Systems, z.B. einer chronisch lymphatischen Leukämie oder einem multiplen Myelom, ein Immunmangel auftreten und mit einer chronischen Rhinosinusitis einhergehen.

Die Frage nach der Bedeutung von Immunsubklassenmängeln ist nicht einfach zu beantworten. So können Subklassenmängel in Patientenkollektiven auch ohne klinisch manifeste Infektneigung vorkommen. Dementsprechend ist die Relevanz eines Immunmangels nicht allein an eine quantitative Bestimmung von Immunglobulinen und ihrer Subklassen gebunden. Vielmehr ist es notwendig, bei Subklassenmängeln Antikörpertiterbestimmungen für Protein- und Polysaccharidantigene durchzuführen und die Impfreaktion der B-Zellen auf Toxoide und Pneumokokkenantigene zu kontrollieren (Fadal 1993,Thomas 1998).

Die Entscheidung, ob und welche **Therapie** durchzuführen ist, hängt ab von der Fähigkeit des B-Zellsystems, auf mikrobielle Impfstoffe zu reagieren. Eine Bestimmung erworbener Impftiter ist dagegen ohne Wert, weil die noch vorhandenen Antikörper eben keine Aussage über die Synthesefähigkeit zu rekrutierender neuer Plasmazellen zulassen. Aus diesem Grund ist die Pneumokokkenimpfung beim IgG-Subklassenmangel von eminenter Bedeutung (Zielen et al. 1996).

Eine ausreichende Pneumokokken-Impfantwort liegt vor, wenn der Pneumokokken-Antikörpertiter im Globaltest 4–6 Wochen nach Impfung auf über 1000 U/ml angestiegen ist bzw. wenn in 5 untersuchten Pneumokokkenserotypen eine signifikante Impfantwort vorliegt (Zielen et al. 1992). Eine **ausreichende Impfantwort** ist bei der Mehrzahl der Patienten mit IgG-2-Subklassenmangel nachweisbar (Ambrosio et al. 1987, Frejd et al. 1978).

Eine Impfantwort < 500 U/ml im Globaltest wird als erniedrigte Impfantwort eingestuft, die kontrollbedürftig ist. Bestätigt sich auch bei der Wiederholungsimpfung ein Titer < 500 U/ml, so wird ein relevanter **IgG-Subklassenmangel** mit gestörter polysaccharidspezifischer Immunität diagnostiziert, der in Abhängigkeit von der Klinik eine längerfristige Therapie (Antibiotikaprophylaxe oder eine Immunglobulinsubstitution) benötigt.

Das diagnostische Minimalprogramm zur Abklärung eines Immundefekts aus HNO-ärztlicher Sicht sollte folgende Schritte umfassen.

1. Eingehende Anamnese hinsichtlich rezidivierender Nasennebenhöhleninfekte, die nach Absetzen von Antibiotika wiederaufflammen
2. Bestimmung der Immunglobuline IgA, M, G und der IgG-Subklassen 1, 2, 3, 4
3. Untersuchung der Immunkompetenz durch eine Impfung; bei IgG-2-Subklassenmangel: Pneumovax-Impfung, Impftiteranstieg unter 1:1000 U/ml = pathologisch; bei IgG-1- und/oder IgG-3-Mangel: Tetanustoxoid-Impfung, Titeranstieg unter 0,1 I E/ml = pathologisch
4. Serologische Kontrolle dieser Impfantwort
5. Entscheidung anhand des klinischen Bildes und der Laborwerte, ob eine Antibiotikatherapie und/oder Immunglobulinsubstitution notwendig ist, bei Ver-

Tab. 31.2 Klassifikation von Immundefekten

Minor Immundefekte mit dem Kardinalsymptom chronischer Rhinosinusitis
• B-Zelldefekte (häufiger)
• IgG-Subklassenmangel isoliert oder kombiniert
• Selektiver Immunglobulinmangel IgG
• Selektiver Immunglobulinmangel IgA
• B- und T-Zelldefekte
• Common Variable Immunodeficiency (CVID)
Major Immundefekte mit dem Kardinalsymptom systemischen Infektionen
• T-Zellfunktionsstörung (seltener)
• Di-George-Syndrom, Thymusaplasie
• T- und B-Zellfunktionsstörung
• Severe combined immunodeficiency
• B-Zellfunktionsstörung
• X-chromosomal oder autosomal vererbte Agammaglobulinämie

dacht auf T-Zellmangel Lymphozytenpopulationen bestimmen
6. Langfristige Beobachtung des Patienten und Kontrolle der Serumimmunglobulinwerte.

Persistieren trotz optimaler konservativer Therapie chronische Infekte der Nasennebenhöhlen und findet sich im hochauflösenden CT (Weber et al. 1992) eine pathologische Verschattung der Nasennebenhöhlen, steht mit einer endonasalen mikrochirurgischen Operation eine sichere und schleimhautschonende Methode zur Sanierung der Nasennebenhöhlen zur Verfügung (von Ilberg et al. 1990). In zwei Drittel der von uns operierten Fälle kam es nach einer endonasalen Operation zu einer Besserung der Nasennebenhöhlenbeschwerden mit Reduktion der Antibiotikaeinnahme. Pädiatrische Otolaryngologen (Lusk et al.1991) stellten bei 8 von 11 Patienten mit Immunmangel – die wegen einer persistierenden Rhinosinusitis endoskopisch operiert wurden – eine Besserung der Beschwerden fest.

Ein beobachteter Immunglobulin- oder Subklassenmangel sollte immer als Ausdruck eines gestörten Immunsystems angesehen und deshalb langfristig nachbeobachtet werden. Das klinische Spektrum der IgG-Subklassenmängel reicht von geringer Infektneigung bis zu schweren bakteriellen Infektionen. Bei familiärer Häufung ist eine genetische Beratung sinnvoll.

Nur ein frühzeitiges therapeutisches Eingreifen bei manifestem Immunmangel wird irreversible Schäden am Respirationstrakt in ihrer Progredienz mildern (Stiehm 1989). Eine enge interdisziplinäre Zusammenarbeit von Pädiater, Internist, Onkologe und HNO-Arzt – bei kooperativen Patienten – ist eine wesentliche Voraussetzung für einen langfristigen Therapieerfolg.

31.4 Fazit für die Praxis

Persistieren trotz ausreichender konservativer und/oder operativer Therapie chronische Nasennebenhöhleninfekte, so ist differenzialdiagnostisch ein humoraler Immundefekt in Erwägung zu ziehen, ggf. ein T-Zelldefekt auszuschließen. Entschließt man sich zur Bestimmung der Immunglobulinklassen IgG, IgA, IgM, sollten gleichzeitig die Immunsubklassen IgG-1, -2, -3, -4 bestimmt werden, denn trotz eines normalen IgG kann ein Subklassenmangel vorliegen. Die Relevanz eines Immunsubklassenmangels lässt sich anhand von Impfreaktionen überprüfen und beeinflusst die Entscheidung, ob eine Immunsubstitution durchzuführen ist. Eine Langzeitbeobachtung ist notwendig.

LITERATUR

Ambrosio DM, Siber GR, Chilmoncyk B, Jernberg JB, Finberg RW (1987) An immundeficiency characterised by impared antibody response to polysacharides. N engl J Med 316: 790–793.

Cunningham-Rundles C (1994) Clinical and imunologic studies of common variable immunodeficiency. Pediatrics 6: 676–681.

Drake-Lee AB, Lowe D, Swantston A, Grace A (1984) Clinical profile and recurrence of nasal polyps. J Laryngol Otol 98: 783–793.

Fadal RG (1993) Chronic sinusitis steroid dependend asthma, and IgG subclass and selective antibody deficiences. Otolaryngol Head Neck Surg 109: 606–610.

Frejd A, Hammarström L, Perrson M, Smith C (1978): Plasma antipneumococcal antibody activity of the IgG class and subclass in otitis prone children. Clin Exp Immunol 56: 233–238.

Ilberg von C, May A, Weber A (1990) Zur Mikrochirurgie der Nasenhaupt- und Nebenhöhlen, zur Indikation und operativen Technik. Laryngol.-Rhinol.-Otol. 69: 52–57.

Lusk RP, Polmar SH, Muntz HR (1991): Endoscopic ethmoidectomy and maxillary antrostomy in immundeficient patients. Arch Otolaryngol Head Neck Surg. 117: 60–63.

May A, Zielen S, Reimold I, von Ilberg C, Weber A (1999): Immunglobulin-Subklassendefekte bei Patienten mit therapieresistenter chronischer Rhinosinusitis. HNO 1: 19–24.

Morell A (1994) Clinical relevance of IgG subclass deficiences. Ann Biol Clin 52: 49–52.

Polmar S (1992) Sinusitis and immune deficiency. In: Lusk RP (ed.) Pediatric Sinusitis. New York: Raven Press: 53–58.

Schweinsberg SA. Wodell RA, Grodofsky MP, Greene JM, Conley ME (1991) Retrospective analysis of the incidence of pulmonary disease in hypogammaglobulinemia. J. Allergy Clin. Immunol 88: 96–104.

Sethi DS, Winkelstein J, Lederman H, Loury M (1995) Imunologic defects in patients with chronic recurrent sinusitis: Diagnosis and management. Head Neck surg. 112: 242–247.

Stiehm ER (1989) Immunologic disorders in infants and children. Philadelphia: Saunders.

Thomas L (1998) Immunsystem, in Labor und Diagnose. Marburg: Medizinische Verlagsgesellschaft: 80–905.

Vanlerberghe L, Joniau S, Jorissen M (2006) The prevalence of humoral immunodeficiency in refractory rhinosinusitis. A retrospective analysis. B-ENT 2: 161–166.

Weber A, May A (1995) Mikrochirurgisch bedeutsame Varianten der Nasennebenhöhlen im Computertomogramm. Otorhinolaryngol Nova 5: 281–286.

Weber A, May A, von Ilberg C, Halbsguth A (1992) The value of high resolution CT-scan for diagnosis of infectious paranasal sinuses disease and endonasal surgery. Rhinology 2: 113–120.

Weber A, Schröder UH, May A, von Ilberg C, Frömter E (1997) Chloridfähigkeit nasaler Fibroblasten von Polyposis-Patienten mit zystischer Fibrose und Patienten ohne zystische Fibrose. HNO 45: 695–701.

Zielen S, Bröker M, Strnad N, Schwenen L, Schön P, Gottwald G, Hofmann D (1996) Simple determination of polysaccharide specific antibodies by means of chemically modified Elisa plates. Journal of Immunological Methods 193: 1–7.

Zielen S, Sehrt P, Bauscher P, Hofmann D (1992) IgG-Subklassen-Bestimmung. Klinische Relevanz bei Kindern mit rezidivierenden bronchopulmonalen Infektionen. TW Pädiatrie 5: 470–476.

KAPITEL

32 Allergische Rhinitis

Erika von Mutius, Matthias Griese, Ludger Klimek

Vorbemerkungen

Etwa 16–20% der Kinder bis zum 10. Lebensjahr entwickeln eine eindeutige saisonale rhinokonjunktivale Symptomatik. In Deutschland zählen verschiedene Gräser- und Getreidepollen sowie die Baumpollen von Hasel, Erle und Birke zu den wichtigsten Krankheitsauslösern. Sowohl die Schwere der Beschwerden als auch die Progredienz der Erkrankung im Rahmen des „allergischen Marsches" (Wahn et al. 1999, Wahn 2000) ist individuell verschieden und kann in einem gewissen Prozentsatz in eine vorübergehende oder vollständige Krankheitsremission übergehen. Andererseits bilden bis zu 40% der unbehandelten Rhinitis-Patienten später ein manifestes Asthma bronchiale aus (Bousquet et al. 2001, Passali und Moessges 1999).

Die **Komorbiditäten** der allergischen Rhinitis (AR) sind vielfältig und klinisch bedeutsam (➤ Tab. 32.1). Die durch die AR bei Kindern bedingten Störungen führen häufig zu einer Verminderung der Leistungsfähigkeit, Schlafstörungen mit Tagesmüdigkeit (Craig et al. 1998, McColley et al. 1998) und einer Verminderung der Lernfähigkeit (Vuurman et al. 1993). Zudem entwickeln sich weitere Erkrankungen. In einer Untersuchung von Kindern mit saisonaler allergischer Rhinitis (Lack 2001) hatten 80% eine begleitende Pharyngitis, 70% eine Konjunktivitis, 40% ein Asthma bronchiale und 37% ein atopisches Ekzem (Ring 1998, Williams 1999). Insbesondere das Asthma wurde in einigen Studien als wichtige Komorbidität der AR erkannt, ca. ein Drittel der Kinder mit AR sind hiervon betroffen (Wright et al. 1994). Umgekehrt leiden über 80% der Asthmatiker auch unter AR. Die Sinusitis ist mit einer Koinzidenz von 25% (Passali und Moessges 1999, Ring 2004, Ruoppi et al. 1993) eine weitere wesentliche Erkrankung, die zur Morbidität der Patienten beiträgt; die Rhinosinusitis muss in die Differenzialdiagnose der AR einbezogen werden. Hiervon ausgenommen sind Nasenpolypen, die nicht mit einer AR assoziiert sind (Bachert et al. 2003, Keith et al. 1994). Auch die seröse Otitis media ist möglicherweise überzufällig häufig mit einer Allergie verbunden (Corey et al. 1994). Zumindest für Kinder besteht zudem ein nachgewiesener Zusammenhang mit habituellem Schnarchen und obstruktivem Schlafapnoesyndrom (McColley et al. 1997).

Tab. 32.1 Symptome und Komorbidität der allergischen Rhinitis im Kindesalter

Primäre Symptome	Sekundäre Symptome	Komorbidität
Niesen	Husten	Konjunktivitis
Juckreiz	Halsschmerzen	Sinusitis
Sekretion	Halitosis	Asthma
Obstruktion	Lidödeme	atopisches Ekzem
	Rhinophonia clausa	Nahrungsmittelallergie
	Mundatmung/ Dyspnoe	rezidivierender Paukenerguss
	Schlafstörungen	Gedeihstörung
	nasale Hyperreaktivität	eingeschränkte Leistungsfähigkeit
		Zahn- und Kieferfehlstellungen

In diesem Zusammenhang wird die Bedeutung der rechtzeitig eingeleiteten kausalen, spezifischen Immuntherapie deutlich, die nach adäquater Diagnostik und individueller Indikationsstellung die Progredienz der Erkrankung, das Auftreten neuer Sensibilisierungen und den Übergang in ein Asthma bronchiale im Rahmen des sog. Etagenwechsels minimieren kann (Bousquet et al. 2001, Wahn et al. 1999, Wahn 2000).

Die durch die allergische Rhinitis und ihre Komorbiditäten hervorgerufenen sozio-ökonomischen Folgen sind erheblich und ergeben sich aus direkten, indirekten und intangiblen Kosten des Gesundheitswesens und der Gesamtwirtschaft. Die durch AR verursachten Kosten betrugen im Jahr 2000 ca. 240 Millionen Euro, die der allergischen Atemwegserkrankungen insgesamt (und somit möglicher Folgeerkrankungen der AR) mindestens 5,1 Milliarden Euro (Ring und Wenning 2000, Schmutzler 2005). Dabei ist in Rechnung zu stellen, dass nach Einschätzung der Deutschen Gesellschaft für Allergologie und klinische Immunologie (DGAKI) nur ein Drittel der Patienten mit AR überhaupt und nur 10% nach den geltenden Empfehlungen behandelt werden (DGAKI 1993).

Definition

Die allergische Rhinitis wird klinisch definiert als eine symptomatische Erkrankung der Nase, induziert durch eine IgE-vermittelte Entzündung der Nasenschleimhaut nach Allergenexposition. Die AR kann klinisch unterteilt werden in eine saisonale, perenniale oder berufsbedingte Form, wobei diese Einteilung nicht konsistent gebraucht werden kann. Saisonale Allergene können beinahe das ganze Jahr präsent sein, perenniale Allergene zeigen „saisonale Schwankungen" ihrer Expositionslevel über das Jahr, wobei Allergenexposition und Symptome nicht sicher korrelieren und daher auch keine therapeutischen Konsequenzen abgeleitet werden können. Daher wurde von der WHO-Arbeitsgruppe eine neue Klassifizierung vorgeschlagen, die die Dauer der Symptomatik in den Vordergrund stellt. Die Schwere der Symptomatik soll anhand ihrer Ausprägung und anhand der Auswir-

32

Tab. 32.2 Klassifikation der allergischen Rhinitis (mod. nach Bousquet et al. 2001)

Dauer der Symptomatik	
Intermittierend	Persistierend
Weniger als 4 Tage pro Woche	Mehr als 4 Tage pro Woche
Oder weniger als 4 Wochen	Und mehr als 4 Wochen
Schwere der Symptomatik	
Gering	Mäßig-schwer
Symptome sind vorhanden	Symptome sind vorhanden und belastend
Symptome beeinträchtigen die Lebensqualität nicht	Symptome beeinträchtigen die Lebensqualität
Lebensqualitätsparameter: Schlafqualität, schulische oder berufliche Leistungen, Alltagstätigkeiten, sportliche Aktivitäten	

kungen auf die Lebensqualität der Patienten definiert werden (➤ Tab. 32.2).

Epidemiologie der atopischen Erkrankungen

Es finden sich in der Literatur verschiedene Übersichtsarbeiten, die das erste Auftreten der Krankheit beschreiben, den Krankheitsverlauf charakterisieren und mögliche Triggerfaktoren, welche die individuelle Ausprägung des atopischen Krankheitskomplexes bestimmen, näher untersuchen (Ring und Wenning 2000, Wahn et al. 1999, Wahn 2000). In Deutschland hat die multizentrische Atopiestudie (MAS) ganz entscheidenden Anteil am Verständnis der Allergieentwicklung bei Kindern (Kulig et al. 1998, Wahn et al. 1999).

Obgleich sich die typischen Heuschnupfensymptome häufig erst nach dem 2. Lebensjahr ausbilden, ist davon auszugehen, dass die entsprechende Sensibilisierung und damit auch die Initialzündung des „allergischen Marsches" bereits in den ersten Lebensmonaten erfolgt (Holt et al. 1990).

Allergien gehören heute zu den häufigsten chronischen Erkrankungen im Kindesalter, was durch eine signifikante Zunahme dieser Erkrankungen im Kindesalter in den letzten 20 Jahren bedingt ist (Downs et al. 2001, Passali und Moessges 1999, Statistisches Bundesamt 2000, UCB Institute 1997, Wright et al. 1994). Das Statistische Bundesamt (Statistisches Bundesamt 1997, 2000) nennt 600.000 (6–7%) Neurodermitispatienten, 270.000–630.000 (3–7%) Asthmatiker und 270.000–990.000 (3–11%) Heuschnupfenpatienten unter den 5- bis 15-Jährigen.

Genetik und Umweltfaktoren

Die genetische Prädisposition scheint einen besonderen Anteil bei der Genese von allergischen Erkrankungen zu haben, dies gilt im Besonderen für die allergische Rhinitis. Darüber hinaus haben verschiedene Umweltbedingungen Einfluss auf den Verlauf der Erkrankung. Nahrungs- und Umweltallergene scheinen das sich entwickelnde Immunsystem des Kindes besonders zu modulieren, was gerade für die Ausbildung allergenspezifischer Antikörper im Rahmen der allergischen Sensibilisierung eine besondere Schlüsselrolle zu spielen scheint. Einen protektiven Effekt in dieser Konditionierungsphase scheint der Kontakt zu Infektionserregern bakteriellen und viralen Ursprungs zu haben. In diesem Zusammenhang lassen die Ergebnisse der MAS-Studie den Schluss zu, dass häufige virale Infekte der oberen Atemwege im Säuglingsalter eine niedrigere Asthmaprävalenz zur Folge haben (Kulig et al. 1998).

32.1 Allergiediagnostik im Kindesalter

In Anbetracht der Zunahme der Prävalenz allergischer Erkrankungen im Kindesalter wird der hohe Stellenwert der entsprechenden Allergiediagnostik auch schon in den ersten Lebensjahren deutlich.

Häufig gibt in den ersten Lebensmonaten schon die Befragung der Eltern nach Ekzemen, chronisch auftretenden Magen-Darm-Beschwerden und häufigen bronchialen Beschwerden einen ersten Hinweis auf eine Allergie.

Ab dem 5. Lebensjahr entspricht die Bedeutung und Durchführung der Allergietestungen denen der erwachsenen Allergiker. Unklarer ist hingegen die Situation bei jüngeren Kindern: Insgesamt werden heute allgemein jüngere Kinder mit dem Argument einer fehlerhaften Interpretation seltener getestet. Aufgrund der geschilderten Erkenntnisse über die immunologischen Prozesse der Sensibilisierung gerade in den ersten Lebensmonaten und -jahren gewinnt die Allergietestung auch in diesem Lebensalter zunehmend an Bedeutung. Die Bedeutung der Allergietestung wird in der prospektiven Studie von Delacourt et al. (1994) verdeutlicht, in der bei Kindern von bis zu 2 Jahren, bei denen ein im Rahmen einer obstruktiven Erkrankung durchgeführter Pricktest gegen D. pteronyssinus oder Katzenhaare positiv ausfiel, sich in allen Fällen 18 Monate später ein manifestes, infantiles Asthma bronchiale entwickelte.

Ziel einer optimalen, individuellen Allergiediagnostik im Kindesalter sollte sein, Kleinkinder mit erhöhtem Risiko für die spätere Entwicklung von allergischen Erkrankungen im Rahmen des „allergischen Marsches" möglichst früh zu identifizieren und ihnen eine spezifische Karenz, Pharmakotherapie und (kausale) Immuntherapie angedeihen zu lassen.

Verlaufsdiagnostik

Die Verlaufsbeobachtung erfolgt klinisch, da bisher keine einfach zu erhebenden anderen Marker verfügbar sind. So zeigt zwar das orale exspiratorische NO (eNO) die Atemwegsinflammation beim allergischen Asthma bronchiale an, dies trifft jedoch nicht für das nasale NO zu. Die nasalen NO-Werte von Kindern mit allergischer, nicht-allergischer und chronischer Rhinitis unterscheiden sich nicht verwertbar (Rolla 2007). Interessanterweise führt eine nasale Allergenprovokation bei Patienten mit allergischer Rhinitis zu einer Abnahme des nasalen NO nach 20 Minuten, gefolgt von einem schrittweisen Anstieg über 7 Stunden und klar erhöhten Werten nach 24 Stunden (Boot et al. 2007).

Ferner führt die topische nasale Behandlung mit Mometason nicht zu einer Verbesserung der Lungenfunktionsparameter FEV_1 (forciertes expiratorisches Volumen in 1 Sekunde) und des PEF (peak flow). Die 4-wöchige Therapie hatte auch keinen Einfluss auf die bronchiale Inflammation, gemessen am eNO, wohingegen die nasale und systemische Aktivierung der Eosinophilen reduziert werden konnte (Pedroletti 2008).

32.2 Besonderheiten der Therapie im Kindesalter

Zum Ausschluss einer weiteren Sensibilisierung, Progredienz der Erkrankung und Ausbreitung des Entzündungsgeschehens auf die Lunge im Sinne eines Etagenwechsels ist nach einer individuell ausgerichteten allergologischen Diagnostik möglichst frühzeitig die adäquate Einleitung von Karenzmaßnahmen, die Optimierung einer Pharmakotherapie und Initialisierung der kausalen, spezifischen Hyposensibilisierung (SIT) einzuleiten.

Die therapeutischen Möglichkeiten entsprechen den Optionen der „Erwachsenen-Allergologie", doch finden sich auch wichtige Unterschiede (Passali und Moessges 1999).

Prävention

Allgemein wird unter der sog. Primärprävention die Verhinderung einer allergischen Sensibilisierung verstanden. Es finden sich in neueren Studien Hinweise, dass durch eine frühe postpartale Allergenreduzierung das Auftreten von atopischen Erkrankungen i.S. einer Primärprävention verringert werden kann (Kabesch und von Mutius 2002). Allerdings ist noch nicht abschließend geklärt, ob durch die primäre Prävention auch das spätere Auftreten von Asthma-Neuerkrankungen reduziert werden kann.

Kinder mit allergischen Elternteilen oder Geschwistern tragen ein hohes Risiko, ebenfalls eine allergische Erkrankung zu bekommen. Umso wichtiger ist es, diese „Risiko"-Patienten und ihre Eltern ausführlich über die Erkrankung zu informieren. Empfehlungen finden sich in den „Frankfurter Thesen" des Aktionsbündnisses „Allergieprävention" (DGAKI 1993).

Als Sekundärprävention kann die Allergenkarenz gesehen werden, d.h. man wird versuchen, einen allergisch sensibilisierten Patienten vor dem Kontakt mit dem auslösenden Allergen zu schützen. Für die Karenzmaßnahmen gelten für Kinder die gleichen Überlegungen wie bei Erwachsenen, d.h. Einleitung von Encasing-Maßnahmen bei Milben-Allergikern, Überzeugung von der Notwendigkeit, das Haustier abzuschaffen bei Tierhaar-Allergikern, Beratung bezüglich der Urlaubsplanung etc.

Nasenspülungen/Solelösungen

Bei vielen Eltern besteht der Wunsch nach „natürlichen Behandlungsalternativen" für die Therapie der AR. Leider liegen bis heute für viele dieser Behandlungsformen keine ausreichenden Daten vor.

Die Anwendung von Solelösungen bei AR wurde hingegen gut dokumentiert und kann somit für Kinder mit AR empfohlen werden.

In einer randomisierten Studie wurden die Effekte einer Nasenspülbehandlung mit isoosmotischer Emser-Salz-Lösung bei Patienten mit saisonaler AR in Ergänzung zu einer medikamentösen Therapie untersucht (Klimek et al. 2001).

Es konnte gezeigt werden, dass sowohl die Symptomatik als auch der Verbrauch an antiallergischer Medikation in der Nasenspülgruppe um mehr als 30% verringert werden konnte. Nasenspülungen mit Solelösungen erscheinen demnach als sinnvolle Ergänzung einer medikamentösen Therapie der saisonalen AR und können zur Reduktion des Medikamentenverbrauchs beitragen.

Pharmakotherapie

Die medikamentöse Behandlung der AR im Kindesalter hat neben der Symptomreduktion als wesentliches Ziel eine Reduktion der entzündlichen Nasenschleimhautveränderungen und somit einer weitestgehenden Prophylaxe vor Langzeitschäden.

Die Therapie orientiert sich am aktuellen Schweregrad mit dem Ziel, das bestmögliche Verhältnis zwischen Symptomenkontrolle und unerwünschten Nebenwirkungen dauerhaft zu erreichen (Stufentherapie, ➤ Tab. 32.3; Ring 2004, Schmutzler 2005). Auch die optimale Kombination von Medikamenten ist abhängig vom Schweregrad der Erkrankung (➤ Abb. 32.1). Die Wahl der Medikamente und der adäquaten Dosis schließt jeweils eine Entscheidung über den optimalen Applikationsweg (inhalativ, oral, parenteral) ein. Die Wirkung der Medikation lässt sich durch Nasenendoskopie, Rhinomanometrie oder tritrierte nasale Provokationstestungen und auch durch Führen eines Peakflow-Protokolls objektivieren.

Topische Applikation

Durch topische Applikation können bei ausreichender Durchdringung der Epithelschicht erheblich höhere Konzentrationen in den Atemwegsschleimhäuten erzielt werden als bei systemischer Gabe, zudem tritt die Wirkung häufig rascher ein. Gerade in der Therapie von Kindern ist ein wichtiger Vorteil der topischen Applikation darin zu sehen, dass bei gleichzeitig erheblich reduzierter Konzentration im Blut und reduzierter Gesamtkörperdosis systemische Nebenwirkungen in geringerem Maße als bei einer systemischen Applikation zu erwarten sind.

Bis vor einigen Jahren wurden für die topische Applikation Treibgas-Dosieraerosole verwendet. Für Nasensprays waren diese jedoch aufgrund der massiven mechanischen Beeinträchtigung der Nasenschleimhaut durch das mit hoher Geschwindigkeit ausgebrachte

Tab. 32.3 Stufenschema zur Behandlung nasaler Beschwerden bei Rhinitis allergica im Kindesalter (nach Ring 2004, Schmutzler 2005)

	Beschwerden	Substanz
Stufe 1	gering	Mastzellstabilisator topisch Antihistaminikum topisch
Stufe 2	mittelgradig: hpts. Obstruktion	α-Sympathomimetikum topisch (zu Beginn) Kortikosteroid topisch
	hpts. Niesreiz, Juckreiz, Rhinorrhö	Antihistaminikum topisch
Stufe 3	stark: hpts. Obstruktion	α-Sympathomimetikum topisch (zu Beginn) Kortikosteroid topisch + Antihistaminikum oral
	hpts. Sekretion, Juckreiz (hpts. Rhinorrhö)	Antihistaminikum topisch + Antihistaminikum oral (evtl. + Anticholinergikum topisch) + Antihistaminikum oral
Stufe 4	sehr beeinträchtigend	Medikation wie Stufe 3 + Leukotrienantagonist, ggf. Kortikosteroid oral + topische Medikation wie s.o.

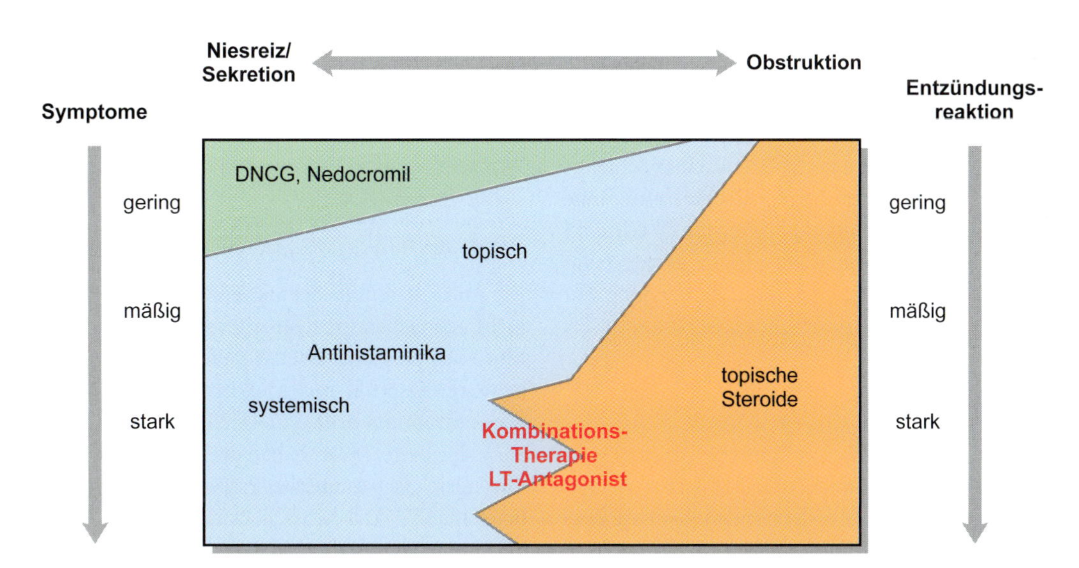

Abb. 32.1 Kombination von Medikamenten in Abhängigkeit der Schwere der Erkrankung (modifiziert nach Bachert und Ganzer 1997)

Aerosol wenig geeignet, zumal eine sehr schlechte Verteilung des so ausgebrachten Wirkstoffs in der Nase erfolgt. Durch die europäische Gesetzgebung zur FCKW-Reduktion wurden diese inzwischen durch Pumpsprays mit wässrigen Lösungen ersetzt. Diese haben den Vorteil, dass sie zu geringerer mechanischer Irritation führen und die ausgebrachten großen Aerosole zudem fast vollständig in der Nase adsorbiert werden.

Die eigenständige Applikation ist von Kindern etwa ab dem 5. Lebensjahr problemlos zu erlernen und durchzuführen, für kleinere Kinder empfehlen sich Düsen- und Ultraschallvernebler.

Von Bedeutung ist es, den kleinen Patienten und die Eltern in der richtigen Handhabung des Applikationssystems zu schulen und diese auch regelmäßig zu überprüfen. Auch sollte das Kind vertraut gemacht werden mit dem richtigen Umgang mit Hilfsmitteln wie z.B. Inhalationshilfen.

Falls ein therapeutischer Erfolg mit den topischen Medikamenten nicht erreicht werden kann, sollte die orale systemische Applikation der Medikamente erfolgen. Im Folgenden werden die verschiedenen Substanzklassen charakterisiert und die Besonderheiten beim Einsatz an Kindern herausgearbeitet.

α-Sympathomimetika

α-Sympathomimetika stehen zur topischen Applikation an der Nase (z.B. Xylometazolin, Oximetazolin, Naphazolin, Tramazolin, Tetryzolin) und zur systemischen Applikation (z.B. Pseudoephedrin, Phenylpropanolamin) zur Verfügung. Sie stimulieren sympathische α_1- und α_2-Rezeptoren und haben eine Verminderung des nasalen Blutvolumens und des Blutflusses zur Folge. Sie bieten sich insbesondere bei starker nasaler Obstruktion für die Initialphase der Behandlung an, bis z.B. eine Kortikosteroidbehandlung ausreichend wirkt. Jedoch können sie aufgrund ihrer ausgeprägten Tachyphylaxie rasch ihre Wirksamkeit verlieren. Auch die Gefahr einer Schleimhautschädigung bei längerfristigem Gebrauch im Sinne einer Rhinitis medicamentosa („Privinismus") schränkt den dauerhaften therapeutischen Einsatz gerade beim Kind deutlich ein. Eine Alternative zur Anwendung von Nasensprays oder -tropfen ist die Applikation als Gel.

Anticholinergika

Anticholinergika wie z.B. Ipratropiumbromid wirken durch kompetitive Hemmung muskarinerger Acetylcholinrezeptoren, die in der Nasenschleimhaut an Drüsenzellen vorkommen. Bei nicht anders zu beherrschender nasaler Hypersekretion können topische Anticholinergika bei allergischen (Kaiser et al. 1995) und nichtallergischen (Dolovich et al. 1987) Rhinitiden auch bei Kindern eingesetzt werden, sie sind allerdings nicht Mittel der ersten Wahl.

In Deutschland ist für die nasale Applikation von Ipratropium ein Nasenadapter für das Bronchotherapeutikum (Atrovent®) verfügbar. Alternativ ist über die internationale Apotheke (z.B. aus Frankreich) eine besser geeignete wässrige Lösung (Atrovent-nasal®) zu beziehen. Bei Langzeitanwendung werden Nebenwirkungen durch zu trockene Schleimhäute (Epistaxis, Borkenbildung) beschrieben.

Mastzellstabilisatoren

Die Wirkstoffgruppe der Chromone umfasst die Cromoglicinsäure (DNCG) und Nedocromil. Diese Substanzen hemmen auf der Oberfläche von Mastzellen und basophilen Leukozyten durch Besetzung des Kalziumkanals die Mediatorfreisetzung (Mazurek et al. 1980, Ring 2004). Die Substanz wird bei oraler Einnahme nur zu ca. 1% aus dem Gastrointestinaltrakt resorbiert und kann daher therapeutisch nur topisch angewendet werden. Hierzu wird es auf die Nasenschleimhaut oder die Konjunktiven in vier- bis sechsstündigen Abständen appliziert.

Die therapeutische Wirkung von DNCG 4-mal täglich (Compliance!) wurde in einigen kontrollierten Studien für die saisonale allergische Rhinitis nachgewiesen (Holopainen et al. 1971). Chromone sind deutlich weniger wirksam als orale oder topische Antihistaminika und topische Glukokortikosteroide (Schata et al. 1991, Schmutzler 2005). Auch für Kinder wurde gezeigt, dass topische Glukokortikosteroide effektiver sind als DNCG (Fisher 1994).

Insgesamt sind Chromone gut verträglich, bei der AR den anderen Arzneimittelgruppen an Wirksamkeit aber unterlegen. Ihr Einsatz bei Kindern wird aufgrund der häufig notwendigen Applikation und der geringen Wirksamkeit nicht mehr empfohlen

Antihistaminika, oral und topisch

Die Antihistaminika der sog. **ersten Generation** waren nicht ausreichend rezeptorspezifisch und konnten die Blut-Hirn-Schranke überwinden, was ein breites Nebenwirkungsprofil mit Mundtrockenheit, Müdigkeit, Konzentrationsstörungen, Übelkeit, Harnverhalt etc. zur Folge hatte. Daher haben diese Medikamente heute nur noch als parenterale Präparate zur Anwendung beim anaphylaktischen Schock oder als orale Präparate bei erwünschter sedierender Wirkung eine gewisse Bedeutung.

Tab. 32.4 Antihistaminika im Überblick (Borchard 2003)

Bezeichnung	Generischer Name	Wirkmechanismus	Nebenwirkungen	Kommentare
Orale H_1-Antihistaminika	3. Generation: Desloratadin	Blockade der H_1-Rezeptoren. H_1-Rezeptor-abhängige und unabhängige antientzündliche Effekte. Medikamente der 2. und 3. Generation können einmal täglich angewendet werden. Keine Tachyphylaxie-Entwicklung	3. Generation: Nebenwirkungen im Plazebobereich, keine Interaktion mit Nahrungs-/Arzneimitteln	3. Generation: Antiobstruktive Wirkung
	2. Generation: Levocetirizin Cetirizin Ebastin Fexofenadin Loratadin Mizolastin Acrivastin Azelastin		2. Generation: Keine Sedierung durch die meisten Medikamente. Keine anticholinergen Effekte. Keine Kardiotoxizität	2. Generation: Günstiges Nutzen-/Risiko-Verhältnis, der 1. Generation überlegen. Gut wirksam bei Nasen- und Augensymptomen
	1. Generation: Chlorpheniramin, Dimetindenmaleat, Clemastin, Hydroxyzin u.a. kardiotoxisch Astemizol Terfenadin		1. Generation: Üblicherweise sedierend und/oder anticholinerge Effekte	Kardiotoxische Antihistaminika sollten vermieden werden
Topische H_1-Antihistaminika (intranasal, intraokulär)	Azelastin Levocabastin	Blockade der H_1-Rezeptoren (s.o.). Einige antiallergische Effekte durch Azelastin	Geringfügige lokale Nebenwirkungen	Schnell wirksam (nach < 30 min) gegen Nasen- oder Augensymptome

Die Antihistaminika der **zweiten Generation** gelten als nicht bzw. weniger sedierend und sind deutlich rezeptorspezifischer (Bousquet et al. 2001, Merk 2003, Ring und Wenning 2000). Antihistaminika dieser Generation haben einen guten Effekt auf die nasalen und nicht-nasalen Symptome der durch saisonale und perenniale Allergene bedingten allergischen Rhinokonjunktivitis, sie sind allerdings weniger effektiv bei nasaler Obstruktion (Ring 2004).

Durch eine höhere Rezeptorbindungsaffinität neuerer Antihistaminika (von einzelnen Autoren auch als „Antihistaminika der dritten Generation" beschrieben) können klinische Effekte auf die nasale Obstruktion und die Symptome eines Begleitasthmas bei AR beobachtet werden (Borchard 2003). Aufgrund ihrer Pharmakokinetik haben diese Substanzen ein sehr geringes Nebenwirkungsprofil (keine Sedierung und Beeinträchtigung der psychomotorischen Leistungen, keine anderen Nebenwirkungen wie anticholinerge Effekte, Gewichtszunahme, Leber- oder Nierentoxizität etc.) und können bei Kindern mit allergischer Rhinitis und/oder Asthma bronchiale hervorragend eingesetzt werden (Vuurman et al. 1993, Wahn et al. 1999).

Antihistaminika können topisch sowohl an der Nase als auch am Auge angewendet werden. Der Wirkungseintritt erfolgt rasch (innerhalb von 15 Minuten), bei täglich zweifacher Einnahme werden sie sehr gut vertragen. Bei Azelastin kann z.T. vorübergehend ein bitterer Geschmack auftreten. Der Einsatz topischer Antihistaminika ist bei intermittierender AR oder als „On-demand"-Therapie indiziert.

Eine Übersicht über die verschiedenen Antihistaminika findet sich in ➤ Tabelle 32.4.

Glukokortikosteroide (GKS), topisch und systemisch

Mit der Einführung von Beclometasondipropionat (BDP) im Jahr 1973 wurde die topische Therapie der allergischen Rhinitis mit einem Glukokortikosteroid möglich. Seitdem spielen Glukokortikosteroide eine zentrale Rolle in der antiallergischen Therapie, da sie nahezu alle im Rahmen der allergischen Entzündungskaskade ausgelösten Prozesse modulieren bzw. inhibieren können (Hatz 1998). Die gefürchteten Kortisonnebenwirkungen entstehen nach lang dauernder systemischer Gabe, dagegen kann durch die topische Applikation bei kontinuierlicher Anwendung eine hohe Schleimhautkonzentration bei minimalem Risiko systemischer Nebenwirkungen auch bei Kindern erreicht werden (Bonsmann et al. 2001).

Der regelmäßige Einsatz von topischen Kortikosteroiden reduziert alle nasalen Symptome einschließlich der nasalen Obstruktion stärker als orale Antihistaminika. Hierdurch wird die Konzentration verschiedener Entzündungsmediatoren (einschl. Histamin) an der Nasenschleimhaut vermindert.

Wenn die konjunktivale Symptomatik im Vordergrund steht, ist die Kombination von topischem GKS mit einem Antihistaminikum sinnvoll, da topische GKS den Antihistaminika bei der Unterdrückung der allergischen Augensymptome unterlegen sind.

Eltern und Kind sollten über den protrahierten Wirkeintritt (Beginn der Wirkung nach einem Tag, Maximum nach wenigen Wochen) sowie den richtigen Gebrauch (Sprühstoß parallel zum Nasenseptum in sagittaler Ebene applizieren) informiert werden.

Die Langzeitgabe moderner GKS über ein Jahr verursacht keine Atrophie oder Störung der mukoziliären Clearance. Zur Vermeidung von systemischen Effekten sollten bei Kindern und bei längerem Gebrauch GKS mit geringer Bioverfügbarkeit eingesetzt werden (Rachelefsky et al. 1998).

Allerdings gibt es Hinweise auf die Hemmung des Längenwachstums bei Kindern nach Langzeitgebrauch von Beclometasondipropionat, einem GKS der zweiten Generation (Rachelefsky et al. 1998). Bislang ergeben sich keine Hinweise, dass ähnliche Effekte auch bei den topischen GKS der dritten Generation auftreten. Die britischen (Committee on Safety of Medicine of the Medicines Control Agency) und US-amerikanischen (Food and Drug Administration) Behörden haben bezüglich möglicher Nebenwirkungen ein „class labeling" abgegeben, das insbesondere bei Kindern die Anwendung der modernen Präparate empfiehlt. Demnach kann das Risiko bei diesen Präparaten für den sehr empfindlichen Parameter „Längenwachstum bei Kindern" als sehr gering eingestuft werden (Rachelefsky et al. 1998; ➤ Tab. 32.5).

Zusammenfassend gehören die topischen Glukokortikosteroide neben den Antihistaminika zu den Therapeutika der ersten Wahl bei intermittierender und persistierender AR bei Erwachsenen und Kindern und sollten insbesondere bei persistierender mäßiger bis schwerer Symptomatik mit nasaler Obstruktion eingesetzt werden.

Die Gabe systemischer GKS ist bei Kindern nach Möglichkeit zu vermeiden.

Leukotrienrezeptorantagonisten

Leukotriene sind zentrale Mediatoren in der allergischen Entzündungskaskade und hierbei insbesondere an der Sekretion und Obstruktion beteiligt. Leukotrienrezeptorantagonisten (LT-RA) hemmen hierbei die Eosinophilenmigration. Sie können beim therapierefraktären kindlichen (allergischen oder nicht-allergischen) Asthma bronchiale indiziert sein. Die Wirkung auf die allergische Rhinitis ist jedoch eher schwach, sodass bei ausgeprägten rhinitischen Beschwerden die Kombinationstherapie z.B. mit einem nasalen Steroid möglich ist (Bonsmann et al. 2001, Ring 2004).

Spezifische Immuntherapie (SIT) im Kindesalter

Verschiedene Gründe sprechen dafür, dass eine spezifische subkutane SIT bei AR bereits im Kindesalter indiziert und sogar möglicherweise besonders Erfolg versprechend ist:

- Allergene sind im Kindesalter oft Haupttrigger der Erkrankung
- Die Erkrankung hat noch nicht zu Sekundärveränderungen geführt
- Der „allergische Marsch" ist potenziell beeinflussbar
- Die Ausweitung des Sensibilisierungsspektrums kann verhindert werden.

Die SCIT (subkutane Immuntherapie) ist bei geeigneter Indikation im Kindesalter als risikoarm anzusehen. Die Rate von systemischen Reaktionen liegt unter 0,1% der Injektionen. Entscheidend für den Erfolg ist die richtige Einschätzung, welches Kind von einer solchen Therapie

Tab. 32.5 Pharmakokinetische und pharmakodynamische Charakteristika topischer GKS (Hatz 1998)

	BMP*	Budesonid	Flunisolid	Triamcinolonacetonid	Fluticason-17-propionat	Mometason
Relative Rezeptoraffinität (Dexamethason = 100)	1345	935	180	361	1800	1960
Orale Bioverfügbarkeit	15%*	11%	20%	20%	1,2%	< 1‰
Lipophilie (k')	2,80	2,85	1,32	1,17	3,46	3,58
Bindung an menschliche Nasenschleimhaut (µg/g)	2,88	1,67	0,94	keine Daten	4,28	3,69

* BMP wird als Beclometasondipropionat appliziert, dessen orale Bioverfügbarkeit größer ist

profitieren wird, d.h. die Indikationsstellung. Diese unterscheidet sich nicht prinzipiell von der im Erwachsenenalter. Zusätzlich sollten jedoch präventive Aspekte berücksichtigt werden: Diese betreffen eine mögliche Verhinderung des Etagenwechsels (Neuauftreten eines Asthma bronchiale bei bestehender Rhinokonjunktivitis) (Möller et al. 2002) sowie die positive Beeinflussung der Entwicklung neuer Sensibilisierungen (Des Roches et al. 1994, Eng et al. 2002, Pajno et al. 2001). Wie auch in der „Erwachsenen-Allergologie" sollte die spezifische Immuntherapie nur von einem Arzt durchgeführt werden, der in der Lage ist, eine evtl. auftretende Unverträglichkeitsreaktion sicher und adäquat zu behandeln.

Eine feste untere Altersgrenze lässt sich nicht generell festlegen: Mehr aus psychologischen als aus immunologischen Gründen gilt, dass Kinder eine SIT vom Schulalter an besser tolerieren.

Eine lokale (z.B. sublinguale) SIT mit Allergenen hätte aufgrund der fehlenden Invasivität gerade im Kindesalter potenzielle Vorteile. Allerdings wird die Allergenapplikation ohne ärztliche Aufsicht kontrovers beurteilt. Aufgrund des zum großen Teil unbefriedigenden Wirksamkeitsnachweises in kontrollierten Studien sowie fehlenden Nachweises der präventiven Wirkung durch die SLIT (sublinguale Immuntherapie) kann die lokale Applikation im Kindesalter für die Anwendung in der Praxis derzeit noch nicht empfohlen werden.

Einige wichtige **praktische Hinweise** sind bei der Anwendung der SIT im Kindesalter zu beachten. In der Regel akzeptieren Kinder ab dem Schulalter die regelmäßigen subkutanen Injektionen nach kurzer Zeit problemlos. Eine kindgerechte Umgebung, keine falschen Versprechungen über den möglichen kurzen, leichten Schmerz („Mückenstich") und evtl. die Hand der Mutter während der Injektion unterstützen eine vertrauensvolle und möglichst angstfreie Atmosphäre. Das zeitaufwändige vorherige Anlegen lokalanästhesierender Pflaster sollte Einzelfällen vorbehalten sein.

Kind und Eltern sollten instruiert werden, dass am Tag der Injektion sportliche Betätigungen unterbleiben. Reguläre Impfungen werden nicht während der Steigerungsphase, sondern mitten im Intervall der 4-wöchentlichen Erhaltungsdosen durchgeführt. Bei auftretenden typischen akuten Kinderkrankheiten oder fieberhaften Infekten wird die nächste Injektion frühestens 1 Woche nach Gesundung des Kindes verabreicht und ggf. – je nach Länge des Aussetzens – die vorherige Dosis wiederholt oder sogar reduziert. Ein leichter Schnupfen oder Husten (ohne Fieber, ohne Krankheitsgefühl und bei weiterem Schulbesuch) muss dagegen nicht zu einem Aussetzen der Therapie führen.

Chirurgische Maßnahmen

Eine chirurgische Intervention bei AR im Kindesalter kann angezeigt sein bei therapieresistenter nasaler Obstruktion durch Hypertrophie der unteren oder mittleren Muscheln oder Folgeerkrankungen wie z.B. einer chronischen Rhinosinusitis.

Auch wenn die chirurgische Therapie der Muschelhypertrophie die allergische Entzündung nicht beeinflussen kann, so zeigte eine Studie doch deutliche und lang anhaltende Effekte auf alle Symptome einer perennialen AR (Mori et al. 1999).

Chirurgische Maßnahmen sind daher bei Versagen der Arzneimitteltherapie oder klinisch relevanten anatomischen Beeinträchtigungen indiziert.

LITERATUR

Bachert C, Ganzer U (1997) Nasal hyperreactivity. Allergic rhinitis and differential diagnoses – consensus report on pathophysiology, classification, diagnosis and therapy. Laryngorhinootologie 76(2): 65–76.

Bachert C, Hörmann K, Mösges R, Rasp G, Riechelmann H, Müller R, Luckhaupt H, Stuck BA, Rudack C (2003) An update on the diagnosis and treatment of sinusitis and nasal polyposis. Allergy 58(3): 176–191.

Bonsmann U, Bachert C, Delank KW, Rohdewald P (2001) Presence of fluticasone propionate on human nasal mucosal surface and in human nasal tissue over a period of 24 h after intranasal application. Allergy 5: 532–535.

Borchard U (2003) Neue H1-Antihistaminika im Vergleich. Allergologie 26: 24–32.

Bousquet J, van Cauwenberge P, Khaltaev N, Bachert C (2001) Management of allergic rhinitis and its impact on asthma (ARIA). J Allergy Clin Immunol 108: 147–334.

Corey JP, Adham RE, Abbass AH, Seligman I (1994) The role of IgE-mediated hypersensitivity in otitis media with effusion. Am J Otolaryngol. 15: 138–144.

Craig TJ, Teets S, Lehman EB, Chinchilli VM, Zwillich C (1998) Nasal congestion secondary to allergic rhinitis as a cause of sleep disturbance and daytime fatigue and the response to topical nasal corticosteroids. J Allergy Clin Immunol. 101: 633–637.

Delacourt C, Labbe D, Vassault A, Brunet-Langot D, de Blic J, Scheinmann P (1994) Sensitization to inhalant allergens in wheezing infants is predictive of the development of infantile asthma. Allergy 49: 115–122.

Des Roches A, Paradis L, Menardo JL, Bouges S, Daures JP, Bousquet J (1994) Immunotherapy with a standardized Dermatophagoides pteronyssinus extract. VI. Specific immunotherapy prevents the onset of new sensitizations in children. J Allergy Clin Immunol 99: 450–453.

DGAI (1993) DGAI-Stellungnahme: Allergie-Prävention. Allergo J 2: 36–37.

Dolovich J, Kennedy L, Vickerson F, Kazim F (1987) Control of the hypersecretion of vasomotor rhinitis by topical ipratropium bromide. J Allergy Clin Immunol 80: 274–278.

Downs SH, Marks GB, Sporik R, Belosouva EG, Car NG, Peat JK (2001) Continued Increase in the prevalence of Asthma and Atopy. Arch Dis Child 84: 20–23.

Eng PA, Reinhold M, Gnehm HP (2002) Long-term efficacy of preseasonal grass pollen immunotherapy in children. Allergy 57: 306–312.
Fisher WG (1994) Comparison of budesonide and disodium cromoglycate for the treatment of seasonal allergic rhinitis in children. Ann Allergy 73: 515–520.
Gruber W, Eber E, Mileder P (1999) Effect of specific immunotherapy with house dust mite extract on the bronchial responsiveness of paediatric asthma patients. Clin Exp Allergy 29: 176–181.
Hatz HJ (1998) Glucocorticoide. Immunologische Grundlagen, Pharmakologie und Therapierichtlinien. Stuttgart: Ed. Wissenschaftliche Verlagsgesellschaft.
Holopainen E, Backman A Salo OP (1971) Effect of disodium cromoglycate on seasonal allergic rhinitis. Lancet 1: 55–57.
Holt PG, McMenanim C, Nelson D (1990) Primary sensitisation to inhalant allergens during infancy. Pediatr Allergy Immunol. 1: 3–13.
Kabesch M, von Mutius E (2002) Prevention of Asthma in Childhood. Dtsch Med Wochenschr 127: 1506–1508.
Kaiser HB, Findlay SR, Georgitis JW, Grossman J, Ratner PH, Tinkelman DG, Roszko P, Zegarelli E, Wood CC (1995) Long-term treatment of perennial allergic rhinitis with ipratropium bromide nasal spray 0.06%. J Allergy Clin Immunol. 95: 1128–1132.
Keith PK, Conway M, Evans S, Wong DA, Jordana G, Pengelly D, Dolovich J (1994) Nasal polyps: effects of seasonal allergen exposure. J Allergy Clin Immunol. 93: 567–574.
Klimek L, Johannssen V, Hundorf I, Hommel G, Hörmann K (2001) Die Nasenspülung mit Emser Salz reduziert den Medikamentenverbrauch bei der saisonalen allergischen Rhinitis. Allergologie 24 (7): 309–315.
Kulig M, Bergmann R, Niggemann B, Burow G, Wahn U (1998) Prediction of sensitization to inhalant allergens in childhood: evaluating family history, atopic dermatitis and sensitization to food allergens. The MAS Study Group. Multicentre Allergy Study. Clin Exp Allergy 28 (11): 1397–1403.
Lack G (2001) Pediatric allergic rhinitis and comorbid disorders. J Allergy Clin Immunol. 108 (1 Suppl) 9–15.
Mazurek N, Berger G, Pecht I (1980) A binding site on mast cells and basophils for the anti-allergic drug cromolyn. Nature 286: 722–723.
McColley SA, Carroll JL, Curtis S, Loughlin GM, Sampson HA (1997) High prevalence of allergic sensitization in children with habitual snoring and obstructive sleep apnea. Chest 111: 170–173.
Merk HF (2003) Pharmakotherapie allergischer Erkrankungen. Z aerztl Fortbildung Qualsich 97: 453–463.
Möller C, Dreborg S, Ferdousi HA, Halken S, Host A, Jacobsen L, Koivikko A, Koller DY, Niggemann B, Norberg LA, Urbanek R, Valovirta E, Wahn U (2002) Pollen immunotherapy reduces the development of asthma in children with seasonal rhinoconjunctivitis (the PAT-study). J Allergy Clin Immunol 109: 251–256.
Mori S, Fujieda S, Igarashi M, Fan GK, Saito H (1999) Submucous turbinectomy decreases not only nasal stiffness but also sneezing and rhinorrhea in patients with perennial allergic rhinitis. Clin Exp Allergy 29: 1542–1548.
Passali D, Moessges R (1999) Allergic Rhinitis in Childhood. Allergy 54, Suppl. 55.
Pajno GB, Barberio G, De Luca F, Morabito L, Permiani S (2001) Prevention of new sensitizations in asthmatic children monosensitized to house dust mite by specific immunotherapy. A six-year follow-up study. Clin Exp Allergy 31: 1392–1397.
Rachelefsky G, Chervinsly P, Meltzer E, Morris R, Seltzer J, Skoner D (1998) An evaluation of the effects of beclomethasone dipropionate on long-term growth in children. J Allergy Clin Immunol 101: 236.
Ring J, Wenning J (2000) Weißbuch: Allergie in Deutschland 2000. Deutsche Gesellschaft für Allergologie und klinische Immunologie. München: Urban & Vogel.
Ring J (1998) Neurodermatitis: Expertise zur gesundheitlichen Versorgung und Vorsorge bei Kindern mit atopischem Ekzem. Landsberg: Ecomed.
Ring J (2004) Allgemeine Allergietherapie und -prävention. In Angewandte Allergologie. 3. Aufl. München: MMV Medizin: 307–312.
Ruoppi P, Seppa J, Nuutinen J (1993) Acute frontal sinusitis: etiological factors and treatment outcome. Acta Otolaryngol.113: 201–205.
Schata M, Jorde W, Richarz-Barthauer U (1991) Levocabastine nasal spray better than sodium cromoglycate and placebo in the topical treatment of seasonal allergic rhinitis. Allergy Clin Immunol 87: 873–878.
Schmutzler W (2005) Antiallergische und antientzündliche Pharmakotherapie. In: Heppt W, Renz H, Röcken M (Hrsg.) Allergologie. Berlin, Heidelberg, New York: Springer: 160–174.
Statistisches Bundesamt (1997) Gesundheitsbericht für Deutschland. Spezialbericht Allergien. Stuttgart: Metzler-Poeschel.
Statistisches Bundesamt (2000) Gesundheitsbericht für Deutschland. Spezialbericht Allergien. Stuttgart: Metzler-Poeschel.
UCB Institute (1997) Epidemiology, Prevalence of allergic diseases. European Allergy White Paper: 14–47.
Vuurman EF, van Veggel LM, Uiterwijk MM, Leutner D, O'Hanlon JF (1993) Seasonal allergic rhinitis and antihistamine effects on children's learning. Ann Allergy. 71: 121–126.
Wahn U, Seger R, Wahn V (1999) Pädiatrische Allergologie und Immunologie. München: Urban & Schwarzenberg.
Wahn U (2000) What drives the allergic march? Allergy 55: 591–599.
Williams H (1999) Worlwide variations in the prevalenceof atopic eczema. The International Study of Asthma and Allergies in Childhood (ISAAC). J Allergy Clin Immunol.103: 125–138.
Wright AL, Holberg CJ, Martinez FD, Halonen M, Morgan W, Taussig LM (1994) Epidemio-logy of physician-diagnosed allergic rhinitis in childhood. Pediatrics. 94: 895–901.

IV Mundhöhle und Speicheldrüsen

IV

KAPITEL

33 Anatomie, Embryologie und Physiologie der Mundhöhle und der Speicheldrüsen

Karl Götte

33.1 Anatomie und Embryologie der Mundhöhle

Die Mundhöhle besteht aus dem Vestibulum oris und dem Cavum oris. Trennlinie zwischen diesen beiden Strukturen sind die Alveolarfortsätze und die Zahnreihen. Der Übergang der Mundhöhle zum Pharynx wird als Isthmus faucium bezeichnet. Präzise endet die Mundhöhle kaudal am Sulcus terminalis, lateral am vorderen Gaumenbogen und kranial am Übergang vom Hartgaumen zum Weichgaumen. Die orale Fläche des Weichgaumens ist demzufolge bereits Teil des Oropharynx und die Rückfläche Teil des Nasopharynx.

33.1.1 Lippen

Embryogenese der Lippen

Die Oberlippe entsteht aus der Fusion des medialen Anteils des Stirnwulstes und den lateralen Anteilen des Oberkieferwulstes. Der Stirnwulst bildet dabei das Philtrum, die Rinne zwischen Nasensteg und Oberlippe. Die Unterlippe entsteht durch die Verschmelzung der beiden Mandibularbögen.

Anatomie der Lippen

Die Grenze des Lippenrots zum verhornenden Plattenepithel der Gesichtshaut stellt in der rekonstruktiven und ästhetischen Chirurgie eine wichtige Landmarke dar. Durch Kapillarschlingen in hohen Papillen, die weit in das Epithel vordringen und so eine stabile Verzahnung von Epithel von Bindegewebe sichern, erhält die Lippe die Farbe des Blutes. Da im Bereich des Lippenrots Drüsen fehlen, wird es allein durch Sprechen und Nahrungsaufnahme befeuchtet und läuft damit bei fehlender Lippenbewegung Gefahr, auszutrocknen. Der Übergang des mehrschichtigen, schwach verhornten Plattenepithels des Lippenrots zur Mukosa der Mundschleimhaut ist fließend. Beim Neugeborenen findet sich häufig noch ein wulstartiger innerer Lippensaum (Pars villosa). Hierbei handelt es sich um ein mit Mikrovilli besetztes Epithel, das die Abdichtung der Lippen beim Saugen erleichtert. In der Mitte der Unterlippe und der Oberlippe befindet sich ein Frenulum labiale zur Gingiva.

Für die motorische Funktion der Oberlippe sind die migrierenden Myoblasten aus dem Mesoderm des zweiten Kiemenbogens verantwortlich. Aus ihnen entwickelt sich der Musculus orbicularis oris, der gleich der restlichen mimischen Muskulatur und gleich dem Platysma vom Nervus facialis, dem Nerv des zweiten Kiemenbogens, innerviert wird. Ist er einseitig oder beidseitig funktionslos, kommt es zu massiven Einschränkungen der Artikulation, der Mimik und der Nahrungsaufnahme. Die sensible Innervation der Oberlippe erfolgt über den Nervus infraorbitalis (N. V,2), die der Unterlippe über den Nervus mentalis (N. V,3).

Die Lippen haben neben dem ästhetischen Aspekt eine enorme funktionelle Bedeutung. Patienten mit Fazialisparese machen einem dies bewusst. Bereits der Verlust der motorischen Funktion der Lippe macht die Nahrungsaufnahme sehr mühsam, die Artikulation wird undeutlich.

33.2 Wange

Die seitliche Wand der Mundhöhle wird vom Musculus buccinator (N. VII) geformt, der dorsal an der Raphe pterygomandibularis inseriert und von der Buccinatorfaszie umgeben ist, die sich in der buccopharyngealen Faszie fortsetzt. Die Wangenschleimhaut stellt eine Grenze dar in der sensiblen Innervation von Nervus maxillaris und Nervus mandibularis.

33.3 Speicheldrüsen

Man unterscheidet etwa 200 kleine und 6 große Speicheldrüsen, die Glandula parotis (neben dem Ohr gelegen, daher der Name), die Glandula submandibularis und die Glandula sublingualis. Die Entfernung einer oder sogar mehrerer großer Speicheldrüsen führt daher noch nicht zu Mundtrockenheit, zur Xerostomie. Diese exokrinen Drüsen entwickeln sich aus unterschiedlichem Gewebe: Die Parotis ist ekto(!)dermalen Ursprungs, die Glandula submandibularis und sublingualis entwickeln sich aus entodermalen Knospen.

33.3.1 Parotis

Der Name setzt sich aus para otis, neben dem Ohr, zusammen. Die Parotis besteht aus serösen Drüsen. Sie liegt nicht nur vor und unter dem Gehörgang, sondern erstreckt sich mit einem medialen Ausläufer auch medial des Ramus mandibulae. Daher können von der Parotis ausgehende Tumoren sich auch weit in den parapharyngealen Raum erstrecken („Eisbergtumoren"). Der Nervus facialis trennt – mehr virtuell als am anatomischen Präparat erkennbar – die Parotis in einen oberflächlichen („laterofazialen") und tiefen Anteil. Der Ausführungsgang der Parotis, Stenon-Gang (nach Niels Stensen, daher engl. Stensen's duct) läuft auf dem Musculus masseter, wo er beim fest geschlossenen Kiefer auch tastbar ist, tritt durch den Musculus buccinator und endet dem zweiten Molaren gegenüberliegend. Die Parotis wird arteriell über die Arteria transversa faciei versorgt, die aus der Arteria temporalis superficialis entspringt. Die postganglionären parasympathischen sekretorischen Fasern stammen aus dem Ganglion oticum. Dieses Ganglion findet man als 3–4 mm großes Knötchen dicht unterhalb des Foramen ovale an der medialen Seite des Nervus mandibularis, lateral vom Musculus tensor veli palatini. Die präganglionären Fasern entstammen dem Nervus petrosus minor (N. IX). Beim so genannten Frey'schen Syndrom kommt es nach Operationen der Ohrspeicheldrüse postoperativ zu einer Fehlinnervation dieser sekretorischen Fasern mit den Schweißdrüsen im Subkutangewebe.

33.3.2 Glandula submandibularis

Die Glandula submandibularis ist eine seromuköse Drüse. Sie entsteht annähernd in der Mittellinie des Mundbodens und wandert nach lateral in das Trigonum submandibulare (begrenzt vom Musculus digastricus venter posterior und venter anterior sowie Unterrand der Mandibula). Die Drüse legt sich um den dorsalen freien Rand des Musculus mylohyoideus herum. Von enoral betrachtet auf dem Mylohyoideus und lateral des Musculus hyoglossus verlaufend befindet sich der Wharton'sche Gang, der an der Caruncula sublingualis endet. Die arterielle Blutversorgung der Glandula submandibularis erfolgt über Äste der Arteria facialis, die von medial (!) des Musculus digastricus kommend in die Drüse hineinzieht und am Unterkiefer gut tastbar ist. Der venöse Abfluss erfolgt großenteils über die Vena facialis, die durch die Drüse läuft und dann lateral (!) am Musculus digastricus vorbei in die Vena jugularis interna mündet. Ein weiterer Abfluss läuft parallel zum Wharton'schen Gang. Konsequenterweise müssen Vena und Arteria facialis bei der Submandibulektomie kranial und kaudal der Drüse ligiert werden. Die sekretorischen, parasympathischen, postganglionären Fasern entstammen dem Ganglion submandibulare. Dieses liegt mit bloßem Auge erkennbar zwischen Nervus lingualis und Drüse. Es erhält seine präganglionären Fasern aus der Chorda tympani (N. VII, Nervus intermedius), die sich dem Nervus lingualis anlagert. Der Wharton'sche Gang zieht medial, unter den Nervus lingualis und überkreuzt ihn dann weiter vorne nach lateral.

33.3.3 Glandula sublingualis

Die Glandula sublingualis enthält muköse Drüsenzellen. Sie liegt auf dem Musculus mylohyoideus zwischen dem Musculus hyoglossus und der Mandibula. Die Drüse entwickelt sich aus mehreren Anteilen, die Ausführungsgänge sind variabel. Zumeist besteht ein Ductus sublingualis major (Ductus Bartholini), der an der Caruncula endet, und weitere kleinere Ausführungsgänge entlang des Ducus submandibularis (etwa 12 Rivini'sche Gänge). Die arterielle Blutversorgung erfolgt über Äste der Arteria lingualis und die Arteria facialis. Die sekretorische Innervation ist identisch zur Glandula submandibularis.

33.3.4 Zusammensetzung und Funktion des Speichels

- Befeuchtung der Speise. Der Speisebrei muss für den weiteren Transport in den Magen befeuchtet sein. Patienten nach Radiatio im Mund-Rachen-Bereich und nachfolgendem Verlust der Speichelproduktion machen einem bewusst, welche Bedeutung darin liegt.
- Beteiligung an der Geschmackswahrnehmung. Die Geschmacksstoffe werden den Geschmacksknospen über den Speichel zugeführt.
- Verdauungsfunktion. Im Speichel lassen sich die Enzyme Amylase, DNase, RNase und Lipase nachweisen.
- Pufferfunktion: Der Speichel mit einem mittleren pH von 7,1 ist mit Bicarbonat gepuffert. Er stellt somit einen wichtigen chemischen Schutz für das Epithel bei Einwirkung von Säuren dar, die ansonsten sowohl oral zugeführt als auch durch Reflux oder Vomitus zum Untergang des Gewebes führen würden.
- Schutzfunktion, Immunfunktion: Speichel ist der wesentliche Schutz der oralen und pharyngealen Schleimhaut. Ebenso stellt er einen wesentlichen Schutz der Zähne dar. Er enthält IgA, Lysozym und antimykotisch wirkendes Histatin. Im Speichel sind Defensine enthalten, die eine unspezifische, aber breite bakterizide Wirkung entfalten. Die erstaunlich gute Wundheilung im Mund-Rachen-Raum trotz Keimbesiedlung dürfte wesentlich darauf zurückzuführen sein.

33.4 Zunge

Embryogenese der Zunge

Die Embryogenese der Zunge ist komplex. Sie erscheint erstmals angedeutet in der 4. Woche. Im Bereich des Mundbodens, der vom 1. Schlundbogen gebildet wird, bildet sich eine dreieckige Mesenchymverdickung, die in das Stomatodeum hineinragt, das Tuberculum impar. Es bildet beim Menschen keinen wesentlichen Anteil der endgültigen Zunge. Zu beiden Seiten bildet sich ein weiterer Höcker, immer noch aus Mesoderm des ersten Kiemenbogens, die Tubercula linguae laterales. Diese beiden verschmelzen in der Medianlinie. Es bleibt der Sulcus medianus auf dem Zungenrücken zu erkennen. Vereinigen sie sich nicht, bleibt als sehr seltene Fehlbildung eine Lingua bifida. Diese beiden Wülste, Tubercula linguae laterales, bilden die vorderen zwei Drittel der Zunge, die ein Teil der Mundhöhle ist. Konsequenterweise erfolgt die sensible Innervation über den Nervus mandibularis, den Nerv des 1. Schlundbogens. Vom 2. Schlundbogen (Nervus facialis/Nervus intermedius) bleibt an der Zunge nur wenig übrig: Die Chorda tympani wächst mit ihren Fasern in die genannten Zungenanteile ein, mit sensorischen Fasern von den Papillae fungiformes im vorderen Zungenanteil.

Der dorsale Anteil der Zunge, der Zungengrund bzw. die Radix linguae, entsteht aus zwei medianen Erhebungen kaudal vom Foramen caecum: der Copula, einer kleinen Erhebung in der Fusionslinie des 2. Schlundbogenpaares (N. facialis/Nervus intermedius) und der Eminentia hypobranchialis, einer Erhebung in der Fusionslinie des 3. Schlundbogenpaares (N. glossopharyngeus). Da die Eminentia hypobranchialis die Copula beim Menschen überwächst, bleibt für den pharyngealen Abschnitt der Zunge für die sensible Innervation und für die gustatorischen Fasern (von den Papillae vallatae und den Papillae foliatae) der Nervus glossopharyngeus (N. IX). In > Abbildung 33.1 ist die Embryogenese inklusive Innervation dargestellt.

Aus einer fehlerhaften Embryogenese im Bereich der Zunge können sich ergeben: Faltenzunge mit Hypertrophie der Papillen beim Down-Syndrom, eine mediane Halszyste oder Halsfistel als Überrest des Ducuts thyroglossus, ausgehend vom Foramen caecum, eine Ankyloglossie durch ein verkürztes Zungenbändchen, eine Makroglossie mit der Folge eine Pierre-Robin-Sequenz oder einer Behinderung des Verschlusses des sekundären Gaumens mit Gaumenspalte, eine Mikroglossie in Verbindung mit einer Mikrognathie und eine Glossoschisis,

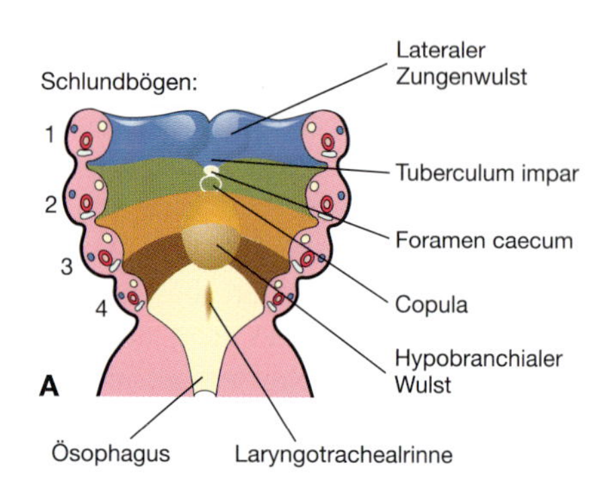

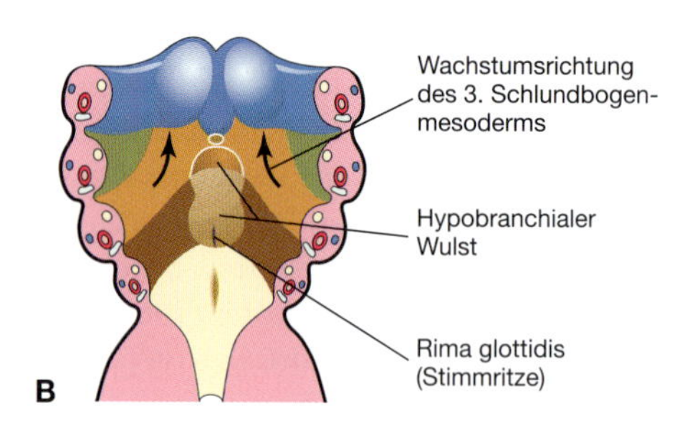

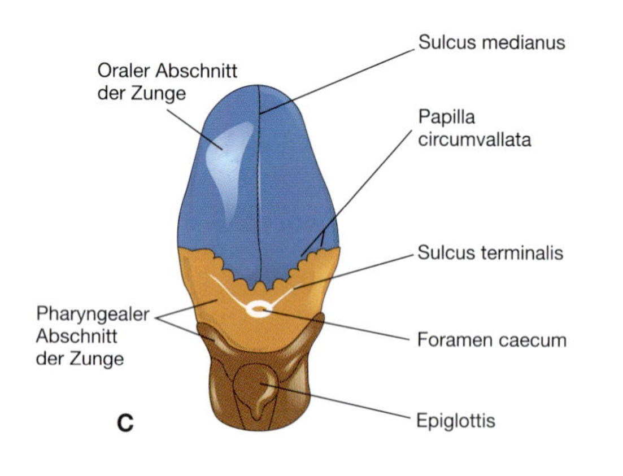

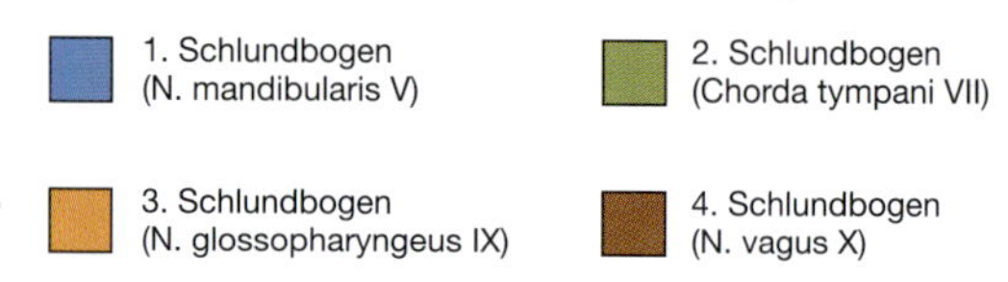

Abb. 33.1 Stadien der Zungenentwicklung (aus Moore KL, Persaud TVN (2007) Embryologie. 5. Aufl. Urban & Fischer, München, Jena, S. 243, Abb. 10.24)

also eine Lingua bifida durch fehlende Vereinigung der beiden lateralen Zungenwülste.

Anatomie der Zunge

Bei der Zungenmuskulatur wird zwischen den 4 Außenmuskeln (Mm. genioglossus, hyoglossus, styloglossus, palatoglossus) und den Binnenmuskeln unterschieden. Die Zungenmuskulatur (mit Ausnahme des M. palatoglossus als Teil der Gaumenbogenmuskulatur) entstammt jedoch nicht den Kiemenbögen, sondern sie entwickelt sich aus ausgewanderten Prämyoblasten der 4 Okzipitalsomiten. Sie werden vom dazugehörigen Nerv, dem Nervus hypoglossus (N. XII) begleitet, der später durch den Canalis hypoglossi, in den Kondylen lateral des Foramen magnum gelegen, aus dem Schädel austreten wird. Die Innervation lässt sich relativ einfach merken, da mit einer Ausnahme alle Muskeln des Menschen mit der Endung „-glossus", und nur diese, auch vom Hypoglossus innerviert werden. Einzige Ausnahme ist der Musculus palatoglossus: Er wird als Teil der Gaumenmuskulatur vom Nervus glossopharyngeus über den Plexus pharyngeus innerviert.

33.4.1 Papillen

Die Schleimhaut der Zunge besteht aus mehrschichtigem, nicht verhornenden Plattenepithel. Prägend für die Oberfläche der vorderen zwei Drittel der Zunge sind die Papillae linguae. Man unterscheidet:

- Fadenpapillen (Papillae filiformes) am Zungenrücken. Sie übertragen mechanische Einflüsse, leisten also einen wesentlichen Beitrag zur Sensibilität der Zunge. Beim Menschen nur schwach ausgebildet, ermöglichen sie bei anderen Säugern (z.B. Rind oder Raubtiere) zusätzlich durch Verhornung das Abkratzen von Nahrung und haben also bei diesen Spezies auch eine Funktion bei der Nahrungsaufnahme.
- Pilzpapillen (Papillae fungiformes) am Zungenrand und an der Zungenspitze mit darin eingelagerten Geschmacksknospen
- Wallpapillen (Papillae vallatae), 7–12 an der Zahl, V-förmig angeordnet vor dem Sulcus terminalis mit zahlreichen Geschmacksknospen. Um die Geschmacksstoffe aus dem Graben um die Wallpapille wieder fortspülen zu können, münden in diese Gräben seröse Spüldrüsen (Ebnersche Spüldrüsen).
- Blätterpapillen (Papillae foliatae), die beim Erwachsenen nur noch andeutungsweise ausgebildet sind, befinden sich am seitlichen Zungenrand und enthalten ebenfalls Geschmacksknospen. Sie bestehen aus 4–8 queren Schleimhauteinfaltungen.

33.4.2 Gefäße der Zunge

Die arterielle Versorgung erfolgt über die Arteria lingualis. Dieser 2. Abgang der Carotis externa tritt dorsal und medial des Musculus hyoglossus in den Zungenkörper ein und gibt am ventralen Ende dieses Muskels die immer noch kräftige Arteria sublingualis ab. Beide Seiten stehen miteinander über Anastomosen in Verbindung. Die Ligatur einer Seite bleibt also folgenlos. Die Ligatur beider Seiten führt zur Nekrose der Zunge.

Der venöse Abfluss verläuft zum Teil parallel zu den Arterien. An der Zungenunterseite schimmert beim Anheben der Zungenspitze die kräftige Vena profunda linguae durch. Sie mündet in die Vena lingualis, die gewöhnlich in die Vena facialis mündet.

Für die pädiatrische HNO-Heilkunde wichtig ist die veränderte Anatomie beim Kleinkind gegenüber dem Erwachsenen: Bei Geburt liegt noch die gesamte Zunge in der Mundhöhle. Erst im Laufe der ersten vier Lebensjahre verlagert sich das hintere Zungendrittel in den Oropharynx. ➢ Abbildung 33.2 verdeutlicht diese vom Erwachsenen deutlich abweichende Anatomie der Mundhöhle beim Neugeborenen.

Funktion der Zunge

Die wesentlichen Funktionen der Zunge sind:

- Beteiligung am Kauvorgang, indem die Speise zwischen die Prämolaren und die Molaren gedrückt wird.
- Beteiligung am Schluckakt, indem der Speisebrei in der oralen Phase des Schluckakts geformt und gegen den Gaumen gedrückt wird und in der pharyngealen Phase über den Weichgaumen hinaus nach unten transportiert wird. In der pharyngealen Phase übernimmt der Zungengrund zusätzlich eine Schutzfunktion durch Bedeckung des Larynxeingangs.
- Beteiligung bei der Lautbildung.
- Sinnesorgan für die Analyse von oral zugeführten Substanzen: Tastsinn, Temperaturwahrnehmung, Geschmackswahrnehmung; also Schutzfunktion der nachgeschalteten Abschnitte.

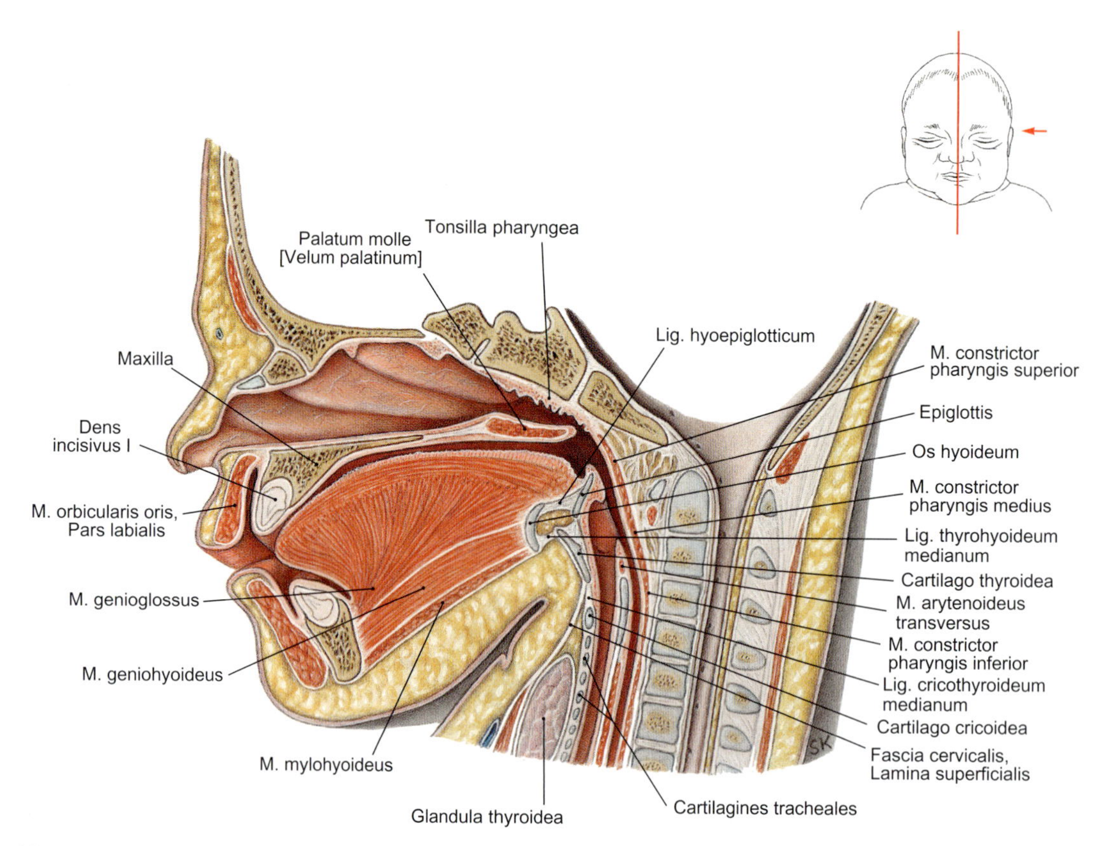

Abb. 33.2 Medianschnitt durch den Kopf eines Neugeborenen (aus Putz R und Pabst R (2007) Sobotta Anatomie des Menschen. 22. Aufl. Urban & Fischer, München, Jena, S. 156, Abb. 271)

33.5 Geschmacksorgan

Das Organum gustus unterliegt nur selten nennenswerten Störungen in Form einer Ageusie, Parageusie oder Phantogeusie und rückt daher nur selten in der Praxis in das Blickfeld des Arztes, noch seltener bei Kindern. Der Leidensdruck bei den betroffenen Patienten ist allerdings hoch. Grundkenntnisse der Anatomie und Physiologie der Geschmacksorgane sind also gefordert.

Es gibt fünf Geschmacksempfindungen (süß, sauer, bitter, salzig, umami), welche in den Geschmacksknospen (Caliculus gustatorius) wahrgenommen werden können. Bei der in Europa wenig bekannten Geschmacksqualität „umami" (aus dem Japanischen, zu Deutsch: herzhaft, wohlschmeckend) handelt es sich um eine eigenständige Grundqualität des Geschmacksinns, ihr Träger ist die Glutaminsäure. Zudem gibt es weitere Hinweise auf eine 6. Schmeckqualität für Fett. Geschmacksknospen findet man in den Papillae vallatae (4 bis 5 Knospen pro Papille), fungiformes (50 Knospen pro Papille) und foliatae (100 Knospen pro Papille). Weitere Geschmacksfelder befinden sich am Gaumen, Pharynx, Epiglottis und Ösophagus, jedoch nicht in Form von Papillen. In den einzelnen Geschmacksknospen sind 60 bis 120 längliche Zellen in Form einer Tulpenknospe angeordnet. Die apikalen Zellkompartimente bilden eine kleine Öffnung, den Porus gustatorius (Durchmesser ca. 20 µm). Die Sinneszellen tragen apikal einen Zytoplasmafortsatz (Mikrovilli), welcher in den Porus gustatorius hineinragt. Es handelt sich um spezialisierte Epithelzellen, die einige neuronale Eigenschaften aufweisen und in der Lage sind Aktionspotenziale auszubilden.

Die Geschmacksleitung erfolgt über die Chorda tympani (vordere ⅔ der Zunge), über den Nervus glossopharyngeus (hinteres ½ der Zunge) und auch über den Nervus vagus (Pharynx). Diese ziehen im Hirnstamm im Tractus solitarius zum rostralen Anteil des Nucleus tractus solitarii (Pars gustatoria). Als relativ sicher gilt folgender Verlauf: Vom Nucleus tractus solitarii ziehen die Fasern nach Umschaltung zum Thalamus. Ipsilateral projizieren die Fasern dann in das frontale Operculum und in die vordere Inselrinde (primär gustatorischer Cortex). Von hier aus folgt eine weitere Bahn zur sekundären Schmeckrinde im orbitofrontalen Cortex. Eine

2. Bahn endet im Thalamus. Von der sekundären Schmeckrinde ziehen Neurone zu weiteren schmecksensitiven Regionen wie Substantia nigra, Sulcus rhinalis, Thalamus und Amygdala.

Wird der Geschmacksnerv durchtrennt, was nicht selten durch Cholesteatome des Mittelohrs geschieht oder im Verlauf der Cholesteatomoperation vorgenommen werden muss, bleibt für die Patienten oftmals nur vorübergehend aber im Allgemeinen eine nicht lebenslang Schmeckstörung im Sinne einer Parageusie (metallischer Geschmack). Diese bildet sich oft innerhalb von 6 Monaten zurück. Gleiches gilt bei Fazialisparesen, bei denen nur selten ein Patient eine Schmeckstörung bewusst wahrnimmt.

Die Geschmackswahrnehmung ist nicht wie früher angenommen topographisch auf der Zunge verteilt, sondern alle Schmeckqualitäten werden in sämtlichen sensorischen Bereichen der Zunge wahrgenommen.

33.6 Gaumen

Aus didaktischen Gründen wird der gesamte Gaumen in diesem Kapitel besprochen, wenngleich der Weichgaumen gemäß der anatomischen Nomenklatur zum Pharynx zu rechnen ist.

Embryogenese des Gaumens

Für das Verständnis der Embryogenese ist die Unterscheidung zwischen primärem und sekundärem Gaumen von Bedeutung: Der primäre Gaumen ist ein Teil des Stirnwulstes, genauer die Verlängerung der beiden medianen Nasenwülste. Aus ihm entsteht der Zwischenkieferknochen, das Os incisivum oder die Prämaxilla, mit den Schneidezähnen. Es wird nach seinem Entdecker auch als Goethe-Knochen bezeichnet („dass der Zwischenknochen der oberen Kinnlade dem Menschen mit den übrigen Thieren gemein sey“). Der sekundäre Gaumen entsteht durch Fusion der beiden Gaumenfortsätze des Oberkieferwulstes in der 7.–12. Embryonalwoche. Die Vereinigung beginnt rostral, also direkt hinter dem späteren Canalis incisivus. Durch einen Hochstand der Zunge in diesen Wochen, hervorgerufen durch eine Mandibulahypoplasie, eine Makroglossie oder eine Lippenspalte, kann diese Fusion beeinträchtigt werden und es folgt eine Gaumenspalte. In ➤ Abbildung 33.3 ist die Entwicklung des primären und sekundären Gaumens im Verhältnis zur übrigen Mittelgesichtsentwicklung dargestellt.

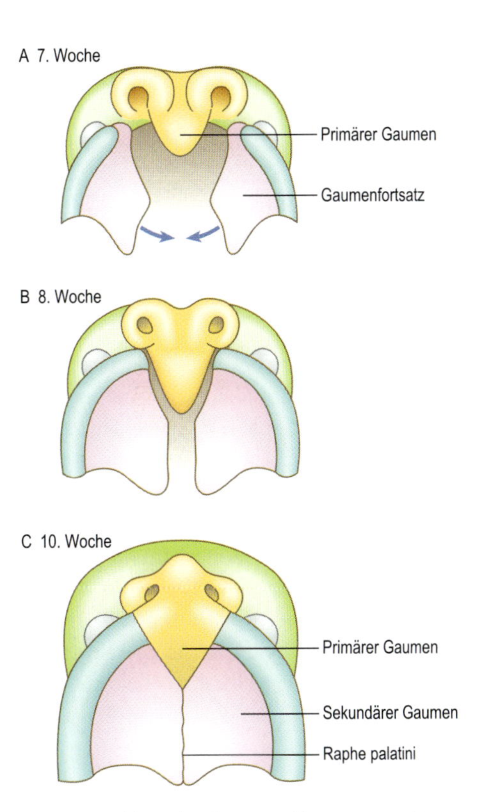

Abb. 33.3 Entwicklung des Gaumens. Trennung von Nasen- und Rachenraum. Aus Schulze S (2006) Kurzlehrbuch Embryologie. Urban & Fischer, München, Jena, S. 145, Abb. 16.6

Anatomie des Gaumens

Der Hartgaumen besteht in den vorderen drei Vierteln aus dem Processus palatinus der Maxilla und nur im hinteren Viertel aus der Lamina horizontalis des Os palatinum. Er trennt Mund- und Nasenhaupthöhle. Durch den Canalis incisivus treten die Arteria nasopalatina als Ast der Palatina descendens, die zur Versorgung des Locus Kiesselbach beiträgt, und der Nervus nasopalatinus, der die afferenten, sensiblen Fasern vom harten Gaumen führt, die dann weiter durch das Foramen sphenopalatinum ziehen (N. V,2).

Im dorsalen, lateralen Anteil des Hartgaumens befinden sich zwei weitere Foramina: das Foramen palatinum majus und minus mit den sensiblen Nervi palatini majores und minores (N. V,2) und mit der Arteria palatina descendens. Es handelt sich um ein relativ kräftiges Gefäß, dessen Ligatur nicht einfach ist.

Der Weichgaumen, Palatum molle oder Velum palatini, mit etwa einem Drittel der Länge des Hartgaumens, ist eine von Schleimhaut umschlossene Sehnen-Muskel-Platte, eine Aponeurose. Fünf **Muskeln** inserieren in diese Aponeurose:

- M. tensor veli palatini (N. V,1),
- M. levator veli palatini (Plexus pharyngeus, N. IX, N. X),
- M. uvulae (Plexus pharyngeus, N. IX, N. X),
- M. palatoglossus (N. IX),
- M. palatopharyngeus (N. IX).

Von den beiden letztgenannten Muskeln werden der Arcus palatoglossus und der Arcus palatopharyngeus gebildet, dazwischen liegt die Gaumenmandel (Tonsilla pharyngea).

Die Schleimhaut der oralen Fläche des Weichgaumens besteht aus mehrschichtigem Plattenepithel, auf der Rückfläche, der nasopharyngealen Seite, aus respiratorischem Epithel. Zur Aufrechterhaltung einer ständigen Selbstreinigung von Nase und Nasenrachen ist dieses respiratorische Epithel unerlässlich, da die Rückfläche ja nicht beim Schluckakt mechanisch gereinigt wird und über sie der ständige Sekrettransport aus der Nase und den Nebenhöhlen erfolgen muss. Der Übergang zwischen den beiden Epithelien in diesem Bereich erklärt, wieso man gerade an dieser Stelle recht häufig Papillome findet, da diese bevorzugt am Übergang zweier Epithelien entstehen.

Die sensible Versorgung des Hartgaumens erfolgt über den Nervus palatinus major und den Nervus nasopalatinus aus dem Foramen palatinum major, die sensible Versorgung des Weichgaumens über den Nervi palatini minores aus dem Foramen palatinum minor.

Funktion des Gaumens

Die wesentliche Funktion des Weichgaumens besteht in der Trennung von Luftweg (Nasopharynx) vom Speiseweg (Oropharynx) in der pharyngealen Phase des Schluckakts. Dies geschieht im Zusammenspiel mit dem M. constrictor pharyngis superior, der beim Schluckvorgang den Passavant-Wulst bildet.

Darüber hinaus sind der Weichgaumen als einer der Artikulatoren und der Hartgaumen als einer der Artikulationsorte an der Lautbildung beteiligt.

33.7 Mandibula

Der erste Schlundbogen besteht aus einem dorsalen Anteil, dem Oberkieferfortsatz, und einem ventralen Anteil, dem Unterkieferfortsatz (Meckel-Knorpel). Die Mandibula entsteht durch desmale Ossifikation.

Anatomie der Mandibula

Wesentliche Teile der Mandibula sind:

- Corpus mandibulae mit der Pars alveolaris (zahntragender Anteil)
- Ramus mandibulae mit dem Collum und Caput mandibulae
- Processus coronoideus, der medial des Jochbogens in die Fossa infratemporalis hineinragt.

Die kindliche Mandibula ist keine Miniaturform der Mandibula des Erwachsenen: Der Ramus mandibulae ist relativ zum Korpus kleiner, der Kieferwinkel ist flacher und die median gelegene Symphyse zwischen linker und rechter Seite beim Neugeborenen häufig noch offen. Diese insgesamt flacher ausgebildete Mandibula beim Kind zusammen mit der ebenfalls noch flacher ausgebildeten Maxilla bedingt das relativ kleine Viszerokranium des Kleinkindes im Vergleich zum Neurokranium.

Kaumuskulatur und Mundbodenmuskulatur

Folgende **Kaumuskeln** (allesamt von motorischen Ästen des Nervus mandibularis innerviert) setzen am Unterkiefer an: Musculus masseter, temporalis, pterygoideus medialis und pterygoideus lateralis. Der Musculus masseter hat zwei Bäuche: Einer setzt am lateralen, einer am medialen Anteil des Jochbogens an. Beide enden an der lateralen Fläche des Unterkieferastes (Ramus mandibulae) und am Kieferwinkel (Angulus mandibulae). Der Masseter hebt den Unterkiefer und zieht ihn nach vorne. Der Musculus temporalis entspringt breitflächig an der Squama temporalis und am Os frontale. Er inseriert am Processus coronoideus und an der gesamten Vorderkante des Ramus mandibulae. Der Temporalismuskel hebt den Unterkiefer und zieht ihn nach hinten. Die Blutversorgung des Musculus temporalis erfolgt über einen Ast der Arteria maxillaris, die Arteria temporalis profunda. Der Musculus pterygoideus medialis setzt auf der medialen Fläche des Ramus mandibulae an, dem Musculus masseter gegenüber. Er entspringt der medialen Fläche des Processus pterygoideus lateralis, liegt also in der Fossa pterygoidea zwischen den beiden Fortsätzen. Der Ansatz ist gut zu tasten. Auch dieser kräftige Muskel schließt den Mund. Der Musculus pterygoideus lateralis hat zwei Muskelbäuche: Ein oberer Anteil setzt am Ala major des Sphenoids an, der untere Anteil setzt an der lateralen Fläche des Processus pterygoideus lateralis an. Von den 4 genannten Kaumuskeln ist einzig ein Anteil des Musculus pterygoideus lateralis in der Lage, den Kiefer nach unten zu bewegen und den Mund aktiv zu öffnen.

Neben diesen 4 kräftigen Kaumuskeln setzt die **Mundbodenmuskulatur** an der Mandibula an. Hierzu zählen (von innen nach außen) der Musculus geniohyoideus, der Musculus mylohyoideus mit seinem S-förmigen Ursprung an der Innenseite des Corpus mandibulae und der Venter anterior des Musculus digastricus.

Alle Kaumuskeln und auch die Mundbodenmuskulatur werden von Ästen des Nervus mandibularis (N. V,3) innerviert. Eine Ausnahme stellt der M. geniohyoideus dar, der von Rami ventrales aus C1–C2 innerviert wird (verläuft mit dem N. hypoglossus).

33.8 Gebiss und Zähne

Der Mensch verfügt im Laufe seines Lebens über ein Milch- und ein Dauergebiss. Er ist also, wie alle Säugetiere, mit einem diphyodonten Gebiss ausgestattet, das in zwei Dentitionen auftritt. Man unterscheidet Schneide-, Eck-, Backen- und Mahlzähne. Das menschliche Gebiss ist also heterodont.

Man unterscheidet an jedem einzelnen Zahn drei Teile: die Zahnkrone, also den sichtbaren Teil, und die Zahnwurzel, also den Teil, der in den Alveolen des Alveolarfortsatzes steckt. Dazwischen liegt der Zahnhals, der von Zahnfleisch (Gingiva) umgebene Anteil. Der Zahn besteht aus drei Substanzen, dem Zahnbein bzw. dem Dentin, dem Schmelz und dem Zement. Das Zahnbein als größter Anteil umschließt die Pulpa. Im Bereich der Zahnkrone ist das Dentin von Schmelz umgeben, im Bereich der Wurzel von Zement. Folgende Flächen werden bei den Zahnkronen unterschieden: Die Approximalflächen bzw. die Kontaktflächen zwischen den Zähnen eines Zahnbogens bestehen aus den mesialen und den distalen Flächen. Die Okklusionsflächen bzw. Kauflächen liegen dem gegenüberliegenden Kiefer zugewandt.

Das **Milchgebiss** besteht aus 4 × 5 = 20 Dentes decidui. Von mesial nach distal folgen 2 Schneidezähne, 1 Eckzahn und 2 Milchmolaren.

Das **Dauergebiss** des Menschen besteht aus 4 × 8 = 32 Dentes permanentes. Von mesial nach distal folgen 2 Schneidezähne (Dentes incisivi), 1 Eckzahn (Dens caninus), 2 Backenzähne (Dentes praemolares), 3 Mahlzähne (Dentes molares). Schneidezähne und Eckzahn werden als Frontzähne zusammengefasst, Backenzähne und Mahlzähne als Seitenzähne.

Überzählige Zähne, als Hyperodontie bezeichnet, kommen selten vor, häufiger ist eine Hypoodontie oder Oligodontie, also ein Fehlen von einzelnen Zähnen. Auch das völlige Fehlen der Zähne, die Anodontie, ist möglich.

Beim Menschen stehen die Zähne eines gesunden Gebisses abgesehen von kleinen Interdentalspalten lückenlos (diastemlos) aneinander und bilden den oberen und unteren Zahnbogen (Arcus dentalis). Da der obere Zahnbogen etwas größer gespannt ist als der untere, überragt er ihn vorn und seitlich.

International üblich ist folgende Kennzeichnung des Einzelzahnes: Jede Kieferhälfte erhält eine Kennziffer (1–4), dieser wird die Nummer des betreffenden Zahnes

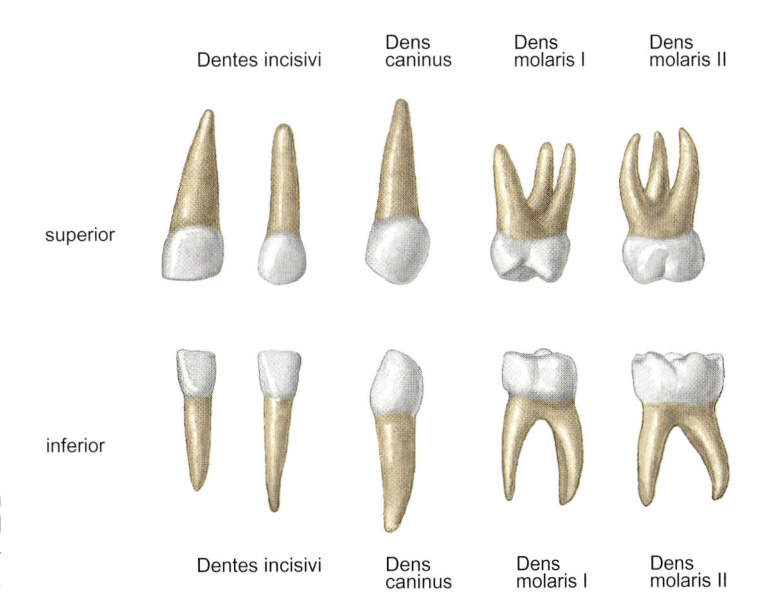

Abb. 33.4 Milchzähne eines 3-jährigen Kindes; von vestibular. Aus Putz R und Pabst R (2007) Sobotta Anatomie des Menschen. 22. Aufl. Urban & Fischer, München, Jena, S. 95, Abb. 159

(1–8) hinzugefügt. Es resultiert eine zweiziffrige Zahl für jeden Zahn. Die rechte Oberkieferhälfte erhält die Zahl 1, die linke Oberkieferhälfte die Zahl 2, die linke Unterkieferhälfte die Zahl 3 und die rechte Unterkieferhälfte die Zahl 4. Somit erhält beispielsweise der rechte obere mediane Schneidezahn die Zahl 11, der rechte untere Weisheitszahn die Zahl 48. Bei den Milchzähnen erfolgt die Nummerierung wie folgt: Der rechte Oberkiefer erhält die Zahl 5, der linke Oberkiefer die Zahl 6, der linke Unterkiefer die Zahl 7 und der rechte Unterkiefer die Zahl 8. Beispielsweise erhält demzufolge der rechte hintere Backenzahn beim Kleinkind die Zahl 55, der linke mediane Schneidezahn die Zahl 71. In ➤ Abbildung 33.4 ist das Milchgebiss dargestellt.

Folgende Bezeichnungen sind bei der Orientierung der Zähne im Gebiss in den 4 Richtungen der Horizontalen üblich: „Vestibulär" bezeichnet die Fläche, die nach außen, Richtung Mundvorhof gerichtet ist, „oral" bezeichnet die der Mundhöhle und der Zunge zugewandte Fläche, „mesial" bezeichnet die nach vorne bzw. bei den Schneidezähnen nach medial gerichtete Fläche und „distal" bezeichnet die nach hinten gerichtete bzw. bei den Schneidezähnen die nach lateral gerichtete Fläche.

33.9 Physiologie der Mundhöhle, der Saugreflex

Die Mundhöhle ist an zahlreichen willkürlichen und unwillkürlichen Aktionen beteiligt, die großenteils bereits in den einzelnen vorausgegangenen Abschnitten beschrieben wurden. Die Beteiligung der Mundhöhle als Ansatzrohr bei der Lautbildung mit Artikulatoren und Artikulationsorten wird im ➤ Kapitel 45 beschrieben. Die Beteiligung der Mundhöhle beim Schluckakt im Rahmen der oralen Phase wird in ➤ Kapitel 39 beschrieben.

Eine wichtige Funktion erfüllt die Mundhöhle beim Neugeborenen durch den Saugreflex. Der Saugreflex ist ein angeborener Reflex. Er entwickelt sich etwa in der 34. Schwangerschaftswoche. Davor ist es somit für Frühgeborene schwierig, selbständig Nahrung zu sich zu nehmen. Der Reflex verliert sich etwa mit dem Ende des ersten Lebensjahres. Ausgelöst wird er durch die Berührung der Lippen und der Zungenspitze. Die Lippen umschließen dann die Brustwarze. Unterstützt wird das Abdichten durch die nur beim Säugling vorhandene Pars villosa auf den Lippen, einem mit Mikrovilli besetzten Epithel. Beim Saugen an der Brustwarze wird die Milch beim Menschen streng genommen nicht herausgesaugt, sondern durch einen Druck auf die Brustwarze mit der Zunge von ventral nach dorsal gegen den Hartgaumen rhythmisch herausgepresst. Es ist also weniger der Sog, der entscheidend ist, sondern der intakte Hartgaumen.

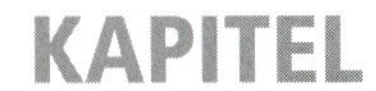

KAPITEL

34

Philipp Baumeister, Ulrich Harréus

Klinische Untersuchung von Mundhöhle und Speicheldrüsen

Zunächst muss angemerkt werden, dass die Untersuchung der Mundhöhle von (Klein-)Kindern nur schlecht toleriert wird und deshalb am Ende eventueller weiterer Untersuchungen stehen sollte. Vor Beginn sollten daher die bestmöglichen Bedingungen geschaffen werden. Die korrekte Einstellung des Stirnreflektors muss beachtet werden. Die direkte Ausleuchtung der Mundhöhle mittels Stirnlicht ist in vielen Fällen zu favorisieren. In jedem Fall muss sichergestellt sein, dass dem Untersucher beide Hände zur Verfügung stehen. Die Untersuchung der Mundhöhle erfolgt nun mittels Zungenspatel. Der Kopf des Kindes sollte während der Untersuchung manuell fixiert werden (➤ Abb. 34.1).

Wenn möglich, sollte dem Kind zu Beginn der Ablauf der Untersuchung erklärt werden. Vorteilhaft ist es in den meisten Fällen, dem Kind einen Mundspatel in die Hände zu geben und den Ablauf der Untersuchung an sich oder einem Elternteil zu demonstrieren. Wird ein Metallspatel verwendet, sollte dieser eine geeignete Temperatur aufweisen. Vertrauensbildende Maßnahmen im Vorfeld der Untersuchung sind schon deshalb notwendig, da das Kind, im Gegensatz zur Untersuchung von Nase und Ohren, durch Weigerung, den Mund zu öffnen, die Untersuchung unmöglich machen kann. Deshalb muss auch ein entsprechender Zeitbedarf eingeplant werden.

34.1 Untersuchung der Mundhöhle

An erster Stelle steht die **Beurteilung der Lippen**. Eine zyanotische Färbung kann ein Hinweis auf kardiopulmonale Pathologien sein. Lippenentzündungen (Cheilitis) und Mundwinkelrhagaden können bei Infektionen (Streptokokken, Cheilitis angularis), Mangelerscheinungen (Eisen, Vitamin B_2) oder durch Reizung bei Hypersalivation entstehen. Die Cheilitis granulomatosa als Ausdruck des Melkersson-Rosenthal-Syndroms tritt meist erst im jungen Erwachsenenalter auf, die Cheilitis exfoliativa kann Ausdruck eines atopischen Ekzems oder Folge einer chronischen Irritation durch ständiges Lippenlecken oder bei Kontaktallergien sein.

Zur so genannten Facies adenoidea zählen spröde Lippen, Fehlstellung der Schneidezähne, chronisch entzündetes Zahnfleisch und eine rezidivierende Rhinorrhoe infolge der permanenten Mundöffnung bei hyperplastischen Rachenmandeln bzw. Adenoiditis. Eine seltene Ursache für weit auseinanderstehende Schneidezähne (Diastema) ist ein hyperplastisches Lippenbändchen.

Im Anschluss erfolgt die **Inspektion der Mundhöhle**. Das Vestibulum oris und der Mundboden sollten anfangs untersucht werden, da die Berührung des hinteren Zungenabschnitts mit dem Mundspatel einen Würgereiz darstellt. Nach Möglichkeit werden zwei Mundspatel verwendet. Während die Berührung der Wangenschleimhaut meist gut toleriert wird, ist die Gingiva des Alveolarkammes äußerst empfindlich.

Zunächst verschafft man sich einen Überblick über den Zustand der Schleimhäute des Kindes.

Auffällige Verfärbungen der Mundschleimhaut können Ausdruck erblicher Syndrome und Krankheiten sein. Erwähnt seien hierbei die typischen Pigmentflecken im Rahmen des Peutz-Jeghers-Syndroms (gastrointestinale Polyposis), die multiplen Schleimhautangiome beim Morbus Osler oder die hereditäre Leukokeratose („weißer Mund").

Nichtinfektiöse Enantheme der Mundschleimhaut sind Folge mechanischer Reizung (Fremdkörper, Biss),

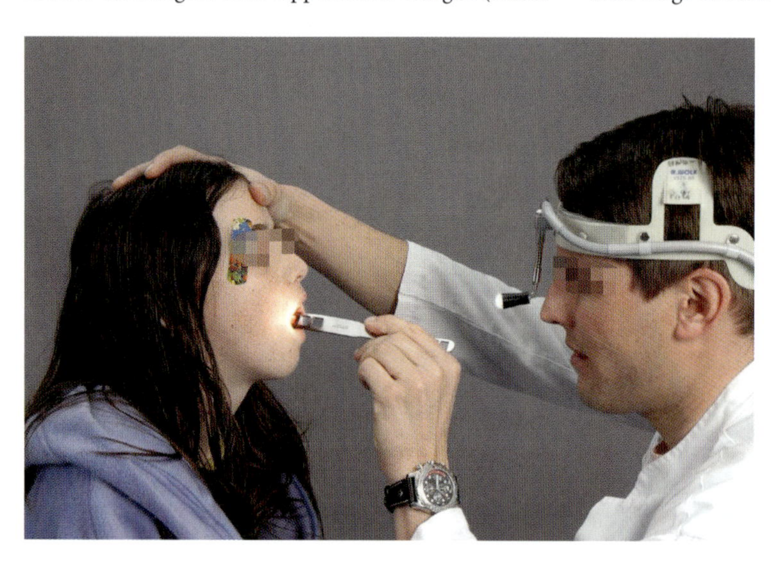

Abb. 34.1 Klinische Untersuchung der Mundhöhle

chemischer Irritation (Laugen, Säuren) oder allergisch bedingter Schädigung (Latex und Weichmacher in Schnullern). Häufige Manifestation viraler Infektionen sind die zum Teil typischen Effloreszenzen bei Masern (Koplik'sche Flecken der Wangenschleimhaut, später periorales makulopapulöses Exanthem), Röteln (kleinfleckiges Enanthem), Gingivostomatitis herpetica (aphthenähnliche Ulzerationen, Foetor ex ore; vor allem Kleinkinder) oder Zoster facialis (einseitiges Schleimhautenanthem) bei Befall des Nervus trigeminus (V/II u. V/III). Die so genannte Himbeerzunge gilt als pathognomonisch bei Scharlach (β-hämolysierende Streptokokken). Abstreifbare weißliche Beläge im Bereich der Wangenschleimhaut und Zunge sind Ausdruck einer oralen Candidose (Soor; Candida albicans), die vorzugsweise Säuglinge und Kleinkinder betrifft.

Die Untersuchung des Vestibulum oris schließt eine Beurteilung des Zahnstatus und der Mundhygiene des Kindes ein. Hierzu kann auch der Geruch herangezogen werden.

Die Beurteilung der Papille des Ductus parotideus und der Caruncula erfolgt im Hinblick auf Erkrankungen der Kopfspeicheldrüsen. Eine Rötung dieser Strukturen weist auf Infektionen hin. Durch Abtrocknen der Mundschleimhaut, anschließendes Massieren der entsprechenden Drüse und Ausstreichen des Ausführungsgangs kann sowohl die Durchgängigkeit des Ausführungsgangs als auch die sekretorische Leistung der Drüse beurteilt werden. Entleert sich putrides Sekret, liegt eine bakterielle Entzündung vor.

Zur **Untersuchung der Zunge** gehört die Beurteilung der Oberfläche, der Unterseite und der lateralen Anteile. Die adäquate Inspektion der lateralen Abschnitte ist meist nur unter Zuhilfenahme zweier Mundspatel möglich, wobei ein Spatel die Wangenschleimhaut nach lateral und ein Spatel die Zunge in die entgegengesetzte Richtung drängt. Die Untersuchung des dorsalen Abschnitts kann einen Würgereiz provozieren und sollte deshalb am Ende erfolgen.

Die Zunge kann zahlreiche Variationen im Erscheinungsbild aufweisen, von denen die Mehrzahl für sich genommen keinen Krankheitswert besitzt, allerdings zum Teil gehäuft im Rahmen anderer Erkrankungen auftritt. Die Faltenzunge ist eine häufige Formvariante mit ausgeprägter Längs-, teilweise auch Querfurchung der Zungenoberfläche, histologisch liegt ein verhornendes Plattenepithel vor. Diese so genannte Lingua plicata ist Teil des Melkersson-Rosenthal-Syndroms und kommt gehäuft auch beim Down-Syndrom vor. Die Lingua geographica zeichnet sich durch unregelmäßig begrenzte rot bzw. weißlich erscheinende Areale aus, die insgesamt einer Landkarte ähneln. In den rötlichen Arealen liegt eine Desquamation der filiformen Papillen vor. Bei Kindern selten ist die schwarze Haarzunge (Lingua villosa nigra), bei der es zu einer Hyperplasie der Papillae filiformes kommt. Vor allem nach Nahrungsaufnahme zeigt sich eine schwarz-grünliche Verfärbung der Zungenoberfläche, die wie von Haaren überzogen erscheint. Bei der Glossitis rhombica mediana handelt es sich möglicherweise nicht um eine Entzündung, sondern vielmehr um eine Hemmungsfehlbildung. Es zeigt sich ein rautenförmig um das Foramen caecum am Übergang zum Zungengrund gelegenes rötliches Schleimhautareal, in dem die Schleimhautpapillen fehlen. Zur Beurteilung der Zunge gehört zudem – wenn möglich – die Überprüfung der Zungenmotilität. Das Abweichen der Zunge zu einer Seite beim Herausstrecken weist auf eine ipsilaterale Hypoglossusparese hin. Schließlich erfolgt die Beurteilung des Zungenbändchens (Frenulum linguae). Eine Verkürzung (Ankyloglossie) kann zu einer Lautbildungsstörung führen. Oft imponiert das Frenulum dann als derber, bindegewebiger Strang.

Bei der Inspektion der okzipitalen Mundhöhle und Zunge muss auf die Konfiguration der Gaumenbögen und der Uvula geachtet werden. Bei der dem Kulissenphänomen zugrunde liegenden Parese des Nervus glossopharyngeus kommt es zu einer Abweichung der Uvula zur gesunden Seite. Ein zweigeteiltes Zäpfchen (Uvula bifida) kann hinweisend auf eine submuköse Gaumenspalte sein. Das Foramen caecum stellt den Ort dar, an dem während der Entwicklung die primitive Schilddrüse deszendiert. Bei Ausbleiben dieses Vorgangs kann sich hier eine Raumforderung zeigen.

Falls möglich, sollte die Untersuchung der Mundhöhle durch Palpation abgeschlossen werden. Dabei ist eine gute Kooperation des Kindes unabdingbar, da sich der Untersucher der Gefahr aussetzt, gebissen zu werden. Zunächst erfolgt die Palpation des Hart- und Weichgaumens, um eine submuköse Kiefer-Gaumen-Spalte auszuschließen. Durch die Palpation der Zunge und des Mundbodens lassen sich submukös gelegene Tumoren aufspüren.

34.2 Untersuchung der Speicheldrüsen

Führend bei der klinischen Beurteilung der Speicheldrüsen ist die Inspektion und Palpation. Leitsymptome der Erkrankungen der Kopfspeicheldrüsen sind Missempfindungen bis Schmerzen, die bei Zunahme des Drüsenvolumens durch Kapselspannung entstehen, sowie Schwellungen. Daher sollte zunächst die Inspektion der Regio parotidea, submandibularis et submentalis erfolgen. Zu beachten sind vor allem Schwellungen sowie eventuelle Rötung der der Drüse aufliegenden Haut. Sowohl Inspektion als auch Palpation erfolgen im Seitenvergleich. Bei der manuellen Untersuchung ist auf Schmerzhaftigkeit, Konsistenz der Drüse und Verschieblichkeit gegenüber der Muskulatur bzw. der Haut zu achten. Durch gleichzeitige Inspektion der Mundhöhle und Massage der Drüse können Menge, Konsistenz und Farbe des Speichels beurteilt werden. Das Sekret sollte klar sein, eine putride Sekretion beweist eine bakterielle Sialadenitis, ein flockig-griesiges Sekret ist hinweisend auf ein Speichelsteinleiden (Sialolithiasis) oder eine chronische Entzündung. Eine Sialopenie kann Ursache für kariöse Zähne und Mundschleimhautentzündungen sein.

Von besonderer Bedeutung ist die Inspektion der hinteren Anteile der Mundhöhle zum Ausschluss eines so genannten Eisbergtumors der Gl. parotidea. Hierbei liegt die Raumforderung im Bereich der Pars profunda der Drüse, die äußerliche Untersuchung ist häufig unauffällig. Die Untersuchung der **Ohrspeicheldrüsen** schließt die Beurteilung der Funktion der Nn. faciales mit ein. Eine periphere Parese infolge einer intraglandulären Raumforderung ergibt den Hinweis auf ein Malignom.

Die Untersuchung der **Unterkieferspeicheldrüse** erfolgt idealerweise durch enorale bimanuelle Palpation. Dabei unterstützt eine Hand den Mundboden, während die andere Hand die Drüse palpiert. Zu beachten ist, dass hierbei die Gl. sublingualis nach kranial verlagert wird.

Bei der Untersuchung der **Kopfspeicheldrüsen** muss beachtet werden, dass die Gl. parotidea regelhaft, die Gl. submandibularis und die Gl. sublingualis hingegen nie intraglanduläre Lymphknoten beinhalten.

Die häufigste virale Erkrankung der Kopfspeicheldrüse, die Parotitis epidemica (Mumps), zeichnet sich in etwa 40% der Fälle durch eine ein-, häufiger beidseitige Schwellung der Gl. parotidea aus. Die Drüse ist stark vergrößert und schmerzhaft, die darüberliegende Haut häufig gerötet und überwärmt. Bakterielle Infektionen sind in jedem Alter möglich, einschließlich der neonatalen Periode. Es zeigt sich putrides Sekret im Bereich der Ausführungsgänge. Häufigste Erreger sind Staphylococcus aureus und Streptococcus pyogenes. Eine Sonderstellung nimmt die chronisch rezidivierende Parotitis im Kindesalter ein. Hierbei zeigt sich eine rezidivierende Entzündung einer Ohrspeicheldrüse. Die erste Episode wird häufig falsch als Parotitis epidemica interpretiert, wobei es sich hierbei um eine bakterielle Entzündung handelt. Die Ohrspeicheldrüsen können abwechselnd betroffen sein. Im entzündungsfreien Intervall tastet sich die Drüse induriert, die betroffenen Kinder geben oft einen salzigen Geschmack an. Die Fröschleingeschwulst (Ranula) betrifft vorzugsweise Mädchen im Alter von 12 bis 18 Jahren und imponiert als langsam größenprogrediente, prall-elastische und zystische Raumforderung am Mundboden lateral der Mittellinie. Die Ranula stellt eine Retentionszyste eines Ausführungsgangs der Gl. sublingualis dar. Tumoren der Kopfspeicheldrüsen sind im Kindesalter sehr selten (< 5% aller Speicheldrüsentumoren) und betreffen in etwa 80% der Fälle die Ohrspeicheldrüse. Bei der Untersuchung fällt eine einseitige, nicht schmerzhafte Schwellung der betroffenen Drüse auf. Einer beidseitigen schmerzlosen Schwellung der Glandula parotidea können intraglanduläre, lymphoepitheliale Zysten zugrunde liegen. Ein solches klinisches Bild kann auf eine HIV-Infektion hinweisen.

LITERATUR

Graham JM, Scadding GK, Bull PD (2008) Pedriatic ENT. 2. Aufl. Berlin, Heidelberg: Springer.

Strutz J, Mann W (2001) Praxis der HNO-Heilkunde, Kopf- und Halschirurgie. Stuttgart, New York: Thieme.

KAPITEL

35 Entzündungen der Mundhöhle und der Speicheldrüsen im Kindesalter

Ulrich Harréus

35.1 Entzündungen der Mundhöhle

Mund- und Rachenschmerz ist eines der häufigsten Krankheitssymptome bei Kindern. Meist sind lokale erworbene Infektionen viralen oder bakteriellen Ursprungs oder Pilzerkrankungen die Ursache der Beschwerden. Seltener können auch systemische Erkrankungen dem Beschwerdebild zugrunde liegen. In den meisten Fällen ist neben der Mundhöhle auch der Oropharynx am Krankheitsbild mitbeteiligt.

35.1.1 Virale Infektionen der Mundhöhle

Virale Oropharyngitis

Ubiquitär verbreitete Rhinoviren sind die häufigste Ursache für Infektionen des Mund-Rachen-Raums. Die Symptome beinhalten Schnupfen, Husten und Rhinorrhö. Gelegentlich treten auch erhöhte Temperatur und leichte Lymphadenopathie auf. Letztere sind jedoch geringer ausgeprägt als bei einer bakteriellen Infektion (Healy 1986). Andere Ursachen für virale Atemwegsinfekte sind Adenoviren, Influenzaviren oder Coronaviren.

Therapie. Symptomatisch.

Hand-Fuß-Mund-Krankheit

Das Coxsackievirus der Gruppe A (Typ 16) verursacht bei Kleinkindern die sog. Hand-Fuß-Mundkrankheit. Nach Infektion präsentiert sich die Erkrankung mit Erythemen an Lippen, Zunge und Rachenschleimhaut. Fieber und Halsschmerzen sind weitere Symptome der Erkrankung. Nach 24–48 Stunden finden sich bei den infizierten Kleinkindern vesikulopapilläre Läsionen der Handinnenfläche und der Fußsohlen (Richardson und Leibovitz 1965).

Therapie. Auch hier symptomatisch. Die Viruserkrankung klingt in der Regel innerhalb von 7 Tagen ab.

Herpangina

Auch die Herpangina wird durch Coxsackieviren der Gruppe A und B (Typ 1–5) verursacht. Auch einige ECHO-Viren können eine Herpangina auslösen. Klinisch zeigen sich bei der Herpangina erythematöse, teils herpetiform angeordnete Läsionen des Gaumens, der Tonsillen und des Oropharynx. Die anfänglich sich ausbildenden Bläschen platzen im weiteren Verlauf auf und bilden kleine Ulzerationen der Schleimhaut. Die Infektion kann sich in schweren Fällen auch auf den Hypopharynx und den Larynx ausbreiten. Weitere Symptome sind starke Odyno- und Dysphagie, Krankheitsgefühl und Fieber. Typischerweise ist, abgesehen vom Weichgaumen, die vordere Mundhöhle nicht betroffen (➤ Abb. 35.1).

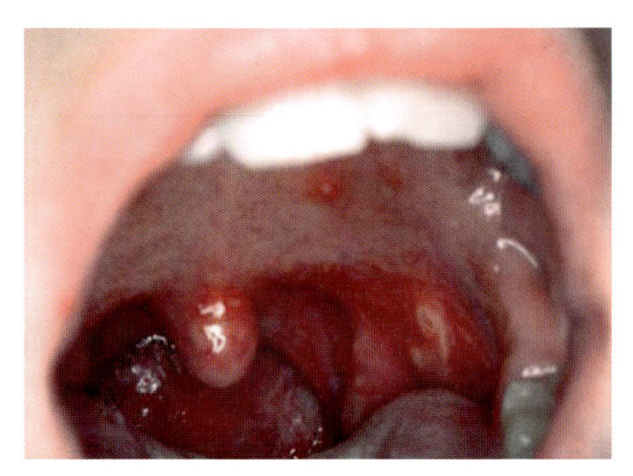

Abb. 35.1 Herpangina

Therapie. Behandlung der Schmerzen, ggf. Substitution von Nährstoffen bei schmerzbedingter Malnutrition und ggf. antipyretischen Mitteln.

Herpes-simplex-Infektion

Das Herpes-simplex-Virus (HSV) verursacht zwei Arten von Infektionen (HSV-1, HSV-2).

Das Herpes-simplex-Virus 1 (HSV-1) ist verantwortlich für die Entstehung der **Gingivostomatitis herpetica** der Mundschleimhaut. Diese Primärinfektion mit HSV zeigt sich im Besonderen bei Kleinkindern unter 5 Jahren. Die Lippen, Gingiva, Zunge und der Gaumen bilden ein Erythem und ein Ödem aus. Im weiteren Verlauf entstehen Bläschen. Diese reißen ein und schwitzen anschließend Fibrinbeläge aus, die eine Art Pseudomembran ausbilden. Diese schmerzhaften Läsionen können rezidivierend zu Superinfektionen, Krustenbildung und Blutungen neigen. Begleitsymptome der Gingivostomatitis herpetica sind Fieber, Lymphadenitis und ggf. durch die Odynophagie bedingte Malnutrition. In seltenen Fällen wurde auch eine disseminierte Ausbreitung der Herpesinfektion mit Beteiligung der äußeren Haut bis hin zu einer Meningoenzephalitis beschrieben.

Die **sekundäre Herpes-simplex-Infektion** (HSV-2) basiert auf Exazerbationen des Herpes-simplex-Virus, der sich in regionalen Neuroganglien aufhält und meist in Zeiten von Fieber, bei Stressfaktoren, verstärkter Sonnenexposition oder Immunschwäche ausbricht. Die typischen herpetiformen Läsionen kündigen sich durch ein Kribbeln oder Brennen in dem betroffenen Bereich (Lippe oder Mundschleimhaut) an, bevor es zu einer lokalen Rötung mit nachfolgender Bläschenbildung kommt. Die Vesikel platzen nach ca. 24 h und es bilden sich Ulzera mit Superinfektionen aus. Diese heilen nach ca. 10 Tagen aus. Die Infektionen brechen in der Regel an derselben Stelle bei entsprechender Prädisposition erneut aus. Bei Kleinkindern stellen die Gesichtshaut sowie der Naseneingang ebenfalls Prädilektionsstellen einer HSV-2-Infektion dar (Shah 2007).

Therapie. Neben der symptomatischen Behandlung auch Therapie mit Aciclovir lokal oder auch systemisch bei schweren Infektionen. Auch eine begleitende Antibiotikatherapie kann bei entsprechender Superinfektion den Krankheitsverlauf günstig beeinflussen (Smitheringale 2000).

Auch die sekundäre HSV-Infektion kann mithilfe einer lokalen Aciclovir-Therapie eingedämmt werden. Hier ist jedoch die Applikation von Aciclovir lediglich im Stadium sensibler Symptome (Kribbeln, Brennen) sinnvoll. Topische antibiotische Salben können im Fall einer Superinfektion das Beschwerdebild verringern.

Herpes zoster

Der Herpes zoster wird durch Varicella-Zoster-Viren verursacht. Nach einer primären Infektion mit Windpocken ruhen die Viren in sensorischen Ganglien und lösen eine sekundäre Infektion bei Stress oder Immunsuppression aus. Hierbei werden im Versorgungsbereich entsprechender Ganglien u.a. auch die Lippen und definierte Areale der Mundschleimhaut nach initialen lokalen Symptomen wie Kribbeln und Schmerzen von einem Erythem und vereinzelten Bläschen befallen, die im weiteren Verlauf Krusten ausbilden.

Auch die primäre Infektion mit Varicella-Zoster-Viren kann im Rahmen der Windpockenerkrankung zu Affektionen der Lippen und Mundschleimhaut führen.

Therapie. Neben einer systemischen Behandlung mit Aciclovir bei schwereren Verläufen lokale Pflege zur Vermeidung von Superinfektionen und im Besonderen eine suffizient abdeckende Schmerztherapie. Ziel ist optimalerweise die durchgehende Schmerzfreiheit während der Erkrankung. Letztere hat insbesondere Bedeutung für die Vermeidung einer späteren postzosterischen Neuralgie.

Stomatitis aphthosa

Die Stomatitis aphthosa ist eine durch respiratorische Viren, Autoimmunreaktion oder verzögerte Hypersensitivitätsreaktion ausgelöste Erkrankung, die gehäuft bei weiblichen Jugendlichen auftritt. Klinisch finden sich schmerzhafte, einzelne oder mehrere aphthöse Ulzerationen mit rötlichem Randsaum und einem zentralen Ulkus (➤ Abb. 35.2). Auslöser können auch Stressfaktoren sein.

Therapie. Die Aphthen bilden sich nach 10–14 Tagen ohne Therapie zurück. Da sie jedoch meist schmerzhaft sind, kann eine lokale Therapie im Sinne einer Verätzung der Läsionen mit Silbernitrat (10–20%) den Krankheitsverlauf deutlich verkürzen. Auch Therapien mittels lokalanästhetischer Lösungen oder pflegender Spülungen können ggf. supportiv wirksam sein.

Papillome

Das humane Papillomavirus (Typ 6, 14, 22) infiziert die Schleimhaut des oberen Aerodigestivtrakts gehäuft an Kreuzungsstellen von zilientragender und zilienfreier Schleimhaut. Neben der Larynxpapillomatose kann es in der Mundhöhle jedoch auch im Bereich des Weichgaumens und selten der Wangenschleimhaut zur Entstehung von Papillomen kommen. Diese sind in der Regel schmerzlos und zeigen ein beerenähnliches Aussehen.

Therapie. Chirurgische Abtragung. Diese erfolgt idealerweise mit dem Laser oder durch Elektrokauterisierung der Basis des Papilloms, um eine hämatogene Aussaat zu verhindern. Die chemotherapeutische Behandlung mit Virostatika ist i.d.R. der Larynxpapillomatose vorbehalten.

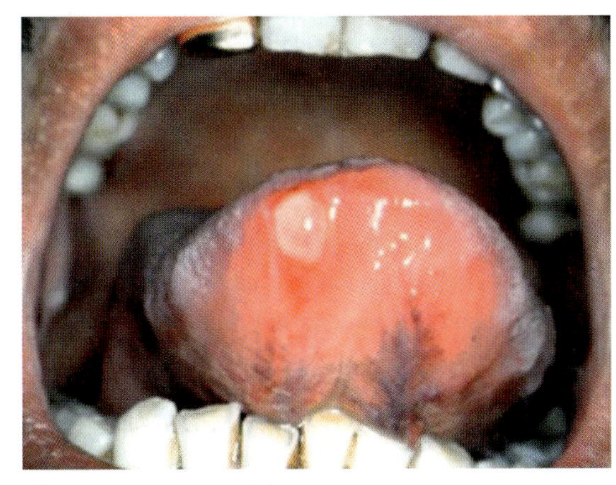

Abb. 35.2 Stomatitis aphthosa

35

35.1.2 Bakterielle Infektionen der Mundhöhle

Gingivitis

Eine bakterielle Infektion der Gingiva entsteht meist bei älteren Kindern mit mangelhafter oraler Hygiene und/oder Plaquebildung. Auch bei chronischen Mundatmern und Kindern mit Down-Syndrom zeigt sich gehäuft eine Gingivitis (Schwartzman und Grossman 1941). Im Fall einer Immunsuppression oder Ernährungsstörung kann eine sog. akut nekrotisierende ulzerierende Gingivitis (Vincent-Gingivitis) auftreten. Dieses schwere Krankheitsbild wird durch anaerobe Spirochäten (Borrelia vincentii) und aerobe Fusobakterien oder auch seltenere andere Erreger hervorgerufen (Miyairi et al. 2005). Die meist älteren Kinder (> 12 Jahre) zeigen Symptome wie Fieber, Foetor ex ore und Abgeschlagenheit. Lokal sind nekrotische Pseudomembranen und bröckelige Papillen im Bereich der Gingiva nachweisbar. Die Zahnhälse liegen meist frei und die Zähne weisen Lockerung auf. In Ausnahmefällen kann die Infektion auf den Gaumen übergreifen, wobei man von einer *Vincent-Angina* spricht.

Therapie. Die akut nekrotisierende Gingivitis wird lokal mittels Wasserstoffperoxid oder Chlorhexidin-Spülungen behandelt. Die Nekrosen werden abgetragen. Im Rahmen ausgedehnter Infektionen ist eine systemische antibiotische Therapie mit Aminopenicillinen oder Erythromycin sinnvoll.

Angina Ludovici

Schwere Infektionen des Mundbodens basieren meist auf einer Streptokokken- oder Staphylokokkeninfektion. Auch Anaerobier können sich bei Fortleitung in den sublingualen oder submandibulären Raum bis zu einer tiefen Halsphlegmone ausbreiten. In einem solchen Fall besteht die große Gefahr einer Mediastinitis und eine rasche therapeutische Intervention zur Behandlung dieser lebensbedrohlichen Erkrankung ist notwendig.

Therapie. Neben einer intravenösen Antibiotikatherapie und einer Behandlung mit Steroiden, muss die Atmung überwacht und ggf. durch weiterführende Intervention (Intubation, Tracheostomie) sichergestellt werden.

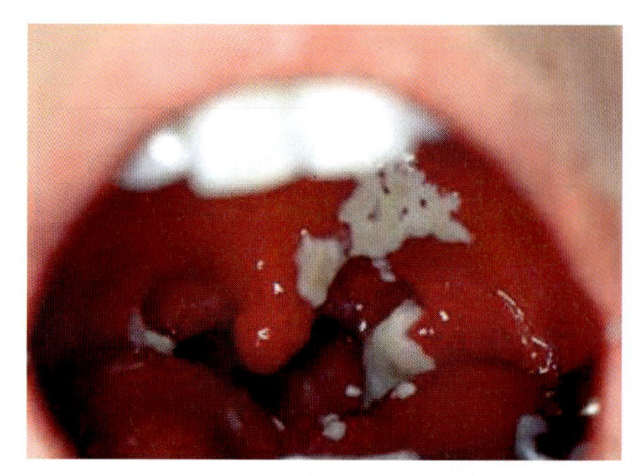

Abb. 35.3 Candidiasis der Mundhöhle

35.1.3 Pilzinfektionen der Mundhöhle

Bei Kindern u.a. mit Immunsuppression, unter antibiotischer Therapie oder mit dauerhafter Applikation topischer Steroide im Bereich der Mundhöhle (Sprays) kann es zu Candidiasis kommen. Auch Neugeborene sind aufgrund ihrer Abwehrschwäche empfänglich für derartige Infektionen. Besonders durch Muttermilch ernährte Kinder unter antibiotischer Therapie sollen empfänglich für Mundsoor sein. Die abwischbaren Beläge weisen häufig einen rötlichen Randsaum auf (➤ Abb. 35.3).

Therapie. Neben der Eliminierung auslösender Faktoren besteht die Therapie in lokalen Nystatin-Spülungen. Auch das Auswischen der Mundhöhle Neugeborener wird in der Literatur empfohlen (Bashkar 1986).

35.1.4 Manifestationen systemischer Erkrankungen in der Mundhöhle

Die Mundhöhle stellt aufgrund ihrer guten Einsehbarkeit einen idealen diagnostischen Ort dar, insbesondere da zahlreiche systemische Erkrankungen klinische Zeichen im Bereich der Mundhöhle hinterlassen. ➤ Tabelle 35.1 gibt einen Überblick über die wichtigsten Befunde der Mundhöhle im Zusammenhang mit systemischen Erkrankungen.

Wie in den vorausgegangenen Abschnitten bereits deutlich wurde, sind zahlreiche Erkrankungen, die mit Immunschwäche einhergehen, mit viralen Infekten oder Pilzinfektionen der Mundhöhle, wie z.B. Aphthen, ulzerierende Gingivitis oder Candidabefall, vergesellschaftet. Dies gilt z.B. für Kinder mit **AIDS** oder **Leukämie.** Andere Manifestationen von AIDS in der Mundhöhle können Kaposi-Sarkome (➤ Abb. 35.4) oder Haarleu-

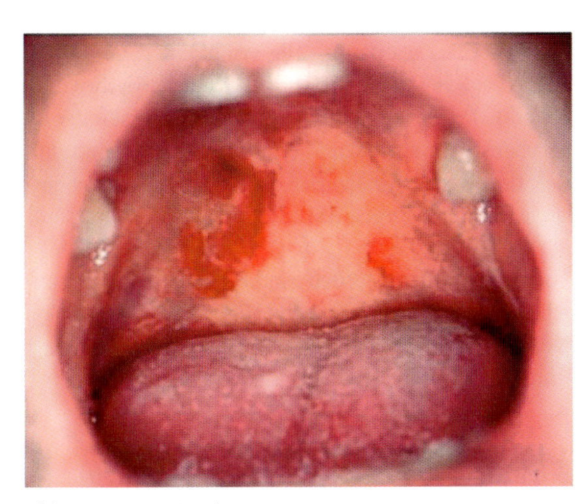

Abb. 35.4 Kaposi-Sarkom

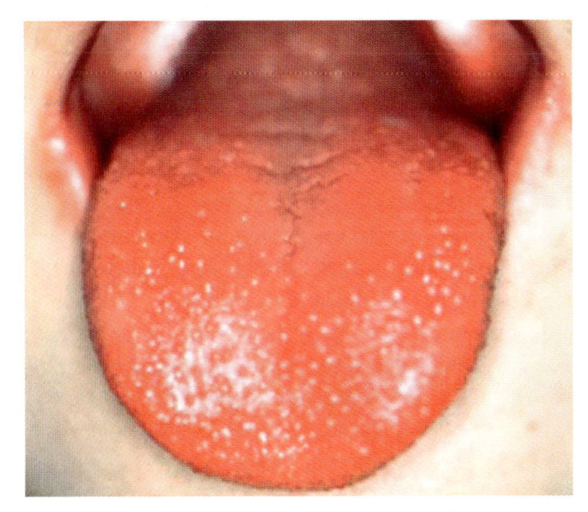

Abb. 35.5 Himbeerzunge bei Scharlach

koplakien sein. Auch Papillome treten gehäuft bei immunsupprimierten Kindern auf.

Auch klassische Kinderkrankheiten wie **Masern** (Koplik-Flecken: nicht schmerzhafte rötliche Läsionen mit weißlichem Zentrum der Wange) oder die Himbeerzunge bei **Scharlach** sind hierfür Beispiele (➤ Abb. 35.5).

Das **Reiter-Syndrom** verursacht neben Arthritis und Uveitis auch kleine schmerzhafte orale Ulzerationen. Ausgeprägte Mundtrockenheit bei Kindern kann auf ein **Sjögren-Syndrom** hinweisen oder eine Sarkoidose. Die **Histiozytose X** geht mit Gingivaschwellung, Ulzeration und Blutung bis hin zu Zahnverlusten einher.

Beim **Kawasaki-Syndrom** sind trockene schmerzhafte und gerötete Lippen und Zunge typisch.

Das **Erythema multiforme** als unspezifische Entzündung der Haut und Schleimhaut kann sich durch große blasige Veränderungen im Bereich der Mundschleimhaut und Lippen manifestieren. Ausgelöst wird die Erkrankung unspezifisch durch Infekte, oder aber durch Medikamente wie z.B. Sulfonamide und Cephalosporine. Die Erkrankung kann im sog. **Stevens-Johnson-Syndrom** münden. Die Therapie besteht aus der Gabe von Steroiden, Schmerzmitteln und ausreichender Hydrierung.

Tab. 35.1 Manifestationen systemischer Erkrankungen in der Mundhöhle

Zungenerythem	Scharlach
	Eisenmangelanämie
	Kawasaki-Syndrom
	Vitamin-B-Mangel
Bullöse Läsionen	Erythema multiforme
	Pemphigus
	Stevens-Johnson-Syndrom
Blutende Gingivitis	Vitamin-C-Mangel
	Leukämie
	Koagulopathien
	Hämophilie
Ulzerierende Gingivitis	AIDS
	Leukämie
	Morbus Behçet
	Histiocytosis X
	DiGeorge-Syndrom
Granulome	Morbus Wegener
	Tuberkulose
	Lepra

Granulomatöse Erkrankungen wie **M. Wegener** (schmerzhafte Ulzerationen des Gaumens und der Zunge) oder **Tuberkulose** (Granulome/Ulzerationen an Zunge oder Gingiva) sind sehr selten bei Kindern (Smitheringale 2000).

35.2 Entzündungen der Speicheldrüsen

Erkrankungen der Speicheldrüsen sind im Kindesalter selten. Während zahlreiche Krankheitsbilder mit denen im Erwachsenenalter vergleichbar sind, existieren vereinzelte, für die Kindheit spezifische Besonderheiten, die es zu beachten gilt. Hilfreich für die Beurteilung von Erkrankungen der Speicheldrüsen sind die embryologischen, anatomischen und physiologischen Zusammenhänge (➤ Kap. 33).

Als erste Drüse in der embryonalen Entwicklung stülpt sich die Glandula parotis in das Ektoderm aus und wird von Mesenchym i.S. einer Kapselbildung umgeben. Von

den großen Kopfspeicheldrüsen wird die Glandula parotis zuletzt eingekapselt, was die Einbeziehung von lymphatischem Gewebe in das Drüsenparenchym zur Folge hat. Die ist der Grund für das Auftreten von Lymphknoten alleinig im Drüsengewebe der Glandula parotis. Der Ausführungsgang der Parotis (Stenson-Gang) mündet gegenüber dem zweiten oberen Molaren nach Durchtritt aus dem M. masseter. Der Ausführungsgang der Glandula submandibularis und lingualis mündet gemeinsam als Wharton-Gang lateral des Frenulums der Zunge.

Die Glandula parotis und die Glandula submandibularis sind für ca. 90% der Speichelproduktion verantwortlich. Im Stadium maximaler Reizung ist eine Speichelproduktion von 4 ml/min möglich. Während der Speichel der Parotis vorwiegend serösen Charakter hat, wird von der Glandula submandibularis seromuköser Speichel produziert.

Virale Sialadenitis

Das Coxsackievirus A, ECHO-Virus, Influenza-A-Virus, Zytomegalievirus und das Mumps-Virus (Paramyxovirus) können virale Infektionen der Speicheldrüse verursachen.

Das **Mumps-Virus** ist das häufigste Virus, das die Speicheldrüsen in der Kindheit befällt, und verursacht die Parotitis epidemica. Durch regelmäßige Impfungen ist das Auftreten der Erkrankung sowie nachfolgender Komplikationen deutlich zurückgegangen. Durch eine einmalige Impfung mit Mumps-Impfstoff kann in 80% der Fälle eine Erkrankung abgewendet werden. Dennoch kam es 2005 in Großbritannien zu einer Mumps-Epidemie unter jungen Erwachsenen. Auslöser war der Ausbruch der Infektion in einer Personengruppe, die noch keine flächendeckende Impfung erhalten hatte. Zu den möglichen Komplikationen einer Mumps-Infektion gehören Orchitis, Oophoritis, Meningitis, Enzephalitis, Taubheit und Pankreatitis. Derartige Komplikationen finden sich gehäuft bei älteren Patienten. Die klinische Diagnose erfolgt durch den Nachweis der Parotisschwellung, Fieber und Abgeschlagenheit. Da jedoch auch andere Erkrankungen zu Schwellungen der Ohrspeicheldrüse führen können und andererseits nicht immer eine solche bei Mumps nachweisbar ist, kann die Diagnose auch durch die Isolierung des Virus, den Nachweis viraler Nukleinsäuren oder von IgM-Antikörpern gegen Mumps gesichert werden (Hviid et al. 2008). Ca. 30% der Mumps-Erkrankungen bleiben klinisch unauffällig. Die Erkrankung wird via Tröpfcheninfektion übertragen und hat eine Inkubationszeit von 2–4 Wochen. Mumps kündigt sich durch das Auftreten von leichtem Fieber, Abgeschlagenheit und Kopfschmerzen an. Kurz darauf kommt es zur Schwellung der Glandula parotis. Die Symptome dauern i.d.R. 10–14 Tage an. Am häufigsten sind Kinder zwischen dem 4. und 6. Lebensjahr betroffen. Während Kleinkinder im 1. Lebensjahr aufgrund mütterlicher Antikörper immunisiert sind, weisen Kinder nach einer Infektion eine lebenslange Immunität gegen eine Infektion durch Mumps auf.

Therapie. Therapeutisch sind lediglich symptomatische Maßnahmen, wie eine milde, die Speichelsekretion reduzierende Nahrung und Schmerzmittel, möglich (Ibrahim und Handler 2000).

Eitrige Sialadenitis

Die akut eitrige Sialadenitis findet sich selten bei Kindern und wenn, dann meist in der Glandula parotis. Sie wird meist durch Staphylococcus aureus und darüber hinaus auch durch Streptococcus viridans und Streptococcus pneumoniae ausgelöst. Weitere ursächliche Erreger können Haemophilus influenzae oder Anaerobier (z.B. Bacteroides) sein.

Die Infektionen treten gehäuft im Zusammenhang mit Immunschwäche auf. Weiterhin sind Diabetes mellitus, chronischer Alkoholabusus, reduzierte Flüssigkeitsaufnahme und Eiweißmangel Gründe für die Entstehung einer eitrigen Sialadenitis. Auch eine hämatogene Einschwemmung bei septischen Allgemeinerkrankungen kann über das Kapillarnetz in die Drüsenläppchen erfolgen. Weitere begünstigende Faktoren sind ein reduzierter Speichelfluss und die Länge des Stenson-Gangs im Fall einer Parotisinfektion. Andere Ursachen können Einengungen der Ausführungsgänge durch Strikturen, Raumforderungen, Steine o.Ä. sein.

Klinisch zeigen sich Schmerzen und Schwellung über der betroffenen Drüse, Fieber und Abgeschlagenheit. Neben dem Nachweis einer Leukozytose im Blutbild kann meist Pus aus der Drüse in den Ausführungsgang exprimiert werden.

Therapie. Therapeutisch können entsprechend der gängigsten Erreger Penicilline, Clindamycin oder Cephalosporine eingesetzt werden. Der Speichelfluss sollte durch Sialoga angeregt werden, um die sog. Speicheldusche zu fördern. Im Fall einer Abszedierung, die mittels Palpation und Sonographie nachgewiesen werden kann, ist eine Inzision, Spülung und Drainage indiziert. Bei der Inzision ist der Verlauf des N. fazialis zu berücksichtigen. ➤ Abbildung 35.7 zeigt drei mögliche Lokalisationen einer Inzision bei Parotisabszess: präaurikulär, ca. 1 cm hinter dem Lobulus oder am unteren Parotispol kranial des Angulus mandibulae.

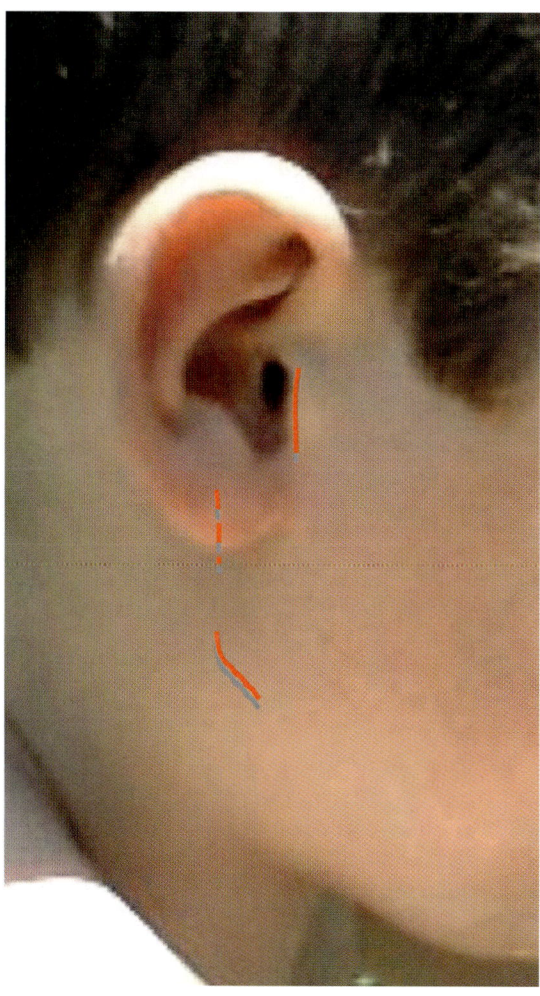

Abb. 35.6 Mögliche Lokalisation einer Inzision bei Parotisabszess

Chronisch rezidivierende Parotitis

Die chronisch rezidivierende Parotitis des Kindes- und Jugendlichenalters (juvenile rezidivierende Parotitis) ist nach Mumps die zweithäufigste Erkrankung der Speicheldrüsen im Kindesalter. Die Ätiologie und Pathogenese dieser Erkrankung sind noch weitgehend ungeklärt. Dennoch gibt es zahlreiche Ursachen, die der Erkrankung zugeschrieben werden. Hierzu zählen in erster Linie Malformationen des Gangsystems, hereditäre Faktoren, Autoimmunerkrankung, bakterielle Infektionen (Streptococcus viridans), Hypogammaglobulinämie, IgA- und IgG3-Mangel (Sitheeque et al. 2007; Nahlieli et al. 2004).

Klinisch ist die Symptomatik vergleichbar mit der bei akuter Parotitis. Die Parotisschwellung ist meist einseitig, kann jedoch beidseits auftreten, bei i.d.R. Betonung

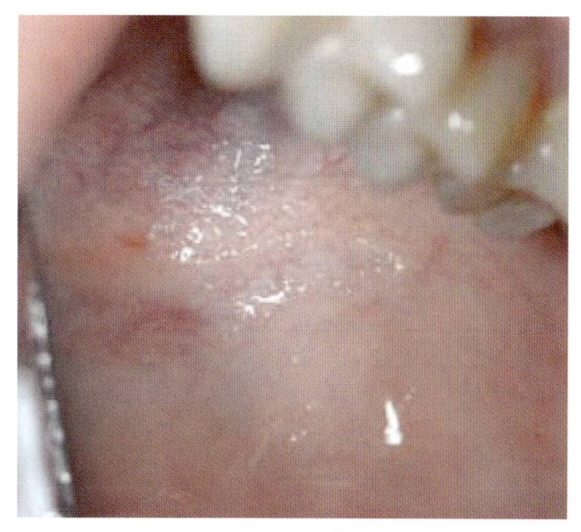

Abb. 35.7 Geweitete und gerötete Öffnung des Stenson-Gangs bei chronisch rezidivierender Parotitis

einer Seite. Die Patienten leiden unter Schmerzen, allgemeinem Krankheitsgefühl, seltener Rötung über der Parotis und häufig leichtem Fieber. Insgesamt ist die Klinik der rezidivierenden chronischen Parotitis uneinheitlich, jedoch charakteristisch ist das Wiederkehren der Symptome innerhalb von Wochen, Monaten bis hin zu Jahren (Sitheeque et al. 2007; Leerdam et al. 2005).

Die Diagnose wird in erster Linie gestellt, wenn die Erkrankung zum zweiten oder dritten Mal auftritt. Pus ist i.d.R. nicht exprimierbar. Die wichtigste Differenzialdiagnose ist Mumps. Bei der rezidivierenden chronischen Parotitis sind die Allgemeinsymptome (Fieber, Schüttelfrost, Zephalgie, Abgeschlagenheit) jedoch weit weniger ausgeprägt als bei Mumps. Die Sonographie der Parotis ergibt bei Mumps ein homogenes Bild, bei der chronisch rezidivierenden Parotitis jedoch ein typisch inhomogenes Bild mit zahlreichen echoarmen Arealen. Auch die Sialographie kann die Diagnose durch den Nachweis punktueller Gangektasien erhärten. Die Sonographie erscheint jedoch gerade bei Kleinkindern als das geeignetere Verfahren. Zusätzlich kann häufig eine Hypervaskularisation mittels Farbdoppler-Sonographie nachgewiesen werden (Sitheeque et al. 2007). Oft zeigt sich bei der chronisch rezidivierenden Parotitis klinisch auch das Ostium des Ductus Stenson etwas geweitet und gerötet mit leicht prominentem Wall (➤ Abb. 35.7).

Therapie. Die Therapie der chronisch rezidivierenden Parotitis beinhaltet meist die Gabe von Antibiotika (Penicilline, Cephalosporine) und supportive Maßnahmen. Dennoch bleibt die Gabe von Antibiotika umstritten (Isaacs D 2002). Ultima Ratio bei fortgeschrittenen Befunden ist die Parotidektomie. Insgesamt gilt jedoch ein möglichst konservatives Therapieregime. Meist heilt die juvenile rezidivierende Parotitis mit Beginn der Pubertät aus.

Granulomatöse Sialadenitis

Granulomatöse Erkrankungen der Speicheldrüsen betreffen meist die Lymphknoten in der Glandula parotis. Mykobakterien und Katzenkratzkrankheit (Branhamella henselae) befallen die intraglandulären Lymphknoten, während Aktinomyzeten das Drüsenparenchym der Glandula submandibularis und sublingualis betreffen können.

Die **Katzenkratzkrankheit** verursacht schmerzhafte lokale Lymphknotenschwellungen und leichtes Fieber. Anamnestisch hatten die betroffenen Patienten in der Regel Kontakt zu Katzen oder anderen Tieren (Hund). Die Kratzspuren sind oft bei Ausbruch der Erkrankung nicht mehr sichtbar. Neben der Klinik führt der Nachweis der Antikörper gegen den Erreger zur Diagnose.

Therapie. Therapeutisch sind ggf. Antibiotika (Erythromycin) und ansonsten symptomatische Maßnahmen sinnvoll. Die Prognose ist günstig.

Mykobakterielle Infektionen werden in atypische und tuberkulöse Mykobakteriosen unterteilt. Sie wurden früher auch als Skrofula bezeichnet. Von der seltenen Erkrankung betroffen sind gewöhnlich Kinder im 16. bis 36. Lebensmonat. Die intraparotidealen Lymphknoten können von der Erkrankung betroffen sein.

Die *atypische Infektion* überwiegt mit > 90%. Erreger sind M. avium-intercellulare, M. scrofulaceum, M. kansasii, M. haemophilum und M. fortuitum (Ibrahim und Handler 2000). Die Keime sind ubiquitär und können durch Läsionen der Mundschleimhaut übertragen werden. Die meist präaurikulär oder submandibulär betroffenen Lymphknoten wachsen langsam und sind indolent. Die darüber liegende Haut verfärbt sich violett.

Neben der klinischen Diagnose sind der kulturelle Nachweis der Erreger und eine Kernspintomographie sinnvolle Maßnahmen. In der MRT ist eine heterogene Raumforderung mit gekammerter Nekrose nachweisbar. Im Röntgen-Thorax ergibt sich ein unauffälliger Befund.

Therapie. Die Veränderungen werden möglichst exzidiert. Die Läsionen neigen zu Rezidiven, insbesondere bei inkompletter Exzision.

In weniger als 10% der Fälle einer mykobakteriellen Infektion ist *M. tuberculosis* der Auslöser. Im Fall einer Infektion zeigen die Kinder allgemeine für Tuberkulose typische Symptome wie Ermüdbarkeit, Appetitlosigkeit, leichte Neigung zum Schwitzen, subfebrile Temperaturen und gelegentlich ein Erythema nodosum. Bei kindlichem Tuberkuloseverdacht sollte eine HIV-Infektion ausgeschlossen werden. Die Diagnose Tbc wird durch Kultur bestätigt.

Die Behandlung der kindlichen Tbc ist komplex und, beeinflusst von zahlreichen Begleitfaktoren, das Kind und die Erkrankung betreffend. Eine Übersicht über aktuelle Therapieregime geben Cruz und Starke (2008). Hauptbestandteil der **Therapie** sind Isoniazid, Rifampicin, Pyrazinamid und Ethambutol.

Eine Infektion mit **Aktinomyzeten** kann ebenfalls eine Entzündung der Speicheldrüsen verursachen. Erreger ist meist Actinomyces israelii. Die Keime wandern durch orale Läsionen retrograd in das Drüsengewebe ein und verursachen dort asymptomatische Schwellungen. Gehäuft entstehen Hautfisteln auf dem Boden der Infektion. Die Diagnose kann mikrobiologisch mittels anaerober Kulturen gestellt werden.

Therapeutisch wird Penicillin oder Erythromycin eingesetzt, wobei die Erkrankung eine halbjährige **Therapie** mit oralem Antibiotikum erforderlich macht.

Schwellungen der Speicheldrüsen sind ein charakteristisches Merkmal der Sialadenitiden. Differenzialdiagnostisch muss daher immer an systemische Erkrankungen gedacht werden, die ebenfalls zu Drüsenschwellungen führen. Hierzu zählen die zystische Fibrose, Morbus Sjögren, Mikulicz-Syndrom, HIV mit lymphoproliferativen polyzystischen Parotisschwellungen, Lymphome und andere.

LITERATUR

Bashkar SN (1986) Synopsis of oral pathology. St. Louis, Mosby: 94–97, 434–443, 460–461.
Cruz AT, Starke JR (2008) Treatment of tuberculosis in children. Expert Rev Anti Infect Ther 6: 939–957.
Healy GB (1986) Pharyngitis. In: Cummings C, Frederickson J, Harker L (eds) Otolaryngology – Head and Neck Surgery. St. Louis, Mosby: 1185–1188.
Hviid A, Rubin S, Mühlemann K (2008) Mumps. Lancet 371: 932–944.
Ibrahim HZ, Handler SD (2000) Diseases of the salivary glands. In: Wetmore RF, Muntz HR, McGill TJ. Pediatric Otolaryngology. New York: Thieme: 650–652.
Isaacs D (2002) Recurrant parotitis. J Paediatr Child Health 38: 92–94.
Leerdam CM, Martin HC, Isaacs D (2005) Recurrant parotitis of childhood. J Paediatr Child Health 41: 631–634.
Miyairi I, Franklin JA, Andreansky M, Knapp KM, Hayden RT (2005) Acute necrotizing ulcerative gingivitis and bacteriemia caused by Stenotrophomonas maltophilia in an immunocompromised child. Pediatr Infect Dis J 24: 181–183.
Nahlieli O, Shacham R, Shlesinger M, Eliav E (2004) Juvenile recurrent parotitis: a new method of diagnosis and treatment. Peadiatrics 114: 9–12.

Richardson H, Leibovitz A (1965) Hand-foot-and-mouth-disease
Schwartzman J, Grossman L (1941) Vincent's ulceromembranous gingivostomatitis. Arch Pediatr, 58: 515–520.
Shah UK (2007) Acute and chronic infections of the oral cavity and pharynx. In: Wetmore RF (ed) Pediatric Otolaryngology, The Requisites in Pediatrics, Mosby Elsevier 10: 138–150.
Sitheeque M, Sivachandran Y, Varathan V, Ariyarwardana A, Ranasinghe A (2007) Juvenile recurrent parotitis: clinical, sialographic and ultrasonographic features. Int J Peadiatric Dent 17: 98–104.
Smitheringale A (2000) Acquired diseases of the oral cavity and pharynx. In: Wetmore RF, Muntz HR, McGill TJ. Pediatric Otolaryngology. New York: Thieme: 615–617.

Kirsten Schuler, Michael Ehrenfeld

KAPITEL

36 Grundzüge der pädiatrischen Zahnheilkunde, Malformationen der Lippe, des Kiefers und des Gaumens

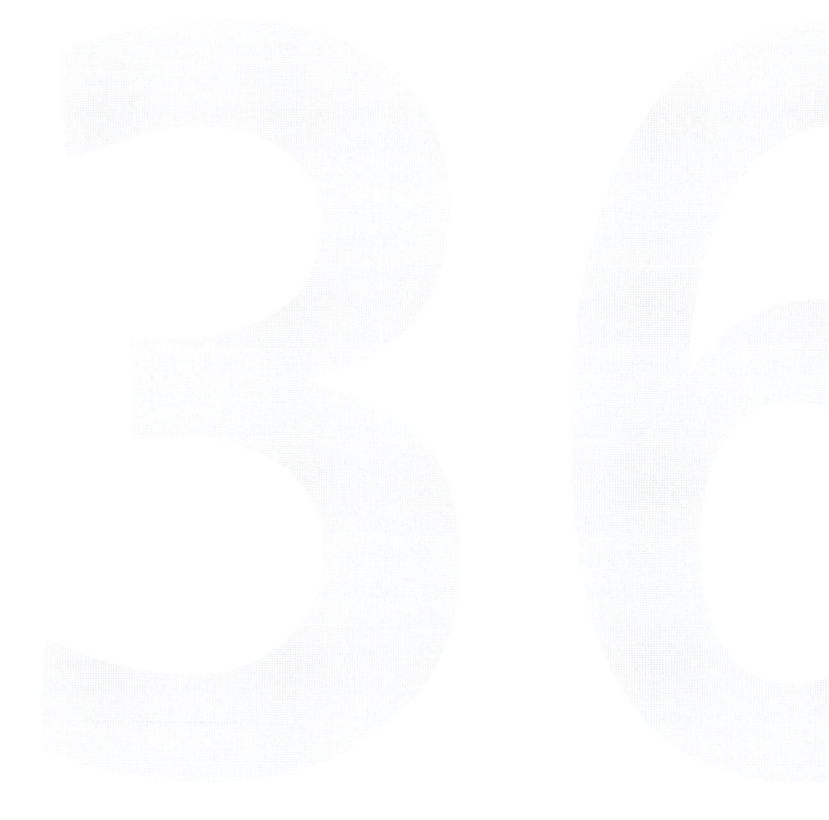

36.1 Grundzüge der pädiatrischen Zahnheilkunde

36.1.1 Einleitung

Die zahnärztliche Betreuung und Behandlung von Kindern sollte frühzeitig erfolgen, da die Kiefer- und Gesichtsentwicklung eng mit der Gebissentwicklung verknüpft ist. Der Erhalt der Milchzähne bis zum physiologischen Ausfall sollte aus diesen Gründen das Ziel der pädiatrischen Zahnheilkunde sein.

Die Zähne, die Mundschleimhaut, die Mikroorganismen und der Speichel müssen als ein System betrachtet werden, dass trotz der unterschiedlichen Einzelkomponenten nur als ein komplexes Wirkungsgefüge seiner Funktion gerecht wird. Jeder Ausfall beziehungsweise jede Störung einer der Komponenten kann das System aus dem Gleichgewicht bringen und so eine Funktionsstörung oder krankhafte Veränderung (Karies, Gingivitis, Parodontitis) verursachen.

MERKE
Ziel der pädiatrischen Zahnheilkunde ist der Erhalt der Milchzähne bis zum physiologischen Ausfall.

Entwicklung

Das menschliche Gebiss ist heterodont (verschiedene Zahnformen) und es treten zwei Zahngenerationen auf. Die Zähne stammen vom ektodermalen Epithel ab. In der 6. Entwicklungswoche entwickelt sich die Zahnleiste, aus der über verschiedene Stadien (Knospenstadium, Kappenstadium, Glockenstadium) die Milchzähne entstehen. Die Anlagen für die bleibenden Zähne entstehen während des 3. Entwicklungsmonats und entwickeln sich den Milchzähnen entsprechend. Jeder Zahn weist drei Abschnitte auf: Zahnkrone, Zahnhals und Zahnwurzel. Im Inneren des Zahns befindet sich das Pulpenkavum mit der reich innervierten und vaskularisierten Pulpa. Sie wird umgeben von den drei mineralisierten Anteilen Schmelz, Dentin und Zement. Zement, Parodont und Alveolarknochen bilden im Bereich der Zahnwurzel zusammen den Zahnhalteapparat, dessen Entwicklung erst nach Abschluss des Zahndurchbruchs beendet ist.

Man unterscheidet die primäre Dentition (Milchgebiss), die gemischte Dentition (Wechselgebiss) und die permanente Dentition (bleibendes Gebiss). Normalerweise hat der Mensch 20 Milchzähne und 32 bleibende Zähne. Die primäre Dentition beginnt in der Regel mit dem Durchbruch der mittleren Schneidezähne im Unterkiefer im Alter von 6–8 Monaten und endet mit dem Durchbruch der Sechsjahrmolaren. Dies ist der Beginn des Wechselgebisses, das nochmals in frühes Wechselgebiss (6.–9. Lebensjahr) und spätes Wechselgebiss (10.–13. Lebensjahr) unterschieden wird. Die Milchzähne brechen üblicherweise in folgender Reihenfolge durch: Mittlere Schneidezähne, seitliche Schneidezähne, erster Backenzahn, Eckzahn und zweiter Backenzahn. Das frühe Wechselgebiss ist gekennzeichnet durch den Ersatz der Milchschneidezähne durch die bleibenden Schneidezähne. Danach folgt eine circa 1½-jährige Pause des Zahndurchbruchs, die im späten Wechselgebiss durch den Ersatz der Milcheckzähne und der Milchmolaren (Zähne der Stützzone) beendet wird. Mit dem Durchbruch des letzten bleibenden Zahns, ausgenommen der Weisheitszähne, beginnt die Phase der permanenten Dentition.

36.1.2 Erkrankungen und Therapie

Die primäre Prävention ist die Vermeidung einer Erkrankung (Karies, Gingivitis, Parodontitis) ab dem Säuglings- und Kleinkindalter, während unter der sekundären Prävention die Früherfassung und frühe Behandlung von schon entstandenen Defekten zu verstehen ist.

Karies

Die Zahnkaries ist eine Infektionskrankheit des Zahnhartgewebes und kann alle Hartsubstanzen der Zähne betreffen (Schmelz, Dentin, Zement). Ursache sind Mikroorganismen wie Laktobazillen und verschiedene Streptokokkenarten (z.B. Streptococcus mutans), die sich in der Plaque (Zahnbelag) ansiedeln und aus niedermolkularen Kohlenhydraten organische Säuren produzieren, die die Zahnhartsubstanzen angreifen und zerstören können. Die Übertragung der Keime erfolgt zum Beispiel durch die Mutter (Ablecken des Schnullers). Die Ursachen und die histopathologischen Befunde unterscheiden sich nicht bei der Karies der Milchzähne und der bleibenden Zähne. Allerdings verläuft die Milchzahnkaries in der Regel akut, da die Hartsubstanz sehr dünn und die Pulpa sehr groß ist (➤ Abb. 36.1).

Dies ist meist die Ursache für die schnelle und unterminierende Ausbreitung. Aus zahnärztlicher Sicht ist der Erhalt der Milchzähne in ihrer Funktion möglichst bis zum Durchbruch der bleibenden Zähne das Ziel, um die Kaufunktion, Phonetik, Ästhetik und eine normale Gebissentwicklung zu sichern. Die drei Eckpfeiler der

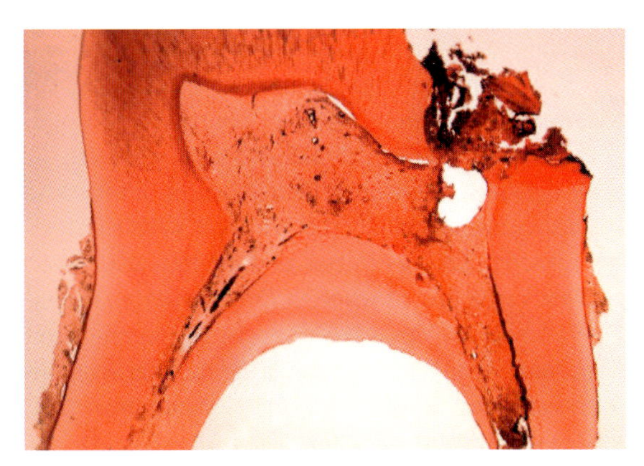

Abb. 36.1 Unterminierende Karies

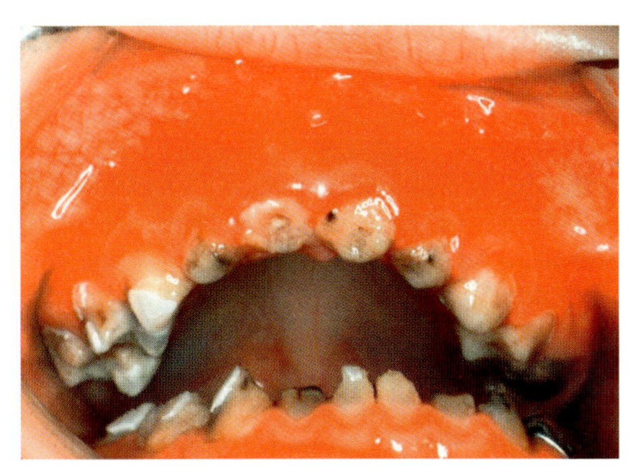

Abb. 36.2 Baby-Bottle-Syndrom/Nursing-Bottle-Syndrom

zahnmedizinischen Prävention sind eine ausgewogene Ernährung, eine zweckmäßige Zahn- und Mundpflege und die Anwendung von Fluoriden. Dies bedeutet, dass mit Durchbruch des ersten Milchzahns eine Mundhygiene notwendig wird. Zuerst sollte einmal am Tag mit einer kleinen Menge (maximal erbsengroß) fluoridhaltiger Kinderzahnpasta (≤500 ppm) die Zahnreinigung durchgeführt werden. Ab dem 2. Lebensjahr wird empfohlen, zweimal am Tag die Zähne zu putzen. Nach der Einschulung sollten die Zähne mit einer höher dosierten fluoridhalten Zahnpasta (1000–1500 ppm) geputzt werden. Es wird empfohlen, im Haushalt fluoridiertes Speisesalz und fluorhaltige Mineralwasser zu verwenden. Eine zusätzliche systemische medikamentöse Fluorgabe, z.B. durch Fluortabletten, wird nicht mehr angeraten. Zusätzlich sollten die Kinder spielerisch an regelmäßige Zahnarztbesuche mit Kontrollen des Zahnstatus herangeführt werden.

Frühzeitige Diagnostik von kariösen Läsionen ist für eine adäquate und erfolgreiche Therapie wichtig. Sollte trotz der Präventionsmaßnahmen eine behandlungsbedürftige Karies entstehen, stehen dem Zahnarzt auch im Milchgebiss zahlreiche Behandlungsformen (Füllungstherapie, Wurzelkanalbehandlung, Stahlkrone) zur Verfügung. Die Behandlung setzt allerdings ein behandlungswilliges Kind voraus. Bei behandlungsunwilligen Kindern oder langwierigen und zeitlich aufwändigen Therapien kann auch die Indikation zu einer Sedierung oder Vollnarkose gestellt werden. Kommt es trotz der Maßnahmen zu einem vorzeitigen Milchzahnverlust (= Verlust des Milchzahns mehr als ein Jahr vor Durchbruch seines Nachfolgers) mit einem erhöhten Risiko für eine rasche und ausgeprägte Lückeneinengung, ist die Anfertigung eines Lückenhalters zum Erhalt der Distanzen (Seitenzahnbereich) und aus ästhetischen und funktionellen (Sprachentwicklung, Nahrungsaufnahme) Gründen indiziert. Das **Baby-Bottle-Syndrom** oder auch Nursing-Bottle-Syndrom (➤ Abb. 36.2) ist eine ausgeprägte Form der Milchzahnkaries und betrifft vor allem die oberen Schneide- und Backenzähne.

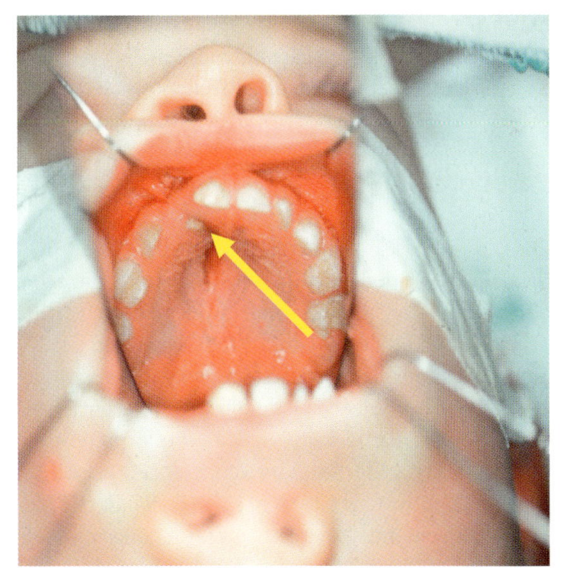

Abb. 36.3 Heterotop stehender und hypoplastischer seitlicher Schneidezahn mit Mindermineralisation (siehe Pfeil) bei einem Kind mit Lippen-Kiefer-Gaumen-Spalte, Zustand vor Hartgaumenverschluss

Ursache ist in der Regel die Zufuhr von gesüßtem Tee oder Fruchtsäften mit der Babyflasche mit einer langen Einwirkzeit (Dauernuckeln). Das kann dazu führen, dass die Schutzfunktion des Speichels (Reinigung und Remineralisation) nicht mehr ausreicht, um das orale Wirkungsgefüge im Gleichgewicht zu halten und damit Karies zu vermeiden. Dies kann zur Notwendigkeit der Extraktion sämtlicher Zähne mit daraus resultierenden funktionellen Problemen führen.

Kinder mit **Lippen-Kiefer-Gaumen-Spalten** weisen häufig eine Mindermineralisation des Zahnschmelzes auf, die zu einer verstärkten Kariesanfälligkeit führen kann. Hier ist eine engmaschige Überwachung und Therapie notwendig (➤ Abb. 36.3).

Gingivitis

Die Gingivitis ist eine akute oder chronische reversible Entzündung des Zahnfleischs, die zumeist mit Plaque assoziiert ist. Symptom ist die gerötete und geschwollene Gingiva, die auf Berührung leicht blutet. Durch die Schwellung der Gingiva kommt es zur Ausbildung einer gingivalen Tasche. Jedoch tritt kein Attachement- und Knochenverlust auf. Die Gingivitis ist im Allgemeinen schmerzlos. Als Keime kommen alle in der natürlichen Mundflora vorhandenen Bakterien in Betracht. Eine gute Mundhygiene stellt sowohl die Prophylaxe als auch die Therapie der plaqueassoziierten Gingivitis dar. Neben der Plaque können auch systemische Faktoren (hormonelle Störungen, Blutbildstörungen), Medikamente und eine Mangelernährung eine Gingivitis auslösen. Jede Gingivitis kann, muss aber nicht in eine Parodontitis übergehen.

Parodontitis

Die Parodontitis ist definiert als bakteriell bedingte, irreversible Entzündung des Zahnhalteapparats, die seine Zerstörung zur Folge hat. Anhand des klinischen Erscheinungsbilds, der Art und Progression der Zerstörung des Zahnhalteapparats sowie der Altersstufe werden die früh beginnenden Parodontitiden wie die lokalisierte juvenile Parodontitis und die rapid progressive Parodontitis von der langsam verlaufenden Erwachsenenparodontitis unterschieden. Zusätzlich gibt es Parodontitiden, die mit systemischen Erkrankungen assoziiert sind. Parodontalpathogene Keime sind in der Regel obligat oder fakultativ anaerobe, gramnegative Bakterienarten (z.B. Porphyromonas gingivalis, Treponema denticola, Tannerella forsythensis, Aggregatibacter actinomycetemcomitans, Porphyrmonas gingivalis, Bacteroides forsythus). **Auslöser** der Parodontitis ist die bakterielle Plaque, die zunächst eine Gingivitis verursacht und letztendlich in eine Parodontitis übergehen kann, die durch einen radiologisch nachweisbaren Knochenabbau geprägt ist. Die Folge sind Lockerung und möglicher Verlust der Zähne. Als Risikofaktoren gelten eine schlechte Mundhygiene, genetische Prädisposition, Diabetes mellitus, Zahnkaries, Mundatmung, allgemeine Abwehrschwäche und unausgewogene Ernährung. Die **Therapie** der Parodontitis besteht darin, den Entzündungszustand des Zahnhalteapparats zu beseitigen und eine Reinfektion zu vermeiden. Dies erreicht man durch eine professionelle Zahnreinigung (supragingivale Reinigung) mit anschließendem regelmäßigen Recall (erneutes Erfassen der Zahnfleischtaschen und des Entzündungszustands) und gleichzeitiger Instruktion und Verbesserung der Mundhygiene durch den Patienten und die Eltern. Im Anschluss daran kann die subgingivale Reinigung durchgeführt werden. Eine offene Behandlungsphase ist bei den Zahnfleischtaschen indiziert, die nach der oben genannten Therapie nicht ausreichend zurückgegangen sind. Hierbei wird das Verhindern eines weiteren Knochenabbaus und die Herstellung von stabilen Verhältnissen schon als Erfolg gewertet. In einigen Fällen ist der Versuch der Knochenregeneration mit Knochenersatzmaterial (Guided Bone Regeneration) oder durch Abdecken der Defekte mit Membranen (Guided Tissue Regeneration) möglich.

Bei Kindern unterscheidet man die präpubertäre Parodontitis von der juvenilen Parodontitis.

Die **präpubertäre Parodontitis** beginnt mit Durchbruch der Milchzähne und befällt später häufig auch das permanente Gebiss. Die generalisierte Form wird in der Regel von anderen Infektionen des Respirationstrakts begleitet und das Blutbild weist Veränderungen auf (Funktionsstörung der Granulozyten und Monozyten). Die lokalisierte Form zeigt einen weniger fulminanten Verlauf. Therapeutisch kommt die professionelle Zahnreinigung zur Anwendung und bei besonders schwerwiegenden Fällen zusätzlich eine systemische Antibiotikatherapie (nach Bestimmung der Mikroflora).

Die **juvenile Parodontitis** tritt zuerst während der Pubertät auf, zudem gibt es eine familiäre Häufung. Auch bei dieser Erkrankung werden eine generalisierte und eine lokalisierte Form unterschieden. Bei der lokalisierten Form sind zumeist die bleibenden Schneidezähne und die ersten Molaren betroffen. Im Gegensatz zu der adulten Parodontitis findet sich hier kaum Plaque und Zahnstein. Als Hauptkeim konnte der Aggregatibacter actinomycetemcomitans identifiziert werden, dessen Elimination einen Hauptaspekt der Therapie darstellt. Es wird empfohlen, zusätzlich zur professionellen Zahnreinigung gegebenenfalls mit offener Kürettage eine systemische antibiotische Therapie (z.B. Tetracyclin, Doxycyclin, Kombination von Metronidazol und Amoxicillin) durchzuführen. Ein regelmäßiges Recall ist dringend indiziert.

Zusammenfassend ist festzustellen, dass mit Durchbruch des ersten Milchzahns die zahnärztliche Betreuung und Behandlung notwendig ist, um spätere Probleme im Bereich der Kaufunktion, Phonetik, Ästhetik, Gebiss- und Gesichtsentwicklung zu vermeiden. Hierfür ist eine enge Zusammenarbeit zwischen Kinderärzten, Zahnärzten und vor allem den Eltern notwendig.

36.2 Malformationen der Lippe, des Kiefers und des Gaumens

Das Auftreten von Lippen-Kiefer-Gaumen-Spalten (isoliert oder in Kombination mit anderen Fehlbildungen und Syndromen) und von seltenen Gesichtsspalten macht einen Großteil der Malformationen im Bereich der Lippe, des Kiefers und des Gaumens aus.

36.2.1 Einleitung

In Mitteleuropa wird die Häufigkeit des Auftretens von Lippen-Kiefer-Gaumen-Spalten auf etwa 1 pro 500 Geburten geschätzt. Die Bandbreite der Inzidenzen ist groß: Bei Farbigen wird 1 Spaltbildung auf 3000 Geburten beschrieben, bei Indianern 1 Spaltbildung pro 150 Geburten. In Deutschland werden die Zahlen nicht zentral erfasst, sodass keine genauen Angaben existieren. Die Wahrscheinlichkeit des Auftretens von Spaltbildungen ist bei familiärer Belastung größer.

Der Formenkreis Lippen-Kiefer-Gaumen-Spalten beinhaltet eine Vielzahl unterschiedlicher Krankheitsbilder mit unterschiedlichen Ausprägungen. Die Einteilung erfolgt in **drei Hauptgruppen**:

- Lippenspalten und Lippen-Kiefer-Spalten rechts und/oder links
- Lippen-Kiefer-Gaumen-Spalten rechts und/oder links
- Isolierte Gaumenspalten: Im Hartgaumen rechts und/oder links, im Weichgaumen median.

Die Art und Weise der Behandlung ist sowohl von der Lokalisation als auch der individuellen Ausprägung abhängig.

Entwicklung

In den ersten drei Monaten der intrauterinen Entwicklung werden sämtliche Organe entwickelt. Die Oberlippe entsteht in der 5. intrauterinen Woche aus der Verschmelzung des medialen Nasenwulstes und der beiden Oberkieferwülste, während der Gaumen aus der Vereinigung der Gaumenplatten der Oberkieferwülste in der 10.–12. intrauterinen Woche entsteht. Äußere schädigende Einflüsse oder genetische Veränderungen im jeweilig kritischen Zeitrahmen können zu Manifestationen von Spaltbildungen führen.

Einseitige und bilaterale Spaltbildungen im Bereich der Oberlippe entstehen durch eine Störung der Verschmelzung des medialen Nasenwulstes mit den beiden Oberkieferwülsten. Die Lokalisation der Spalte ist abhängig von der Stelle der gestörten Verschmelzung. Die normale Vereinigung findet immer paramedian statt, was bei der gesunden Lippe der jeweiligen Philtrumkante entspricht und bei einer Störung der Verschmelzung der Lokalisation der Spaltbildung. Abhängig vom Grad der Verschmelzung kann eine komplette oder inkomplette Spalte entstehen.

Die Entwicklung des Kiefers mit den Zahnanlagen ist zweigeteilt: Der Zwischenkiefer (laterale Begrenzung: Zähne 13 und 23, dorsale Begrenzung: Foramen incisivum) entsteht bei der Vereinigung der seitlichen Oberkieferwülste und des medialen Nasenwulstes. Der Kieferanteil von der Eckzahnregion bis zum Tuber maxillae beidseits wird von den seitlichen Oberkieferwülsten gebildet. Störungen im Bereich der Vereinigungszonen können dementsprechend ebenfalls zu Spaltbildungen im Kieferbereich (paramedian, im Bereich der seitlichen Schneidezähne) führen. Auch diese Fehlbildungen können komplett oder partiell sein.

Der Gaumen entsteht aus der Vereinigung der unteren Fortsätze der seitlichen Oberkieferwülste und der Verschmelzung mit dem Zwischenkiefer zwischen der 10. und 12. Schwangerschaftswoche. Im Hartgaumenbereich verwachsen die Oberkieferwülste zusätzlich mit dem medialen Nasenfortsatz, aus dem die knorpelige und knöcherne Nasenscheidewand entsteht. Abhängig davon, ob diese Verwachsung einseitig oder beidseitig gestört wird, kann in diesem Bereich eine einseitige oder beidseitige Hartgaumenspalte entstehen. Im Bereich des Weichgaumens liegen die Spaltbildungen immer in der Mitte.

Durchgehende Spalten, die die Lippe, den Kiefer, den Hartgaumen und den Weichgaumen betreffen, sind entwicklungsgeschichtlich aufgrund des unterschiedlichen Entstehungszeitpunkts schwer zu erklären. Eine Theorie lautet, dass nach einer gestörten Vereinigung der seitlichen Oberkieferwülste mit dem medialen Nasenwulst in der 5. intrauterinen Woche auch die Voraussetzungen für eine normale Verschmelzung im posterioren Anteil der seitlichen Oberkieferwülste nicht mehr optimal sind.

Ätiologie

Die Ätiologie der Lippen-Kiefer-Gaumen-Spalten ist uneinheitlich und weiterhin nicht genau geklärt. Lippen-Kiefer-Gaumen-Spalten können durch äußere Einflussfaktoren und interne, genetisch verursachte Störungen entstehen. Die äußeren Einflüsse, wie energiereiche Strahlungen (Röntgenstrahlen, Gammastrahlen), Chemikalien (teratogene Substanzen), Virusinfektionen, Sauerstoffmangel, Nikotin- und Al-

Tab. 36.1 Wiederholungswahrscheinlichkeiten (in %) bei Familien mit Spaltbildungen

Verwandtschaftsverhältnis zum Betroffenen	Lippen-Kiefer (-Gaumen)-Spalte in %	Isolierte Gaumenspalte in %
Geschwister	4–6	2
Nachkommen	4–6	6
2 Kinder betroffen	9	n.d.
1 Elternteil + 1 Kind betroffen	17	15
Verwandte 2. Grades	< 1	<1
Verwandte 3. Grades	< 0,5	< 0,5

koholabusus und körperlicher oder psychischer Stress, scheinen die Mehrzahl der Spaltbildungen zu verursachen. Genetische Ursachen werden bei 15–30% der Spaltbildungen angenommen. Ein Rückschluss von der Lokalisation und Ausprägung der Spalte auf die Ursache ist nicht möglich, da das klinische Bild der Spaltbildungen uniform ist.

Die **Prognose** bei Familien mit Spaltträgern ist in der ➤ Tabelle 36.1 zusammengefasst:

Anatomische Grundlagen

Die charakteristische Form der Oberlippe entsteht vor allem durch die Form und Funktion des Musculus orbicularis oris und seine Verbindungen zu der mimischen Muskulatur (Mediolus, lateral des Mundwinkels). Die mehr oder weniger ausgeprägte Philtrumkante entsteht durch die verstärkte Muskelleiste im Bereich der Verschmelzung der seitlichen Oberkieferwülste und des medialen Nasenwulstes. Der Mundwinkel beidseits ist die laterale, die Nasiolabialfalte die kraniolaterale und der Ansatz der Nasenflügel die kraniomediale Begrenzung der Oberlippe. Die Oberfläche ist geprägt von der Haut des Lippenweißes, der Übergangsschleimhaut des Lippenrots und der Schleimhaut des Mundvorhofs. Der typische Verlauf des Lippenrots mit den zwei höchsten Punkten am Übergang der Philtrumkanten zum Lippenrot ist bogenförmig und wird Amorbogen genannt.

Bei **einseitigen Lippenspalten** inseriert die Muskulatur des größeren Lippensegments an der Basis des Nasenstegs und die Muskulatur des kleineren Segments an der Basis des Nasenflügels der betroffenen Spaltseite. Folglich kommt es zu einer Abweichung des Nasenstegs auf die nicht betroffene Seite und zu einer Abweichung des Nasenflügels nach lateral auf die Seite der Spaltbildung. Bei **doppelseitigen Spaltbildungen** ist der Musculus orbicularis oris meist auf beiden Seiten unterbrochen. Folglich steht der Nasensteg median, während die Nasenflügel beidseits nach lateral verzogen werden, was eine Erweiterung der Naseneingänge verursacht. Das Mittelstück der Oberlippe enthält in der Regel keine funktionsfähige Muskulatur.

Die **Spaltbildung** im Bereich des harten Gaumens führt zu einer Kontinuitätsunterbrechung der Schleimhäute der Nase, des Mukoperiosts des Hartgaumens und der darunterliegenden Knochenplatte mit einer daraus resultierenden Verbindung zwischen Mundhöhle und Nasenhaupthöhle. Im Bereich des Weichgaumens stehen funktionelle Störungen durch die Spaltbildung im Vordergrund. Der Musculus levator veli palatini liegt nicht als Schlinge vor, sondern inseriert schräg sagittal in den Hinterrand des Hartgaumens. Dies bedeutet, dass die funktionelle Einheit von der Muskulatur der Rachenhinter- und -seitenwand mit dem Musculus veli palatini gestört ist und ein Druckausgleich im Mittelohr über die Öffnung der Tuba auditiva nicht oder nur ansatzweise möglich ist. Zudem bestehen oft Trinkstörungen, bei Fällen mit breiter Spalte kann auch eine Atemwegsobstruktion auftreten. Später sind Phonationsstörungen bei unbehandelten Weichgaumenspalten die Regel.

36.2.2 Lippenspalten

Lippenspalten liegen im Bereich der Philtrumkante, können einseitig oder doppelseitig und vollständig oder partiell sein. Die partiellen Lippenspalten manifestieren sich als Kerben im Lippenrot und Lippenweiß. Sie sind durch eine Gewebebrücke zwischen medialem und lateralem Spaltrand gekennzeichnet, die unterschiedlich ausgeprägt sein kann. Bei den vollständigen Lippenspalten sind alle Gewebeschichten (Haut, Muskulatur, Schleimhaut) bis in den Naseneingang getrennt und der Naseneingang weist in der Regel die typische Spaltdeformität (Lateralstand des Nasenflügels, Verziehung der Columella zur nicht betroffenen Seite) auf.

36.2.3 Kieferspalten

Kieferspalten treten nicht isoliert auf. Sie sind in der Regel mit Lippenspalten als sogenannte Lippen-Kiefer-Spalten oder mit Lippen- und Gaumenspalten als durchgehende Lippen-Kiefer-Gaumen-Spalte assoziiert. Sie können einseitig oder beidseitig auftreten und sind in der Region des seitlichen Schneidezahns lokalisiert. Der knöcherne Defekt kann bis in den Nasenboden reichen und weist meist eine V-förmige Konstellation auf mit der engsten Stelle im Bereich des Alveolarkamms und der breitesten Stelle im Bereich des Nasenbodens. Die Anlage des seitlichen Schneidezahns kann fehlen (Aplasie), doppelt vorhanden sein (Hyperdontie), fehlgebildet (Hypoplasie) oder gar nicht betroffen sein.

36.2.4 Hartgaumenspalten

Hartgaumenspalten können ein- oder beidseitig auftreten und liegen zwischen Foramen incisivum und der Spina nasalis posterior. Die Spalten im Bereich des Hartgaumens treten nicht isoliert auf, sondern sind immer mit einer Spalte im Weichgaumen vergesellschaftet. Durch die Unterbrechung der Kontinuität von Mundschleimhaut und knöcherner Unterlage entsteht die Verbindung von Mundhöhle und Nasenhaupthöhle.

36.2.5 Weichgaumenspalten

Weichgaumenspalten sind immer median lokalisiert (> Abb. 36.4). Die Ausdehnung in Bezug auf die Strecke Uvula-Spina nasalis posterior kann vollständig oder partiell sein. Sie können isoliert oder in Kombination mit Hartgaumenspalten oder im Rahmen einer durchgehenden Lippen-Kiefer-Gaumen-Spalte auftreten. Die Uvula bifida kann als Mikroform einer Weichgaumenspalte betrachtet werden. Eine Sonderform stellt die submuköse Weichgaumenspalte dar. In diesem Fall ist die Kontinuität der oralen Schleimhaut erhalten, aber die Muskelschlinge des M. levator veli palatini ist gespalten und kann entsprechende Funktionsstörungen (Atemwegsobstruktion, Belüftungsstörung des Mittelohrs, Sprechstörungen, Trinkstörungen) verursachen.

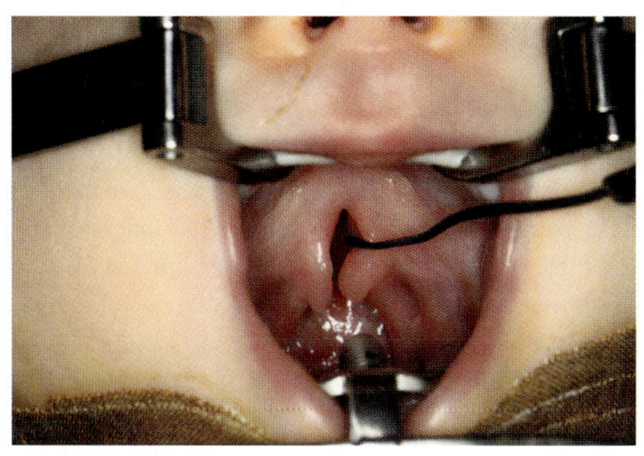

Abb. 36.4 Weichgaumenspalte

MERKE

Spaltbildungen des Gaumens verursachen ausgeprägtere Funktionsstörungen als Lippenspalten:
- Behinderung der Atmung durch mögliches Zurückfallen der Zunge
- Behinderung der Nahrungsaufnahme durch fehlendes Widerlager für die Zunge
- Belüftungsstörung des Mittelohrs
- Störung der Lautbildung (Rhinophonie).

36.2.6 Lippen-Kiefer-Gaumen-Spalten

Lippen-Kiefer-Gaumen-Spalten sind durch die teilweise oder komplette Spaltung der Strukturen (Lippe, Kiefer und Gaumen) gekennzeichnet. Sie können einseitig oder doppelseitig auftreten (> Abb. 36.5 und > Abb. 36.6).

Therapie

Die Betreuung und Behandlung von Patienten mit einer Erkrankung aus dem Formenkreis der Lippen-Kiefer-Gaumen-Spalten sollte immer interdisziplinär durch Kinderärzte, Kieferorthopäden, Mund-Kiefer-Gesichtschirurgen, Hals-Nasen-Ohren-Ärzte und Logopäden erfolgen. Dies lässt sich gut im Rahmen einer Spezialsprechstunde

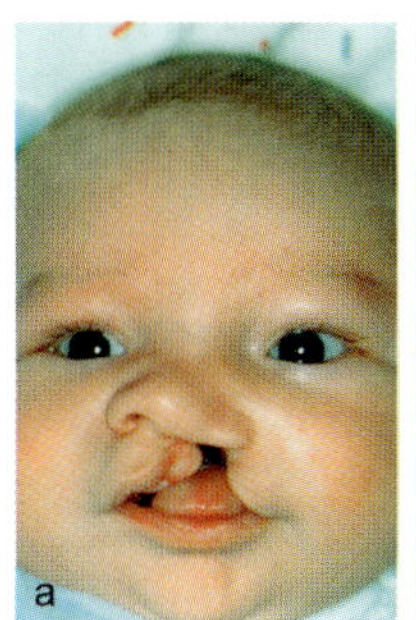

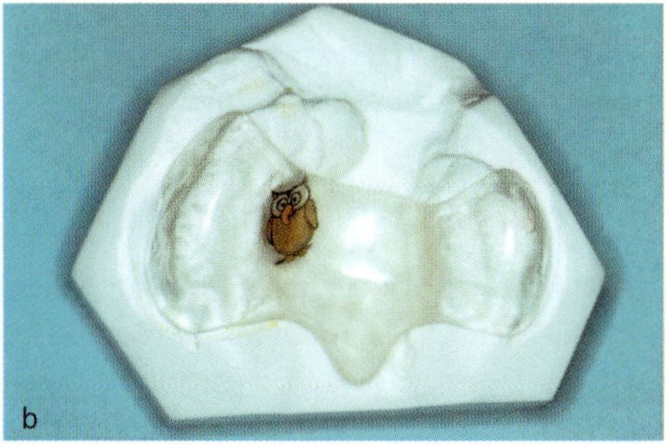

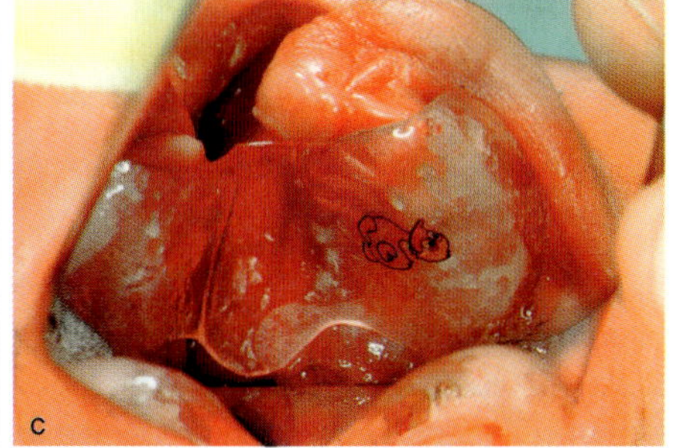

Abb. 36.5 **a** Lippen-Kiefer-Gaumen-Spalte linksseitig; **b** Trinkplatte auf dem Kiefermodell; **c** Trinkplatte im Mund zur Trennung von Mund und Nasenhöhle

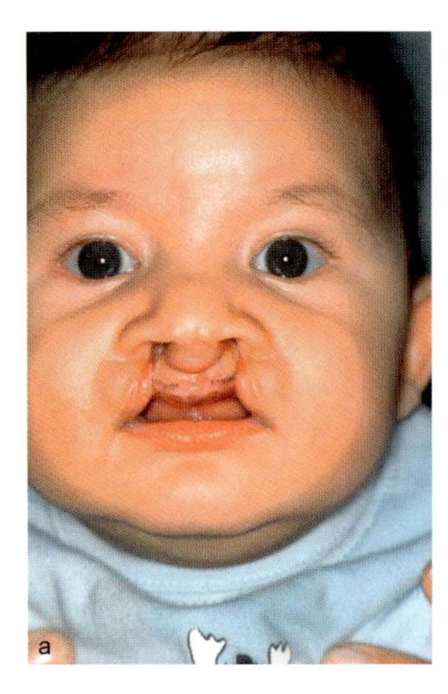

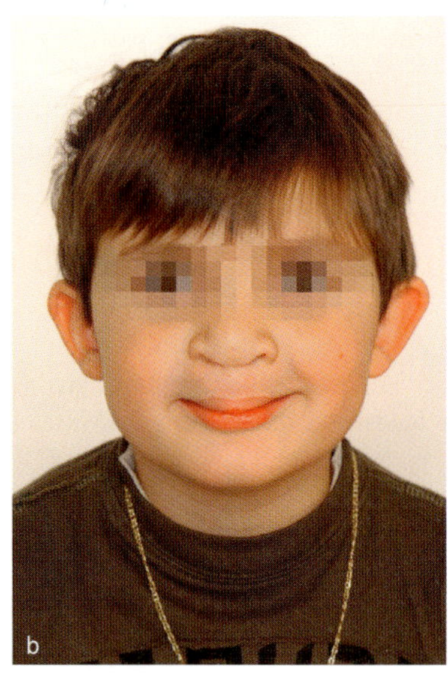

Abb. 36.6 Doppelseitige Lippen-Kiefer-Gaumen-Spalte. **a** Ausgangsbefund mit Trinkplatte; **b** nach Abschluss der Primäroperationen

für Fehlbildungen verwirklichen, in der die einzelnen Fachbereiche vertreten und somit Absprachen auf dem „kurzen Dienstweg" möglich sind und die Behandler als Ansprechpartner für die Eltern zur Verfügung stehen.

Die Behandlungsabläufe werden in Primärbehandlung und Sekundärbehandlung unterteilt. Die **Primärbehandlung** beinhaltet alle chirurgischen und adjuvanten Maßnahmen, die dem Verschluss der Spaltbildungen dienen. Zu den chirurgischen Maßnahmen zählen die Primäroperationen mit Verschluss der Lippe, des Gaumens und des Kiefers. Stillberatung, kieferorthopädische Frühbehandlung, HNO-ärztliche Behandlung und logopädische Frühbehandlung gehören zu den adjuvanten Maßnahmen. Ziel ist es, die Primärbehandlung im Alter von 2 Jahren (Zeitpunkt des bewussten und differenzierten Sprechens) abgeschlossen zu haben. Die **Sekundärbehandlung** folgt zeitlich auf die Primärbehandlung und hat die Verbesserung von Funktion und Ästhetik zum Ziel. Hierunter fallen Sekundäroperationen wie funktionsverbessernde Operationen (sprachverbessernde Operationen, Dysgnathieoperationen, Nasenscheidewandkorrektur usw.) und adjuvante Maßnahmen wie kieferorthopädische Regulationen, weitere HNO-ärztliche Betreuung und logopädische Behandlung.

Kieferorthopädische Betreuung

Eine kieferorthopädische Behandlung ist bei allen Fehlbildungen, die eine Spaltbildung im Bereich des Gaumens aufweisen, indiziert. Hierbei wird kurz nach der Geburt ein Abdruck des Oberkiefers genommen und im zahntechnischen Labor eine Trinkplatte hergestellt. Die Trinkplatte dient der Trennung von Mund- und Nasenhöhle und bietet so der Zunge ein Widerlager beim Trinken. Zusätzlich wird die Zunge in eine physiologische Lage gebracht. Diese Trinkplatte muss mehrfach kontrolliert und je nach Wachstum und Veränderung des Oberkiefers den neuen Verhältnissen angepasst werden. Durch diese Behandlung kann in der Regel eine Annäherung der Spaltränder im Bereich des Kiefers und des Gaumens und damit eine Verbesserung der Voraussetzungen für die Primäroperationen erzielt werden.

Eine weitere kieferorthopädische Maßnahme ist die Anwendung einer Latham-Apparatur. Diese ist im Gegensatz zur Trinkplatte eine festsitzende Apparatur, die etwa ab dem 2. Lebensmonat in einer Kurznarkose eingesetzt werden kann. Therapieziel ist die Annäherung der Spaltsegmente, bei doppelseitigen Lippen-Kiefer-Gaumen-Spalten kann durch diese Apparatur eine Positionierung des Zwischenkiefers durchgeführt werden. Im weiteren Verlauf ist eine regelmäßige Betreuung durch den Kieferorthopäden aufgrund der möglichen Zahnfehlstellungen, möglicher Nichtanlagen von Zähnen und vor allem wegen der häufigen Unterentwicklung des Mittelgesichts notwendig. Diese Formen der Dysgnathien bedürfen häufig einer kombiniert kieferchirurgisch-kieferorthopädischen Behandlung nach Abschluss des Körperwachstums.

Hals-Nasen-Ohren-ärztliche Mitbehandlung

Bei Neugeborenen mit Fehlbildungen vor allem im Bereich des Gaumens stehen aus HNO-ärztlicher Sicht zunächst die Diagnostik und Behandlung von Mittelohrstörungen im Vordergrund. Die Fehlinsertion des Musculus veli palatini hat häufig eine Störung der Belüftung des Mittelohrs mit daraus resultierender Schall-

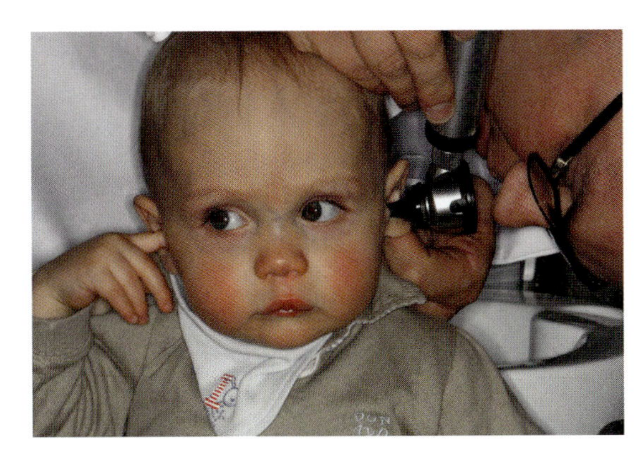

Abb. 36.7 HNO-ärztliche Mitbetreuung

leitungsstörung und eingeschränktem Hörvermögen zur Folge. Daher sollte vor der ersten geplanten Operation eine eingehende Diagnostik mit Inspektion des Trommelfells, ein Tympanogramm und bei Bedarf auch eine Hirnstammaudiometrie (brainstem electric response audiometry, BERA) durchgeführt werden, um während der ersten Narkose bei Bedarf eine Parazentese, gegebenenfalls mit Insertion von Paukenröhrchen, durchführen zu können. Im Verlauf des Wachstums (Auswachsen des Gesichtsschädels) und nach Durchführung des Weichgaumenverschlusses mit Herstellung der korrekten anatomischen Situation sind die Belüftungsstörungen häufig beseitigt, sodass keine weiteren Paukenröhren mehr notwendig sind (➤ Abb. 36.7). Wann dieser Zeitpunkt eintritt, ist jedoch individuell unterschiedlich und kann nicht genau vorhergesagt werden. Eine regelmäßige HNO-ärztliche Kontrolle ist daher indiziert.

Logopädische Betreuung

Eine begleitende logopädische Betreuung und Förderung von Kindern mit Spaltbildungen (vor allem im Bereich des Gaumens) ist für eine normale Sprachentwicklung notwendig. Voraussetzung für eine normale Sprachentwicklung ist eine gute Funktion des orofazialen Komplexes und eine möglichst normale Sensomotorik. Im ersten Lebensjahr wird vor allem die motorische Entwicklung der Lippen-Zungen-Velum-Funktion beobachtet. Zum späteren Zeitpunkt (2.–3. Lebensjahr) muss die Lautbildung beobachtet und gegebenenfalls therapiert werden. Im weiteren Verlauf stehen die Verbesserung des Schluckmusters und des muskulären Gleichgewichts im orofazialen Komplex im Vordergrund der logopädischen Betreuung.

Operative Maßnahmen

Die Reihenfolge und der zeitliche Ablauf der Spaltoperationen unterliegen keinem allgemein gültigen Therapiestandard. Weiterhin gibt es unzählige chirurgische Therapieverfahren und Operationstechniken, die in unterschiedlichster Weise angewandt werden. In diesem Beitrag wird die Meinung der Autoren wiedergegeben, dass die Primäroperationen zum Zeitpunkt des Beginns des differenzierten Sprechens (2. Lebensjahr) abgeschlossen sein sollten. Aus anästhesiologischen Gründen beginnen die Operationen in der Regel mit einem Alter von drei Monaten und mit einem Körpergewicht von etwa 5 kg. Die **Operationsreihenfolge** ist abhängig von der Spaltform und der Spaltbreite:

- Isolierte Lippenspalten: Lippenverschluss mit 3 Monaten
- Isolierte Weichgaumenspalten: Weichgaumenverschluss mit 3 Monaten
- Schmale, inkomplette Hartgaumenspalten: Verschluss in gleicher Operation mit dem Weichgaumenverschluss
- Breite, durchgehende Gaumenspalten: Weichgaumenverschluss mit 3 Monaten, Hartgaumenverschluss mit circa 2 Jahren nach Durchbruch der Milchmolaren
- Durchgehende Lippen-Kiefer-Gaumen-Spalten: Lippenverschluss und Weichgaumenverschluss mit 3 Monaten, Hartgaumenverschluss mit 2 Jahren
- Bei breiten oder doppelseitigen Lippenspalten kann zunächst im Alter von 3 Monaten eine Lippenadhäsion zur Verbesserung des Gewebeangebots durchgeführt werden. Der definitive Lippenverschluss erfolgt dann 6–8 Wochen später.

Operationsverfahren

Lippenadhäsion

Die Lippenadhäsion ist gekennzeichnet durch die partielle Verbindung von Haut, Muskulatur und Schleimhaut ohne Umorientierung der anatomischen Strukturen und ohne definitiven Lippenverschluss. Ziel ist die Annäherung der Lippensegmente und die Verbesserung der Stellung der Spaltsegmente (Kieferanteile) zueinander vor einer definitiven Lippenplastik (➤ Abb. 36.8).

Gingivoperiostalplastik

Die Gingivoperiostalplastik beinhaltet einen Verschluss der Kieferspalte durch Mukoperiostläppchen ohne Knochentransplantation. Voraussetzung ist eine ausreichende Annäherung der Kieferspaltsegmente zueinander, daher ist diese Technik nicht in jedem Fall anwendbar.

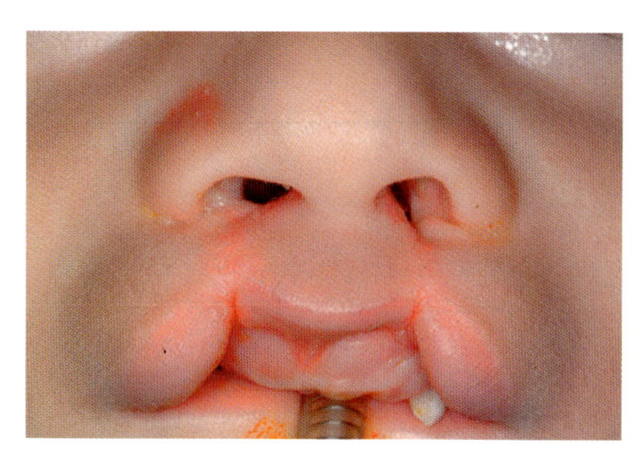

Abb. 36.8 Doppelseitige Lippenspalte: Z.n. Lippenadhäsion vor definitiver Lippenplastik

Dieses Operationsverfahren kann entweder zeitgleich mit der Lippenadhäsion oder dem definitiven Lippenverschluss durchgeführt werden.

Weichgaumenverschluss

Für den Weichgaumenverschluss sind unzählige Operationstechniken beschrieben, auf die in diesem Rahmen nicht komplett eingegangen werden kann. Wichtig sind die Brückenlappenplastik, die Stiellappenplastik und die intravelare Weichgaumenplastik. Bei der **Brückenlappenplastik** erfolgt nach dem Spaltrandschnitt die Präparation der 3 Blätter: Nasales Schleimhautblatt, Muskulatur, orales Schleimhautblatt. Danach werden Entlastungsschnitte intermaxillär angelegt, von denen aus intermaxilläre Taschen zur Untertunnelung des dorsalen Hartgaumens präpariert werden. Danach können die einzelnen Blätter miteinander verbunden werden. Nachteil ist die fehlende Umorientierung der Weichgaumenmuskulatur. Die **Stiellappenplastik** ist gekennzeichnet von der Präparation zweier Lappen im Bereich des Gaumens, die jeweils an der A. palatina gestielt sind. Zur Bildung eines nasalen Blatts werden die präparierten Ränder nach nasal umgeschlagen und vernäht. Im Bereich des Weichgaumens wird die Muskulatur beider Seiten miteinander vernäht und darüber wird die orale Schleimhaut zusammengefügt. Auch hier wird keine Umorientierung der Weichgaumenmuskulatur durchgeführt. Diese erfolgt bei der **intravelaren Weichgaumenplastik**. Hier wird ebenfalls nach einem Spaltrandschnitt die Präparation der 3 Blätter (nasales Blatt, Muskulatur, orales Blatt) durchgeführt. Die schräg sagittal einstrahlende Muskulatur des Musculus veli palatini wird zusätzlich von der Spina nasalis posterior gelöst und zu einer Muskelschlinge umorientiert und vernäht. Die Annäherung der Spaltränder über die intermaxillären Taschen und durch die Untertunnelung des Hartgaumens entspricht der Technik der Brückenlappenplastik.

Lippenverschluss

Einseitiger Lippenverschluss

Auch für den Verschluss einer einseitigen Lippenspalte ist eine Vielzahl von Verfahren beschrieben. Am häufigsten kommen folgende Verfahren zum Einsatz:

- Rotation-Advancement-Technik nach Millard
- Dreiecklappentechnik nach Tennison und Randall.

Das Prinzip jeder Technik zum Verschluss von Lippenspalten besteht darin, die Spaltränder aufzutrennen, nach funktionellen und ästhetischen Aspekten umzuorientieren und das Gewebe in physiologischer Position zu vereinigen.

Doppelseitiger Lippenverschluss

Die Wahl des Verfahrens zum Verschluss einer doppelseitigen Lippen-Kiefer-Gaumen-Spalte ist abhängig von der Symmetrie im Spaltbereich. Bei vollständigen doppelseitigen Lippenspalten ist im medianen Anteil in der Regel keine Muskulatur vorhanden. Die Herstellung einer durchgehenden Muskelschlinge ist das Ziel des Lippenverschlusses. Bei asymmetrischen Spaltformen kann durch eine Lippenadhäsion versucht werden, bessere Voraussetzungen für den definitiven Lippenverschluss zu erzielen. Auch bei doppelseitigen Lippenspalten kommen häufig die Verfahren nach Millard oder Tennison und Randall zur Anwendung.

MERKE

Im Bereich der Oberlippe ist gerade die Präparation und Umorientierung des M. orbicularis oris für die Funktion der Lippe, für die Nachentwicklung der Nase und die Ästhetik entscheidend.

Hartgaumenverschluss

Die Auswahl des Verfahrens zum Verschluss des Hartgaumens ist von der Spaltbreite abhängig. Bei schmalen schlitzförmigen Spalten kann der Verschluss nach Mobilisation der Spaltränder zweischichtig (nasales und orales Blatt) verschlossen werden. Bei breiten Hartgaumenspalten ist die Bildung von jeweils zwei Stiellappen oder Brückenlappen notwendig, um das vorhandene Gewebe von lateral nach median mobilisieren zu können. Im Bereich der lateralen Entlastungszonen erfolgt die Reparation der Gaumenschleimhaut durch sekundäre Wundheilung.

Kieferspaltosteoplastik

Die Kieferspaltosteoplastik ist definiert als Knochentransplantation in den Alveolarfortsatz im Bereich der Spaltbildung. Unterschieden werden nach Zeitpunkt der Durchführung die primäre (Neugeborene, Milchzahngebiss), die sekundäre (Wechselgebiss) und die tertiäre

Osteoplastik (bleibendes Gebiss). Meist wird heute eine sekundäre Kieferspaltosteoplastik mit Knochentransplantation vom Becken im Alter von 7–11 Jahren durchgeführt. Der Zeitpunkt ist abhängig vom Zahndurchbruch des seitlichen Schneidezahns und des Eckzahns und wird in der Regel gemeinsam mit dem behandelnden Kieferorthopäden festgelegt.

Korrekturoperationen

Korrekturoperationen können im Verlauf in jedem Bereich des orofazialen Komplexes notwendig oder vom Patienten gewünscht werden. Hierzu gehören zum Beispiel der Verschluss von Restlöchern im Bereich des Gaumens, Korrekturoperationen im Bereich der Oberlippe und der Nase oder auch die Dysgnathieoperationen zur Optimierung der Kieferlagebeziehungen. Während letztere Operation nach Abschluss des Wachstums durchgeführt wird, können die Operationen zum Verschluss von Restlöchern, Korrekturen im Bereich der Lippe und Nase im Rahmen anderer notwendiger Operationen durchgeführt werden. Entscheidend ist nicht nur der Wunsch der Eltern, sondern immer auch die Mitsprache und das Mitbestimmungsrecht der kleinen Patienten.

Lippen-Kiefer-Gaumen-Spalten können isoliert oder mit weiteren Syndromen assoziiert auftreten. Insgesamt sind über 400 **Syndrome** bekannt, die mit einer Erkrankung aus dem Formenkreis der Lippen-Kiefer-Gaumen-Spalten einhergehen können. Beispiele sind:

- Trisomie 13 (Pätau-Syndrom)
- Trisomie 18 (Edwards-Syndrom)
- Monosomie 18
- Orofaziodigitales Syndrom
- Mandibulofaziale Dysostose (Treacher-Collins-Syndrom, Franceschetti-Syndrom)
- Akrofaziale Dysostose (Nager-de-Regnier-Syndrom).

36.2.7 Seltene Gesichtsspalten

Die seltenen Gesichtsspalten werden in **vier Grundformen** unterteilt:

- Mediane Gesichtsspalten
- Schräge Gesichtsspalten
- Quere Gesichtsspalten (oroaurikulär)
- Spalten der Unterlippe, der Mandibula und der Zunge.

Diese Formen der Spaltbildungen treten sehr selten auf (4–50 Fälle pro 1 Millionen Geburten) und entstehen am Ende der 4. Embryonalwoche. Die Fehlbildungen variieren von Aplasie über Defekt, Fehlanlage, Hypoplasie bis Hyperplasie. Auch in diesen Fällen ist die Ätiologie nicht komplett geklärt. Es werden wie bei der Entstehung von Lippen-Kiefer-Gaumen-Spalten exogene (ionisierende Strahlen, Infektionskrankheiten, chemische Substanzen usw.) und genetische Faktoren diskutiert.

Mediane Spaltbildungen

Die medianen Spaltbildungen betreffen das mittlere und obere Gesichtsdrittel. In die Fehlbildung kann das Stirnbein, die Crista galli, das Ethmoid, das Nasenbein, das Vomer, der Hartgaumen, die Prämaxilla, das Nasenseptum und die Oberlippe in unterschiedlichem Ausmaß einbezogen sein. Im Fall der Beteiligung des Hirnschädels können Enzepaholzelen auftreten, die häufig mit einem Hypertelorismus vergesellschaftet sind (> Abb. 36.9).

Schräge Gesichtsspalten

Die schrägen Gesichtsspalten verlaufen meist vom medialen Anteil des Unterlids über die Nasen-Wangen-Furche und durchsetzen dann die Oberlippen lateral der Philtrumkante. Sie können ein- oder beidseitig auftreten (> Abb. 36.10). Weitere Symptome können ein Tiefstand der Orbita und die Hypoplasie des Knochens sein.

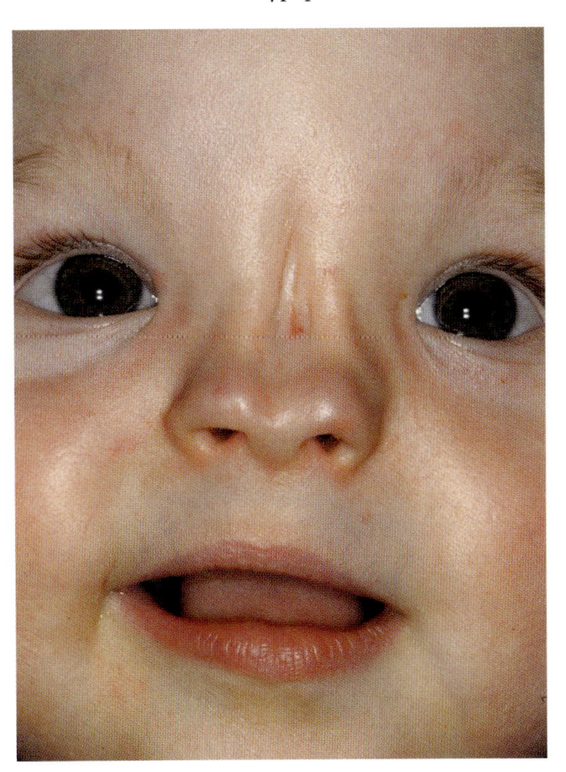

Abb. 36.9 Mediane Gesichtsspalte

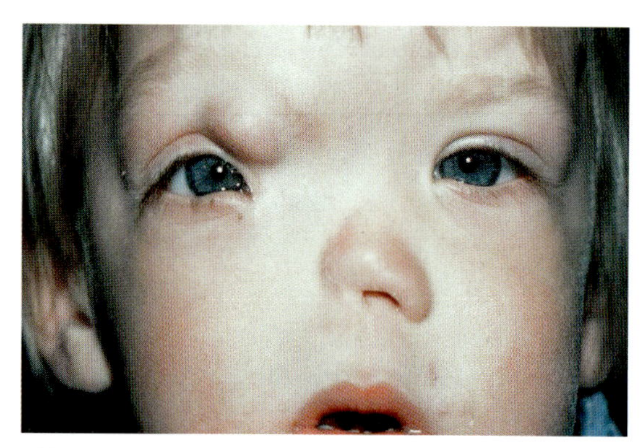

Abb. 36.10 Kind mit schräger Gesichtsspalte mit partieller Nasenaplasie, Hypertelorismus, Enzephalozele

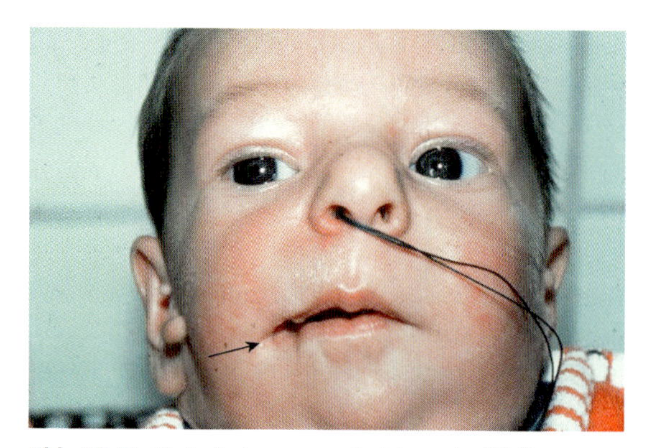

Abb. 36.11 Kind mit einer queren Gesichtsspalte (Pfeil)

Die Kombination mit Lippen-Kiefer-Gaumen-Spalten ist möglich.

Quere Gesichtsspalten

Quere Gesichtsspalten verlaufen vom Mundwinkel über die Wange in Richtung Ohr. Kennzeichen sind eine deutlich verbreiterte Mundspalte, häufig bestehende Ohranhängsel und Hypoplasien im Bereich der Ohrmuschel (➤ Abb. 36.11). Betroffen sind Schleimhaut, Muskulatur und Haut. Auch diese Form der Fehlbildung kann mit anderen Fehlbildungen kombiniert sein.

Spalten der Unterlippen, der Mandibula und der Zunge

Diese Formen der Fehlbildungen sind sehr selten und betreffen das untere Gesichtsdrittel in der Medianebene.

Therapie der Gesichtsspalten

Ziel der Therapie ist die Wiederherstellung von Form und Funktion der betroffenen Bereiche. Die Wahl der Verfahren ist abhängig von der Lokalisation und Ausprägung der Fehlbildung und vom Alter des Patienten (Wachstum, Entwicklungsstand). Zu den dringenden Operationsindikationen gehören die Verbesserung der Nahrungsaufnahme, die Herstellung der Nasenatmung und der Schutz des Augenbulbus. Spätkorrekturen sind meist erforderlich.

LITERATUR:

Ehrenfeld M, Schwenzer N, Bacher M (2002) Lippen-Kiefer-Gaumen-Spalten und Gesichtsspalten. Zahn-Mund-Kieferheilkunde. Band 2: Spezielle Chirurgie. Stuttgart: Thieme: 195–233.

Goodman RM, Gorlin RJ (1983) The malformed infantand child. New York: Oxford University Press.

Gorlin RJ, Cohen MM Jr. (1990) Syndromes of the head and neck. New York: Oxford University Press.

Gülzow HJ, Hellwig E, Hetzer G (2002) Wissenschaftliche Stellungnahme des DGZMK: Empfehlung zur Kariesprophylaxe mit Fluoriden. Dtsch Zahnärztl Z: 55.

Harzer W, Hetzer G, Huth K (2004) Wissenschaftliche Stellungnahme des DGZMK: Indikation und Gestaltung von Lückenhaltern nach vorzeitigem Milchzahnverlust. Dtsch Zahnärztl Z: 59.

Hülsmann M (1997) Frontzahntrauma. In: Eiwag J, Pieper K. Kinderzahnheilkunde. München: Urban & Schwarzenberg: 374–90.

Jacobsen IT, Modéer T (1994) Traumen. In: Koch G, Modéer T, Poulsen S, Rasmussen P (Hrsg.) Kinderzahnheilkunde, ein klinisches Konzept. Berlin: Quintessenz: 267–96.

Millard DR Jr. (1976) Cleft craft. Vol. I–III. Boston: Littlle, Brown & Co.

Sailer HF, Pajarolo GF (1996) Orale Chirurgie. (Farbatlanten der Zahnmedizin. Bd. 11) Stuttgart: Thieme.

Shrpintzen RJ, Bardach J (1995) Cleft palate. Speech management. St. Louis: Mosby.

Tessier P (1969) Colobomas – vertical and oblilque complete facial clefts. Panminerva Med. 11: 11.

Wissenschaftliche Stellungnahme des DGZMK: Wie lange soll ein Milchzahn erhalten werden? Dtsch Zahnärztl Z: 51.

Whitaker LA, Pashayan H, Reichman J (1981) A proposed new classification of craniofacial anomalies. Cleft Palate J. 18: 161.

Michael Ehrenfeld, Carl Peter Cornelius

KAPITEL 37 Traumatologie der Gesichtsweichgewebe, der Zähne und des Gesichtsschädels

37.1 Einleitung

Kaum ein Kind wird erwachsen, ohne sich Verletzungen der Gesichtsweichgewebe oder der Zähne bis hin zu Frakturen des Gesichtsschädels zuzuziehen. In der Mehrzahl handelt es sich um Bagatellverletzungen, die sich im häuslichen Umfeld, später im Kindergarten, in der Schule oder beim Sport ereignen. Vergleichsweise selten sind schwere Traumen infolge von Verkehrsunfällen, Stürzen aus großer Höhe oder Rohheitsdelikten mit Besonderheiten beim „Battered-child"-Syndrom.

Traumen sind in den Vereinigten Staaten von Amerika die häufigste Ursache für pädiatrische Mortalität nach den ersten Lebensmonaten und ein wesentlicher Faktor für länger andauernde Morbidität. Dort sterben pro Jahr etwa 15.000 Kinder im Rahmen von Unfällen, weitere 100.000 erleiden permanente Unfallfolgen, die Behinderungen nach sich ziehen. Trotz dieser großen Zahlen sind Gesichtsschädelfrakturen bei Kindern jedoch vergleichsweise selten. Bei Unfällen im Kindesalter ist, ähnlich wie bei Unfällen bei Erwachsenen, das Ziel die anatomische und funktionelle Wiederherstellung und Rehabilitation, zusätzlich muss jedoch der mögliche Einfluss eines Unfalls auf das Wachstum bedacht werden. Dies wird dadurch kompliziert, dass sowohl der Unfall per se, vor allem wenn knöcherne Strukturen betroffen sind, aber auch die Behandlung negative Auswirkungen auf das weitere Wachstum haben können. Daher müssen Behandler verstehen, inwieweit Unfälle und Behandlungsmaßnahmen Auswirkungen auf das Wachstum haben können, sie müssen sich der Unterschiede in den Behandlungsstrategien zwischen Kindern und Erwachsenen bewusst sein, ebenso der Unterschiede in den Behandlungsstrategien bei Kindern verschiedener Altersgruppen.

Bei Unfällen mit Verletzungen der Gesichtsweichteile, der Zähne oder des Gesichtsschädels handelt es sich nicht selten um Wegeunfälle oder Unfälle mit Fremdverschulden, sodass Unfallhergang, Unfallzeit und Unfallort im Rahmen einer Behandlung genau dokumentiert werden sollten. Es ist auch wichtig, nach allgemeinen Folgen von Gewalteinwirkungen gegen den Schädel, wie Amnesie, Bewusstlosigkeit, Übelkeit und Erbrechen, zu fragen. Auch das Bestehen eines Tetanusschutzes muss überprüft werden. Falls notwendig, muss eine Tetanusschutzimpfung erfolgen.

37.2 Weichgewebeverletzungen des Gesichts und der Mundhöhle

Epidemiologie

Zu Weichgewebeverletzungen im Bereich der Gesichtshaut und der Mundhöhle gibt es keine verlässlichen epidemiologischen Daten.

Behandlungsgrundlagen

Stumpfe Verletzungen der Weichgewebe, die mit Schwellung, Einblutung und Hämatomen einhergehen, bedürfen dabei meist keiner speziellen Therapie. Sie können jedoch Symptome von Frakturen des Gesichtsschädels sein, sodass bei entsprechenden funktionellen Einschränkungen gezielt ein Frakturausschluss angestrebt werden und nach sicheren Frakturzeichen (Stufenbildung, abnorme Beweglichkeit, Fehlstellung, funktionelle Beeinträchtigung) gesucht werden muss.

Scharfe Verletzungen der Gesichtsweichteile umfassen das gesamte Spektrum der Wunden, wobei Schürfwunden, Schnittwunden, Risswunden, Riss-Quetsch-Wunden und Defektwunden unterschieden werden. Jede Wunde erfordert eine Wundinspektion und ein Hinterfragen der Tetanusprophylaxe, gegebenenfalls die Durchführung oder Auffrischung derselben. Verschmutzte Wunden werden gereinigt. Je nach Größe und Anzahl der Wunden und je nach Alter und Mitarbeit des Kindes kann die Wundbehandlung in lokaler Betäubung oder in Vollnarkose erfolgen. Kleinere und nicht klaffende Wunden werden nach Desinfektion häufig nur durch Pflasterverbände, beispielsweise im Sinne eines Tape-Verbandes, versorgt. Größere und tief reichende Wunden erfordern die chirurgische Wundbehandlung, wobei im Gesicht im Rahmen der sogenannten Wundtoilette keine plastischen Ausschneidungen vorgenommen werden, allenfalls ein vorsichtiges Débridement. **Tief reichende Wunden** werden mehrschichtig versorgt, wobei die entsprechenden anatomischen Schichten separat behandelt und miteinander vereinigt werden, beispielsweise Muskel zu Muskel, Subkutangewebe zu Subkutangewebe, Haut zu Haut. Insbesondere bei kleineren Kindern wird überwiegend resorbierbares Nahtmaterial eingesetzt, um auf Nahtentfernungen verzichten zu können.

Besondere Aspekte kommen zum Tragen bei Wunden, die als infiziert gelten können, zum Beispiel **Bissverletzungen**, und bei Defektverletzungen. Bissverletzungen der Haut werden prinzipiell nach den oben dargestellten chirurgischen Prinzipien versorgt, jedoch

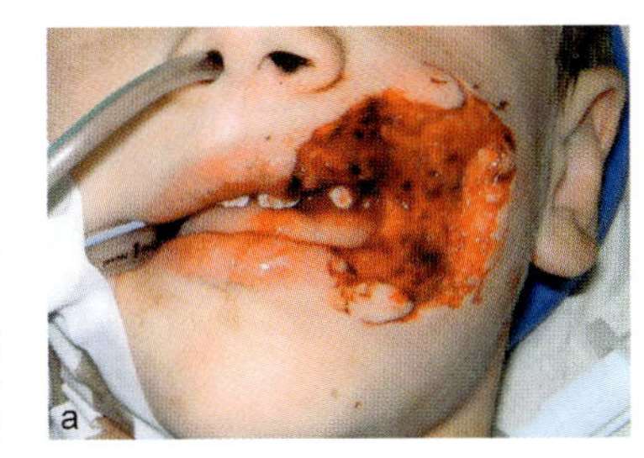

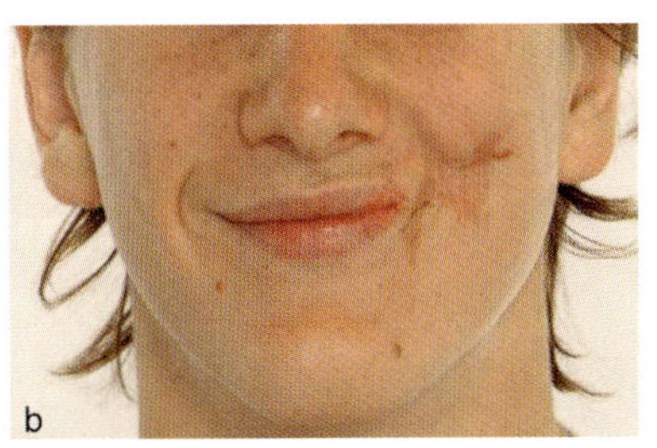

Abb. 37.1 **a** Hundebissverletzung mit Defekt im Wangen-, Oberlippen- und Unterlippenbereich bei einem 9-jährigen Jungen; **b** Z.n. sekundärer Versorgung mit regionalen Lappenplastiken im Alter von 15 Jahren

muss insbesondere bei ausgedehnteren Wunden im Einzelfall entschieden werden, anstelle eines kompletten primären Wundverschlusses das Wundgebiet partiell mit Drainagen zu versehen, um bei einer entstehenden Wundinfektion Sekret direkt ableiten zu lassen. Die Drainagen können nach Ausbleiben einer Wundinfektion nach wenigen Tagen entfernt werden. Kinder mit Bissverletzungen sollten zudem prophylaktisch antibiotisch behandelt werden. Darüber hinaus muss bei Tierbissen geklärt werden, ob Tollwutverdacht besteht.

Bei **Defektverletzungen** muss im Einzelfall entschieden werden, ob eine primäre Versorgung des Defekts durch Gewebetransplantation, im Gesicht überwiegend mit lokalen Lappenplastiken, erfolgen oder ob einer verzögerten Rekonstruktion der Vorzug gegeben werden sollte. Diese Entscheidung hängt vom Ausmaß und der Lokalisation der Verletzung ab und der Tatsache, ob bereits zum Verletzungszeitpunkt beurteilt werden kann, ob das benachbarte Gewebe, das häufig durch Begleitverletzungen (zum Beispiel Quetschungen) in Mitleidenschaft gezogen werden, die Chance hat, vital zu bleiben. In Zweifelsfällen empfiehlt sich die frühe sekundäre Rekonstruktion (➤ Abb. 37.1).

Im Vergleich zu Weichgewebeverletzungen der Gesichtshaut sind **intraorale Weichgewebeverletzungen** selten. Die häufigsten Verletzungen sind harmlose Einbissverletzungen im Bereich der Zunge oder der Wangenpartie beim Kauen, die aufgrund der Blutungen aus dem Mund häufig die Kinder und Eltern stark erschrecken, aber von ihrer Natur her eher harmlos sind und meist ohne chirurgische Wundversorgung abheilen. Eine spezielle Verletzungsart bei kleineren Kindern sind Gaumenverletzungen, die bei Stürzen auf das Gesicht entstehen, bei denen die Kinder Besteckanteile wie Löffel, aber auch Kindertrompeten und andere Spielzeuge, im Mund haben. Wird der Fremdkörper in die hinteren Mundhöhlen-, Gaumen- oder Rachenabschnitte gestoßen, kann es zu Riss-Quetsch-Wunden kommen. Hier muss eine sorgfältige Inspektion, bei kleineren Kindern oft in Narkose, erfolgen. Insbesondere perforierende Gaumenverletzungen mit Beteiligung der Gaumenmuskulatur müssen chirurgisch wundversorgt werden, eine antibiotische Abdeckung ist zu erwägen.

37.3 Traumatologie der Zähne und des Parodonts

Epidemiologie

Zahnverletzungen sind häufig, im Alter von 14 Jahren haben 50% der Jugendlichen bereits ein Zahntrauma erlitten, bei 30% waren Milchzähne, bei 20% Zähne der zweiten Dentition betroffen. Dies deutet daraufhin, dass Zahntraumata sich überwiegend im jüngeren Lebensalter ereignen. Verletzungen der bleibenden Zähne treten bei Jungen etwa doppelt so häufig auf wie bei Mädchen. Die mittleren oberen Schneidezähne werden am häufigsten verletzt (etwa 70%), danach kommen die beiden mittleren unteren und seitlichen oberen Schneidezähne (je etwa 7%). Verletzungen der anderen Zähne sind wesentlich seltener, zu 3% sind die seitlichen unteren Schneidezähne betroffen, aber auch Eckzähne, Prämolaren und Molaren können bei Zahnverletzungen beteiligt sein.

Diagnostik

Die Diagnostik von Zahn- und Parodontalverletzungen beinhaltet eine zahnärztliche Untersuchung mit Spiegel und Sonde sowie die Feststellung eventuell vorhandener Zahnlockerungen durch vorsichtige Palpation der Zähne. Feine Risse in der Zahnhartsubstanz können durch fieberoptische Durchleuchtung besser identifiziert werden. Auch die Sensibilität der von einem Zahntrauma betroffenen Zähne muss überprüft werden, üblicherweise mit Kohlensäureschnee. Der knöcherne Alveolarfortsatz, in dem die Zähne über ihrem Pardontalapparat befestigt sind, kann bei Zahnfrakturen mitbeteiligt sein und muss klinisch durch Inspektion und Palpation untersucht werden. Bei Zahnverletzungen obligat ist eine Röntgenuntersuchung, wobei intraorale Zahnfilmaufnahmen die höchste Detailauflösung bieten. Schädelaufnahmen und Computertomogramme sind zur Diagnostik von Zahnverletzungen weniger geeignet. Auch bei Parodontalverletzungen mit Eluxation von Zähnen müssen die leeren Zahnfächer röntgenologisch untersucht werden, um zurückgebliebene Zahnfragmente feststellen und Frakturen der Zahnfächer ausschließen zu können.

37.3.1 Verletzungsmuster

Bei Zahnverletzungen werden Infrakturen der Zahnkrone, unkomplizierte und komplizierte Kronenfrakturen, unkomplizierte und komplizierte Kronen-Wurzel-Frakturen sowie Wurzelfrakturen unterschieden. Hinzu kommen Verletzungen des Zahnhalteapparats, die in Kontusion, Subluxation, periphere Luxation und Exartikulation und Luxation nach zentral unterschieden werden.

Eine **Infraktur** der Krone ist eine unvollständige Kronenfraktur im Sinne eines Risses und Sprungs, ohne Substanzverlust und ohne mobile Fragmente.

Eine **unkomplizierte Kronenfraktur** kann sowohl den Zahnschmelz und auch Dentin betreffen. Dabei kann sie mit einem Substanzverlust und mobilen Fragmenten von Zahnanteilen einhergehen. Die Zahnpulpa ist dabei nicht eröffnet.

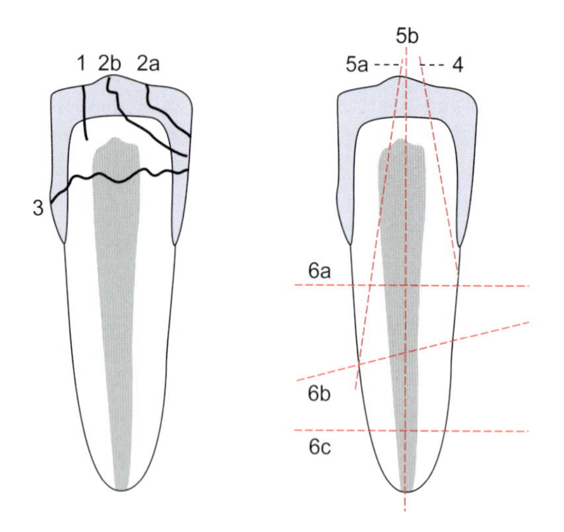

Abb. 37.2 links Einteilung der Zahnfrakturen: 1 Infraktur der Krone, 2 unkomplizierte Kronenfrakturen, 2a Schmelzfraktur, 2b Schmelz-Dentin-Fraktur ohne Eröffnung der Pulpa, 3 komplizierte Kronenfraktur; **rechts** 4 unkomplizierte Kronen-Wurzel-Fraktur, 5 komplizierte Kronen-Wurzel-Frakturen, 5b Längsfraktur, 6 Wurzelfrakturen, 6a koronales Drittel, 6b mittleres Drittel, 6c apikales Drittel

Bei einer **komplizierten Kronenfraktur** sind sowohl Zahnschmelz als auch Dentin betroffen, die Zahnpulpa ist obligat eröffnet.

Bei einer **unkomplizierten Kronen-Wurzel-Fraktur** sind Zahnschmelz, Dentin und Zahnzement der Wurzel ohne Eröffnung der Pulpa beteiligt. Diese Frakturen sind selten durch primären Substanzverlust, aber häufig durch mobile Fragmente gekennzeichnet.

Die **komplizierte Kronen-Wurzel-Fraktur** betrifft sowohl Schmelz, Dentin und Zement mit Eröffnung der Pulpa. Zumeist handelt es sich um Schräg- oder Längsfrakturen der Zähne.

Bei allen **Wurzelfrakturen** sind Zement und Dentin beteiligt, die Zahnpulpa ist obligat eröffnet. Zahnfrakturen werden weiter unterteilt in quere und schräge Frakturen im oberen, mittleren und unteren Wurzeldrittel sowie Längsfrakturen, wobei letztere meist zu den Kronen-Wurzel-Frakturen zählen. Die Unterscheidung hat Konsequenzen für das weitere klinische Vorgehen (➤ Abb. 37.2, ➤ Abb. 37.3).

Eine **Kontusion** (Synonym: Konkussion) des Zahnhalteapparats ist eine milde Verletzung durch äußere Kräfte, die primär auf den Zahn auftreffen und dann auf den Zahnhalteapparat weitergeleitet werden. Milde Formen gehen zumeist mit passageren Beschwerden, beispielsweise einer Aufbissempfindlichkeit der Zähne, einher, ohne dass morphologische Veränderungen, beispielsweise durch eine Röntgenuntersuchung, nachgewiesen werden können.

Bei einer **Subluxation** (Synonym: Lockerung) kommt es zu einer vermehrten Mobilität des Zahns, wobei das Ausmaß der Zahnlockerung in drei Grade eingeteilt wird. Grad I = gering horizontal beweglich (0,2–1 mm), Grad II = moderat horizontal beweglich (mehr als 1 mm), Grad III = ausgeprägt horizontal (mehr als 2 mm) und in vertikaler Richtung beweglich.

Eine **periphere Luxation** (Synonym: Extrusion und laterale Luxation) bedeutet eine teilweise Verlagerung eines Zahns, wobei die Verbindung mit dem knöchernen Zahnfach erhalten geblieben ist (➤ Abb. 37.4, ➤ 37.5).

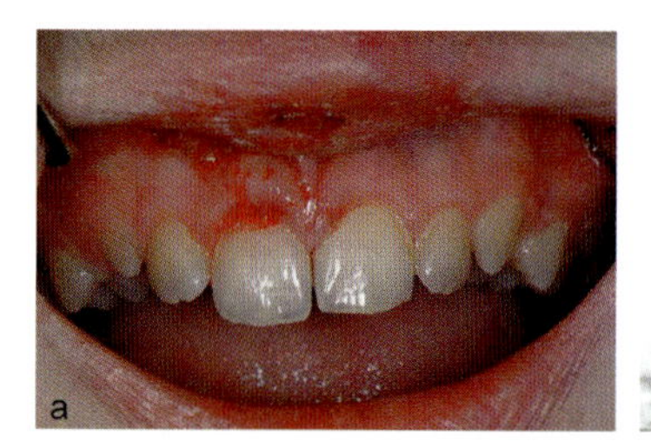

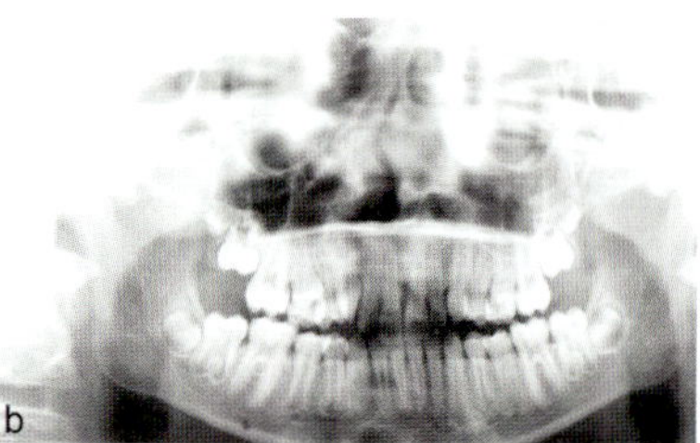

Abb. 37.3 a Klinisch verlängert erscheinende Zahnkrone des rechten mittleren Schneidezahnes bei einem 13-jährigen Jungen, Ursache: Querfraktur des Zahns; **b** Röntgenbild mit Querfraktur des Zahns

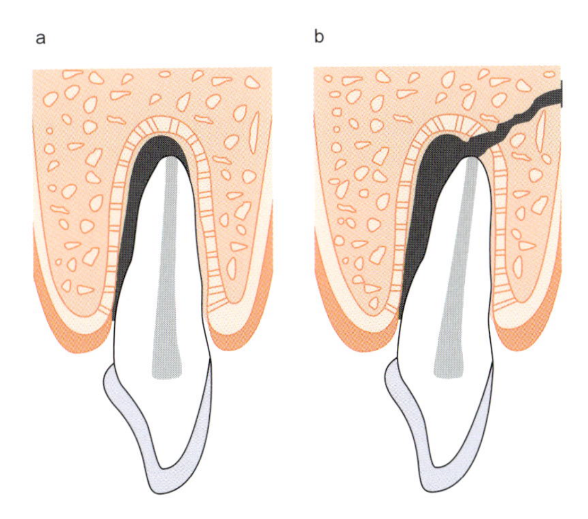

Abb. 37.4 Periphere Luxation eines Zahns ohne (**a**) und mit (**b**) Fraktur des knöchernen Zahnfachs

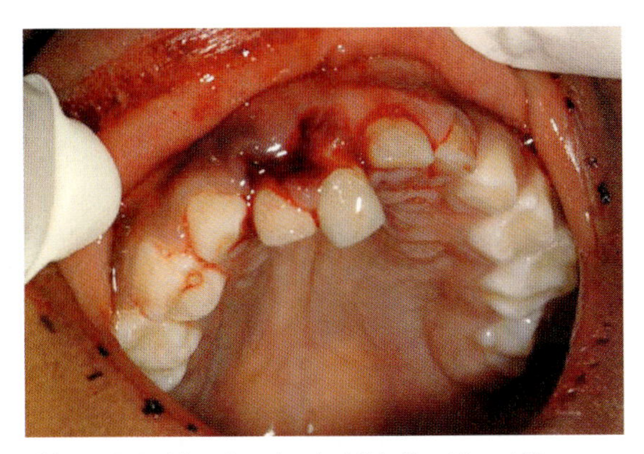

Abb. 37.5 Periphere Luxation der Milchzähne 51 und 52

Eine **Exartikulation** (Synonym: Totale Luxation, Eluxation, vollständige Luxation nach peripher) bedeutet, dass ein Zahn den Kontakt zu seinem Zahnfach komplett verloren hat und die Alveole leer ist.

Bei **Luxation nach zentral** (Synonym: Intrusion) wird der Zahn in den Kiefer hineinluxiert, bei einer vollständigen Luxation nach zentral sind Wurzel und Krone komplett unter das Niveau des Zahnfleischs verlagert und nicht mehr in der Mundhöhle sichtbar.

Es ist ausgesprochen wichtig, Zahnschäden exakt zu klassifizieren und zu diagnostizieren, da ausgehend von der genauen Diagnose unterschiedliche Therapieverfahren angewendet werden müssen. Zahnverletzungen sollten zudem umgehend diagnostiziert und gegebenenfalls behandelt werden, da eine differenzierte Therapie prognostisch entscheidend ist. Die Behandlung von Zahnverletzungen sollte ausschließlich von einem Mund-Kiefer-Gesichtschirurgen oder einem Zahnarzt vorgenommen werden, der die dafür notwendige apparative Ausstattung, aber auch die notwendige klinische Erfahrung besitzt.

Im Rahmen dieses Buches ist nur eine orientierende Zusammenfassung sinnvoll.

Therapie

Bei Infrakturen der Kronen sowie bei alleinigen Konkussionen des Zahnhalteapparats sind initial zumeist keine Behandlungen notwendig. Es kann jedoch sekundär zum Sensibilitäts- und Vitalitätsverlust der Zähne kommen, und auch bei banalen Verletzungen sind sekundäre Zahnverluste möglich, worüber die Patienten entsprechend aufgeklärt werden müssen.

Unkomplizierte Kronenfrakturen, komplizierte Kronenfrakturen sowie unkomplizierte Kronen-Wurzel-Frakturen bedürfen immer einer Behandlung, die in einer alleinigen Füllungstherapie bestehen kann (unkomplizierte Kronenfraktur), in einer Füllungstherapie mit Behandlung der Pulpa und gegebenenfalls des Wurzelkanals (komplizierte Kronenfrakturen und unkomplizierte Kronen-Wurzel-Frakturen). Insbesondere bei komplizierten Kronen-Wurzel-Frakturen kann im Einzelfall auch eine Zahnentfernung notwendig werden.

Das Behandlungsspektrum bei Wurzelfrakturen umfasst, je nach Typ, die alleinige Ruhigstellung des Zahns, die Ruhigstellung kombiniert mit Behandlung der Pulpa und des Wurzelkanals bis hin zur Zahnentfernung. Bei Subluxationen und peripheren Luxationen werden nach Reposition der Zähne Ruhigstellungen, zumeist über flexible Schienenverbände vorgenommen.

Bei der Exartikulation eines Zahns sollte nach Möglichkeit eine sofortige **Replantation** erfolgen. Replantationen sind grundsätzlich nur bei bleibenden Zähnen sinnvoll, Milchzahnreplantationen haben eine ausgesprochen schlechte Prognose und gelten als obsolet. Bei der Replantation von bleibenden Zähnen ist von entscheidender Bedeutung, wie lange sich ein Zahn außerhalb eines Zahnfachs befunden hat und ob er in dieser Zeit in einem feuchten Medium aufbewahrt wurde. Grundsätzlich sollte die sogenannte extraalveoläre Periode so kurz wie möglich sein, idealerweise unterhalb einer Stunde. Oberhalb von extraalveolären Perioden von einer Stunde werden die Replantationsergebnisse deutlich schlechter.

In einigen Ländern wird die sofortige Replantation ausgeschlagener Zähne im Rahmen der Erstversorgung, zum Beispiel durch Sanitäter oder Notärzte, direkt am Unfallort gefordert. Falls eine sofortige Replantation am Unfallort nicht möglich ist, sollten Zähne in feuchtem Milieu, idealerweise in einer sogenannten Zahnrettungsbox, ansonsten in einer Elektro-

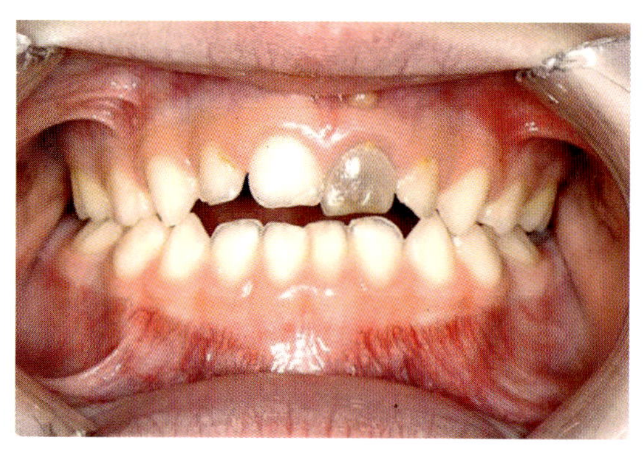

Abb. 37.6 Verfärbung des mittleren linken Milchschneidezahns (61) als Zeichen der Devitalisierung nach einem Zahntrauma

lytlösung oder pasteurisierter Milch aufbewahrt werden.

Nach zentral luxierte (intrudierte) Zähne werden zumeist initial belassen. Gegebenenfalls ist eine sekundäre Entfernung oder sekundäre Freilegung zur kieferorthopädischen Einstellung indiziert, letzteres jedoch nur bei bleibenden Zähnen.

Bei allen Zahnverletzungen kann es zu Langzeitfolgen wie Vitalitätsverlust, konsekutive Versprödung (Demineralisierung, Schmelzverfärbung) und Fraktur des Zahns bis hin zum Zahnverlust kommen (➤ Abb. 37.6). Auch lange Zeit nach dem initialen Unfall kann es zu unfallabhängigen Folgeschäden kommen, deren Reparatur mit erheblichen Kosten verbunden ist. Aus diesem Grund sind insbesondere bei Wege- oder fremdverschuldeten Unfällen sowohl der Ausschluss als auch die Dokumentation von Zahnverletzungen wichtig.

37.4 Frakturen des Gesichtsschädels

Epidemiologie und biomechanische Voraussetzungen

Gesichtsschädelfrakturen bei Kindern und Jugendlichen sind relativ selten und machen etwa 5% aller Gesichtsschädelfrakturen aus. Die publizierten Häufigkeiten können schwer verglichen werden, da jeweils unterschiedliche Altersgruppen betrachtet werden und es keine allgemein verbindliche Definition gibt, bis zu welchem Alter Gesichtsschädelfrakturen bei Kindern und Jugendlichen als pädiatrische Frakturen klassifiziert werden. Manche Autoren betrachten Kollektive bis zum 14., andere bis zum 18. Lebensjahr. Die Einordnung von Frakturen bis zum 18. Lebensjahr in die Rubrik „pädiatrische Frakturen" ist unter dem Gesichtspunkt gerechtfertigt, dass bis zum 18. Lebensjahr bei einzelnen Patienten noch ein Wachstum des Gesichtsschädels, insbesondere des Unterkiefers, erfolgt. Andererseits haben der Unterkiefer und das Mittelgesicht nach Durchbruch der zweiten Molaren, also etwa im Alter von 12 Jahren, bereits eine adulte Form, wenngleich noch nicht die Größenverhältnisse eines Erwachsenen. Aus diesem Grund wenden viele Kliniken, darunter wir, bei Kindern ab dem 12. Lebensjahr die gleichen Therapieverfahren an wie bei Erwachsenen.

Relativ selten sind Gesichtsschädelfrakturen bei Kindern unter 5 Jahren. In dieser Altersgruppe ereignen sich maximal 0,9–1,2% aller Gesichtsschädeltraumen, was auf die hohe Elastizität des kindlichen Schädels zurückgeführt wird. Damit wird auch begründet, dass komplexe Gesichtsschädelfrakturen, wie beispielsweise Trümmerbrüche und Brüche, die mehrere Regionen des Gesichtsschädels betreffen, in dieser Altersgruppe kaum vorkommen.

Die relativ niedrige Inzidenz von Gesichtsschädelfrakturen wird auch darauf zurückgeführt, dass bei Geburt die sogenannte kraniofaziale Ratio etwa 8:1 beträgt und das kleine Gesichtsskelett in einer zentralen Position relativ zu dem großen Neurokranium angeordnet ist. Der Schädel und die Stirn sind daher häufiger von primärer äußerer Gewalteinwirkung betroffen, während der relativ kleine und zurückliegende Gesichtsschädel vor Verletzungen geschützt ist. Im Alter von 2 Jahren hat der Gehirnschädel bereits 80% seiner endgültigen Größe erreicht, die Orbitae sind im Alter von 7 Jahren weitgehend ausgewachsen. Der Oberkiefer und der Unterkiefer bekommen weitere Wachstumsimpulse unter anderem mit dem Durchbruch der bleibenden Zähne und in der Pubertät.

Oberkieferfrakturen sind bei Kindern relativ seltener als Unterkieferfrakturen, dies insbesondere bei kleinen Kindern. Das wird auf die Tatsache zurückgeführt, dass der Oberkiefer bei kleinen Kindern im Gegensatz zum Oberkiefer des Erwachsenen eine weitgehend solide Struktur aufweist, da die Nebenhöhlen sich erst im Verlauf der ersten Lebensjahre ausbilden und bis über das Ende des eigentlichen Körperwachstums hinaus sich weiter ausdehnen. Es liegen somit insbesondere bei kleinen Kindern deutlich andere biomechanische Verhältnisse vor als bei Erwachsenen.

Diagnostik

Die Diagnostik umfasst zunächst eine Anamnese und eine klinische Untersuchung. Bei der klinischen Untersuchung wird insbesondere auf Funktionsstörungen und Verschiebungen des Bisses geachtet, was im Wechselgebiss (6–12 Jahre) nicht immer problemlos möglich ist. Bestätigt sich aufgrund der Anamnese und der klinischen Untersuchung der Frakturverdacht, muss obligat eine Röntgenuntersuchung erfolgen. Bei Verdacht auf Unterkieferfrakturen sind Röntgenbilder in zwei Ebenen (Orthopantomogramm und okzipitofrontale Schädelaufnahmen nach Clementschitsch) zumeist ausreichend, bei Mittelgesichtsfrakturen ist eine Computertomographie den konventionellen Röntgenaufnahmen deutlich überlegen. Bei kleineren Kindern ist schon allein die Diagnostik oftmals schwierig, da bei Röntgenuntersuchungen die Kinder oft nicht stillhalten und daher gelegentlich unter Sedierung oder gar in Narkose untersucht werden müssen, die klinischen Symptome sind häufig unspezifisch (➤ Abb. 37.7). Wenn eine Untersuchung nur in Narkose durchgeführt werden kann, sollte ein bildgebendes Untersuchungsverfahren gewählt werden, das die höchste Aussagekraft gewährleistet, üblicherweise ein Computertomogramm.

Bei Orbitafrakturen und periorbitalen Frakturen muss zudem ein Augenarzt hinzugezogen werden, der den Visus, die Motilität des Bulbus und die inneren Augenabschnitte beurteilt. Bei frontobasalen Frakturen mit Verdacht auf intrakraniellen Lufteinschluss und Liquorrhö sind, je nach Frakturausmaß und Ausmaß der Begleitverletzungen, entweder die Neurochirurgie und/oder die Hals-Nasen-Ohrenheilkunde in die Frakturversorgung einzubeziehen.

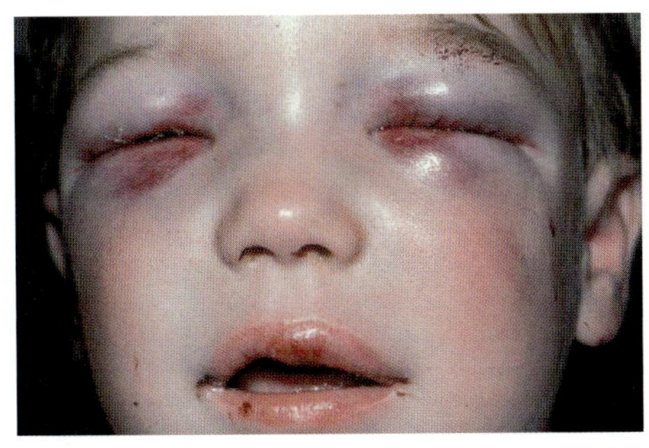

Abb. 37.7 Unspezifische Symptome einer zentralen Mittelgesichtsfraktur bei einem Kind, periorbitale Schwellung und Schwellung des Mittelgesichts, Brillenhämatom

Klassifikation von Gesichtsschädelfrakturen

Bei **Unterkieferfrakturen** werden Frakturen des Unterkieferkörpers und des Kieferwinkels sowie Frakturen des aufsteigenden Unterkieferastes einschließlich des Kiefergelenks unterschieden. Frakturen des Unterkieferkörpers strahlen meist in die Zahnreihe ein und kommunizieren über die Zahnhalteapparate der frakturbenachbarten Zähne mit der Mundhöhle, sodass sie immer als offene und potenziell infizierte Frakturen anzusehen sind. Darüber hinaus gibt es Alveolarfortsatzfrakturen des Unterkiefers, die isoliert auftreten können, ohne Durchtrennung der Kontinuität des Unterkiefers oder in Kombination mit anderen Unterkieferfrakturen (➤ Abb. 37.8 a).

Mittelgesichtsfrakturen werden eingeteilt in Frakturen des Nasenskeletts, naso-orbito-ethmoidale Frakturen, Jochbeinfrakturen, Jochbogenfrakturen, Frakturen der Orbitawände sowie zentrale Mittelgesichtsfrakturen nach der Le-Fort-Klassifikation. Nasenskelettfrakturen betreffen nicht nur die Ossa nasalia, sondern zumeist auch die Processus frontales maxillae. Naso-orbito-ethmoidale Frakturen sind zentrale Mittelgesichtsfrakturen, die über Nasenskelettfrakturen hinausgehen und die kaudalen und medialen Anteile des Stirnbeins, das eigentliche Nasenskelett, die kranialen und medialen Anteile des Oberkiefers, die Orbitaränder sowie die medialen und kaudalen Orbitawände mit einbeziehen können. Jochbeinfrakturen sind laterale Mittelgesichtsfrakturen, bei denen das Jochbein ausgesprengt wird. Da das Jochbein den anterioren Teil der seitlichen Orbitawand und den lateralen Teils des Orbitabodens bildet, ist die Orbita immer mit betroffen. Jochbogenfrakturen können sowohl isoliert als auch in Assoziation mit Jochbeinfrakturen auftreten. Zentrale Mittelgesichtsfrakturen mit Beteiligung der Okklusion werden nach Le-Fort-I bis -III klassifiziert. Die Le-Fort-I-Fraktur ist dabei eine horizontale intramaxilläre Fraktur, die den zahntragenden Teil des Oberkiefers mitsamt des Gaumens von den kranialen Anteilen des Oberkiefers und posterior den Pocessus pterygoideus abtrennt. Die Le-Fort-II-Fraktur beinhaltet die Absprengung des gesamten Oberkiefers in einem Pyramidenmuster, während die Le-Fort-III-Fraktur die Absprengung des gesamten Gesichtsschädels vom Hirnschädel unter Einschluss der Jochbeine und der Nasenbeine und des Gaumens beinhaltet. Zentro-laterale Mittelgesichtsfrakturen nach der Le-Fort-III-Klassifikation sind bei Kindern selten (➤ Abb. 37.8 a und ➤ Abb. 37.8 c).

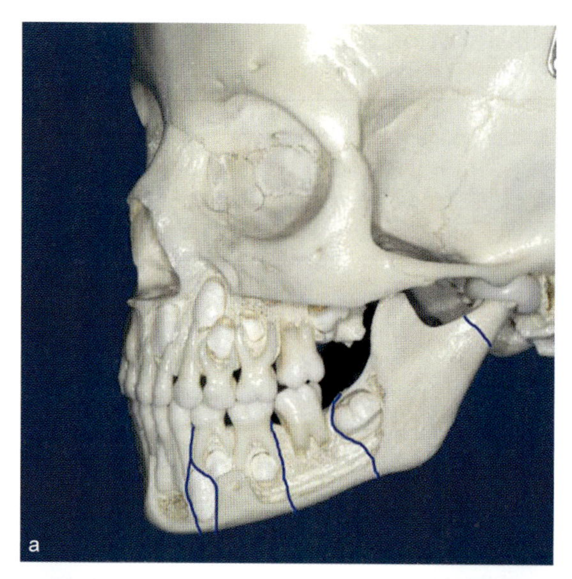

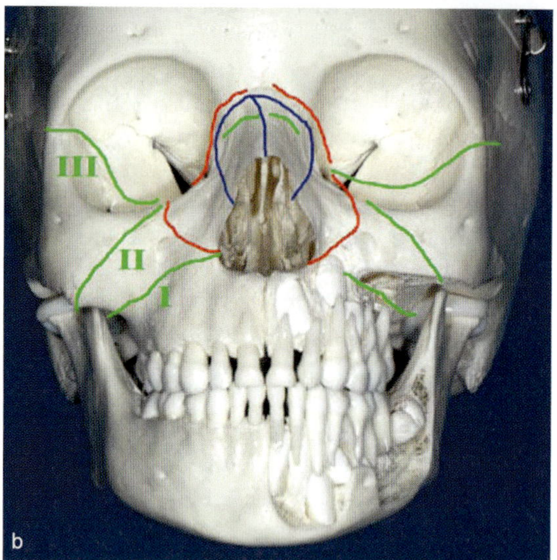

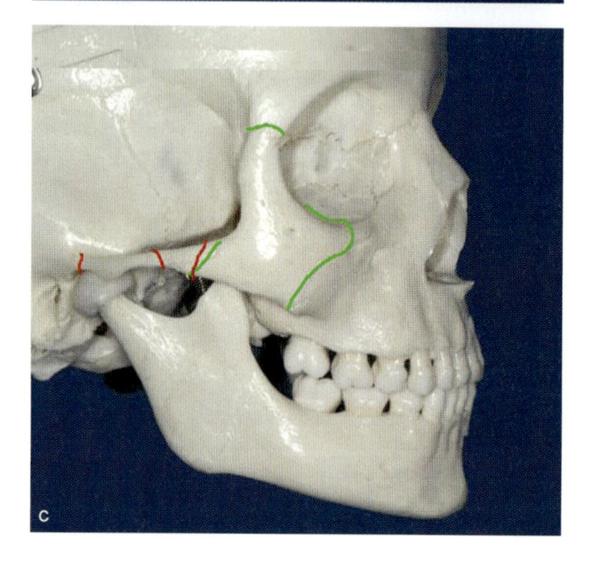

Abb. 37.8 a Typische Prädilektionsstellen für Unterkieferfrakturen. Die Frakturen ereignen sich zumeist im Unterkieferkörper dort, wo der Unterkiefer mit Zahnkeimen angefüllt ist, sowie im Kiefergelenkbereich; **b** Klassifikation der zentralen Mittelgesichtsfraktur, Nasenskelettfraktur (blau), Naso-Orbito-Ethmoidal-Fraktur (rot), Le-Fort-Frakturen nach Le-Fort-I–II und -III (grün); **c** laterale Mittelgesichtsfrakturen, Frakturlinienverlauf bei Jochbeinfraktur (grün) und Jochbogenfraktur (rot)

Prinzipien der Frakturversorgung

Gesichtsschädelfrakturen können grundsätzlich nach folgenden Prinzipien behandelt werden:

- Keine aktive Behandlung, nur Beobachtung
- Geschlossene (konservative) Behandlung
- Chirurgische Versorgung (ORIF = open reduction and internal fixation).

Keine aktive Behandlung, alleinige Beobachtung

Aufgrund der großen Elastizität des kindlichen Schädels und des straffen Periosts kommt es häufig zu nicht dislozierten Frakturen, die darüber hinaus mit wenig funktionellen Einschränkungen verbunden sind, wahrscheinlich weil die Frakturenden im Periostschlauch gehalten werden (Grünholzfrakturen). Dies kann sowohl für Unterkieferfrakturen als auch für Mittelgesichtsfrakturen zutreffen. Wenn trotz diagnostizierter Fraktur keine wesentlichen Funktionsstörungen vorliegen und die Verzahnung nicht gestört ist, kann eine abwartende Haltung ausreichen. Die Patienten bzw. deren Eltern werden instruiert, für 14 Tage bis 3 Wochen nur sehr weiche Kost (flüssige Kost, Breikost) zu sich zu nehmen bzw. dafür Sorge zu tragen.

Geschlossene (konservative) Frakturbehandlung

Eine geschlossene (konservative) Frakturbehandlung ist vor allem bei nicht oder wenig dislozierten Unterkieferfrakturen indiziert, die jedoch mit Funktionsstörungen (deutlich eingeschränkter Mundöffnung, Störungen der Verzahnung = Okklusionsstörungen o.Ä.) einhergehen. Eine geschlossene Frakturbehandlung wird üblicherweise durch Ruhigstellung der Kiefer gegeneinander durch dentale Schienenverbände, sogenannte Kieferbruchschienen, oder über kieferorthopädische Brackets, durchgeführt. Je nach Frakturmuster erfolgt die Ruhigstellung üblicherweise über einen Zeitraum von 14 Tagen, längere Immobilisierungszeiten sind aufgrund der schnellen Knochenheilung bei Kindern selten erforderlich. Die konservative Frakturbehandlung wird ausschließlich bei Unterkieferfrakturen eingesetzt, da der bewegliche Unterkiefer gegen das statische Mittelgesicht ruhiggestellt werden kann. Eine Ruhigstellung des Mittelgesichts über dentale Schienenverbände ist nicht sinnvoll, da über den beweglichen Unterkiefer insbesondere zentrale Mittelgesichtsfrakturen ständig Bewegung erfahren und damit an der Konsolidierung gehindert würden.

Chirurgische Frakturbehandlung

Frakturen, die erhebliche Dislokationen aufweisen oder im Fall von Unterkieferfrakturen bei einer geschlossenen Behandlung nicht suffizient reponiert werden können, werden chirurgisch behandelt. Chirurgische Behandlung bedeutet die offene Darstellung der Fragmente, die Reposition und anschließend die Fixation in anatomisch korrekter Position. Die interne Fixation wird heute überwiegend mit Osteosyntheseschrauben und Osteosyntheseplatten vorgenommen, wobei sowohl Osteosynthesematerialien aus Titan als auch biodegradierbare resorbierbare Osteosynthesematerialien eingesetzt werden. Bei Verwendung von nicht resorbierbarem Osteosynthesematerial aus Titan ist gegebenenfalls bei Kindern, die noch erhebliches Wachstum vor sich haben, eine Osteosynthesematerialentfernung erforderlich. Dislozierte und mobile Mittelgesichtsfrakturen werden ebenfalls offen dargestellt und intern fixiert (➤ Abb. 37.9, ➤ Abb. 37.10).

Eine besondere Bedeutung im Rahmen der Mittelgesichtsfrakturtherapie kommt der Behandlung der Orbitae zu, da es bei Orbitawandfrakturen zu einer deutlichen Volumenvergrößerung der Orbitae kommen kann, die mit Sekundärfolgen wie Enophthalmus, unterschiedlichem Bulbusstand und Doppelbildsehen einhergehen können. Solche Volumenveränderungen gleichen sich im Wachstum nicht aus, sondern haben eher die Tendenz, sich mit dem weiteren Wachstum zu verstärken. Aus diesen Gründen ist insbesondere bei Verdacht auf Orbitafrakturen eine subtile Diagnostik, üblicherweise durch eine Computertomographie, unerlässlich (➤ Abb. 37.11).

Auf eine besondere, wenn auch seltene Verletzung aus dem Spektrum der klinischen Orbitawandverletzungen muss gesondert hingewiesen werden. Hierbei handelt es sich um Orbitabodenfrakturen mit Inkarzeration des Musculus rectus inferior, die zum einen äußerst schmerzhaft sind, zum anderen aber mit Muskelnekrosen und permanenten Schäden für die Beweglichkeit des betroffenen Auges einhergehen können. Dieser Verletzungstyp stellt eine der wenigen Sofortindikationen zum

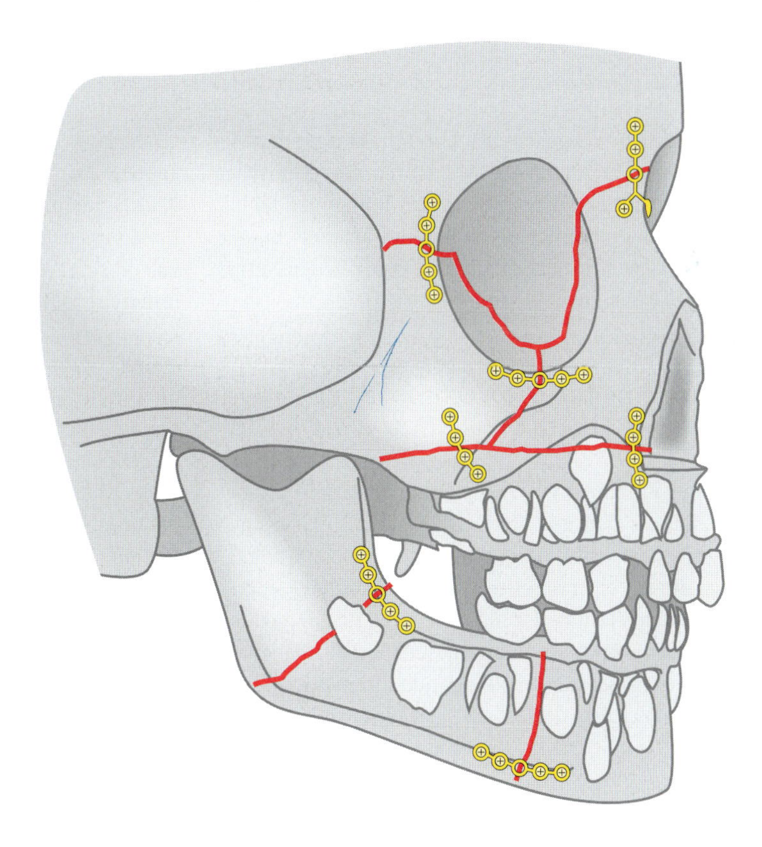

Abb. 37.9 Typische Osteosyntheseplattenpositionen bei Frakturversorgung im Mittelgesicht. Die Osteosyntheseplatten müssen auf den kraftübertragenden Pfeilern des Mittelgesichts platziert werden und zudem so, dass möglichst keine Zahnkeime verletzt werden

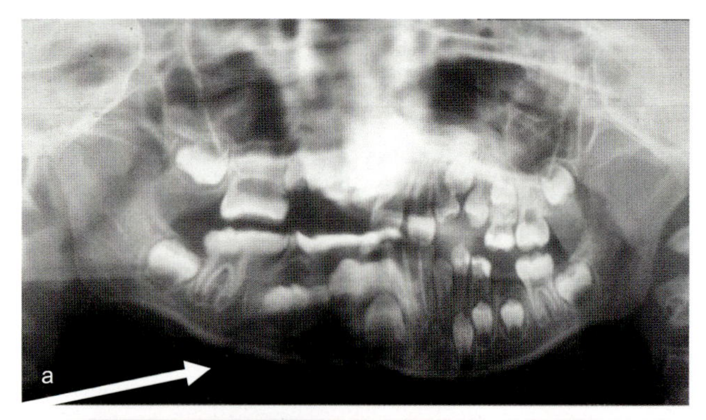

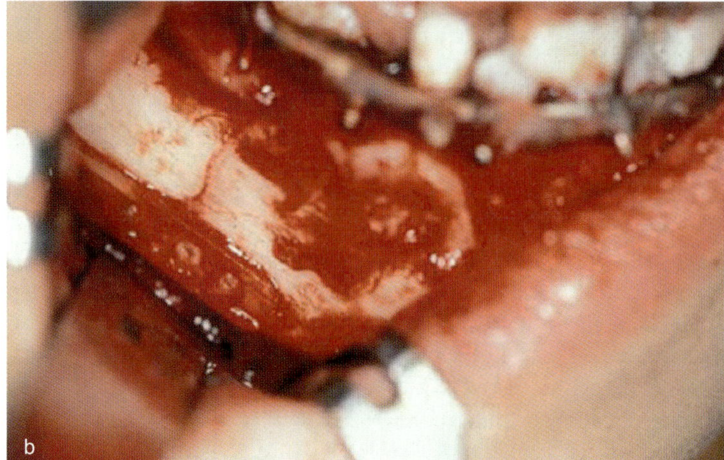

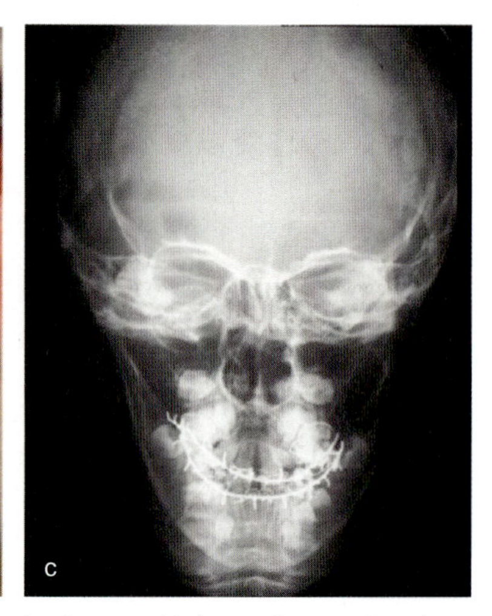

Abb. 37.10 Frakturversorgung bei einer Unterkieferkörperfraktur im Wechselgebiss mit einer resorbierbaren Osteosyntheseplatte; **a** präoperatives Röntgenbild: erschwerte Frakturdiagnostik (Fraktur siehe Pfeil) durch Bewegungsartefakte; **b** intraoperative Situation, resorbierbare Osteosyntheseplatte in situ; **c** postoperatives Röntgenbild mit resorbierbarer Osteosyntheseplatte

chirurgischen Vorgehen bei Orbitafrakturen dar. Er kommt nur im Alter von 8–12 Jahren vor. Klinischer Wegweiser ist das Hebungsdefizit des Bulbus auf der betroffenen Seite. Die Einklemmung des Muskels in eine rückfedernde Knochenlamelle des Orbitabodens muss umgehend behoben werden.

Besonderheiten der Nachsorge bei kindlichen Frakturen

Bei allen Frakturen im Wachstumsalter besteht die Gefahr, dass es aufgrund der Fraktur, zum Teil aber auch aufgrund der notwendigen therapeutischen Maßnahmen, die bei chirurgischer Frakturbehandlung immer mit Deperiostierungen einhergehen, zu nachfolgenden Wachstumsstörungen kommt. Auch bei ausgeheilten Frakturen müssen daher Kinder und Eltern darauf hingewiesen werden, dass es als Spätfolge von Gesichtsschädelfrakturen zu Wachstumsstörungen kommen kann, die sich durch asymmetrische Gesichtskonturen, Knochendeformitäten oder Okklusionsstörungen und Bissanomalien manifestieren können (➤ Abb. 37.12). Sobald sich Anzeichen einer Wachstumsstörung manifestieren, sollte umgehend ein entsprechender Spezialist aufgesucht werden. Bei Frakturen in der Zahnreihe können Zahnkeime geschädigt werden, Einflüsse auf die Durchbruchzeit der Zähne im Sinne eines verspäteten oder heterotopen Zahndurchbruchs sind ebenfalls möglich.

Bei Kiefergelenkfortsatzfrakturen ist es wichtig, nach der primären Frakturheilung eine konsequente Übungstherapie durchzuführen, eventuell mithilfe von kieferorthopädischen Geräten. Es besteht sonst die Gefahr von Verwachsungen des Kiefergelenks mit der Schädelbasis, im Sinne von bindegewebigen oder knöchernen Ankylosen.

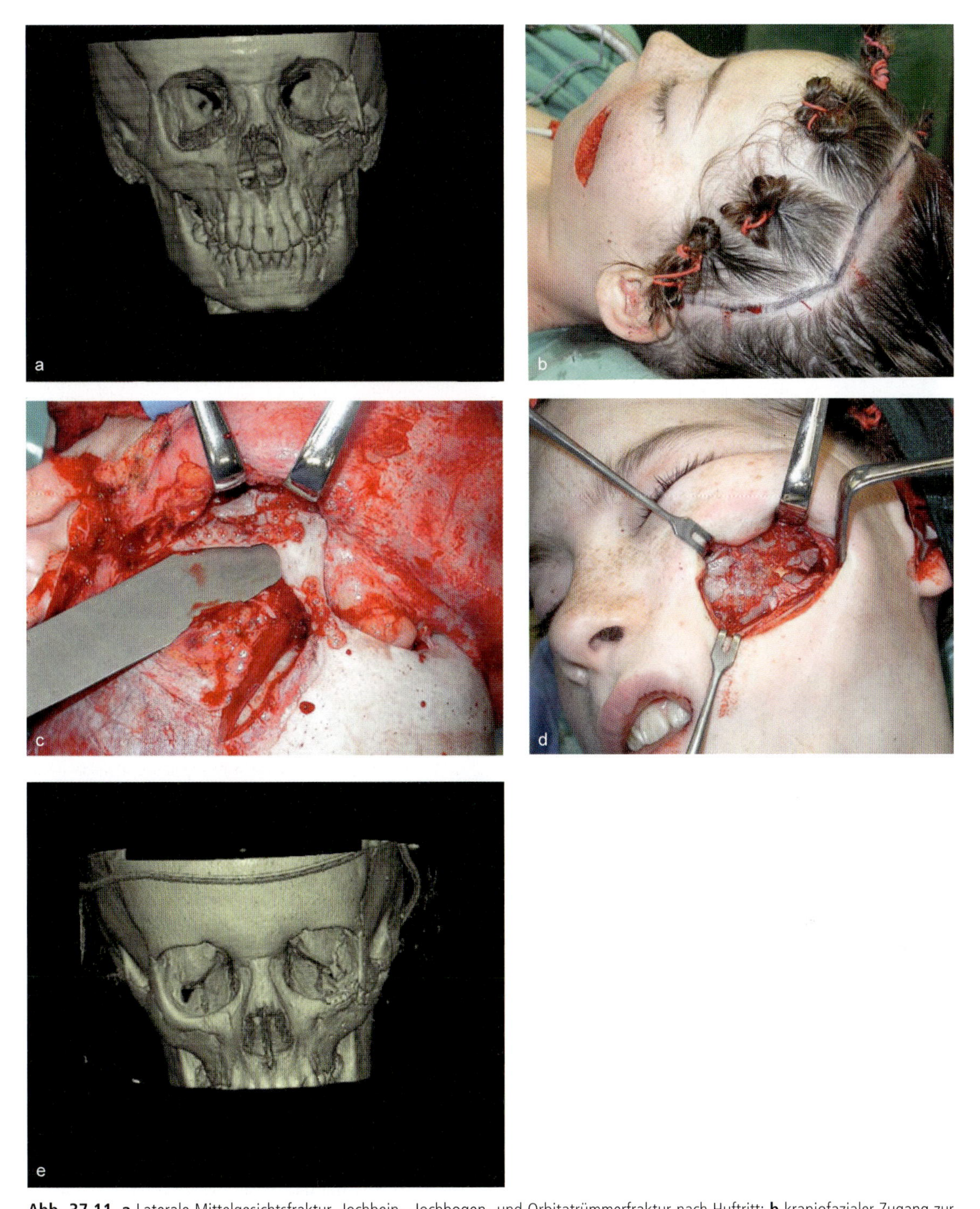

Abb. 37.11 **a** Laterale Mittelgesichtsfraktur, Jochbein-, Jochbogen- und Orbitatrümmerfraktur nach Huftritt; **b** kraniofazialer Zugang zur Frakturversorgung über einen Bügelschnitt; **c** Darstellen der Sutura frontozygomatica und des Jochbogens sowie der seitlichen Orbitawand, Osteosynthese mit resorbierbarem Osteosynthesematerial; **d** Zugang über eine vorbestehende Wangenverletzung und Osteosynthese mit resorbierbarem Osteosynthesematerial im Bereich des Jochbeinkörpers; **e** postoperatives CT

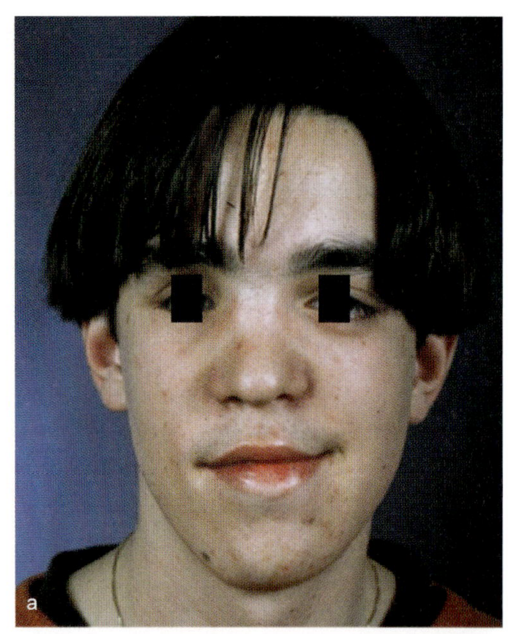

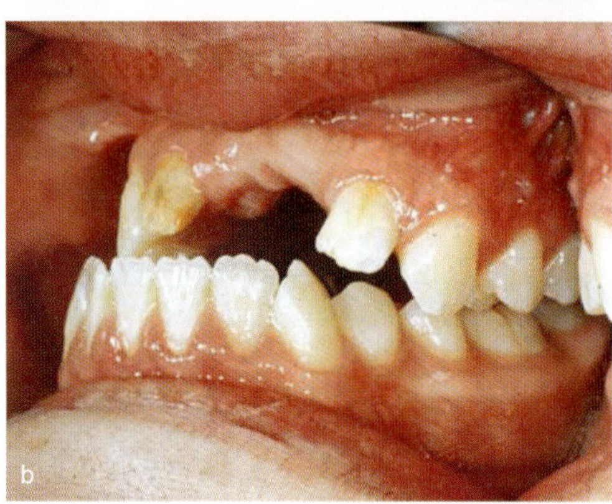

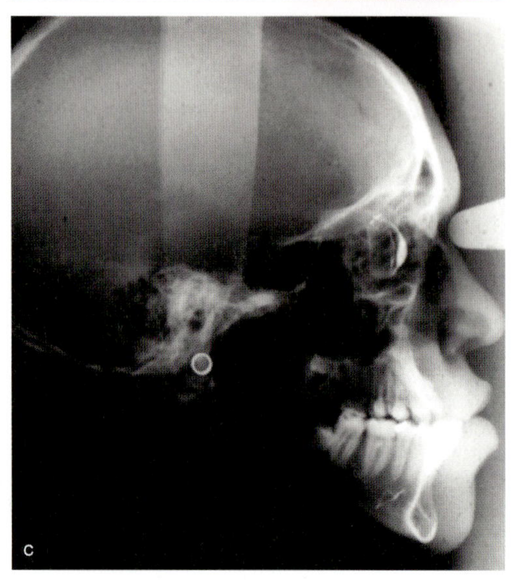

Abb. 37.12 **a** Ausgeprägte Wachstumsstörung im Mittelgesicht und im Bereich der Orbita mit Verlust des Auges rechts nach komplexer ausgedehnter Mittelgesichtsfraktur als Kleinkind; **b** intraoperative Situation mit multiplen Zahnverlusten und Zahnfehlstellungen, Rücklage des Oberkiefers; **c** seitliches Fernröntgenbild mit Rücklage des Oberkiefers. Augenschale rechts und verbleibende Osteosynthesedrähte nach Frakturversorgung in situ

LITERATUR

Amaratunga NAS (1987) The relation of age to the immobilization period required for healing of mandibular fractures. I Oromaxillofac Surg 45: 111–113.

Andreasen JO. Traumatologie der Zähne (1988) Hannover: Schlütersche Verlagsanstalt.

Andreasen JO, Andreasen FM. (2007) Textbook and color atlas of traumatic injuries at the teeth. 4th Edition. Copenhagen: Munksgaard.

Anding C (2007) Diagnostik und Therapie von Kronen- und Kronen-Wurzel-Frakturen. Zahnärztliche Mitteilungen 97: 36–44.

Banks P (1998) A pragmatic approach to the management of condylar fractures. Int J Oral Maxillofac Surg 27(4) 244–246.

Bansagi ZC, Meyer DR (2000) Internal orbital fractures in the pediatric age group: characterization and management. Ophthalmology. 107(5) 829–836.

Bastir M, Rosas A, O'Higgins P (2006) Craniofacial levels and the morphological maturation of the human skull. Journal of Anatomy. 209(5) 637–654.

Cole P, Kaufman Y, Izaddoost S, Hatef D, Hollier L (2009) Principles of Pediatric Mandibular Fracture Management. Plast. Reconstr. Surg. 123: 1022.

Cornelius CP, Ehrenfeld M, Umbach T (1987) Replantationsergebnisse nach traumatischer Zahneluxation. Dtsch Zahnärztl Z 42: 211–215.

Crocket DM, Funk GF (1991) Management of complicated fractures involving the orbits and nasoethmoid complex in young children. Otolangyngol Clin North Am 24(1) 119–36.

Dahlström L, Kahnberg KE, Lindahl L (1989) 15 years follow-up on condylar fractures. Int J Oral Maxillofac Surg. 18(1)18–23.

Ebeleseder KA (2005) Trauma der Zähne. In: Gängler P, Hoffmann T, Willershausen B, Schwenzer N, Ehrenfeld M. Konservierende Zahnheilkunde und Parodontologie. Stuttgart: Thieme.

Ebeleseder KA (2007): Traumata: Spätfolgen im bleibenden Gebiss. Zahnärztliche Mitteilungen 97: 70–79.

Ellis E (1993) Sequencing treatment for naso-orbito-ethmoid fractures. J Oral Maxillofac Surg. 51: 543–558.

Enlow DH (1997) Facial Growth, 3rd ed. Philadelphia: WB Saunders Co: 1–24.

Filippi A (2007): Zahnunfälle beim Sport – Prävention und Verhalten am Unfallort. Zahnärztliche Mitteilungen 97: 64–68.

Gussack GS, Lutterman A, Rodgers K, Powell RW. (1987) Ramenofsky ML. Pediatric maxillofacial trauma: unique features in diagnosis and treatment. Laryngoscope 97: 925–930.

Hargreaves JA, Braig JW, Needleman HL (1985) Die Quintessenz des Frontzahntraumas bei Kindern. Berlin: Quintessenz.

Imola MJ, Hamlar DD, Shao W, Chowdhury K, Tatum S (2001) Resorbable plate fixation in pediatric craniofacial surgery: long-term outcome. Arch Facial Plast Surg 3(2) 79–90.

James D (1985) Maxillofacial injuries in children. In: Rowe NL, Williams JL. Maxillofacial injuries. Edinburgh: Churchill Livingstone.

Kirschner H, Pohl Y, Filippi A, Ebeleseder K (2005) Unfallverletzungen der Zähne. Ein Kompendium für Studium und Praxis. München: Urban & Fischer.
Koltai PJ, Rabkin D, Hoehn J (1995) Rigid fixation of facial fractures in children. J Cranio Maxillo Trauma 1(2) 32–42.
Krastl, G, Weiger R, Filippi A (2007) Die Wurzelquerfraktur. Zahnärztliche Mitteilungen 97: 46–50.
Lindahl L (1977) Condylar fractures of the mandible. IV. Function of the masticatory system. Int J Oral Surg 6(4) 195–203.
Lindahl L (1977) Condylar fractures of the mandible. III. positional changes of the chin. Int J Oral Surg 6(3) 166–72.
Lindahl L, Hollender L (1977) Condylar fractures of the mandible. II. a radiographic study of remodeling processes in the temporomandibular joint. Int J Oral Surg (3) 153–65.
Lindahl L (1977) Condylar fractures of the mandible. I. Classification and relation to age, occlusion, and concomitant injuries of teeth and teeth-supporting structures, and fractures of the mandibular body. Int J Oral Surg (1) 12–21.
Lund K (1974) Mandibular grwoth and remodeling processes after condylar fracture: a longitudinal roentgen cephalometric study. Act Odontol Scand 32 (suppl 64) 3–117.
Messinger A, Radkowski MA, Greenwald MJ, Pensler JM (1989) Orbital roof fractures in the pediatric population. Plast Reconstr Surg. 84(2) 213–216.
Parker MG, Lehman JA (1989) Management of facial fractures in children. Perspect Plast Surg 3: 1–13.
Paskert JP, Manson PN, Iliff NT (1988) Nasoethmoidal and orbital fractures. Clin Plast Surg. 15: 209–223.
Pohl Y (2007) Dislokationsverletzungen bleibender Zähne. Zahnärztliche Mitteilungen 97: 52–62.
Polayes IM. (1989) Facial fractures in the pediatric patient. In: Habal MB, Ariayn S (eds.): Facial Fractures. Toronto, Canada: BC Decker.
Reedy BK, Bartlett SP (1997) Pediatric facial fractures. In: Bentz MI (ed.) Pediatric Plastic Surgery. Stanford (CN): Appleton-Lange: 463–486.
Schweinfurth J, Koltai PJ (1998) Pediatric mandibular fractures. Fac Plast Surg. 14(1) 31–44.
Shumrick KA, Kersten RC, Kulwin DR et al. (1992) Extended access/internal approaches for the management of facial trauma. Arch Otolaryngol Head Neck Surg 118: 1105–1112.
Viergutz G (2007) Milchzahnverletzungen. Zahnärztliche Mitteilungen 97: 30–35.
Wright DL, Hoffman HAT, Hoyt DB (1992) Frontal sinus fractures in the pediatric population. Laryngoscope 102: 1216–1219.
Yaremchuk MJ, Fiala TG, Barker F, Ragland R (1994) The effects of rigid fixation on craniofacial growth of rhesus monkeys. Plast Reconstr Surg 93: 1–10.

KAPITEL

38 Tumoren der Mundhöhle und der Speicheldrüsen im Kindesalter

Maximilian Reiter, Ulrich Harréus

38.1 Tumoren der Mundhöhle im Kindesalter

Die weit überwiegende Anzahl der Tumoren der Mundhöhle sind gutartig. Meist reicht ein kleiner chirurgischer Eingriff zur Entfernung aus. Maligne Tumoren der Mundhöhle im Kindesalter sind meist mesenchymalen Ursprungs. Plattenepithelkarzinome hingegen sind ausgesprochene Raritäten. Auf die Beschreibung odontogener Tumoren wird in diesem Kapitel verzichtet.

38.1.1 Benigne Tumoren der Mundhöhle

Papillom

Ätiologie und Pathogenese. In der überwiegenden Zahl der Fälle (70%) können in Papillomen der Mundhöhle humane Papilloma-Viren (HPV 6,11, seltener 16 und 18) nachgewiesen werden. Eine vertikale, perinatale Infektion wird in vielen Fällen angenommen.

Diagnose. Inspektorisch imponieren Papillome häufig als exophytisch wachsende Tumoren. Sie wachsen dabei oft beerenartig im Bereich der Zunge, der Lippen oder des weichen Gaumens. Eine die Diagnose sichernde Biopsie wird in vielen Fällen durch eine komplette Exzision ersetzt werden.

Therapie. Gerade bei multiplen, flächig wachsenden Papillomen empfiehlt sich die schonende Abtragung mit dem CO_2-Laser. Eine Unterspritzung mit Cidovovir ist nur in Einzelfällen angezeigt. Rezidive treten in ca. 20–30% der Fälle auf.

Fibrom

Ätiologie und Pathogenese. Eine mechanische Irritation wird in manchen Fällen als Ursache angenommen. Dies ist jedoch nicht abschießend geklärt.

Diagnose und Therapie. Klinisch erscheinen Fibrome als langsam progrediente, kugelige Raumforderungen. Die Schleimhaut scheint meist normal. Häufig treten sie im Bereich des weichen Gaumens oder der Zunge auf. Die Diagnose erfolgt durch Exzisionsbiopsie. Fibrosarkome bei Kindern sind selten.

Lipom

Ätiologie und Pathogenese. Die Ätiologie ist bis heute ungeklärt. Eine familiäre Disposition bis hin zur Lipomatose ist nachgewiesen. Die Diagnose im Kindesalter stellt die Ausnahme dar, da 95% aller Lipome erst nach dem 25. Lebensjahr diagnostiziert werden.

Diagnose und Therapie. Meist imponiert das Lipom als weiche, prallelastische Raumforderung unter der Schleimhaut. Lipome können in allen Bereichen der Mundhöhle vorkommen. Bei Kindern empfiehlt sich die Exzision des Tumors zur Diagnosesicherung. Rezidive sind ausgesprochen selten. Lipome können im Rahmen verschiedener syndromaler Erkrankungen auftreten (z.B. Gardner-Syndrom).

Dermoidzysten/Epidermoidzysten

Ätiologie und Pathogenese. Dermoidzysten entstehen aus Gewebe, das während der Embryonalentwicklung versprengt wurde. Sie können Gewebsanteile aller drei Keimblätter aufweisen. Epidermoidzysten gehören zu den monodermalen Teratomen.

Diagnose und Therapie. Meist handelt es sich um kugelige, prallelastische Raumforderungen im Bereich des vorderen Mundbodens. Es handelt sich um langsam progrediente Tumoren. Eine maligne Entartung ist möglich. Die Therapie besteht in der vollständigen Exzision unter Schonung der umliegenden Strukturen, insbesondere der Nervi lingualis und hypoglossus.

38.1.2 Maligne Tumoren der Mundhöhle

Weichteilsarkome

Ätiologie und Pathogenese. Die Ätiologie ist unbekannt. Im Kindesalter findet sich am häufigsten das Rhabdomyosarkom. Fibrosarkome, Chondrosarkome und andere maligne, mesenchymale Neoplasien sind deutlich seltener.

Diagnostik und Therapie. Klinisch imponieren diese Sarkome meist als schnell wachsende, ulzerierende Tumoren. Diagnostisch zielführend ist die histologische Sicherung. Eine genaue Einschätzung der Tumorausdehnung mittels MRT sollte in jedem Fall angestrebt werden, des Weiteren ist eine Staging unerlässlich. Bei Erstdiagnose liegen in einer Vielzahl der Fälle bereits Lymphknotenmetastasen vor; Fernmetastasen sind sogar noch häufiger (ca. 40–50%). Unerlässlich ist die interdisziplinäre Zusammenarbeit mit Pädiatern, Strahlentherapeuten und Onkologen. Hier müssen die verschiedenen therapeutischen Konzepte einander gegenübergestellt werden, um den Patienten so eine dem Einzelfall angepasste, geeignete Therapie anbieten zu können.

38.1.3 Maligne Lymphome der Mundhöhle

Ätiologie und Pathogenese. Überwiegend handelt es sich um Lymphome der Non-Hodgkin-Gruppe. Hodgkin-Lymphome stellen die Ausnahme dar.

Diagnose und Therapie. Prädilektionsstelle sind die Organe des Waldeyerschen Rachenrings. Bei Kindern fällt häufig zunächst eine kloßige Sprache und Dysphagie aufgrund des raschen Tumorwachstums auf. B-Symptomatik ist bei Kindern eher die Ausnahme. Die zervikalen Lymphknoten sind meist frühzeitig mitbetroffen. Die therapeutische Strategie (Strahlentherapie und/oder Chemotherapie) richtet sich nach Klassifikation und Staging.

Kaposi-Sarkom

Ätiologie und Pathogenese. Die überwiegende Zahl der Kaposi-Sarkome gehört zum Vollbild von AIDS-Erkrankungen. Aufgrund der steigenden Prävalenz der HIV-Infektion sowie der progredienten Inzidenz der perinatalen Infektion in Risikoländern, finden sich gehäuft Kaposi-Sarkome auch bei Kindern. In Mittel- und Westeuropa ist die Diagnose jedoch selten. In einigen Ländern Westafrikas findet sich das Kaposi-Sarkom auch endemisch ohne HIV-Assoziation.

Diagnose und Therapie. Inspektorisch finden sich initial rötliche Flecken, vorwiegend im Bereich der Gingiva und es harten Gaumens. Im Spätstadium zeigen sich derbe, bräunlich-verfärbte Tumorknoten. Disseminierter Befall unter Beteiligung innerer Organe sowie der Haut ist nicht selten. Die Therapie reicht von chirurgischer Exzision bei limitiertem Befall bis zu Strahlen- und Chemotherapie. Die antivirale Therapie sollte von den Kollegen der Pädiatrie bzw. Infektiologie optimiert werden.

38.2 Speicheldrüsentumoren im Kindesalter

Neoplasien der Speicheldrüsen stellen eine seltene Erkrankung bei Kindern dar. Die Inzidenz maligner Tumoren der Speicheldrüsen wird mit 0,1–2,2/100.000 Einwohner der Gesamtbevölkerung angegeben. Die Datenlage bezüglich der Inzidenz gutartiger Neoplasien ist dabei weit weniger genau. In aktuellen Studien werden Werte zwischen 5 und 8/100.000 genannt. Lediglich 1–5% aller Speicheldrüsentumoren wird dabei bis zum 16. Lebensjahr diagnostiziert. Diese Neoplasien stellen damit nur etwa 10% aller pädiatrischen Kopf-Hals-Tumoren dar. Aufgrund dieser Seltenheit erweist es sich im klinischen Alltag als schwierig, ausreichend Erfahrung bezüglich der Diagnose, der Behandlung und des Follow-up zu sammeln. Nicht selten verzögert sich die korrekte Erstdiagnose und eine inadäquate Behandlung resultiert in vielen Fällen maligner Speicheldrüsentumoren in einem suboptimalen Outcome für den Patienten (siehe Überblick ➤ Tab. 38.3).

Bei Neugeborenen und Kleinkindern bis 3 Jahre stellen Tumoren im Bereich der Drüsen ausgesprochene Raritäten dar. Hier überwiegen die nichtepithelialen Tumoren, die sich nicht aus dem eigentlichen Drüsenparenchym entwickeln. Die große Mehrheit aller kindlichen Speicheldrüsentumoren tritt nach dem 10. Lebensjahr auf. Generell ist die Glandula parotidea die mit Abstand am häufigsten betroffene Drüse. Weitaus weniger Tumoren entwickeln sich in der Glandula submandibularis, den kleinen Speicheldrüsen sowie der Glandula sublingualis ➤ (Tab. 38.1).

Kumulative Daten aus Fallberichten und kleineren Studien weisen darauf hin, dass etwa 50% aller soliden Tumoren der Speicheldrüsen im Kindesalter malignen Ursprungs sind. Dies entspricht einem deutlich höheren Anteil maligner Tumoren als im Erwachsenenalter (➤ Tab. 38.2).

38.2.1 Benigne nichtepitheliale Speicheldrüsentumoren

Hämangiom

Ätiologie und Pathogenese. Diese Tumoren finden sich meist bei Säuglingen oder Kleinkindern. Prädilektionstelle für Hämangiome ist die Glandula parotis, selten die Glandula submandibularis. Klinisch präsentieren sich Hämangiome häufig als weiche Tumoren, das Hautkolorit variiert dabei von rötlich zu bläulich

Tab. 38.1 Verteilung von Speicheldrüsentumoren im Kindesalter auf einzelne Lokalisationen

Autor	n	Glandula parotis		Glandula submandibularis		Glandula sublingualis und kleine Drüsen	
		benigne	maligne	benigne	maligne	benigne	maligne
Lack und Upton (1988)	25	5	13	4	–	1	2
Callender et al. (1992)	29	6	18	1	3	1	
Ribeiro et al. (2002)	38	4	20	5	2	2	5
Shikhani und Johns (1988)	21	14	2	4	1	–	–
Baker und Malone (1985)	13	–	12	–	1	–	–
Fonseca et al. (1991)	24	12	6	3		2	1
Orvidas et al. (2000)	43	27	16	–	–	–	–
Rogers et al. (1994)	8	–	7	1	–	–	–
Ethunandan et al. (2002)	12	12	9	3	–	–	–
Kessler und Handler (1994)	15	6	6	1	2	–	–
Guzzo et al. (2006)	52	32	9	4	1	1	5
Yu GY et al. (2002)	86	21	31	10	2	9	13
Insgesamt	366	136 (37,2%)	143 (39,1%)	32 (8,7%)	13 (3,5%)	16 (4,3%)	26 (7,1%)

(modifiziert aus Guzzo et al. 2006)

Tab. 38.2 Verhältnis von malignen zu benignen Speicheldrüsentumoren im Kindesalter

Autor	Beobachtungsjahre	n	n/Jahr	maligne	benigne
Lack und Upton (1988)	1928–1986	25	0,4	15	10
Callender et al. (1992)	1944–1987	29	0,7	21	18
Ribeiro et al. (2002)	1953–1997	38	0,9	27	11
Shikhani und Johns (1988)	1955–1985	21	0,7	3	18
Baker und Malone (1985)	1956–1981	13	0,5	13	keine Daten
Fonseca et al. (1991)	1959–1989	24	0,8	7	17
Orvidas et al. (2000)	1970–1997	43	1,6	16	27
Rogers et al. (1994)	1973–1992	8	0,4	8	keine Daten
Ethunandan et al. (2002)	1974–1999	12	0,5	3	9
Kessler und Handler (1994)	1982–1991	15	1,6	8	7
Guzzo et al. (2006)	1975–2004	52	1,8	15	37
Yu GY et al. (2002)	1974–1999	86	3,4	46	40
Total		366		182 (49,6%)	184 (50,3%)

(modifiziert aus Guzzo et al. 2006)

(➤ Abb. 38.1). Histologisch handelt es sich dabei meist um Hämangiome vom kapillären Typ, aber auch kavernöse oder Mischformen treten im Bereich der Speicheldrüsen auf.

Therapie. Häufig bilden sich diese Tumoren spontan zurück, so dass nur in wenigen Fällen eine Therapie notwendig wird. Engmaschige klinische Kontrollen sollten erfolgen. Verschiedene Therapien werden in der Literatur diskutiert; hierzu zählen die Sklerotherapie sowie die Laserablation mit dem CO_2-Laser. Wird eine chirurgische Therapie angestrebt, so ist eine vorherige Embolisation zu diskutieren.

Tab. 38.3 Übersicht über verschiedene Tumoren der Speicheldrüsen im Kindesalter

Diagnose	Alter	klinische Präsentation	Diagnostik	Behandlung
benigne nichtepitheliale Tumoren				
Hämangiome	0–2 Jahre	einseitige Schwellung; ca. 80% in der Gl. parotis; > 50% Spontanremission	echoarme, gut perfundierte Raumforderung im Sono, gut abgrenzbare Raumforderung im Kontrastmittel-CT	Abwarten, Sklerotherapie, Laserablation, Embolisation, chirurgische Therapie selten erforderlich
Lymphangiome (Lymphangioma simplex, kavernöses Lymphangiom, zystisches Hygrom)	0–2 Jahre	einseitig; weiche, fluktuierende Raumforderung; keine Spontanremission	zystisch, septierte Raumforderung im Sono	chirurgische Therapie (häufig erst im Kleinkindalter)
Plexiformes Neurofibrom	> 4 Jahre	langsam progrediente Schwellung; meist Gl. parotis; Café-au-Lait-Flecken; kutane Neurofibromatose	im CT meist multiple, infiltrativ-wachsende Raumforderungen	chirurgische Entfernung
Pilomatrixom	jedes Alter	harte, langsam wachsende Raumforderung, ggf. Schmerz	im Sono/CT/MRT: gut abgrenzbare Raumforderung mit Kalkeinlagerungen	chirurgische Entfernung
Reaktive Lymphknoten	jedes Alter	häufig intraparotidal	ggf. Probeexzision zur Diagnosesicherung	konservativ; chirurgische Entfernung bei Schmerzen
benigne epitheliale Tumoren				
Pleomorphes Adenom	jedes Alter	schmerzlose, verschiebliche, langsam wachsende Raumforderung, meist unterer Parotispol	im Ultraschall echoarme Raumforderung, im CT/MRT wenig kontrastmittelaufnehmende Raumforderung	komplette chirurgische Entfernung
Embryom	< 1 Jahr			komplette chirurgische Entfernung (cave: in ca. 25% maligne Anteile)
Zystadenolympom	jedes Alter (selten)	schmerzlose, langsam progrediente Raumforderung	im Sono gut abgrenzbare, zystische Raumforderung	komplette chirurgische Entfernung
Basalzelladenom, Onkozytom, papilläres Zystadenom	jedes Alter (sehr selten)	schmerzlose, langsam progrediente Raumforderung		komplette chirurgische Entfernung
maligne mesenchymale Tumoren				
Lymphom	> 5 Jahre	Verhältnis m/w = 2:1; NHL/Hodgkin-Lymphom = 1:1		Chemotherapie ggf. Radiotherapie
Rhabdomyosarkom	< 12 Jahre	schmerzlose Raumforderung, meist schnelle Fazialisparese	im MRT schlecht abgrenzbare, heterogene Raumforderung; häufig Knochenarrosion im CT	chirurgische Entfernung/Chemotherapie
Maligne epitheliale Tumoren				
Mukoepidermoidkarzinom	> 10 Jahre	derbe, langsam progrediente Raumforderung, ggf. Fazialisparese	low grade: gut demarkiert, zystische Anteile im Sono/CT/MRT high grade: solide, meist homogene Raumforderung	komplette chirurgische Entfernung, ggf. Neck-Dissektion, ggf. Radiotherapie

Tab. 38.3 Übersicht über verschiedene Tumoren der Speicheldrüsen im Kindesalter (Forts.)

Diagnose	Alter	klinische Präsentation	Diagnostik	Behandlung
Adenokarzinom, Azinuszellkarzinom	> 10 Jahre	solitäre, derbe, schmerzlose Raumforderung, ggf. Fazialisparese		komplette chirurgische Entfernung, ggf. Neck-Dissektion, ggf. Radiotherapie
Adenoid-zystisches Karzinom	selten	langsam progrediente Raumforderung, frühzeitig Fazialisparese		komplette chirurgische Entfernung, ggf. Neck-Dissektion, ggf. Radiotherapie

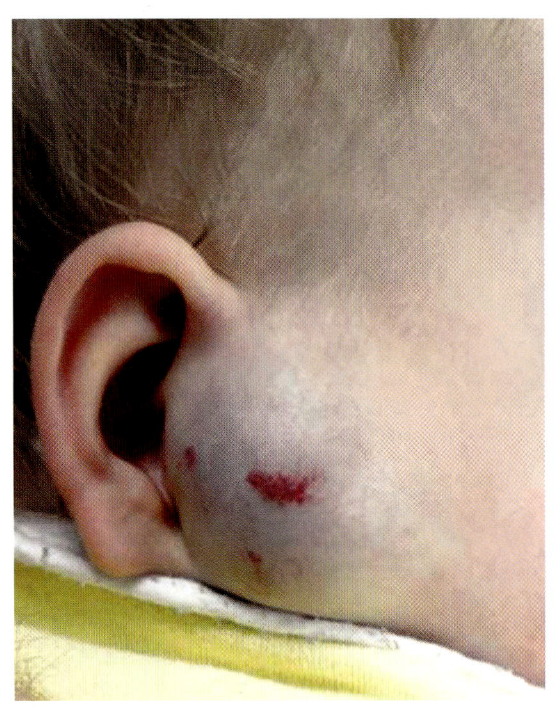

Abb. 38.1 Hämangiom der rechten Glandula parotis beim Einjährigen

Lymphangiom

Ätiologie und Pathogenese. Hierbei handelt es sich um benigne, lymphatische Malformationen. Eine maligne Entartung kommt nur ausgesprochen selten vor. Histologisch unterschieden werden kapilläre, kavernöse sowie zystische Formen. Bei zystischen Lymphangiomen im Bereich des Mundbodens und der Halsweichteile wird häufig von Hygromen gesprochen. Der überwiegende Teil der Lymphangiome ist bereits bei Geburt klinisch auffällig. Meist imponiert eine deutliche Asymmetrie der Gesichtsweichteile. Im Verlauf der ersten Lebensmonate kommt es zu einem überproportionalen Wachstum der Raumforderung; eine spontane Rückbildung ist im Gegensatz zum Hämangiom nicht zu erwarten.

Diagnostik und Therapie. Eine umfassende Diagnostik, häufig mittels Kernspintomographie, ist in vielen Fällen obligat, da nur so die genaue Ausdehnung des Lymphangioms abgeschätzt werden kann. Große Tumoren mit Ausdehnung ins Mediastinum und das Spatium parapharyngeale sind nicht selten. Ziel der Therapie ist die vollständige Resektion des Tumors. Sollte dies nicht möglich sein, kann ergänzend oder alternativ eine Injektionstherapie mit Picibanil (OK-432), einem Wirkstoff aus abgetöteten Streptokokken A, eingesetzt werden.

Pilomatrixom

Synonym. Epithelioma calcificans Malherbe.

Ätiologie und Pathogenese. Das Pilomatrixom ist kein eigentlicher Speicheldrüsentumor, jedoch findet sich der Tumor im Kindeslater häufig präaurikulär im Bereich der Glandula parotis. Es handelt sich um einen benignen Tumor der Adnexdrüsen der Haarfollikel mit Tendenz zur Verkalkung. Eine maligne Entartung ist ausgesprochen selten. Klinisch imponiert ein meist derber Knoten, der meist dermal, manchmal aber auch subkutan gelegen ist. Die Haut darüber kann völlig unauffällig erscheinen.

Therapie. Aufgrund der Neigung zur Ausbildung einer derben Bindegewebskapsel gelingt die komplette chirurgische Resektion meist problemlos.

38.2.2 Benigne epitheliale Speicheldrüsentumoren

Pleomorphes Adenom

Ätiologie und Pathogenese. Das pleomorphe Adenom stellt den häufigsten gutartigen, soliden Tumor der Speicheldrüsen sowohl bei Erwachsenen als auch bei Kindern dar. Es entsteht aus proliferierendem Epithel, meist im Bereich der Glandula parotis. Tumoren im medialen Blatt der Drüse mit enoraler Vorwölbung werden dabei häufig als Eisbergtumoren bezeichnet.

Diagnose und Therapie. Klinisch zeichnet sich der Tumor als glatt begrenzte, verschiebliche Raumforderung aus. In der Sonographie zeigt sich ein echoarmer bis echofreier Knoten, der im Regelfall keine zystischen Bezirke aufweist. Meist finden sich homogene Binnenechos. Farbdopplersonographisch erscheint der Tumor deutlich akzentuiert vaskularisiert. In der MRT (➤ Abb. 38.2) erscheint das pleomorphe Adenom in der T1-Wichtung hypointens, während die T2-Wichtung meist einen hyperintensen, inhomogen kontrastmittelaufnehmenden Tumor zeigt. Eine Feinnadelaspiration bzw. Probebiopsie ist bei Verdacht auf ein pleomorphes Adenom aufgrund der Kapselverletzung und potenziellen Zellverschleppung obsolet. Die Therapie besteht in der kompletten chirurgischen Entfernung des Tumors, die häufig nur unter Darstellung des Nervus facialis gelingt. Bei oberflächlich gelegenen Tumoren kann in vielen Fällen eine extrakapsuläre Dissektion ausreichend sein. Die Rezidivrate beträgt zwischen 5 und 15%, die chirurgische Sanierung von Rezidivtumoren ist ungleich schwieriger. Etwa 2–4% aller pleomorphen Adenome entarten maligne (Karzinom ex pleomorphem Adenom) und zeichnen sich dann durch ein rasantes Größenwachstum aus; sie weisen eine schlechte Prognose auf.

Zystadenolymphom

Synonym. Warthin-Tumor.

Ätiologie und Pathogenese. Im Kindesalter nehmen Zystadenolymphome einen deutlich geringeren relativen Anteil ein als bei Erwachsenen. Makroskopisch handelt es sich um gut abgegrenzte Tumoren mit zystischen Anteilen. Histologisch zeigt sich ein Bild aus multiplen Zysten mit Auskleidung durch ein papillär aufgeworfenes zweireihiges, eosinophiles Epithel mit darunter liegendem follikulär-hyperplastischen lymphatischen Gewebe. Meist ist das Zystadenolymphom am unteren Parotispol lokalisiert.

Diagnose und Therapie. In der Sonographie zeigt sich eine echoarme bis echofreie Raumforderung mit zystischer Septierung. In der MRT erscheint der Tumor in der T2-Wichtung hyperintens und meist glatt begrenzt. Ein bilaterales oder multilokuläres Auftreten ist bei Kindern viel seltener als bei Erwachsenen. Die Therapie entspricht der des pleomorphen Adenoms. Rezidive sind jedoch beim Zystadenolymphom seltener.

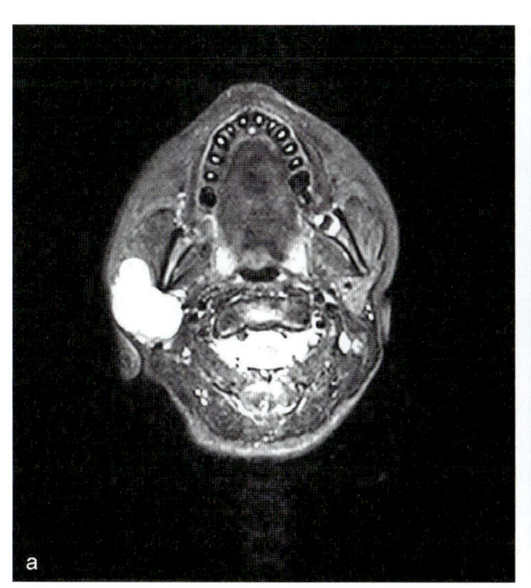

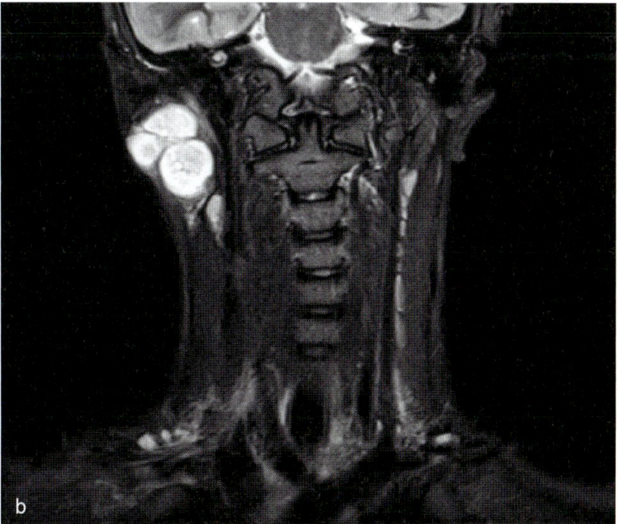

Abb. 38.2 MRT eines pleomorphen Adenoms der rechten Glandula parotis bei einer 12-Jährigen. **a** axial; **b** koronar

Embryom

Ätiologie und Pathogenese. Hierbei handelt es sich um einen Tumor, der ausschließlich bei Kindern vorkommt. Bisher sind ausschließlich Fälle bei Neugeborenen beschrieben worden. Der Tumor nimmt seinen Ursprung von Gangepithel der großen Speicheldrüsen. Die Mehrheit der Embryome nimmt einen gutartigen Verlauf, jedoch kommt es in ca. 25% zur malignen Entartung.

Diagnose und Therapie. Zur Einschätzung der exakten Tumorausdehnung sollte eine Bildgebung mittels MRT erfolgen. Die Therapie besteht in der chirurgischen Entfernung des Tumors, gegebenenfalls unter Darstellung des Nervus facials. Es besteht ein hohes Rezidivrisiko, da der Tumor häufig nicht in sano reseziert werden kann. Fernmetastasen im Falle eines malignen Wachstums sind in der Literatur bisher nicht beschrieben.

Basalzelladenom und Onkozytom

Ätiologie und Pathogenese. Es handelt sich im Kindesalter um ausgesprochen seltene epitheliale Tumore, die meist in der Glandula parotis auftreten. Die Ätiologie ist ungeklärt.

Diagnose und Therapie. Palpatorisch ähneln diese Tumoren dem pleomorphen Adenom. Auch die Bildgebung lässt keine sicheren Rückschlüsse auf die Dignität zu. Eine sichere Unterscheidung kann nur histologisch erfolgen. Auch hier entspricht das chirurgische Vorgehen dem beim pleomorphen Adenom.

38.2.3 Maligne mesenchymale Speicheldrüsentumoren

Rhabdomyosarkom

Ätiologie und Pathogenese. Diese Neoplasie entspricht einem malignen Tumor aus undifferenzierten mesenchymalen Zellen, die histologisch und immunhistochemisch quergestreiften Muskelfasern zuzuordnen sind. Im Bereich der Speicheldrüsen tritt es am häufigsten in den ersten 10 Lebensjahren auf.

Diagnose und Therapie. Klinisch zeigt sich ein rasant wachsender Tumor, der, soweit er in der Ohrspeicheldrüse lokalisiert ist, meist frühzeitig eine Fazialisparese verursacht. Genau wie bei enoral lokalisierten Rhabdomyosarkomen ist die Therapie multimodal.

Lymphom

Ätiologie und Pathogenese. Im Bereich der Speicheldrüsen stellen Lymphome im Kindesalter eine seltene Tumorform dar. Die Inzidenz steigt ab dem 5. Lebensjahr. Jungen scheinen etwa doppelt so häufig betroffen wie Mädchen. Das Verhältnis von Non-Hodgkin-Lymphomen zu Hodgkin-Lymphomen ist ausgeglichen.

Diagnose und Therapie. Die Diagnosesicherung erfolgt histologisch. Ein komplettes Staging ist unerlässlich. Die therapeutische Strategie (Strahlen- und/oder Chemotherapie) richtete sich nach Klassifikation und Staging.

38.2.4 Maligne epitheliale Speicheldrüsentumoren

Mukoepidermoidkarzinom

Ätiologie und Pathogenese. Wie bei Erwachsenen ist das Mukoepidermoidkarzinom der häufigste epitheliale maligne Speicheldrüsentumor. Dabei ist der Tumor meist schlecht abgrenzbar und beinhaltet zugleich solide und zystische Anteile. Bezüglich der Prognose spielt beim Mukoepidermoidkarzinom insbesondere das Grading eine Rolle. Von der Unterscheidung von niedrig- bis hochdifferenziert hängt entscheidend das Langzeitüberleben der Patienten ab. Niedrig differenzierte Karzinome neigen zur frühen regionären oder Fernmetastasierung. Anders als bei Erwachsenen, bei denen häufig die kleinen Speicheldrüsen betroffen sind, ist es bei Kindern meist die Ohrspeicheldrüse, von der der Tumor seinen Ausgang nimmt. Frühe Fazialisparesen sind gerade bei niedrig differenzierten Karzinomen möglich.

Diagnose und Therapie. In der Sonographie zeigt sich meist ein schlecht abgrenzbarer Tumor mit sowohl zystischen als auch soliden Anteilen. Gerade bei hoch differenzierten Tumoren kann in der Bildgebung jedoch die Abgrenzung zu einem Zystadenolymphom oder einer Zyste schwierig sein. Therapeutisch stellt die Chirurgie das Mittel der Wahl dar. Bei Befall der Ohrspeicheldrüse erfolgt die komplette Parotidektomie. Falls möglich sollte der Nervus facialis dabei geschont werden. Bei infiltrativem Wachstum in den Nerven muss eine Resektion der betroffenen Äste erfolgen. Die Nervenrekonstruktion kann dabei einzeitig erfolgen. Eine Neck-Dissektion zur Entfernung der regionären Lymphknoten muss in vielen Fällen, insbesondere bei niedrig differenzierten Karzinomen, angeschlossen werden. Die lokoregionäre Rezidivrate wird von vielen Autoren mit bis zu 60% beim gering differenzierten Karzinom angegeben. Eine adjuvante Strahlentherapie muss im Einzelfall entschieden werden. Positive Effekte einer adjuvanten Chemotherapie sind in der Literatur nicht beschrieben.

Azinuszellkarzinom

Ätiologie und Pathogenese. Hierbei handelt es sich um den zweithäufigsten soliden Tumor bei Kindern und Jugendlichen. Meist ist das Azinuszellkarzinom hoch differenziert. Histologisch zeigt sich ein Tumor mit zystischen und follikulären Anteilen, wobei die Karzinomzellen in Azini aufgebaut sind.

Diagnose und Therapie. In der Bildgebung und unter klinischem Aspekt fällt die Unterscheidung zum pleomorphen Adenom schwer. Fazialisparesen sind beim meist hoch differenzierten Azinuszellkarzinom selten. Die Therapie entspricht der des Mukoepidermoidkarzinoms. Eine Neck-Dissektion wird in der Literatur nur bei klinisch positiven zervikalen Lymphknoten empfohlen, eine anschließende Strahlentherapie ist eher die Ausnahme.

Adenokarzinom

Ätiologie und Pathogenese. Die Gruppe der Adenokarzinome umschließt eine Vielzahl histologisch heterogener Tumoren mit unterschiedlicher Prognose. Im Kindesalter kommt es relativ gesehen deutlich seltener vor als bei Erwachsenen.

Diagnose und Therapie. Aufgrund der Heterogenität unterscheidet sich die Morphologie der Tumoren in der Bildgebung. Sowohl zystische als auch solide Tumoren sowie Mischformen kommen vor. Bei gering differenzierten Tumoren im Bereich der Glandula parotis kann frühzeitig eine Fazialisparese auftreten. Die Therapie entspricht der des Mukoepidermoidkarzinoms, wobei bei gering differenzierten Tumoren die Durchführung einer selektiven Neck-Dissektion empfohlen wird. Bei Kindern zeigt sich eine hohe Rezidivrate, die mit einer schlechten Prognose verbunden ist.

Adenoidzystisches Karzinom

Ätiologie und Pathogenese. Das adenoidzystische Karzinom ist häufiger in den kleinen Speicheldrüsen lokalisiert als andere solide Speicheldrüsentumoren. Dies gilt sowohl für Kinder als auch für Erwachsene. Es handelt sich um einen langsam progredienten Tumor, im Bereich der Ohrspeicheldrüse kommt es trotzdem häufig frühzeitig zu Fazialisparesen. Histologisch lässt sich ein glandulärer von einem kribriformen Typ unterscheiden. Beide Formen unterscheiden sich jedoch nicht hinsichtlich Klinik und Prognose. Häufig findet sich ein infiltratives Wachstum entlang des Perineuriums des Nervus facialis.

Diagnose und Therapie. Oft ist das erste Symptom die Parese einzelner Äste des Nervus facialis. Ein Tumor kann oft erst im MRT dargestellt werden. Aufgrund des infiltrativen Wachstums ist eine komplette Resektion des Nervus facialis oder einzelner Äste meist nicht zu vermeiden. Intraoperativ empfehlen sich Schnellschnitte des Nervs zur Kontrolle der Resektionsgrenzen. Trotz ausgedehnter Chirurgie kommt es leider häufig zu Rezidiven. Eine hämatogene Metastasierung, hauptsächlich in die Lunge, ist häufig und kann auch noch nach Jahren auftreten. Lymphknotenmetastasen finden sich hingegen bei Kindern selten. Eine adjuvante Strahlentherapie, insbesondere mit Schwerionen, ist zu diskutieren. Die Langzeitüberlebensraten beim adenoid-zystischen Karzinom sind schlecht.

LITERATUR

Baker SR, Malone B (1985) Salivary gland malignancies in children. Cancer 55: 1730–1736.
Bentz BG, Hughes CA, Ludemann JP, Maddalozzo J (2000) Masses of the salivary gland region in children. Arch Otolaryngol Head Neck Surg 126: 1435–1439.
Bradley P, McClelland L, Mehta D (2007) Paediatric salivary gland epithelial neoplasms. ORL J Otorhinolaryngol Relat Spec 69: 137–145.
Callender DL, Frankenthaler RA, Luna MA, Lee SS, Goepfert H (1992) Salivary gland neoplasms in children. Arch Otolaryngol Head Neck Surg 118: 472–476.
Ethunandan M, Ethunandan A, Macpherson D, Conroy B, Pratt C (2003) Parotid neoplasms in children: experience of diagnosis and management in a district general hospital. Int J Oral Maxillofac Surg 32: 373–377.
Fonseca I, Martins AG, Soares J (1991) Epithelial salivary gland tumors of children and adolescents in southern Portugal. A clinicopathologic study of twenty-four cases. Oral Surg Oral Med Oral Pathol 72: 696–701.
Guzzo M, Ferrari A, Marcon I, Collini P, Gandola L, Pizzi N, Casanova M, Mattavelli F, Scaramellini G (2006) Salivary gland neoplasms in children: the experience of the Istituto Nazionale Tumori of Milan. Pediatr Blood Cancer 47: 806–810.
Kessler A, Handler SD (1994) Salivary gland neoplasms in children: a 10-year survey at the Children's Hospital of Philadelphia. Int J Pediatr Otorhinolaryngol 29: 195–202.
Lack EE, Upton MP (1988) Histopathologic review of salivary gland tumors in childhood. Arch Otolaryngol Head Neck Surg 114: 898–906.

Luna MA, Batsakis JG, el Naggar AK (1991) Salivary gland tumors in children. Ann Otol Rhinol Laryngol 100: 869–871.
Orvidas LJ, Kasperbauer JL (2000) Pediatric lymphangiomas of the head and neck. Ann Otol Rhinol Laryngol 109: 411–421.
Orvidas LJ, Kasperbauer JL, Lewis JE, Olsen KD, Lesnick TG (2000) Pediatric parotid masses. Arch Otolaryngol Head Neck Surg 126: 177–184.
Parkin JL, Stevens MH (1977) Unusual parotid tumors. Laryngoscope 87: 317–325.
Ribeiro KC, Kowalski LP, Saba LM, de Camargo B (2002) Epithelial salivary glands neoplasms in children and adolescents: a forty-four-year experience. Med Pediatr Oncol 39: 594–600.
Rogers DA, Rao BN, Bowman L, Marina N, Fleming ID, Schropp KP, Lobe TE (1994) Primary malignancy of the salivary gland in children. J Pediatr Surg 29: 44–47.
Seifert G, Okabe H, Caselitz J (1986) Epithelial salivary gland tumors in children and adolescents. Analysis of 80 cases (Salivary Gland Register 1965–1984). ORL J Otorhinolaryngol Relat Spec 48: 137–149.
Shikhani AH, Johns ME (1988) Tumors of the major salivary glands in children. Head Neck Surg 10: 257–263.
Yu GY, Li ZL, Ma DQ, Zhang Y (2002) Diagnosis and treatment of epithelial salivary gland tumours in children and adolescents. Br J Oral Maxillofac Surg 40: 389–392.

V Pharynx und Ösophagus

V

KAPITEL

39

Karl Götte

Anatomie, Physiologie und Embryologie des Pharynx und des Ösophagus

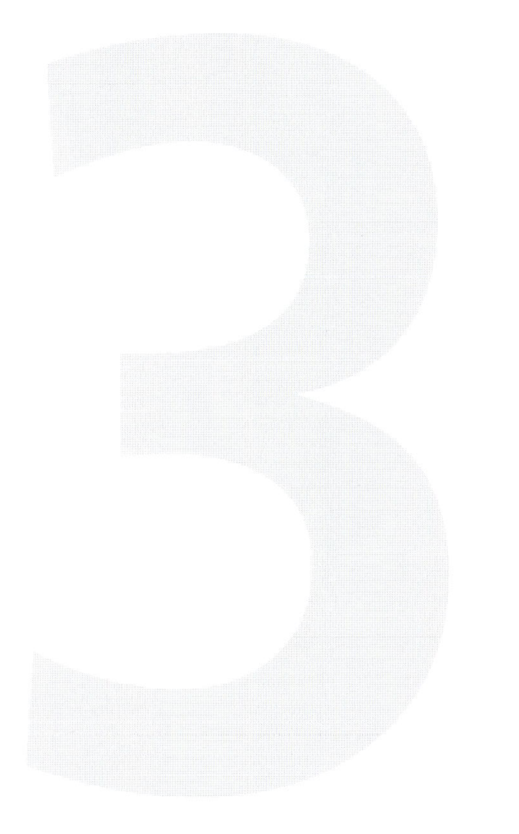

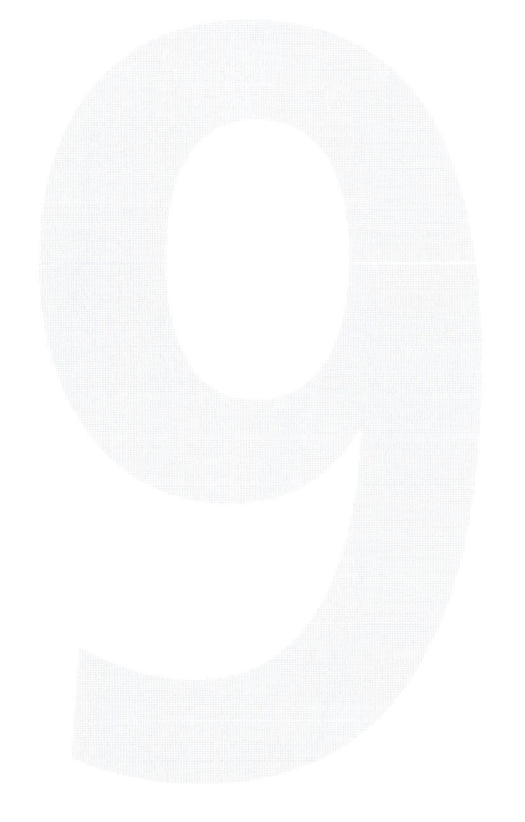

39.1 Vorbemerkungen

Der Pharynx erstreckt sich von der Schädelbasis bis zum Ringknorpel. Er wird eingeteilt in den Nasopharynx (Epipharynx), den Oropharynx (Mesopharynx) und den Hypopharynx. Diese Einteilung ist vor allem unter physiologischen Aspekten von Bedeutung. ➢ Abbildung 39.1 verdeutlicht dies.

Der Nasopharynx ist nur Atemweg, der Oropharynx ist Atemweg und Speiseweg zugleich, der Hypopharynx ist nur Speiseweg. Diese auf den ersten Blick banale Feststellung ist in der Hals-Nasen-Ohren-Heilkunde eine der wichtigsten Grundlagen für das Verständnis von Physiologie und Pathologie und für das richtige Verhalten bei Notfällen, die den Luftweg betreffen.

39.2 Anatomie des Pharynx

39.2.1 Muskulatur des Pharynx

Die äußerste Bindegewebsschicht des Pharynx ist die buccopharyngeale Faszie, die eine Verlängerung der Faszie darstellt, die den Musculus buccinator umgibt.

Die medial davon gelegene Muskelschicht setzt sich aus 3 zirkulär verlaufenden Muskeln (Schlundschnürer) und 3 longitudinal verlaufenden Muskeln (Schlundheber) zusammen.

Die zirkulären Muskeln (Schlundschnürer) sind: Musculus constrictor pharyngis superior, medius und inferior. Alle drei genannten Muskeln vereinigen sich mit der Gegenseite dorsal in der Mittellinie in einer Raphe, die vor der prävertebralen Faszie zu liegen kommt. Der Musculus constrictor pharyngis superior (N. IX)

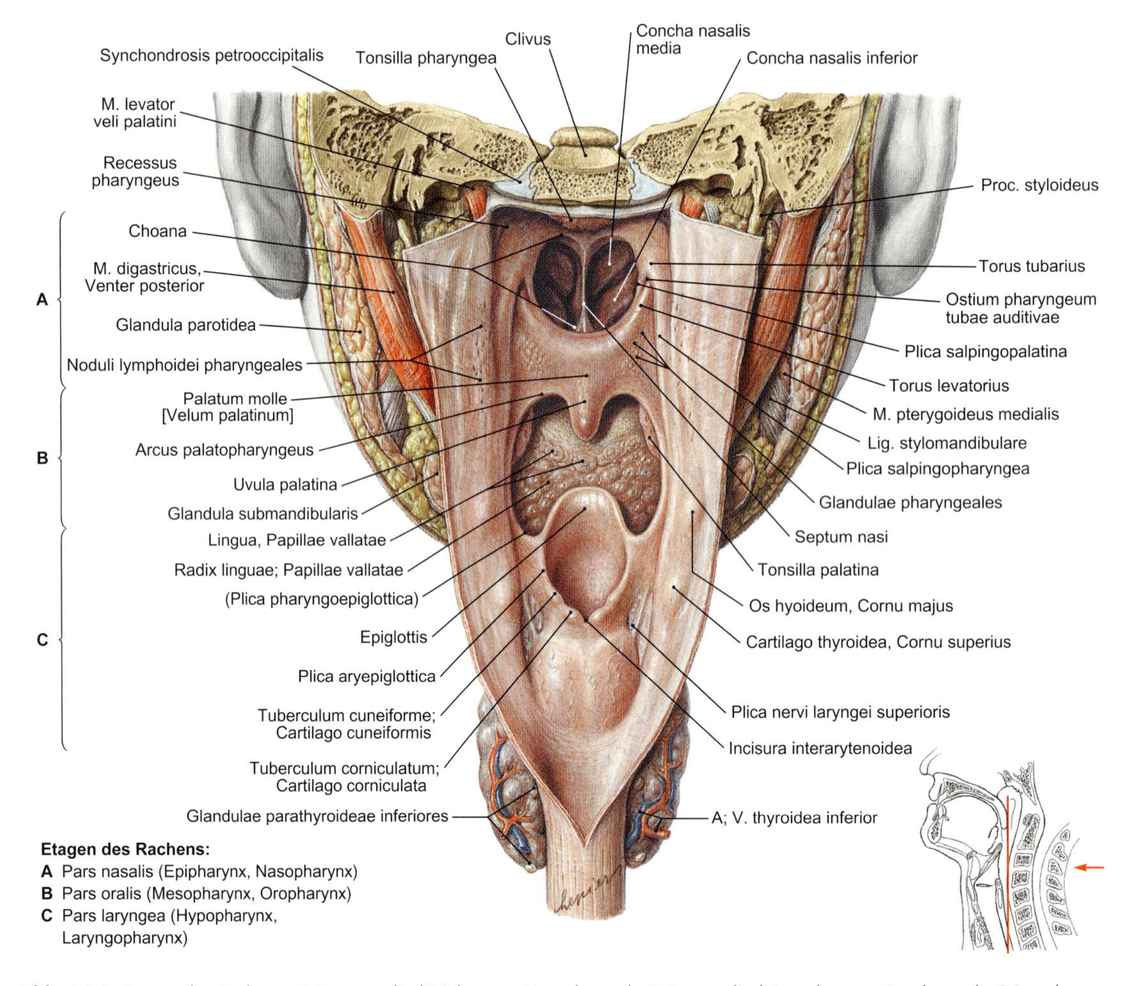

Abb. 39.1 Etagen des Rachens: **A** Pars nasalis (Epipharynx, Nasopharynx); **B** Pars oralis (Mesopharynx, Oropharynx); **C** Pars laryngea (Hypopharynx, Laryngopharynx). Aus Putz R und Pabst R (2007) Sobotta Anatomie des Menschen, 22. Auflage, Urban & Fischer, München, Jena, S. 139, Abb. 249

entspringt von der medialen Seite des Processus pterygoideus medialis sowie an der Raphe pterygomandibularis, einem Strang, der vom medialen Blatt des Pterygoids zur Mandibula zieht und dorsal zum Musculus buccinator liegt. Der kraniale Anteil dieses Muskels formt den Passavant-Wulst. Dieser bildet sich in unterschiedlich starker Ausprägung beim Schluckakt und trägt zusammen mit dem Weichgaumen zum Verschluss des Nasopharynx beim Schlucken bei. Der Musculus constrictor pharyngis medius (N. IX und N. X) entspringt dem Hyoid und dem Ligamentum stylohyoideum. Er liegt lateral des Tonsillenbettes. Der Musculus constrictor pharyngis inferior (N. X), der auf Höhe des Hypopharynx, kaudal des Hyoids, gelegen ist, hat zwei Ursprünge: Der kraniale Anteil, die Pars obliqua, entspringt vom Thyroid. Der kaudale Anteil, die Pars fundiformis, entspringt vom Krikoid. Zwischen diesen beiden Teilen liegt das Killiansche Dreieck, eine Schwachstelle, in der sich in fortgeschrittenem Lebensalter die so genannten Zenker-Divertikel bilden können. Alle drei genannten Muskeln werden vom Nervus glossopharyngeus (N. IX) und Nervus vagus (N. X) über den Plexus pharyngeus innerviert.

Die longitudinal verlaufenden Muskeln (Schlundheber) sind: Musculus stylopharyngeus (N. IX), salpingopharyngeus (N. IX) und palatopharyngeus (N. IX). Sie ermöglichen ein Anheben des Zungengrundes beim Schluckakt. In ➤ Abbildung 39.2 sind die Muskeln des Pharynx mit den wesentlichen anatomischen Landmarken dargestellt.

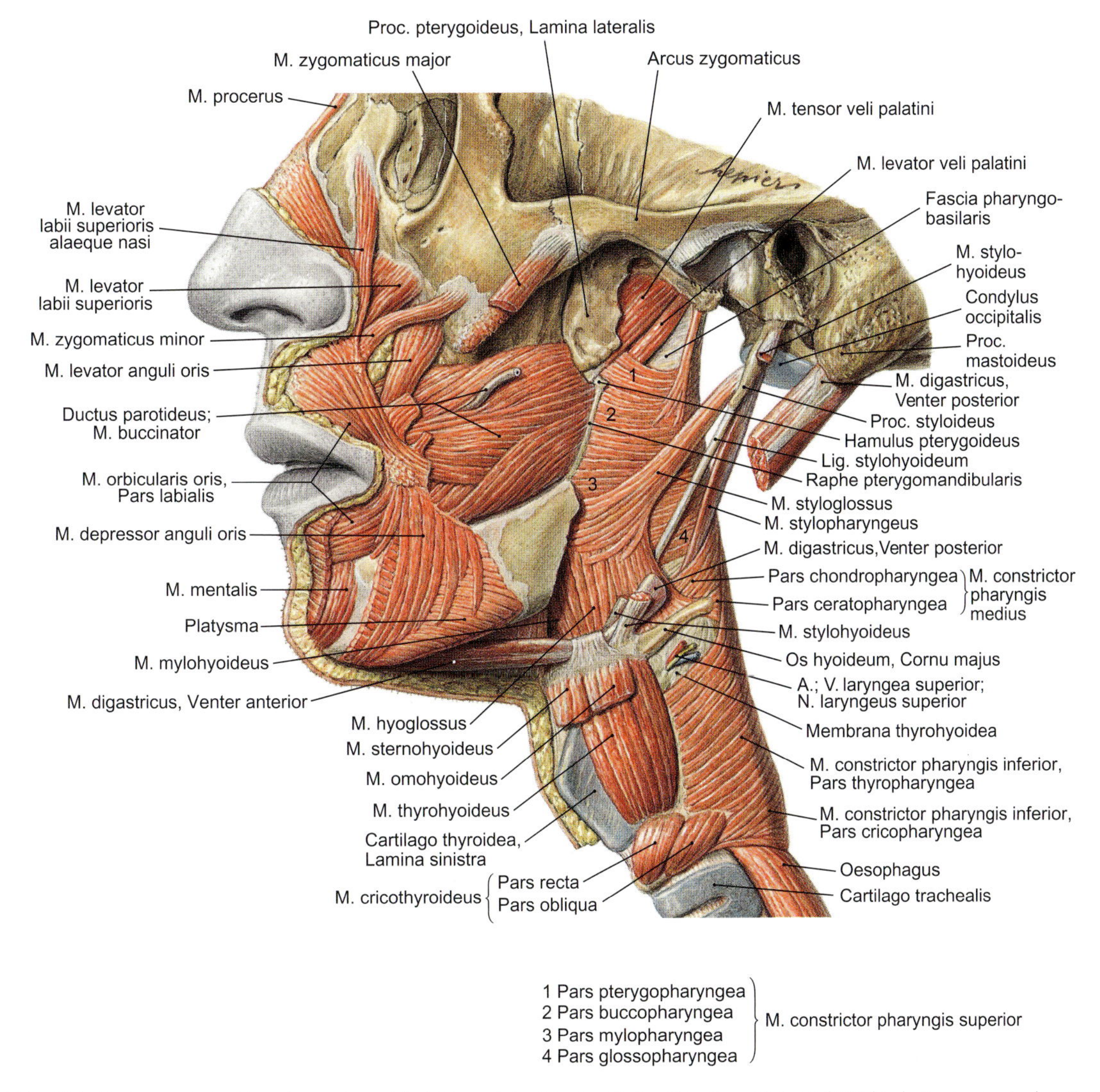

Abb. 39.2 Rachenmuskeln, Mm. pharyngis und Gesichtsmuskeln, Mm. faciei. Aus Putz R und Pabst R (2007) Sobotta Anatomie des Menschen, 22. Auflage, Urban & Fischer, München, Jena, S. 137, Abb. 247

Für die Sensibilität des Pharynx ist der Nervus glossopharyngeus, in geringerem Ausmaß auch der Nervus vagus, zuständig, über den Plexus pharyngeus vermittelt.

39.2.2 Lymphgewebe des Pharynx

Die Mandeln sind lymphoepitheliale Organe. Sie entstehen aus den Schlundtaschen, sind also branchiogen. Die Besonderheit gegenüber anderen lymphatischen Geweben liegt in ihrem mesenchymalen, retikulären Bindegewebe. Das lymphatische Gewebe besteht überwiegend aus Primär- und Sekundärfollikeln, es dient also der frühzeitigen Aktivierung des spezifischen, Immunglobulin-vermittelten Immunsystems. Es gibt 4 große Mandeln, die 2 Tonsillae palatinae, die unpaare Tonsilla pharyngea und die unpaare Tonsilla lingualis. Daneben existieren 2 Seitenstränge, Tonsillae tubariae, die als lymphatisches Gewebe an der lateralen Pharynxwand, kranial am Torus tubarius beginnend, nach kaudal ziehen. Diese Gesamtheit wird als Waldeyer-Rachenring bezeichnet. Er spielt als immunologische Barriere am Beginn des Luft- und Speisewegs eine wichtige Rolle.

Tonsilla pharyngea

Die Tonsilla pharyngea erreicht ihre maximale Größe in der Kindergartenzeit und entwickelt sich danach zu einer dünnen Schicht zurück. Sie ist fest mit dem derben Bindegewebe vor dem Os sphenoidale verwachsen und lässt sich daher anders als die Gaumenmandel nicht aus einer Kapsel herausschälen. Nach der (Teil-)Entfernung derselben tastet man das Tuberculum pharyngeum des Os occipitale und kaudal davon den Arcus anterior des Atlas. Bei Erwachsenen kann an selber Stelle eine zystische, meist nicht behandlungsbedürftige Vorwölbung entstehen, eine Tornwaldt-Zyste. Sie ist ein Rest der Rathke-Tasche, aus der sich die Adenohypophyse entwickelt.

Tonsilla palatina

Die Tonsilla palatina liegt zwischen Arcus palatinus anterior und posterior, also zwischen Musculus palatoglossus (N. IX) und palatopharyngeus (N. IX). Die Tonsillenloge entspricht dem Rest der 2. Schlundtasche. Die Tonsille liegt in einer bindegewebigen Kapsel, die eine Fortsetzung der Faszie des Constrictor pharyngis superior (N. IX), der nach vorne zur Raphe pterygomandibulare zieht, darstellt. Zwischen dem Parapharyngealraum mit seinen Nerven und mit der Carotis interna liegt nur der genannte dünne Muskel, was einem bei der Tonsillektomie stets in Erinnerung sein sollte. Unter den Nerven ist hier besonders der Nervus glossopharyngeus (N. IX) zu nennen, der hier an der Rückseite des Musculus stylopharyngeus nach lateral zieht, um dann zwischen Musculus stylopharyngeus und Musculus styloglossus im Bogen zur Zungenwurzel zu ziehen. Er ist also dem Ligamentum stylohyoideum unmittelbar benachbart. Die Kontaktfläche der Gaumenmandel zum Rachenraum wird durch 10–20 Einsenkungen an der Oberfläche, den Fossulae tonsillares, deutlich vergrößert. Die verzweigten Endabschnitte der Fossulae nennt man Cryptae tonsillares.

Im histologischen Bild erkennt man an der Oberfläche unverhorntes, mehrschichtiges Plattenepithel. Darunter liegen dicht gedrängte Lymphfollikel, meist Sekundärfollikel. Diese lassen sich von basal nach apikal, den Krypten zugewandt, in drei Zonen einteilen: Basal findet man eine dunkle Zentroblastenzone, in der Mitte eine helle Zentrozytenzone mit aktivierten B-Lymphozyten, Plasmazellen und Kerntrümmermakrophagen, die apoptotische Zellen phagozytieren, und follikulär dendritische Zellen. Apikal findet man einen asymmetrischen Lymphozytenwall aus aktivierten T-Lymphozyten, der als halbmondförmige Kappe der Krypte zugewandt ist. Das Epithel der Krypten ist von eingewanderten Lymphozyten durchsetzt, wodurch es einem Schwammkörper gleicht. Abgestorbene Lymphozyten, Granulozyten, Epithelzellen und Bakterien bilden zusammen weißliche Mandelpfröpfe (Detritus), die für sich allein genommen noch keinen Krankheitswert haben. ➤ Abbildung 39.3 verdeutlicht den histologischen Aufbau der Tonsilla palatina.

Der meist kräftigste arterielle Zufluss zur Gaumenmandel ist der Ramus tonsillaris aus der Arteria palatina ascendens, einem Ast der Arteria facialis (!). Daneben erfolgen kleinere Zuflüsse aus der Arteria lingualis, der Arteria pharyngea ascendens und aus der Arteria palatina descendens, einem Ast der Arteria maxillaris.

Die sensible Innervation aller Mandeln erfolgt wie bei der übrigen Schleimhaut des Pharynx über den Plexus pharyngeus durch den Nervus glossopharyngeus.

Tonsilla lingualis

Die Tonsilla lingualis erzeugt das flachhöckrige Relief des Zungengrundes zwischen Sulcus terminalis und dem Boden der Vallecula. Sie besteht aus einer Anhäufung von Lymphfollikeln, den Folliculi linguales, die um kurze Krypten angeordnet sind. Eine Entfernung derselben ist in der Praxis nicht möglich.

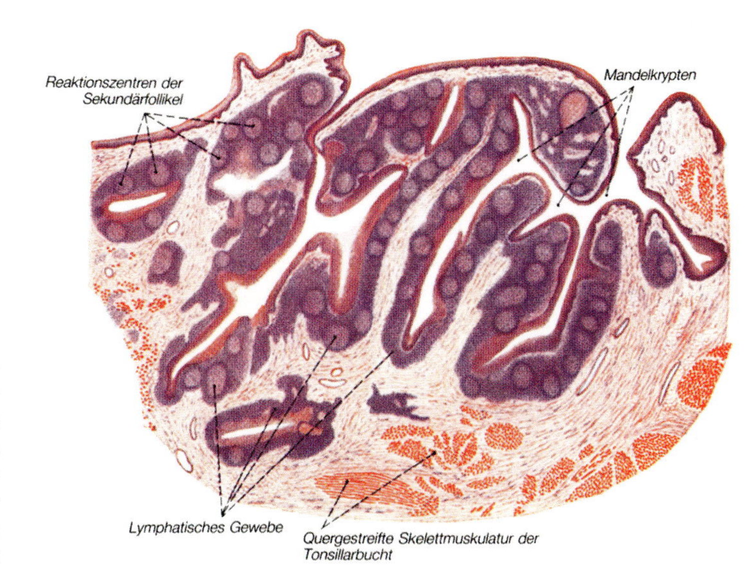

Abb. 39.3 Tonsilla palatina (= Gaumenmandel), deren mehrschichtiges, unverhorntes Plattenepithel tiefe, verzweigte Einsenkungen (= Krypten) bildet, die von lymphatischem Gewebe mit zahlreichen lymphatischen Sekundärfollikeln unterlagert werden. Aus Welsch U (2005) Sobotta Atlas der Histologie, 7. Auflage, Urban & Fischer, München, Jena, S. 120, Abb. 247

Tonsilla tubaria

Die Tonsilla tubaria beginnt kranial als Ansammlung lymphatischen Gewebes um die Mündung der Ohrtrompete und zieht kaudal an der lateralen Pharynxwand. Sie kann als hyperplastischer lymphatischer Seitenstrang erkennbar sein.

39.3 Anatomie und Embryologie des Ösophagus

Embryologie

Bei der Abfaltung des Embryos umschließt das Entoderm einen Teil des Dottersacks. Das Epithel des Ösophagus ist also entodermaler Herkunft. Es besteht das primitive Darmrohr, das an beiden Enden eine Erweiterung aufweist und noch an beiden Enden verschlossen ist. Die kraniale Erweiterung wird Stomatodeum genannt und durch die Rachenmembran, die Membrana buccopharyngea, von der primitiven Mundhöhle getrennt. Das Darmrohr wird unterteilt in den Vorder-, Mittel- und Enddarm. Aus dem Vorderdarm (engl.: foregut) entstehen Pharynx, Ösophagus, Magen, Duodenum.

Im kranialen Abschnitt des Vorderdarms entsteht das Lungendivertikel. Durch das Septum oesophagotracheale werden der Vorderdarm und das sich ausdehnende Lungendivertikel getrennt. Ein fehlerhaftes Wachstum dieses Septums führt zu kongenitalen ösophagotrachealen Fisteln.

Im Ösophagus kommt es in der Folge zu einem starken Wachstum des Epithels. Das Lumen wird dadurch sogar zwischenzeitlich komplett verschlossen. Öffnet es sich nicht wieder, entstehen kongenitale Ösophagusstenosen oder Atresien. Dadurch wird es dem Fetus auch unmöglich, sein Fruchtwasser zu schlucken. Häufig besteht ein Polyhydramnion, eine zu große Menge an Fruchtwasser.

Der Ösophagus hat um die 8. Woche seine endgültige relative Länge im Verhältnis zu den anderen umgebenden Strukturen erreicht. Wächst er nicht ausreichend, entsteht ein Brachyösophagus, und der Magen wird durch das Zwerchfell in den Brustraum gezogen. Die Folge ist also eine kongenitale Hiatushernie.

Anatomie des Ösophagus

Der Ösophagus liegt zwischen Trachea ventral und prävertebraler Faszie sowie Musculus longus colli dorsal. Vier Engen werden unterschieden, der Ösophaguseingang, die Höhe des Aortenbogens, die Höhe des linken Hauptbronchus und der untere Ösophagussphinkter.

Der Ösophagus besteht aus 4 Lagen: Mukosa, Submukosa, innere zirkuläre Muskelschicht und äußere longitudinale Muskelschicht. Nur im zervikalen Anteil handelt es sich dabei um quergestreifte Muskelfasern.

Die Blutversorgung erfolgt über die Arteria thyroidea inferior aus dem Truncus thyrocervicalis und von Ästen der Aorta descendens.

Die Sensibilität und die Motorik des Ösophagus werden über den Nervus laryngeus recurrens als Ast des Vagus und über einen sympathischen und parasympathischen Plexus für die Peristaltik vermittelt.

39.4 Physiologie des oberen Aerodigestivtrakts, der Schluckakt

Der Saugreflex wird im ➤ Kapitel 33.9, behandelt. Die Beteiligung des Pharynx und der Mundhöhle als Ansatzrohr bei der Lautbildung werden im ➤ Kapitel 45.2.5 behandelt.

Im Rahmen dieses Kapitels wird der gesamte Schluckakt dargestellt. Der Schluckakt wird gewöhnlich in eine orale, eine pharyngeale und in eine ösophageale Phase eingeteilt.

39.4.1 Orale Phase des Schluckvorgangs

Die orale Phase kann weiter unterteilt werden in eine orale Präparationsphase und in eine orale Transportphase.

Die orale Präparation bezieht sich auf die Befeuchtung und die Zerkleinerung des Speisebolus. Da in dieser Phase der Weichgaumen und der Zungengrund die Mundhöhle zum Pharynx abdichten, ist dem Erwachsenen – aber nicht dem Säugling – eine nasale Atmung während der oralen Phase möglich.

In der oralen Transportphase wird der Nasopharynx durch das Velum und den Passavant-Wulst (einem Teil des aktivierten Musculus constrictor pharyngis superior) abgedichtet. Durch eine gezielte Bewegung der Zunge wird der Speisebolus vom Hartgaumen über die Weichgaumenfläche in den Oropharynx geschoben.

Nur die orale Phase ist durch Willkürmotorik gekennzeichnet, die nachfolgenden Phasen verlaufen unwillkürlich.

39.4.2 Pharyngeale Phase des Schluckvorgangs

Sie wird eingeleitet durch Rezeptoren am vorderen Gaumenbogen und am Zungengrund, vermittelt über N. V, N. IX und N. X. Die gesamte pharyngeale Phase dauert nur 800 ms. Die oben beschriebenen Muskeln des Weichgaumens (N. IX und N. X), der Zunge (N. XII), des Mundbodens (N. V.1) und des Pharynx (N. X) sowie die infrahyoidale Muskulatur (Ansa cervicalis) sind daran in einer koordinierten Aktion beteiligt: Der Weichgaumen und der obere Schlundschnürer dichten den Nasopharynx ab, das Hyoid und der Kehlkopf werden angehoben. Der Kehldeckel verschießt den Aditus laryngis, Taschenfalten und Stimmlippen schließen sich. Die beschriebene Aktion durch mehrere Muskelgruppen ermöglicht nicht nur einen Vorschub des Bolus und einen Schutz des Luftwegs, sondern bewirkt auch einen negativen Druckgradienten zwischen Mundhöhle und Pharynx. Durch eine Tonusänderung des Musculus cricopharyngeus von + 5 mmHg auf −15 mmHg wird ein Vorschub des Speisebreis in den Ösophagus ermöglicht.

39.4.3 Ösophageale Phase des Schluckvorgangs

Im Ösophagus wird der Speisebolus durch eine peristaltische Welle, die durch koordinierte Kontraktion und Erschlaffen der beiden Muskelschichten erzeugt wird, mit einer Geschwindigkeit von 0,8–2 cm bei Kleinkindern und 0,8–4 cm bei älteren Kindern vorgeschoben. Nachdem der Bolus im Magen gelandet ist, kehrt der untere Ösophagussphinkter wieder zu seinem Ausgangsdruck von 15–30 mmHg zurück. Reflux wird neben dem Tonus des unteren Ösophagussphinkters durch das Diaphragma und durch den Winkel des gastroösophagealen Übergangs verhindert.

KAPITEL

40 Fehlbildungen des oberen Digestivtrakts

Hans-Georg Dietz

40.1 Einleitung

Fehlbildungen des oberen Digestivtrakts und hier speziell im Bereich des Ösophagus werden mit einer Inzidenz von 1 auf 4000 Geburten angegeben. Im Vordergrund stehen die verschiedenen Formen der Ösophagusatresie, weitere Probleme bereiten kongenitale Ösophagusstenosen und Ösophagusduplikaturen. Die Achalasie und der gastroösophageale Reflux werden in ➤ Kapitel 43 besprochen.

40.2 Ösophagusatresie – Geschichte

Bereits im 17. Jahrhundert war die Problematik der Ösophagusatresie durch Sektionen bekannt geworden. Die ersten operativen Korrekturversuche fokussierten auf die Ernährung über eine Gastrostomie, und erst 1935 konnte von den ersten überlebenden Patienten berichtet werden. Bei dem ersten überlebenden Patienten wurde später im Alter von 16 Jahren eine Rekonstruktion des Ösophagus durchgeführt. 1941 gelang dem Chirurgen Cameron Haight die erste Primäranastomose nach Thorakotomie und Fistelverschluss. Dadurch wurden eine erfolgreiche Korrektur sowie ein Überleben und ein normales Leben der Neugeborenen mit Ösophagusatresie möglich. Die Sterblichkeit, die anfänglich dramatisch hoch war, konnte in Abhängigkeit von den Begleitpathologien eindrucksvoll gesenkt werden und liegt heute bei allen Patienten zusammengenommen unter 5% (Meyers 1986).

40.3 Embryologie

Die Entwicklung der Atemwege und des Ösophagus aus dem primitiven Vorderdarm ist bis zur 5. Embryonalwoche abgeschlossen. Fehlbildungen finden bis zu diesem Zeitpunkt statt, es handelt sich um Differenzierungsstörungen. Ösophagotracheale Anomalien sind die Folge von Wachstumsstörung, zellulärer Differenzierung und Apoptose in eben dieser Entwicklungsphase der Trennung von Trachea und Ösophagus im Bereich des tracheoösophagealen Septums. Eine genetische Disposition ist bekannt, insbesondere auch für den gegebenenfalls assoziierten Fehlbildungskreis mit dem Akronym „VACTERL", genaue Erklärungen fehlen allerdings bislang (Williams et al. 2000).

40.4 Formen

Eine Vielzahl unterschiedlicher Formen der Ösophagusatresien ist bekannt und beschrieben, eine Vielzahl von Klassifikationen wurde vorgeschlagen, relevant und praktikabel ist auch heute noch die nach Vogt aus dem Jahr 1929 in 3 Hauptgruppen:

- Gruppe I fehlender Ösophagus
- Gruppe II Ösophagusatresie ohne Fistel, wobei es sich hier meist um langstreckige Fehlbildungen handelt (10%)
- Gruppe III Ösophagusatresie mit Fistel
  - III a mit oberer ösophagotrachealer Fistel
  - III b mit unterer ösophagotrachealer Fistel (häufigste Form, ca. 85%)
  - III c Atresie mit oberer und unterer Fistel.
- (Typ H) Die H-Fistel kann in diesen Formenkreis miteinbezogen werden, sie unterscheidet sich in der operativen Versorgung nicht von dem Typ III, wobei

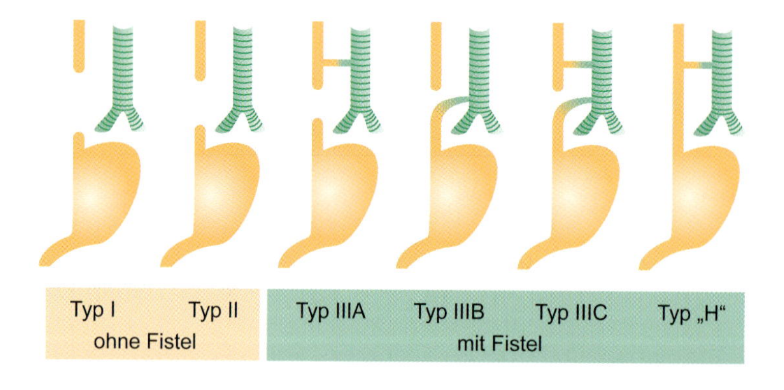

Abb. 40.1 Schematische Darstellung der Ösophagusatresien (nach Vogt et al. 1922)

hier lediglich die Fistelunterbindung und keine Ösophagusrekonstruktion notwendig ist (➢ Abb. 40.1).

40.5 Begleitfehlbildungen

Etwa 50% der Kinder mit Ösophagusatresie zeigen weitere Fehlbildungen, die unter der „VACTERL"-Assoziation subsumiert werden können. Es handelt sich hier um vertebrale Fehlbildungen, weitere intestinale Atresien, insbesondere auch das Anorektum betreffend, kardiovaskuläre Fehlbildungen wie ein offener Ductus Botalli, Vorhofseptumdefekt und weitere auch komplexe Herzfehler, weiterhin renale und urogenitale Fehlbildungen. Führend sind kardiale Fehlbildungen mit ca. 27%, urogenitale mit 18%, vertebrale, anorektale und gastrointestinale Probleme mit je ca. 10%. Speziell die kardialen Fehlbildungen und Probleme können die Prognose entscheidend beeinflussen und auch limitieren (Keckler 2007).

40.6 Symptomatik

Die erste klinische Auffälligkeit stellt sich heute im pränatalen Ultraschall mit dem Nachweis eines Polyhydramnions dar, da der Fetus das Fruchtwasser nicht schlucken kann. Beim Neugeborenen fallen sofort der vermehrte Speichelfluss und schaumiges Fruchtwasser im Nasen-Rachen-Raum auf, die Kinder husten und zeigen zyanotische Episoden, insbesondere beim Trinkversuch. Die obligat zu legende Magensonde stößt an bzw. rollt sich auf und kehrt zurück. Bereits bei der Verdachtsdiagnose sollten dann entsprechende Vorsichtsmaßnahmen ergriffen werden, da eine lebensbedrohliche Aspirations- und Erstickungsgefahr besteht (Shulman 2002, Waterson 1962).

40.7 Diagnostik

Die Verdachtsdiagnose der Ösophagusatresie wird durch pränatale Ultraschalluntersuchung, durch die klinische Präsentation und schließlich durch die Unmöglichkeit des Schiebens einer Magensonde erhärtet. Beweisend für die Ösophagusatresie ist die Röntgenuntersuchung, das „Babygramm", wobei hier bei Insufflation von Luft in

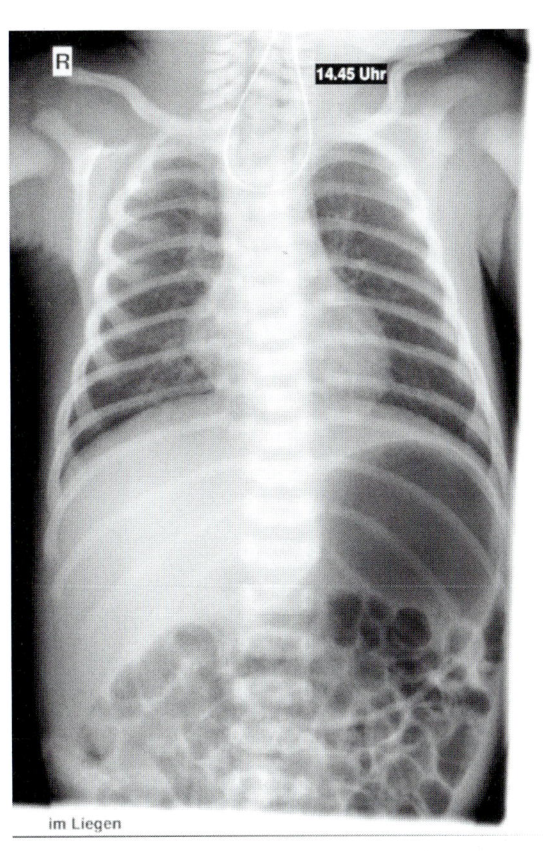

Abb. 40.2 Röntgenuntersuchung postpartal bei Ösophagusatresie. Man sieht die umgeschlagene Magensonde im oberen Blindsack und die regelrecht verteilte Luft im Abdomen als Zeichen für einen Typ IIIb

den in den oberen Blindsack gelegtem 10-Charrière-Katheter dieser in der Regel dargestellt werden kann. Von weiterer Bedeutung ist dann die Analyse des Abdomens mit der intraabdominellen Gasverteilung. Lediglich bei Patienten ohne untere Fistel zeigt sich das Abdomen gasfrei (➢ Abb. 40.2 und ➢ Abb. 40.3). Im Zweifelsfall und bei Schwierigkeit der Darstellung des oberen Blindsacks kann mittels weniger Milliliter (2–3 ml) Röntgenkontrastmittel (Isovist) die Diagnose verifiziert werden. Das Röntgenkontrastmittel ist dann unverzüglich über die gelegte Sonde wieder abzuziehen, um eine Aspiration zu verhindern. Zusätzlich sind die Analyse des Herzens und die Analyse der Lage der Aorta notwendig, da bei rechts deszendierender Aorta die operative Strategie geändert werden muss (Thorakotomie links). Die Echokardiographie des Herzens und der großen Gefäße komplettiert die Primärdiagnostik. Bei Nachweis der Ösophagusatresie sollte eine 10- bis 12-Charrière-Sonde in den oberen Blindsack mit kontinuierlicher Saugung gelegt werden, um den Aspirationsschutz zu gewährleisten, zusätzlich ist eine Lagerung mit Erhöhung des Oberkörpers als unterstützende Maßnahme wichtig.

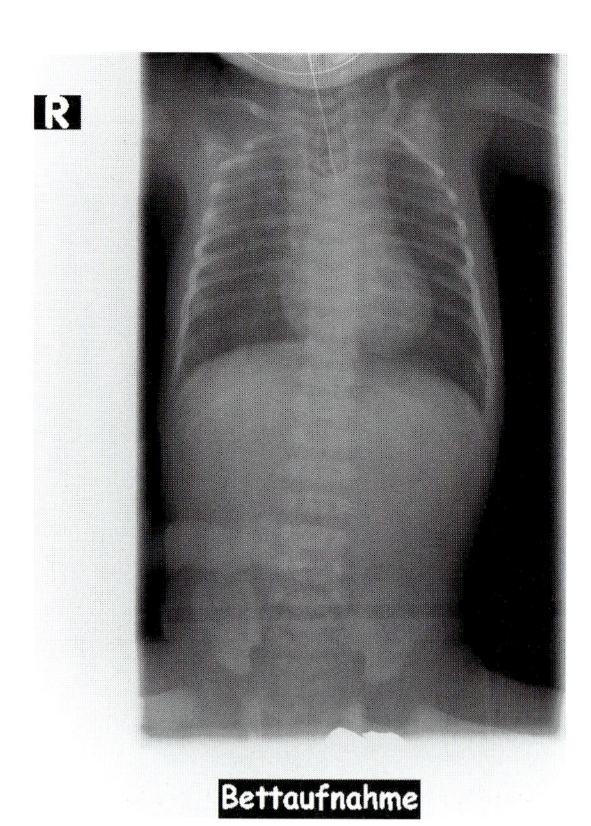

Abb. 40.3 Postpartale Aufnahme eines Patienten mit Ösophagusatresie. Die umgeschlagene Magensonde ist im oberen Blindsack zu sehen, das Gas-Leer-Abdomen deutet auf Typ II hin

40.8 Therapie

Operative Therapie bei Typ-III-Fehlbildungen

Die operative Therapie der Ösophagusatresie sollte innerhalb der ersten 24 Stunden nach der Geburt erfolgen. Eine notfallmäßige Operation ohne vorherige sorgfältige, umfassende Diagnostik nicht nur der Ösophagusatresie, sondern des ganzen Neugeborenen mit Beachtung auch der Begleitfehlbildungen sollte unbedingt erfolgen. Der initiale Aspirationsschutz mit der „Schlürfsonde" sollte allerdings nicht länger als 24 Stunden strapaziert werden.

Nach Abschluss der Diagnostik und nach Stabilisierung des neugeborenen Patienten sollte nach einem Aufklärungsgespräch mit den Eltern, in dem die ersten wichtigen Eckpunkte der Diagnose und Therapie besprochen werden, die Operation geplant werden. Nach Operationsvorbereitung und entsprechender Prämedikation durch den Kinderanästhesisten kann der Patient in den Operationssaal gebracht werden.

Der operative Zugang erfolgt in Linksseitenlage (nach Verifizierung der links deszendierenden Aorta) über eine anterolaterale Thorakotomie rechts und Eröffnung des Thoraxraumes im 4. ICR. Wir empfehlen ein retropleurales Vorgehen, welches das sorgfältige Abdrängen der parietalen Pleura von der Thoraxwand nach dem interkostalen Zugang ermöglicht. Nach erster Mobilisation kann ein Retraktor eingesetzt und der retropleurale Raum dargestellt werden. In vielen Fällen ist die Vena azygos störend für Fistelverschluss und Primäranastomose und sollte dann zwischen 2 Ligaturen durchtrennt werden (➤ Abb. 40.4). Anschließend folgt das Anschlingen des unteren Ösophagus beim Typ IIIb und Verfolgen bis hin zur ösophagotrachealen Fistel, die nach Absetzen des Ösophagus an der Trachea mittels 3 bis 4 resorbierbarer Nähte der Stärke 5 × 0 verschlossen wird. Anschließend wird durch Vorschieben der Magensonde in den oberen Blindsack dieser identifiziert, am tiefsten Punkt mit einer Haltenaht versehen und vorsichtig und sparsam mobilisiert. Insbesondere sollte eine zu ausgiebige Mobilisierung zur Trachealwand hier unterbleiben, da anderenfalls die bereits präformierte und zu kalkulierende Tracheomalazie zunehmend im postoperativen Verlauf in den Vordergrund rücken kann mit zum Teil erheblichen Komplikationen. Keinesfalls darf allerdings eine obere Fistel übersehen werden. Nach Mobilisation des oberen Ösophagus kann eine End-zu-End-Anastomose erfolgen. Die Anastomose wird nach Eröffnung des oberen Blindsacks über eine 6- bis 8-Charrière-Magensonde genäht, die dann zunächst belassen bleibt und unmittelbar postoperativ bereits eine enterale Ernährung ermöglichen kann (➤ Abb. 40.5). Bei regelrechten Wundverhältnissen ist eine retropleurale Drainage nicht notwendig, es erfolgt nach Perikostalnähten der Muskel-, Subkutan- und Hautverschluss. Das operative Vorgehen ist bei Typ IIIa und Typ IIIc entsprechend, nach Identifizierung der Fistel bzw. der Fisteln kann die Primäranastomose erfolgen. Gleiches gilt für Patienten mit einer H-Fistel. Die thorakoskopische Versorgung der Ösophagusatresie ist machbar, wird aber nur in wenigen Zentren bereits routinemäßig durchgeführt (Van der Zee und Bax 2007). Die Vorteile konnten aber bisher nicht beweisend gezeigt werden.

Operatives Vorgehen bei Typ-I- und Typ-II-Fehlbildungen

Typ-I- und Typ-II-Fehlbildungen können aufgrund der Langstreckigkeit oder wegen des Fehlens des Ösophagus primär nicht rekonstruiert werden. Prinzipiell wird bei

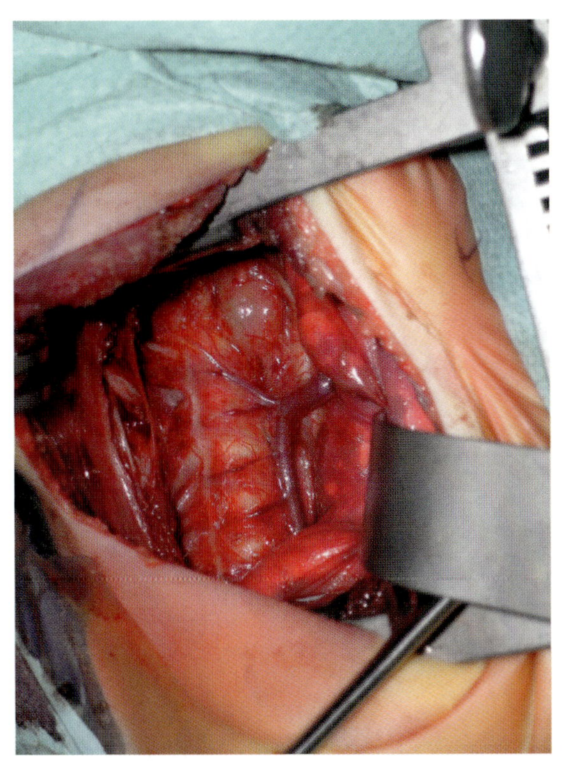

Abb. 40.4 Thorakotomie im 4. ICR ist erfolgt und man sieht die noch erhaltene Vena azygos, den oberen Blindsack sowie den unteren Abschnitt

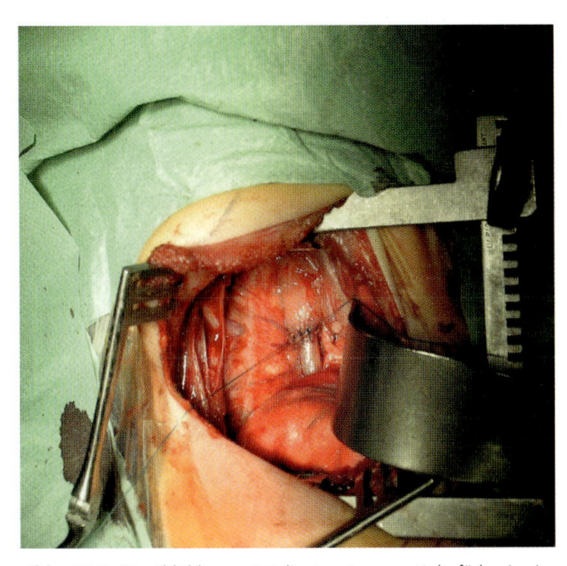

Abb. 40.5 Die Abbildung zeigt die Anastomose-Haltefäden in situ

den langstreckigen Atresien ohne Fistel initial eine kollare Ösophagusfistel zur Ausleitung des Speichels sowie ein Gastrostoma zur enteralen Ernährung angelegt.

Von enormer Bedeutung ist dann das Schlucktraining, um nach späterer Rekonstruktion hier keine Defizite beklagen zu müssen. Bei langstreckigen Atresien mit

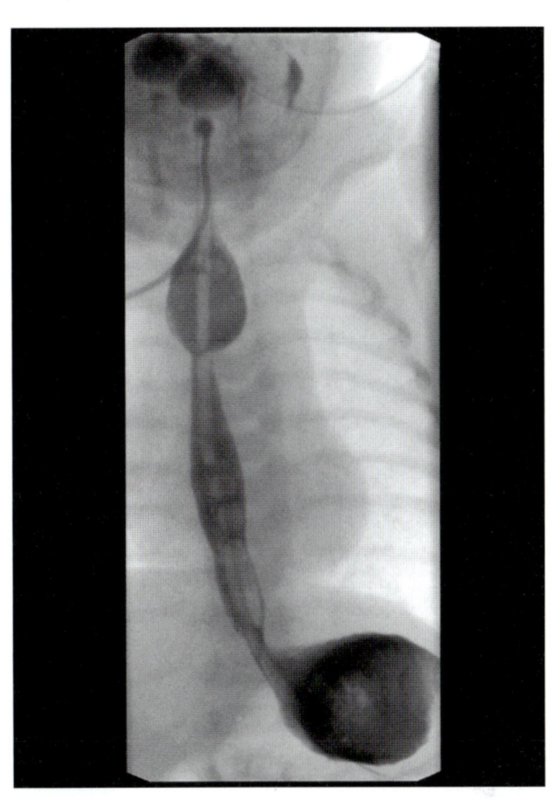

Abb. 40.6 Erste Röntgendarstellung bei noch dilatiertem oberen Blindsack, aber guter Passage

kollarer Fistel und Gastrostomie kann im Alter zwischen 6 und 8 Monaten dann der Ösophagusersatz durchgeführt werden. In unserem Haus hat sich die gastrische Interposition bewährt und den Kolonersatz verdrängt.

Die postoperative Betreuung wird limitiert durch die Respiratorbehandlung bzw. auch durch die ggf. limitierenden kardialen Begleitfehlbildungen. Prinzipiell sollte eine patientengerechte Entwöhnung vom Respirator erfolgen (ca. 24–72 h), ein Nahrungsaufbau mit zunächst Glukose, Tee und dann Nahrung bzw. Muttermilch kann nach 24 Stunden erfolgen. Bei hoher Anastomosenspannung und längerstreckiger Atresie kann die Beatmung für 4–6 Tage erwogen werden. Nach Entwöhnung vom Respirator und gutem weiteren klinischen Verlauf kann ab dem 10. Tag die radiologische Darstellung der Anastomose erfolgen und bei Durchgängigkeit und sicherem Fistelverschluss bereits die orale Ernährung (idealerweise dann durch das „Stillen“) mit Muttermilch verabreicht werden (➤ Abb. 40.6 und ➤ Abb. 40.7).

Komplikationen

Die operativen Komplikationen betreffen im Wesentlichen die Anastomoseninsuffizienz, ein Fistelrezidiv so-

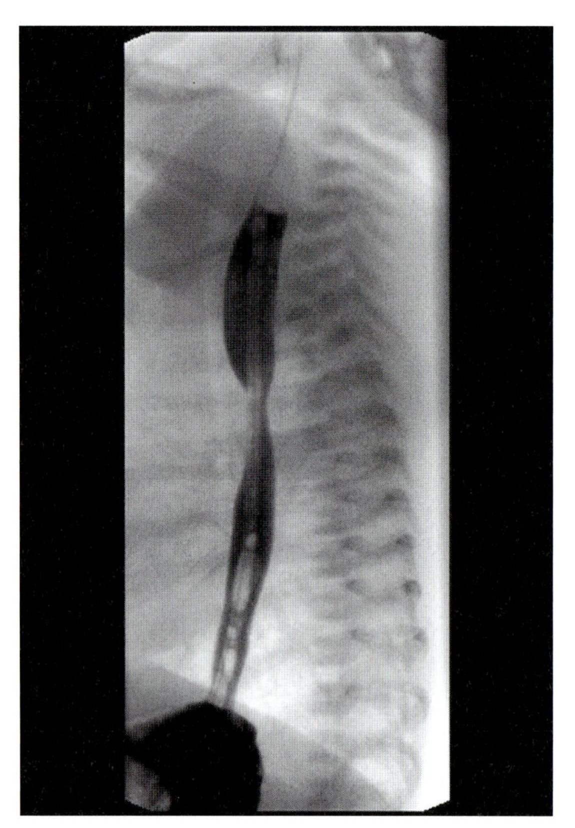

Abb. 40.7 Darstellung in seitlichem Strahlengang

wie hochgradige Anastomosenstenosen (➤ Abb. 40.8). Initiale Engen sind sowohl durch Schwellung wie auch nach der Mobilisation akzeptabel und nicht in jedem Fall bougierungsbedürftig. Es kann versucht werden, Anastomoseninsuffizienzen initial durch Drainagebehandlung auszuheilen, bei Persistenz ist allerdings ein Re-Eingriff notwendig. Rezidivierende tracheo-ösophageale Fisteln müssen operativ angegangen werden, hier ist dann nach Fistelverschluss vitales Gewebe zwischen Ösophagus und tracheale Fistel zu legen, wobei auch aufwändigere Muskellappenplastiken wie die eines Latissimus-dorsi-Lappens möglich, notwendig und sinnvoll sein können.

Ergebnisse und Prognose

Historisch wurden die Kinder in der Klassifikation von Waterson nach Geburtsgewicht unterschieden, wobei Kinder über 2500 g eine Letalität von nur 1% zeigen. Bei Gruppe B, Geburtsgewicht zwischen 1800 g und 2500 g, lag die Letalität bei 5%, bei Gruppe C mit Geburtsgewicht unter 1800 g mit zusätzlichen Fehlbildungen wie Pneumon und Pneumonie lag die Letalität bei bis zu 15%. Spitz klassifizierte die Patienten in 3 Gruppen. Gruppe 1 mit einem Geburtsgewicht über 1500 g und ohne kardiale Fehlbildung mit einer Überlebensquote von 97%. Gruppe 2 mit einem Geburtsgewicht von unter 1500 g oder Herzfehler mit einer Überlebensquote von 59%, und Gruppe 3 mit einem Geburtsgewicht unter 1500 g und einem höhergradi-

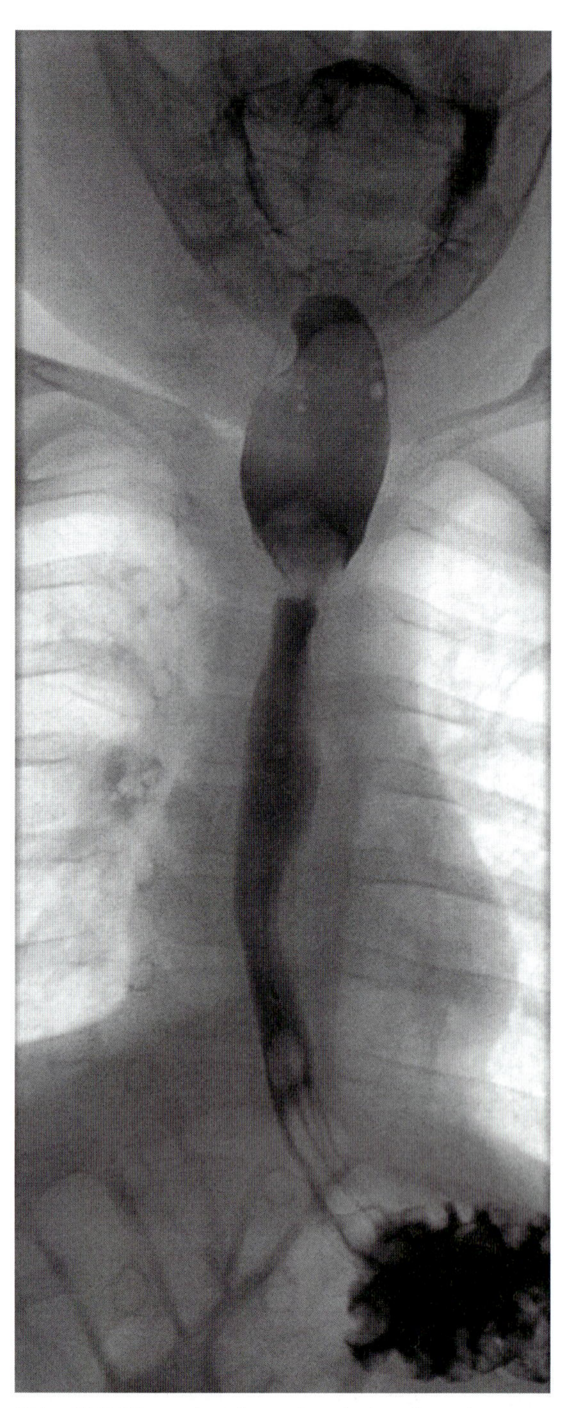

Abb. 40.8 Röntgendarstellung einer hochgradigen Anastomosenenge

gen Herzfehler mit einer Überlebensquote von nur 22%. Die Einteilung nach Waterson und dann auch die Spitz-Klassifikation zeigen, dass die Ergebnisse heute extrem verbessert werden konnten und die Letalität im Wesentlichen nur noch von der Frühgeburtlichkeit bzw. von einem höhergradigen Herzfehler ganz entscheidend beeinflusst wird. Wenn auch keine aktuellen Einteilungen existieren, so zeigt sich doch, dass die Ergebnisse heute noch deutlich verbessert werden konnten und die Gesamtletalität bei den Patienten unter 5% liegt, wobei das Vorliegen von weiteren, insbesondere kardialen Fehlbildungen die Prognose limitiert (Spitz 1996, Ure et al. 1998). Ein wesentlicher Faktor für den postoperativen Verlauf ist neben der Schluckproblematik mit Motilitätsstörung auch die Tracheomalazie. Die Tracheomalazie ist begleitend dem Formenkreis der ösophagotrachealen Fehlbildungen zuzuschreiben und hat eine gute Prognose bei konservativer Behandlung. Bei lebensbedrohlichen Zyanoseanfällen allerdings und entsprechenden Situationen nach Nahrungsaufnahme kann nach entsprechender Diagnostik mit Bronchoskopie (➤ Abb. 40.9) und Kernspinuntersuchung oder auch CT die Aorto-Truncopexie bei pulsierender Einengung sinnvoll und notwendig sein. Die Aorto-Truncopexie wird über einen ebenfalls rechtsseitigen, dann thorakalen Eingriff nach Thymusresektion durchgeführt, wobei hier mittels 4 bis 5 Nähten durch Aorta und Truncus die Aorta und der Truncus an das Sternum gezogen werden und somit das umliegende Bindegewebe zwischen Aorta und Trachea diese direkt aufspannt und den Kollaps verhindert.

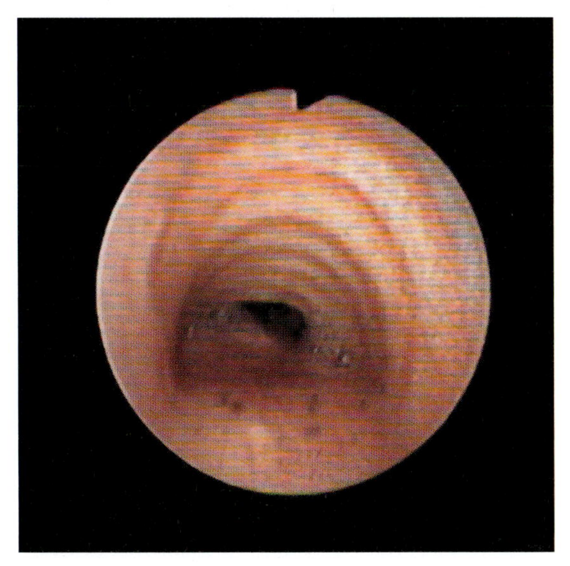

Abb. 40.9 Bronchoskopisches Bild einer Tracheomalazie

H-Fistel

Die Sonderform der tracheoösophagealen H-Fistel ist sehr selten und kann initial unauffällig bleiben. Polyhydramnion und Frühgeburtlichkeit sind ungewöhnlich, die Symptome zeigen Zyanoseanfälle und Hustenattacken bei der Nahrung. Die Diagnostik erfolgt durch eine radiologische Darstellung in Seitenlage, und hier kann die ösophagotracheale Fistel identifiziert werden. Das operative Management entspricht der Korrektur einer ösophagotrachealen Fistel bei Typ IIIa, wobei hier ebenfalls im 4. ICR ein retropleuraler Zugang gewählt wird.

40.9 Ösophagusduplikaturen und -zysten

Ösophagusduplikaturen sind deutlich seltener als die Ösophagusatresie und ca. 10% der Darmduplikaturen betreffen den Ösophagus. Embryologisch handelt es sich hier um eine Trennungsstörung des primitiven Vorderdarms, bei der Zellreste zu dieser zystischen Duplikatur führen. Die klinische Diagnose erfolgt in der Regel erst bei älteren Kindern, in 25% der Fälle erst beim Erwachsenen. Symptome wie Dysphagie und intestinale Blutungen führen zur radiologischen und weiteren Schnittbildgebung. Diagnostizierte Zysten sollten operativ entfernt werden, da es neben den Ernährungsstörungen auch zu Entzündungen kommen kann. Die Prognose nach Entfernung der Duplikaturen und Zysten ist gut. Die Patienten zeigen im späteren Verlauf bei unproblematischer Operation keine weiteren Probleme (Mekki et al. 2001).

40.10 Kongenitale Ösophagusstenosen

Kongenitale Ösophagusstenosen sind eine absolute Rarität, ihre Häufigkeit wird mit ca. 1:40 000 Geburten angegeben. Die Kinder fallen durch Erbrechen, Dysphagie sowie Aspiration auf. Die Diagnose wird durch die radiologische Diagnostik mit Röntgen-Kontrastmittel suffizient gestellt. Als Behandlungsprinzipien gelten chirurgische Resektion und End-zu-End-Anastomose. Prinzipiell kann als erster Schritt eine Bougierungsbehandlung mit Ballondilatation versucht werden, bei Versagen dieser Methode muss allerdings reseziert werden. Das Gleiche gilt, wenn es sich hier nicht um fibromuskuläre Stenosen, sondern um kartilaginäre Ringe handelt. Nach Resektion ist in der Regel ein guter Verlauf zu beobachten (Murphy et al. 1995).

LITERATUR

Keckler SJ, St Peter SD, Valusek PA, Tsao K, Snyder CL, Holcomb GW 3rd, Ostlie DJ (2007) VACTERL anomalies in patients with esophaeal atersia: an updated delineation of the spectrum and review of the literature. Pediatr Surg Int 23 (4): 309–313.
Mekki M, Belghith M, Krichene M et al. (2001) Esophageal duplication in children. Report of 7 cases. Arch Pädiatr 8: 55–61.
Meyers NA (1986) The history of esophageal atresia in tracheoesophageal fistula: 1670–1984. In: Rickham PP. Editor Progress in Pediatric Surgery. 20th ed. Heidelberg: Springer: 106–157.
Murphy SG, Jazbeck S, Russo P (1995) Isolated congenital esophageal stenosis. J Pediatr Surgery 30: 1238–1241.
Spitz L (1996) Ösophageal atresia past, present and future. J Pediatr Surg 31: 19–25.
Shulman A, Mazkereth R, Zalel Y et al. (2002) Prenatal identification of esophageal atresia: the role of ultra sonography for evaluation of functional anatomy. Prenat Diagn 22 (8): 669–674.
Ure B M, Slaney E, Eypasch E P et al. (1998) Quality of life more than 20 years after repair of esophageal atresia. J Pediatr Surg 33: 511–515.
Waterson D J, Cater R E, Aberdene E (1962) Esophageal atresia: tracheoesophageal fistula. Lanzet 1: 819–822.
Williams AK, Qi BQ, Beasley SW (2000) Temporo spatial aberrations of apoptosis in the rat embryo developing esophageal atresia. J Pediatr Surgery 35 (11): 1617–1620.
Van der Zee DC, Bax KN (2007) Thoracoscopic treatment of esophageal atresia with distal fistula and of tracheomalacia. Semin Pediatr Surg 16 (4): 224–30.

KAPITEL

41 Schluckstörungen und diagnostische Verfahren im Kindesalter

Sibylle Koletzko

Im Kindesalter präsentieren sich Schluckstörungen selten als isoliertes Problem. Viel häufiger sind bei Säuglingen und Kindern andere Erkrankungen die Ursache der Schluckstörung, wie periphere oder zentrale neurologische Dysfunktionen, Muskelkrankheiten oder Fehlbildungen im Bereich der Mundhöhle, des Pharynx oder der Speiseröhre (Lefton-Greif und Arvedson 2007). In der klinischen Praxis präsentieren sich Schluckstörungen häufig als Fütterungsstörung. Eine Fütterungsstörung ist komplex und betrifft nicht nur die Störung des Schluckaktes, sondern auch die Regulation von Hunger und Appetit, die Nahrungsauswahl und -zufuhr. Im Gegensatz zu Erwachsenen müssen bei pädiatrischen Patienten die Besonderheiten der jeweiligen Entwicklungsstufe des Schluckapparates, der normalen oromotorischen Reflexe, des Fütterungsverhaltens und die Interaktion zwischen Betreuungspersonen und Kind berücksichtigt werden (Morgan und Reilly 2006). So entwickeln sich Schluckstörungen im Säuglingsalter zum Teil erst mit Beginn des 3. oder 4. Monats, wenn der Saugreflex erlischt. Erst dann benötigen einige Säuglinge eine Magensonde. Nicht selten machen die Eltern die Magensonde für die Schluckstörung verantwortlich, weil ihnen der Zusammenhang zum Saugreflex nicht erklärt wurde.

Eine besondere Gruppe von Patienten sind Frühgeborene. Sicheres Saugen erfordert die gerichtete Koordination von Bewegungen der Muskeln im Mund-Rachen-Raum einschließlich der Zunge, des weichen Gaumens, des Pharynx, des Larynx und des Ösophagus. Eine orale Ernährung ist meist ab der 33.–34. Schwangerschaftswoche möglich, wenn der Saugreflex gut ausgebildet ist. Allerdings ist die Spannbreite sehr groß. Eine Fütterung mit der Flasche ist meist früher möglich als das Trinken an der Brust, weil bei der Flaschenfütterung nur eine Expression des mit Milch gefüllten Saugers, an der Brust aber zusätzlich ein Saugen notwendig ist. Da Säuglinge während des Saugens und Schluckens in einem bestimmten Rhythmus weiteratmen, interferiert eine behinderte Nasenatmung, wie z.B. bei einer Choanalstenose, mit dem Trinken und kann zu Aspirationen, Sättigungsabfällen, Apnoe und Bradykardie führen.

Eine Schluckstörung oder Dysphagie kann in eine oropharyngeale und eine ösophagele Dysphagie klassifiziert werden. Die diagnostische Abklärung bei pädiatrischen Patienten ist erschwert durch das Unvermögen von jungen, aber auch älteren behinderten Kindern, ihre Probleme zu verbalisieren. Dysphagische Beschwerden oder Schmerzen können erst ab dem 7.–10. Lebensjahr beschrieben oder bestimmten Etagen des Schluckapparates zugeordnet werden. Außerdem führen Schluckstörungen oder eine Dysphagie bei Kindern sehr schnell zu sekundären Problemen wie Nahrungsverweigerung, verminderter Energiezufuhr und Gedeihstörung, aber auch zu rezidivierenden Aspirationen mit chronischer Lungenerkrankung. Interaktionsstörungen zwischen der Betreuungsperson, in der Regel die Mutter, und Kind stellen sich sehr rasch ein, so dass diese sekundären Fütterungsstörungen z.T. schwierig von der primären Dysfunktion abzugrenzen sind. Die anamnestische Erhebung beschränkt sich auf die Betreuungspersonen und eine genaue Beobachtung des Schluckaktes bei flüssigen und festen Speisen. Die zur Verfügung stehenden bildgebenden Verfahren und die Funktionsdiagnostik sind nur in erfahrener Hand wirklich aussagekräftig. In der Regel erfordert die Abklärung eines pädiatrischen Patienten mit Schluck- und Fütterungsstörungen ein multidisziplinäres Team. Rommel et al. evaluierten 700 Säuglinge und junge Kinder mit Fütterungsstörungen: Bei 86% war eine medizinische Ursache identifizierbar, während reine Verhaltensprobleme oder eine isolierte orale Ursache mit jeweils 5% eher selten waren (Rommel et al. 2003). Bei 61% wurde eine oropharyngeale Dysfunktion identifiziert, wobei bei fast der Hälfte der Patienten eine Kombination aus komplexen medizinischen, d.h. vor allem gastrointestinalen Problemen und oropharyngealen Funktionsstörungen vorlag. Während im ersten Jahr organische Ursachen überwogen, traten Verhaltensstörungen im Kleinkindesalter in den Vordergrund.

41.1 Oropharyngeale Dysphagie

Eine oropharyngeale Dysphagie ist meist Folge von Erkrankungen, die die Funktion des Mund-Rachen-Raums und des Kehlkopfs betreffen. Die cricopharyngeale Dysfunktion ist klinisch nicht von einer oropharyngealen Dysphagie zu unterscheiden und wird dieser daher meist zugerechnet. Der Musculus cricopharyngeus ist ein gestreifter Muskel, der die Hauptkomponente des oberen Ösophagussphinkters darstellt. Der cricopharyngeale Muskel hat einen konstanten Tonus und verschließt den Ösophagus in Ruhe. Beim Schlucken kommt es zu einer raschen, kompletten Relaxation. Störungen des cricopharyngealen Muskels können sich in einem zu niedrigen oder zu hohen Ruhedruck oder in einer Relaxationsstörung ausdrücken. Die cricopharyngeale Dysfunktion ist charakterisiert durch eine inkomplette oder unkoordinierte Öffnung des oberen Ösophagussphinkters während der pharyngealen Phase des Schluckens. Die Diagnostik und genaue Zuordnung der Störung ist gerade bei Säuglingen oder behinderten Kindern schwierig.

Symptome

Symptome bei der oropharyngealen Schluckstörung sind Herauslaufen von Speichel und Speisen aus dem Mund sowie die Schwierigkeit, einen Schluck zu initiieren oder vollständig abzuschlucken. Ansammlung von Speichel und getrunkenen Flüssigkeiten im Pharynx, Verschlucken, Husten, postnasale Regurgitationen, Zyanose- und Apnoeanfälle sind typische Beschwerden, Aspirationen häufig. Eine näselnde oder verwaschene Sprache oder eine Dysarthrie kann ein Hinweis auf einen unvollständigen Verschluss des weichen Gaumens oder eine Schwäche der Rachenmuskulatur sein. Eine Dysphonie mit Heiserkeit kann auf eine Stimmbandlähmung hinweisen. Ältere Kinder beschreiben diese oropharyngeale Form der Schluckstörung als „Steckenbleiben im Halse" im Gegensatz zur ösophagealen Dysphagie, die hinter dem Brustbein lokalisiert wird. Patienten mit einem so genannten Globusgefühl lassen sich anamnestisch in der Regel recht gut abgrenzen, da sie die Sensation unabhängig vom Schluckakt wahrnehmen. In Zweifelsfällen sollte eine organische Ursache durch Bildgebung und Endoskopie ausgeschlossen werden.

Die häufigsten oropharyngealen Befunde bei Fütterungsstörung im Säuglingsalter sind vermindertes oder fehlendes Saugen und eine Hypersensitivität im Mundbereich, gefolgt von Störungen der Mund- und Rachenmotorik oder eine fehlende oder nicht zeitgerechte Exposition von oraler Ernährung als Folge einer längerfristigen Sondenernährung (Rommel et al. 2003).

Tab. 41.1 Differenzialdiagnosen der oropharyngealen Schluckstörung

Primäre Fehlbildung im Mund-Nasen-Rachen-Raum
• Choanalatresie
• Spaltbildung im Lippen-Gaumen-Kiefer-Bereich
• Hypopharynxstenose
• Larynxspalte, laryngotracheale Spalten
• Laryngomalazie
• Larynxlähmung
• Kraniofaziale Syndrome (Pierre Robin, Crouzon, Reacher Collins, Goldenhar, velokardiofaziales Syndrom)
Erworbene Defekte im Mund-Nasen-Rachen-Raum
• Trauma
• Intubationsschaden
Neurogene oder myogene Erkrankungen
• ZNS-Erkrankungen und Fehlbildungen (Anenzephalie, Hirnatrophie)
• Infantile Zerebralparese
• Schädel-Hirn-Trauma
• Chiari-Malformation
• Postikterisch
• Hirninfarkt nach Thrombose, Vaskulitis, Blutung
• Myotone Muskeldystrophie
• Myastenia gravis
• Guillain-Barré-Syndrom
• Poliomyelitis (Bulbärparalyse)
• Dysautonomie

Ursachen oropharyngealer Schluckstörungen

Fehlbildungen sowie neurogene und myogene Erkrankungen sind die häufigsten Ursachen (➢ Tab. 41.1). Das in Frage kommende Spektrum ist abhängig vom Alter.

Offensichtliche angeborene Fehlbildungen mit **Lippen-Kiefer-Gaumen-Spalte** oder die **Pierre-Robin-Sequenz** sind leicht erkennbar und werden in den entsprechenden Kapiteln abgehandelt (➢ Kap. 35). Eine cricopharyngeale Dysfunktion, d.h. ein unkoordiniertes, verspätetes oder völlig fehlendes Öffnen (Achalasie) oder verfrühtes Schließen des oberen Ösophagussphinkters nach Abschlucken kommt meist im Rahmen komplexer angeborener oder erworbener Störungen des Zentralnervensystems (z.B. Chiari-Fehlbildung, Meningomyelozele mit Hirndruck) oder der Hirnnerven, aber auch gelegentlich isoliert vor. Eine angeborene cricopharyngeale Dysfunktion äußert sich meist direkt nach der Geburt oder in den ersten Lebensmonaten, obwohl die Diagnose oft sehr viel später gestellt wird.

Das **velokardiofaziale Syndrom** ist charakterisiert durch eine leichte faziale Dysmorphie, eine Anomalie des Gaumens, Herzfehler, Immundefizienz und eine Hypokalzämie. Ursache des velokardiofazialen Syndroms ist eine Deletion im langen Arm des Chromosoms 22 (22y11.2). Die betroffenen Kinder entwickeln eine Schluck- und Fütterungsstörung häufig mit nasaler Regurgitation beim Trinken an der Brust oder aus der Flasche. Untersuchungen mit hochauflösender Videomanometrie konnten bei Kindern mit VCFS verschiedene Funktionsstörungen aufdecken, die von einer kompletten Achalasie des oberen Ösophagussphinkters bis zur unvollständigen Relaxation und zur normalen Relaxation mit intermittierenden Spasmen reichten (Rommel et al. 2008).

Muskelerkrankungen wie die kongenitale Merosindefiziente Muskeldystrophie, die myotone Muskeldystrophie mit Beginn im Säuglingsalter und die oculopharyngeale Dystrophie sind Beispiele einer myogenbedingten Schluckstörung mit Beteiligung der gestreiften Muskulatur. Unter den entzündlichen Muskelerkrankungen geht die juvenile Dermatomyositis am häufigsten mit einer Schluckstörung einher. Manometrische Veränderungen sind meist vor Beginn der Symptomatik nachweisbar. Bei Myasthenia gravis ist die motorische Endplatte an der gestreiften Muskulatur betroffen. Im Kindesalter werden eine transiente von einer persistierenden neonatalen Form und eine juvenile Form unterschieden.

Therapie oropharyngealer Schluckstörungen

Das therapeutische Management von Schluck- und Fütterungsstörungen als Folge einer oropharyngealen Dysfunktion besteht vor allem in einer intensiven Therapie durch einen Sprach- und Esstherapeuten. Dabei kommen verschiedene Techniken zum Einsatz, wie Lagerung von Kopf und Körper während des Fütterns und Essens, die richtige Applikation der Nahrung in den Mund mit verschiedenen Hilfsmitteln (Spezialsauger und -löffel) sowie die für das Kind beste Konsistenz und Temperatur der Nahrung. Zwang und unangenehme Sensationen wie Verschlucken und nasale Regurgitationen sollen vermieden werden, um eine sekundäre Essstörung zu vermeiden. Eine altersgerechte Versorgung mit Makro- und Mikronährstoffen sowie Flüssigkeit ist sicherzustellen, notfalls durch intermittierende Sondierung. Bei voraussichtlich länger anhaltender Störung ist frühzeitig ein perkutanes endoskopisches Gastrostoma (PEG) anzulegen, um eine weitere Traumatisierung durch häufiges Legen einer nasogastralen Sonde zu vermeiden. Besonders bei Kindern mit Zerebralparese ist gezielt nach einer gastroösophagealen Refluxkrankheit zu suchen und diese gezielt und suffizient zu behandeln. In Fällen von cricopharyngealer Hypertension konnte durch eine Dilatation des oberen Sphinkters oder eine Myotomie des M. cricopharyngeus eine Besserung des Abschluckens erzielt werden.

Die **Prognose** hängt von der Ursache ab. Bei einigen angeborenen Formen tritt in den ersten Lebensmonaten eine spontane Besserung bis zur Normalisierung auf. Schwere Aspirationen müssen durch vorübergehende gastrale Sondierung verhindert werden. Auch nach Schädel-Hirn-Trauma kann in Einzelfällen bei Kooperation des Kindes durch gezieltes Üben mit einer dafür geschulten Therapeutin wieder ein normaler Schluckakt oder eine verbesserte Schlucktechnik erworben werden. Bei isolierter Schwierigkeit beim Trinken von Flüssigkeit kann durch Andicken von Getränken (z.B. Quick und Dick®) und Verabreichung mit dem Löffel die Aspirationsgefahr vermindert werden.

41.2 Ösophageale Dysphagie

Ursachen einer ösophagealen Dysphagie können Motilitätsstörungen des Ösophagus sein, aber auch mechanische Obstruktionen durch angeborene oder erworbene Stenosen, Tumoren oder Kompression der Speiseröhre von außen durch Gefäße oder andere mediastinale Strukturen. Darüber hinaus können entzündliche Läsionen der Ösophagusschleimhaut durch Infektionen (z.B. Candida, CMV u.a.), gastroösophagealen Säurereflux oder allergische Reaktionen (z.B. eosinophile Ösophagitis, orales Allergiesyndrom mit ösophagealer Beteiligung) dysphagische Beschwerden auslösen. Die diagnostische Abklärung schließt in der Regel eine Bildgebung (Ösophagusbreischluck) und eine obere Endoskopie mit Biopsien ein. Weiterführende diagnostische Maßnahmen können je nach Fragestellung, Grundkrankheit und Alter des Kindes indiziert sein, z.B. eine Echokardiographie oder eine weitere Schnittbildgebung (MRT oder CT) bei Verdacht auf Gefäßfehlbildungen, extraösophageale Tumore oder Ösophagusduplikatur. Bei Verdacht auf eine primäre Motilitätsstörung, wie z.B. eine Achalasie, sollte vor Intervention eine Manometrie durchgeführt werden. Vereinzelt müssen immunologische oder allergologische Untersuchungen die Diagnostik ergänzen.

41.2.1 Motilitätsstörungen der Speiseröhre

Funktionsstörungen der Speiseröhre können im oberen Drittel die gestreifte und in den unteren zwei Dritteln die glatte Muskulatur der Wand betreffen. Sie können neurogener und myogener Natur sein. Ferner unterscheidet man primäre Motilitätsstörungen von sekundären, die als Folge verschiedener Grundkrankheiten auftreten (➤ Tab. 41.2).

Achalasie

Die Achalasie beruht auf einer Störung der neuronalen Innervation im Plexus myentericus des Ösophagus mit reduzierter oder aufgehobener Relaxation des unteren

Ösophagussphinkters. Die primäre Achalasie tritt isoliert, familiär und als angeborene Form auf, z.T. im Rahmen eines Syndroms wie das Algrove- oder Tripel-A-Syndrom (Alacrimie, Achalasie, ACTH-Insensitivität), aber auch bei der familiären Dysautonomie und dem Rozycki-Syndrom. Die sekundäre Achalasie kann Folge der Chagas-Krankheit, verschiedener Kollagenosen, einer chronisch septischen Granulomatose oder anderer Grundkrankheiten sein. Die Dysphagie ist progredient: Zunächst werden feste Speisen nicht geschluckt, später auch flüssige Speisen. Es kommt zu Regurgitationen und Erbrechen von nicht angedauter Nahrung. Komplikationen sind Aspiration, Gewichtsverlust und Wachstumsverzögerung.

Tab. 41.2 Primäre und sekundäre Ösophaguserkrankungen der Nerven und der Muskulatur

Primäre Erkrankungen der glatten Muskulatur
• Gastroösophageale Refluxkrankheit (Chalasie des unteren Ösophagussphinkters)
• Achalasie
• Diffuser Ösophagusspasmus
• Nussknackerösophagus
• Unspezifische Motiltitätsstörungen des Ösophagus
Primäre Erkrankungen der gestreiften Muskulatur und des M. cricopharyngeus
• Erhöhter Ruhetonus
• Störungen von Relaxation und Koordination
Sekundäre myogene und neurogene Erkrankungen der gestreiften Muskulatur
• Myotonische Muskeldystrophie
• Dermato- und Polymyositis
• Poliomyelitis
• Myastenia gravis
• Multiple Sklerose
• Bulbärparalyse
• Zerebralparese
• Familiäre Dysautonomie
• Botulismus
Sekundäre myogene und neurogene Erkrankungen der glatten Muskulatur
• Chronische intestinale Pseudoobstruktion
• Operierter Ösophagus nach Atresie oder anderer Fehlbildung
• Sklerodermie
• Autonome Neuropathie
• Myopathien
• Degenerative Neuropathien
• Zerebralparese
• Infektionen (Chagas-Krankheit)
• Chronisch septische Granulomatose
• Graft-versus-Host-disease
• Medikamente
• Nach Bestrahlung oder Sklerotherapie

Diagnostik (➤ Abb. 41.1, ➤ Abb. 41.2 und ➤ Abb. 41.3). Durch den Untergang NO-haltiger Nervenzellen erfolgt zunächst eine unvollständige, dann eine völ-

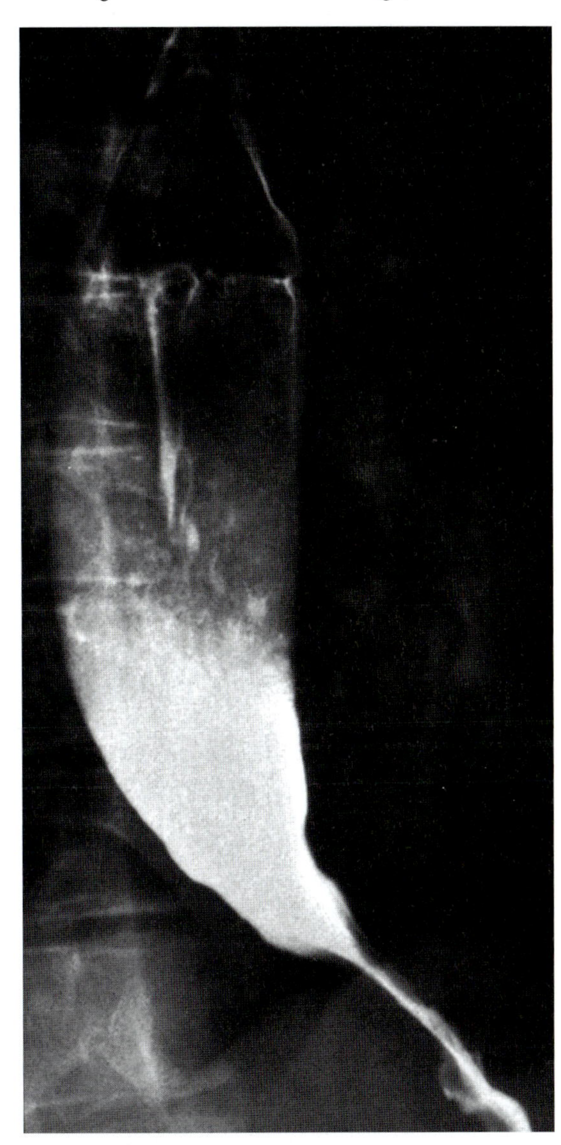

Abb. 41.1 Ösophagusbreischluck bei Achalasie bei 13 Jahre altem Jungen: deutlich geweiteter Ösophagus mit Flüssigkeitsspiegel und vogelschnabelartiger Ausziehung in die Kardia, die sich nicht öffnet.

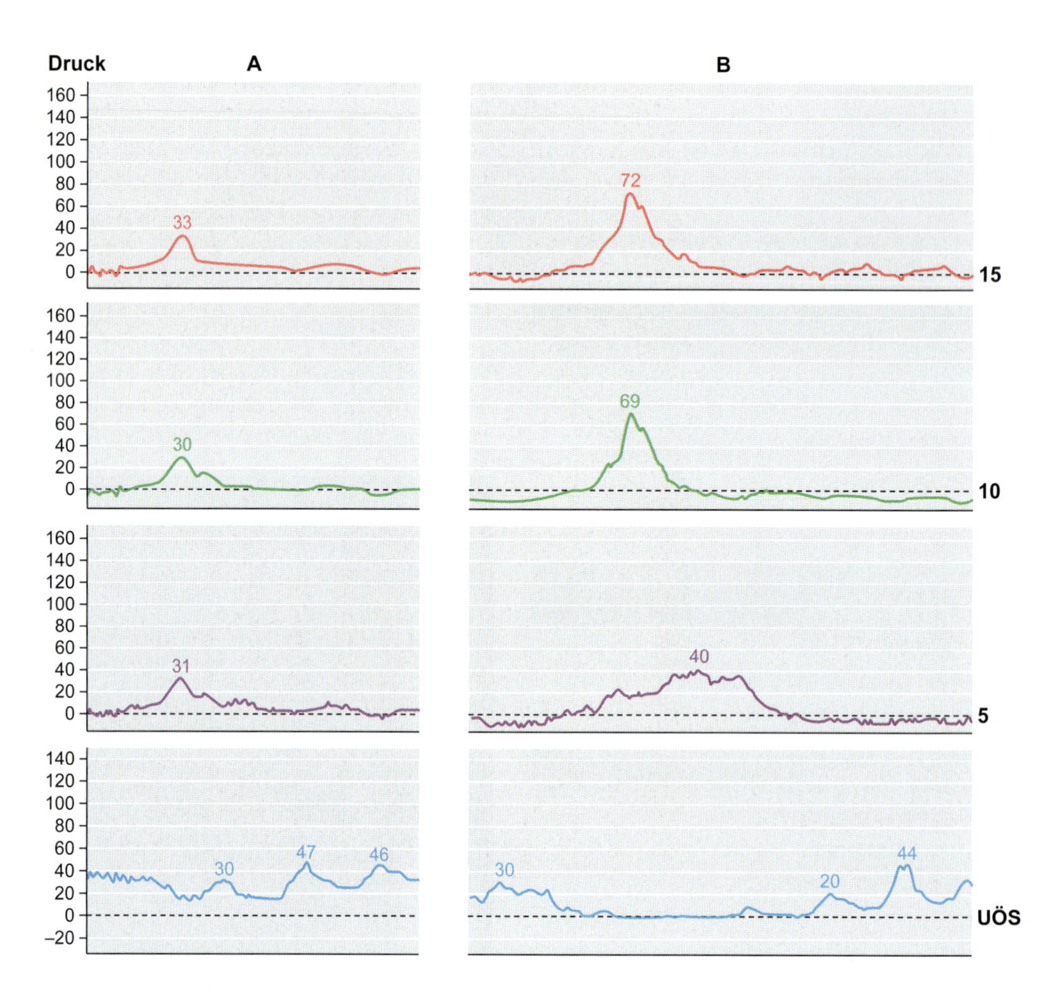

Abb. 41.2 Manometrie bei Achalasie (Patient von ➤ Abb. 41.1) **A** Vor Ballondilatation: Simultane, d.h. nicht peristaltische Kontraktionen mit abgeschwächten Amplituden („stehende Welle") bei fehlender Relaxation im unteren Ösophagussphinkter; **B** 8 Wochen nach Ballondilatation: Höhere Amplituden mit angedeuteter Fortleitung im unteren Ösophagusanteil und Relaxation. Klinisch war der Junge nach der Dilatation beschwerdefrei.

lig fehlende Relaxation des unteren Ösophagussphinkters während des Abschluckens. In der Folge kommt es zu einer sekundären Aufweitung der Speiseröhre. Bevor radiologische Zeichen mit weiter tubulärer Speiseröhre, Flüssigkeitsspiegel und vogelschnabelartiger Enge in der Kardia auftreten, lassen sich in der Ösophagusmanometrie die fehlenden Relaxationen im unteren Ösophagussphinkter nachweisen, zum Teil mit abgeschwächten Amplituden im tubulären Teil. „Simultane Amplituden", das so genannte Phänomen der stehenden Welle, sind bereits ein Spätzeichen. Endoskopisch stellt sich die Retention von Speisen und Flüssigkeiten dar, nicht selten mit diffuser entzündlicher Rötung der Schleimhaut im distalen Abschnitt. Die Kardia bleibt auch bei Lufteingabe geschlossen, ist aber mit dem Endoskop im Gegensatz zur Stenose problemlos passierbar.

Therapie. Für die **Prognose** entscheidend ist die frühzeitige Diagnose. Die Therapie zielt darauf ab, den Ruhedruck im unteren Ösophagussphinkter zu reduzieren und eine weitere Dilatation der Speiseröhre zu verhindern. Die medikamentöse Therapie ist im Vergleich zur Ballondilatation insgesamt enttäuschend und scheint, wenn überhaupt, nur im Frühstadium, sinnvoll. Auch die Therapie mit Botulinustoxin-Injektionen, die zunächst aufgrund der guten Kurzzeitergebnisse große Hoffnungen weckte, ist nur indiziert, wenn Dilatationen versagt haben und eine Kontraindikation zur Operation (Myotomie mit Teilmanschette) besteht. Kinder mit Achalasie sollten nur durch mit dieser Erkrankung erfahrene Ärzte behandelt werden. Die Langzeitprognose ist durch eine hohe Rezidivrate, die Ausbildung eines gastroösophagealen Refluxes nach Operation und ein erhöhtes Karzinom-Risiko in der Speiseröhre beeinträchtigt.

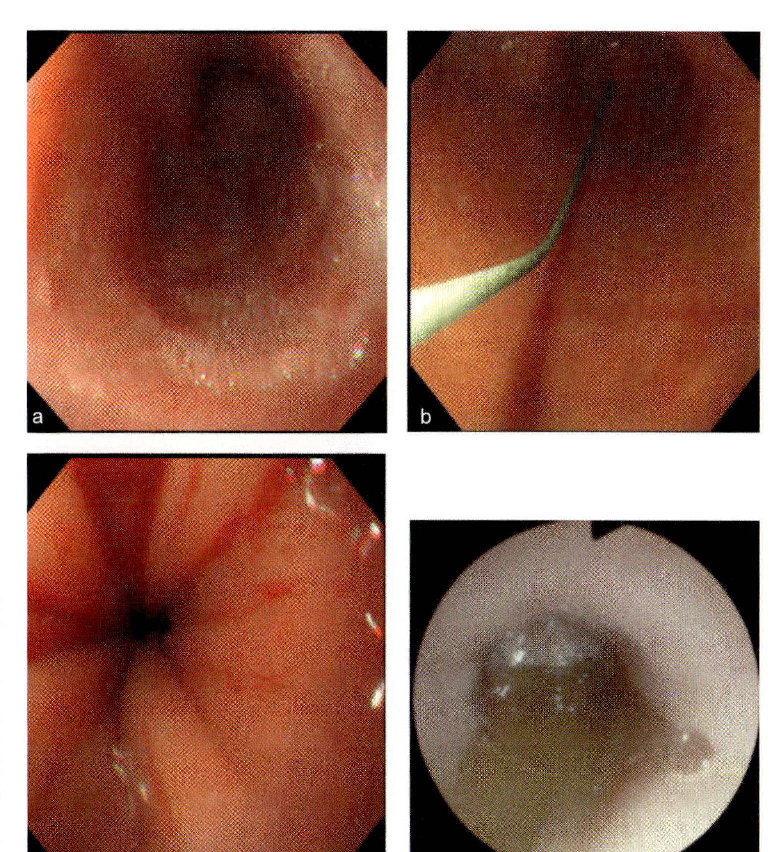

Abb. 41.3 Endoskopischer Befund bei Achalasie (Patient aus ➤ Abb. 41.1 und ➤ Abb. ➤ 41.2). **a** Deutlich weiter Ösophagus mit geröteter Schleimhaut bei fehlendem Öffnen der Kardia bei Lufteingabe und fehlender Peristaltik; **b** vor der Ballondilatation; **c** leichte Schleimhautrisse direkt nach Ballondilatation, die Kardia öffnet sich jetzt bei Lufteingabe. **d** Angeborene Achalasie bei 3 Monate altem Säugling: Flüssigkeit steht im unteren Ösophagus.

Diffuser Ösophagusspasmus, Nussknackerösophagus

Diese bei Kindern sehr seltenen Motilitätsstörungen sind manometrisch definiert und können als Vorboten einer Achalasie oder im Rahmen verschiedener Grundkrankheiten auftreten (Bode et al. 1996). Beim diffusen Ösophagusspasmus finden sich in der Manometrie simultane Kontraktionen bei > 30% der Wasserschlucke mit Beschwerden. Die simultanen Kontraktionen sind im Ösophagusbreischluck als korkenzieherartige Einschnürungen sichtbar (➤ Abb. 41.4).

Der Nussknackerösophagus, der durch eine mittlere Amplitudenhöhe mit dem distalen Ösophagus von > 180 mmHg charakterisiert ist, verursacht Schmerzen (➤ Abb. 41.5). Bei Erwachsenen sind diese Motilitätsstörungen eine wichtige Differenzialdiagnose des nicht kardial bedingten Thoraxschmerzes. Diagnostiziert werden die Motilitätsstörungen durch die Manometrie, den Ösophagusbreischluck und die obere Endoskopie. Alle bei der Achalasie beschriebenen Therapieformen sind in Einzelfällen auch bei dieser Diagnose versucht worden und z.T. auch erfolgreich gewesen. Die Botulinustoxin-Injektionen müssen entlang der tubulären Speiseröhre in der dem Herzen abgewandten Wand injiziert werden (z.B. 10 I.E. in 0,5 ml 0,9%ige NaCl-Lösung pro Injektion). Kontrollierte Studien bei Kindern und Jugendlichen liegen nicht vor.

Chagas-Erkrankung

Obwohl die Chagas-Krankheit Folge einer Infektion ist, manifestiert sie sich klinisch wie eine Achalasie und wird daher unter den Motilitätsstörungen abgehandelt. Die Protozoen-Erkrankung tritt nur in Mittel- und Südamerika auf und führt zu einer sekundären Zerstörung der Nervenplexi und Muskeln am Herzen, der Speiseröhre und des Kolons. Der Erreger, Trypanosoma cruzi, wird über blutsaugende Insekten auf Menschen und Tiere (z.B. Hunde, Katzen, Ratten) übertragen. Jahre oder Jahrzehnte nach der akuten Infektion kommt es zu Nerven- und Muskelschäden an o.g. Organen mit Kardiomyopathie, Megaösophagus und Megakolon. Die Erkrankung wird durch Nachweis der Parasiten im Blutausstrich kulturell oder serologisch nachgewiesen. Bei der akuten In-

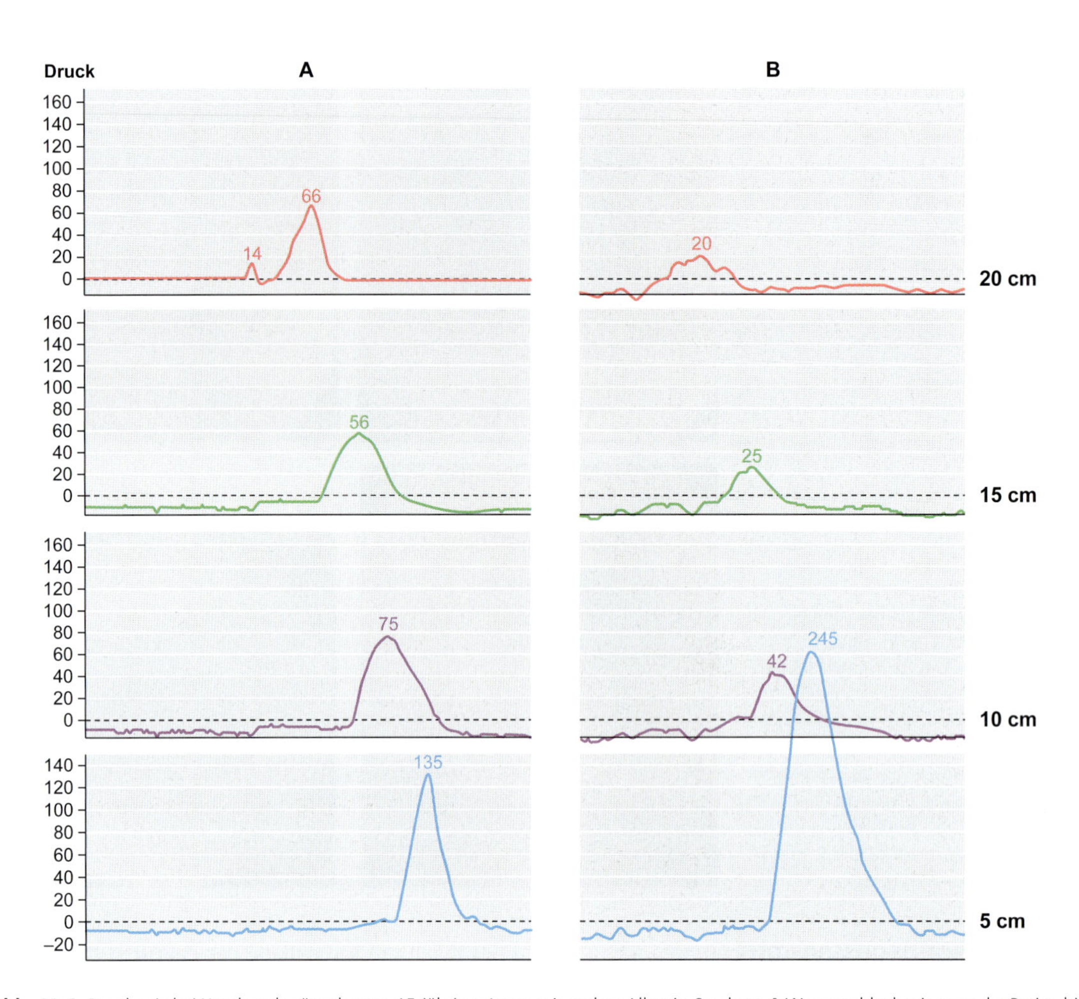

Abb. 41.4 Dysphagie bei Nussknackerösophagus. 15-jähriger Junge mit oralem Allergie-Syndrom **A** Wasserschluck mit normaler Peristaltik; **B** nach Allergenexposition: Riesenkontraktion im distalen Ösophagus mit abgeschwächten Amplituden im proximalen Ösophagus, klinisch bestanden retrosternale Schmerzen und eine Dysphagie

fektion gelingt eine Eradikation in 50% der Fälle durch Benznidazol oder Nifurtimox. Die chronische Infektion kann nur symptomatisch behandelt werden.

41.2.2 Entzündungen der Speiseröhrenschleimhaut

Gastroösophageale Refluxkrankheit

Der gastroösophageale Reflux (GÖR) ist definiert als Übertritt von Mageninhalt in die Speiseröhre. Der GÖR ist ein physiologisches Ereignis ohne Krankheitswert, das bei Säuglingen häufiger als bei älteren Kindern und Erwachsenen auftritt. Die gastroösophageale Refluxkrankheit (GÖRK) ist definiert als Auftreten von Refluxassoziierten Symptomen und/oder morphologischen Veränderungen an der Speiseröhre wie Erosionen, Ulkus und Schleimhautmetaplasie. Neben den ösophagealen Manifestationen werden extraösophageale Manifestationen definiert, die zu Heiserkeit, chronischem oder nächtlichem Husten oder einem Sandiffer-Syndrom führen können. Der Nachweis einer extraösophagealen Manifestation einer GÖRK ist im Einzelfall sehr schwierig.

Schluckstörungen gehören nicht zu den klassischen Symptomen einer GÖRK. Säuglinge und junge Kinder, aber auch ältere behinderte Kinder können das für die GÖRK typische Sodbrennen weder beschreiben noch lokalisieren und reagieren mit einer unspezifischen Fütterungsstörung und Nahrungsverweigerung. Daher ist die Refluxösophagitis eine wichtige Differenzialdiagnose bei der Abklärung von Fütterungsstörungen. Von 700 Säuglingen und Kleinkindern, die wegen Fütterungsstörungen abgeklärt wurden, litten über 30% (n = 228) an einer GÖRK (Rommel et al. 2003).

Die diagnostischen Methoden sind z.T. komplementär. Unverzichtbar für den sicheren Nachweis oder Ausschluss von makroskopischen Veränderun-

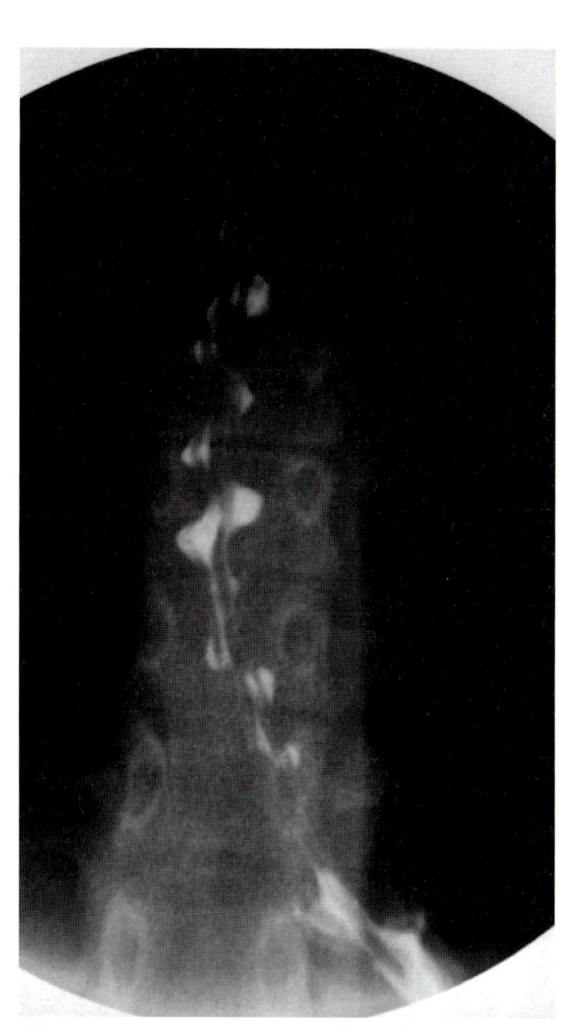

Abb. 41.5 Patient mit Dysphagie bei diffusem Ösophagusspasmus bei chronisch septischer Granulomatose. Der Röntgen-Breischluck zeigt ein korkenzieherartiges Bild, das den simultanen Kontraktionen entspricht.

gen der Speiseröhre ist die obere Endoskopie (➤ Abb. 41.6a). Die histologischen Veränderungen mit Basalzellschichtverbreiterung und Infiltration mit neutrophilen oder eosinophilen Granulozyten unterstützen die Diagnose, sind aber weder sensitiv noch spezifisch für die Diagnose GÖRK. Eine makroskopisch normal erscheinende Schleimhaut schließt andererseits refluxbedingte Beschwerden wie Sodbrennen, Heiserkeit u.a. nicht aus (nichterosive Refluxkrankheit, NERK). Bei endoskopisch nachgewiesener Ösophagitis ist eine 24-h-pH-Metrie oder eine intraluminale Impedanzmessung nicht notwendig. Diese Methoden sind vor allem bei pulmologischer Symptomatik und bei Therapieresistenz unter säuresuppressiver Therapie indiziert. Die verfügbaren bildgebenden Verfahren wie Sonographie und obere Magen-Darm-Passage sind ungeeignet, eine Refluxkrankheit zu diagnostizieren oder auszuschließen. Sie sind vorwiegend zur Darstellung von anatomischen Risikofaktoren wie Hiatushernie, Magenauslassproblemen oder Fehldrehungen des Darmes als Ursache der Refluxkrankheit geeignet.

Therapeutisch versucht man, die Pathophysiologie zu beeinflussen und dadurch neue Refluxepisoden zu vermeiden. Durch eine suffiziente säuresuppressive Therapie sollte die Ösophagitis zum Abheilen gebracht und Komplikationen wie Barrett-Schleimhaut oder eine Stenose verhindert werden. Protonenpumpenhemmer sind in jedem Alter das Mittel der Wahl, außer bei Frühgeborenen oder bei nachgewiesener Unverträglichkeit (Koletzko 2004).

Infektiöse Ösophagitis

Eine viral bedingte Ösophagitis ist sehr schmerzhaft und verursacht dadurch eine Dysphagie. Die häufigsten Viren sind Herpes simplex, Zytomegalie- (CMV) und seltener Varicella-Zoster-Viren. Bei etwa 10% der Patienten nach Organtransplantation und bei der überwiegenden Mehrzahl der HIV-infizierten Patienten im Endstadium der Erkrankung muss mit einer CMV-bedingten Ösophagitis gerechnet werden. Die Schleimhaut kann makroskopisch unauffällig sein oder es imponieren blasige Läsionen bzw. mehr oder weniger tiefe Ulzerationen.

Unter immunsuppressiver Therapie, besonders unter hochdosierter systemischer oder inhalativer Therapie mit Kortikosteroiden kann es zu einer Candida-Ösophagitis kommen, die nicht selten zu schweren Schluckbeschwerden führt. Endoskopisch imponiert eine hochrote leicht vulnerable Schleimhaut mit weißen, nicht wegspülbaren Pilzbelägen (Soor) (➤ Abb. 41.6b). Die **Therapie** der infektiösen Ösophagitiden entspricht den allgemeinen Richtlinien infektiöser Erkrankungen.

Eosinophile Ösophagitis

Dysphagische Beschwerden, z.T. mit Bolusobstruktion, sind das führende und oft einzige Symptom bei der eosinophilen Ösophagitis (Furuta et al. 2007). Die eosinophile Ösophagitis kann isoliert oder im Rahmen einer eosinophilen Gastroenteropathie auftreten. Das Verhältnis von Jungen zu Mädchen liegt bei 2:1. Jugendliche sind bevorzugt betroffen, jedoch ist keine Altersgruppe ausgespart. Häufig liegt eine Atopie vor. Die Inzidenz ist steigend, die **Prävalenz** erreicht in einigen Regionen 1 auf 2500 Kinder. In einer Studie aus der Schweiz wurde eine Prävalenz von 27 auf 100 000 Einwohner erhoben.

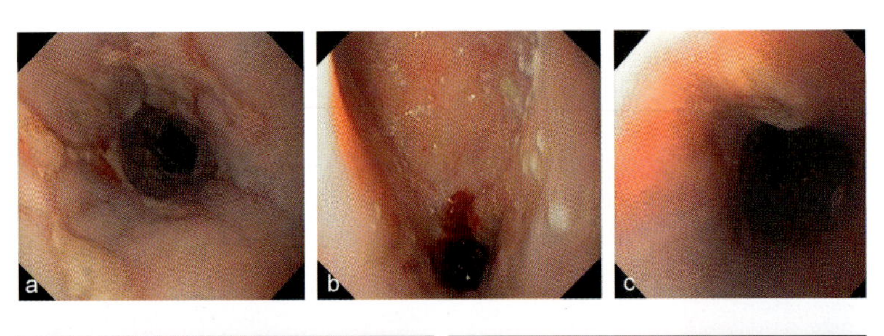

Abb. 41.6 Dysphagie bei entzündlichen Veränderungen der Speiseröhre **a** schwere Refluxösophagitis; **b** Sooròsophagitis; **c** Ulkus bei M. Crohn

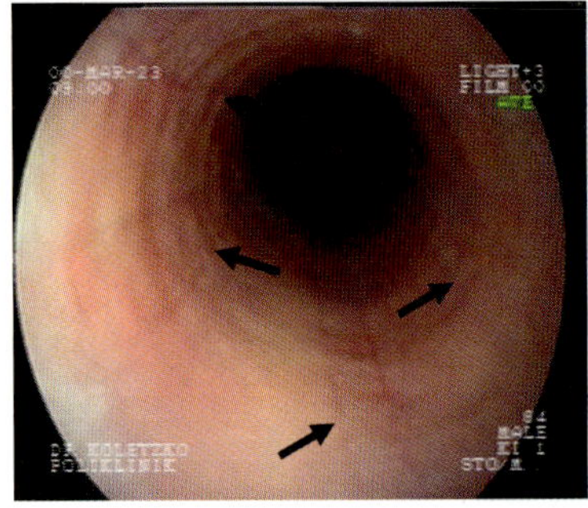

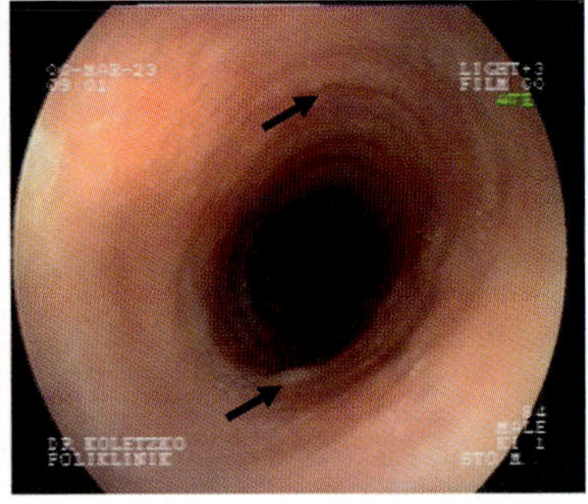

Abb. 41.7 Eosinophile Ösophagitis **links** mit typischen Furchen und **rechts** weißlichen Noduli (histologisch eosinophile Nester)

Bei einigen Patienten ist die eosinophile Ösophagitis Ausdruck einer Nahrungsmittelallergie, z.T. in Verbindung mit einem oralen Allergie-Syndrom. Aber auch das Verschlucken von aerogenen Allergenen wurde ätiologisch angeschuldigt.

Endoskopisch wirkt die Schleimhaut intakt, eher verdickt mit Längsrillen, evtl. Querspangen, z.T. mit winzigen weißlichen oder gelblichen Auflagerungen, die bioptisch eosinophilen Nestern entsprechen (➤ Abb. 41.7). Stufenbiopsien aus allen Etagen des Ösophagus sind obligat. Histologisch sind mehr als 20 eosinophile Granulozyten pro Gesichtsfeld in Zusammenhang mit der klinischen Symptomatik und dem makroskopischen Aspekt beweisend. Die Grenzwerte für die Mindestzahl schwanken jedoch und reichen von 15–24 Eosinophilen pro Gesichtsfeld. Manometrisch finden sich Hinweise auf eine Motilitätsstörung, endosonographisch sieht man gelegentlich/häufig eine Schleimhautverdickung. Eine Refluxösophagitis muss differenzialdiagnostisch durch eine normale 24-h-pH-Metrie ausgeschlossen werden. Gelegentlich kommen auch beide Erkrankungen gemeinsam vor, nur bei diesen Patienten ist der Einsatz von Protonenpumpenhemmern sinnvoll.

Ein Nachweis einer Nahrungsmittelallergie mit Allergenkarenz sollte bei atopischen Patienten durch entsprechende Diagnostik (Prick-Test, spezifische IgE-Antikörper) angestrebt werden. Hypoallergene Diäten oder die ausschließliche Zufuhr einer auf Aminosäuren basierenden Trink- oder Sondennahrung sind erfolgreich, aber sehr einschneidend. Eine Lokalbehandlung (Schlucken bzw. Trinken) mit topischen Steroiden mit Fluticason oder Budesonid ist bei dysphagischen Beschwerden die **Therapie** der Wahl. Die angewandte Dosis reichte je nach Zentrum/Studie/Publikation von 440 bis max. 1760 mg/Tag, genaue Dosisfindungsstudien liegen nicht vor. Nach 4- bis 6-wöchiger Therapie sind die meisten Patienten beschwerdefrei. Bei Rezidiven muss die Therapie wiederholt werden. Bei Einengung des Lumens kann vorsichtig dilatiert werden, allerdings nie ohne vorherige medikamentöse Versuche einschließlich systemischer Steroide. Das Lazerations- oder Perforationsrisiko bei der Dilatation bei eosinophiler Ösophagitis ist hoch. Therapiestudien mit humanisierten Anti-IL-5-Antikörpern befinden sich in der klinischen Erprobung. Andere Medikamente wie Mastzellstabilisatoren (Cromoglicinsäure) oder Leukotrienantagonisten (Montelukast) haben keinen Erfolg gebracht und können nicht empfohlen werden (Furuta et al. 2007). Eine Fundoplicatio ist kontraindiziert, da sie die Symptome der eosinophilen Ösophagitis verstärkt.

Entzündungen der Speiseröhre im Rahmen anderer Erkrankungen

Im Rahmen verschiedener Grundkrankheiten können Ösophagusläsionen mit retrosternalen Schmerzen und Dysphagie auftreten. Dazu gehören der M. Crohn (s. ➤ Abb. 41.6c), eine chronische Graft-versus-Host-Reaktion, eine chronisch septische Granulomatose und verschiedene Kollagenosen (Sharp-Syndrom, Sklerodermie) (Bode et al. 1996). Bei vorgeschädigtem Ösophagus, z.B. nach operierter Ösophagusatresie oder Stenose anderer Ursache, kann es nach Tabletteningestion auch zu einer toxischen Schädigung durch Auflösung der Tabletten in der Speiseröhre kommen. Besonders schleimhautschädlich sind Eisenpräparate, nichtsteroidale Antiphlogistika, Kaliumchlorid und Tetrazykline. Letztlich muss bei Kindern mit plötzlich auftretender Dysphagie immer auch an unbemerkte akzidentelle Verätzungen oder eine Fremdkörperingestion gedacht werden.

41.2.3 Anatomische Obstruktion und Tumoren der Speiseröhre

Angeborene (➤ Abb. 41.8 a–c) oder erworbene Stenosen (➤ Abb. 41.9 a–f) verschiedener Genese können eine Dysphagie verursachen. Auch eine zu enge Manschette nach Fundoplicatio, besonders nach Anlage einer kompletten Manschette nach Nissen, ist nicht selten Ursache für eine Schluckstörung (➤ Abb. 41.10). Gele-

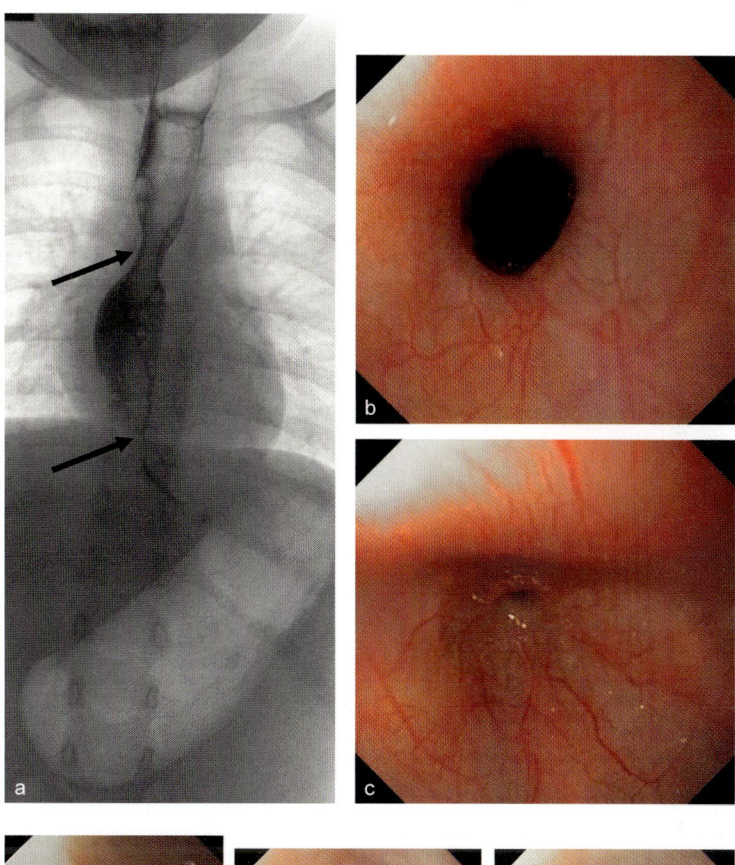

Abb. 41.8 Dysphagie mit Beginn der Beikostfütterung bei angeborener doppelter Stenose in der Speiseröhre **a** der Röntgenbreischluck zeigt die mäßige Stenose im mittleren Ösophagus und die hochgradige im distalen Ösophagus mit prästenotischer Dilatation; **b** endoskopischer Blick auf die obere Stenose und **c** auf die distale Stenose. Die distale Stenose erhielt knorpelige Anteile und musste reseziert werden.

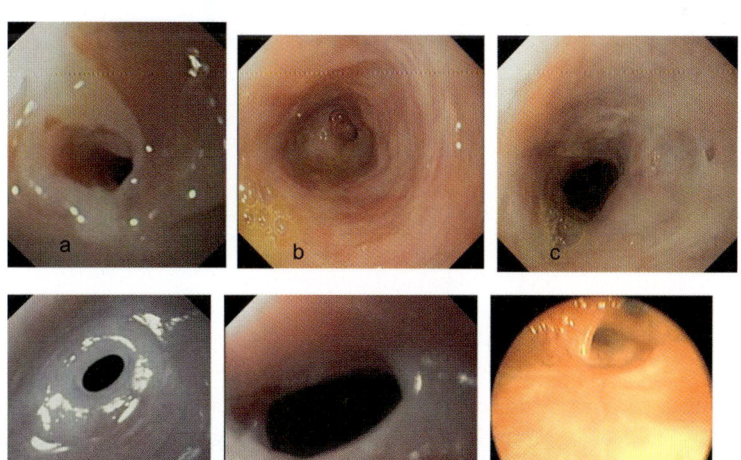

Abb. 41.9 a–f Patienten mit Dysphagie durch verschiedene erworbene Stenosen **a** nach Radiatio bei Ewing-Sarkom; **b** Anastomosen-Stenose bei operierter Ösophagusatresie vor und **c** nach Ballondilatation; **d** membranartige Stenose nach GVHD vor und **e** nach Dilatation; **f** hochgradige Stenose nach Ingestion einer Knopfbatterie, die zu Verätzungen geführt hatte

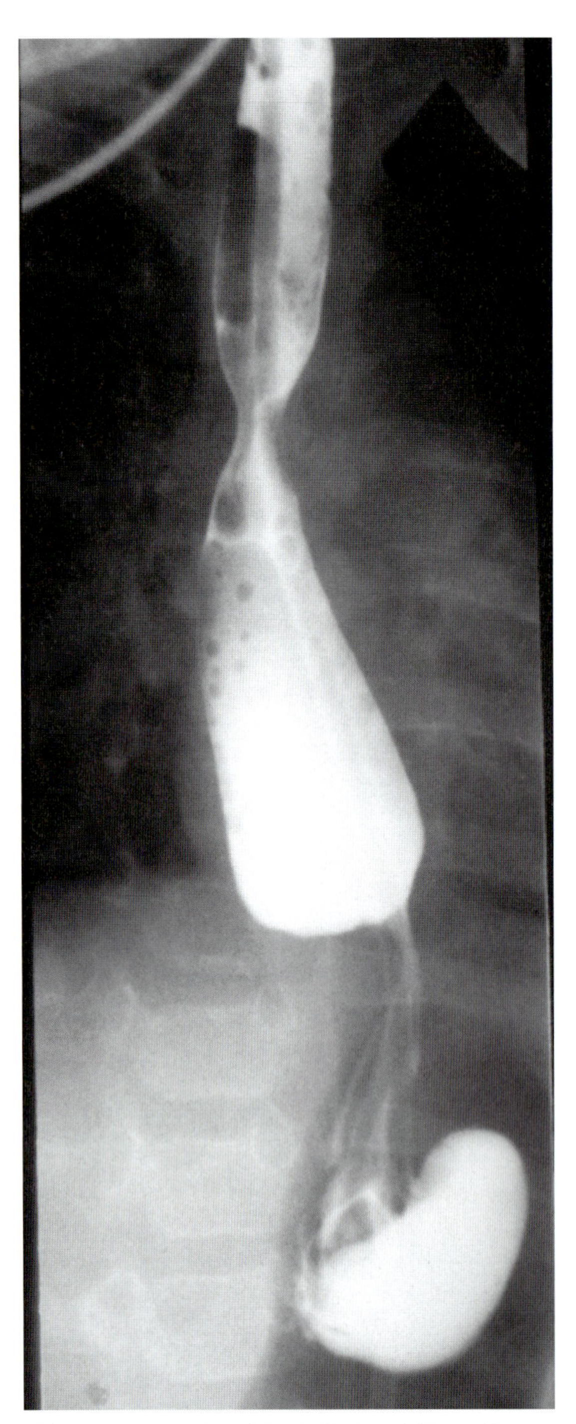

Abb. 41.10 Dysphagie nach Fundoplicatio nach Nissen. Die Manschette ist zu eng, so dass es zur sekundären Aufweitung der Speiseröhre mit Abflussbehinderung kommt.

gentlich muss die Manschette wieder aufgelöst werden. Operation oder Verätzung in der Anamnese ist wegweisend. Die Abklärung erfolgt mittels Röntgen-Breischluck und Ösophagoskopie. Angeborene Stenosen und Gefäßfehlbildungen mit Einengung des Ösophaguslumens machen sich meist nach Einführung der Beikost bemerkbar (➤ Kap. 40). Gelegentlich werden Stenosen überraschend beim Breischluck oder der oberen Endoskopie festgestellt.

Maligne Tumoren der Speiseröhre sind eine Rarität im Kindesalter. Die im Erwachsenenalter häufigsten malignen Ösophagustumoren, das Plattenepithelkarzinom und das Adenokarzinom, beinhalten jedoch Risikofaktoren, die bereits in der Kindheit auftreten und damit beeinflussbar sind. So entwickeln etwa 5% aller Patienten mit Achalasie und ein noch höherer Anteil von Patienten mit Zustand nach Verätzung mit narbiger Abheilung nach 20–30 Jahren ein Karzinom der Speiseröhre. Auch die langjährige nicht erkannte oder ungenügend behandelte Refluxkrankheit gilt als Risikofaktor für eine Barrett-Schleimhaut mit intestinaler Umwandlung und als Risikofaktor für einen Speiseröhrenkrebs.

Gutartige Tumoren sind vor allem Polypen, die im Rahmen von Polyposis-Syndromen oder häufiger als entzündliche hyperplastische Schleimhautpolypen auftreten können. Kleine Polypenknospen verursachen keine Beschwerden, sie werden mit der Biopsiezange entfernt, größere mit einer Polypektomieschlinge abgetragen. Selten erreichen Leiomyome eine solche Größe, dass sie zu Dysphagien führen und chirurgisch entfernt werden müssen.

41.3 Diagnostische Verfahren

Die Abklärung einer Schluck- oder Fütterungsstörung bei pädiatrischen Patienten ist komplex und bedarf eines Teams, bestehend aus Spezialisten für Kindergastroenterologie, Entwicklungsneurologie oder Verhaltenstherapie, Esstherapie und Logopädie, unterstützt durch eine Ernährungsfachkraft, einen Kinderradiologen und gelegentlich einen Otolaryngologen oder Kinderpulmonologen für Laryngoskopie oder Bronchoskopie (Rommel 2006). Das Vorgehen hängt im Wesentlichen vom Alter des Kindes, der Anamnese und den Symptomen ab (➤ Abb. 41.11).

Anamnese

Bei Säuglingen, Kleinkindern und kognitiv behinderten älteren Kindern ist man bei der Anamneseerhebung auf Betreuungspersonen, in der Regel die Mutter, angewiesen. Bei schwer retardierten Kindern sind Aspirationen ohne Husten („silente Aspirationen“) leider keine Sel-

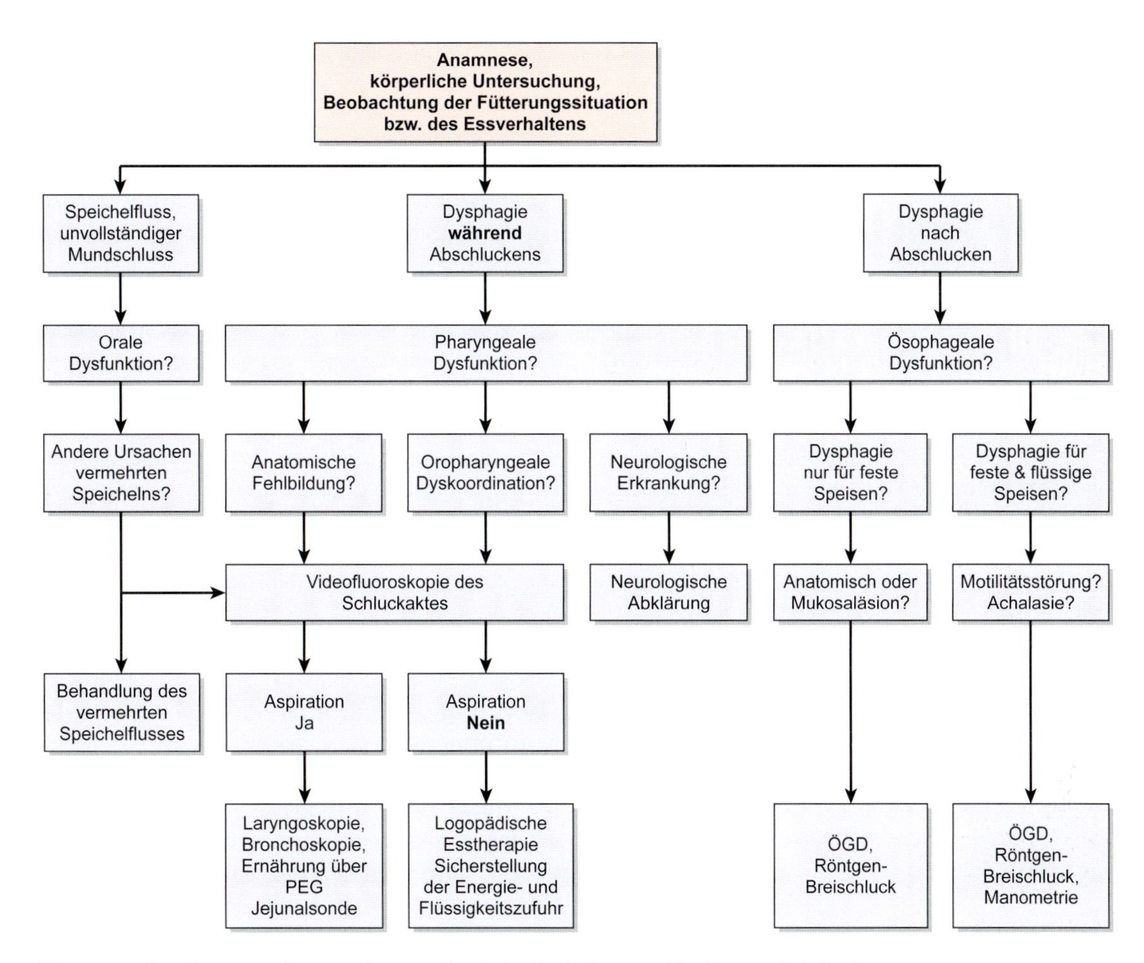

Abb. 41.11 Algorithmus zum diagnostischen Vorgehen bei Schluckstörung im Säuglings- und Kindesalter

tenheit, so dass die Anamneseerhebung bzgl. Aspiration bei bestimmten Speisen oder Getränken irreführend sein kann.

Bei nicht behinderten Schulkindern mit Dysphagie sollten folgende Items strukturiert erfragt werden:

Strukturierter Fragebogen bei Dysphagie

1. Dysphagie
   1. Beginn (seit Geburt, Beginn der Beikost, schleichend, abrupt etc.)
   2. Häufigkeit
   3. Intermittierend, kontinuierlich, progredient
   4. Lokalisation der Empfindung (Pharynx, proximale, mittlere oder distale Speiseröhre)
   5. Globusgefühl
   6. Besserung der Dysphagie nach Trinken
   7. Dysphagie für feste Speisen, Flüssigkeiten, beides, bestimmte Nahrungsmittel
   8. Verschlucken, Aspiration, nasale Regurgitation
   9. Verschlechterung unter Stress, Zeitdruck, psychischer Belastung
   10. Familiäres Auftreten
2. Regurgitation
   1. Beginn
   2. Häufigkeit
   3. Zeitpunkt in Relation zur Mahlzeit
   4. Regurgitation von Schleim
   5. Speisereste auf Kopfkissen
3. Beteiligung der Atemwege
   1. Hustenanfälle (seit wann, tags, nachts, wie häufig)
   2. Chronische Bronchitis
   3. Pneumonie(n)
   4. Asthma (allergisch, nicht allergisch, medikamentös eingestellt)
4. Schmerzen
   1. seit wann
   2. Lokalisation
   3. Dauer
   4. Charakter
   5. Häufigkeit
   6. Abhängigkeit von Mahlzeiten, Belastung, Tageszeit
   7. Saures Aufstoßen, Regurgitation von Speisen in den Mund

   8. Sodbrennen
   9. Völlegefühl
5. Weitere Anamnese
   1. Atopien, Nahrungsmittelallergien
   2. Gewichtsverlust oder stagnierendes Gewicht
   3. Medikamente
   4. Frühere Operationen
   5. Angeborenen Fehlbildungen.

Klinische Untersuchung und Beobachtung bei einer Mahlzeit

Bei der Untersuchung des Kopf-Hals-Bereichs und der Mundhöhle ist auf Fehlbildungen zu achten, ob der harte und der weiche Gaumen normal gebildet sind, die Größe und Lage der Zunge (Makroglossie) und des Unterkiefers (Pierre-Robin-Syndrom). Bei der neurologischen Untersuchung ist besonders auf die Kopfkontrolle zu achten. Bei Hyperextension im Nacken ist normales Schlucken sehr erschwert. Der Würgereflex sollte überprüft werden, da ein Fehlen ein hohes Risiko für eine Aspiration darstellt, eine Überempfindlichkeit im Mund aber auch eine normale Fütterung schwierig macht.

Videofluoroskopie

Diese auch als „Schluckkinematographie" bezeichnete Untersuchung, bei der mit Kontrastmittel markierte Flüssigkeiten, aber auch breiige oder feste Speisen im seitlichen Strahlengang von der Mundhöhle über den Pharynx in den Ösophagus verfolgt werden, ist bei Schluckstörungen eine unentbehrliche Methode, um anatomische und funktionelle Störungen zu erkennen. Wenn möglich, sollten die Getränke und Speisen durch einen Esstherapeuten verabreicht werden, der bei der Untersuchung anwesend ist und die Filmsequenzen gemeinsam mit dem Kinderradiologen beurteilt. Da die Aufzeichnungen beliebig oft, auch in Zeitlupe, angeschaut werden können, werden unkoordinierte oralpharyngeale Abläufe, Ansammeln von Flüssigkeiten oder Speisen in die Recessus, ein unvollständiger Abschluss des Gaumensegels, Regurgitationen in den Nasenrachenraum oder eine schlechte Clearance gut erkannt. Wenn Mikroaspirationen beobachtet werden, kann bestimmt werden, ob sie vor, während oder nach dem Schluckakt erfolgen. Verschiedene Kopfhaltungen oder Konsistenzen können erprobt werden, um für das Kind die sicherste Darreichungsform zu finden. In jedem Fall sollte die ösophageale Phase des Bolustransportes bis in den Magen dokumentiert werden.

Andere bildgebende Verfahren

Eine Röntgen-Ösophaguszielaufnahme kann bei V.a. Achalasie bereits die erweiterte Speiseröhre mit Flüssigkeits-Luft-Spiegel zeigen.

Der Ösophagusbreischluck mit Barium bzw. bei Aspirationsgefahr mit einem isotonen, wasserlöslichen Kontrastmittel in aufrechter Körperposition ist die Methode der Wahl, um anatomische Abnormitäten wie eine Hiatushernie, eine angeborene oder erworbene Stenose oder auch Kompressionen von außen darzustellen. Bei der Achalasie zeigt sich ein mehr oder weniger weiter tubulärer Ösophagus mit Flüssigkeitsspiegel, der sich vogelschnabelartig in der Kardia zuspitzt und nur fadenförmig Kontrastmittel in den Magen lässt. Bei Dysphagien für nur feste Speisen empfiehlt es sich, den Breischluck mit z.B. in Barium getränktem Brot zu verabreichen, um einen behinderten Transport besser darstellen zu können.

Ösophagusmanometrie und pharyngeale Manometrie

Die Druckmessung der tubulären Speiseröhre und des unteren Ösophagussphinkters während des Schluckaktes kann mit Perfusionskathetern mit nur wenigen Druckmesspunkten (alle 3–5 cm, je nach Größe des Kindes) erfolgen. Mit der Manometrie können primäre und sekundäre Motilitätsstörungen des Ösophagus gut erfasst werden, besonders auch eine Achalasie im frühen Stadium vor Sichtbarwerden von radiologischen Zeichen. Bei älteren, kooperativen Kindern ist die Untersuchung durch einen erfahrenen Untersucher für die Patienten relativ wenig belastend. Die Untersuchung sollte immer ohne Sedierung erfolgen. In der Regel werden Sonden mit 4 Messpunkten verwandt, da 8-lumige Sonden und die meisten „steady state"-Sonden für Kinder zu dick sind. Wenn die Kinder gut kooperieren, wird man wie bei Erwachsenen eine Durchzugsmethode wählen. Dabei wird die Sonde zunächst bis zum am weitesten proximal gelegenen Messpunkt in den Magen vorgeschoben. In 1-cm-Schritten wird zurückgezogen und in jeder Position ein Wasserschluck von ca. 5 ml angeboten. Die Untersuchung wird fortgeführt, bis der am weitesten distal gelegene Messpunkt in den unteren Ösophagussphinkter erreicht ist und der oberste den oberen Ösophagussphinkter passiert hat. Analysiert werden Lokalisation des unteren Sphinkters, Höhe des Zwerchfells (Umschlagpunkt der Druckwelle bei Einatmung) und der mittlere endexspiratorische Druck im Sphinkter in Ruhe und während des Schluckaktes (Dauer und Ausmaß der Relaxation). In der tubulären Speiseröhre werden Fortleitungsgeschwindigkeit, Form und Höhe der peristatischen Welle (Amplitude) erfasst. Das Auftreten von simultanen, d.h. nicht peristaltischen Wellen, wie es typisch für die Achalasie und den diffusen Ösophagusspasmus ist, kann leicht mit simultanen Druckwellen bei Husten, Unruhe oder Schreien des Patienten verwechselt werden. Insgesamt sind Artefakte bei Kindern viel häufiger als bei Erwachsenen, daher erfordert die Methode eine ausreichende Erfahrung in der Durchführung und Interpretation. Besonders Säuglinge und Kleinkinder beruhigen sich oft nur langsam nach dem Legen der nasalen Messsonde und fangen beim Wasserschlucken oder beim Rückzug der Sonde oft wieder an zu weinen, weil sie beim Schlucken die Sonde im Rachen spüren. In dieser Situation empfiehlt es sich, den distalen Messpunkt im unteren Ösophagussphinkter zu platzieren und die Sonde mit einem Pflasterstreifen zu fixieren, damit das Kind durch keine Manipulation beunruhigt wird.

Für selten auftretende Ereignisse, z.B. bei einem Nussknackerösophagus, ist die Untersuchungszeit während der Perfusionsmanometrie von ca. 30–60 min evtl. nicht ausreichend. Eine Langzeitmessung über 24 h kann besser mithilfe von Steady-state-Kathetern erfolgen. Sie ermöglicht auch das ambulante Messen in verschiedenen Körperpositionen. Nachteile dieser Methode sind der hohe Anschaffungspreis und der große Durchmesser der Messsonden.

Für die Beurteilung der pharyngealen Kontraktionen und koordinierter Relaxationen des oberen Ösophagussphinkters ist die Durchzugsmanometrie nicht geeignet. Da die Messpunkte sich beim Schlucken verschieben und der obere Sphinkter nur eine Druckerhöhung über wenige Millimeter aufweist, sind Fehlinterpretationen häufig. Zur Beurteilung des oberen Sphinkters sind daher **Sleevekatheter** notwendig.

Mit der **hochauflösenden Manometrie (high resolution manometry)** steht eine neue Technik zur Verfügung, die auch bei Säuglingen einsetzbar ist und ausgezeichnete Aussagen zur Funktionsdiagnostik des Rachenraums und der oberen Speiseröhre ermöglicht (Pandolfino et al. 2008, Rommel et al. 2008, Fox und Bredenoord 2008). Die zahlreichen, eng beieinanderliegenden Messpunkte mit nur sehr geringer Flussrate und die farbliche Darstellung der Druckkurven ermöglichen die Erfassung von unvollständigen oder unkoordinierten Relaxationen des oberen Sphinkters ebenso wie eine fehlende Druckbarriere. Leider ist die Ausstattung sehr teuer und die Methode ist bisher nur in wenigen großen Zentren verfügbar.

LITERATUR

Bode CP, Schroten H, Koletzko S, Lübke H, Wahn V (1996) Transient achalasia-like esophageal motility disorder after candida esophagitis in a boy with chronic granulomatous disease. J Pediatr Gastroenterol Nutr 23(3): 320–3.

Furuta GT, Liacouras CA, Collins MH, Gupta SK, Justinich C, Putnam PE(2007) Eosinophilic esophagitis in children and adults: A systematic review and consensus recommendations for diagnosis and treatment. Gastroenterology 133(4): 1342–63.

Kelly A, Drinnan M, Leslie P (2007) Assessing penetration and aspiration: how do videoflouroscopy and fiberoptic endoscopy evaluation of swallowing compare? Laryngoscope 117: 1723.

Koletzko S (2004) Erkrankungen des Ösophagus. In: Reinhardt D (Hrsg.) Therapie der Krankheiten im Kindes- und Jugendalter. 7. Aufl. Heidelberg: Springer: 1021–41.

Lefton-Greif MA, Arvedson JC (2007) Pediatric feeding and swallowing disorders: State of health, population trends, and application of the International Classification of Functioning, Disability, and Health. Seminars in Speech and Language 28(3): 161–5.

Morgan A, Reilly S (2006) Clnical sings, aetiologies and charactersiics of Paediatric dysphagia. In: Cichero JAY, Murdoch BE. Dysphagia: Foundation, Theory and Practice. 1ed. John Wiley & Sons: p 391–465.

Fox MR, Bredenoord AJ (2008) Oesophageal high-resolution manometry: moving from research into clinical practice. Gut 57(3): 405–23.

Pandolfino JE, Ghosh SK, Rice J, Clarke JO, Kwiatek MA, Kahrilas PJ (2008) Classifying esophageal motility by pressure topography characteristics: A study of 400 patients and 75 controls. American Journal of Gastroenterology 103(1): 27–37.

Rommel N, De Meyer A, Feenstra L, Veereman-Wauters G (2003) The complexity of feeding problems in 700 infants and young children presenting to a tertiary care institution. J Pediatr Gastroenterol Nutr 37: 75–84.

Rommel N, Davidson G, Cain T, Hebbard G, Omari T (2008) Videomanometric evaluation of pharyngo-oesophageal dysmotility in children with velocardiofacial syndrome. JPGN Journal of Pediatric Gastroenterology and Nutrition 46(1): 87–91.

Rommel N (2006) Assessment techniques for babies, infants and children. In: Cichero JAY, Murdoch BE. Dysphagia: Foundation, Theory and Practice. 1ed. John Wiley & Sons: 466–86.

KAPITEL

42 Kindliche obstruktive Schlafapnoe (OSA)

Joachim T. Maurer, Ekkehardt Paditz

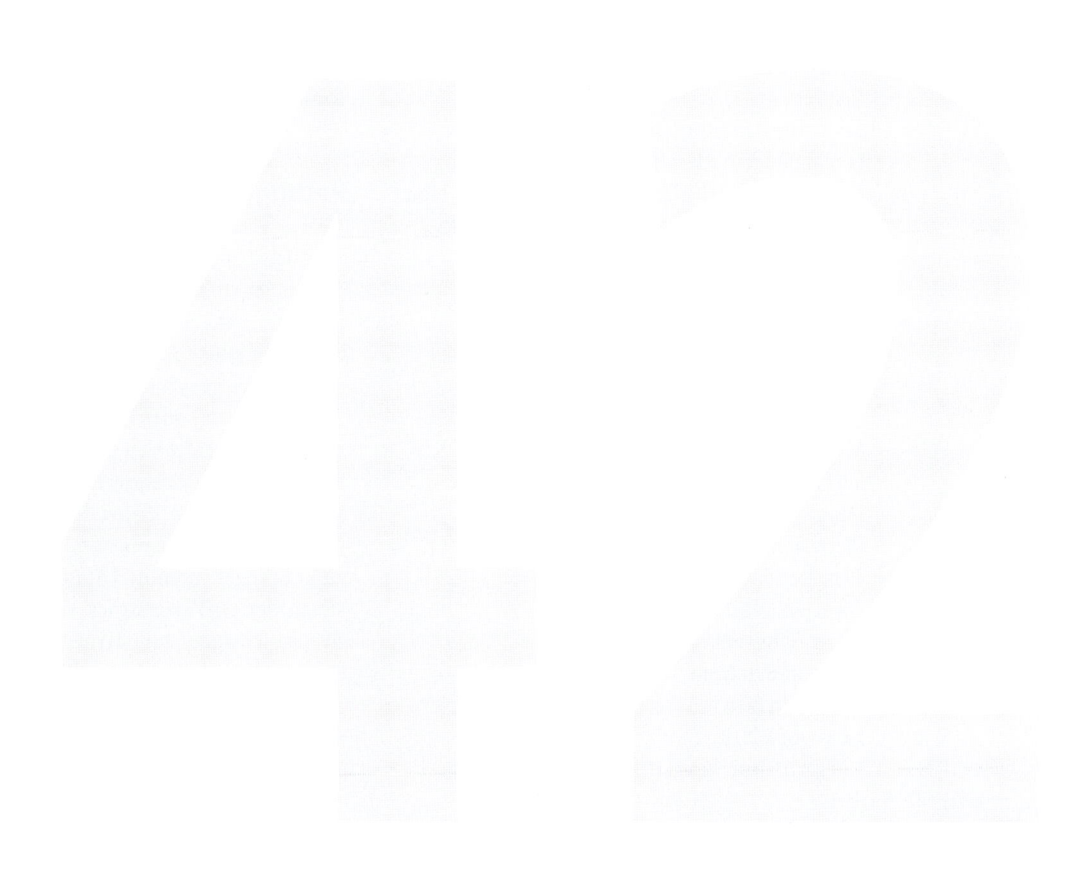

Definition

Eine Verengung der oberen Atemwege, die ausschließlich oder primär im Schlaf zu Atmungsstörungen führt, die geistige Leistungsfähigkeit am Tage einschränkt und ggf. auch kardiovaskuläre Komplikationen nach sich zieht, wird als obstruktive Schlafapnoe (OSA) bezeichnet. Die physiologische Verminderung des Muskeltonus im Schlaf trägt dazu bei, dass es zur Obstruktion kommt, wenn anatomische Vorbedingungen im Bereich der oberen Atemwege vorhanden sind (s.u.). Eine pathologische Verminderung des Muskeltonus im Schlaf und/oder Adipositas können per se bereits eine OSA auslösen.

Anatomische Ursachen obstruktiver Apnoen im Schlaf (OSA) bei Kindern:

- Nasenatmungsbehinderung
  - Muschelhyperplasie (allergisch, hyperreflektorisch)
  - Septumdeviation
  - Schiefnase
  - Fremdkörper
  - Choanalatresie
  - Chronische Pansinusitis (Kartagener-Syndrom, Mukoviszidose)
  - Polyposis nasi
- Hypertrophien des Waldeyerschen Rachenrings
  - Vergrößerte Adenoide
  - Tonsillenhyperplasie
  - Zungengrundhyperplasie (extraösophagealer Reflux)
- Pharyngeale Raumforderungen
  - Fehlbildungen, z.B. Enzephalozele
  - Benigne Neoplasien, z.B. retropharyngeales Lipom
  - Maligne Neoplasien, z.B. Rhabdomyosarkome, maligne Lymphome
- Makroglossie
- Kieferanomalien
  - Schmaler Ober- (gotischer Gaumen) und/oder Unterkiefer
  - Maxilläre und/oder mandibuläre Retrognathie
  - Mikrognathie
- Syndrome oder Sequenzen
  - Down-Syndrom (Trisomie 21)
  - Pierre-Robin-Sequenz
  - Treacher-Collins-Syndrom
  - Franceschetti-Syndrom
  - Nager-Syndrom
  - Crouzon-Syndrom
- Larynxanomalien
  - Laryngomalazie
    - Verkürzte aryepiglottische Falten
    - Schleimhauthyperplasie der Aryhöcker
    - Omega-Epiglottis
    - Taschenbandhyperplasie
  - Rekurrensparese.

Obstruktive Schlafapnoen führen zu empfindlichen Störungen der Schlafarchitektur, d.h. zur Störung der geordneten Abfolge der Schlafstadien. Dadurch werden die Gedächtnisbildung im Schlaf, das Wachstum und weitere an den Schlaf gekoppelte Reifungs-, Entwicklungs- und Regenerationsfunktionen gestört. Daraus ergeben sich die Leitsymptome Tagesmüdigkeit bzw. Hypermotilität und in der Folge schlechtere Leistungen in der Schule als Zeichen neurokognitiver Dysfunktion, nächtliches Schnarchen, nächtliche Mundatmung und nächtliches Schwitzen. Kardiale Komplikationen sind selten, im Einzelfall kann es insbesondere in Assoziation mit Syndromen oder bei schwerer OSA auch zur schweren pulmonalen Hypertension und zum Cor pulmonale kommen. Störungen der Barorezeptorensensitivität und der Balance zwischen Sympathikus und Parasympathikus sind bereits bei kindlicher OSA ohne kardiale Komplikationen nachweisbar. Die veränderte Atemmechanik begünstigt Zahnfehlstellungen und Veränderungen der Gaumenbogenmorphologie. Bei einem Teil der Kinder und Jugendlichen kann es infolge der OSA auch zur Ausbildung einer traktionsbedingten Trichterbrust kommen. Eine sekundäre Enuresis wird bei OSA durch die thorakalen Druck- und Volumenbelastungen über das atriale natriuretische Peptid begünstigt. Nach erfolgreicher Therapie nimmt die Häufigkeit der Enuresis bei Kindern mit OSA ab.

Pathogenese

Eine Obstruktion der oberen Atemwege während des Schlafs entsteht bei Kindern in den meisten Fällen im Pharynx, seltener im Larynx. Zu einer Obstruktion kommt es entweder durch eine anatomische Einengung des Atemwegs, eine Zunahme der Kollapsibilität der Atemwegswand oder beides. Der ablaufende Mechanismus unterscheidet sich prinzipiell nicht von dem bei Erwachsenen. Bei entsprechender Prädisposition verengt sich mit dem Einschlafen der Atemweg, bis die Ventilation nicht mehr ausreicht (Hypopnoe) oder vollständig zum Erliegen kommt (Apnoe). Der CO_2-Partialdruck steigt, der O_2-Partialdruck sinkt. Je nach individueller Arousalschwelle für Hyperkapnie bzw. Hypoxämie kommt es nach unterschiedlicher Dauer der Atmungsstörung zu einer Arousalreaktion, worauf der Muskeltonus der oberen Atemwege rasch ansteigt, bis sich der Atemweg öffnet und die Atmung sich normalisiert. Das

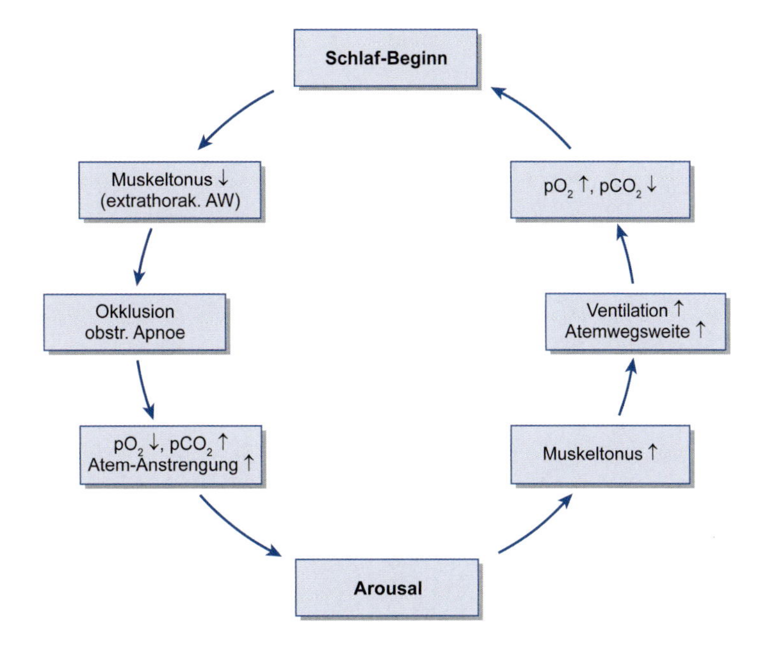

Abb. 42.1 Schematischer Ablauf einer Apnoe

Kind schläft wieder ein, der Muskeltonus sinkt und die nächste Atmungsstörung wird eingeleitet (➤ Abb. 42.1 und ➤ Abb. 42.2).

Kinder können ihre Ventilation anders als Erwachsene über viele Minuten mit größter Anstrengung aufrechterhalten, ohne dass es zu einer Weckreaktion kommt. Je ausgeprägter die anatomische Engstelle ist, umso leichter führt die physiologische Abnahme des Muskeltonus in der Nacht zur Obstruktion der oberen Atemwege.

Eine Nasenatmungsbehinderung trägt indirekt zur Pathogenese der Atmungsstörung bei: Entweder nimmt bei erhaltener Nasenatmung der für eine ausreichende Ventilation erforderliche inspiratorische Sog (Unterdruck) im Pharynx zu, was dessen Kollapsneigung verstärkt, oder das Kind wechselt auf Mundatmung, um die nasale Obstruktion zu umgehen. Bei geöffnetem Mund wird akut ein Zurückfallen von Unterkiefer und Zunge begünstigt, da die Zunge sich nicht mehr am Gaumen festsaugen kann. Langfristig fördert die Mundatmung ein vertikales Wachstum des Gesichtsschädels und damit die Entstehung einer OSA im Erwachsenenalter.

Bei Kindern stehen die oben genannten anatomischen Ursachen im Vordergrund. Ab dem Kindergarten- und Jugendalter ist die adenotonsilläre Hyperplasie die häufigste Ursache, gefolgt von Kieferanomalien (➤ Abb. 42.3). Sie machen sich meist nur nachts durch Schnarchen und Atempausen bemerkbar, da dann der Muskeltonus schlafbedingt absinkt, während am Tag eine regelrechte Atmung aufrechterhalten werden kann. Bei Neugeborenen und Säuglingen überwiegen laryngeale und Kieferanomalien. Sie führen häufig bereits im Wachzustand zu einem verschärften Atemgeräusch und erhöhter Atemarbeit (➤ Abb. 42.4).

Während eines Infekts der oberen Atemwege kommt es regelmäßig zum Anschwellen der Schleimhaut und des lymphatischen Gewebes, was die Exazerbation einer bereits bestehenden Atmungsstörung auslöst oder die Dekompensation einer bisher normalen Atmung während des Schlafs zur Folge haben kann. Frühkindliche RS-Virusinfektionen werden aktuell als ein wesentlicher Trigger für die mit der OSA assoziierte Hypertrophie des Waldeyerschen Rachenrings diskutiert.

Eine zunehmend häufige Ursache für schlafbezogene Atmungsstörungen bei Kindern ist die Adipositas. Das zunehmende Speicherfett wird auch in der pharyngealen Mukosa eingelagert, was den Atemweg sowohl unmittelbar einengt als auch seine Kollapsneigung erhöht.

Sind bei Normalgewichtigen die oberen Atemwege völlig unauffällig, muss eine systemische Ursache ausgeschlossen werden. Eine generelle muskuläre Hypotonie findet sich häufig nach peripartaler Asphyxie oder bei Down-Syndrom. Bei Marfan-Syndrom oder Muskeldystrophie wird ebenfalls eine erhöhte OSA-Häufigkeit beschrieben.

Neuere Entwicklungen erhärten die Annahme einer genetischen Komponente in der Genese der OSA: So scheinen Polymorphismen eines Allels des Apolipoproteins E (ApoE) auf dem Chromosom 19 in besonderem

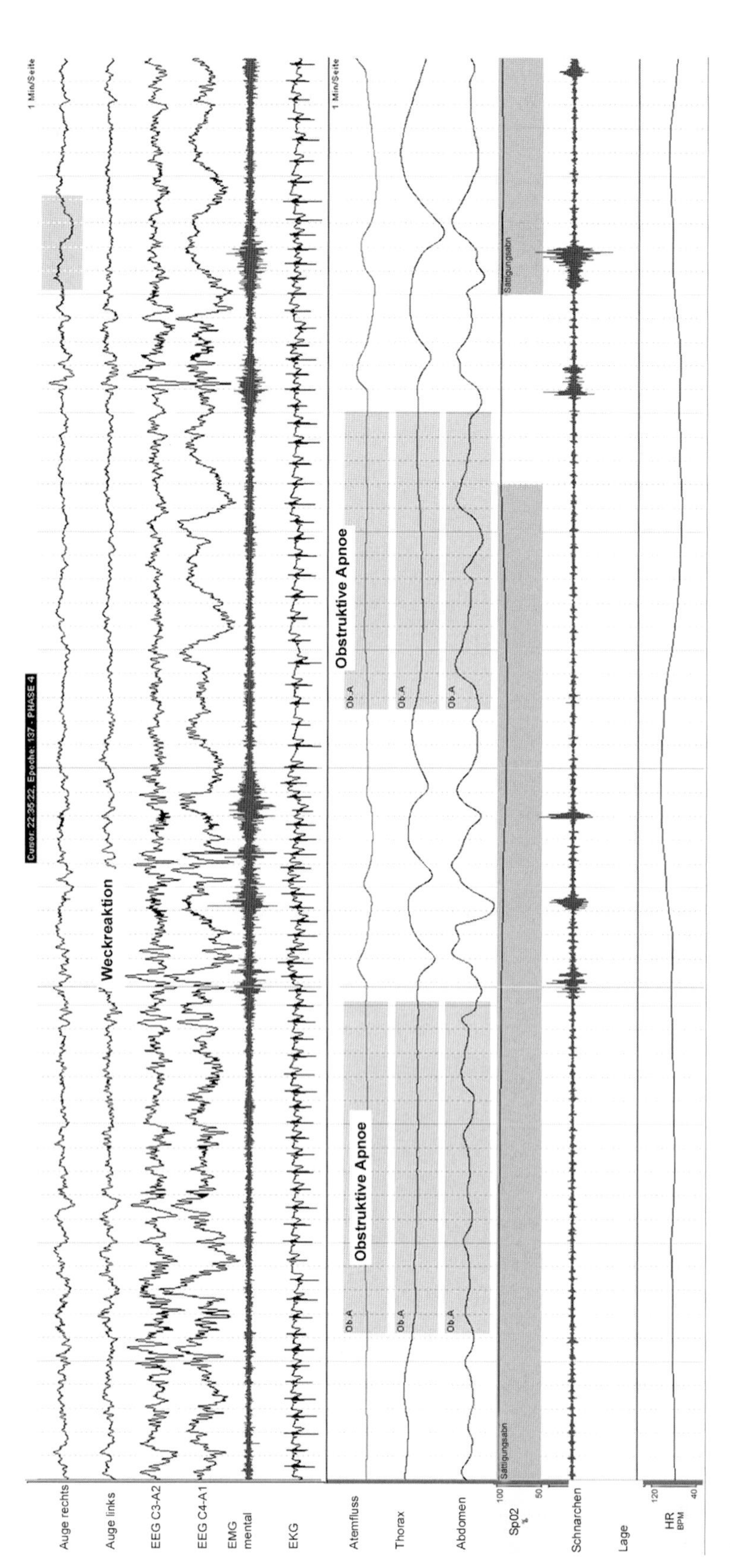

Abb. 42.2 Einminütiger Ausschnitt einer Polysomnographie eines fünfjährigen Kindes mit zwei obstruktiven Apnoen, Sauerstoffdesaturationen, Weckreaktionen, Herzfrequenzanstiegen und Schnarchen

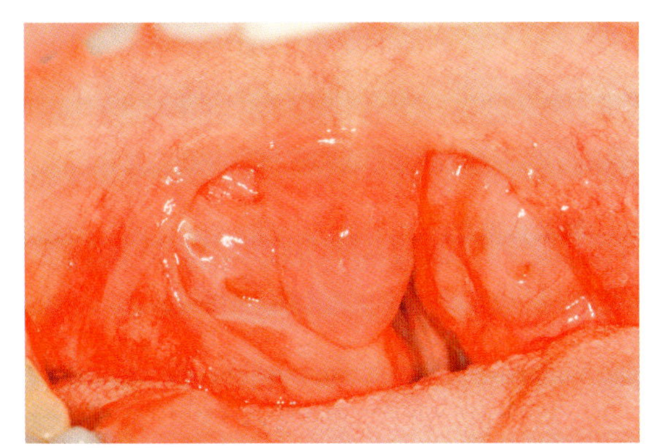

Abb. 42.3 Hypertrophie der Gaumenmandeln beim Schulkind

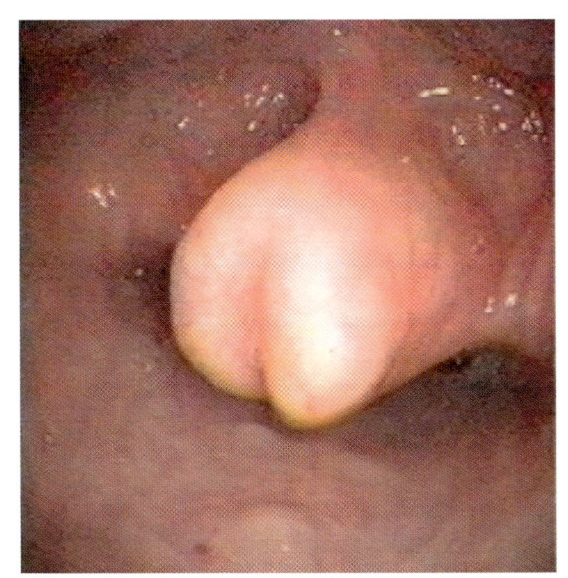

Abb. 42.4 Supraglottische Obstruktion durch Omega-Epiglottis im Schlaf beim Säugling

Maße zur Entwicklung einer OSA beizutragen; ApoE-knock-out-Mäuse haben obligat eine schwere OSA.

Da sich nur 40% der Varianz der neurokognitiven Defizite bei Kindern mit OSA aus dem Vorliegen einer adenotonsillären Hypertrophie ableiten lassen, erscheint es folgerichtig, dass weitere Thesen zur Aufklärung der komplexen Pathogenese der kindlichen und möglicherweise auch familiären OSA generiert werden.

Häufigkeit

0,7–3% aller Kinder und Jugendlichen entwickeln eine OSA. Der Häufigkeitsgipfel liegt zwischen dem 3.–5. Lebensjahr, bedingt durch adenoide Vegetationen, bei den größeren Kindern durch die adenotonsilläre Hypertrophie. Bei Patienten mit Down-Syndrom liegt die OSA-Häufigkeit bei etwa 60%. Bei diesen Kindern wird zwischen dem 2.–5. Lebensjahr aus diesem Grund eine orientierende Polysomnographie empfohlen, da die Angaben der Eltern nicht ausreichend mit dem sehr häufig pathologischen polysomnographischen Befund korrelieren. Alle Patienten, die Syndrome mit Mittelgesichtshypoplasie und/oder Retrognathie bzw. Mikrognathie aufweisen, haben ein erhöhtes OSA-Risiko; dazu gehören auch Patienten mit operativ verschlossenen Gaumenspalten und v.a. velopharyngealen Stiellappenplastiken zur Therapie der Rhinophonia aperta. Obligat tritt die OSA bei Kindern mit Pierre-Robin-Sequenz auf. Bei allergischer Rhinitis ist die OSA-Häufigkeit erhöht. Die o.g. genetischen Prädispositionen scheinen das OSA-Risiko deutlich zu beeinflussen. Adipositas steigert das OSA-Risiko und senkt die Erfolgschance einer Adenotonsillektomie. Da nur 9% aller habituellen Schnarcher im Kindesalter eine OSA entwickeln, sind bei fehlenden Auffälligkeiten im neurokognitiven Bereich im Einzelfall Verlaufskontrollen ausreichend.

Diagnostik

Anamnese

Die drei wesentlichen Leitsymptome sind:
- Nächtliches Schnarchen
- Nächtliches Schwitzen
- Nächtliche Mundatmung.

Nach dem Schnarchen muss in der Sprechstunde gefragt werden, denn viele Eltern geben dieses wegweisende Symptom nicht von sich aus an.

MERKE
Die drei Leitsymptome sind Schnarchen, Schwitzen und Mundatmung während des Schlafs.

Weiterhin können auftreten: Schlaf mit rekliniertem Kopf oder Schlaf in Knie-Ellenbogen-Lage, sekundäre Enuresis, Tagesmüdigkeit, Konzentrationsschwäche, Hypermotilität, aggressives Verhalten, Leistungsknick (d.h. Verschlechterung des Leistungsniveaus, z.B. ablesbar an den Schulzensuren, am Wortschatz oder an kognitiven Leistungen), Minderwuchs, Trichterbrust. Zurzeit werden mehrere Fragebögen validiert, so dass in absehbarer Zeit eine anamnestische Testbatterie zur Verfügung stehen dürfte, die für verschiedene Altersgruppen verfügbar ist.

Bei einem Leistungsknick muss obligat auch die Wachstumskurve des Kindes beurteilt werden. Stillstand des Wachstums bzw. Ausbrechen des Wachstums aus dem bisherigen individuellen Perzentilenkanal stellt bereits vor Eintreten eines Minderwuchses die Indikation zur Bildgebung zum Ausschluss einer zentralen Raumforderung dar!

Patienten mit schlafbezogenen Epilepsien weisen im Wachzustand häufig ein normales EEG auf und erst schlafstadienabhängig zeigen sich massive Konvulsionen. Im Falle neurologischer Auffälligkeiten der Patienten ist auch an zentrale Raumforderungen zu denken, die mit einer OSA einhergehen können und eine zentrale Bildgebung erfordern.

Klinischer Status

Bei der endoskopischen HNO-ärztlichen Untersuchung ist nach sämtlichen oben aufgeführten Befunden zu suchen. Hier ist insbesondere die Inspektion des Schädels von der Seite hervorzuheben. Eine zahnärztlich-kieferorthopädische und pädiatrische Untersuchung sind je nach Symptomatik und HNO-Befund zu veranlassen. Eine Beobachtung des Kindes im Schlaf – auch per Videoaufzeichnung – ist weiterführend, wenn Symptomatik und Befund nicht typisch für eine OSA sind und sowohl die von den Eltern angegebene Geräuschentwicklung als auch das Verhalten des Kindes unklar sind.

42

Apparative Diagnostik

Die Polysomnographie stellt den Goldstandard zur Diagnostik einer OSA dar. Für das Kindesalter sind ebenso wie für das Erwachsenenalter First-night-Effekte nachgewiesen worden, d.h. die erste Untersuchungsnacht muss bei einer Diskrepanz zwischen Anamnese und polysomnographischem Befund noch nicht repräsentativ und aussagefähig sein, so dass eine zweite Untersuchungsnacht erforderlich ist. Bei der Polysomnographie werden im Gegensatz zur Polygraphie auch mehrere EEG-Kanäle abgeleitet, so dass eine Beurteilung der Schlafstadien und damit der Schlafarchitektur inkl. der Arousalstruktur möglich ist (➤ Abb. 42.2). Schlafgebundene Anfallsleiden können nur mit zusätzlich erweiterten neurologisch orientierten Polysomnographien inkl. okzipitaler Ableitungen sicher erfasst werden. Der nasale Flow wird im Rahmen der Polysomnographie mit kontinuierlich arbeitenden Flow-Sensoren gemessen. Thermistoren sind zu träge und liefern deshalb zu wenig aussagefähige Signale. Der endexspiratorische CO_2 ist speziellen Fragestellungen vorbehalten, z.B. bei Einstellungen auf kontrollierte Heimbeatmungen. Die Pulsoxymetrie stellt einen essenziellen Bestandteil der Polysomnographie dar. Dabei wird die Sauerstoffsättigung des Bluts nichtinvasiv gemessen; optimal sind Beat-to-beat-Messungen. Mittelwertbildungen verfälschen den realen Verlauf der Sauerstoffsättigung; vor „gleitenden Mittelwerten" ist zu warnen. Bei Kindern mit Hyperbilirubinämie kann es zu Fehlmessungen kommen.

MERKE
Definitionen und Normwerte für die respiratorischen Parameter in der Polysomnographie sind altersabhängig.

Die Definitionen und Normwerte für die respiratorischen Parameter sind altersabhängig und unterscheiden sich von den Normwerten der Erwachsenen. So gilt bei Kindern bereits ein registriertes obstruktives respiratorisches Ereignis pro Stunde Schlaf mit einer Dauer von mindestens zwei Atmungszyklen als pathologisch.

Im Neugeborenen- und Säuglingsalter sind eine periodische Atmung und zentrale Schlafapnoen häufiger als die OSA zu sehen. Sie unterscheiden sich durch den fehlenden zentralen Atmungsantrieb bei offenen Atemwegen von der OSA.

Therapie

Operative Verfahren

Da bei den meisten Kindern anatomische Ursachen für die OSA verantwortlich sind, ist eine kausale Therapie häufig möglich. Sie besteht in der Beseitigung der anatomischen Obstruktion, wodurch der Pharynx direkt erweitert wird. Der mit diesem Ziel am häufigsten durchgeführte Eingriff ist die Adenotonsillektomie (ATE), der heute mehr und mehr von der Adenotonsillotomie abgelöst wird. Laut einer evidenzbasierten Analyse der Literatur konnte bei 221 Kindern und Jugendlichen im Alter von 1–20 Jahren die OSA in 85% der Fälle durch eine ATE erfolgreich beseitigt werden. Nach ATE normalisiert sich das zuvor in den meisten Fällen pathologische Gesichtsschädelwachstum wieder. Es wird vermutet, dass dadurch der Entwicklung einer OSA beim Erwachsenen vorgebeugt werden kann, Schlafapnoe-Kinder weisen andererseits auch nach erfolgreicher Adenotonsillektomie ein erhöhtes Risiko für das Wiederauftreten einer OSA auf. Die Eltern und die Patienten selbst sind daher über die Notwendigkeit langfristiger, schlafmedizinischer Kontrollen aufzuklären.

Nach Tonsillektomie bzw. Tonsillotomie kommt es sofort zu einer Verbesserung der Atmung und des Schlafs, was sich nach alleiniger Adenotomie häufig erst nach 1–2 Wochen einstellt. Es kann jedoch bis zu einem Monat dauern, bis die OSA-Symptome vollständig beseitigt sind.

Bei Kindern unter dem 3. Lebensjahr ist die Häufigkeit von Komplikationen im Rahmen einer ATE 2-fach erhöht, so dass für diese Altersgruppe eine stationäre Therapie auch bei Tonsillotomie obligat ist. Dabei handelt es sich um Narkosekomplikationen prä- und postoperativ, die vom OSA-Schweregrad, vom Alter und vom Körpergewicht abhängig sind. Nach alleiniger Adenotomie ist initial eine Zunahme der Atmungsstörung zu erwarten. Daher müssen Kinder mit OSA nach alleiniger Adenotomie häufig stationär überwacht werden. Metaanalysen zeigen, dass die Adenotomie, die Tonsillotomie und die Adenotonsillotomie effektive Maßnahmen zur Behandlung der kindlichen OSA sind. Dennoch kann der Effekt nicht in jedem Fall garantiert werden, insbesondere bei gleichzeitig vorliegender Adipositas oder Anomalien des Gesichtsschädels ist das Risiko größer, dass die ATE keinen Effekt haben wird. Die Tonsillotomie ist in der Regel der Tonsillektomie vorzuziehen, da die Ergebnisse in Bezug auf die OSA auch im Langzeitverlauf über Jahre in randomisierten Studien vergleichbar sind. Außerdem hat die Tonsillektomie ein wesentlich größeres Nachblutungsrisiko. Eine einseitige Tonsillektomie anstelle der Tonsillotomie ist abzulehnen. Populationsbasierte Studien weisen darauf hin, dass die großzügige Tonsillektomie mit einem erhöhten Risiko für akute myeloische Leukämien einhergehen kann. Es existieren bisher keine genauen Richtlinien, wann die Adenotomie und wann die Adenotonsillotomie bzw. -ektomie durchzuführen ist. Die Entscheidung wird klinisch anhand der Größe der Adenoide und Tonsillen gestellt.

Es gibt keine absoluten Kontraindikationen, allerdings ist die Indikation beim Vorliegen einer Blutgerinnungsstörung und einer Gaumenspalte zurückhaltend zu stellen und der Tonsillotomie der Vorzug gegenüber der Tonsillektomie zu geben. Der Stellenwert der Radiofrequenzreduktion der Gaumenmandeln ist noch nicht eindeutig geklärt.

Bei Neugeborenen und gravierenden Fehlbildungen ist auch heute in vielen Fällen eine zumindest passagere Tracheostomie unumgänglich. Da der Ort der Obstruktion umgangen wird, werden obstruktive Atmungsstörungen sicher vermieden. Nach Beseitigung der zugrunde liegenden Fehlbildung kann im Einzelfall das Tracheostoma wieder verschlossen werden.

Die bei Erwachsenen mit großem Erfolg durchgeführte Vorverlagerung beider Kiefer um jeweils etwa 1 cm ist bei Kindern nur selten möglich. Die bei Kindern meist ausgeprägten Mittelgesichtsfehlbildungen insbesondere bei Syndromen verlangen in aller Regel Stellungsänderungen der Kiefer, die mehrere Zentimeter umfassen. Die Distraktionsosteogenese mit ex- oder internen Distraktoren hat sich als kieferchirurgisches Standardverfahren für solche Fälle etabliert. Unter- und/oder Oberkiefer werden durchtrennt, die Distraktoren platziert und nach Einsetzen der Kallusbildung täglich langsam distrahiert, bis das gewünschte Ausmaß erreicht ist. Nach einer Konsolidierungsphase werden die Distraktoren wieder entfernt. Eine kieferorthopädische Nachbehandlung dient der Zahnstellungsoptimierung und der weiteren Konsolidierung zur Verhinderung eines Rückgangs der erreichten Vorverlagerung. Als Erfolg wird bei diesen Kindern bereits gewertet, wenn eine initial angelegte Tracheostomie verschlossen werden kann. Die wenigen polysomnographischen Daten zeigen darüber hinaus eine Beseitigung der OSA in über 90% der Fälle.

Eine laryngeale OSA bei Kindern wird nach demselben chirurgischen Konzept wie eine Laryngomalazie korrigiert. Dies setzt eine Videoendoskopie in Sedierung voraus, um die verantwortlichen Strukturen identifizieren zu können. Bis zum 18. Lebensmonat ist in den meisten Fällen eine Spontanremission zu erwarten. Bei Persistenz oder ausgeprägten Fällen wird eine Supraglottoplastie nach Senders und Navarette durchgeführt. Mit dem CO_2-Laser wird einzeln oder in Kombination je nach dem videoendoskopischen Befund die prolabierende Schleimhaut auf den Aryhöckern entfernt, die aryepiglottische Falte inzidiert und somit verlängert, die Epiglottis partiell reseziert oder die Schleimhaut der Vallecula und der lingualen Epiglottisfläche vaporisiert. Eine Beseitigung der Symptome wird für über 80% der Kinder angegeben. Bei Misserfolg ist immer an das Vorliegen weiterer Fehlbildungen und einer generalisierten muskulären Hypotonie zu denken.

Konservative Verfahren

Die Reduktion eines erhöhten Körpergewichts führt genau wie bei Erwachsenen zu einer Abnahme bis Beseitigung der Atmungsstörungen im Schlaf und muss daher mit Eltern und Kindern besprochen werden. Nasale Kortikoide drängen sowohl die Schwellung der nasalen Mukosa als auch der Adenoide zurück. Die Effektivität nasaler Kortikoide bei der kindlichen OSA ist durch randomisierte plazebokontrollierte Studien belegt.

MERKE

An erster Stelle der Therapie steht in den meisten Fällen die Beseitigung der für die OSA relevanten Pathologie: Adenotonsillektomie, kieferorthopädische Maßnahmen, Gewichtsreduktion.

In gleicher Weise ist auch die Wirksamkeit des nasalen CPAP im Kindesalter nachgewiesen worden (Verbesserung der Vigilanz, Steigerung der Sauerstoffsättigung, Abnahme des Apnoe-Hypopnoeindex). Zwischen CPAP und BIPAP wurden bisher im Kindesalter keine Effektivitätsunterschiede erfasst. Vorteile automatisch getriggerter Geräte sind bisher nicht belegt worden. Die Anwendungsdisziplin im Kindesalter wird zum Teil als sehr gut, in manchen Studien als unzureichend beschrieben. In Einzelfällen wird bei längerfristiger Anwendung auf die Entwicklung von Mittelgesichtshypoplasien infolge des nächtlichen Maskendrucks hingewiesen. Dieses Risiko ist bei Patienten mit bestimmten Osteopathien erhöht (z.B. Osteoporose oder McCune-Albright-Syndrom).

Für orale Apparaturen zeigen aktuelle Cochrane-Metaanalysen bisher keine nachweisbaren Effekte bei OSA für Kinder unter dem 15. Lebensjahr, während bei Kindern mit Syndromen individuell angepasste orale Apparaturen effektiv sein können. Hier ist insbesondere die Gaumennahtsprengung bei Kindern mit sehr schmalem Oberkiefer zu nennen, durch die in wenigen Wochen mit einer einfachen oralen Apparatur der Mundraum erheblich vergrößert werden kann, so dass die Zungenruhelage wieder korrekt eingenommen werden kann.

In lebensbedrohlichen Fällen muss bei schwerer OSA auch an eine passagere Intubation oder an eine Tracheotomie gedacht werden.

Zusammenfassung

Die Leitsymptome Schnarchen, nächtliches Schwitzen, nächtliche Mundatmung und unzureichende geistige Leistungsfähigkeit am Tage sollten an das Vorliegen obstruktiver Schlafapnoen denken lassen. 0,7–3% aller Kinder mit einem Häufigkeitsmaximum im Kleinkindes- und Vorschulalter weisen eine OSA auf, jedoch nur 9% aller habituellen Schnarcher entwickeln eine OSA. Der häufigste Befund, der im Zusammenhang mit einer kindlichen OSA erhoben wird, ist eine Hypertrophie des Waldeyerschen Rachenrings. Bei Patienten mit Syndromen inkl. Mittellgesichtshypoplasie und Retrognathie sollte gezielt nach Hinweisen für eine OSA gefragt werden. Patienten mit Down-Syndrom sollten zwischen dem 2.–5. Lebensjahr polysomnographisch zum Ausschluss einer OSA untersucht werden. RS-Viren, genetische Prädispositionen und die Adipositas scheinen die Entstehung einer kindlichen OSA zu begünstigen. Patienten mit kindlicher OSA haben ein erhöhtes Risiko für Narkosekomplikationen, deshalb sollten Kinder unter 3 Jahren bei operativen Interventionen stationär behandelt werden.

Die Polysomnographie stellt den Goldstandard zur Diagnostik der kindlichen OSA dar. Anamnestische Fragebögen und klinische Befunde ergänzen die Diagnostik.

Die Adenotomie und die Tonsillotomie stellen weiterhin die häufigsten Therapiemethoden dar, gefolgt von den nasalen Kortikoiden und dem nasalen CPAP. Orale Apparaturen und kieferchirurgische Verfahren sind im Kindesalter bisher Patienten mit bestimmten Syndromen vorbehalten. In Einzelfällen ist eine Tracheotomie oder Intubation erforderlich.

LITERATUR

Agren K, Nordlander B, Linder-Aronsson S, Zettergren-Wijk L, Svanborg E (1998) Children with nocturnal upper airway obstruction: postoperative orthodontic and respiratory improvement. Acta Otolaryngol 118: 581–587.

American Academy of Sleep Medicine (2005) International classification of sleep disorders, 2nd ed.: Diagnostic and coding manual. Westchester, Illinois.

Beebe DW (2006) Neurobehavioral morbidity associated with disordered breathing during sleep in children: a comprehensive review. Sleep 29: 1115–1134.

Hörmann K, Verse T (2005) Surgery for sleep disordered breathing. Berlin, Heidelberg: Springer.

Hultcrantz E, Linder A, Markström A (2005) Long-term effects of intracapsular partial tonsillectomy (tonsillotomy) compared with full tonsillectomy. Int J Pediatr Otorhinolaryngol 69: 463–469.

Kalra M, Inge T, Garcia V, Daniels S, Lawson L, Curti R, Cohen A, Amin R (2005) Obstructive sleep apnea in extremely overweight adolescents undergoing bariatric surgery. Obes Res 13: 1175–1179.

Senders CW, Navarrete EG (2001) Laser supraglottoplasty for laryngomalacia: are specific anatomical defects more influential than associated anomalies on outcome? Int J Pediatr Otorhinolaryngol 57: 235–244.

Tasker C, Crosby JH, Stradling JR (2002) Evidence for persistence of upper airway narrowing during sleep, 12 years after adenotonsillectomy. Arch Dis Child 86: 34–37.

KAPITEL

43 Laryngopharyngealer Reflux bei Kindern

Oliver Reichel

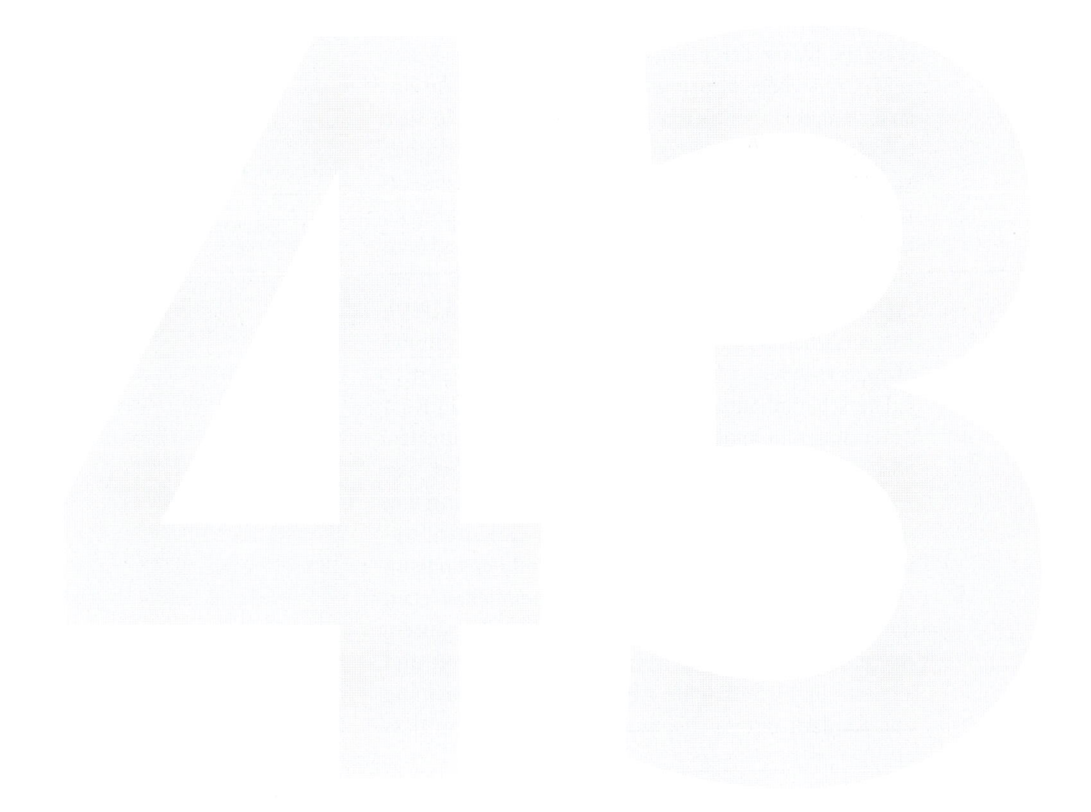

Gastroösophagealer Reflux (GER) und laryngopharyngealer Reflux (LPR)

Der retrograde Fluss von Mageninhalt in den Ösophagus wird als GER bezeichnet und ist insbesondere bei Kindern im 1. Lebensjahr als physiologisch zu werten. Gemäß einer Untersuchung von Vandenplas et al. (1991) an 509 gesunden Säuglingen im Alter zwischen 0 und 11 Monaten werden bis zu 73 gastroösophageale Refluxepisoden pro Tag als normal eingestuft. Diese Episoden treten bevorzugt postprandial auf und gehen in der Regel mit Regurgitationen oder Erbrechen einher. Als Gründe für die im Vergleich zu Erwachsenen häufiger auftretenden gastroösophagealen Refluxereignisse werden der kürzere intraabdominelle Ösophagus und die häufigeren Relaxationsphasen sowie die Unreife des unteren Ösophagussphinkters bei Kindern diskutiert. Ferner scheint auch das große Volumen der Säuglingsnahrung bei im Verhältnis dazu relativ geringem Ösophagus- und Magenvolumen eine Rolle zu spielen (Orenstein 2001). Mögliche Folgen eines übermäßigen GER im Kindesalter sind die Refluxösophagitis, die Ausbildung von Strikturen, Gedeihstörungen, häufiges Erbrechen, rezidivierende Oberbauchschmerzen und eine Eisenmangelanämie (Zalzal und Tran 2000).

Überwindet der Mageninhalt auch den oberen Ösophagussphinkter und erreicht dann den Hypopharynx, Larynx, die Trachea sowie die Bronchien oder sogar weiter proximal gelegene Bereiche wie den Oro- oder Nasopharynx bzw. die Nasenhöhle und die Nasennebenhöhlen, spricht man von LPR. Synonym zu LPR wird ebenfalls häufig der Begriff „extraösophagealer Reflux (EER)" verwendet. Leider ist bis heute aus Mangel an Untersuchungen mit Kindern ohne LPR unklar, wie viele laryngopharyngeale Refluxepisoden als physiologisch anzusehen sind. Während einige Autoren bereits eine einzige derartige Refluxepisode als pathologisch einstufen, kamen andere Untersuchungen zum Ergebnis, dass bis zu 10 pharyngeale Refluxereignisse als physiologisch zu beurteilen sind (Van den Abbeele et al. 2003; Halstead 1999). Die möglichen klinischen Manifestationen eines LPR sind überaus vielfältig und werden häufig fehldiagnostiziert.

Die schleimhautschädigende Wirkung des LPR ist unter anderem abhängig von der Art des Refluxates, vom pH-Wert, der Einwirkdauer, dem Wirkort, der Anzahl der Refluxepisoden über 24 Stunden und von der individuellen Empfindlichkeit des Patienten. Neben saurem Reflux von Mageninhalt und Pepsin kann es isoliert oder gleichzeitig auch zu einem alkalischen duodenogastroösophagealen Reflux mit Gallensäuren, Bilirubin und Pankreasenzymen kommen (Orel und Vidmar 2007). So konnte z.B. in einer Untersuchung von Kindern mit Apnoephasen gezeigt werden, dass 77,6% der beobachteten Refluxereignisse nicht sauer (pH > 4) waren (Wenzl et al. 2001). Ferner kann bei GER oder LPR auch ein gasförmiger Reflux vorliegen.

Klinik und Manifestationen des kindlichen LPR

Es gibt keine spezifischen Symptome, die eindeutig auf das Vorliegen eines LPR bei Kindern hinweisen. Im Vordergrund stehen Atemwegsbeschwerden wie ein Asthma, Reizhusten, Bronchospasmen und Atemaussetzer sowie Symptome wie Räusperzwang, Globusgefühl, verstärkte postnasale Sekretion, Stridor und paroxysmale Laryngospasmen. Weitere klinische Zeichen eines LPR können rezidivierende Atemwegsinfekte und Aspirationspneumonien, Heiserkeit, rezidivierende Sinusitiden und Otitiden sein (Karkos et al. 2006; Stavroulaki 2006). Bereits 1968 berichteten Cherry und Margulies über einen möglichen Zusammenhang zwischen einem Reflux und der Entstehung von laryngealen Kontaktgranulomen. Seitdem erschienen zahlreiche Publikationen, die mögliche weitere Manifestationen eines kindlichen LPR beschrieben (➤ Tab. 43.1).

Tab. 43.1 Eine Auswahl von Publikationen zu möglichen Manifestationen des kindlichen LPR

LPR-Manifestation	Autor
Stridor	Orenstein et al. 1983
Laryngomalazie	Belmont et al. 1984 ; Polonovski et al. 1990
Subglottische Stenose	Little et al. 1985
Chronischer Husten	Holinger et al. 1991
Plötzlicher Kindstod	Jolley et al. 1991 Duke et al. 2001
Supraglottische Stenose	Walner et al. 1997
Stimmlippenknötchen, Stimmlippengranulome	Halstead et al. 1999 Bach et al. 2002
Hypertrophie der Adenoide	Carr et al. 2001
Wundheilungsstörung nach operativer Therapie der Larynxpapillomatose	Holland et al. 2002
Papillomatose von Larynx und Trachea	McKenna et al. 2005
Nasenschmerzen mit nächtlichem Erwachen	Ulualp et al. 2005
Sensibilitätsstörung des Laryngopharynx	Suskind et al. 2006
Rezidivierende Paukenergüsse	Abd El-Fattah et al. 2007 Tasker et al. 2002
Heiserkeit	Block et al. 2007

Diagnostik des kindlichen LPR

Derzeit existiert sowohl für Erwachsene als auch für Kinder kein optimales Diagnostikum zum Nachweis eines LPR. Daher ist häufig erst die Kombination aus mehreren Untersuchungsmethoden zum Nachweis eines LPR zielführend. Entsprechend hilfreich ist eine gute interdisziplinäre Zusammenarbeit zwischen den behandelnden Pädiatern, HNO-Ärzten, pädiatrischen Neurologen und Radiologen. Da ein LPR auch gemeinsam mit einem GER auftreten kann, sollte in die Behandlung extraösophagealer Manifestationen einer Refluxerkrankung immer auch ein erfahrener pädiatrischer Gastroenterologe einbezogen werden.

Anamnese

Bereits die Anamnese kann wichtige Hinweise auf das mögliche Vorliegen eines LPR liefern. Die Eltern der betroffenen Patienten sollten gezielt nach der Dauer und der Häufigkeit der vorliegenden Beschwerden sowie nach eventuellen zeitlichen Zusammenhängen mit der Nahrungsaufnahme befragt werden. Auch ein verzögertes Wachstum oder eine zu geringe Gewichtszunahme können auf einen kindlichen LPR hinweisen.

Flexible transnasale Laryngoskopie

Nach Lokalanästhesie der Nasenschleimhaut, z.B. mittels eines Sprays, wird eine dünne und flexible Optik transnasal über den Nasopharynx bis in den supraglottischen Raum vorgeschoben und ermöglicht dadurch eine gute endoskopische Beurteilung des Zungengrundes sowie der laryngealen und hypopharyngealen Schleimhaut am wachen Kind. Als typische Zeichen eines kindlichen LPR gelten eine vergrößerte Zungengrundtonsille, ein Ödem des posterioren Larynx und Ödeme im Bereich der Aryknorpel sowie der Stimmlippen (➢ Abb. 43.1 und ➢ Abb. 43.2; Carr et al. 2001). Stimmlippenödeme bei Kindern mit LPR treten bevorzugt im vorderen Drittel auf und können leicht mit Stimmlippenknötchen verwechselt werden (Block und Brodsky 2007). Ein weiteres Zeichen für das Vorliegen eines kindlichen LPR ist eine ventrikuläre Obliteration. Sie liegt vor, wenn durch eine gleichzeitige Schwellung von Stimmlippe und Taschenfalte der Eingang in den Ventriculus laryngis laryngoskopisch nicht mehr erkennbar ist (Belafsky et al. 2001; Carr et al. 2001). Ein ausgeprägtes Ödem der Aryknorpel, ein Ödem des posterioren Larynx sowie eine vergrößerte Zungengrundtonsille gelten nach Meinung einiger Autoren sogar als pathognomonisch für das Vorliegen eines LPR (Carr et al. 2001; Block und Brodsky 2007). Durch eine gleichzeitige transnasale Laryngoskopie ist die korrekte Platzierung einer pH-Metrie-Sonde im Ösophagus ohne Manometrie oder eine sonst häufig erforderliche Lagekontrolle mittels Röntgenuntersuchung möglich (Ulualp und Brodsky 2007).

Tracheobronchoskopie und bronchoalveoläre Lavage

Tracheale Zeichen für das Vorliegen eines LPR können ein generalisiertes Schleimhautödem und -erythem sowie ein Schleimhautödem im Bereich der Carina sein. Auch ein Pflastersteinrelief der Trachealschleimhaut ist bei ausgeprägtem LPR beschrieben (Carr et al. 2001). Führt man bei Patienten mit LPR eine zytologische Untersuchung nach bronchoalveolärer Lavage durch, kön-

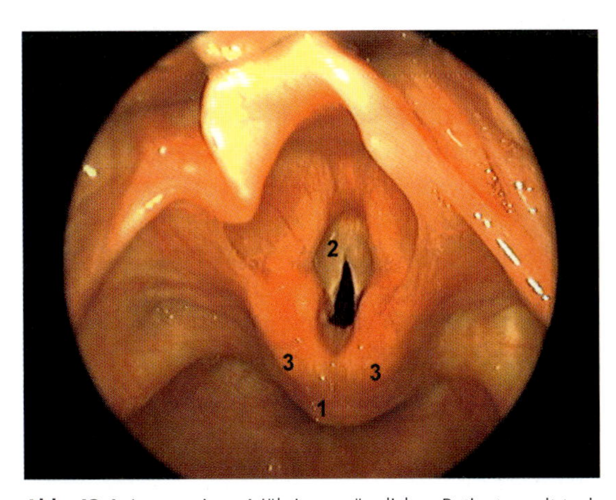

Abb. 43.1 Larynx eines 4-jährigen männlichen Patienten mit typischen Zeichen eines LPR (Ödem des posterioren Larynx (1), Stimmlippenödem (2) und Ödem der Aryknorpel (3))

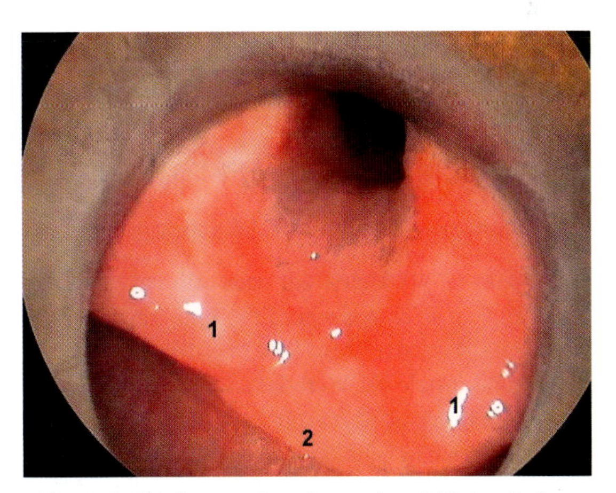

Abb. 43.2 Bild des posterioren Larynx eines 9-jährigen Patienten mit LPR, aufgenommen über ein Stützrohr nach Kleinsasser. Es zeigt sich ein Ödem im Bereich der Aryknorpel (1) sowie des posterioren Larynx (2)

nen erhöhte Werte fettbeladener Makrophagen als Folge einer Aspiration nachweisbar sein (Ahrens et al. 1999; Carr et al. 2001). Allerdings kann die Aspiration oral zugeführter Fette ohne Reflux zu einem ähnlichen Ergebnis führen. Ob es sich also um die Aspiration von Mageninhalt oder um oral aufgenommene Fette handelt, ist dadurch nicht zu unterscheiden (Zalzal et al. 2000).

Bariumösophagogramm und Magenentleerungsszintigraphie

Mittels Bariumösophagogramm lassen sich radiologisch Strukturveränderungen des Ösophagus wie Strikturen, Achalasien oder Segelbildungen nachweisen. Diese Untersuchung spielt allerdings bei der LPR-Diagnostik nur eine untergeordnete Rolle. Die Magenentleerungsszintigraphie ist ein nuklearmedizinisches Verfahren zum Nachweis von Magenentleerungsstörungen. Ferner kann mit dieser Untersuchung auch eine Aspiration von Mageninhalt diagnostiziert werden. Obwohl die Spezifität für einen Refluxnachweis hoch ist (83–100%), liegt die Sensitivität nur bei 15–59% (Stavroulaki 2006).

Manometrie

Diese Untersuchung ermöglicht die Erfassung von motorischen Störungen des Ösophagus. Ferner kann durch eine ösophageale Manometrie der Tonus des oberen und unteren Ösophagussphinkters gemessen werden. Dadurch kann z.B. eine Sphinkterinsuffizienz als Ursache einer Refluxkrankheit nachgewiesen werden. Zudem wird diese Untersuchung häufig gemeinsam mit einer 24-Stunden-pH-Metrie zur Beurteilung der korrekten Lage der distalen pH-Messsonde durchgeführt, die in der Regel 3–5 cm oberhalb des unteren Ösophagussphinkters positioniert wird (Karkos et al. 2006). Die Einlage der Sonde in den Ösophagus kann wie bei der pH-Metrie auch transnasal erfolgen.

Zweikanal-pH-Metrie über 24 Stunden

Die Zweikanal-pH-Metrie gilt nach wie vor als Goldstandard zum Nachweis eines LPR. Eine transnasal im Ösophagus platzierte Messsonde registriert dabei proximale und distale pH-Wert-Veränderungen. Die proximale Elektrode wird hierfür ca. 2 cm oberhalb des oberen Ösophagussphinkters platziert (➤ Abb. 43.3). Ein Nachteil der Methode ist die hohe Inzidenz falsch negativer Ergebnisse, die mitunter 50% betragen kann. Zudem ist mittels Zweikanal-pH-Metrie kein Nachweis eines alkalischen oder gasförmigen Refluxes möglich.

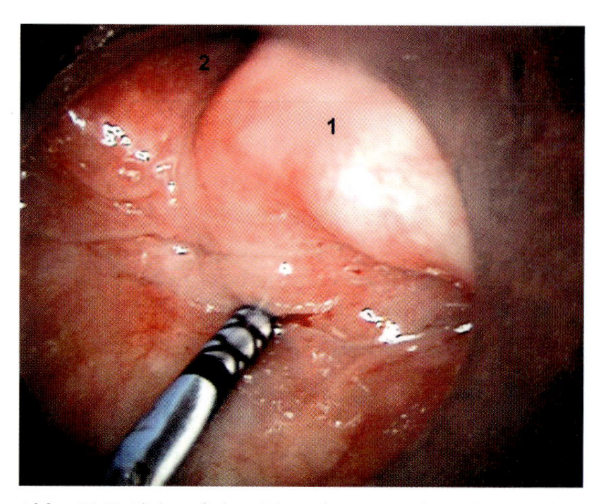

Abb. 43.3 Blick auf den ödematösen posterioren Larynx eines männlichen Patienten mit LPR über das Kleinsasser-Stützrohr. Die korrekte Lage der Zweikanal-pH-Metrie-Sonde ist an der schwarzen Markierung im Bereich des posterioren Larynx erkennbar, welche kurz oberhalb des oberen Ösophagussphinkters zum Liegen kommen sollte (rechter Aryhöcker (1), hintere Kommissur (2))

Ferner ist die Untersuchung zeitaufwändig und wird aufgrund ihrer Invasivität auch nicht von allen Kindern toleriert (Karkos et al. 2006). Dennoch wird dieses Untersuchungsverfahren von einigen Autoren zur Therapiekontrolle bei der Behandlung eines LPR zum Beispiel mit Protonenpumpenhemmern (PPI) empfohlen (Ulualp und Brodsky 2007).

Intraluminale Impedanzmessung

Dieses neue Verfahren beruht auf der Messung der elektrischen Leitfähigkeit des Speiseröhreninhaltes, die zwischen mehreren, auf einer intraösophagealen Sonde gelegenen Punkten gemessen wird. Während flüssige Refluxe aufgrund ihres hohen Ionengehaltes eine gute Leitfähigkeit besitzen, führt ein gasförmiger Reflux zu einer Verminderung der elektrischen Leitfähigkeit. Daraus wiederum resultiert eine Erhöhung des Widerstandes (Impedanz). Mit der intraluminalen Impedanzmessung sind nun Refluxereignisse unabhängig von ihrer Azidität und auch gasförmige Refluxe nachweisbar. Diese Untersuchung kann mit einer pH-Metrie gekoppelt werden und gilt als die sensitivste Methode zum Nachweis eines LPR (Lopez-Alonso et al. 2006). Möglicherweise löst dieses Verfahren die pH-Metrie als Standarduntersuchung zum Nachweis eines LPR zukünftig ab (Stavroulaki 2006).

Bilimetrie

Wie zuvor beschrieben, kann auch ein duodenogastraler Reflux die Speiseröhre oder extraösophageale Regionen erreichen und schädigen. Mittels Bilimetrie kann spektrophotometrisch das wichtigste Gallepigment, Bilirubin, über eine fiberoptische Miniatursonde im Ösophagus oder auch weiter proximal nachgewiesen werden. Diese Untersuchung wird insbesondere bei Patienten mit Verdacht auf LPR bei unauffälligem pH-Metrie-Befund angewandt und erfolgt ebenso wie die pH-Metrie über 24 Stunden. Auch eine simultane pH-Metrie zur Bilimetrie ist möglich (Orel et al. 2006).

Pepsinnachweis mittels Immunassay

Der Nachweis von Pepsin in Sekreten der oberen Atemwege könnte zukünftig invasivere Untersuchungsmethoden zum Nachweis eines LPR überflüssig machen. Durch die Untersuchung von Sputumproben erwachsener LPR-Patienten konnte gezeigt werden, dass ein Nachweis von Pepsin im Sputum mittels Immunassay ein diagnostisches Verfahren mit einer Sensitivität von 100% sowie mit einer Spezifität von 89% bei LPR darstellt (Knight et al. 2005). Ferner konnte mittels Immunassay auch im Trachealsekret von Kindern mit Refluxsymptomen oder Atembeschwerden, im Gegensatz zu gesunden Kontrollen, Pepsin nachgewiesen werden (Krishnan et al. 2002).

PPI-Test

Bei erwachsenen Patienten mit Verdacht auf LPR erfolgt im klinischen Alltag meist primär eine empirische Gabe von PPIs. Manche Autoren favorisieren aufgrund der niedrigen Kosten dieses Vorgehen und empfehlen erst bei Therapieversagen eine weitere LPR-Diagnostik (Stavroulaki 2006). Bei Kindern liegen bisher keine Studien vor, welche eine empirische PPI-Therapie zur Diagnostik eines LPR untersucht haben. Da gegenwärtig kein PPI in Deutschland für die Therapie des kindlichen LPR offiziell zugelassen ist, erfolgt die Verordnung im Sinne eines Off label use.

MERKE

Einzig Omeprazol ist in einer bestimmten Galenik in Deutschland als PPI zur Therapie der Refluxösophagitis bei Kindern ab dem 1. Lebensjahr zugelassen (Jesch et al. 2000). Dies sollte man bei der Durchführung einer empirischen PPI-Therapie bei Kindern mit Verdacht auf LPR berücksichtigen, und es ist allein schon aus medikolegalen Gründen empfehlenswert, auch eine dokumentierte Aufklärung der Eltern vor Therapiebeginn mit einem PPI durchzuführen.

Therapie des kindlichen LPR

Konservative Therapie

Die erste Stufe der Refluxtherapie besteht darin, die Refluxereignisse durch einfache konservative Maßnahmen zu beseitigen bzw. zu reduzieren. So kann bei vielen Kindern bereits ein Andicken der Nahrung sowie die Vermeidung von Nahrungsmitteln, die den Tonus des unteren Ösophagussphinkters vermindern (Schokolade, Kakao, Cola), die Refluxbeschwerden deutlich reduzieren. Auch das Vermeiden der Nahrungsaufnahme einige Stunden vor dem Schlafengehen sowie die häufigere Verabreichung kleinerer Mahlzeiten anstelle von wenigen großen Portionen ist bei vielen betroffenen Kindern effektiv. Weiterhin wird bei Kindern mit LPR eine Schlafposition mit Kopf- und Oberkörperhochlagerung (30°) empfohlen. Erst bei Versagen dieser konservativen Maßnahmen sollte man eine medikamentöse Therapie beginnen (Zalzal et al. 2000; Stavroulaki 2006; Karkos et al. 2006)

Medikamentöse Therapie

Eine medikamentöse Refluxtherapie führt bei ca. 80% der Kinder zum Erfolg (Andze et al. 1991). Neben Antacida und Histamin-Rezeptor-Antagonisten (H_2-Blocker) stehen prokinetisch wirkende Substanzen und PPI zur Verfügung. Während Antacida, wie z.B. Magnesium-Aluminium-Hydroxid, die Magensäure direkt im Magen neutralisieren bzw. reduzieren, bewirken H_2-Blocker eine Blockade der Histamin-vermittelten gastralen Säuresekretion. Prokinetische Substanzen wie Metoclopramid, Domperidon oder Cisaprid erhöhen über eine Acetylcholin-Freisetzung die Magenmotilität sowie den Tonus des unteren Ösophagussphinkters. Die potentesten Medikamente zur Refluxtherapie stellen PPI dar, die über eine irreversible Hemmung der H^+/K^+-ATPase eine Reduktion der Magensäureproduktion erzielen. Antacida sind allenfalls bei einem milden LPR ausreichend wirksam und werden häufig mit anderen Medikamenten zur Refluxtherapie kombiniert. H_2-Blocker wie Cimetidin, Ranitidin, Famotidin oder Nizatidin werden seit der Einführung der PPI aufgrund ihrer geringeren säuresuppressiven Wirkung zunehmend weniger eingesetzt und sind für Kinder und Jugendliche entweder gar nicht oder nur eingeschränkt zugelassen. Sie können ferner eine Gynäkomastie, Diarrhoe und Störungen des Vitamin-D- und Leberstoffwechsels auslösen (Zalzal et al. 2000; Stavroulaki 2006). Prokinetika allein sind zur Therapie des LPR nicht ausreichend effektiv und werden daher häufig mit PPI kombiniert. Cisaprid, früher das am häufigsten verwendete Prokinetikum, wird heute aufgrund der Gefahr kardialer Arrhythmien nicht mehr eingesetzt. Die effektivste Form der medikamentösen Säuresuppression stellen PPI dar (empfohlene Dosierung für Omeprazol: 0,7–3,5 mg/kg Körpergewicht pro Tag). Allerdings gibt es kaum aussagekräftige Studien, welche die Effektivität und auch die geeignete Dosierung einer PPI-Therapie bei Kindern mit LPR untersucht haben (Colletti und Di Lorenzo 2003). Daher sind zukünftig doppelblinde, randomisierte und kontrollierte Studien zur PPI-Therapie des LPR nötig (Karkos et al. 2006). PPI scheinen ferner auch bei der Therapie des biliären Refluxes bei Kindern wirksam zu sein (Orel et al. 2006). Allerdings sollte die Behandlung dieser Form der Refluxerkrankung erfahrenen Kindergastroenterologen vorbehalten sein.

Chirurgische Therapie

Eine chirurgische Therapie sollte nur bei Kindern mit ausgeprägtem LPR und bei Therapieversagen einer konservativen und medikamentösen Behandlung erfolgen. Die Methode der Wahl ist die Fundoplicatio nach Nissen bzw. die Semifundoplicatio mit oder ohne Pyloroplastik. Die in den letzten Jahren entwickelten endoskopischen Verfahren zur Refluxbehandlung sind derzeit noch als experimentell anzusehen und sollten nur im Rahmen von kontrollierten klinischen Studien erfolgen (Stavroulaki 2006). Während für die chirurgische Therapie des GER bei Kindern Erfolgsraten von bis zu 95% beschrieben sind, existieren kaum Daten zum chirurgischen Therapieerfolg bei Kindern mit LPR (Zalzal und Tran 2000; Stavroulaki 2006). Weitere kontrollierte klinische Studien müssen zeigen, ob die bei Kindern mit GER erzielten Ergebnisse einer chirurgischen Therapie auch beim Vorliegen eines LPR erreicht werden können.

LITERATUR

Abd El-Fattah AM, Abdul Maksoud GA, Ramadan AS, Abdalla AF, Abdel Aziz MM (2007) Pepsin assay: a marker for reflux in pediatric glue ear. Otolaryngol Head Neck Surg 136: 464–470.

Ahrens P, Noll C, Kitz R, Willigens P, Zielen S, Hofmann D (1999) Lipid-laden alveolar macrophages (LLAM): a useful marker of silent aspiration in children. Pediatr Pulmonol 28: 83–88.

Andze GO, Brandt ML, Vil DS, Bensoussan AL, Blanchard H (1991) Diagnosis and treatment of gastroesophageal reflux in 500 children with respiratory symptoms: The value of pH monitoring. J Pediatr Surg 26: 295–300.

Bach KK, McGuirt WF Jr, Postma GN (2002) Pediatric laryngopharyngeal reflux. Ear Nose Throat J 81 (9 Suppl 2): 27–31.

Belafsky PC, Postma GN, Koufman JA (2001) The validity and reliability of the reflux finding score (RFS). Laryngoscope 111: 1313–1317.

Belmont JR, Grundfast K (1984) Congenital laryngeal stridor (laryngomalacia): etiologic factors and associated disorders. Ann Otol Rhinol Laryngol 93: 430–437.

Block BB, Brodsky L (2007) Hoarseness in children: the role of laryngopharyngeal reflux. Int J Pediatr Otorhinolaryngol 71: 1361–1369.

Carr MM, Poje CP, Ehrig D, Brodsky LS (2001) Incidence of reflux in young children undergoing adenoidectomy. Laryngoscope 111: 2170–2172.

Carr MM, Nagy ML, Pizzuto MP, Poje CP, Brodsky LS (2001) Correlation of findings at direct laryngoscopy and bronchoscopy with gastroesophageal reflux disease in children. Arch Otolaryngol Head Neck Surg 127: 369–374.

Cherry J, Margulies SI (1968) Contact ulcer of the larynx. Laryngoscope 78: 1937–1940.

Colletti RB, Di Lorenzo C (2003) Overview of pediatric gastroesophageal reflux disease and proton pump inhibitor therapy. J Pediatr Gastroenterol Nutr 37: S7–S11.

Duke SG, Postma GN, McGuirt WF Jr, Ririe D, Averill DB, Koufman JA (2001) Laryngospasm and diaphragmatic arrest in immature dogs after laryngeal acid exposure: a possible model for sudden infant death syndrome. Ann Otol Rhinol Laryngol 110: 729–733.

Halstead LA (1999) Role of gastroesophageal reflux in pediatric upper airway disorders. Otolaryngol Head Neck Surg 120: 208–214.

Holinger and Sanders, 1991Holinger LD, Sanders AD (1991) Chronic cough in infants and children: an update. Laryngoscope 101: 596–605.

Holland BW, Koufman JA, Postma GN, McGuirt WF Jr (2002) Laryngopharyngeal reflux and laryngeal web formation in patients with pediatric recurrent respiratory papillomas. Laryngoscope 112: 1926–1929.

Jesch I, Koletzko S (2000) Omeprazol in der Kinderheilkunde. Monatsschr Kinderheilkd 148: 113–117.

Jolley SG, Halpern LM, Tunell WP, Johnson DG, Sterling CE (1991) J Pediatr Surg 26: 691–696.

Karkos PD, Leong SC, Apostolidou MT, Apostolidis T (2006) Laryngeal manifestations and pediatric laryngopharyngeal reflux. Am J Otolaryngol 27: 200–203.

Knight J, Lively MO, Johnston N, Dettmar PW, Koufman JA (2005) Sensitive pepsin immunoassay for detection of laryngopharyngeal reflux. Laryngoscope 115: 1473–1478.

Krishnan U, Mitchell JD, Messina I, Day AS, Bohane TD (2002) Assay of tracheal pepsin as a marker of reflux aspiration. J Pediatr Gastroenterol Nutr 35: 303–308.

Little FB, Koufman JA, Kohut RI, Marshall RB (1985) Effect of gastric acid on the pathogenesis of subglottic stenosis. Ann Otol Rhinol Laryngol 94: 516–519.

Lopez-Alonso M, Moya MJ, Cabo JA, Ribas J, del Carmen Macias M, Silny J, Sifrim D (2006) Twenty-four-hour esophageal impedance-pH monitoring in healthy preterm neonates: rate and characteristics of acid, weakly acidic, and wakly alkaline gastroesophageal reflux. Pediatrics 118: 299–308.

McKenna M, Brodsky L (2005) Extraesophageal acid reflux and recurrent respiratory papilloma in children. Int J Pediatr Otorhinolaryngol 69: 597–605.

Orel R, Brecelj J, Homan M, Heuschkel R (2006) Treatment of oesophageal bile reflux in children: the results of a prospective study with omeprazole. J Pediatr Gastroenterol Nutr 42: 376–383.

Orel R, Vidmar G (2007) Do acid and bile reflux into the esophagus simultaneously? Temporal relationship between duodenogastro-esophageal reflux and esophageal pH. Pediatr Int 49: 226–231.

Orenstein SR, Orenstein DM, Whitington PF (1983) Gastroesophageal reflux causing stridor. Chest 84: 301–302.

Orenstein SR (2001) An overview of reflux-associated disorders in infants: apnea, laryngospasm, and aspiration. Am J Med 111(suppl 8A): 60S–63S.

Polonovski JM, Contencin P, Francois M, Viala P, Narcy P (1990) Aryepiglottic fold excision for the treatment of severe laryngomalacia. Ann Otol Rhinol Laryngol 99: 625–627.

Suskind DL, Thompson DM, Gulati M, Huddleston P, Liu DC, Baroody FM (2006) Improved infant swallowing after gastroesophageal reflux disease treatment: a function of improved laryngeal sensation? Laryngoscope 116: 1397–1403.

Stavroulaki P (2006) Diagnostic and management problems of laryngopharyngeal reflux disease in children. Int J Pediatr Otorhinolaryngol 70: 579–590.

Tasker A, Dettmar PW, Panetti M, Koufman JA, Birchall J, Pearson JP (2002) Is gastric reflux a cause of otitis media with effusion in children ? Laryngoscope 112: 1930–1934.

Ulualp S, Brodsky L (2005) Nasal pain disrupting sleep as a presenting symptom of extraesophageal reflux in children. Int J Pediatr Otorhinolaryngol 69: 1555–1557.

Ulualp SO, Rodriguez S, Holmes-Wright CN (2007) Flexible laryngoscopy-guided pharyngeal pH monitoring in infants. Laryngoscope 117: 577–580.

Ulualp SO, Brodsky L (2007) Monitoring of gastric acid suppression in patients with extraesophageal reflux disease. Int J Pediatr Otorhinolaryngol 71: 1849–1853.

Van den Abbeele T, Coulognier V, Faure C, Narcy P (2003) The role of 24-h pH recording in pediatric otolaryngologic gastroesophageal reflux disease. Int J Pediatr Otorhinolaryngol 67 (Suppl 1): S95–S100.

Vandenplas Y, Goyvaerts H, Helven R, Sacre L (1991) Gastroesophageal reflux, as measured by 24-hour pH monitoring, in 509 healthy infants screened for risk of sudden infant death syndrome. Pediatrics 88: 834–840.

Walner DL, Holinger LD (1997) Supraglottic stenosis in infants and children. A preliminary report. Arch Otolaryngol Head Neck Surg 123: 337–341.

Wenzl TG, Schenke S, Peschgens T, Silny J, Heimann G, Skopnik H (2001) Association of apnea and nonacid gastroesophageal reflux in infants: investigations with the intraluminal impedance technique. Pediatr Pulmonol 31: 144–149.

Zalzal GH, Tran LP (2000) Pediatric gastroesophageal reflux and laryngopharyngeal reflux. Otolaryngol Clin North Am 33: 151–161.

KAPITEL

44 Entzündliche Erkrankungen des Pharynx

Karl Götte

Dieses Kapitel ist aus Gründen der Systematik nach der Pathogenese eingeteilt (virale Erreger, bakterielle Erreger, Pilze, Autoimmunerkrankungen). Die Relevanz dieses Beitrags ergibt sich aus der Häufigkeit von entzündlichen Erkrankungen des Rachens im Kindesalter. In ➤ Tabelle 44.1 sind die hier besprochenen Krankheitsbilder im Überblick dargestellt.

Tab. 44.1 Überblick über die entzündlichen Erkrankungen des Pharynx

ICD-10	Erreger	Typische Symptome und Befunde	Diagnostik
J10: echte Grippe	Influenzavirus Typ A und B	beidseitige Odynophagie mit Rhinorrhoe und unproduktivem Husten, schlechter Allgemeinzustand mit Fieber	Schnelltest aus Rachen- oder Nasenabstrich möglich
J00: grippale Infekte, akute virale Nasopharyngitis	am häufigsten Rhino- und Coronaviren, daneben Respiratory Syncytial Virus, Adeno- und Parainfluenzaviren	beidseitige Odynophagie mit Rhinorrhoe und unproduktivem Husten, wenig beeinträchtigter Allgemeinzustand, meist kein Fieber	in der Praxis nicht erforderlich, Ausschluss relevanter Differenzialdiagnosen
B08.5 Herpangina	Coxsackie-Virus A	schmerzhafte Bläschen und Ulzera mit dunkelrotem Hof isoliert am Weichgaumen, Fieber	Serologie (IgM und IgG gegen Coxsackie-Virus A)
B00.2 Gingivostomatitis herpetica	Herpes-simplex-Virus Typ I	fauler Mundgeruch, schmerzhafte Bläschen und Ulzera mit dunkelrotem Hof im gesamten Mund-Rachen-Raum, Fieber, Exsikkose beim Kleinkind	Serologie (IgM und IgG gegen HSV-I)
B02 Herpes zoster	Varicella-Zoster-Virus	streng einseitige Schmerzen und streng einseitige Bläschen und Ulzera in verschiedenen Bereichen des Mund-Rachen-Raums möglich	Serologie (IgM und IgG gegen VZV-I)
B27.0 Mononukleose	Epstein-Barr-Virus	konfluierende Beläge auf der Tonsilla palatina und pharyngea, generalisierte Lymphadenitis, Fieber	Schnelltest aus Vollblut, Serologie (Anti-VCA-IgG als frühester Marker, Anti-VCA-IgM erst im Verlauf positiv, Anti-EBNA-IgG muss negativ sein), stets erhöhte Leberenzyme
B05.9 Masern	Masernvirus	nach 3 Tagen Rhinitis, Bronchitis, und Konjunktivitis (!) kommt es zum Enanthem des Weichgaumens und in konstant zu Koplik-Flecken der Wangenschleimhaut noch vor (!) dem Exanthemstadium	Masernverdacht in Deutschland meldepflichtig, Serologie zur Bestätigung daher erforderlich. Spezifisches IgM erst im Exanthemstadium positiv, Virusdirektnachweis durch Fluoreszenzmikroskopie aus Abstrich möglich
B23.0 akute HIV-Infektion	HIV-Virus	Beläge auf den Tonsillen und orale Ulzerationen, häufig makulopapulärer Hautausschlag und generalisierte Lymphadenitis, reduzierter Allgemeinzustand, Fieber	noch keine Serokonversion, daher ELISA und Western-Blot negativ, Nachweis oder Ausschluss der Verdachtsdiagnose erforderlich durch HIV-1-RNA-Nachweis mittels RT-PCR aus ungekühlter, frischer Serumprobe (10–15 Tage nach Infektion positiv), p24-Antigen im Serum
B08.4 Hand-Fuß-Mund-Krankheit	Coxsackie-Viren Typ A16 (selten 4,5,9,10) und Enterovirus Serotyp 71	im Rachen vergleichbar der Herpangina, zusätzlich Exanthem an Händen und Füßen bei Kindern unter 10 Jahren	Serologie (IgM und IgG gegen Coxsackie-Viren) möglich
J03.0 Streptokokkenangina	β-hämolysierende Streptokokken der Gruppe A	plötzlicher Beginn, beidseitige Odynophagie, Fieber, Stippchen auf den Tonsillen, kein Husten, keine Rhinitis	Streptokokkenschnelltest aus Rachenabstrich, Kultur, Serologie in der Praxis sinnlos
A38 Scharlach	β-hämolysierende Streptokokken der Gruppe A mit einem Phagen, der für ein erythrogenes Exotoxin kodiert	identisch zur Streptokokkenangina, am 1.–2. Krankheitstag kleinfleckige Papeln am Oberkörper beginnend, Hand- und Fußflächen nicht befallen, periorale Blässe, Himbeerzunge	identisch zur Streptokokkenangina: Schnelltest aus Rachenabstrich oder Kultur

44

Tab. 44.1 Überblick über die entzündlichen Erkrankungen des Pharynx (Forts.)

ICD-10	Erreger	Typische Symptome und Befunde	Diagnostik
J36 Peritonsillarabszess	Mischflora aerob und anaerob, Streptokokken nur in 25% der Fälle nachweisbar	typisch ein(!)seitige Odynophagie, Kieferklemme	Punktion
J39.0 Retropharyngealabszess	Mischflora aerob und anaerob	Odynophagie und schmerzhaft eingeschränkte Halsbeweglichkeit (nicht obligat)	Röntgen Hals seitlich, CT mit KM oder MRT mit KM
A69.1 Angina Plaut-Vincent	Fusospirochätose (Treponema vincentii und Fusobacterium necrophorum)	Auftreten bei schlechtem Allgemeinzustand oder schlechter Hygiene, Ulkus des Gaumens und/oder der Tonsille	mikroskopischer Erregernachweis aus Abstrich, Kultur nicht möglich
A42.2. Aktinomykose	Aktinomyzeten (grampositive anaerobe/fakultativ anaerobe Bakterien)	bei schlechtem Allgemeinzustand oder Immunsuppression subakut verlaufende, brettharte Entzündung, Fistelbildung, wenig schmerzhaft	Abstrich, Mikroskopie, Histologie
A36.0 Diphtherie	Corynebacterium diphtheriae	süßlicher Mundgeruch, grau-weiße Pseudomembranen an Tonsille und (!) Gaumen, blutend beim Abwischen	Mikroskopie aus Abstrich unter den Membranen mit Neisser-Färbung: Polkörperchennachweis; Kultur: 4 Tage auf Selektivnährböden, Nachweis erfordert Selektivmedien, danach Toxinnachweis durch Immunpräzipitation (ELEK-Test) oder PCR
A18.4 Tuberkulose, mukokutaner Lupus vulgaris des Pharynx	Mycobacterium tuberculosis oder bovis	disseminierte, erythematöse Papeln der Schleimhaut	PCR, Kultur
A51.2, A51.3, A52, A50, Syphilis Stadium I, II, III, Lues connata	Treponema pallidum	Stadium I: Ulcus durum mit begleitendem Lymphknoten, geringe Odynophagie, Stadium II: Angina specifica mit starker Odynophagie, düsterrote Plaques muqueuses der Schleimhaut, Plaques lisses der Zunge, weißliche Leukoplakia oris, nicht juckendes (!) Exanthem, Stadium III: Gummen oder Perforation des Gaumens, Lues connata praecox: im HNO-Bereich blutiger Schnupfen (Coryza), Lues connata tarda: Hutchinson Trias	Stadium I: mikroskopischer Nachweis aus Abstrich oder Histologie (Silberfärbung oder Dunkelfeldmikroskopie), Kultur gelingt nicht, Stadium II und III: TPPA oder TPHA
A54.5 Gonorrhoe	Neisseria gonorrhoeae	häufig asymptomatisch	Abstrich und Mikroskopie; Gram-Färbung bzw. Methylenblaufärbung zum Nachweis der Diplokokken, Kultur auf Selektivnährböden (Thayer-Martin-Medium)
J37.8 Candidose	Candida albicans	Odynophagie, abwischbare weiße Beläge	Kultur
L51 Erythema multiforme majus	autoimmun, viral oder medikamentös getriggert	schmerzhafte Blasen im Mund-Rachen-Raum, nicht juckendes kokardenartiges Exanthem	Hautbiopsie
L51.1 Stevens-Johnson-Syndrom	autoimmun, viral oder medikamentös getriggert	schmerzhafte Blasen der Schleimhäute, Lidödeme, Exanthem, schlechter Allgemeinzustand bis zum Schock	Hautbiopsie
L10.0 Pemphigus vulgaris	autoimmun	Blasen oder oberflächliche Ulzera der Schleimhäute und der Haut, positives Nikolski-Zeichen	Biopsie mit Immunhistochemie: Antikörper gegen Desmoglein 3

44

44.1 Erkrankungen durch virale Erreger

44.1.1 Grippe

Synonyme und Definition. Echte Grippe; Influenza; engl. „flu"; ICD-10: J10.

Die deutsche Bezeichnung „Grippe" leitet sich nach heutiger Vorstellung aus dem althochdeutschen „grifan", altsächsisch „gripan" ab, das soviel wie „greifen" bedeutet. Die um sich „greifende" Seuche Grippe hat einen Patienten also „ergriffen".

Der im Englischen verwendete Begriff „Influenza" leitet sich aus der spätmittelalterlichen Vorstellung eines „Einflusses der Sterne" = „coeli influencia" auf die Gesundheit ab.

Erreger

Influenzavirus Typ A und B

Influenzaviren gehören zur Familie der Orthomyxoviren und sind behüllte Einzelstrang-RNA-Viren. Es existieren die Gattungen Influenzavirus A (Wirt: Mensch und zahlreiche Tiere, primäres Reservoir: Wasservögel), Influenzavirus B (Wirt: nur Mensch), Influenzavirus C (selten pathogen, Vorkommen bei Mensch und Schwein nachgewiesen).

Influenzaviren besitzen 8 RNA-Segmente, die für 10 Proteine kodieren. Von besonderer Bedeutung sind dabei das Hämagglutinin (HA) und die Neuraminidase (NA), da sie die wichtigsten Oberflächenantigene des Influenzavirus A darstellen. Diese beiden Proteine bilden „Spikes" an der Virusoberfläche, die für die Adhäsion an der Wirtszelle von Bedeutung sind. Punktmutationen in den dafür kodierenden RNA-Segmenten führen zum Antigen*drift* und damit zu Untertypen. Bisher wurden 16 solcher H-Untertypen und 9 N-Untertypen identifiziert. Dieser Antigendrift ist verantwortlich dafür, dass eine hohe Zahl von Viren unterschiedlicher Oberflächenstruktur existiert. Dies erklärt die fehlende Immunität für das Influenzavirus nach abgelaufener Infektion. Wenn zwei verschiedenartige Viren eine Wirtszelle infizieren, ist eine genetische Reassortierung, ein Antigen*shift*, möglich. Die darauf folgende größere Veränderung der Oberflächenstruktur kann der Ursprung für eine Pandemie sein. Die historisch bedeutsamste Grippe-Epidemie, die Spanische Grippe von 1918 mit mehr als 20 Millionen Toten, wurde beispielsweise von dem Subtyp Influenza A/H1N1 ausgelöst, für die Vogelgrippe ist Subtyp Influenza A/H5N1 verantwortlich, in der Saison 2006/07 zirkulierte in Deutschland hauptsächlich der Subtyp A/H3N2.

Der direkte Nachweis von Influenza, sprich der Nachweis durch PCR oder Viruskultur, ist in Deutschland seit 1.1.2001 laut Infektionsschutzgesetz meldepflichtig. Dies gilt nicht für den Nachweis durch Schnelltests. Der direkte Virusnachweis und die Früherkennung eventuell neuer Subtypen werden in Deutschland regelmäßig im „Nationalen Referenzzentrum Influenza (NRZ Influenza)", einem Fachbereich des Robert Koch-Instituts (RKI), Berlin, durchgeführt. Unter http://influenza.rki.de werden die aktuellen Daten und das regionale Influenzarisiko wöchentlich aktualisiert. Das NRZ Influenza ist eingebunden in das European Influenza Surveillance Scheme (EISS; www.eiss.org), das wiederum einen wöchentlichen europaweiten Bericht veröffentlicht. Die am NRZ Influenza gewonnenen Daten werden weitergeleitet an die WHO. Die WHO wiederum spricht, basierend auf den von den Mitgliedsländern übermittelten Daten, jährlich eine Impfempfehlung mit der Zusammenstellung des aktuellen Impfstoffes aus (s. Prophylaxe).

Das Influenzavirus ist im Eis unbegrenzt überlebensfähig und bei 20 °C auf trockener Oberfläche 2–8 Stunden. Bei 70 °C stirbt das Virus ab und verliert seine Infektiosität. Das Virus repliziert sich in den Zellen des Respirationstraktes. Aus einer Wirtszelle können bis zu 100 000 Viren hervorgehen.

Symptome, Befunde und Differenzialdiagnosen

Nach Tröpfcheninfektion oder Schmierinfektion/Kontakt mit infiziertem Material treten im Anschluss an eine nur kurze Inkubationszeit von 1–3 Tagen die typischen Symptome der Grippe auf:

- Rachenschmerzen (!) bzw. Schmerzen beim Schlucken/Odynophagie
- Akuter (!) Krankheitsbeginn
- Fieber > 38,5 °C (!), Dauer 3–7 Tage
- (unproduktiver!) Husten
- Gliederschmerzen/Myalgie
- Reduzierter Allgemeinzustand/Malaise, Zephalgie
- Rhinorrhoe.

Die Symptome klingen bei einem unkomplizierten Verlauf nach 7–10 Tagen spontan ab, ein Leistungsknick kann aber noch mehrere Wochen weiterbestehen.

Die genannten Allgemeinsymptome sind nach heutiger Vorstellung die Folge der Reaktion des Immunsystems (hauptsächlich Bradykinin, IL 1, IFN alpha, TNF, Histamin) auf die infizierten Zellen des Respirationstraktes. Die Viren selbst replizieren sich nur dort und lösen nicht die systemische Reaktion aus.

Es bestehen beträchtliche Überschneidungen mit zahlreichen Differenzialdiagnosen:

- **Erkältung, grippaler Infekt**, engl. „common cold". Typisch für die echte Grippe sind das Fieber und der trockene Husten. Sie fehlen typischerweise bei den grippalen Infekten des Erwachsenen. Das Vorliegen dieser beiden Symptome hat in der Differenzierung der beiden Krankheitsbilder den höchsten prädiktiven Wert (Monto et al. 2000). Bei Kindern trifft dies zumindest auf den Husten zu. Die Morbidität bei der echten Grippe ist wesentlich höher als beim grippalen Infekt, der Patient kann kaum zu Fuß in die Praxis kommen.

> **MERKE**
> Fieber und trockener Husten sind typisch für die echte Grippe, weniger typisch für den grippalen Infekt.

- **Streptokokkenangina.** Husten und Rhinorrhoe sind typisch für die echte Grippe und untypisch für die Streptokokkenangina, die sich ja lokalisiert im lymphatischen Gewebe des Rachens abspielt.

> **MERKE**
> Husten und Rhinorrhoe sind typisch für die echte Grippe, aber untypisch für die Streptokokkenangina.

- **Pneumonie.** Bei der echten Grippe besteht typischerweise ein unproduktiver, trockener Husten, bei der Pneumonie ein produktiver Husten mit Auswurf. Gewöhnlich bringt die Auskultation Klarheit.

> **MERKE**
> Ein trockener Husten ist typisch für die echte Grippe, aber untypisch für die bakterielle Pneumonie.

- **Meningitis.** Die Differenzierung kann schwierig sein! Husten ist untypisch für die Meningitis, letztendliche Klarheit bringt die Liquorpunktion.

> **MERKE**
> Husten ist typisch für die echte Grippe, aber untypisch für die Meningitis.

- **Sepsis.** Typisch für die echte Grippe ist der plötzliche, heftige Beginn mit Fieber, das innerhalb von 2–3 Tagen wieder verschwindet. Dieser Fieberverlauf ist für die Sepsis nicht typisch, Husten ebenfalls nicht. Klarheit bringt die Blutkultur bei ansteigendem Fieber.
- **Masern.** Differenzialdiagnostisch ist bei nicht geimpften Kindern auch an Masern zu denken. Nach dem Impfstatus für diese ebenfalls meldepflichtige Erkrankung ist daher stets zu fragen! Bei Masern tritt noch vor dem Exanthemstadium ein 3–4 Tage dauerndes Prodromalstadium auf mit Rhinitis, Konjunktivitis, Bronchitis und hohem Fieber. In diesem Stadium ähneln sich die klinischen Verläufe der beiden Erkrankungen sehr. Eine Konjunktivitis („verschwollenes Kind") ist typisch für die Masern und untypisch für die Grippe. Der serologische Nachweis durch den Anstieg von IgM bei Masern gelingt frühestens mit dem Exanthemstadium, so dass die Abgrenzung der beiden Krankheitsbilder im Prodromalstadium tatsächlich mit einer hohen Fehlerquote behaftet ist. Klarheit schafft der Beginn des Exanthemstadiums bei Masern.

> **MERKE**
> Die echte Grippe und das Prodromalstadium bei Masern ähneln sich klinisch sehr. Allenfalls die Konjunktivitis ist typisch für Masern und untypisch für die echte Grippe. Nach dem Impfstatus ist somit immer zu fragen.

Diagnostik

Bei typischer Klinik wird eine Labordiagnostik nicht gefordert (Hessen 2007). Vermutet man allerdings den Beginn einer Grippewelle, so sollte man nicht zögern, die Diagnose durch die u.g. Tests zu erhärten. Für Influenza-Schnelltests sind zur Materialgewinnung Nasenabstriche dem Nasenrachenabstrich überlegen.

Zur Verfügung stehen:

- Viruskultur und/oder PCR; nur in Speziallabors, z.B. Robert Koch-Institut, Berlin
- Immunfluoreszenz. Dabei wird ein Abstrich oder eine Bürstenzytologie auf einen unbeschichteten Objektträger gegeben und luftgetrocknet ohne weitere Behandlung ins Labor gegeben. Der Antigennachweis erfolgt mit monoklonalen Antikörpern. Das Ergebnis ist innerhalb weniger Stunden verfügbar. Die Immunfluoreszenz ist zudem auch zum Nachweis eventueller Differenzialdiagnosen (Parainfluenza 1–3, RSV, Masern, Adenoviren, CMV, Adenoviren) möglich und ist daher eine sinnvolle und hilfreiche Ergänzung der diagnostischen Möglichkeiten.
- Schnelltests: Sie eignen sich sehr gut für die Praxis („near-patient tests"). Die Sensitivität wird mit 70% angegeben, die Spezifität mit 90%. In den ersten beiden Tagen der Erkrankung ist die Sensitivität wesentlich höher als zum Ende der Erkrankung, ebenso ist sie bei Kindern höher als bei Erwachsenen (Hes-

sen 2007). Einen guten Überblick mit relevanten Details über die erhältlichen Schnelltests stellt die Arbeitsgemeinschaft Influenza auf ihrer Website zur Verfügung (www.gruenes-kreuz.de/agi/Schnelltests).

Therapie

Zu unterscheiden ist zwischen:
- Antiviraler Therapie
- Symptomatischer Therapie.

Antivirale Therapie

Für die antivirale Behandlung bzw. die Prophylaxe nach Exposition stehen in Europa zwei Klassen von Substanzen zur Verfügung:
- Die Adamantane inhibieren den M2-Ionenkanal des Influenzavirus A. Zur Anwendung kommen Amantadine (Symmetrel®) und Rimantadine (Flumadine®). Die Anwendung der Adamantane ist durch schnelle Resistenzentwicklung und relevante Nebenwirkungen gekennzeichnet.
- Neuraminidaseinhibitoren inhibieren die Enzymfunktion des Virusproteins Neuraminidase von Influenzavirus A und B: Zanamivir (Relenza®) und Oseltamivir (Tamiflu®). Sie reduzieren die Virusfreisetzung aus der infizierten Zelle und die Symptome einer Grippe. Sie sind gekennzeichnet durch nur sporadische Resistenzentwicklung und geringe Nebenwirkungen. Ungeklärt bleibt, inwiefern das Oseltamivir neurologische und psychiatrische Auffälligkeiten (insbesondere Halluzinationen und Delir in der Altersgruppe der 10- bis 19-Jährigen!) hervorrufen kann. Aufgrund einer Reihe von Todesfällen in Japan hat das dortige Gesundheitsministerium vor der Verschreibung von Oseltamivir in der genannten Altersgruppe gewarnt. In Deutschland ist es ab dem 1. Geburtstag zur Therapie und ab dem Alter von 13 Jahren auch zur Prophylaxe zugelassen. Zur Indikation gibt es eine Stellungnahme der Kommission für Infektionskrankheiten und Impffragen der Deutschen Akademie für Kinder- und Jugendmedizin vom November 2005 (einsehbar unter www.dgpi.de) und eine Empfehlung zur Therapie der Influenza der Deutschen Vereinigung zur Bekämpfung der Viruskrankheiten e.V. (einsehbar unter www.dvv-ev.de), aus denen auszugsweise erwähnt sei: Voraussetzung für die Anwendung von Oseltamivir ist das aktuelle epidemische oder pandemische Auftreten von Influenza. Der frühzeitige Therapiebeginn (innerhalb von 48 h nach Beginn der Symptome) ist entscheidend für den Erfolg. In diesen Fällen ist der mikrobiologische Nachweis vor Therapiebeginn nicht erforderlich. Im Rahmen einer Influenzapandemie wird sie für alle Erkrankten empfohlen, im Rahmen der jährlich zu erwartenden Influenzaepidemie wird sie für denselben Personenkreis empfohlen, für den durch die Ständige Impfkommission (STIKO) in Deutschland aufgrund bestimmter Grunderkrankungen auch die jährliche Influenzaimpfung empfohlen wird (s. Prävention).

Symptomatische Therapie

Im Rahmen der symptomatischen Therapie stehen der Flüssigkeitsausgleich, ggf. durch stationäre Aufnahme und i.v.-Zufuhr, und die Fiebersenkung bei Temperaturen über 39,5 °C im Vordergrund. Folgende Substanzen (ohne Anspruch auf Vollständigkeit) haben sich bewährt:
- **Sekretolytika.** Sekretolytika und Sekretomotorika gehören zu den Expektoranzien. Die Datenlage zur Wirksamkeit ist unsicher. Einzig das Guaifenesin (Fagusan®; Wick Kinder Formel 44 Husten-Löser Saft®) hat – bereits 1952 – in den USA eine FDA-Zulassung als gesichert wirksames Expektorans erhalten. Es löst Durst aus, was den therapeutischen Effekt bereits erklären kann. Die reichliche Flüssigkeitszufuhr ist die wichtigste Maßnahme zur Sekretolyse. Eine systematische Übersichtsarbeit zu Wasserdampfinhalationen aus dem Jahr 2006 kommt zu der Schlussfolgerung, dass diese keinen objektivierbaren Einfluss auf die Symptome hat und nicht empfohlen werden kann (Singh 2006).
- **Antitussiva.** Die gängigen Antitussiva sind Opiatabkömmlinge und besitzen daher Suchtpotenzial. Sie sind zentral wirksam und beeinflussen das Hustenzentrum im Stammhirn. Kodein, Hydrokodein und Dextromethorphan sind nicht verschreibungspflichtige Derivate, Hydrocodon (Dicodid®) als am stärksten wirksames Präparat mit 1,5-facher Morphinwirkung ist nur über ein BtM-Rezept erhältlich. Die gleichzeitige Verordnung von Expektoranzien und Antitussiva gilt als sinnlos, da dadurch der gelöste Schleim nicht abgehustet wird.
- **Abschwellende Nasentropfen.** α1-Sympathikomimetika: Xylometazolin (Otriven® 0,05% für Kinder), Oxymetazolin (Nasivin®). Bei topischer Anwendung schwillt die Nasenschleimhaut durch Drosselung des arteriellen Zustroms in das submuköse Gefäßgeflecht prompt ab. Sie haben keinerlei Einfluss auf die Symptome Rhinorrhoe und Niesreiz. Eine zusätzliche systemische Anwendung bringt keinen Be-

nefit. Bei mehr als 10-tägiger Anwendung ist eine Tachyphylaxie zu befürchten mit trockener Nase und dauerhafter Nasenatmungsbehinderung.

- **Antipyretika und Analgetika.** Paracetamol (Synonym: Acetaminophen; in den USA: Tylenol) hat eine geringe therapeutische Breite (10–15 mg/kg KG als Einzeldosis). Intoxikationen sind häufig, Folge ist ein Leberversagen, Antidot das N-Acetylcystein (NAC). Acetylsalicylsäure ist bei Kindern unter 14 Jahren nicht anzuwenden, Risiko ist das Reye-Syndrom mit Enzephalopathie und Degeneration der Leber, eine Woche nach der Erkrankung auftretend. Metamizol hat von allen Nichtopioidanalgetika die stärkste antipyretische und antiphlogistische Eigenschaft. Aufgrund des Risikos einer Agranulozytose, das vor allem bei i.v.-Anwendung besteht, sollte es nicht Mittel der ersten Wahl sein. Aufgrund dieser Nebenwirkung ist es in Großbritannien, den USA und in Schweden nicht auf dem Markt – wenngleich das Risiko, an einer Medikamentennebenwirkung zu versterben, bei Metamizol (25/100 Mio. Einzelanwendungen) tatsächlich deutlich niedriger angegeben wird als bei Diclofenac (592/100 Mio. Einzelanwendungen) oder bei Acetylsalicylsäure (185/100 Mio. Einzelanwendungen) und etwa so hoch ist wie bei Paracetamol (20/100 Mio. Einzelanwendungen) (Andrade et al. 1998).
- **Immunstimulanzien.** Echinacea- und Zink-Präparate wurden in mehreren Studien untersucht. Nennenswerte Nebenwirkungen wurden nicht beobachtet, allerdings ist die Datenlage zur Wirksamkeit widersprüchlich (Greenberg 2007).

Die Anwendung von **Antibiotika**, wenngleich häufig verschrieben, ist abzulehnen. Es gibt auch keine Studie, die belegen würde, dass die Antibiotikagabe bei Influenza das Risiko einer bakteriellen Superinfektion signifikant verringern würde.

Prävention

Infektionsprophylaxe. Infizierte Patienten sind 1–2 Tage vor und etwa 5 Tage nach Beginn der Erkrankung ansteckend.

Prävention. Die wirksamste präventive Maßnahme ist die Grippeschutzimpfung. Die Zusammensetzung des Impfstoffs folgt einer jährlichen Empfehlung der WHO. Berücksichtigt werden dabei die aktuellen Daten aus den Mitgliedsländern. Geimpft wird mit Viruspartikeln, eine Infektion durch den Impfstoff ist nicht möglich. Zu beachten ist, dass bei bestehender Hühnereiweißallergie (Kinder!) eine Impfung kontraindiziert ist. Geimpft werden soll bevorzugt in den Monaten Oktober und November, der Impfschutz gilt natürlich nur für die echte Grippe durch Influenzaviren und nur für die Virussubtypen, die im Impfstoff berücksichtigt sind. Man schätzt, dass die Impfung in der nachfolgenden Saison bis zu 90% vor der Erkrankung schützt. Der Impfschutz hält für etwa 6 Monate an. Von der Ständigen Impfkommission (STIKO) am Robert Koch-Institut (RKI) wird folgende Zielgruppe für die Impfung festgelegt (einzusehen unter www.rki.de; hier auszugsweise, soweit in diesem Rahmen relevant):

- Kinder, Jugendliche und Erwachsene mit chronischen Erkrankungen der Atmungsorgane (inklusive Asthma und COPD), chronischen Herz-, Kreislauf-, Leber- und Nierenkrankheiten, Diabetes und andere Stoffwechselkrankheiten, multiple Sklerose mit durch Infektionen getriggerten Schüben, Personen mit angeborenen oder erworbenen Immundefekten mit T- und/oder B-zellulärer Restfunktion, HIV-Infektion
- Personen mit erhöhter Gefährdung, z.B. medizinisches Personal
- Wenn eine intensive Epidemie aufgrund von Erfahrungen in anderen Ländern droht oder nach deutlicher Antigendrift bzw. Antigenshift zu erwarten ist und der Impfstoff die neue Variante enthält.

Bei Influenzaverdacht ist auf eine möglichst effiziente Isolierung des Patienten zu achten und auf eine möglichst geringe Kontamination des Umfeldes. Dies betrifft das häusliche Umfeld, worauf die Eltern hinzuweisen sind. Ebenso betrifft dies natürlich auch den medizinischen Bereich, was nur durch eine entsprechende Schulung und Sensibilisierung des medizinischen Personals zu erreichen ist. Ein längerer Aufenthalt im Wartezimmer bei V.a. Influenza ist unverantwortlich gegenüber dem Patienten und den übrigen wartenden Personen.

Komplikationen

Die schwersten Verlaufsformen sind der perakute Todesfall innerhalb weniger Stunden und die primäre Influenzapneumonie. Auch Enzephalitiden und Myokarditiden kommen vor, ebenso Pneumonien durch bakterielle Superinfektionen (Pneumokokken, Haemophilus influenzae, Staphylokokken). Ebenso kann bei Kindern eine Otitis media auftreten, deren Häufigkeit mit bis zu 20% angegeben wird.

44.1.2 Grippale Infekte

Synonyme und Definition. Erkältung; Katarrh; Schnupfen; engl: „common cold", „acute viral Nasopharyngitis"; ICD-10: J00.

Die Begriffe „Erkältung" oder „common cold" legen die irrige Vorstellung nahe, Kälteexposition, Zugluft o.Ä. würden in der Ätiologie eine Rolle spielen, wofür es keine Daten gibt. Vielmehr gehört zu den Symptomen einer akuten viralen Nasopharyngitis das Frösteln, hier wurden also Ätiologie und Symptom verwechselt. Daher wäre der Terminus „akute virale Nasopharyngitis" als Pendant zum englischen Begriff nach heutiger Vorstellung am korrektesten, wenngleich er bisher keine Verbreitung gefunden hat.

Erreger

In Frage kommen Erreger unterschiedlicher Virusfamilien, die an das respiratorische Epithel angepasst sind und sich durch eine sehr schnelle Replikation auszeichnen. Die wichtigsten sind:

- Rhinoviren (40%)
- Coronaviren (10–25%)
- Respiratory Syncytial Virus (RSV) (10–15%)
- Adenoviren
- Parainfluenzaviren.

> **MERKE**
> Erreger aus unterschiedlichen, an den Respirationstrakt angepassten Virusfamilien lösen bei den grippalen Infekten vergleichbare Symptome aus. Es gibt keine gesicherten Daten dafür, dass eine Kälteexposition bei der Erkältung ätiologisch eine Rolle spielt.

Symptome, Befunde und Differenzialdiagnosen

Halsschmerzen gehören zu den ersten Symptomen. Der Begriff ist zweideutig, da er keine Differenzierung zwischen Schmerzen beim Schlucken und konstantem Kratzen im Hals erlaubt. Typisch für die Infektionen des Rachens, mithin für alle grippalen Infekte, sind verstärkte Schmerzen beim Schlucken (Odynophagie), eventuell ins Ohr ausstrahlend, wonach man den Patienten explizit fragen muss. Für das konstante Kratzen im Hals kommen vielfältige Differenzialdiagnosen in Frage, z.B. der laryngopharyngeale Reflux oder Allergien.

> **MERKE**
> Entzündlich bedingte Erkrankungen des Rachens führen ausnahmslos zu Schmerzen beim Schlucken (Odynophagie). Dagegen ist ein Kratzen oder ein Fremdkörpergefühl im Hals (Globus pharyngis), das beim Schluckakt nicht wahrgenommen wird, für alle entzündlichen Erkrankungen des Rachens untypisch.

Klagt der Patient über eine Odynophagie, so ist weiter ganz explizit nach einseitigen oder beidseitigen Schmerzen beim Schlucken zu fragen. Die beidseitigen Schmerzen sind typisch für die grippalen Infekte, für die echte Grippe und auch für die Streptokokkenangina, jedoch ausnahmslos untypisch für den Peritonsillarabszess oder den Parapharyngealabszess.

Gleichzeitig tritt bei den grippalen Infekten häufig ein Brennen oder Kitzeln in der Nase auf, Niesreiz und (später) Rhinorrhoe. Dieses Symptom ist untypisch für die Streptokokkenangina.

Fieber und Husten können auch bei den grippalen Infekten auftreten. Sie treten allerdings wesentlich seltener und auch weniger fulminant als bei der echten Grippe auf.

Die lokalen Lymphknoten, insbesondere am kleinen Venenwinkel (V. facialis/V. jugularis interna), sind reaktiv geschwollen und druckdolent.

Nach einer Woche sollte der unkomplizierte grippale Infekt abgeklungen sein.

Diagnostik

Die Diagnostik erfolgt rein klinisch, der Virusnachweis ist Forschungszwecken vorbehalten. Sinnvoll ist in ausgewählten Fällen die Durchführung folgender Schnelltests zur Abgrenzung von den wichtigsten Differenzialdiagnosen:

- Mononukleose-Schnelltest aus einem Tropfen Vollblut
- Influenza-Schnelltest aus einem Nasenabstrich
- Streptokokken-Schnelltest aus einem Rachenabstrich.

Therapie. Eine kausale Therapie steht nicht zur Verfügung, die Therapie ist rein symptomatisch (➤ Kapitel 44.1.1) und hat keinen erwiesenen Einfluss auf die Dauer der Erkrankung.

Prophylaxe. Eine wirksame Prophylaxe gibt es nicht. Die Grippeschutzimpfung schützt natürlich in keiner Weise vor den grippalen Infekten, wenngleich Patienten regelmäßig diese Hoffnung äußern.

Komplikationen

Eine bakterielle Superinfektion auf die geschädigte Schleimhaut ist möglich, mit folgenden Krankheitsbildern:
- Akute Sinusitis
- Akute Otitis media
- Tracheobronchitis
- Pneumonie.

44.1.3 Herpangina

Synonyme und Definition. Zahorsky-Krankheit, engl. „herpangina"; ICD-10: B08.5.

Erreger

Der Name der Erkrankung ist irreführend, da weder Herpesviren noch zumindest ein Virus aus der Familie der Herpesviridae dafür verantwortlich ist.

Die Erkrankung wird verursacht durch Coxsackie-Virus A. Dies sind unbehüllte Einzelstrang-RNA-Viren aus der Familie der Picornaviridae. Ihren Namen haben die Coxsackie-Viren von einem Ort bei New York erhalten, an dem sie 1948 erstmals identifiziert wurden.

MERKE
Erreger der Herpangina mit dem isolierten Enanthem des Weichgaumens ist das Coxsackie-Virus A. Die fulminant verlaufende Erstinfektion mit Herpes simplex wird dagegen als Gingivostomatitis herpetica bezeichnet und betrifft die gesamte Schleimhaut des Mund-Rachen-Raums.

Symptome, Befunde und Differenzialdiagnosen

Schmerzhafte Effloreszenzen an den Gaumenbögen, am Weichgaumen und auch auf den Tonsillen. Es handelt sich um flache Bläschen oder Ulzera mit dunkelrotem Hof.

Differenzialdiagnostisch ist zu denken an:
- Gingivostomatitis herpetica: Bei einer fulminant verlaufenden Erstinfektion mit Herpes simplex ist anders als bei der Herpangina typischerweise der gesamte Mund-Rachen-Raum inklusive Zahnfleisch und Lippen betroffen.
- Zoster trigeminale: Diese Erkrankung durch Varizellen verläuft im Gegensatz zur Herpangina streng einseitig.
- Hand-Fuß-Mund-Krankheit: Bei dieser Erkrankung (meist auch durch Coxsackie-Virus A ausgelöst) ist der Gaumen bzw. der Oropharynx nur selten betroffen, dagegen besteht im Gegensatz zur Herpangina zusätzlich zum Enanthem ein Exanthem an Händen und Füßen.
- Erythema multiforme: Bei dieser Autoimmunkrankheit bestehen im Gegensatz zur Herpangina zusätzliche Effloreszenzen der Haut.
- Masern: Aufgrund der Impflücken in Deutschland ist bei nicht geimpften Kindern und Erwachsenen an diese Differenzialdiagnose zu denken. Nach einem unspezifischen Prodromalstadium von 3–4 Tagen mit hohem Fieber, Rhinitis, Konjunktivitis und Bronchitis kommt es typischerweise erst für 1–2 Tage zu einem Enanthem am weichen Gaumen, bevor dann das großfleckige makulopapulöse Exanthem hinter dem Ohr beginnt. In diesem Stadium des Enanthems und noch fehlendem Exanthem ist eine Verwechslung mit der Herpangina leicht möglich. Typischerweise fehlt aber bei der Herpangina das Prodromalstadium mit stark reduziertem Allgemeinzustand.

MERKE
Bei der Herpangina besteht nur ein Enanthem des Weichgaumens. Bei zusätzlichem Exanthem ist an die Differenzialdiagnosen Masern, Hand-Fuß-Mund-Krankheit oder Erythema multiforme zu denken.

Diagnostik. Die Klinik ist typisch, die Differenzialdiagnosen überschaubar und die therapeutische Konsequenz gering, daher erübrigt sich in aller Regel der Antikörpernachweis im Serum.

Therapie. Rein symptomatisch (➤ Kapitel 44.1.1), Komplikationen treten nicht auf.

44.1.4 Herpes, Gingivostomatitis herpetica

Synonyme. Mundfäule, Primärmanifestation des Herpes simplex, Gingivostomatitis herpetica, Stomatitis herpetica, Stomatitis aphthosa, ICD10: B00.2.

Wieso diese Erkrankung ihren Namen vom griechischen Wort für „Kriechen" (ερπειν, herpein) erhielt, bleibt der Spekulation überlassen. Den Sinn der deutschen Bezeichnung Mundfäule versteht jeder, der es gerochen hat.

Erreger

Die hier besprochene Erkrankung des Mundvorhofs, der Mundhöhle und auch des Weichgaumens als Teil des Rachens wird ausgelöst durch das Herpes-simplex-Virus Typ 1 (HSV-1). Es gehört zur Familie der Herpesviridae. Dabei handelt es sich um behüllte doppelsträngige DNA-Viren, von denen 8 humanpathogene Arten bekannt sind: Zu diesen humanen Herpesviren (HHV) gehören neben dem HSV-1-Virus (HHV-1) das Herpes-simplex-Virus Typ 2 (HHV-2, Auslöser des Herpes genitalis), das Varicella-Zoster-Virus (HHV-3, Auslöser der Windpocken), das Epstein-Barr-Virus (HHV-4, Auslöser der Mononukleose, Zusammenhang mit dem Nasopharynxkarzinom), das Cytomegalievirus (HHV-5, u.a. Auslöser der CMV-Sialadenitis), der Erreger des Drei-Tage-Fiebers (HHV-6), der Erreger der Pityriasis rosea (HHV-7) und der Erreger des Kaposi-Sarkoms (HHV-8).

Herpes-simplex-Typ 1 (HHV-1) gehört zusammen mit HHV-2 und HHV-3 zu den so genannten α-Herpesviren. Diese infizieren typischerweise Epithelien der Haut und Schleimhäute, replizieren schnell und persistieren als episomale DNA in den Zellkernen peripherer Nervenzellen in den Ganglien. Sie führen dort also zu einer lebenslangen latenten Infektion und sind für das Immunsystem nicht erkennbar.

Symptome, Befunde und Differenzialdiagnosen

Die Gingivostomatitis herpetica betrifft in aller Regel Kinder im Alter von 10 Monaten bis zu 3 Jahren. Die Übertragung erfolgt als Tröpfchen- oder Schmierinfektion. Da bei 85–95% der Erwachsenen Antikörper gegen HSV-1 nachweisbar sind, geht man davon aus, dass die Primärinfektion mit HSV-1 in 99% der Fälle asymptomatisch verläuft, da eine Gingivostomatitis herpetica bei weniger als 1% aller Kinder auftritt. Es gibt keine gesicherten Daten, welche Kinder ein erhöhtes Risiko tragen.

Die **Symptome und Befunde** sind recht typisch:

- Plötzliches, hohes Fieber, etwa 5 Tage andauernd
- Sialorrhoe
- Starker Mundgeruch, Mundfäule
- Verweigerung der Nahrungsaufnahme infolge Schmerzen
- Folglich Exsikkation und Apathie
- Vesikel, kleine Ulzera mit rotem Hof an Lippen, Gingiva, Wangenschleimhaut, Hart- und Weichgaumen sowie Zunge
- Lymphadenitis colli.

Die Erkrankung dauert etwa 10 Tage und heilt in aller Regel folgenlos aus. Eine Sekundärmanifestation, z.B. als Herpes labialis, ist aufgrund der Persistenz der Viren in den Ganglien möglich. Eine Gingivostomatitis herpetica selbst macht man allerdings maximal einmal durch.

Folgende **Differenzialdiagnosen** kommen in Betracht:

- Masern: Wenngleich bei Masern ein Enanthem am Weichgaumen dem Exanthem vorausgeht, fehlen doch die bei der Gingivostomatitis herpetica typischen Bläschen der gesamten Mundschleimhaut und der Lippen.
- Herpangina durch Coxsackie-Virus A: Dabei sind im Gegensatz zur Gingivostomatitis herpetica in der Regel isoliert nur der Gaumen, der Gaumenbogen und evtl. die Tonsille betroffen.

Diagnostik

Die Diagnose erfolgt klinisch. Der indirekte Nachweis durch Antikörpernachweis im Serum ist im Verlauf zwar möglich, allerdings nicht zu Beginn der Erkrankung, so dass er bei der Entscheidungsfindung zu Beginn nicht weiterhilft.

Der direkte Nachweis ist möglich durch:

- Anzucht mit Hilfe von Zellkulturen: Sie ist sehr zeitaufwändig, und das endgültige Ergebnis bei Herpes simplex ist erst nach 7 Tagen verfügbar, so dass sie für die Routinediagnostik ungeeignet ist.
- Real-time-PCR: Sie ist hinsichtlich Sensitivität und Schnelligkeit der Viruskultur deutlich überlegen (Stránská et al. 2004), steht aber bisher nicht in allen Routinelabors zur Verfügung. Sie kommt beim Virusnachweis im Liquor bei der Herpesenzephalitis zum Einsatz. Besondere Anforderungen beim Transport des Materials sind dabei nicht erforderlich, es sollte aber zumindest ½ ml Material vorhanden sein. Somit eignet sie sich bisher nicht bei der Diagnostik der Gingivostomatitis herpetica.
- Immunfluoreszenz aus Nativmaterial: Dabei wird ein Bläscheninhalt oder eine Bürstenzytologie auf einen unbeschichteten Objektträger aufgetragen und luftgetrocknet ohne weitere Behandlung ins Labor gegeben. Das Ergebnis ist innerhalb weniger Stunden verfügbar. Sie eignet sich zur Diagnostik durch unmittelbaren Antigennachweis bei der Gingivostomatitis herpetica.

Therapie

Bei einem begründeten Verdacht ist entsprechend der Empfehlung der Deutschen Gesellschaft für Pädiatrische Infektiologie (DGPI) (Scholz et al. 2003) unverzüglich eine **antivirale Therapie** zu beginnen, typischerweise mit Aciclovir. Aciclovir ist ein Analogon der Nukleinsäure Guanin und wirkt als Antimetabolit, allerdings nur in infizierten Zellen, in denen die virale Thymidinkinase vorhanden ist. Hier führt es zu DNA-Kettenabbrüchen und nachfolgend zur Apoptose der infizierten Zellen. Aciclovir ist gut verträglich, hat aber eine geringe Bioverfügbarkeit von nur 20%. Der Sinn einer lokalen Applikation ist umstritten, bei der hier besprochenen Gingivostomatitis herpetica kommt Aciclovir entweder als Saft oder i.v. zur Anwendung. Der Behandlungserfolg wird bestimmt von der frühzeitigen Anwendung. Die Ausscheidung erfolgt renal, auf genügend Flüssigkeitszufuhr ist daher bei den betroffenen Kindern aufgrund der Nahrungsverweigerung zu achten. Eine Resistenzbildung gegen Aciclovir wurde beschrieben.

Bei der **symptomatischen Therapie** stehen im Vordergrund:

- Flüssigkeitszufuhr, ggf. durch stationäre Aufnahme und i.v.-Zufuhr
- Schmerztherapie, bei Kindern in aller Regel beginnend mit Paracetamol.

Prophylaxe. Keine; aufgrund der weiten Verbreitung des Virus ist eine primäre Prävention nicht möglich, eine Impfung gibt es nicht.

Komplikationen

- Herpes-Enzephalitis: Unbehandelt geht sie mit einer Letalität von 70% einher, unter frühzeitiger Therapie mit Aciclovir mit einer Letalität von 20%. Der rasche indirekte Virusnachweis (durch IgM in Blut und Liquor) und der direkte Virusnachweis (durch PCR aus Liquor) sind entscheidend.
- Generalisierter Herpes: Unbehandelt besteht eine ebenso hohe Letalität.
- Keratoconjunctivitis herpetica. Sie führt zur Narbenbildung der Kornea.

44.1.5 Zoster

Synonym. Herpes zoster; engl. herpes zoster, ICD10: B02.

Erreger

Erreger ist das Varicella-Zoster-Virus (VZV), der Erreger der Windpocken. Das Virus gehört zur Gruppe der Herpesviridae und wird klassifiziert als Humanes-Herpes-Virus 3 (HHV-3). Somit gehört es zu den behüllten Doppelstrang-DNA-Viren.

Bei über 90% der Bevölkerung über 14 Jahre ist eine abgelaufene Infektion nachweisbar, zumeist als Windpockenerkrankung erinnerlich. Der Erreger persistiert nach der Infektion in den Zellkernen afferenter Neurone, also in den Spinalganglien und im Kopfbereich im Ganglion trigeminale Gasseri (N.V), im Ganglion geniculi (N. VII) oder auch im Ganglion superius und inferius des Nervus glossopharyngeus (N. IX) und des Nervus vagus (N. X). Bei etwa 2% der Bevölkerung kommt es zu einer Reaktivierung im Rahmen einer bisher nicht genauer definierten Immunschwäche, was sich dann als Zoster im Bereich der Dermatome an Hals, Rumpf und Extremitäten äußert (Gürtelrose) oder als Herpes zoster eines Hirnnervs.

Symptome, Befunde und Differenzialdiagnosen

Der Herpes zoster kann in jedem Alter auftreten, ist aber bei Jugendlichen sehr selten und wird mit zunehmendem Alter häufiger. Es kommt dabei zu schmerzhaften Bläschen und im Schleimhautbereich zu Aphthen mit rotem Hof, die immer streng einseitig sind.

Im Rahmen dieses Kapitels sind von Bedeutung:

- Zoster trigeminale (N. V2, Nervi palatini) mit einseitigen Effloreszenzen und Schmerzen am Weichgaumen
- Zoster des Nervus glossopharyngeus (N. IX) mit einseitiger Odynophagie, streng einseitigen Effloreszenzen der Rachenschleimhaut – nicht nur der Tonsillen – und mit aufgehobenem Würgereflex der betroffenen Seite (Nakagawa et al. 2007). Da bei Effloreszenzen im Pharynx kein Dermatologe konsiliarisch hinzugezogen wird und diese Differenzialdiagnose wenig bekannt ist, dürfte ein erheblicher Teil undiagnostiziert bleiben
- Zoster des Nervus vagus (N. X) mit einseitiger Odynophagie, streng einseitigen Effloreszenzen im Bereich der supraglottischen Strukturen und Teilen des Hypopharynx, eventuell mit Stimmlippenparese (Hemstädter und Preuss 2007). Auch hier dürfte die Zahl der nicht diagnostizierten Fälle hoch sein.

Diagnostik

Neben dem Titerverlauf des IgM gegen VZV bietet sich der Virusnachweis durch Immunfluoreszenz aus einer Bürstenzytologie vom betroffenen Areal an. Das gewonnene Material wird dabei auf einen Glasobjektträger gebracht, luftgetrocknet und ohne weitere Behandlung ins Labor gegeben. Das Resultat kann innerhalb weniger Stunden verfügbar sein.

Therapie. Bei Hirnnervenbefall ist die frühzeitige Gabe von Aciclovir indiziert.

Prophylaxe

In Deutschland wird von der Ständigen Impfkommission (STIKO) die Schutzimpfung gegen das Varicella-Zoster-Virus empfohlen. Voraussetzung ist, dass noch keine Infektion mit VZV stattgefunden hat, was serologisch mittels IgG (VZV) nachweisbar ist.

Seit Mai 2006 ist ein Zoster-Lebendimpfstoff (Zostavax®) zur Prävention des Herpes zoster in Europa zugelassen. Er wird allerdings bisher nur für Personen über 60 Jahre empfohlen und stellt keinen absoluten Schutz dar. Die in Frage kommenden Personen dürfen noch nicht an Herpes zoster erkrankt sein, jedoch ist eine vorausgegangene Erstinfektion mit VZV (Windpocken) keine Kontraindikation.

Komplikationen. Zoster-Meningitis, Post-Herpes-Zoster-Neuralgie (PHN), die zu unerträglichen Schmerzen führen kann.

44.1.6 Mononukleose

Synonyme. Pfeiffer-Drüsenfieber, Monozytenangina, infektiöse Mononukleose, engl. „kissing disease", „student's kissing disease", ICD10: B27.0.

Das Pfeiffer-Drüsenfieber erhielt seinen Namen vom Kinderarzt Emil Pfeiffer, die Mononukleose vom Blutbild mit den atypischen Lymphozyten. „kissing disease" vom Übertragungsmodus und „student's kissing disease" von der bevorzugten Altersgruppe.

Erreger

Der Erreger ist das Epstein-Barr-Virus (EBV), ein behülltes doppelsträngiges DNA-Virus, das zu den γ-Herpesviren zählt (humanes Herpes-Virus 4, HHV-4). Derselbe Erreger wird auch in einen ätiologischen Zusammenhang gebracht mit dem Nasopharynxkarzinom, mit verschiedenen Lymphomerkrankungen und mit der Post-Transplantations-Lymphoproliferation (PTLD). Bei 95% der Personen über 30 Jahren sind Antikörper nachweisbar, was auf eine zurückliegende Infektion hinweist. Das Virus persistiert lebenslang latent in B-Lymphozyten. Es kann zu mehreren, meist klinisch inapparenten, aber serologisch nachweisbaren Reaktivierungen kommen mit erneuter Freisetzung von Viruspartikeln, wie bei anderen Herpesviren (HSV-1, HSV-2, VZV) auch zu beobachten.

Symptome, Befunde und Differenzialdiagnosen

Die Übertragung erfolgt primär über Speichel. Auch eine Tröpfchen- und Schmierinfektion sind möglich.

Die genauen Faktoren, die dazu führen, dass die Erkrankung bei einem geringen Teil der Bevölkerung symptomatisch verläuft, während in der weit überwiegenden Zahl eine stille Feiung stattfindet, sind unbekannt. Von einem symptomatischen Verlauf sind allerdings fast ausschließlich Jugendliche betroffen, bei Kleinkindern kommt es fast immer zur stillen Feiung.

> **! MERKE**
> Eine Infektion mit dem Epstein-Barr-Virus (EBV) bei Kindern unter 10 Jahren verläuft meist inapparent, es kommt zur stillen Feiung. Die Mononukleose ist daher in dieser Altersgruppe eine unbedeutende Differenzialdiagnose zur Tonsillitis.

Die Inkubationszeit variiert stark (1–7 Wochen). Das Virus infiziert das Epithel des oberen Aerodigestivtraktes und die B-Lymphozyten. In diesen persistiert es nach der Primärinfektion.

Die symptomatisch verlaufende **Primärinfektion** ist gekennzeichnet durch:

- Fieber bis 39 °C
- Reduzierter Allgemeinzustand
- Konfluierende Beläge auf den Tonsillen
- Beidseitige Odynophagie
- Deutliche adenoide Vegetationen, ebenso mit konfluierenden Belägen
- Lymphadenitis, auch nuchal und axillär
- Hepatosplenomegalie (Eine Palpation der Milz ist wegen der Gefahr der Milzruptur untersagt!).

Folgende **Differenzialdiagnosen** sind klinisch relevant, sofern eine *Odynophagie* besteht:

- Streptokokkenangina: Bei der Mononukleose sind konfluierende Beläge typisch, bei der Streptokokkenangina Eiterstippchen. Bei der Mononukleose findet man regelmäßig auch schmierig belegte Adenoide, was für die Streptokokkenangina untypisch ist. Bei der Mononukleose findet man eine generalisierte Lymphadenopathie, bei der Streptokokkenangina nur eine druckdolente Lymphadenitis im jugulofazialen Venenwinkel.

> **MERKE**
> Bei der Mononukleose sieht man in der posterioren Rhinoskopie regelmäßig belegte adenoide Vegetationen. Diese fehlen typischerweise bei der Streptokokkenangina.

- Peritonsillarabszess: Bei der Mononukleose berichtet der Patient über eine beidseitige Odynophagie, beim Peritonsillarabszess gibt der Patient auf gezieltes Befragen immer eine einseitige Odynophagie an. Beim Peritonsillarabszess kommt es typischerweise zur Vorwölbung eines Gaumenbogens, was aber aufgrund der schmerzhaften Kieferklemme bei beiden Erkrankungen gar nicht immer so klar zu beurteilen ist.

> **MERKE**
> Der Patient mit einer Mononukleose beklagt eine beidseitige Odynophagie, der Patient mit einem Peritonsillarabszess eine einseitige Odynophagie. Danach ist explizit zu fragen.

Folgende Differenzialdiagnosen sind klinisch relevant, sofern eine Lymphadenopathie *ohne Odynophagie* besteht: Cytomegalievirus-Infektion, HIV-Erstmanifestation, Toxoplasmose, Katzenkratzkrankheit, Tuberkulose, Sarkoidose, Lymphom. Hier helfen in der Praxis im ersten Schritt nur die Serologie auf lymphotrope Erreger, das Blutbild, CRP, LDH und ACE weiter. Besonders einer HIV-Infektion muss aufgrund der enormen Bedeutung für den Patienten und für sein Umfeld anamnestisch nachgegangen werden. Ein Einverständnis für einen HIV-Test ist einzuholen. Bei einem begründeten Verdacht sind aufgrund der serologischen Lücke bis zur Serokonversion bei der akuten HIV-Infektion der RNA-Nachweis und der Antigennachweis durchzuführen. Bei serologisch ungeklärten Fällen und sonographisch dokumentierter Persistenz über 2 Wochen ist eine Lymphknotenexstirpation gerechtfertigt.

Bei komplikationslosem Verlauf ist mit einer spontanen Erholung innerhalb von 1–2 Wochen zu rechnen. Die möglichen Komplikationen inklusive möglicher chronischer Verläufe (s.u.) sind zu beachten. Es besteht – mit seltenen Ausnahmen – eine lebenslange Immunität.

Aufgrund der hohen Durchseuchung der Bevölkerung sind besondere Hygienevorkehrungen bzw. eine Isolierung der Patienten unnötig.

Diagnostik

Zur Verfügung stehen:

- **Blutbild:** Es bestehen eine Leukozytose (10 000–25 000 Leukozyten/µl), atypische Lymphozyten (mononukleäre Zellen, Virozyten), erhöhte Leberwerte (fehlen bei der DD Streptokokkenangina) und ein hohes CRP.
- **Serologie.** Sie sollte Standard sein bei Verdacht auf eine Mononukleose und sichert die Diagnose. Die Interpretation ist allerdings komplex! Im Einzelnen:
  - Anti-VCA (Viral Capsid Antigen)-IgG ist der schnellste und früheste Marker für EBV und bleibt lebenslang erhalten.
  - Anti-EBNA-1 (Epstein Barr Nuclear Antigen-1)-IgG: Tritt erst 3–6 Monate nach der akuten Infektion auf, ein Nachweis schließt daher eine akute Infektion aus. Es bleibt lebenslang erhalten. Eine Ausnahme besteht nur bei einer Immunsuppression, hier kann es zum sekundären Verlust des Anti-EBNA-1 kommen.
  - Anti-VCA (Viral Capsid Antigen)-IgM tritt bei akuter Infektion häufig verzögert auf, ist auch nur kurz nachweisbar. Das Fehlen schließt also eine akute Infektion nicht aus. In diesen Fällen weisen das positive Anti-VCA-IgG und das negative Anti-EBNA-1-IgG auf die frische Infektion hin.
  - Anti-EA (Early Antigen)-IgM ist ebenso wie das Anti-VCA-IgM nach der akuten Infektion beim Gesunden nicht mehr nachweisbar.
  - Durch die B-Zellstimulation im Rahmen der akuten EBV-Infektion kann es zu falsch positiven Serologien auf andere Erreger kommen (Toxoplasmose, Röteln etc.).
  - Anti-VCA-IgA und Anti-EA-IgA kommen als serologische Marker in der Kontrolluntersuchung beim Nasopharynxkarzinom zum Einsatz.
  - Die Paul-Bunnell-Reaktion weist heterophile Antikörper gegen Hammel-Erythrozyten nach. Sie ist häufig falsch negativ, den genannten Untersuchungen unterlegen und kommt heute nicht mehr zum Einsatz.

> **MERKE**
> Bei der EBV-Serologie ist zu beachten: Die Konstellation aus positivem Anti-VCA-IgG und negativem Anti-EBNA-1 weist auf eine akute Infektion hin. Ein (anfangs noch) negatives Anti-VCA-IgM schließt die akute EBV-Infektion dagegen nicht aus.

- **Mononukleose-Schnelltest** mittels Vollblut oder Kapillarblut (Beispiel: Clearview IM®). Es handelt sich um einen chromatographischen Immunoassay zum Nachweis heterophiler Antikörper gegen Rindererythrozyten. Der Hersteller gibt eine Sensitivität von 99,9% und eine Spezifität von 98,6% an, bezogen auf einen Latexagglutinationstest. Die Angaben zur Sensitivität und Spezifität sind allerdings widersprüchlich. Aufgrund der sofortigen Verfügbarkeit des Ergebnisses ist der Test weit verbreitet. Zur Entscheidungsfindung beim Erstkontakt mit dem Patienten hat er seine Berechtigung. Er hilft bei der klinisch nicht immer möglichen Differenzierung zwischen Mononukleose und Streptokokkenangina und ist auch deutlich ökonomischer als die Verordnung eines Antibiotikums mit dem Ziel einer „Diagnosis ex juvantibus". Eine serologische Bestätigung des Schnelltest-Ergebnisses ist allerdings erforderlich.

Therapie

Eine kausale Therapie gibt es nicht. Zur Wahl der Antipyretika und Analgetika siehe ➤ Abschnitt 44.1.1. In Einzelfällen kommt es zu einer derart ausgeprägten Tonsillenhyperplasie, dass eine Aphagie und Ruhedyspnoe besteht, in diesen – und nur in diesen – Fällen ist eine Tonsillektomie „a chaud" indiziert. Sie verkürzt den Krankheitsverlauf nicht.

Die Gabe von Antibiotika entbehrt der wissenschaftlichen Grundlage, dennoch erhalten viele Patienten ein Antibiotikum, meist aufgrund der Fehldiagnose einer bakteriellen Grunderkrankung (Streptokokkenangina) oder zur – nicht erwiesenen – Prävention einer bakteriellen Superinfektion. Aber auch bei der Streptokokkenangina sind Amoxicillin und Ampicillin nicht die Therapie der Wahl. In über 90% der Fälle tritt bei der Verwendung der genannten Antibiotika ein juckendes generalisiertes Exanthem auf, das nicht allergisch bedingt ist. Der Patient benötigt folglich keinen Allergiepass und kann die genannten Medikamente nach Abklingen der Erkrankung wieder einnehmen. Es gilt folglich, dass nicht nur bei nachgewiesener Mononukleose, sondern auch bei allen Erkrankungen, bei denen die Mononukleose eine berechtigte Differenzialdiagnose ist (zervikale Lymphadenopathie unklarer Genese und Angina), die Gabe von Amoxicillin und Ampicillin kontraindiziert ist. ➤ Abbildung 44.1 zeigt ein typisches Beispiel dieses kleinfleckigen Exanthems.

MERKE

Ampicillin und Amoxicillin führen bekanntlich bei einer akuten EBV-Infektion zu einem stark juckenden kleinfleckigen Exanthem. Solange also die Mononukleose als Differenzialdiagnose bei einer Pharyngitis nicht ausgeschlossen wurde, sind diese beiden Antibiotika kontraindiziert. Das Exanthem ist nicht allergisch bedingt.

Prophylaxe. Eine Impfung gibt es nicht. Aufgrund der hohen Durchseuchung der Bevölkerung (> 90% der Erwachsenen über 30 Jahre) sind besondere Vorsichtsmaßnahmen nicht indiziert.

Komplikationen

- Streptokokkenangina als Sekundärinfektion. Die Aussage, dass man „Läuse und Flöhe" gleichzeitig haben kann, muss also hier in besonderem Maße beachtet werden. Die Häufigkeit wird mit 10% angegeben. Ein Abstrich mit Kultur oder Schnelltest – auch

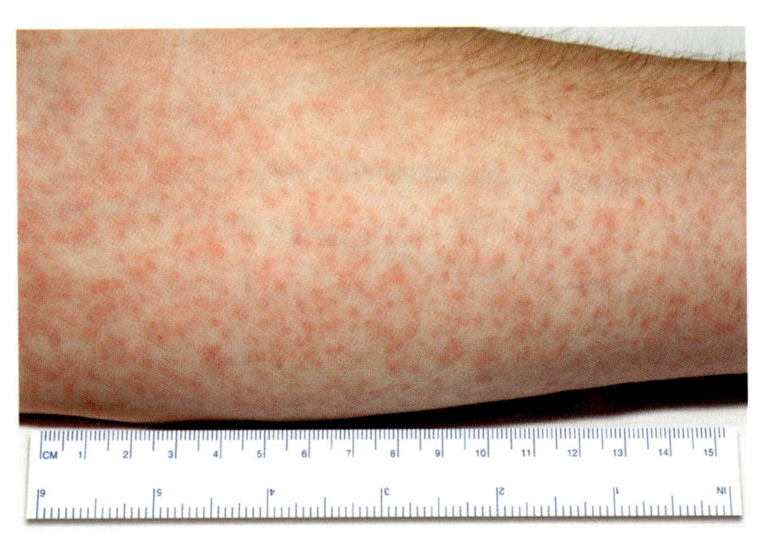

Abb. 44.1 Generalisiertes Exanthem nach Gabe von Amoxicillin bei V.a. Pharyngitis. Erst nachfolgend wurde die Mononukleose serologisch gesichert

im Verlauf der Erkrankung – gibt Aufschluss. Über den Sinn einer „prophylaktischen" Penicillingabe ist nichts bekannt.

- Spontane Milzruptur: Es gibt zahlreiche Einzelfallberichte über spontane Milzrupturen, die in den meisten Fällen – im Gegensatz zu traumatisch bedingten Milzrupturen – unter intensivmedizinischer Kontrolle konservativ therapiert wurden (Khoo et al. 2007).
- Chronisches Erschöpfungssyndrom (chronic fatigue syndrome, CFS): Ein Zusammenhang zwischen einer EBV-Infektion und dem chronischen Erschöpfungssyndrom wird postuliert, gesicherte Daten existieren nicht.
- Die chronisch aktive EBV-Infektion („severe chronic active EBV", SCAEBV) ist eine seltene, aber schwerwiegende Erkrankung, bei der bisher eine kausale Therapie nicht zur Verfügung steht. Eine Sonderform ist das sehr seltene XLP-Syndrom (Duncan's Disease, Puntilo-Syndrom), ein X-chromosomal rezessiv vererbtes immunoproliferatives Syndrom, das bei 50% der betroffenen männlichen Patienten letal verläuft (Kimura 2006).
- Fälle von Enzephalitis, Agranulozytose, Thrombozytopenie, Myokarditis, Nephritis sind beschrieben, sie sind aber sehr selten.

44.1.7 Masern

Synonym. Morbilli, engl. „measles", ICD-10: B05.9.

Erreger. Masernvirus, ein einzelsträngiges RNA-Virus aus der Familie der Paramyxoviren.

Symptome, Befunde und Differenzialdiagnosen

Da in Mitteleuropa erhebliche Impflücken bestehen, kommt es immer wieder zu Epidemien (immerhin 2307 gemeldete Fälle in Deutschland im Jahr 2006). Die Erkrankung ist im Zusammenhang mit den entzündlichen Erkrankungen des Pharynx insofern von Relevanz, als nach einer Inkubationszeit von 8–10 Tagen ein unspezifisches, aber bereits infektiöses Prodromalstadium von 3–4 Tagen mit Rhinitis, Bronchitis, Konjunktivitis und Fieber folgt. Erst dann beginnt das Exanthemstadium, das sich in den ersten beiden Tagen in einem Enanthem des Weichgaumens äußert sowie den pathognomonischen, aber nicht konstant vorhandenen Koplik-Flecken der Wangenschleimhaut. Dabei handelt es sich um bläuliche oder weiße, leicht erhabene Flecken von etwa 0,5 cm Größe, umgeben von einem roten Hof (Anzahl 6–20 auf jeder Seite gegenüber den unteren Molaren). Erst danach bildet sich das hinter den Ohren beginnende großfleckige makulo-papulöse Exanthem aus, das für die Erkrankung typisch ist.

Die Gefahr einer Fehldiagnose während des Prodromal- und während des Enanthemstadiums ist also hoch. Die gezielte Frage nach dem Impfstatus und die Erwägung dieser wichtigen Differenzialdiagnose, insbesondere dann, wenn weitere Masernfälle im Umfeld bekannt wurden, sind also wegweisend.

MERKE

Bei den Masern geht dem Exanthemstadium ein Prodromalstadium von 3–4 Tagen mit Rhinitis, Bronchitis, Konjunktivitis und Fieber voraus. Zudem beginnt das Exanthemstadium mit einem Enanthem des Weichgaumens, das typische großfleckige Exanthem fehlt in diesem Stadium noch. Masern zählen bei nicht geimpften Kindern immer zu den Differenzialdiagnosen bei Infektionen des Rachens. Der Masern-Impfstatus muss daher gezielt erfragt werden.

MERKE

Die Koplik-Flecken sind für Masern typisch, aber nicht konstant nachweisbar. Es handelt sich um 6–20 weiße Flecken umgeben von einem roten Hof auf der Wangenschleimhaut gegenüber den unteren Molaren. Sie gehen dem Exanthem voraus.

Diagnose

Die Serologie hilft im unspezifischen Prodromalstadium und zu Beginn des Enanthems nicht weiter, da das spezifische IgM erst mit dem Auftreten des Exanthems positiv wird. Bei begründetem Verdacht und negativer Serologie muss die Serologie folglich im Exanthemstadium wiederholt werden. Eine RT-PCR aus einem Rachenabstrich ist möglich, steht aber nicht flächendeckend zur Verfügung. Gleiches gilt für den fluoreszenzmikroskopischen Virusdirektnachweis. In beiden Fällen, RT-PCR und Fluoreszenzmikroskopie, ist zu beachten, dass das negative Ergebnis eine Erkrankung nicht ausschließt. Die Viruskultur dauert Tage und ist aufwändig, sie hat also in der Routinediagnostik keinen Wert.

Bereits der Verdacht auf Masern ist in Deutschland entsprechend dem Infektionsschutzgesetz (IfSG) meldepflichtig. Im Robert-Koch-Institut-Ratgeber Masern (unter www.rki.de) ist das weitere ärztliche Vorgehen für diesen Fall beschrieben.

Therapie. Eine kausale Therapie gibt es nicht.

Prophylaxe

Die Schutzimpfung wird in Deutschland von der Ständigen Impfkommission (STIKO) empfohlen.

Da es sich um eine äußerst ansteckende Erkrankung (Kontagionsindex nahe 100%) handelt, sind besondere Hygienemaßnahmen bei einem Masernverdacht in der Klinik und in der Praxis erforderlich (Robert-Koch-Institut-Ratgeber/Merkblätter für Ärzte, Masern, Stand Januar 2006, einsehbar unter www.rki.de). Die Ansteckungsfähigkeit beginnt bereits 5 Tage vor dem Auftreten des Exanthems und hält bis 4 Tage nach dem Auftreten des Exanthems an.

Komplikationen. Komplikationen sind zahlreich, bis hin zum letalen Verlauf. Die Auflistung übersteigt den hier vorgegebenen Rahmen.

44.1.8 Akute HIV-Infektion

Engl. „acute HIV infection", ICD-10: B23.0.

Erreger. Humanes Immundefizienz-Virus, HIV, Familie der Retroviren.

Symptome und Befunde

Die akute HIV-Infektion äußert sich nach einer Inkubationszeit von wenigen Tagen bis zu einigen Wochen als grippeähnliches oder mononukleoseähnliches Krankheitsbild. Die Erwägung der Differenzialdiagnose HIV bei einer Pharyngitis des Jugendlichen und jungen Erwachsenen ist von besonderer Bedeutung, insbesondere dann, wenn ein makulopapulärer Hautausschlag und orale Ulzerationen hinzukommen!

Da einerseits die Betroffenen von einer frühzeitigen Diagnose und einem schnellen Therapiebeginn profitieren können und andererseits die mögliche Infektion weiterer Sexualpartner verhindert werden kann, ist die richtige Diagnose hier von besonderer Bedeutung.

Typisch sind:

- Fieber
- Pharyngitis
- Makulopapulärer Hautausschlag (was die Zahl der Differenzialdiagnosen schon stark einschränkt: Masern, Röteln, Hand-Fuß-Mund-Krankheit, Erythema multiforme)
- Orale Ulzerationen (DD: Gingivostomatitis herpetica, Hand-Fuß-Mund-Krankheit, Herpes zoster, Herpangina, Autoimmunerkrankungen Erythema multiforme und Pemphigus)
- Lymphadenopathie
- Reduzierter Allgemeinzustand, Myalgie, Arthralgie, Zephalgie
- Gewichtsverlust.

! MERKE

Bei oralen Ulzerationen, einem makulopapulärem Hautausschlag und einem reduzierten Allgemeinzustand mit grippeähnlicher Symptomatik beim Jugendlichen und Erwachsenen muss an eine akute HIV-Infektion gedacht werden. Aufgrund der enormen Bedeutung einer raschen Diagnose für den Patienten und für die Sexualpartner muss dem Verdacht unbedingt nachgegangen werden.

Diagnostik

Weder der Suchtest (ELISA) noch der Bestätigungstest (Western-Blot) helfen hier weiter, weil sie zu diesem Zeitpunkt noch negativ sind.

Wichtig ist hier der Nachweis von HIV-1-RNA mittels RT-PCR aus einer Blutprobe (Serum oder EDTA-Blut), die rasch und ungekühlt an das Labor gesendet werden muss. Die diagnostische Lücke, also die Zeitspanne zwischen Infektion und Nachweismöglichkeit, liegt bei der RT-PCR bei 10–15 Tagen (beim ELISA sind nach 4 Wochen erst 60% positiv). Zusätzlich sollte neben dem Virusgenom (HIV-1-RNA) auch das Virusantigen durch den Nachweis von p24-Antigen im Enzymimmunoassay bestimmt werden. Auch dieser Test verkürzt die diagnostische Lücke um 1–2 Wochen, hat aber gegenüber der RT-PCR eine geringere Sensitivität von unter 80%. Positive Testergebnisse müssen im Verlauf durch ELISA und Western-Blot weiterverfolgt und bestätigt werden.

! MERKE

Ein „HIV-Test" mittels ELISA hilft bei der akuten HIV-Infektion aufgrund der diagnostischen Lücke in den ersten Wochen der Infektion nicht weiter. Zwingend erforderlich ist bei einem begründeten Verdacht der Nachweis viraler RNA durch eine RT-PCR und der Nachweis von Virusantigen durch die Bestimmung des p24-Antigens.

Die Darstellung der Therapie, Prävention und Komplikationen der HIV-Infektion überschreitet den Rahmen dieses Beitrags.

44.1.9 Hand-Fuß-Mund-Krankheit

Synonyme und Definition. Vesikuläre Stomatitis mit Exanthem durch Enteroviren, ICD-10: B08.4.

Symptome, Befunde, Differenzialdiagnosen, Diagnostik, Therapie

Das Enanthem dieser durch Coxsackie-Viren Typ A16 (selten 4, 5, 9, 10) und Enterovirus Serotyp 71 ausgelösten, hoch ansteckenden, epidemisch vorkommenden und vor allem Kinder unter 10 Jahren betreffenden Erkrankung überschreitet selten die Mundschleimhaut und dehnt sich auf die Rachenschleimhaut aus. Gleichzeitig besteht ein Exanthem an den Händen und Füßen, was die Zahl der Differenzialdiagnosen stark einschränkt. **Differenzialdiagnosen** sind Maul- und Klauenseuche, Varizellen, Masern, Herpangina, Gingivostomatitis herpetica, HIV, Erythema multiforme major. Im Vordergrund steht die Isolierung des Patienten, eine kausale Therapie gibt es nicht. Die serologische Bestimmung der Antikörper gegen Coxsackie- und Entero-Viren sichert die Diagnose.

44.2 Entzündliche Erkrankungen durch Bakterien

44.2.1 Streptokokkenangina

Synonyme und Definition. Angina tonsillaris; akute Tonsillitis; engl. Groupe A Beta-hemolysing streptococcal pharyngitis, GABHS pharyngitis; ICD-10: J03.0.

Erreger

Der typische Erreger der akuten Tonsillitis ist Streptococcus pyogenes (Gruppe A β-hämolysierenden Streptokokken, GABHS). Es handelt sich um ein grampositives, kettenbildendes, fakultativ anaerobes Bakterium (aerotoleranter Anaerobier) mit einer Größe von 0,5–1 μm, also etwa 1/10 eines Erythrozyten.

Die Streptokokken werden aufgrund ihres Hämolyseverhaltens auf Blutagar-Platten entsprechend der Einteilung von Schottmüller (1904) eingeteilt in die β-hämolysierenden Streptokokken, die zu einer kompletten Hämolyse führen, in die α-hämolysierenden Streptokokken, die zu einer Vergrünung führen, und in Streptokokken ohne Hämolyseverhalten („γ-Hämolyse“).

Die Streptokokken werden weiter aufgrund unterschiedlicher Antigene (M-Proteine) des C-Polysaccharids der Zellmembran in verschiedene Serogruppen (A–T) eingeteilt (Einteilung nach Rebecca Lancefield). Das M-Protein ist das wesentliche Oberflächenantigen und der entscheidende Virulenzfaktor der β-hämolysierenden Streptokokken. Es verhindert die Phagozytose. Zu den β-hämolysierenden Streptokokken zählen entsprechend der Lancefield-Einteilung außer Streptococcus pyogenes (Lancefield-Gruppe A) noch die Lancefield-Gruppe C und G (Streptococcus equisimilis) und die Lancefield-Gruppe B (Streptococcus agalactiae). Alle genannten Arten sind pyogene Streptokokken, die zahlreiche Infektionen auslösen können. Streptokokken der Gruppe C und G kommen zwar auch als Erreger einer bakteriellen Pharyngitis in Frage, allerdings lösen sie weder Scharlach noch rheumatisches Fieber aus. Der in diesem Zusammenhang relevante Keim ist also Streptococcus pyogenes (= Gruppe A β-hämolysierende Streptokokken, GABHS).

Durch die Bildung von Typ-spezifischen Antikörpern gegen das M-Protein entsteht eine lang anhaltende Immunität gegen diesen Sero*typ* (man unterscheide zwischen Serotyp und der o.g. Serogruppe!). Es existieren aber zumindest 80 M-Proteine verschiedener Antigenausprägung, so dass es zu häufigen Re-Infektionen mit β-hämolysierenden Streptokokken der Sero*gruppe* A kommen kann, gegen dessen M-Protein der Körper noch keine Antikörper entwickelt hat.

MERKE
Die für die Streptokokkenangina verantwortlichen Keime sind die Gruppe A β-hämolysierenden Streptokokken (GABHS). Da über 80 Serotypen mit unterschiedlicher Antigenausprägung des M-Proteins der Zellmembran existieren und nach abgelaufener Infektion nur eine lang anhaltende Immunität gegen einen speziellen Serotyp besteht, kann es zu rezidivierenden Infekten kommen.

Der Mensch ist das natürliche Reservoir des Bakteriums. S. pyogenes ist nach heutiger Erkenntnis auch in einer intrazellulären Umgebung lebensfähig. Um eine sinnlose Verunsicherung des Patienten zu vermeiden, ist es wichtig, zwischen einer Besiedlung mit Streptokokken, also einem asymptomatischen Trägerstatus, und einer Infektion zu unterscheiden. Abhängig von der Jahreszeit, der Region und dem Alter sind 10–20% aller Schulkinder asymptomatische Träger von S. pyogenes im Rachen (20–40% aller Schulkinder sind außerdem asymptomatische Träger von S. pneumoniae im Rachen, die α-hämolysierenden S. viridans zählen zur physiologischen Rachenflora). Man hüte sich also vor Rachenabstrichen ohne passende Klinik!

MERKE

Der Nachweis von Streptococcus pyogenes im Rachen ohne passende Klinik hat keinen Krankheitswert, da 10–20% aller Schulkinder asymptomatische Träger sind. Sie profitieren nicht von einer Therapie. Der positive Abstrich weist das Bakterium nach, er beweist nicht die Erkrankung.

S. pyogenes ist sehr resistent und kann auch außerhalb des Menschen z.B. in Staub oder getrocknetem Blut monatelang überleben. Besondere Maßnahmen beim Transport ins Labor sind also nicht erforderlich.

Symptome, Befunde und Differenzialdiagnosen

Nach einer Inkubation von 2–4 Tagen treten plötzlich und heftig die Symptome auf.

Zur klinischen Diagnostik wurden verschiedene „clinical scores“ entwickelt (Breese 1977; Wald et al. 1998). Sie dienen dazu, die Streptokokkenangina von der wesentlich häufigeren Pharyngitis viraler Genese abzugrenzen. Wenngleich ihr Vorhersagewert für eine Streptokokkenangina auf maximal 80% geschätzt wird (Bisno et al. 1997), helfen sie doch bei der Entscheidungsfindung, bei welchen Patienten als nächste ärztliche Maßnahme ein Schnelltest und/oder eine Kultur erforderlich ist.

Beispielhaft wird der einfach zu handhabende „Streptococcal clinical score“ nach Wald (Wald et al. 1998) genannt. Folgende **Symptome und Befunde** sind *typisch* für eine Streptokokkenangina:

- Alter zwischen 5–15 Jahren
- Jahreszeit November–Mai
- Fieber > 38,3 °C (plötzlicher Beginn)
- Adenopathie, druckdolente Lymphknoten im jugulofazialen Venenwinkel
- Pharyngitis mit Erythem oder Stippchen auf dem lymphatischen Gewebe
- Abwesenheit von respiratorischen Symptomen (Rhinorrhoe, Husten, Konjunktivitis).

Bei vorliegen von nur 2 der genannten 6 Symptome bzw. Befunde lag die Wahrscheinlichkeit einer kulturell bestätigten Streptokokkenangina bei 24%, beim Vorliegen von $^6/_6$ bei 75%. Nochmals sei erwähnt: 10–20% der Schulkinder sind asymptomatische Träger, dies ist bei den genannten 24% zu berücksichtigen, da die Kultur eben nicht zwischen einer viralen Pharyngitis bei einem asymptomatischen Träger und einer klinisch manifesten Infektion unterscheiden kann.

➤ Abbildung 44.2 zeigt den typischen Aspekt einer Streptokokkenangina.

Untypisch für die Streptokokkenangina und hinweisend auf eine virale Erkrankung sind folglich:

- Alter unter 3 Jahren
- Schleichender Beginn
- Rhinorrhoe
- Konjunktivitis
- Husten
- Diarrhoe.

Differenzialdiagnosen sind:

- Virale Pharyngitiden; klinisch am bedeutendsten ist die infektiöse Mononukleose (➤ Abschnitt 44.1.6). Ein Schnelltest auf Mononukleose aus Kapillarblut und ein Schnelltest auf Streptokokken aus einem Rachenabstrich schaffen Klarheit. Auch an eine HIV-Infektion ist zu denken – besonders beim Vorliegen eines Exanthems (➤ Abschnitt 44.1.7).
- Pharyngitis durch Streptokokken der Serogruppen C und G. Die Diagnose ist schwierig, da auch hier eine erhebliche Zahl asymptomatischer Träger zu berücksichtigen ist. Der Krankheitsverlauf wird als weniger schwer beschrieben. Der Nutzen einer Antibiotikatherapie wird gering bewertet. Fälle einer Poststreptokokken-Glomerulonephritis sind beschrieben, rheumatisches Fieber wird durch sie nicht ausgelöst (Bisno 2001).
- Diphtherie (➤ Abschnitt 44.2.8)
- Gonorrhoe (➤ Abschnitt 44.2.11)
- Infektion durch Arcanobacterium haemolyticum (➤ Abschnitt 44.2.12).

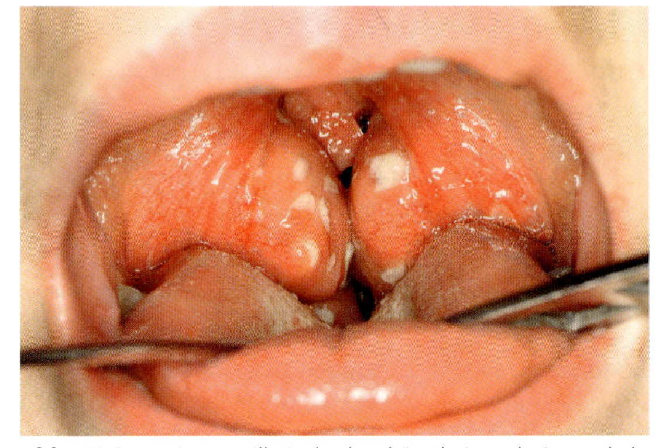

Abb. 44.2 Angina tonsillaris durch β-hämolysierende Streptokokken der Gruppe A

Diagnostik

Beachtet man die o.g. typischen und untypischen Symptome und Befunde, so reduzieren sich die in Frage kommenden Patienten, bei denen ein ernsthafter Verdacht auf eine Streptokokkenangina besteht, bereits ganz erheblich. Besteht dann noch ein begründeter Verdacht, so sollte in jedem Fall vor Beginn einer Antibiotikatherapie eine Sicherung der Diagnose durch einen Schnelltest und/oder eine Kultur erfolgen (Bisno et al. 1997, Dajani et al. 1995). Von dieser Regel gibt es keine medizinisch begründbare Ausnahme.

MERKE

Medizinischer Standard bei der Behandlung von Patienten mit dem Verdacht auf eine Streptokokkenangina ist der Keimnachweis (durch Schnelltest und/oder Kultur) als Voraussetzung für eine Antibiotikatherapie.

Für den Streptokokken-Schnelltest ist ein Rachenabstrich erforderlich. Die Qualität des Abstrichs ist entscheidend, man muss dazu kräftig über die Beläge auf beiden Tonsillen fahren. Moderne Testverfahren beruhen auf dem chromatographischen Nachweis des C-Peptids in der Zellwand der Bakterien. Das Ergebnis ist innerhalb weniger Minuten verfügbar, mehrere vergleichbare Produkte sind auf dem Markt. Die Sensitivität und die Spezifität der jetzt verfügbaren Tests werden durchwegs mit > 90% angegeben. Zur Notwendigkeit einer zusätzlichen Kultur bei negativem Schnelltest gibt es widersprüchliche Meinungen. Mehrere Fachgesellschaften empfehlen dieses Vorgehen (Bisno et al. 1997; Dajani et al. 1995; DGPI Leitlinie Streptokokken 1996). Aufgrund der hohen Sensitivität moderner Schnelltests und dem niedrigen Risiko eines rheumatischen Fiebers in industrialisierten Ländern wird dies in neueren wegweisenden Arbeiten jedoch als unnötiger Kostenfaktor und nicht mehr zwingend notwendig erachtet (Bisno 2001, Webb 1998).

MERKE

Es ist medizinisch umstritten, ob ein Schnelltestergebnis bei der Behandlung einer Streptokokkenangina durch eine Kultur gesichert werden muss.

Als Goldstandard zum Nachweis von Streptokokken gilt die Kultur. Abgelesen wird nach 24 und 48 Stunden. Besondere Anforderungen an den Transport sind nicht gegeben, das Bakterium ist widerstandsfähig. Ganz ausdrücklich sei aber nochmals darauf hingewiesen: Die Kultur weist das Bakterium nach und beweist nicht die Erkrankung.

Daraus ergibt sich folgende Richtlinie:

- Eine negative Kultur macht eine Streptokokkenangina sehr unwahrscheinlich und rechtfertigt eine antibiotische Therapie bei einer Pharyngitis nicht (Ausnahme Gonorrhoe- oder Diphtherieverdacht).
- Eine positive Kultur ist nur in Zusammenschau mit einer passenden Klinik als Streptokokkenangina zu bewerten.

Das Argument, dass durch eine Kultur die Therapie verzögert wird und die Komplikationsrate steigt, entbehrt der wissenschaftlichen Grundlage: Auch ohne Antibiotika klingt das Krankheitsbild nach 3–4 Tagen ab. Die am meisten gefürchtete Komplikation der Streptokokkenangina, das rheumatische Fieber, wird auch durch einen Therapiebeginn mit Penicillin bis zu 9 Tagen nach Erkrankungsbeginn noch verhindert (Catanzaro et al. 1954).

MERKE

Durch den Beginn einer Antibiotikatherapie erst nach einem Streptokokkennachweis in der Kultur (24 h nach Abstrichentnahme) entsteht dem Patienten kein medizinischer Schaden.

Der hauptsächliche Sinn einer Diagnostik mittels Schnelltest und/oder Kultur liegt also in der Vermeidung unnötiger Antibiotikaeinnahmen (Bisno 2001). Man reduziert dadurch die Zahl von Nebenwirkungen, die Züchtung resistenter Stämme und die Kosten im Gesundheitswesen. Man tut also dem Patienten, sich selbst, der Allgemeinheit und dem Gesundheitssystem Gutes.

Der Antikörpernachweis in Form des Antistreptolysin(ASL)-Titers spielt bei der Diagnose der akuten Streptokokkenangina keine Rolle. Er schafft in diesem Zusammenhang immer wieder Verwirrung. Gemessen wird bei diesem Test der Antikörper gegen das Exotoxin Streptolysin, dieser steht in keinem Zusammenhang mit den Antikörpern gegen das M-Protein der Zellwand, die in der Ätiologie des rheumatischen Fiebers eine Rolle spielen. Es gibt keine wissenschaftlich fundierte Publikation, welche die Anwendung in diesem Zusammenhang empfiehlt. Antikörpernachweise sind nur bei Verdacht auf eine Streptokokken-Folgeerkrankung sinnvoll (Epidemiologisches Bulletin des RKI 2000).

MERKE

Der Antistreptolysin(ASL)-Titer hat bei der Behandlung der Streptokokkenangina keinerlei Bedeutung. Bedeutung hat er nur zur Diagnostik von Streptokokken-Folgeerkrankungen.

Therapie

Die β-hämolysierenden Streptokokken der Gruppe A sind – im Gegensatz zu anderen Streptokokken – in vitro noch ausnahmslos sensibel auf Penicillin. Das Verhalten in vivo mag im Einzelfall davon abweichen. Die Zahl der Therapieversager wird bereits mit 25% angegeben. Als Grund dafür wird u.a. die Mischflora unter Anwesenheit von β-Laktamase-bildenden Co-Pathogenen angeführt. Zudem eradiziert Penicillin auch die α-hämolysierenden Streptokokken, was eventuell die Ausbreitung von S. pyogenes fördert. Die Penetration von Penicillin in das Tonsillengewebe scheint niedrig zu sein.

Die bisher geltenden Leitlinien der WHO, der deutschen Fachgesellschaften (DGPI-Handbuch Infektionen bei Kindern und Jugendlichen, Deutsche Gesellschaft für pädiatrische Infektiologie e.V., Futuramed Verlag, München, 4. Auflage 2003; AWMF-Leitlinie Antibiotikatherapie der Infektionen an Kopf und Hals der Deutschen Gesellschaft für Hals-Nasen-Ohrenheilkunde, Kopf- und Hals-Chirurgie, Stand Januar 2003, www.awmf.org) und der amerikanischen Fachgesellschaften (Infectious Diseases Society of America, American Heart Association, American Academy of Pediatrics) geben derzeit noch allesamt als Therapie der ersten Wahl Penicillin V an (Dosierung bei Kindern 50 000–100 000 E/kg und maximal 1,8 Mio. E bei Tonsillitis in 2 Einzeldosen pro Tag), und zwar über 10 Tage. Eine nur 7-tägige Therapie zeigt deutlich niedrigere Eradikationsraten.

Die Kritik daran wird immer lauter. Es liegen mittlerweile zahlreiche Studien und Metaanalysen vor, die den Cephalosporinen den Vorzug geben. Bei neueren Cephalosporinen (z.B. Cefuroxim) ist entsprechend dieser Daten eine 5-tägige Therapie (2 × täglich) hinsichtlich Eradikation einer 10-tägigen Gabe von Penicillin gleichwertig oder überlegen. Allergische Reaktionen treten bei Cephalosporinen deutlich seltener auf. Aufgrund dieser Daten ist die Gabe eines Cephalosporins gerechtfertigt (Casey und Pichichero 2007; Casey und Pichichero 2004; Adam et al. 2000).

MERKE

Es ist umstritten, ob bei der Therapie der Streptokokkenangina dem Penicillin V über 10 Tage oder einem Cephalosporin über 5 Tage der Vorzug zu geben ist.

Erythromycin oral wird als Ausweichmedikament bei Penicillinallergie von den genannten Fachgesellschaften empfohlen.

Nicht empfehlenswert ist der Einsatz von Amoxicillin, da ja – wie oben besprochen – selbst bei positivem GABHS-Abstrich immer noch die Möglichkeit einer infektiösen Mononukleose eines asymptomatischen Trägers von GABHS besteht, was zu einem generalisierten, juckenden nichtallergischen Exanthem führen würde. Die Verwendung eines Breitbandantibiotikums bei Verdacht auf eine bakterielle Pharyngitis ist zudem aufgrund des Keimspektrums nicht erforderlich.

Prävention

Eine Prophylaxe in Form einer Impfung gibt es nicht. Patienten mit einer akuten Streptokokkeninfektion, die nicht spezifisch behandelt wurde, können bis zu 3 Wochen kontagiös sein. Nach Beginn einer wirksamen antibiotischen Therapie erlischt die Ansteckungsfähigkeit nach 24 Stunden.

Ein Kind, das an einer Streptokokkenangina erkrankt ist und konsequent antibiotisch behandelt wird, darf bei Fehlen von Krankheitszeichen bereits nach 48 Stunden wieder die Schule besuchen. Ein schriftliches ärztliches Attest ist dazu in Deutschland nicht erforderlich (s.a. www.rki.de, Infektionskrankheiten A–Z, Scharlach). Voraussetzung ist allerdings, dass auch tatsächlich eine verlässliche, konsequente antibiotische Therapie stattfindet.

Das Auftreten von S.-pyogenes-Infektionen im Krankenhaus verpflichtet in Deutschland zu besonderen Hygienemaßnahmen. Gehäuft auftretende nosokomiale Streptokokken-Infektionen sind nach § 6 (3) Infektionsschutzgesetz (IfSG) unverzüglich als Ausbruch an das zuständige Gesundheitsamt zu melden.

Komplikationen

Bei den Komplikationen unterscheidet man zwischen den eitrigen und den nichteitrigen Folgeerkrankungen.

- **Peritonsillarabszess, Parapharyngealabszess** (➤ Abschnitt 44.2.4)
- **Invasive Infektionen durch Gruppe-A-Streptokokken** („invasive group A streptococcal infection") sind selten (1,5/100 000 Einwohner in einer kanadischen Studie, s.u.), aber schwerwiegend. Auslöser sind spezielle Serotypen der GABHS. Zu den invasiven Formen der Streptokokkeninfektion gehören die Weichteilinfektionen (48%), die Sepsis (14%), Pneumonie (11%), die nekrotisierende Fasciitis (6%) und „streptococcal toxic shock syndrome (strepTSS)" (13%). Die letztgenannte Erkrankung weist eine sehr hohe Letalität (81%) auf. Betroffen sind neben Personen über 60 Jahren vor allem

Kleinkinder. Es handelt sich um eine Erkrankung, deren fulminanter Verlauf nach heutigem Verständnis sowohl bakteriell bedingt, toxinvermittelt, als auch durch eine inadäquate immunologische Reaktion vermittelt ist. In etwa der Hälfte der Fälle bestanden in der genannten Studie chronische Erkrankungen (Tumorerkrankungen, HIV, Diabetes) (Davies et al. 1996).

- **Glomerulonephritis nach Streptokokkeninfektion** (engl: „acute poststreptococcal glomerulonephritis [APSGN]"). Die Glomerulonephritis nach Streptokokkeninfektion ist eine von vielen Ursachen einer infektgetriggerten Glomerulonephritis. Verantwortlich sind fast ausschließlich die β-hämolysierenden Streptokokken der Lancefield-Gruppe A (GABHS), darunter allerdings nur spezielle „nephritogene" Stämme und nur im Rahmen spezieller Streptokokkenerkrankungen: Sie kann auftreten nach einer Pyodermie durch Streptokokken der M-Typen 2, 47, 49, 55, 57, 60 und nach Pharyngitiden durch Streptokokken der M-Typen 1, 2, 3, 4, 12, 25, 49 (insbesondere 1, 4, 12). Die postinfektiöse Glomerulonephritis ist ein immunologisch, nicht bakteriell vermitteltes Krankheitsbild (engl.: „nonsuppurative postinfectious sequelae"). Es handelt sich um eine Immunkomplexreaktion Typ III nach Coombs und Gell. Die Häufigkeit hat in den industrialisierten Ländern stark abgenommen. Selbst an deutschen Universitätskliniken treten nur wenige Einzelfälle pro Jahr auf (Kirschstein 2000). Bei schlechteren Lebensbedingungen und geringerer Verfügbarkeit von Antibiotika ist dieses Krankheitsbild allerdings häufig. Die Glomerulonephritis folgt 1–4 Wochen nach dem Streptokokkeninfekt. Der Nachweis einer vorausgegangenen Infektion erfolgt durch die Bestimmung des ASL-Titers, des Anti-DNase-Titers und des Antihyaluronidase-Titers. Typische Symptome sind die plötzliche Makrohämaturie (90%) und die Lidödeme (50–85%), dazu kommen Bauchschmerzen, Kopfschmerzen und ein arterieller Hypertonus. Die weitere Diagnostik und die Therapie übersteigen den Rahmen dieses Beitrags. Die Prognose ist bei korrekter Therapie sehr gut, bei 95–99% der Fälle kommt es zur kompletten Ausheilung.

MERKE

Die akute Glomerulonephritis nach einem Streptokokkeninfekt ist vom rheumatischen Fieber als eigenständiges Krankheitsbild zu unterscheiden. Sie fällt durch eine Makrohämaturie und Lidödeme 1–4 Wochen nach dem Streptokokkeninfekt auf und heilt in 95–99% der Fälle komplett aus.

- **Rheumatisches Fieber:** Das rheumatische Fieber als immunologisch vermitteltes, nichtbakterielles, nichteitriges Krankheitsbild tritt 1–5 Wochen (Durchschnitt 18 Tage) nach einer Racheninfektion mit GABHS auf. Ursache ist nach heutiger Auffassung ein „molecular mimikry" zwischen den Streptokokkenantigenen und körpereigenen Proteinen, z.B. Myosin. Weitere Faktoren wie die Streptokokkenexotoxine A, B, C scheinen als Superantigene die Immunreaktion zu verstärken. Die Erkrankung betrifft bevorzugt Kinder im Alter von 6–15 Jahren, ist in Westeuropa und Nordamerika heute sehr selten, aber in vielen anderen Ländern weiterhin eine sehr weit verbreitete Erkrankung. Man schätzt, dass vor der Antibiotikaära bis zu 10% der Patienten nach einer Streptokokkenangina ein rheumatisches Fieber entwickelten, das für etwa 5% aller Todesfälle bei Kindern und Jugendlichen verantwortlich war. Die Inzidenz wird in Industrieländern heute mit 1–5/100 000 angegeben, die Inzidenz der Streptokokkenangina wird dagegen auf 1500/100 000 geschätzt. Abgesehen von sehr seltenen Endemien wird man also in Mitteleuropa unter den derzeitigen Bedingungen nur seltene Einzelfälle sehen. Im Großraum Berlin wurden in den 12 Jahren 1994–2005 80 Fälle beobachtet (Keitzer 2006). Die Diagnostik stützt sich auf die „Jones-Kriterien", die erstmals 1944 publiziert wurden, aber inzwischen von der American Heart Association dreimal überarbeitet wurden. Die derzeit gültige Einteilung von 1992 unterscheidet weiter zwischen Haupt- und Nebenkriterien. Hauptkriterien sind die Karditis, die Polyarthritis, die Chorea minor Sydenham, das Erythema marginatum und die subkutanen Knötchen. Die Diagnostik ist umfangreich und überschreitet das Ziel dieses Beitrags. Sie umfasst heute in jedem Fall die Echokardiographie und den Nachweis eines zurückliegenden Streptokokkeninfektes durch den ASL-Titer (meist > 800 IU), die Antihyaluronidase, die Anti-DNase. Nochmals sei erwähnt: Die genannten Antikörper weisen bei Verdacht auf ein akutes rheumatisches Fieber auf den zurückliegenden Streptokokkeninfekt hin, keinesfalls aber belegen umgekehrt erhöhte Antikörpertiter ein besonderes Risiko für die Entwicklung des akuten rheumatischen Fiebers.

MERKE

Ein erhöhter Antistreptolysin(ASL)-Titer weist nicht auf ein besonderes Risiko für die Entwicklung eines rheumatischen Fiebers hin, sondern lediglich auf einen zurückliegenden Streptokokkeninfekt als wesentliche Voraussetzung für die Diagnose des rheumatischen Fiebers.

Zur Prophylaxe, Rezidivprophylaxe und Therapie des akuten rheumatischen Fiebers sei auf die Fachliteratur verwiesen. Folgende Fakten sind aber in diesem Zusammenhang von Bedeutung: Die Gabe von Penicillin bei nachgewiesener Streptokokkenangina stellt eine Prophylaxe des akuten rheumatischen Fiebers dar (Wannamaker et al. 1951). Die Tonsillektomie steht in keinem wissenschaftlichen Zusammenhang mit dem rheumatischen Fieber.

> **MERKE**
> Die Tonsillektomie steht in keinem wissenschaftlichen Zusammenhang mit dem rheumatischen Fieber: Es existieren keine gesicherten Daten, nach denen die Tonsillektomie eine Prophylaxe des akuten rheumatischen Fiebers darstellen würde. Außerdem existieren keine gesicherten Daten, nach denen die Tonsillektomie eine Rezidivprophylaxe bei einem rheumatischen Fieber darstellen würde.

- **Poststreptokokkenreaktive Arthritis** (PSRA): Dieses Krankheitsbild ist in den Industrieländern zumindest so häufig wie das akute rheumatische Fieber. International anerkannte präzise Diagnosekriterien, wie sie für das akute rheumatische Fieber vorliegen, fehlen bei diesem Krankheitsbild. Als typische Zeichen dieser Erkrankung gelten:
  - Die aktuell gültigen Jones-Kriterien für das akute rheumatische Fieber werden nicht erfüllt
  - Ein Streptokokkeninfekt ist vorausgegangen (ASL-Titer etc.)
  - Nichtmigratorische Arthritis (in 82% der Fälle im Gegensatz zum akuten rheumatischen Fieber)
  - Schlechtes Ansprechen der Arthritis auf Acetylsalicylsäure (im Gegensatz zum akuten rheumatischen Fieber) (Goldsmith und Long 1982).

> **MERKE**
> Die poststreptokokkenreaktive Arthritis (PSRA) ist vom rheumatischen Fieber als eigenständiges Krankheitsbild abzugrenzen. Es handelt sich um eine nichtmigratorische Arthritis mit vorausgegangenem Streptokokkeninfekt, bei der die Jones-Kriterien nicht erfüllt sind.

44.2.2 Scharlach

Synonym und Definition. engl. „scarlet fever“; ICD-10: A38.

Erreger, Symptome, Befunde

Scharlach ist eine Sonderform der Streptokokkenangina, die von einem charakteristischen Exanthem begleitet wird. Das Exanthem entsteht durch die Einwirkung eines der pyrogenen Streptokokken-Exotoxine A, B oder C. Sie stellen so genannte Superantigene dar. S. pyogenes erzeugt eine große Anzahl dieser extrazellulären Proteine. Dazu gehören Streptolysin S und O (welche die Hämolyse bewirken), Streptokinase, Hyaluronidase, DNase. Die genannten pyrogenen Exotoxine A, B und C können aber nur dann produziert werden, wenn das Bakterium den dazu erforderlichen Phagen als ringförmige DNA enthält, was in etwa 5% der Fälle angenommen werden kann. Das Scharlachexanthem besteht aus kleinfleckigen Papeln, beginnt am ersten oder zweiten Krankheitstag am Oberkörper und breitet sich zentrifugal unter Aussparung der Handinnenflächen und Fußsohlen aus. Zu den zusätzlichen Symptomen gehören die periorale Blässe und die Himbeerzunge. Dabei handelt es sich um vergrößerte Papillen auf einer belegten Zunge. Das Exanthem verschwindet nach 6–9 Tagen. Einige Tage danach kommt es zur pathognomonischen Abschuppung der Haut, insbesondere der Handinnenflächen, Fingerkuppen und Fußsohlen. In ➤ Abbildung 44.3 wird eine vergleichsweise milde Form der Abschuppung der Haut an den Fingerkuppen nach Scharlach gezeigt.

Eine Immunität wird immer nur gegen das bei der abgelaufenen Infektion vorherrschende Toxin erzeugt. Mehrfache Erkrankungen an Scharlach sind also möglich, in der Praxis aber selten. In Deutschland ist Scharlach in einigen Bundesländern meldepflichtig (Brandenburg, Sachsen, Sachsen-Anhalt, Thüringen). Dadurch lässt sich die Inzidenz in Deutschland auf etwa 62/100.000 Einwohner schätzen (bei hoher Dunkelziffer).

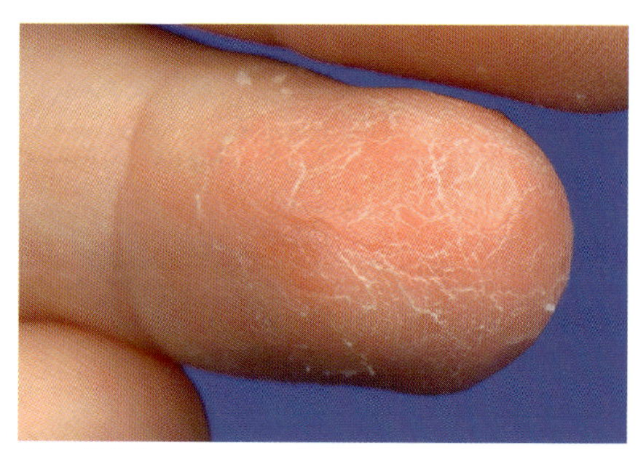

Abb. 44.3 Hautschuppung der Fingerkuppen 7–10 Tage nach Beginn eines Scharlachs

MERKE
Pathognomonisch für Scharlach ist eine Schuppung der Haut an den Handflächen, Fingerkuppen und Fußsohlen 7–10 Tage nach Krankheitsbeginn.

Diagnostik, Therapie, Komplikationen

Identisch zur Streptokokkenangina (➤ Abschnitt 44.2.1).

MERKE
Die β-hämolysierenden Streptokokken der Serogruppe A als Auslöser von Scharlach unterscheiden sich von denen bei der Streptokokkenangina durch das Vorhandensein eines Phagen, der für ein erythrogenes Exotoxin kodiert. Davon gibt es die Varianten A, B und C, die eine langandauernde Immunität hinterlassen. An Scharlach erkrankt man folglich maximal dreimal. Diagnostik, Therapie und mögliche Komplikationen sind bei beiden Erkrankungen identisch.

44.2.3 Chronische Tonsillitis, häufig rezidivierende Tonsillitis

Synonym und Definition. ICD-10, Erreger: ICD-10: J35.0 (chronische Tonsillitis); ICD-10: J03.9 (rezidivierende Tonsillitis).

Der Erreger ist identisch mit dem der akuten Tonsillitis: Streptococcus pyogenes (= GABHS).

Begriffsbestimmung

Der Begriff „chronische Tonsillitis" (ICD-10: J35.0) ist weder hinsichtlich Anamnese und Symptomen noch hinsichtlich klinischer und histologischer Befunde in irgendeiner Weise valide definiert. Auch gibt es keinen Laborparameter, der auf eine „chronische Tonsillitis" hinweist, schon gar nicht der ASL-Titer und auch nicht der Streptokokkennachweis im Rachenabstrich von asymptomatischen Trägern.

MERKE
Der ASL-Titer erlaubt keine Aussage über eine chronische Entzündung der Tonsilla palatina.

Der Begriff „chronische Tonsillitis" diente im deutschen Sprachraum als rechtfertigende Indikation zur Tonsillektomie, taucht aber im angloamerikanischen Sprachraum nicht auf (Mayo Clinic Staff 2006; American Academy of Otolaryngology – Head and Neck Surgery 2000). Auch in der „Gemeinsamen Empfehlung der Österreichischen Gesellschaften für Hals-Nasen-Ohren-Heilkunde, Kopf- und Halschirurgie und Kinder- und Jugendheilkunde zur Entfernung der Gaumenmandeln vom 9.11.2007" (Albegger et al. 2007) ist der Begriff „chronische Tonsillitis" nicht mehr unter den Indikationen für eine Tonsillektomie genannt.

Die Verwendung des Begriffs „chronische Tonsillitis" kann also ebenso wenig empfohlen werden wie die Therapieentscheidung auf der Basis dieser Diagnose.

Das entscheidende Kriterium bei der Definition des Begriffs „rezidivierende Tonsillitis" ist, ab welcher Anzahl von nachgewiesenen Streptokokkenanginen pro Jahr der Patient von der Tonsillektomie profitiert.

MERKE
Der Begriff „chronische Tonsillitis" ist nicht klar definiert. Es gibt keine Symptome und keine Befunde, die typisch für diese Diagnose wären. Wenn möglich, sollte der Begriff „rezidivierende Tonsillitis" verwendet werden. Dieser Begriff ist definiert durch die Anzahl nachgewiesener Streptokokkenanginen pro Jahr.

Symptome, Befunde

Es gibt kein typisches Symptom, das auf eine chronische Tonsillitis – eine ohnehin klinisch fragwürdige Diagnose – hinweisen würde. Ständiges Kratzen im Hals, Foetor ex ore, Abgeschlagenheit und Gedeihstörung sind allesamt Symptome, deren Ätiologie vielfältig ist. Sie können bei einer wissenschaftlich-medizinischen Betrachtung nicht als typisch für eine chronische Tonsillitis bezeichnet werden. Was in diesem Zusammenhang für die Symptome gilt, gilt gleichermaßen für die Befunde: zerklüftete Tonsillen, Detritus, gerötete vordere Gaumenbögen, schlechte Luxierbarkeit der Tonsille aus der Kapsel sind allesamt Befunde, die in keinem wissenschaftlich überprüften Zusammenhang mit einer chronischen Entzündung der Tonsilla palatina stehen.

Die rezidivierende Tonsillitis lässt sich einfach definieren: Sie ergibt sich aus der Anzahl klinisch typischer und durch Schnelltest/Abstrich gesicherter akuter Streptokokken-Pharyngitiden pro Jahr.

Therapie, Indikation zur Tonsillektomie bei häufig rezidivierender Tonsillitis

In einer wegweisenden Arbeit aus dem Children's Hospital in Pittsburgh (Paradise et al. 1984) konnte gezeigt werden, dass bei einer Häufigkeit von:

- 7 Episoden/Jahr in einem Jahr oder
- 5 Episoden/Jahr in 2 aufeinanderfolgenden Jahren oder
- 3 Episoden/Jahr in 3 aufeinanderfolgenden Jahren

die Inzidenz von Streptokokken-ausgelösten Pharyngitiden (GABHS-Pharyngitiden) nach Adenotonsillektomie um 1,3 Episoden/Jahr in den darauffolgenden 2 Jahren im Vergleich zu einem Kollektiv mit konservativer Therapie sank. Die im Internet publizierten Empfehlungen der Mayo-Clinic zur Tonsillektomie (Mayo Clinic Staff 2006) und die genannte österreichische Empfehlung (Albegger et al. 2007) orientieren sich bei ihren Empfehlungen zur Tonsillektomie an dieser Publikation und an den genannten Einschlusskriterien.

Dieselbe Arbeitsgruppe des Children's Hospital in Pittsburgh hat im Jahr 2002 eine weitere Studie publiziert, bei der altersabhängig weniger stringente Kriterien zur Tonsillektomie Anwendung fanden (Paradise et al. 2002), und konnte bereits keinen Unterschied mehr zwischen der chirurgisch therapierten und der konservativ behandelten Gruppe feststellen. Zu vergleichbaren Ergebnissen und Schlussfolgerungen kamen weitere Arbeitsgruppen (Buskens et al. 2007). Die Tonsillektomie ist also nach heutigem Stand der wissenschaftlichen Literatur nur dann ein wirksames Instrument zur Verringerung der Zahl der GABHS-Pharyngitiden, wenn die Indikation so streng gestellt wird, wie oben erwähnt.

Zusätzlich konnte die genannte Studie aus dem Children's Hospital in Pittsburgh aus dem Jahr 2002 zeigen, dass eine gleichzeitig durchgeführte Adenotomie das Ergebnis hinsichtlich Episoden von GABHS-Pharyngitiden nicht beeinflusst (Paradise et al. 2002).

MERKE

Die Zahl postoperativ auftretender Streptokokken-Pharyngitiden wird nicht davon beeinflusst, ob eine Tonsillektomie, alleine oder in Kombination mit einer Adenotomie durchgeführt wird.

Es gibt keine Studie, die wissenschaftlich fundiert belegen würde, dass eine Tonsillektomie zur so genannten „Fokussanierung" den Verlauf von allergischen Erkrankungen, Autoimmunerkrankungen oder dermatologischen Erkrankungen beeinflussen könnte.

Komplikationen

Identisch zu den Komplikationen der akuten Tonsillitis, zusammengefasst dargestellt als Streptokokken-Folgeerkrankungen unter ➤ Abschnitt 44.2.1. Die rezidivierende Streptokokkenangina führt in Mitteleuropa insgesamt nur sehr selten zu Komplikationen, die Tonsillektomie und die Adenotonsillektomie dagegen sind mit zahlreichen möglichen Komplikationen behaftet, deren Darstellung den Rahmen dieses Beitrags überschreitet. Beispielhaft wird in ➤ Abb. 44.4 eine Nasopharynxstenose als Komplikation einer Adenotonsillektomie gezeigt.

44.2.4 Peritonsillarabszess, Parapharyngealabszess

Synonym und Definition. Peritonsillarabszess: engl. Quinsy peritonsillar abscess, PTA; ICD-10: J36. Parapharyngealabszess: engl. parapharyngeal abscess; ICD-10: J39.

Der Unterschied zwischen den beiden Erkrankungen ist in der Klinik nicht immer leicht auszumachen. Die Therapie unterscheidet sich in aller Regel nicht. Unter anatomischen Gesichtspunkten liegt ein Parapharyngealabszess vor, wenn der Eiterherd lateral des M. constrictor pharyngis liegt.

Erreger. In etwa ⅔ der Fälle findet man eine Mischflora aus Aerobiern und Anaerobiern (insbesondere Prevotella-Spezies und Peptostreptococcus-Spezies). β-hämolysierende Streptokokken der Gruppe A findet man nur in etwa ¼ der Peritonsillarabszesse (Sakae et al. 2006).

Symptome, Klinik

Die Häufigkeit im deutschsprachigen Raum ist unbekannt, in den USA wird sie mit 30/100 000 Einwohner angegeben. Betroffen sind vor allem Jugendliche und Er-

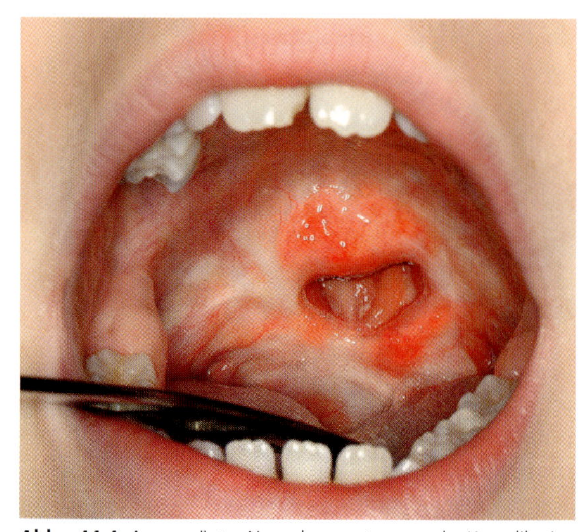

Abb. 44.4 Ausgeprägte Nasopharynxstenose als Komplikation einer Adenotonsillektomie

wachsene bis zum 40. Lebensjahr, es kommen aber auch Fälle bei kleineren Kindern vor.

Es gibt zwei Theorien zur Genese des PTA: als Komplikation einer vorausgegangenen Tonsillitis oder durch Infektion von kleinen Speicheldrüsen am oberen Tonsillenpol, den Weber-Drüsen.

Führendes Symptom sind die starken, fast immer einseitigen Schmerzen beim Schlucken, die unilaterale Odynophagie. Nach diesen einseitigen Schmerzen sollte man den Patienten zur Abgrenzung von vielen Differenzialdiagnosen ganz gezielt fragen. Die Schmerzen strahlen häufig ins Ohr aus, was sich aus der identischen Innervation der Paukenschleimhaut und der Rachenschleimhaut ergibt (N. glossopharyngeus).

MERKE

Ganz typisch für den Peritonsillarabszess und den Parapharyngealabszess ist die einseitige (!) Odynophagie. Danach muss bei Halsschmerzen stets konkret gefragt werden.

Zu den typischen Befunden zählen der Trismus und die Kieferklemme. Ein relevantes Intubationshindernis ergibt sich daraus in aller Regel jedoch nicht, da die Mundöffnung nach Analgesie in der Einleitung verbessert wird.

Ein weiterer typischer Befund ist die einseitige Vorwölbung des Gaumenbogens. Aufgrund der schmerzhaften Kieferklemme und der Verschleimung im Rachen ist sie nicht immer deutlich zu sehen, bei einem Parapharyngealabszess kann sie auch fehlen. Bei Vorliegen einer einseitigen Odynophagie und einer Kieferklemme sollte man daher nicht zögern, auch ohne diesen Befund die Verdachtsdiagnose mit den therapeutischen Konsequenzen zu äußern. ➤ Abbildung 44.5 zeigt das typische Bild eines Peritonsillarabszesses.

Weitere Befunde sind Fieber, Exsikkose und Lymphadenitis colli.

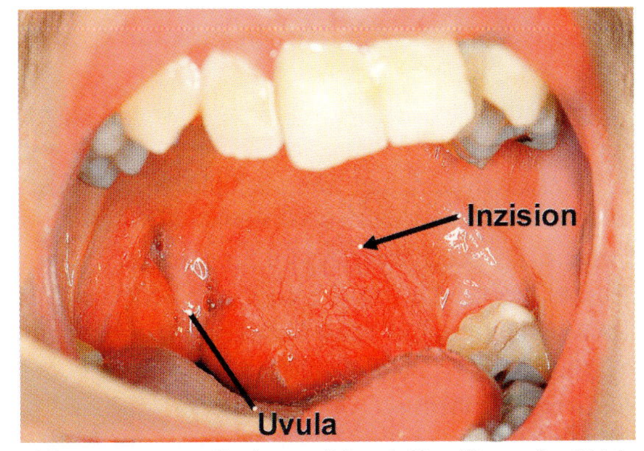

Abb. 44.5 Peritonsillarabszess links mit Vorwölbung des Weichgaumens und Verdrängung der Uvula nach rechts.

Diagnose

Die Diagnose kann in unklaren Fällen durch eine Nadelaspiration gesichert werden. Sie gelingt nur, wenn eine 16- bis 18-G-Nadel verwendet wird, für dünnere Nadeln ist der Eiter meist zu zäh. Eine Lokalanästhesie mit Noradrenalinzusatz mit einer dünneren Nadel am Ort der späteren Aspiration sollte aber vorausgehen. Hauptgefahr ist die Punktion der Arteria carotis interna. Daher muss die Nadel in ihrer Eindringtiefe (0,5, max. 1 cm ausreichend) begrenzt werden, z.B. durch Anbringen einer gebogenen Klemme 1 cm hinter der Nadelspitze.

Die Leukozyten sind über die Norm erhöht, ebenso das CRP. Routinemäßig ist eine Kultur nicht erforderlich. CT oder Sonographie sind nur bei unklaren klinischen Fällen erforderlich.

In der Praxis ist die Erkrankung klinisch nicht immer klar von der Mononukleose abzugrenzen. Es empfiehlt sich daher die Durchführung eines Mononukleose-Schnelltests.

Therapie

Das therapeutische Vorgehen beim PTA wird beeinflusst vom Alter des Patienten.

Die international übliche Therapie der ersten Wahl bei Jugendlichen und Erwachsenen besteht in einer Kombination aus Punktion und Antibiose (Herzon 1995).

Die Abszessspaltung im Anschluss an eine Punktion ist erforderlich, wenn durch die Nadelaspiration voraussichtlich größere Mengen an Pus zurückgelassen wurden. Auch hier ist an eine mögliche Verletzung der Arteria carotis interna durch zu tiefes Eindringen zu denken. Verwendet wird ein Skalpell Nr. 11, das Anbringen einer gebogenen Klemme 1 cm hinter der Spitze ist empfehlenswert, um ein zu tiefes Eindringen zu vermeiden. Bei der Abszesseröffnung muss mit einem Yankauer-Sauger abgesaugt werden. Die Durchführung der gesamten Prozedur bei Jugendlichen und Erwachsenen in Teilnarkose unter Midazolam (3–5 mg i.v. unter Pulsoxymetrie und EKG-Monitoring) ist in den meisten Fällen eine Erleichterung für Arzt und Patient.

Bei der Wahl des Antibiotikums ist die Mischflora aus Aerobiern und Anaerobiern zu berücksichtigen, daher ist anders als bei der Streptokokkenangina Penicillin alleine nicht die Therapie der ersten Wahl (bis zu 56% resistent) (Herzon 1995). Wenn Penicillin verwendet wird, dann sollte dies mit Metronidazol 500 mg Tbl. 2/d kombiniert werden. Gut geeignet sind bei Jugendlichen und Erwachsenen Cefuroxim 500 mg Tbl.

oral 2/d oder Sobelin 300 mg Kapseln oral 3 × 2/d, bei Kindern entsprechend niedriger nach Körpergewicht dosiert.

MERKE
Beim Peritonsillarabszess sollte aufgrund der Mischflora Cefuroxim, Sobelin oder eine Kombination aus Penicillin und Metronidazol als Antibiose gewählt werden. Penicillin allein ist unzureichend.

Die Tonsillektomie „à chaud", also im entzündeten Zustand, wird kontrovers diskutiert. Zumindest im deutschsprachigen Raum ist sie weit verbreitet, hat aber auf der Basis der derzeitigen wissenschaftlich fundierten Literatur als Therapie der ersten Wahl keinen medizinischen Vorteil gegenüber der Punktion bzw. Abszessdrainage kombiniert mit Antibiose. Die Nachblutungshäufigkeit auf der Abszessseite ist bei der Tonsillektomie „à chaud" interessanterweise geringer als auf der nicht betroffenen Seite. Auf der nicht betroffenen Seite liegt sie bei 1–5%. Die Befürworter der Abszesstonsillektomie führen als Argument die Prävention weiterer Abszesse an. Hiergegen kann eingewendet werden, dass (a) Rezidive eines Peritonsillarabszesses in nur 15% der Fälle auftreten (Herzon 1995) und (b) auch tonsillektomierte Patienten noch Parapharyngealabszesse entwickeln. Bei tatsächlichem Wiederauftreten eines PTA sollte dagegen die Indikation zur Tonsillektomie großzügig gestellt werden.

Bei Kindern scheint die Rate der tatsächlich durchgeführten Tonsillektomien höher zu liegen, wenngleich auch hier keine Indikation zur routinemäßigen Tonsillektomie „à chaud" besteht (Windfuhr und Remmert 2005). Herzon geht von einer relativen Indikation zur Tonsillektomie bei etwa 30% aller Patienten mit Peritonsillarabszess aus (Herzon 1995). Schraff et al. berichten aus dem eigenen pädiatrischen Patientenkollektiv (83 Patienten) in den USA, dass 31% der Kinder eine Tonsillektomie „a chaud" (engl. „quinsy tonsillectomy") benötigten, weiter 18% im Intervall, so dass schließlich doch die Hälfte der Kinder nach PTA tonsillektomiert wurden (Schraff et al. 2001).

Zusammenfassend ist also festzustellen, dass die Therapie der ersten Wahl beim PTA die Nadelaspiration und Antibiose ist, dass in einigen Fällen eine Abszessdrainage durch Stichinzision erforderlich wird und dass besonders bei Kindern ein Abweichen von diesem Therapieschema und die Durchführung einer Tonsillektomie „à chaud" oder im Intervall gerechtfertigt ist.

MERKE
Beim Peritonsillarabszess gelten die Nadelaspiration und die Gabe eines Breitbandantibiotikums als Therapie der Wahl, eventuell erweitert durch eine Abszessspaltung. Besonders bei Kindern ist ein abweichendes Vorgehen mit der Durchführung einer Tonsillektomie häufig erforderlich.

Prävention. Eine Prävention ist nicht möglich. Die Tonsillekomie stellt keinen sicheren Schutz vor einem Parapharyngealabszess dar.

Komplikationen

95% der Abszesse heilen unter den o.g. Therapieformen komplikationslos aus. Folgende mögliche Komplikationen sind besonders zu beachten:

- Nekrotisierende Weichteilinfektionen, tiefer Halsabszess, Mediastinitis
- Aspiration von Pus, Aspirationspneumonie
- Entzündliche Jugularvenenthrombose (Lemierre-Syndrom). Hierbei handelt es sich um eine heute seltene Infektion der Vena jugularis interna (meist mit Fusobacterium necrophorum) ausgehend von einer Pharyngitis oder einem Peritonsillarabszess (Syed et al. 2007). Persistierend hohe Entzündungsparameter, einseitige Halsschmerzen und septischer Verlauf sind richtungweisend. Sonographie und Duplex-Sonographie erhärten die Diagnose. Septische Embolie und Bakteriämie sind die Folge. Eine proximale Ligatur der Vena jugularis und die anschließende Resektion derselben wird von einigen Autoren empfohlen. Die Letalität ist hoch.

44.2.5 Retropharyngealabszess

Synonym und Definition. engl. „retropharyngeal abszess", RPA, (ICD-10: J39.0).

Der Retropharyngealabszess ist ganz klar ein separates Krankheitsbild, er unterscheidet sich deutlich vom Peritonsillarabszess und vom Parapharyngealabszess. Der Abszess befindet sich im retropharyngealen Raum zwischen der buccopharyngealen Faszie und der prävertebralen Faszie. Als Ursache kann eine Verletzung der Rachenhinterwand in Frage kommen, häufiger tritt er aber hinter einer makroskopisch vollkommen intakten Rachenschleimhaut auf. Der Retropharyngealabszess ist heute selten geworden und stellt eine diagnostische Herausforderung dar. Eine Fehldiagnose kann letal enden.

Erreger. Mischflora aus Aerobiern, Anaerobiern und gramnegativen Keimen.

Symptome, Befunde, Diagnostik und Differenzialdiagnosen

Die typischen Zeichen des Peritonsillarabszesses fehlen (einseitige Odynophagie, schmerzhafte Kieferklemme, Vorwölbung eines Gaumenbogens).

Als relativ typischer Befund besteht eine Nackensteifigkeit (in 60% bei Kindern) oder ein Torticollis. Danach ist also speziell zu fragen und zu suchen. Luftnot und Stridor entwickeln sich bei fortgeschrittenen Fällen. Die übrigen Symptome und Befunde sind leider wenig spezifisch: Halsschmerzen, Odynophagie, Fieber, zervikale Lymphadenitis, reduzierter Allgemeinzustand.

Eine sichtbare retropharyngeale Vorwölbung oder gar Rötung ist in weniger als der Hälfte der Fälle erkennbar.

Das Krankheitsbild darf nicht mit einer (banalen) viralen Pharyngitis verwechselt werden. Eine wichtige Differenzialdiagnose, insbesondere bei Nackensteifigkeit, ist die Meningitis. Es gilt also die Regel: Bei Nackensteifigkeit und Infektzeichen besteht nach Ausschluss einer Meningitis (Liquorpunktion) der Verdacht auf einen Retropharyngealabszess.

> **MERKE**
> Der seltene Retropharyngealabszess ist ein eigenständiges Krankheitsbild, ohne die beim Parapharyngealabszess typische einseitige Odynophagie. Ebenso fehlt eine Kieferklemme. Eine Vorwölbung oder Rötung der Rachenhinterwand ist nicht immer erkennbar. Eine Nackensteifigkeit ist typisch, aber auch nicht immer vorhanden. Der Retropharyngealabszess kommt als Differenzialdiagnose bei einer Odynophagie und bei einer Nackensteifigkeit immer in Betracht. Unbehandelt sind eine Mediastinitis und ein letaler Ausgang möglich.

Bei Verdacht auf einen Retropharyngealabszess muss ein bildgebendes Verfahren durchgeführt werden. Im Röntgenbild des Halses seitlich erkennt man eine deutliche Verbreiterung der prävertebralen Weichteile (sie sollten beim Gesunden nicht breiter sein als ein Wirbelkörper). Das Röntgenbild ist aber dem CT mit Kontrastmittel oder dem MRT mit Gadolinum unterlegen, weshalb bei einem begründeten Verdacht eines der beiden letztgenannten Verfahren gewählt werden sollte; sie sichern die Diagnose. In ➤ Abbildung 44.6 ist das typische Bild eines Retropharyngealabszesses beim Kind im MRT zu erkennen.

Die Laborparameter CRP und Leukozyten sind typischerweise erhöht. Leukozyten im Normbereich schließen aber die Diagnose eines Abszesses nicht aus, besonders wenn er antibiotisch anbehandelt wurde.

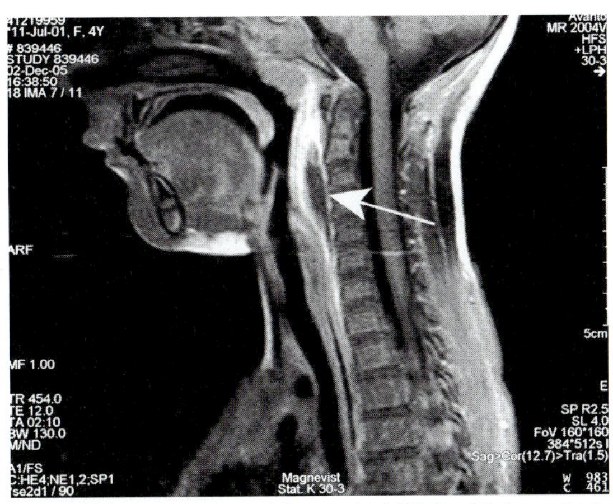

Abb. 44.6 Retropharyngealabszess, im MRT Kopf-Hals, sagittale Schichten, T1-Wichtung mit Kontrastmittel Magnevist® als hypodense Formation prävertebral auf Höhe des Kehldeckels erkennbar. In der Untersuchung war keine Rötung oder Vorwölbung der Pharynxwand zu erkennen.

Therapie

Die Therapie besteht aus einer i.v.-Breitspektrumanti biose (z.B. Cefuroxim kombiniert mit Metronidazol oder Sobelin) kombiniert mit der transoralen Eröffnung des Abszesses. Der Abszess kann ein Intubationshindernis sein, in sehr seltenen Fällen kann die Tracheotomie erforderlich sein.

44.2.6 Angina Plaut-Vincenti

Synonyme und Definition. Angina ulceromembranacea, engl: Vincent's angina, ICD-10: A69.1.

Die Erkrankung gehört zu den Fusospirochätosen/Fusotreponematosen. Diese nekrotisierend-ulzerierenden Entzündungen betreffen nicht nur die Tonsille, sie kommen als nekrotisierend-ulzeröse Gingivitis auch in der Mundhöhle vor und breiten sich unter speziellen Bedingungen auch auf das Gesicht aus (Wangenbrand, Noma).

Erreger

Bei Fusospirochätosen kommen gleichzeitig Treponemen (Spirochäten, obligat anaerobe gramnegative Bakterien, in diesem Fall Treponema vincentii) und Fusobakterien (obligat anaerobe gramnegative Stäbchen, in diesem Fall Fusobacterium necrophorum) vor. Beide

Keime gehören zur normalen Mundflora. Ansteckungsgefahr besteht also nicht (Hollandt und Hollandt 1996).

Symptome, Befunde, Differenzialdiagnosen

Die Erkrankung ist in Europa heutzutage extrem selten und nur in Zusammenhang mit sehr schlechter Hygiene und schlechtem Ernährungszustand zu finden sowie als mögliche opportunistische Infektion bei AIDS. Fusospirochätosen sind aber häufig und schwerwiegend in Krisengebieten und bei Hungersnöten (z.B. Noma in der Sahel-Zone).

Typische **Symptome und Befunde** sind:

- Scharf begrenztes Ulkus auf der Schleimhaut (Tonsille, Gaumen, Gingiva, Wangenschleimhaut)
- Foetor ex ore
- Ausgeprägte Lymphadenitis colli.

Differenzialdiagnosen sind:

- AIDS
- Neoplasie, bei Kindern insbesondere Langerhans-Zell-Histiozytose (Histiozytosis X)
- Mononukleose, einseitige Streptokokkenangina
- Lues Stadium I.

Diagnostik

Bei der Entnahme des Abstrichs ist darauf zu achten, dass erst der Belag abgenommen und darunter der Abstrich genommen wird. Mit der kulturellen Anzüchtung wird man in aller Regel erfolglos bleiben, da die Selektion und Anzucht der beiden Erreger schwierig ist. Die Diagnose erfolgt also bei einem klinischen Verdacht durch das Ausstreichen auf einem Objektträger, Lufttrocknung und anschließender Färbung der gramnegativen Keime mit Karbolfuchsinlösung (1:10 verdünnt).

Therapie

Die Keime sind sensibel auf Penicillin. Die Therapie unterscheidet sich also nicht von derjenigen der Streptokokkenangina, was vermuten lässt, dass die wenigen in Mitteleuropa auftretenden Fälle undiagnostiziert bleiben. Bildet sich der Befund unter Antibiose nicht zügig zurück, so ist eine histologische Sicherung zwingend (siehe Differenzialdiagnosen).

Die Therapieempfehlung in manchen Lehrbüchern, die Ulzera – so man denn überhaupt einmal eines sieht – mit Silbernitrat oder Chromsäure zu ätzen, stammt vom Beginn des 20. Jahrhunderts, also vor der Entdeckung des Penicillins, als diese Therapie zusammen mit der Spülung mit Peroxoborat zur Behandlung der damals häufigen Erkrankung angewendet wurde. Sie ist obsolet.

Prävention. Die Keime gehören zur physiologischen Mundflora. Die Erkrankung tritt aber bei gesunder Ernährung, guter Hygiene und gutem Immunstatus quasi nicht auf.

Komplikationen. Fusobacterium necrophorum ist auch der Erreger der entzündlichen Jugularvenenthrombose (Lemierre-Syndrom) (➤ Abschnitt 42.2.4).

44.2.7 Aktinomykose

Aktinomyzeten sind grampositive anaerobe oder fakultativ anaerobe Bakterien. Sie gehören zur physiologischen Mundflora, es handelt sich also um Saprophyten mit niedriger Virulenz. Eine eigentliche Infektion mit Actinomyces im Mund-Rachen-Raum, die zervikofaziale Aktinomykose (ICD-10: A42.2) setzt eine geschädigte Schleimhaut voraus. Ein schlechter Zahnstatus, mangelnde Mundhygiene und ein schlechter Ernährungszustand begünstigen die Infektion. Betroffen sind heute in Mitteleuropa vor allem Immunsupprimierte. Eine Aktinomykose ist meist eine Mischinfektion, sie verläuft subakut, zeichnet sich durch eine bretthharte Entzündung und schwefelhaltige Konkremente aus. Aktinomyzeten sind penicillinsensibel, allerdings ist typischerweise eine längere Behandlung notwendig. Bei einer schweren Infektion mit Fistelbildung ist eine Therapie über 6–12 Monate erforderlich. Eine Aktinomykose des Rachens bzw. der Tonsille ist eine extreme Rarität. Die in 11–37% aller Tonsillektomie-Präparate mikrobiologisch oder histologisch nachweisbaren Herde von Actinomyces haben nach heutiger Auffassung keinen Krankheitswert; sie erfordern keine Therapie (Lierop et al. 2007; Gaffney et al. 1993).

MERKE

Das anaerobe Bakterium Actinomyces gehört zur physiologischen Mundflora, der Nachweis des Keims hat also keinen Krankheitswert. Pathogen wird der Erreger bei Immunsuppression oder sehr schlechtem Allgemeinzustand im Anschluss an eine Läsion der Mundschleimhaut. Eine langfristige Penicillintherapie über mehrere Monate ist dann erforderlich.

44.2.8 Diphtherie

Synonyme und Definition. Echter Krupp, engl. croup, diphtheria, ICD-10: A36.0.

Der Begriff Krupp leitet sich vom schottischen Wort „croup" ab, was soviel wie Heiserkeit bedeutet. Der Begriff Diphtherie leitet sich vom griechischen διφθερα, diphthéra, ab, was soviel wie Lederrollen bedeutet. Zurückzuführen ist dies auf die bräunlichen, lederartigen Beläge auf der Schleimhaut.

Erreger

Corynebacterium diphtheriae ist ein grampositives, aerobes Stäbchen, das Toxine bildet und in den Kreislauf des Wirtes abgibt. Das Toxin ist verantwortlich für die extreme Virulenz des Erregers. Das Gen für dieses Toxin ist in speziellen Phagen mit zirkulärer DNA enthalten.

Das Robert Koch-Institut hat in seinen Infektionsepidemiologischen Jahrbüchern in den 5 Jahren 2002–2006 genau 2 (eingeschleppte) Fälle von Diphtherie in Deutschland publiziert (www.rki.de, Infektionsepidemiologische Jahrbücher). Der letzte Todesfall in Deutschland ereignete sich 1997 in Hessen. Die Erkrankung ist in den GUS-Staaten, in Zentral- und Südasien noch endemisch, es ist folglich nicht ausgeschlossen, dass man mit dem Verdacht konfrontiert wird. Bereits der Verdacht ist in Deutschland meldepflichtig.

Klinik und Differenzialdiagnosen

Es gibt zwar auch die Primärinfektion des Larynx, der Nase, des Tracheobronchialsystems und der Haut, am häufigsten ist aber die Primärinfektion der Tonsille und des Pharynx.

Nach einer Inkubationszeit von 2–6 Tagen durch Tröpfcheninfektion (Kontagionsindex 0,1–0,2) kommt es zur Manifestation der Erkrankung als tonsillopharyngeale Diphtherie (am häufigsten), zur laryngealen nasalen oder tracheobronchialen Diphtherie. Neben den unspezifischen Symptomen der Pharyngitis bilden sich die typischen grau-weißen Pseudomembranen, welche die Tonsille überschreiten. Bei der Streptokokkenangina und bei der Mononukleose ist dies nicht der Fall. Beim Versuch, diese Beläge abzuwischen, kommt es zu Blutungen, was wiederum beim Mundsoor nicht der Fall ist. Ein weiteres klinisches Charakteristikum ist der süßliche Geruch.

Diagnostik

Eine wesentliche Voraussetzung für den Erfolg bei der Abstrichgewinnung besteht darin, den Abstrich unter (!) den Membranen zu entnehmen, nicht von der Oberfläche der Membran. Der kulturelle Nachweis erfordert Selektivmedien und ist (erst) nach 4 Tagen abgeschlossen. In der Neisser-Färbung sind die typischen Polkörper zu erkennen. Der entscheidende Nachweis des Diphtherietoxins am isolierten Erreger kann über Immunpräzipitation (ELEK-Test) oder PCR erfolgen. In Deutschland ist man gut beraten, sich direkt an das Konsiliarlabor für Diphtherie zu wenden (Bayerisches Landesamt für Gesundheit und Lebensmittelsicherheit [LGL], Veterinärstraße 2, 85764 Oberschleißheim).

Therapie

Bei einer klinischen Verdachtsdiagnose ist
- die Gabe des Diphtherieantitoxins vom Pferd,
- die Gabe von Antibiotika (Penicillin, Erythromycin) und
- in Deutschland eine Meldung an das Staatliche Gesundheitsamt

erforderlich.

Die Gabe des Antitoxins ohne Meldung ebenso wie die Meldung ohne Gabe des Toxins entbehrt also der Logik.

Das Diphtherieantitoxin (Diphtherieantitoxin Behring, 5 ml Ampulle à 20 000 IE) ist ein heterologes Immunglobulin vom Pferd. Es sollte entsprechend den Angaben des Herstellers eine Vortestung auf Verträglichkeit vorgenommen werden.

Prophylaxe

Die Diphtherie-Schutzimpfung erfolgt mit einem Toxoidimpfstoff, der sehr gut verträglich ist, zusammen mit dem Impfstoff für Tetanus und Pertussis (DTP-Impfung) und wird in Deutschland von der STIKO empfohlen. Sie sollte alle 10 Jahre aufgefrischt werden. Die Impfung schützt vor den Schäden durch die Diphtherietoxine, nicht aber vor der Infektion durch das Corynebacterium diphtheriae, man kann sich also weiterhin – z.B. im o.g. Ausland – infizieren und Keimträger werden.

Komplikationen. Atemwegsobstruktion, Myokarditis, Polyneuritis. Die Letalität wird mit 5–10% angegeben, bei Kindern unter 5 Jahren mit 20%.

44.2.9 Tuberkulose

Bei Erkrankungen im Kopf-Hals-Bereich wird man in Europa regelmäßig mit der Lymphknotentuberkulose und selten mit der Larynxtuberkulose konfrontiert. Dagegen ist der mukokutane Lupus vulgaris des Pharynx (ICD-10: A18.4) als Erstmanifestation einer Infektion mit dem Mycobacterium tuberculosis oder M. bovis in Europa heute eine extreme Seltenheit. Lediglich Einzelfallberichte sind verfügbar (Magina et al. 2003). Publikationen dazu aus dem südostasiatischen Raum sind häufiger. Die Rachentuberkulose manifestiert sich – abgesehen von den Allgemeinsymptomen der Tbc – mit disseminierten, erythematösen Papeln. Einzelheiten zur Tbc werden im ➤ Kapitel 60 besprochen.

44.2.10 Syphilis

Bei einer diagnostizierten Lues im Kindesalter ist immer an Kindesmissbrauch zu denken. Der Verlauf der Infektion mit dem Erreger Treponema pallidum wird eingeteilt in die primäre, die sekundäre, die tertiäre und die quartäre Syphilis. Von diesem stadienhaften Verlauf zu unterscheiden ist die angeborene Syphilis, die Lues connata. Sie existiert in der Ausprägung als Lues connata praecox oder tarda.

Die **primäre Syphilis** (Lues I) kann sich abhängig von der Sexualpraktik als isoliertes Ulcus durum unterschiedlicher Schmerzhaftigkeit der Mundhöhle und des Rachens äußern (ICD-10: A51.2). Das Ulcus durum (harter Schanker) hat typischerweise einen scharf abgegrenzten, wallartigen Rand mit geringgradig eingesunkenem Zentrum. Zusammen mit dem wenig schmerzhaften vergrößerten regionalen Lymphknoten bildet es den Primärkomplex. Die Entnahme eines Abstrichs zur unspezifischen Anzüchtung relevanter Erreger ist nicht weiterführend, da die Treponemen außerhalb des Körpers nur wenig widerstandsfähig sind und sich in vitro nicht anzüchten lassen. Bei entsprechendem Verdacht kann die Diagnose also mikrobiologisch nur durch den Abstrich mit nachfolgender Dunkelfeldmikroskopie erfolgen. In einer Biopsie erkennt man ein Ödem mit plasmazellreichem Infiltrat, Lymphoidzellen und dilatierten Gefäßen. Die Spirochäten sind in der Warthin-Starry-Silberfärbung nachweisbar. Der klinische Verdacht muss somit dem Pathologen mitgeteilt werden. Die Serokonversion erfolgt 2–3 Wochen nach der Infektion. Es besteht also das Risiko, dass die Erkrankung in diesem Stadium serologisch (TPHA, TPPA) nicht erfasst wird. Negative Befunde sollten somit bei Verdacht wiederholt werden.

MERKE

Bei einem Verdacht auf primäre Syphilis (Primärkomplex bestehend aus Ulcus durum und begleitendem Lymphknoten) kann die Diagnose histologisch (Warthin-Starry-Silberfärbung) oder in der Dunkelfeldmikroskopie des Abstrichpräparates erfolgen. Die kulturelle Anzüchtung gelingt nicht, eine Serokonversion ist noch nicht sicher erfolgt (TPHA noch negativ).

Die **sekundäre Syphilis** (Lues II), ausgelöst durch eine Bakteriämie 4–10 Wochen nach der Infektion, äußert sich im Mund-Rachen-Raum in vielfältiger Form als düsterrote „Plaques muqueuses“, als gefurchte „Plaques lisses“ auf der Zunge, als derbe weißliche Leukoplakia oris oder als „Angina specifica“ mit deutlichen Schluckbeschwerden (ICD-10: A51.3). Zusätzliche typische Manifestationen in diesem Stadium sind ein nicht juckendes (!) Exanthem, Condylomata lata, Mottenfraßalopezie und Allgemeinsymptome wie Fieber, Cephalgien, Arthralgien. Bei noch so geringem Verdacht sind somit das dermatologische Konsil und die Serologie (TPHA oder TPPA) das richtige Vorgehen. Die Symptome der sekundären Syphilis verschwinden – und das ist tückisch – auch unbehandelt nach 4 Monaten bis 2 Jahren, es kommt zur Lues latens seropositiva und der Patient riskiert die Entwicklung einer tertiären Lues mit irreversiblen Schäden.

MERKE

Für die sekundäre Syphilis durch Bakteriämie 4–10 Wochen nach der Infektion sind im Mund-Rachen-Raum typisch die „Plaques muqueuses" (rötliche Papeln) am Gaumen, die „Plaques lisses" der Zunge (papillenfreies Areal auf dem Zungenrücken), die schmerzhafte „Angina specifica" und die „Leukoplakia oris". Dazu kommt ein nicht juckendes Exanthem, eine Mottenfraßalopezie, Fieber, Arthralgie und Cephalgie. TPHA und TPPA sind positiv.

Im Rahmen der **tertiären Lues** (ICD-10: A52) können an den Schleimhäuten von Mundhöhle und Rachen „Gummen“ auftreten, schmerzlose Tumoren mit elastischer Konsistenz, ebenso kann es zu Perforationen am Gaumen kommen. Als quartäre Syphilis (Lues IV) wird die Neurosyphilis bezeichnet, sie ist in diesem Rahmen nicht von Bedeutung.

MERKE

Typisch für die tertiäre Lues des Rachens sind die schmerzlosen „Gummen" sowie Perforationen des Gaumens.

Die Erkrankung ist in Deutschland meldepflichtig. Konkret bedeutet dies, dass entsprechend dem Infektionsschutzgesetz § 7.3 für das Labor, das den Nachweis erbracht hat, Meldepflicht an das Robert Koch-Institut besteht, jedoch ohne Nennung des Patientennamens.

Als Sonderform der Syphilis gilt die **konnatale Syphilis** (ICD-10: A50), hervorgerufen durch eine intrauterine Infektion. Da im Rahmen der Schwangerschaftsuntersuchungen in Deutschland alle werdenden Mütter getestet werden, ist sie heute extrem selten. Die beiden Formen Lues connata praecox (vor dem 2. Lebensjahr) und Lues connata tarda zeichnen sich durch zahlreiche schwerwiegende Symptome aus, die Schleimhäute des Mund-Rachen-Raums können von Rhagaden und Schleimhautulzera betroffen sein. Typisch für die Lues connata praecox ist im HNO-Bereich der blutige Schnupfen (Coryza), typisch für die Lues connata tarda ist die Hutchinson-Trias (Keratitis, Innenohrschwerhörigkeit, Tonnenzähne).

MERKE
Bei der konnatalen Syphilis unterscheidet man zwischen der Lues connata praecox und der Lues connata tarda.

44.2.11 Gonorrhoe

Bei nachgewiesener Gonorrhoe im Kindesalter ist stets an einen möglichen Kindesmissbrauch zu denken. Der Erreger dieser Geschlechtskrankheit, Neisseria gonorrhoeae, ein gramnegatives kokkenförmiges Bakterium, kann nach einer Inkubationszeit von 3–10 Tagen im Rahmen einer extragenitalen Infektion eine Pharyngitis hervorrufen (ICD-10: A54.5). In der Mehrzahl der Fälle verläuft eine Besiedlung des Pharynx allerdings asymptomatisch.

MERKE
Eine Besiedlung des Rachens mit Neisseria gonorrhoeae verläuft häufig asymptomatisch.

Die **Diagnose** ist sicher nicht einfach. Wegweisend ist der direkte lichtmikroskopische Nachweis des Erregers durch Abstrichgewinnung, Ausstrich auf einem Objektträger und Gram-Färbung bzw. Methylenblaufärbung zum Nachweis der Diplokokken. Zur Diagnosesicherung sollte eine Kultur angelegt werden, wobei der Verdacht gezielt geäußert werden sollte, da der gegenüber äußeren Einflüssen wenig resistente Erreger Selektivnährböden bevorzugt (Thayer-Martin-Medium).

Die **Therapie** des Erwachsenen besteht in einer einmaligen Dosis Ceftriaxon 125 mg i.m. oder der Einmalgabe von Ciprofloxacin 500 mg oral und einer Einzeldosis von Azithromycin 1 g oder Doxycyclin 100 mg 2 × täglich für 7 Tage zur Mitbehandlung einer möglichen bzw. häufigen Koinfektion mit Chlamydien. Bei gesicherter Diagnose sollte immer auch eine Diagnostik hinsichtlich Syphilis und HIV angeschlossen werden. Die Erkrankung ist seit 2001 in Deutschland nicht mehr meldepflichtig.

44.2.12 Arcanobacterium haemolyticum

Die dadurch ausgelöste Pharyngitis ist der Streptokokkenangina sehr ähnlich, es kann ein Exanthem auftreten. Der kulturelle Nachweis auf herkömmlichen Blut-Agar-Platten kann falsch negativ sein, insgesamt scheint der Erreger aber regional unterschiedlich häufig vorzukommen. Er wird bevorzugt in skandinavischen Arbeiten erwähnt, wird dort jedoch auch nur sehr selten identifiziert (0,5% insgesamt, in der Altersgruppe 15–25 Jahre in 2% in einer Arbeit von Carlson et al. 1994). Der Erreger ist auf Penicillin und Erythromycin sensibel. Relevante Komplikationen sind nicht beschrieben.

44.3 Pilzinfektionen des Rachens, Soor

Synonyme und Definition. Mundsoor, Candidose, engl. candidiasis, ICD-10: J37.8.

Der Begriff Soor leitet sich vom Altdeutschen „sohren" für „wundmachen" ab. Der Begriff Candida leitet sich vom lateinischen candidus = hell, weiß, ab. Der Begriff albicans hat dieselbe Bedeutung, es handelt sich also um einen Pleonasmus.

Erreger. Die orale Candidose wird durch Candida albicans, selten durch C. glabrata oder C. krusei und C. parapsilosis ausgelöst. Candida gehört zu den Hefepilzen. Er verfügt über die Fähigkeit, Hyphen zu bilden und gehört zu den Saprophyten der menschlichen Schleimhäute.

Symptome und Befunde

Beim Neugeborenen ist der Keim obligat pathogen. Im Falle einer Kolonisation durch Infektion im Geburtskanal oder in der ersten Lebenswoche kommt es in 90% der Fälle zur Mykose. Die Pilzbesiedlung gehört zu den besonderen Problemen bei Frühgeborenen (Hoppe

1997). Daraus resultiert die Notwendigkeit einer konsequenten Therapie der Schwangeren (s. Prophylaxe).

Bei Kleinkindern, Kindern und Jugendlichen ist der Keim wie beim Erwachsenen nur bei reduzierter Abwehrlage pathogen. Es handelt sich also um eine opportunistische Infektion. Sichtbar sind die weißlichen, abwischbaren Beläge auf den entzündlich geröteten Schleimhäuten. Der Patient leidet unter einer Odynophagie, es resultiert eine Exsikkose, die den Soorbefall noch begünstigt.

MERKE
Beim Neugeborenen ist Candida albicans obligat pathogen. Nach dem Säuglingsalter gehört er dagegen zu etwa 40% zur physiologischen Rachenflora.

Diagnostik

Bei gesunden Kindern lässt sich im Mund-Rachen-Abstrich zu 40% Candida albicans nachweisen. Es handelt sich also um Saprophyten. Die Isolierung von Candida albicans im Rachenabstrich von Kindern hat also für sich genommen noch keinen Krankheitswert. Es ist also dringend davon abzuraten, ohne entsprechende Klinik (weißliche, abwischbare Beläge) einen Abstrich mit der Frage Pilzbesiedlung vorzunehmen, da dies bei Arzt und Patient nur Verwirrung stiftet.

Die Diagnose im Labor kann mikroskopisch aus dem Abstrich erfolgen. Dabei wird der Abstrich mit einem Tropfen NaCl auf einem Objektträger vermischt. Der kulturelle Nachweis ist sensitiver und erfordert 48 Stunden.

Der Nachweis von Antikörpern, die Candida-Serologie, spielt in der Praxis bei der Diagnostik des Mundsoors keine Rolle, die lokale Infektion geht nur mit einer sehr geringen serologischen Antwort einher.

Therapie

Die Prophylaxe und Therapie von Neugeborenen, insbesondere von Frühgeborenen, liegt in der Hand des Neonatologen und übersteigt den Rahmen dieses Beitrags.

Für Kinder und Neugeborene eignet sich die lokale Therapie mit Polyenen (Nystatin, Amphotericin B) in Form von Lutschtabletten und/oder Lösung mehrfach am Tag, jedenfalls nach jeder Mahlzeit. Die genannten Medikamente werden nicht resorbiert, sie entfalten bei oraler Zuführung keine systemische Wirkung, was auch ihre gute Verträglichkeit erklärt.

Prophylaxe

Bei guter Abwehrlage wird sich eine oropharyngeale Candidose nach dem Säuglingsalter nicht ausbilden. Ist die Diagnose gestellt, gilt es also, nach den Ursachen für das gestörte Immunsystem zu suchen. Eine vorausgegangene Antibiotikatherapie kann bereits Auslöser sein, bei hartnäckigen Fällen müssen Systemerkrankungen ausgeschlossen werden.

Aufgrund der genannten besonderen Problematik der Candidose des Neugeborenen gelten in Deutschland folgende Empfehlungen (Deutsche Dermatologische Gesellschaft, Deutschsprachige Mykologische Gesellschaft, Arbeitsgemeinschaft für Infektionen und Infektionsimmunologie, Deutsche Gesellschaft für Gynäkologie und Geburtshilfe: Leitlinie Vulvovaginalkandidose, Stand 8/2006, www.awmf.org): Pilzkultur aus der Vagina ab der 34. SSW, intrauterine Therapie 1 Woche vor Wehenbeginn mit Polyen- oder Azolantimykotika bei positiver Kultur unabhängig von den klinischen Beschwerden.

Komplikationen. Beim Frühgeborenen kann es zur systemischen Candidose kommen. Dasselbe gilt bei desolatem Immunstatus, etwa bei AIDS.

44.4 Autoimmunerkrankungen des Rachens

44.4.1 Erythema multiforme

Synonyme und Definition. Das Erythema multiforme (ICD-10: L51) wird unterteilt in das EM minor (nur an den Akren) und das EM majus (mit Schleimhautbefall). Beim EM majus ist mindestens eine Schleimhaut – also z.B. Mundschleimhaut und Pharynx – betroffen und das Hautareal, das vom Erythem betroffen ist, umfasst weniger als 10% der Körperoberfläche. Bei etwa 20% der beschriebenen Fälle handelt es sich um Kinder oder Jugendliche, bei Kindern unter 3 Jahren ist es extrem selten.

MERKE
Das Erythema multiforme betrifft in etwa 20% Kinder und Jugendliche, bei Kleinkindern ist es extrem selten.

Pathophysiologie. Man nimmt eine Hypersensitivität auf bakterielle oder virale Bestandteile oder Medikamente an. Rezidivierende Schübe eines Herpes simplex werden als häufigster Auslöser angegeben. Danach ist der Patient also bei Verdacht auf ein Erythema multiforme gezielt zu fragen.

Klinik

Häufig tritt das Erythema multiforme 1–2 Wochen nach einer Infektion auf, z.B. nach einem Herpes labialis. Der Schleimhautbefall tritt nur beim EM majus auf. Es kommt zu einer zentripetalen Ausbreitung der kokardenartigen Hautläsionen, meist unter Einbeziehung der Hand- und Fußflächen, häufig ohne Juckreiz. Die Schleimhautläsionen in Mund und Rachen führen zu einem heftigen Brennen.

MERKE
Ein Schleimhautbefall charakterisiert das Erythema multiforme majus. Die kokardenartigen Hautläsionen verursachen kaum Juckreiz, die Schleimhautläsionen im Rachen führen jedoch zu einem heftigen Brennen im Hals.

Bei nicht eindeutiger Klinik – und dies ist zumeist der Fall – sind folgende Differenzialdiagnosen auszuschließen:
- Lues (Stadium II) (Serologie TPHA oder TPPA)
- Akute HIV-Infektion (fehlende Serokonversion, daher RT-PCR und Antigennachweis p24)
- Masern (Impfstatus überprüfen, IgG- und IgM-Bestimmung)
- Hand-Fuß-Mund-Krankheit (IgG, IgM, Coxsackie-Viren und Enterovirus Serotyp 71)
- Mononukleose mit fälschlicher Amoxicillingabe (IgG, IgM, Anamnese)
- Lichen ruber planus (Histologie)
- Pemphigus vulgaris (Histologie, Immunhistochemie, IgG gegen Desmoglein 3)
- Stevens-Johnson-Syndrom (desolater Allgemeinzustand mit vitaler Gefährdung)
- Herpes (IgG, IgM).

Der Ausschluss von relevanten Differenzialdiagnosen ist klinisch von größerer Bedeutung als die Suche nach den unzähligen möglichen Auslösern. Einmal Betroffene neigen zu Rezidiven.

Diagnostik

Die Verdachtsdiagnose Erythema multiforme majus ergibt sich aus der Klinik, eine Hautbiopsie mit Immunhistologie (lymphozytäres Infiltrat mit T-Lymphozyten an der Dermis-Epidermis-Grenze, Ödem, subepidermale Bullae) stützt die klinische Diagnose und schließt zahlreiche Differenzialdiagnosen aus (s.o.), die meisten anderen Differenzialdiagnosen lassen sich serologisch ausschließen, insbesondere ein TPPA oder TPHA sollte erfolgen.

Therapie. Analgetika, Flüssigkeitsausgleich, Absetzen eventuell auslösender Medikamente. Kortison bringt keinen gesicherten Nutzen. Aciclovir ist bei Verdacht auf ein durch Herpes simplex induziertes EM major indiziert.

Komplikationen. Das Erythema multiforme heilt in den meisten Fällen folgenlos innerhalb von 2–4 Wochen ab. Zahlreiche Komplikationen (Pigmentstörung, Narben, Uveitis, Erblindung, Ösophagusstenosen, Nierenversagen) sind in Einzelfällen beschrieben.

44.4.2 Stevens-Johnson-Syndrom

Das Stevens-Johnson-Syndrom (ICD-10: L51.1) und die toxische epidermale Nekrolyse gelten seit einem Konsensusbericht aus dem Jahr 1993 als separate Entität und nicht mehr als Extremvariante des Erythema multiforme (Bastuji-Garin et al. 2007). Auch die histologischen Befunde unterscheiden sich. In beiden Fällen sind die Schleimhäute mitbetroffen, allerdings ist beim Stevens-Johnson-Syndrom der Allgemeinzustand so weit reduziert (Fieber, Gesichtsödem, Augenbeteiligung), dass eine unmittelbare intensivmedizinische Therapie und die Sicherung der Vitalfunktionen im Vordergrund stehen. Die Therapie liegt in den Händen der Intensivmedizin, ihre Darstellung übersteigt den Rahmen dieses Beitrags.

44.4.3 Pemphigus vulgaris, Pemphigus foliaceus

Definition. Pemphigus vulgaris ICD-10: L10.0.

Der Begriff leitet sich vom griechischen Wort Pemphix = Blase ab. Die Erkrankung zählt zu den blasenbildenden Autoimmundermatosen. Sie ist auch bei Kindern und Jugendlichen beschrieben, ist aber insgesamt selten und bei Kindern noch seltener (Ariyawardana et al. 2005).

Pathophysiologie und Klinik

Beim Pemphigus vulgaris liegen IgG-Antikörper gegen Desmoglein 3 in der tiefen Epidermisschicht vor.

Der Pemphigus vulgaris geht regelmäßig mit einer Schleimhautbeteiligung einher. Die Betroffenen leiden unter extremer Odynophagie. An der Mund- und Rachenschleimhaut erkennt man große oberflächliche Ulzera, die z.T. als Blasenreste in Fetzen an der Schleimhaut hängen. Die Haut kann durch leichtes Reiben abgeschoben werden (direktes Nikolski-Zeichen).

Diagnostik

Die Verdachtsdiagnose kann nur durch eine Serologie und Immunhistologie jeweils zur Bestimmung des IgG gegen Desmoglein 3 bestätigt werden. Die detaillierte Darstellung des diagnostischen Vorgehens übersteigt den Rahmen dieses Beitrags. Einen Überblick gibt die Website der Deutschen Gesellschaft für Klinische Chemie und Laboratoriumsmedizin e.V. (www.dgkl.de/autoimmundiagnostik/dermatosen.html).

Therapie. Kortison, bei ausbleibender Wirkung Immunsuppressiva, Immunabsorption und Immuntherapie mit Rituximab.

LITERATUR

Adam D, Scholz H, Helmerking M (2000) Comparison of short-course (5 day) cefuroxime axetil with a standard 10 day oral penicillin V regimen in the treatment of tonsillopharyngitis. J Antimicrob Chemother. 45: 23–30.

Albegger K, Eckel H, Pavelka R, Stammberger H, Zorowka P für die Österreichische Gesellschaft für Hals-Nasen-Ohrenheilkunde, Kopf- und Halschirurgie und Kaulfersch W, Müller W, Zenz W, Kerbl R für die Österreichische Gesellschaft für Kinder- und Jugendheilkunde (2007) Gemeinsamen Empfehlung der Österreichischen Gesellschaften für Hals- Nasen- Ohrenheilkunde, Kopf- und Halschirurgie und Kinder- und Jugendheilkunde zur Entfernung der Gaumenmandeln vom 9.11.2007, www.bmgfj.gv.at/cms/site/attachments/9/4/8/CH0775/CMS1200045548570/konsenspapier-definitiv_hno_oegkj.pdf.

American Academy of Otolaryngology – Head and Neck Surgery (2000) Clinical Indicators Compendium. Alexandria, VA: 2000: 19 [Bulletin June 2000, Vol 19, No. 6].

Andrade SE, Martinez C, Walker AM (1998) Comparative safety evaluation of non-narcotic analgesics. J Clin Epidemiol. 51: 1357–65.

Ariyawardana A, Tilakaratne WM, Dissanayake M, Vitanaarachchi N, Basnayake LK, Sitheeque MA, Ranasinghe AW (2005) Oral pemphigus vulgaris in children and adolescents: a review of the literature and a case report. Int J Paediatr Dent. 15: 287–93.

Bastuji-Garin S, Rzany B, Stern RS, Shear NH, Naldi L, Roujeau JC (2007) Clinical classification of cases of toxic epidermal necrolysis, Stevens-Johnson syndrome, and erythema multiforme. Arch Dermatol. 129: 92–6.

Bisno A (2001) Acute Pharyngitis. J Engl J Med. 344: 205–11.

Bisno AL, Gerber MA, Gwaltney JM, Kaplan EL, Schwartz RH (1997) Diagnosis and Management of Group A Streptococcal Pharyngitis: A Practice Guideline from the Acute Pharyngitis Guideline Panel, Infectious Diseases Society of America. Clinical Infectious Diseases 25: 574–83.

Breese BB (1977) A simple scorecard for the tentative diagnosis of streptococcal pharyngitis. Am J Dis Child 131: 514–7.

Buskens E, van Staaij B, van den Akker J, Hoes AW, Schilder AG (2007) Adenotonsillectomy or watchful waiting in patients with mild to moderate symptoms of throat infections or adenotonsillar hypertrophy: a randomized comparison of costs and effects. Arch Otolaryngol Head Neck Surg. 133: 1083–8.

Carlson P, Renkonen OV, Kontiainen S (1994) Arcanobacterium haemolyticum and streptococcal pharyngitis. Scand J Infect Dis. 26: 283–7.

Casey JR, Pichichero ME (2004) Meta-analysis of cephalosporin versus penicillin treatment of group A streptococcal tonsillopharyngitis in children. Pediatrics 113: 866–82.

Casey JR, Pichichero ME (2007) The evidence base for cephalosporin superiority over penicillin in streptococcal pharyngitis. Diagn Microbiol Infect Dis. 57: 39–45.

Catanzaro FJ Stetson CA, Morris AJ et al. (1954) The role of the streptococcus in the pathogenesis of rheumatic fever. Am J Med. 17: 749–56.

Dajani A, Taubert K, Ferrieri P, Peter G, Shulman S and other Committee Members and the Committee on Rheumatic Fever of the American Heart Association (1995) Treatment of acute streptococcal pharyngitis and prevention of rheumatic fever: A statement of health professionals. Pediatrics 96: 758–764.

Davies HD, McGeer A, Schwartz B, Green K, Cann D, Simor AE, Low DE (1996) Invasive group A streptococcal infections in Ontario, Canada. Ontario Group A Streptococcal Study Group. N Engl J Med. 335: 547–54.

Deutsche Gesellschaft für Pädiatrische Infektiologie, DGPI, Leitlinie Streptokokken (Gruppe A) Infektionen, Stand 1996, www.awmf.org.

Epidemiologisches Bulletin 43 des Robert Koch-Institutes, Infektionskrankheiten A–Z (2000) Scharlach. www.rki.de.

Gaffney R, Harrison M, Walsh M, Sweeney E, Cafferkey M (1993) The incidence and role of actinomyces in recurrent acute tonsillitis. Clin Otolaryngol 18: 268–271.

Greenberg SB (2007) Rhinovirus and Coronavirus Infections; Semin Respir Crit Care Med. 28: 182–192.

Goldsmith DP, Long SS (1982) Poststreptococcal disease of childhood – a changing syndrome. Arthritis Rheum 25 (suppl4): 18

Hemstädter V, Preuss SF (2007) Reaktivierung des Varizella-Zoster-Virus im Bereich des linken Nervus vagus (Herpes zoster). Dtsch Med Wochenschr. 132: 95–96.

Herzon FS Harris P(1995) Mosher Award thesis. Peritonsillar abscess: incidence, current management practices, and a proposal for treatment guidelines. Laryngoscope 105: 1–17.

Hessen MT (2007) In the clinic: Influenza. Ann Int Med: ITC 1–16.

Hoppe E (1997) Treatment of oropharyngeal candidiasis and candidal diaper dermatitis in neonates and infants: review and reappraisal. Pediatr Infect Dis J. 16: 885–894.

Hollandt J, Hollandt H (1996) Nekrotisierende Schleimhautulzera durch Anaerobier. Fusospirochätosen. HNO 44: 694–698.

Keitzer R (2006) Akutes rheumatisches Fieber (ARF) und poststreptokokken reaktive Arthritis (PSRA) – ein Update. Z Rheumatol 64: 295–307.

Khoo SG, Ullah I, Manning KP, Fenton JE (2007) Spontaneous splenic rupture in infectious mononucleosis. Ear Nose Throat J. 86: 300–1.

Kimura H (2006) Pathogenesis of chronic active Epstein-Barr virus infection: is it an infectious disease, lymphoproliferative disorder, or immunodeficiency? Rev Med Virol. 16: 251–61.

Kirschstein M (2000) Infektgetriggerte Glomerulonephritiden. Pädiatrie Hautnah 9:352–353.

Lierop AC, Prescott CA, Sinclair-Smith CC (2007) An investigation of the significance of Actinomycosis in tonsil disease, Int J Pediatr Otorhinolaryngol 71: 1883–1888.

Magina S, Lisboa C, Resende C, Azevedo F, Amado F, Cardoso V, Ameida F, Mesquita-Guimaraes J (2003) Tuberculosis in a child presenting as asymptomatic oropharyngeal and laryngeal lesions. Pediatr Dermatol 20:429–31.

Mayo Clinic Staff (2006) Tonsillitis. www.mayoclinic.com/health/tonsillitis/DS00273/DSECTION=1

Monto AS, Gravenstein S, Elliott M, Colopy M, Schweinle J (2000) Clinical signs and symptoms predicting influenza infection. Arch Intern Med. 160: 3243–7.

Nakagawa H, Nagasao M, Kusuyama T, Fukuda H, Ogawa K (2007) A case of glossopharyngeal zoster diagnosed by detecting viral specific antigen in the pharyngeal mucous membrane. J Laryngol Otol. 121: 163–5.

Paradise JL, Bluestone CD, Bachman RZ, Colborn DK, Bernard BS, Taylor FH, Rogers KD, Schwarzbach RH, Stool SE, Friday GA (1984) Efficacy of tonsillectomy for recurrent throat infection in severely affected children. Results of parallel randomized and nonrandomized clinical trials. N Engl J Med. 310: 674–83.

Paradise JL, Bluestone CD, Colborn DK, Bernard BS, Rockette HE, Kurs-Lasky M (2002) Tonsillektomy and adenotonsillektomy for recurrent throat infection in moderately affected children. Pediatrics 110: 7–15.

Sakae FA, Imamura R, Sennes LU, Araújo Filho BC, Tsuji DH (2006) Microbiology of peritonsillar abscesses. Rev Bras Otorrinolaringol (Engl Ed). 72: 247–51.

Scholz H, Belohradsky BH, Heininger U, Kreth HW, Roos R (Hrsg.) (2003) DGPI-Handbuch Infektionen bei Kindern und Jugendlichen, Deutsche Gesellschaft für pädiatrische Infektiologie e.V., 4. Aufl. München: Futuramed Verlag.

Schraff S, McGinn JD, Derkay CS (2001) Peritonsillar abscess in children: a 10-year review of diagnosis and management. Int J Pediatr Otorhinolaryngol 57: 213–8.

Singh M (2006) Heated, humified air fort he common cold, Cochrane Database Syst Rev. 19: 3: CD001728.

Stránská R, Schuurman R, de Vos M, van Loon AM (2004) Routine use of a highly automated and internally controlled realtime PCR assay for the diagnosis of herpes simplex and varicella-zoster virus infections. J Clin Virol. 30: 39–44.

Syed MI, Baring D, Addidle M, Murray C, Adams C (2007) Lemierre syndrome: two cases and a review. Laryngoscope 117: 1605–10.

Wald ER, Green MD, Schwarz B, Barbadora K (1998) A streptococcal score card revisited. Pediatr Emerg Care 14: 109–11.

Wannamaker LW, Rammelkamp CH Jr, Denny FW (1951) Prophylaxis of acute rheumatic fever by treatment of the preceeding streptococcal infection with various amounts of depot penicillin. Am J Med. 10: 673–95.

Webb KH (1998) Does culture confirmation of high-sensitivity rapid streptococcal tests make sense? A medical decision analysis. Pediatrics 11: E2.

Windfuhr JP, Remmert S. (2005) Peritonsillarabszess – Trends und Komplikationen, insbesondere bei Kindern. HNO 53: 46–57.

VI Larynx und Trachea

VI

KAPITEL

45

Karl Götte

Anatomie, Physiologie und Embryologie des Larynx und des Tracheobronchialsystems

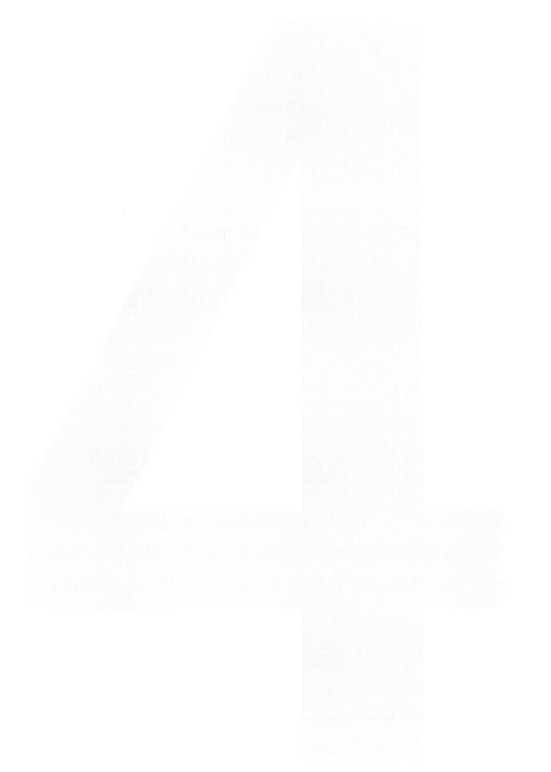

45.1 Anatomie des Larynx

45.1.1 Lagebeziehung und Einteilung des Larynx

Lage des Larynx

Der Larynx liegt im Halseingeweideraum altersabhängig und geschlechtsabhängig auf unterschiedlicher Höhe. Beim erwachsenen Mann liegt die Prominentia laryngis, der „Adamsapfel", im Ruhezustand auf Höhe des 5. Halswirbels und die Unterkante des Ringknorpels auf Höhe des 6.–7. Halswirbels. Bei der Frau steht er einen halben Wirbel höher. Der Kehlkopf kann durch die supra- und infrahyoidale Muskulatur aktiv um 2–3 cm gehoben werden. Dies geschieht beim Schluckakt und in geringem Maß auch bei der Phonation. Durch Reklination des Kopfes tritt der Kehlkopf um einen Wirbel höher. Eine Tatsache, deren Beachtung bei der Tracheotomie und insbesondere bei der Nottracheotomie für den Erfolg der Maßnahme entscheidend sein kann! Bei Flexion des Kinns zum Brustbein sinkt der Ringknorpel auf Höhe des Jugulums, was eine Tracheotomie in dieser Position so gut wie unmöglich macht. Bei Säuglingen und Kleinkindern liegt der Larynx jedoch noch höher als beim Erwachsenen, der extrathorakale, zervikale Anteil der Trachea ist noch größer und die Trachea ragt auch bei gerader Position des Kopfes in den Hals hinein.

Einteilung des Larynx

Der endolaryngeale Raum wird sinnvollerweise in drei Etagen eingeteilt:

- Die **supraglottische Etage** reicht vom Kehlkopfeingang (Aditus laryngis) bis zum Sinus Morgagni. Der Aditus laryngis wird definiert durch den oberen Rand der Epiglottis, durch die Plica aryepiglottica und durch den oberen Rand der Aryhöcker.
- Die **glottische Etage** schließt sich kaudal an und reicht bis 1 cm kaudal der Stimmritze (Rima glottis). In Bezug auf das Larynxskelett reicht diese Etage also bis zum kaudalen Ende des Ligamentum cricothyroideum.
- Die **subglottische Etage**, die sich kaudal anschließt, umfasst beim Erwachsenen etwa 1 cm und erstreckt sich bis zum Unterrand des Ringknorpels.

Die Strukturen des Kehlkopfes lassen sich aus didaktischen Gründen in 3 Bestandteile gliedern:

- Passiver Bewegungsapparat
- Aktiver Bewegungsapparat
- Alles umkleidende Schleimhaut.

45.1.2 Passiver Bewegungsapparat des Kehlkopfes

Der passive Bewegungsapparat setzt sich von kranial nach kaudal aus 1 Knochen und 5 größeren Knorpeln zusammen. Diese sind in ➤ Abbildung 45.1 zusammen mit den wesentlichen Bändern dargestellt.

Zungenbein

Das Zungenbein (Os hyoideum) besteht aus einem Corpus, einem Cornu minus und einem Cornu majus. Am Cornu minus setzt das Ligamentum stylohyoideum an. Es ist ein Residuum des 2. Schlundbogens. Der Zungenbeinkörper und das Cornu majus entwickeln sich aus dem 3. Kiemenbogen. Durch den Zungenbeinkörper zieht typischerweise der Ductus thyreoglossus. Folglich muss der mediane Teil des Zungenbeins bei medianen Halszysten ohne Ausnahme mitreseziert werden, um ein Rezidiv zu vermeiden. Funktionelle Folgen hat diese Resektion nicht. Das Zungenbein lässt sich von beiden Seiten, also zervikal und pharyngeal, tasten. Am Zungenbein setzen zahlreiche Muskeln an, die wesentlich an der Bewegung des gesamten Kehlkopfes in kranialer und kaudaler Richtung beteiligt sind.

Das Zungenbein kommuniziert mit dem Schildknorpel über das Ligamentum thyrohyoideum zwischen Cornu majus und Cornu superior des Schildknorpels. Eingelagert ist ein nicht konstant vorhandenes weizenkorngroßes Knorpelchen (Cartilago triticea). Zwischen den beiden Bändern befindet sich die Membrana thyrohyoidea. In der Membran befindet sich eine Öffnung für die Arteria, die Vena und den Nervus laryngeus superior. Von pharyngealer Seite aus betrachtet befindet sich diese Öffnung etwa auf Höhe der Plica pharyngoepiglottica. Verletzungen in diesem Bereich führen demzufolge zu spritzenden Blutungen, Koagulation zu Sensibilitätsstörungen der supraglottischen Strukturen mit der Gefahr der Aspiration. Die genannte Öffnung ist die typische Austrittsstelle bei äußeren Laryngozelen. Die Exstirpation des zervikalen Zystenanteils erfordert daher besondere Sorgfalt zur Schonung der genannten Strukturen.

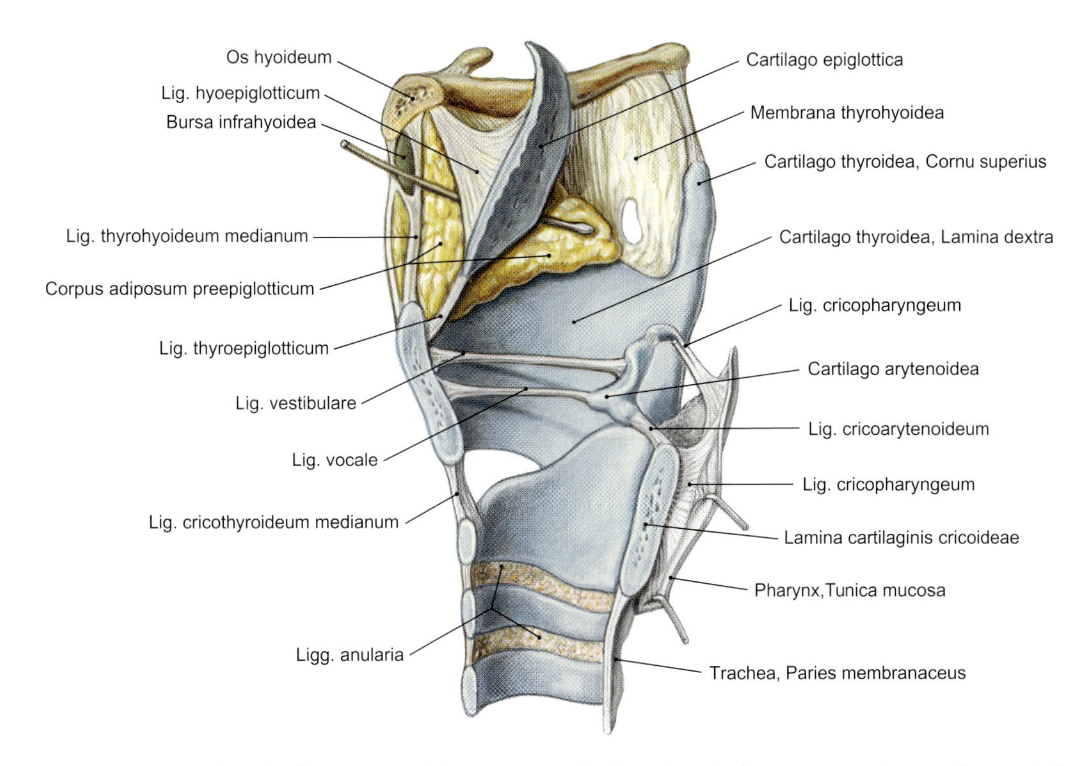

Abb. 45.1 Zungenbein und Kehlkopfskelett von medial. Aus Putz R und Pabst R (2007) Sobotta Anatomie des Menschen, 22. Auflage, Urban & Fischer, München, Jena, S. 124, Abb. 221

Schildknorpel

Kaudal schließt sich der Schildknorpel an. Er besteht aus hyalinem Knorpel und verknöchert mit zunehmendem Lebensalter. Er besteht aus einer Lamina an jeder Seite, einem Cornu superius und einem Cornu inferius. Eine Linea obliqua an der Außenfläche jeder Lamina teilt diese Fläche in zwei Facetten. Am hinteren Anteil setzt der Musculus sternothyroideus an, im vorderen Anteil entspringt der Musculus thyrohyoideus. Das Cornu superior kommuniziert mit dem Cornu majus des Hyoids. Bei forcierter Phonation ist es manchmal recht eindrucksvoll als spitze Vorwölbung unter der Mukosa zu erkennen, was natürlich ohne Krankheitswert ist. Das Cornu inferior kommuniziert mit dem Ringknorpel in der Articulatio cricothyroidea. In diesem Gelenk findet bei einer Kontraktion des Musculus cricothyroideus, einem Stimmlippenspanner, eine Bewegung statt. Der Nervus laryngeus inferior tritt übrigens kaudal und posterior (!) zu diesem Gelenk durch die Muskulatur des Pharynx.

An den Schildknorpel schließt kaudal das Ligamentum cricothyroideum an, das bei der Koniotomie durchtrennt wird. Es ist ebenso von außen gut tastbar.

Ringknorpel

Darunter befindet sich der Ringknorpel aus hyalinem Knorpel. Er ist in der Tat der einzige zirkuläre Knorpel im gesamten Luftweg. Die Platte (Lamina cartilaginis cricoideae) im hinteren Anteil ist beim Erwachsenen 2–2,5 cm hoch. An ihrer Rückseite setzt der kräftige Musculus cricoarytaenoideus posterior („Posticus") an.

Weiter nach kaudal schließt sich das Ligamentum cricotracheale an, das den Kehlkopf mit der Trachea verbindet. Auch der stufenförmige Übergang vom Ringknorpel zur Trachea ist beim Menschen leicht zu tasten.

Stellknorpel

Auf der genannten Lamina cartilaginis cricoideae reiten die beiden Stellknorpel (Cartilago arytaenoidea, wörtlich: „Gießbeckenknorpel"), größtenteils aus stabilem hyalinem Knorpel bestehend. Sie ähneln einer Pyramide. Wichtige Strukturen sind der Processus muscularis, lateral gelegen, der Processus vocalis (elastischer Knorpel), ventral gelegen, und der Apex an der Spitze. Auf der Spitze reitet ein kleines Knorpelchen, der Cartilago corniculatum. Dieses kleine Knorpelchen ist bei der Laryngoskopie als Höcker gut zu identifizieren (Santorini-

Höcker). Lateral dieses Höckers befindet sich in der Plica aryepiglottica ein weiterer Höcker, der durch den eingelagerten Cartilago cuneiforme (Wrisberg-Höcker) gebildet wird.

Das Gelenk zwischen Ringknorpel und Stellknorpel ist ein modifiziertes Scharniergelenk, wobei die Gelenkfläche des Stellknorpels leicht konkav-rinnenförmig ist. Es erlaubt Bewegungen in drei Freiheitsgraden und ist dennoch sehr stabil. Eine Luxation durch ein inneres Kehlkopftrauma ist extrem selten.

Kehldeckel

Der Kehldeckel (Cartilago epiglottica) besteht im Unterschied zu den übrigen großen Kehlkopfknorpeln nicht aus hyalinem, sondern aus elastischem Knorpel wie die Ohrmuschel. Er gleicht einem Löffel mit Stiel (Petiolus). Im Cartilago epiglottica befinden sich zahlreiche Löcher, die es entzündlichen und neoplastischen Prozessen am Kehldeckel leicht machen, mit der gegenüberliegenden Seite zu kommunizieren. Der freie obere Kehldeckelrand überragt das Zungenbein.

Innere Kehlkopfbänder

Die inneren Kehlkopfbänder geben dem endolaryngealen Raum seine Struktur, die in koronarer Schnittführung einer Sanduhr ähnelt. Diese Bänder sind Differenzierungen einer Membrana fibroelastica, einem unter der Schleimhaut ausgebreiteten elastischen Fasernetz.

Von kranial beginnend findet man an der Plica aryepiglottica die Membrana quadrangularis, die sich am unteren Ende zum Ligamentum vestibulare, dem Taschenband, das unter der Taschenfalte liegt, verdickt. Diese Strukturen erzeugen den trichterförmigen Aspekt der supraglottischen Etage.

Zwischen Schildknorpel und Epiglottis befindet sich im kranialen Anteil der präepiglottische Fettkörper (Corpus adiposum preepiglotticum), im kaudalen Anteil verbindet das Ligamentum thyroepiglotticum den Stiel des Petiolus mit dem Schildknorpel.

Kaudal der Taschenfalte schließt sich der Ventriculus laryngis (Sinus Morgagni) an, eine endolaryngeale Ausbuchtung nach lateral. Im Sinus Morgagni ist die Membrana fibroelastica nicht vorhanden bzw. sehr dünn. Der Sinus Morgagni ist eben deshalb der Ausgangspunkt für die inneren und äußeren Laryngozelen.

Weiter kaudal schließt sich zu beiden Seiten das Stimmband (Ligamentum vocale) an. Es handelt sich beim Erwachsenen um ein gut erkennbares, durch die Schleimhaut durchschimmerndes, 2 mm dickes Band aus elastischen und kollagenen Fasern, welches die Perichondrien des Schildknorpels mit dem Processus vocalis des Stellknorpels verbindet. Die vordere Kommissur, also das Zusammentreffen der beiden Stimmbänder, liegt etwa auf halber Höhe zwischen Prominentia laryngis und dem Unterrand des Schildknorpels.

Der Raum zwischen den Stimmlippen (Plicae vocales) wird als Stimmritze bezeichnet. Die Stimmritze setzt sich zusammen aus der Pars intermembranacea, also dem Teil, der seitlich von den Stimmbändern begrenzt wird, und der Pars intercartilaginea, dem Bereich, der zu beiden Seiten vom Processus vocalis des Stellknorpels definiert wird. Es erleichtert die Verständigung im klinischem Alltag sehr, wenn zwischen den beiden Begriffen „Stimmlippe" und „Stimmband" präzise unterschieden wird, da sie aufgrund des eben Erwähnten nicht synonym verwendet werden können. Die gesamte Stimmlippe, also Processus vocalis und Ligamentum vocale zusammengerechnet, ist bei der erwachsenen Frau 13–17 mm, beim erwachsenen Mann 17–24 mm lang. Beim Erwachsenen beträgt das Verhältnis Stimmband zu Processus vocalis 2:1, beim Kleinkind noch 1:1. Die Pars intercartilaginea ist also beim Kind deutlich prominenter.

Nach unten setzt sich das Ligamentum vocale kontinuierlich in den Conus elasticus fort. Dieser Konus gibt der „Koniotomie" ihren Namen. Durch den Conus elasticus wird der untere Anteil des erwähnten „Sanduhr"-Aspekts in koronarer Schnittführung erzeugt. Er erhält durch die Membrana triangularis seine Form. Die Grenzen dieser dreieckigen Membran werden definiert durch das Ligamentum vocale kranial und das Ligamentum cricothyroideum ventral.

45.1.3 Aktiver Bewegungsapparat des Kehlkopfs

Der Kehlkopf enthält 2 Gelenke: die Articulatio cricothyroidea zwischen Cornu inferior des Schildknorpels und dem Ringknorpel und die Articulatio cricoarytaenoidea.

Bewegungen in der Articulatio cricothyroidea werden durch den schräg nach hinten oben verlaufenden Musculus cricothyroideus hervorgerufen. Er ist der einzige äußere Kehlkopfmuskel, der einzige vom Nervus laryngeus superior innervierte Muskel und somit ein Derivat des 4. Schlundbogens. Im klinischen Sprachgebrauch hat sich auch die Bezeichnung „Antikus" eingebürgert. Durch seine Kontraktion kommt es zu einer Kippbewegung des Schildknorpels gegenüber dem Ringknorpel nach vorn, was eine vermehrte Spannung der Stimmbänder zur Folge hat. Die Tonhöhe steigt dadurch. Fällt seine Funktion aus, zum Beispiel im Rahmen einer Schilddrüsenoperation mit Manipulation in diesem Bereich, so bemerken Patienten mit feinem Gehör, dass ihr Stimmumfang reduziert wurde, obwohl der postoperative Untersucher bei regelrechter Funktion des Nervus recurrens keinen pathologischen Befund in der Lupenlaryngoskopie erhebt.

Alle übrigen Muskeln werden als innere Kehlkopfmuskeln zusammengefasst und allesamt vom Nervus laryngeus inferior (Nervus recurrens, N.X) innerviert. Die inneren Kehlkopfmuskeln können unter funktionellen Gesichtspunkten weiter unterteilt werden in Spannmuskeln und Stellmuskeln.

Spannmuskeln

Die Spannmuskeln bewirken eine Zunahme der Spannung in den Stimmlippen. Dazu gehört neben dem erwähnten äußeren Kehlkopfmuskel (Musculus cricothyroideus) der Musculus vocalis. Bei diesem Muskel handelt es sich um den tiefen Anteil des Musculus thyroarytenoideus. Der Musculus vocalis setzt sich also nach kranial fort (als Musculus thyroarytenoideus), das Ligamentum vocale dagegen setzt sich nach kaudal fort (als Membrana triangularis). Der Musculus vocalis schließt sich lateral an das Ligamentum vocale an und ist mit diesem Band durch Fasern verbunden, lässt sich also von ihm nicht sauber chirurgisch lösen.

Stellmuskeln

Die Stellmuskeln führen allesamt zu einer Bewegung in der Articulatio cricoarytaenoidea. Sie entstammen einer Schließmuskelanlage und sind bis auf eine Ausnahme auch allesamt Schließmuskeln.

Der Musculus arytenoideus transversus und der Musculus arytenoideus obliquus sind zwei Muskeln, die sich zwischen den beiden Stellknorpeln befinden (➤ Abb. 45.2). Sie bewegen die beiden Stellknorpel zueinander und können damit die Pars intercartilaginea schließen.

Der Musculus cricoarytenoideus lateralis entspringt an der lateralen Fläche des Schildknorpels und setzt am Processus muscularis des Stellknorpels an. Durch Kontraktion dreht er den Stellknorpel und mit ihm den Processus vocalis nach innen. Er bewirkt also einen Verschluss der Pars intermembranacea, ist damit ein Gegenspieler zum Stimmlippenöffner, dem Musculus cricoarytaenoideus posterior. Zugleich bewegt er den Stellknorpel nach lateral, vermag also die Pars intercartilaginea zu öffnen und ist damit ein Gegenspieler zum Musculus arytenoideus transversus und obliquus.

Der Musculus cricoarytenoideus posterior, der breitflächig an der Rückfläche des Ringknorpels seinen Ursprung hat und am Processus muscularis des Stellknorpels inseriert, ist der einzige Stimmlippenöffner (➤ Abb. 45.2). Im klinischen Sprachgebrauch wird er als „Postikus“ bezeichnet. Durch Kontraktion desselben kommt es zu einer Drehung des Processus vocalis des Stellknorpels nach oben und außen, und die Medianfläche des Stellknorpels wird nach oben und außen geneigt. Er erweitert dadurch die Stimmritze im Bereich der Pars intermembranacea und der Pars intercartilaginea. Ein Funktionsausfall dieses Muskels bewirkt eine Paramedianstellung der Stimmlippe.

45.1.4 Kehlkopfschleimhaut

Vom Zungengrund aus beginnend, wirft die Schleimhaut beim Übergang auf die linguale Fläche der Epiglottis drei Falten: die Plica glossoepiglottica mediana und beidseits die Plica glossoepiglottica lateralis. Dazwischen befinden sich zwei Gruben, die Valleculae epiglotticae.

Vom oberen, freien Epiglottisrand zieht auf jeder Seite die Plica aryepiglottica zu den Stellknorpeln. In dieser Falte befindet sich ein keilförmiges Höckerchen, das Tuberculum cuneatum (Wrisberg-Höcker), hervorgerufen durch den gleichnamigen Knorpel. Die Plica aryepiglottica endet an einem kleinen hörnchenförmigen Höckerchen, dem Tuberclum corniculatum (Santorini-Höcker), ebenfalls hervorgerufen durch den gleichnamigen Knorpel.

Die obere der beiden endolaryngealen Falten, die Plica ventricularis, wird durch die darunterliegende Membrana quadrangularis und deren kaudales Ende, das Ligamentum vestibulare, gebildet.

Die untere der beiden endolaryngealen Falten, die Plica vocalis, erhält ihre Struktur in den vorderen zwei Dritteln durch das darunterliegende Ligamentum vocale und dessen kaudale Fortsetzung, die Membrana triangularis bzw. den Conus elasticus.

Während die linguale Fläche der Epiglottis noch mit dem mehrschichtigen, unverhornten Plattenepithel des gesamten Mund-Rachen-Raums überzogen ist, geht dieses auf der laryngealen Fläche über in das mehrreihige, mit zahlreichen Becherzellen durchsetzte Flimmerepithel, das sich dann bis in die kleinen Bronchien fortsetzt. Zahlreiche tubulo-alveoläre Drüsen, Glandulae laryngeae, finden sich im submukösen Gewebe. Das von ihnen produzierte Sekret ist reich an IgA. Im Ventriculus laryngis sind in das submuköse Gewebe Lymphfollikel eingelagert.

Eine Ausnahme stellt die Stimmlippe dar. Sie ist mit einem mehrschichtigen Plattenepithel bedeckt. Drüsen fehlen an der Stimmlippe. Der submuköse Raum zwischen dem Epithel der Stimmlippe und dem Ligamentum vocale stellt eine Verschiebeschicht dar. Sie wird im klinischen Sprachgebrauch als Reinke-Raum bezeichnet. Dieser Raum ermöglicht bei der Phonation eine Randkantenverschiebung, die sich in der Stroboskopie gut erkennen lässt. Bei Vernarbungen in diesem Bereich, egal ob entzündlich oder iatrogen, resultiert eine schlecht zu korrigierende Heiserkeit.

45.1.5 Gefäße und Nerven des Larynx

Zwei Quellen versorgen den Larynx mit arteriellem Blut:
- Das obere Schilddrüsengefäß, Arteria thyroidea superior aus der Carotis externa
- Das untere Schilddrüsengefäß, Arteria thyroidea inferior aus dem Truncus thyrocervicalis.

Die Arteria thyroidea superior mit ihrem ganz typischen nach kaudal gerichteten bogenförmigen Verlauf gibt die Arteria laryngea superior ab, die gemeinsam mit der gleichnamigen Vene und dem gleichnamigen Nerv durch die Membrana thyrohyoidea in das Kehlkopfinnere eintritt. Endolaryngeal zeichnet sich manchmal ein leichter Gefäßstrang nahe der Plica pharyngoepiglottica im kranialen, ventralen Bereich des Sinus piriformis ab.

Die Arteria thyroidea inferior gibt die Arteria laryngea inferior ab, ein Gefäß, dass parallel zum hinteren Rand der Trachealspangen nach kranial zieht. Zusammen mit dem gleichnamigen Nerv tritt es am Unterrand des Musculus constrictor pharyngis inferior, Pars fundiformis, am cricotrachealen Übergang und dorsal des Cornu inferior des Schildknorpels durch die Muskelschicht hindurch in den Larynx ein. Folglich führt eine Elektrokoagulation bei Blutungen aus dieser Arterie im Rahmen der Schilddrüsenchirurgie leicht zu thermischen Schäden am Nervus recurrens. Die Arterien und Nerven des Kehlkopfs sind zusammen mit den wesentlichen anatomischen Landmarken in ➤ Abbildung 45.2 dargestellt.

Die Vena laryngea superior mündet in die Vena thyroidea superior und diese wiederum in die Vena jugularis interna. Die Vena laryngea inferior allerdings, ursprünglich parallel zur Arterie verlaufend, mündet in den Plexus thyroideus impar. Dieser leitet das Blut in die kräftige unpaare Vena thyroidea inferior vor der Luftröhre und von dort gelangt das Blut in die Vena brachiocephalica sinistra.

Der Kehlkopf ist reich an Lymphgefäßen, am freien Rand der Stimmlippe allerdings fehlen sie. Es werden **zwei Lymphgefäßsysteme** des Larynx unterschieden. Ein System aus superfiziellen Lymphgefäßen liegt in der laryngealen Mukosa. Hier kommunizieren die rechte und die linke Seite miteinander. Ein System aus tiefen Lymphgefäßen liegt in der Submukosa. Hier kommunizieren die linke und die rechte Seite nicht miteinander.

Der Lymphabfluss unterscheidet sich im Bereich oberhalb und unterhalb der Stimmlippe. Die Lymphe aus der supraglottischen Etage fließt zu den oberen Nodi lymphatici cervicales profundi, in der Einteilung des Halses nach der American Academy of Otolaryngology – Head and Neck Surgery also in die Lymphknotenregion II und III. Die Stimmlippe entspricht einer Wasserscheide für den Lymphabfluss. Lymphe aus der glottischen und der subglottischen Etage fließt zu einem Lymphknoten vor dem Ringknorpel, der im klinischen Sprachgebrauch „Delphi-Lymphknoten" genannt wird, und zu den prätrachealen Lymphknoten.

Der Nervus laryngeus superior als Ast des Nervus vagus (N.X) verlässt diesen am Ganglion inferius und zieht – im Gegensatz zum ca. 1 cm kranial davon verlaufenden Nervus hypoglossus – unter bzw. medial (!) der Carotis interna und Carotis externa zur Membrana thyrohyoidea. Zuvor gibt er als motorischen Ast den dünnen Ramus externus ab, der am Kehlkopf entlang zum Musculus cricothyroideus anterior zieht. Er ist auch an der Innervation des Musculus constrictor pharyngis inferior beteiligt. Der kräftige und gut erkennbare Ramus internus ist rein sensibel und zieht durch die Membrana thyrohyoidea hindurch (➤ Abb. 45.2). Ein Funktionsverlust desselben führt zu einem Sensibilitätsverlust der supraglottischen Strukturen, folglich zu einer sensiblen Störung der pharyngealen Phase des Schluckakts und in der Konsequenz zur möglichen Aspiration.

Der Nervus laryngeus inferior, im klinischen Sprachgebrauch häufig nur „Recurrens" genannt, verlässt den Vagus rechts in Höhe der oberen Thoraxapertur und macht eine Schlinge von ventral nach dorsal um die Arteria subclavia dextra. Der linke Nervus laryngeus inferior zieht von ventral nach dorsal lateral des Ligamentum arteriosum unter dem Aortenbogen hindurch. Die Nerven beider Seiten verlaufen dann in der Rinne zwischen Trachea und Ösophagus nach kranial zurück, daher die Bezeichnung Nervus recurrens. In der Mehrzahl der Fälle läuft der Nerv außerhalb des eigentlichen Schilddrüsengewebes und dorsal der Arteria thyroidea inferior (➤ Abb. 45.2). Variationen sind aber möglich, so dass sich dem Chirurgen hier keine verlässlichen Landmarken ergeben. Insbesondere muss hervorgehoben werden, dass sich der Nerv häufig bereits in seinem Verlauf

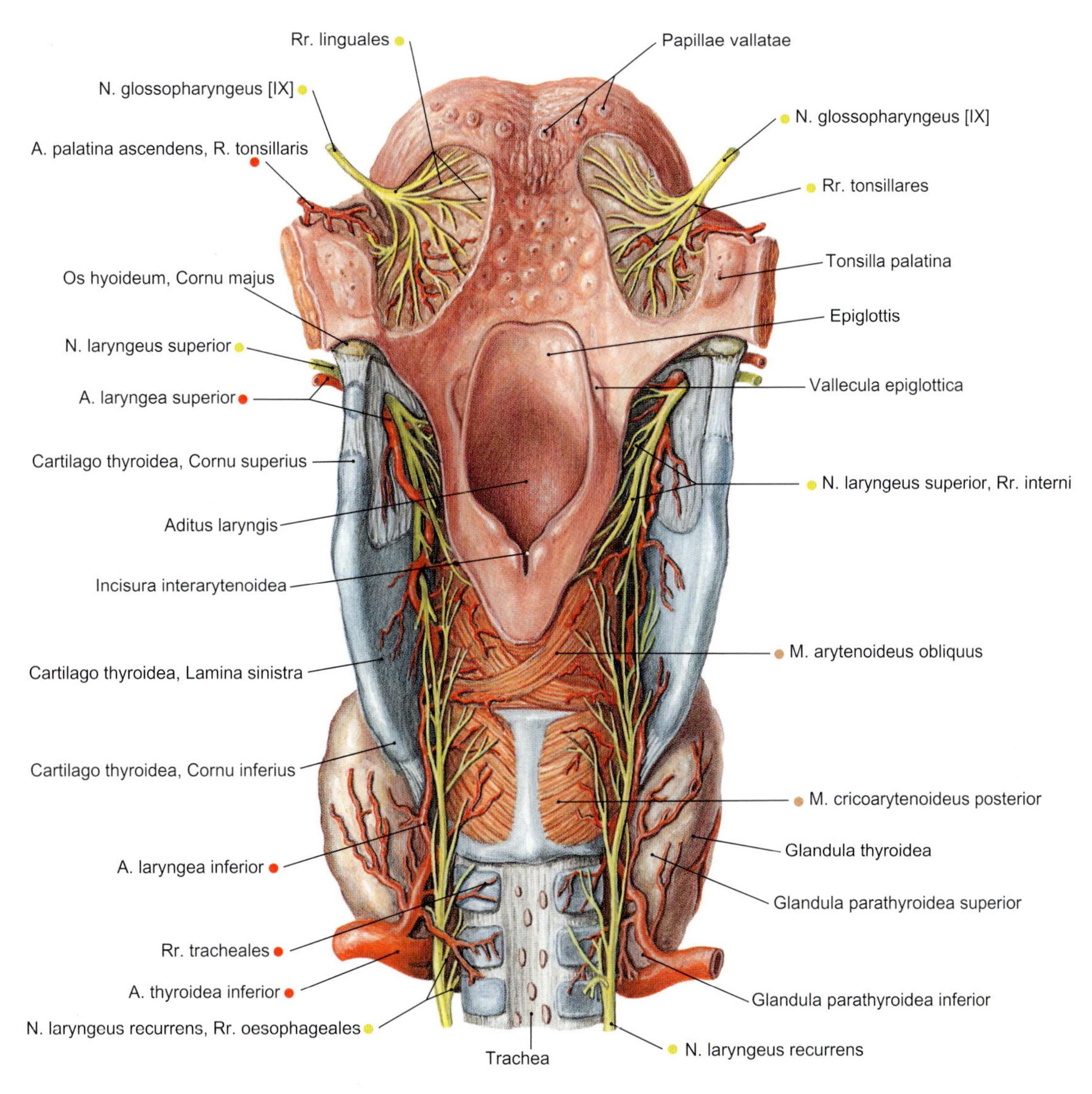

Abb. 45.2 Arterien und Nerven des Kehlkopfs und der Zungenwurzel. Aus Putz R und Pabst R (2007) Sobotta Anatomie des Menschen, 22. Auflage, Urban & Fischer, München, Jena, S. 130, Abb. 234

hinter der Schilddrüse in mehrere Äste teilt, so dass einem auch die visuelle Identifizierung eines Astes keine absolute Sicherheit gibt. Der Nerv zieht wie die genannte Arterie am Unterrand des Musculus constrictor pharyngis inferior, Pars fundiformis, am cricotrachealen Übergang und dorsal des Cornu inferior des Schildknorpels durch die Muskelschicht hindurch in den Larynx hinein. Er innerviert alle inneren Kehlkopfmuskeln motorisch. Seine sensiblen Fasern innervieren durch kleine Abgänge die obere Trachea und die subglottische Etage.

Die sensiblen Innervationsgebiete beider Nerven überlappen sich, es scheint auch Anastomosen zu geben. Die Stimmlippe selbst wird von beiden Nerven innerviert.

45.2 Physiologie des Larynx

Der Larynx ist beim Menschen an 4 wesentlichen Funktionen beteiligt, die teils willkürlich, teils unwillkürlich ablaufen:

- **Respiration**: Er dient als Schleuse, die Gase vom Oropharynx in die Trachea lässt.
- **Schluckakt**: Er dient als Schleuse, die feste und flüssige Materie aus dem Oropharynx in den Ösohagus leitet und von den unteren Luftwegen fernhält.
- **Intrathorakaler Druckaufbau**: Der Larynx ermöglicht einen intrathorakalen Druckaufbau und ist somit an zahlreichen willkürlichen und unwillkürlichen

Vorgängen beteiligt (Husten, Bauchpresse bei Erbrechen, Geburt, Stuhlgang, Heben schwerer Gegenstände).
- **Phonation**: Er kann Schall unterschiedlicher Frequenz erzeugen und ist somit an der Erzeugung von Sprache beteiligt.

45.2.1 Funktion des Larynx bei der Respiration

Bei jedem Atemzug werden die Stimmlippen reflektorisch bewegt. Unmittelbar vor der Kontraktion des Diaphragmas, also vor dem Beginn der Inspiration kommt es zu einer reflektorischen Erweiterung der Stimmritze durch Kontraktion des Musculus cricoarytaenoideus posterior (Postikus). Somit ist die Rima glottis bei der Inspiration weiter als bei der Exspiration.

45.2.2 Schutzfunktion des Larynx, Hustenreflex

Der Schutzreflex des Kehlkopfs ist der Hustenreflex. Es ist wichtig zu wissen, dass die Reflexschwelle für diesen Reflex im Schlaf deutlich herabgesetzt ist. Bei nächtlichen Blutungen im Oropharynx, z.B. bei einer Tonsillektomienachblutung, verfügt der Patient also über einen geringeren Aspirationsschutz als tagsüber.

Der Hustenreflex läuft in folgender Reihenfolge ab: Stimulation von Rezeptoren im Luftweg, afferente Leitung abhängig von der Lokalisation über den Nervus laryngeus superior oder inferior. Nach zentraler Verschaltung im Hirnstamm kommt es über den Nervus phrenicus und die Interkostalnerven zur Erregung der Atemmuskulatur und forcierter Inspiration, anschließend über den motorischen Schenkel des Nervus laryngeus inferior zur Kontraktion des Musculus cricoarytenoideus lateralis und des Musculus arytenoideus transversus mit Stimmlippenschluss. Durch Bauchpresse und Atemhilfsmuskulatur wird der intrathorakale Druck erhöht, nachfolgend werden die Stimmlippen durch Kontraktion des Postikus ruckartig geöffnet und es entsteht der Hustenstoß.

Da der tracheotomierte Patient nicht in der Lage ist, einen entsprechend starken intrathorakalen Druck als Vorbereitung auf den Hustenstoß aufzubauen, hat er Probleme mit der Expektoration von Sekret in den Atemwegen.

45.2.3 Beteiligung des Larynx am intrathorakalen Druckaufbau

Bei mehreren bewussten und unbewussten Vorgängen ist ein erhöhter intrathorakaler Druck hilfreich. Durch einen Stimmlippenschluss mithilfe des Postikus am Ende der Inspiration wird dies ermöglicht. Der Larynx ist dadurch an Bewegungsmustern beteiligt, zu denen das Heben von schweren Gegenständen, das Stemmen von schweren Gegenständen, der Stuhlgang, die Geburt und die Unterstützung der Wehen sowie das Erbrechen zählen.

45.2.4 Der Larynx beim Schluckvorgang

Während der pharyngealen Phase des Schluckens laufen am Kehlkopf folgende Mechanismen ab:
- Der gesamte Kehlkopf hebt sich durch Kontraktion der suprahyoidalen Muskulatur.
- Durch Kontraktion des Musculus thyrohyoideus und Verlagerung des präepiglottischen Fetts nach dorsal sowie durch Kontraktion des Musculus aryepiglotticus senkt sich der elastische Kehldeckel und legt sich über die Aryhöcker.
- Die Stimmlippen schließen sich und es tritt für die Zeit des pharyngealen Schluckakts ein reflektorischer Atemstillstand ein.

45.2.5 Phonation, Artikulation und physiologische Grundlagen des Sprechens

Die zwischenmenschliche Kommunikation ohne Hilfsmittel basiert auf Gestik, also dem Zeigen und Darstellen mit Rumpf und Extremitäten, auf Mimik, also dem Einsatz der mimischen Gesichtsmuskulatur und auf Verständigung durch Sprache. Im Folgenden sollen die physiologischen Vorgänge bei der Generierung von Sprache dargestellt werden.

Sprache lässt sich in der zeitlichen Dimension als Abfolge von Phonemen, also Lauten, beschreiben. Jede Sprache besitzt ein eigenes Phoneminventar. Durch das internationale phonetische Alphabet (IPA) lässt sich dies vergleichbar darstellen.

Zur Erzeugung von Phonemen bedarf es der Sprechwerkzeuge, die üblicherweise anatomisch und funktionell in 3 Gruppen eingeteilt werden:
- Die subglottalen Sprechwerkzeuge Lunge und Tracheobronchialsystem; hier wird der Phonationsstrom initiiert.

- Kehlkopf mit den Stimmlippen; hier erfolgt die eigentliche Phonation, es wird ein Grundton erzeugt. Die Spannung der Stimmlippe und die Länge der Stimmlippe entscheiden im Wesentlichen über die Frequenz.
- Ansatzrohr, das an das stimmerzeugende Organ ansetzt, also Pharynx, Nasenhaupthöhle, Mundhöhle und Lippen. Hier erfolgt die Artikulation.

Phonationsstrom

Die als subglottale Sprechwerkzeuge zusammengefassten anatomischen Strukturen beeinflussen in mehrfacher Weise den Grundton:
- Tonhaltedauer: Die subglottalen Sprechwerkzeuge begrenzen die Tonhaltedauer. Entscheidend hierfür ist die exspiratorische Vitalkapazität.
- Lautstärke: Die subglottalen Sprechwerkzeuge entscheiden auch wesentlich über die Lautstärke. Entscheidend hierfür ist der erzeugte intrathorakale Druck.

Phonation

Ob ein exspiratorischer Luftstrom für eine Phonation genutzt wird, liegt an der Stellung der Stimmlippen. Während sie bei normaler Exspiration geöffnet sind, sind sie bei der Phonation durch die Stellmuskeln einander angenähert und durch die Spannmuskeln (M. vocalis und M. cricoarytenoideus) unterschiedlich gespannt. Die Stimmlippen können in der Länge beim Erwachsenen bis zu 4 mm durch Muskelzug aktiv gedehnt werden.

Entgegen einer früheren Theorie (neurochronaxische Theorie von Husson 1950) wird der Ton in den Stimmlippen nicht durch einzelne Nervenimpulse bzw. Stimuli des Musculus vocalis erzeugt, es kommt nicht zu Zuckungen der Stimmlippe! Der Muskel bleibt während der Phonation tonisch innerviert und trägt zur Spannung der Stimmlippe bei.

Bei der Phonation öffnen und schließen sich die Stimmlippen rhythmisch. Durch den subglottalen Druck werden die bis dahin geschlossenen Stimmlippen von unten nach oben geöffnet. Dabei kommt es zu einer Verdrängung der Stimmlippe nach lateral, also einer Bewegung in der horizontalen Ebene. Diese ist in der Stroboskopie als Amplitude erkennbar.

Zusätzlich kommt es zu einer Abscherbewegung der Mukosa über dem Ligamentum vocale. Der Reinke-Raum mit seinem lockeren Bindegewebe zwischen den beiden genannten Strukturen ermöglicht dies. Dies ist in der Stroboskopie als Randkantenverschiebung (RKV) erkennbar. Kommt es also zu Vernarbungen im Reinke-Raum, so wird die RKV eingeschränkt, zumindest asymmetrisch, was zu einer schwer zu korrigierenden organisch bedingten Dysphonie führt. Bei Eingriffen an den Stimmlippen muss dieser wichtige Grundsatz stets beachtet werden.

Wie erwähnt, bleibt die Stimmlippe des Gesunden aber bei der Phonation nicht konstant spaltförmig offen, was den Phonationsvorgang und den Stimmklang ganz wesentlich verschlechtern würde, die Stimme klänge behaucht. Vielmehr schließt sie sich zyklisch wieder, die Mukosa beider Seiten liegt dabei aneinander. Für diesen kurzzeitigen Schluss der Stimmlippen ist der Bernoulli-Effekt verantwortlich: Beim Durchtritt von Gasen oder Flüssigkeiten durch eine Engstelle steigt die Fließgeschwindigkeit. Gleichzeitig findet an der Verengung ein Druckabfall bzw. ein Sog senkrecht zur Richtung des Stromflusses statt. Somit wird die Mukosa beider Seiten infolge des Luftstroms aufeinander zu bewegt, die Rima glottis wird geschlossen. Aus dem Gesagten ergibt sich, dass bei hohem subglottalen Anpressdruck die Stimmlippe länger geschlossen bleibt (50–70% eines Zyklus) als bei einem niedrigen Druck (30–50% eines Zyklus).

Diese Abfolge von Öffnen und Schließen erzeugt die so genannte Grundfrequenz der Stimmlippenschwingung. Diese beträgt beim erwachsenen Mann ca. 125 Hz, bei der Frau 200 Hz und beim Kind 300 Hz. Eine tiefe Bassstimme hat eine Schwingungsfrequenz von 80 Hz, eine hohe Sopranstimme von 1000 Hz. Darüberliegende Frequenzbänder der menschlichen Stimme werden nicht von den Stimmlippen erzeugt, sondern im Ansatzrohr.

Mit dem Kehlkopfwachstum im Kleinkindesalter nimmt auch der Stimmumfang zu. Er beträgt im 1. Lebensjahr nur 3 Töne, im 2. Lebensjahr bereits 1½ Oktaven. Der Erwachsene hat einen Stimmumfang von etwa 3 Oktaven, nach einer Gesangsausbildung kann man 5 Oktaven erreichen.

Eine Flüsterstimme entsteht durch Öffnung der Pars intercartilaginea während der Phonation, was durch eine Kontraktion des Musculus cricoarytenoideus lateralis erreicht wird.

Zusammenfassend sieht man aus heutiger Sicht in der Phonation einen myoelastisch-aerodynamischen Prozess. Entsprechend dieser Theorie von Ishizaka (Ishizaka und Flanagan 1977) wird die Schwingung durch eine Kombination aus Muskelkontraktion, subglottalem Druck und Bernoulli-Effekt erzeugt.

Artikulation

Durch Artikulation entstehen Phoneme. Artikulation findet abgesehen von den glottalen Lauten (z.B. stimmloses H) im Ansatzrohr, also Pharynx, Nasenhaupthöhle, Mundhöhle und Lippen statt. Die Artikulation wird definiert durch:

- einen Artikulator; unter dem Artikulator versteht man den aktiven Teil des Ansatzrohrs, der durch seine Bewegung zum Formen eines Lautes beiträgt. Folgende Artikulatoren werden unterschieden: die Unterlippe, die Zungenspitze (Apex), der Zungenrand (Korona), der Zungenrücken (Dorsum), der Zungengrund (Radix), die rechte Stimmlippe
- einen Artikulationsort; unter dem Artikulationsort versteht man die anatomische Struktur, auf die sich der Artikulator zubewegt. Der Artikulationsort ist ein Charakteristikum jedes Phonems. Folgende Artikulationsorte werden unterschieden: Oberlippe (labiale Laute), Oberkieferzähne (dentale Laute), Alveolarfortsatz (alveolare Laute), Übergangsbereich zwischen Alveolarfortsatz und Hartgaumen (postalveolare Laute), Hartgaumen, Palatum (palatale Laute), Weichgaumen, Velum (velare Laute), Uvula (uvulare Laute), Pharynx (pharyngeale Laute), linke Stimmlippe (glottale Laute)
- eine Art der Artikulation bzw. ein Überwindungsmodus; unter der Artikulationsart versteht man die Art, wie der Artikulator mit dem Artikulationsort in Verbindung tritt. Der Überwindungsmodus beschreibt, wie der Phonationsstrom am Artikulationsort vorbeiströmt. Durch die Art des Überwindungsmodus wird ein Phonem weiter charakterisiert. Man unterscheidet folgende 3 Überwindungsmodi: Verschlussmodus, Engebildung, ungehindertes Ausströmen.

Mithilfe der genannten Artikulatoren, des Artikulationsortes und des Überwindungsmodus wird also die Bildung einer ganz stattlichen Anzahl verschiedener Phoneme möglich. Die Phoneme lassen sich einteilen in Vokale und Konsonanten.

Vokale, denen allesamt ein Grundton zugrunde liegt, der in der Glottis erzeugt wird, unterscheiden sich voneinander durch:

- den Artikulationsort: vorne, fast vorne, zentral, fast hinten, hinten,
- den Überwindungsmodus (geschlossen, fast geschlossen, halb geschlossen, mittel, halb offen, fast offen, offen),
- die Rundung oder Spreizung der Lippen bei der Aussprache.

Der Vokal i wird im Deutschen z.B. vorne und offen und gespreizt gesprochen, das a hinten, geschlossen und gespreizt.

Konsonanten werden unterteilt in:

- **Pulmonal-egressive Laute:** Die weit überwiegende Zahl der Konsonanten gehört dazu. Zur Erzeugung des Phonems ist ein Luftstrom aus der Lunge erforderlich. Die pulmonal-egressiven Laute werden voneinander unterschieden durch:
  - den Artikulationsort: bilabial (z.B. „p“), labiodental (z.B. „f“), dental, alveolar (z.B. „t“ und „d“), postalveolar, retroflex, palatal, velar (z.B. „k“, „g“), uvular, pharyngeal und glottal (z.B. „h“),
  - den Überwindungsmodus; man unterscheidet abhängig von der Artikulationsart folgende Gruppen von Konsonanten: Plosive (z.B. „p“), Nasale (z.B. „m“), Vibranten (z.B. „r“), Taps/Flaps, Frikative (z.B. „ch“), laterale Frikative und Approximanten (z.B. „j“),
  - stimmlose oder stimmhafte Aussprache; es gibt also Klanglaute, bei denen die Stimmlippen aneinanderliegen und eine Vibration in der Glottis erzeugt wird (z.B. „b“, „d“, „g“), und Geräuschlaute, bei denen der subglottal erzeugte Luftstrom frei entweichen kann (z.B. „f“, „p“, „t“, „k“).
- **Nicht pulmonale Laute:** Diese Gruppe von Lauten wird erzeugt, ohne dass ein Luftstrom durch die Glottis erforderlich ist. Sie wird weiter unterteilt in:
  - Klicks; darunter versteht man Schnalzlaute. Sie kommen in einigen afrikanischen Sprachen vor.
  - Implosive; unter Implosiven versteht man glottalisch ingressive Verschlusslaute. Die Glottis ist dabei geöffnet. Sie kommen in einigen afrikanischen Sprachen vor.
  - Ejektive; Ejektive entstehen durch eine rasche Aufwärtsbewegung des Kehlkopfes bei geschlossener Glottis und anschließender Öffnung des oralen Verschlusses. Im Deutschen haben sie keine Bedeutung.

Grundkenntnisse der Phonetik, also der Lehre von der Lautbildung, sind die Basis für eine differenzierte Phoniatrie.

45.3 Anatomie von Trachea und Hauptbronchien

45.3.1 Lagebeziehung

Die Luftröhre des Erwachsenen ist ein 10–12 cm langes Rohr. Bei Flexion des Kopfes zum Brustbein verschwindet sie komplett im Thorax. Eine Tracheotomie ist in dieser Position nicht möglich. Durch Reklination des Kopfes lässt sie sich aus dem Thorax herausluxieren. Bei einer

Tracheotomie, egal wie eilig sie ist, muss also der Kopf erst rekliniert werden, da dies über den Erfolg entscheidet.

Die Höhe der Bifurcatio tracheae ist stark altersabhängig. Beim Neugeborenen liegt sie auf Höhe des 2. Brustwirbels, beim Greis auf Höhe des 7. Brustwirbels. Beim Kind beträgt die Trachealbifurkation 70–80°, beim Erwachsenen 55–65°. Durch tiefe Inspiration wird der Winkel um 5–16° verkleinert. Es ist einleuchtend, dass ein verletzungsfreies Vorschieben von starren Beatmungsbronchoskopen bei größerem Winkel, also bei Kleinkindern, schwieriger wird. An der Trachealbifurkation, die durch den Sporn in der Mitte, die Carina, definiert wird, setzt sich die Trachea fort in einen beim Erwachsenen 2,5 cm langen, steiler gestellten und im Durchmesser größeren Bronchus principalis dexter und in einen mehr vertikal gerichteten 5 cm langen Bronchus principalis sinister. Die Trachea mit den Haupt- und Segmentbronchien ist in ➤ Abbildung 45.3 dargestellt.

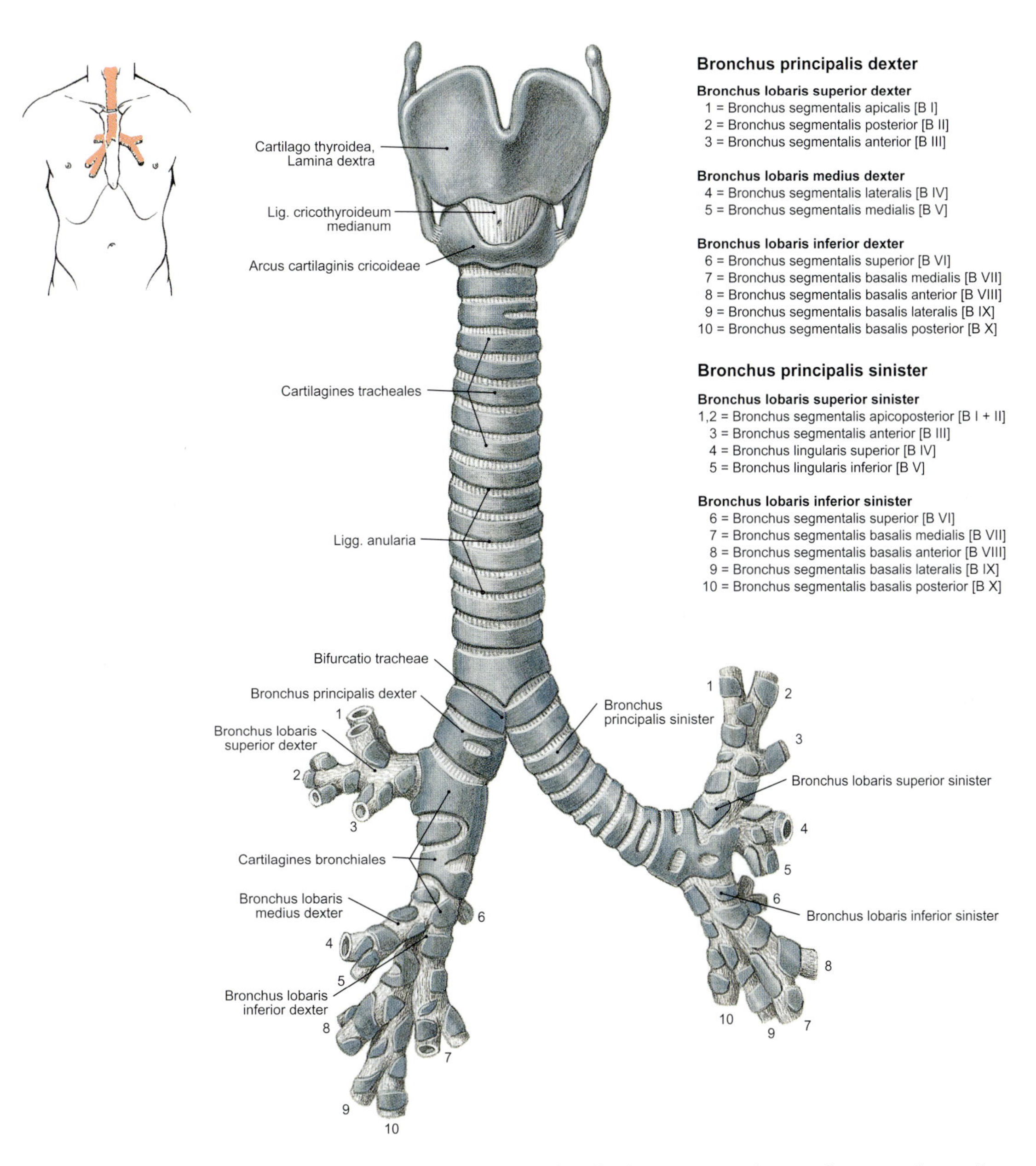

Abb. 45.3 Kehlkopf, Luftröhre und Bronchien. Aus Putz R und Pabst R (2007) Sobotta Anatomie des Menschen, 22. Auflage, Urban & Fischer, München, Jena, S. 348, Abb. 639

Die Trachea ist mit folgenden Strukturen fest verbunden:

- Das Ligamentum cricotracheale fixiert sie am Ringknorpel, so dass jede Bewegung des Kehlkopfskeletts zu einer Dehnung der Trachea führt.
- Die Schilddrüsenlappen sind fest mit der Trachea verbunden, so dass bei jedem Schluckvorgang sich demzufolge auch die Schilddrüse und alle eventuellen mit der Schilddrüse verbundenen Raumforderungen heben.
- Die Rückseite der Luftröhre, die Paries membranaceus, ist fest mit der Speiseröhre verbunden, und am hintersten Ende der Trachealspangen treten die versorgenden Gefäße und Nerven in die Trachea ein.
- Die Vorderfläche der Luftröhre dagegen lässt sich relativ leicht in einer Schicht vom umgebenden Bindegewebe freipräparieren.
- Im Bereich der Bifurkation befindet sich ventral die Membrana bronchopericardiaca, eine Bindegewebsplatte, die die Trachea und die Hauptbronchien mit dem Perikard verbindet.

45.3.2 Feinbau

Die Trachea besteht aus 16–20 hufeisenförmigen Knorpelspangen, den Cartilagines tracheales, die durch Ligamenta annularia verbunden sind. Diese Bänder bestehen aus scherengitterartig angeordneten Kollagenfasern und elastischen Fasern. Dadurch wird die Trachea um 4 cm, also 25–30% ihrer Länge, dehnbar, was die physiologische Voraussetzung für die moderne Trachealchirurgie darstellt.

Die Hinterwand, Paries membranaceus, enthält querverlaufende Muskelbündel aus glatten Muskelzellen, den Musculus trachealis. Er vermag das Tracheallumen geringfügig einzuengen.

Der Querdurchmesser beträgt beim Erwachsenen 1,3–2,2 cm und ist um ein Viertel größer als der Längsdurchmesser. Dem wird durch die Gestalt der starren Beatmungsbronchoskope, die für Erwachsene ebenfalls eine ovaläre Form haben, Rechnung getragen. Bei der Inspiration kommt es zu einer Erweiterung des Trachealdurchmessers um wenige Millimeter. Ein Vorschieben des Bronchoskops empfiehlt sich also wegen der genannten Änderung der Winkel und wegen der Zunahme des Trachealdurchmessers in der Inspirationsphase.

Die Schleimhaut der Trachea trägt ein mehrreihiges Flimmerepithel mit Becherzellen. Die Kinozilien schlagen mit einer Frequenz von 3–10 Schlägen pro Sekunde rachenwärts. Es wird so ein Sekrettransport von ca. 15 mm/min erreicht. In das submuköse Gewebe sind seromuköse Drüsen, die Glandulae tracheales, eingelagert.

Die Trachea erhält arterielles Blut hauptsächlich aus den Rami tracheales der Arteria thyroidea inferior. Die Venen münden größtenteils in den Plexus thyroideus impar. Die Lymphgefäße ziehen zu den Nodi lymphatici paratracheales, den Nodi lymphatici tracheobronchiales superiores und inferiores um die Bifurkation herum sowie zu den Nodi lymphatici cervicales profundi nahe dem Venenwinkel. Im Rahmen einer Mediastinoskopie gelangt man durch einen kleinen Hautschnitt am Jugulum, streng auf der Trachea gleitend, die Schilddrüse kranial lassend und die Vena thyroidea inferior lateral lassend, zu den Lymphknoten der Bifurkation.

Die sensible Innervation und die parasympathische Innervation der Trachealschleimhaut erfolgen über Rami tracheales des Nervus laryngeus inferior sowie im tiefen Abschnitt über sensible Äste aus dem Stamm des Nervus vagus (N.X). Die sympathische Innervation erfolgt aus dem Truncus sympathicus.

45.4 Embryologie von Larynx und Trachea

Die Entwicklung des Kehlkopfes geht einher mit der Entwicklung von Zunge und Kiemenbögen in der 4.–10. Woche: Zwischen den Kiemenbögen erhebt sich im Pharynx ein vertikaler Wulst, die Eminentia hypobranchialis. Larynx und Trachea nehmen also ihren Ausgang vom endodermalen Epithel des Vorderdarms. Der kraniale Anteil dieser Eminentia hypobranchialis wird zur Zungenwurzel, der kaudale Anteil zur Epiglottis. ➤ Abbildung 45.4 gibt diese Entwicklung schematisch wieder.

Laterokaudal davon wölben sich zu beiden Seiten die Arytenoidwülste hervor, aus denen sich die Stellknorpel entwickeln.

Die Entwicklung des Tracheobronchialsystems beginnt mit der Ausbildung einer Laryngotrachealrinne an der Ventralwand des Vorderdarms in der 4. Woche. Diese Rinne vertieft sich und wird zur Lungenknospe. Um die Lungenknospe nach und nach vom Vorderdarm zu trennen, ist es notwendig, dass sich zwischen dem späteren Ösophagus und der späteren Trachea lateral von beiden Seiten Einschnürungen, die Ösophagotrachealfalten, ausbilden, die zum Septum oesophagotracheale werden. Nurmehr kranial bleibt eine Öffnung, der Kehlkopfeingang. Das so entstandene Divertikel aus dem Vorderdarm bildet an seiner tiefsten Stelle zwei primäre Bronchialknospen aus, aus denen die Hauptbronchien

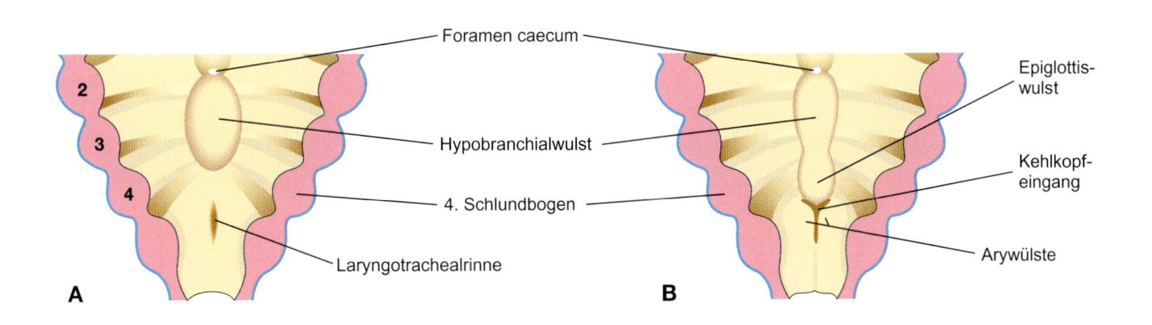

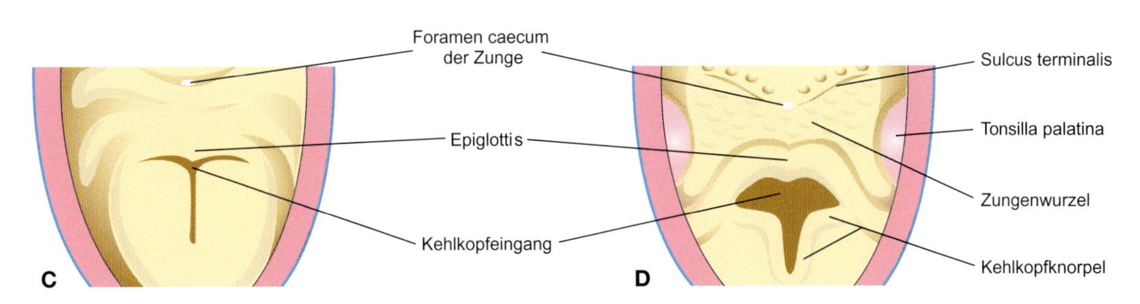

Abb. 45.4 Stadien der Kehlkopfentwicklung. **A** Vier Wochen; **B** fünf Wochen; **C** sechs Wochen **D** zehn Wochen. Das Epithel, das den Kehlkopf auskleidet, ist endodermaler Herkunft. Die Kehlkopfknorpel und -muskeln gehen aus dem Mesenchym des vierten und sechsten Schlundbogens hervor. Man beachte, dass der anfangs schlitzförmige Kehlkopfeingang durch die Proliferation des umgebenden Mesenchyms T-förmig wird. Aus Moore KL, Persaud TVN (2007) Embryologie, 5. Auflage, Urban & Fischer, München, Jena, S. 268, Abb. 11.1

hervorgehen. ➤ Abbildung 45.5 gibt diese Entwicklung schematisch wieder.

Unterbleibt die Ausbildung des Septum oesophagotracheale oder bleibt sie unvollständig, so resultiert eine kongenitale ösophagotracheale Fistel, die aufgrund der Aspiration vital gefährdend ist. In vielen Fällen liegt gleichzeitig eine Ösophagusatresie vor. In 85% der Fälle endet der kraniale Ösophagus blind, der distale Ösophagus ist mit einer Fistel mit der Trachea verbunden.

Eine ähnliche Pathogenese gilt für die laryngealen bzw. laryngotracheoösophagealen Spalten. Auch bei diesen sehr seltenen Fehlbildungen hat sich das Septum oesophagotracheale nicht regelrecht ausgebildet.

Die Trachealspangen entwickeln sich in der Folgezeit relativ gesehen so kräftig, dass sie die sich gerade entwickelnde Trachea bis auf einen T-förmigen Schlitz einengen und kurzzeitig auch den Eingang verschließen. In der 10. Woche erfolgt die Rekanalisierung, im Anschluss bildet sich der Ventriculus laryngis mit seiner kranialen Begrenzung, der Taschenfalte, und seiner kaudalen Begrenzung, der Plica vocalis, aus. Ausgangspunkt für die Entwicklung des Ligamentum vocale am Schildknorpel ist die so genannte Macula flava, ein weißlicher Fleck, der auch beim Erwachsenen noch manchmal an der vorderen Kommissur der Stimmlippen identifiziert werden kann.

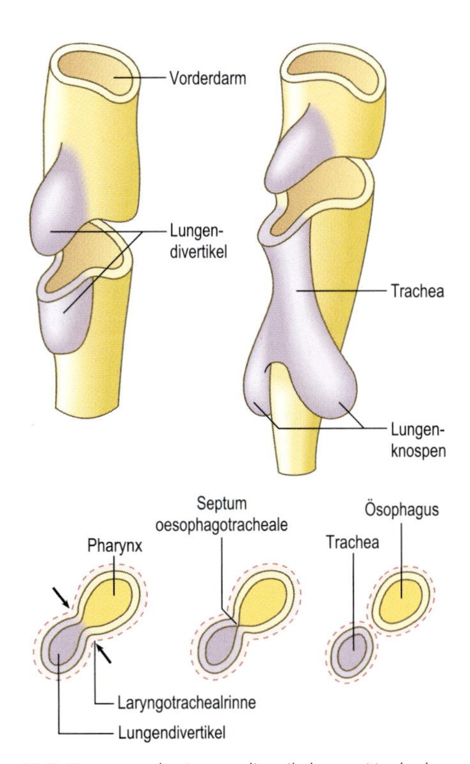

Abb. 45.5 Trennung des Lungendivertikels vom Vorderdarm. Aus Schulze S (2006) Kurzlehrbuch Embryologie, Urban & Fischer, München, Jena, S. 107, Abb. 13.1

Unterbleibt diese erneute Öffnung des Kehlkopfes bzw. des Trachealeingangs in der 10. Woche oder bleibt sie unvollständig, so resultiert eine Larynxatresie oder Larynxstenose oder ein angeborenes Kehlkopfdiaphragma als Segel in Höhe der Stimmlippen.

Der Schildknorpel entwickelt sich aus dem 4. und dem 6. Kiemenbogen. Der zugehörige Nerv des 4. Kiemenbogens ist der Nervus laryngeus superior, der Musculus cricothyroideus entstammt somit dem 4. Kiemenbogen. Der zugehörige Nerv des 6. Kiemenbogens ist der Nervus laryngeus recurrens. Die inneren Kehlkopfmuskeln sind also Abkömmlinge des 6. Kiemenbogens. Der Ringknorpel entsteht mit den Trachealspangen.

Die Darstellung der Embryogenese des Lungenparenchyms überschreitet den Rahmen dieses Buches.

LITERATUR

Ishizaka K, Flanagan JL (1977) Synthesis of voiced sounds from a two mass-mass model of the vocal cords. Bell Syst Tech J 51:1233–1235.

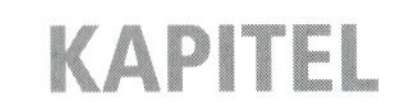

46 Klinische und endoskopische Untersuchungsmethoden des Larynx

Thomas Nicolai, Florian J. W. Lang

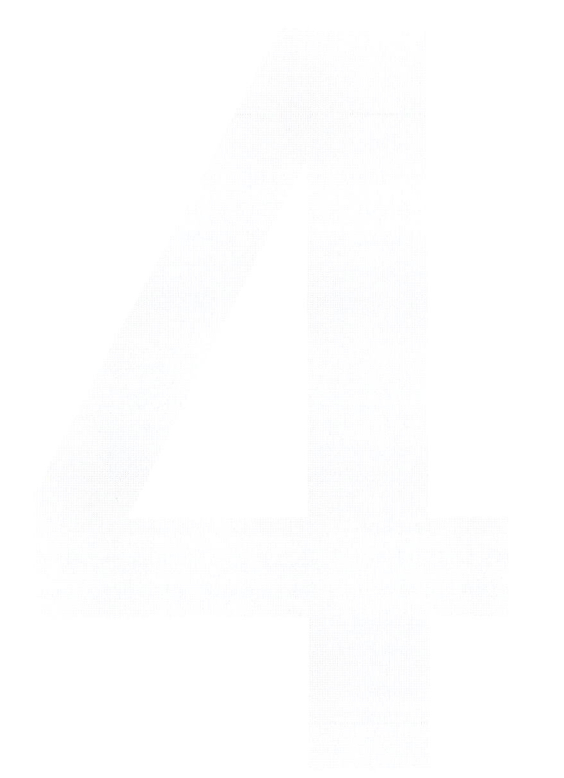

Zunächst sind anamnestische Hinweise einzuholen. Für manche (glottisch oder unmittelbar subglottisch gelegene) laryngeale Abnormitäten sind Stimmveränderungen typisch (leise Schreistimme, heisere Stimme, keine Stimme). Bei Schluckstörungen deutet Husten nach dem Schlucken von insbesondere flüssigen (bes. dünnflüssigen) Substanzen auf eine translaryngeale Aspiration hin. Beschwerden im Sinne von Räuspern weisen auf eine supraglottische, ein tracheal bellender Husten auf subglottische oder tracheale Affektion der Atemwege hin.

Bei den Atemgeräuschen ist insbesondere ein inspiratorischer, hochfrequenter Stridor typisch für den Larynx.

> **MERKE**
> Besonders pathognomonisch ist der juchzende Stridor mit eventuell stakkatoartig unterbrochenem Charakter beim infantilen Larynx sowie der mehr raue, akut auftretende inspiratorische Stridor beim Krupp.

Ein laryngealer Fremdkörper kann ein ähnliches Geräusch wie eine Laryngitis (Krupp) erzeugen. Wichtig ist der anamnestische Hinweis eines plötzlichen oder allmählichen Beginns zur Differenzierung zwischen Fremdkörperaspiration, Krupp oder chronischer Larynxaffektion mit Verschlechterung bei Infekt. Ein biphasisch hochfrequenter, offensichtlich im Larynxbereich entstehender Stridor ist im Sinne einer kritischen Stenose zu interpretieren, die sowohl bei positiven wie bei negativen translaryngealen Drücken so eng ist, dass dabei gleichermaßen ein hochfrequentes Atemgeräusch erzeugt wird.

Differenzialdiagnostisch können gelegentlich dann Schwierigkeiten auftreten, wenn ein Stertor (d.h. meist Sekret-bedingter, niederfrequenter stridorartiger Geräuscheindruck) entsteht, wie er zum Beispiel bei Schluckstörungen neurologisch auffälliger Patienten nicht selten ist. Atemgeräusche bei Stenosen, die tiefer in den Atemwegen angesiedelt sind, besitzen meist auch eine exspiratorische Komponente. Supralaryngeale Stenosen haben meist einen weniger hochfrequenten Charakter.

46.1 Klinische Untersuchung

Bei der meist von dorsal mit beiden Händen durchgeführten Palpation des Larynx und der larynxnahen Halsregion lässt sich dieser in allen Altersstufen gut tasten. Auffällig hierbei sind Vorwölbungen bei Larynxzysten oder bei lateralen Halsfisteln, Lymphknotenschwellungen oder bis nach sublaryngeal reichende prätracheale Gewebsvermehrungen, wie zum Beispiel bei der Struma.

46.2 Endoskopische Untersuchungsverfahren

Um die supralaryngealen Strukturen zu beurteilen, bietet sich entweder die Spiegellaryngoskopie oder die transnasale Fiberskopie des Pharynx mit Einblick auf den oberen Larynxanteil an. Letztere kann auch beim Kind unter nasaler Lokalanästhesie, beim wachen Kind zum Beispiel auf dem Schoß der Mutter unter Videoaufzeichnung durchgeführt werden. Bei etwas Geduld zeigt sich meist der supraglottische Anteil des Larynx gut beurteilbar. Von besonderem Wert ist, dass sowohl die Adduktion als auch die Abduktion der Stimmlippen atemsynchron gut beurteilt werden kann. Von manchen Untersuchern wird in dieser Technik auch die Schluckfunktion mittels gleichzeitig gegebener, meist gefärbter Nahrung beurteilt. Diese Methode ist jedoch wenig validiert und aufgrund der nasalen Obstruktion entspricht die Situation nicht ganz dem natürlichen Zustand.

Um die Phonation zu beurteilen, wird in der Regel eine Stroboskopie der Stimmlippen erforderlich sein.

46.2.1 Laryngoskopie

Soll der Larynx in seinen supra- und infraglottischen Anteilen vollständig dargestellt werden, muss ein optisches Instrument durch die Stimmritze nach distal vorgeschoben werden. Dies ist praktisch immer erforderlich, obwohl ein gewisser Einblick in den subglottischen Raum manchmal auch in Spontanatmung durch die Stimmlippen hindurch möglich ist.

> **MERKE**
> Bei den engen räumlichen Verhältnissen, insbesondere bei Säuglingen und Kleinkindern, ist jedoch die Sicht von oberhalb der Stimmlippen in der Regel nicht ausreichend, um eine definitive Beurteilung des subglottischen Raums zu erlauben.

Um diese Passage des Endoskops durch die Stimmlippen zu ermöglichen, ist jedoch in der Regel – ebenso wie bei der Bronchoskopie – beim Kind eine tiefe Analgosedierung oder flache Narkose erforderlich. Letztendlich ist der Unterschied zwischen beiden Sedierungsverfahren wenig erheblich, da in beiden Fällen der Durchtritt durch die Stimmlippenebene möglich und damit die Atemwegsschutzreflexe aufgehoben sein müssen. Dieser Umstand wird normalerweise als Hauptunterschied zwischen einer tiefen Sedierung und einer Narkose betrachtet und die Gefährdung durch die Narkose dem Verlust dieser Schutzreflexe zugeschrieben.

MERKE

Insofern muss auch bei Lokalanästhesie und tiefer Sedierung von einer Gefährdung der Patienten durch Aspiration oder Laryngospasmus in ähnlichem Maße ausgegangen werden, wie sie bei einer Narkose vorliegen würde. Zudem ist es nach heutigen Erkenntnissen nicht akzeptabel, Kinder traumatischen Erlebnissen bei einer diagnostischen Maßnahme auszusetzen (die sie in der Regel im Gegensatz zum Erwachsenen nicht rational einordnen und bei der sie infolgedessen auch nicht kooperativ mitarbeiten können), so dass in viel höherem Maße als beim Erwachsenen eine ausreichende Analgosedierung oder Anästhesie zwingend erforderlich sein wird (Nicolai 1996, 2001, Ratjen 2004).

MERKE

Die Fiberskopie wird am besten transnasal (nach Lokalanästhesie der Nasenschleimhaut) durch eine Maske mit einem Port (z.B. Mainzer Adapter, ➤ Abb. 46.1) vorgenommen. So kann jederzeit eine Sauerstoffgabe oder assistierte Beatmung erfolgen.

Gerade bei Säuglingen ist bekannt, dass durch den zusätzlichen Widerstand in den engen Atemwegen, den das Endoskop darstellt, ein CO_2-Anstieg in Spontanatmung durch den Abfall des Atemzugvolumens hervorgerufen wird. Dem kann durch die Applikation eines externen CPAP über die Maske entgegengewirkt werden. Allgemein haben Kinder in diesem Alter nur sehr geringe respiratorische Reserven und eine instabile Atemregulation, so dass ein in der Intubation und Notfallversorgung von Kindern erfahrener Arzt zwingend bei der Untersuchung anwesend sein muss (Nicolai 2001).

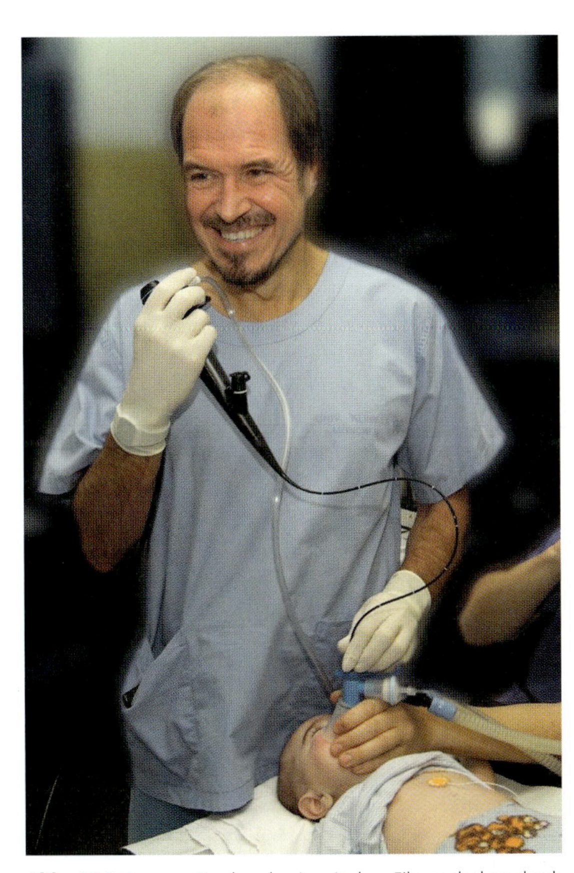

Abb. 46.1 Laryngo-Tracheoskopie mit dem Fiberendoskop durch einen speziellen Port (Mainzer Adapter) und eine normale Beatmungsmaske

Das am wenigsten invasive Verfahren ist die flexible Bronchoskopie. Diese kann z.B. mit den neuen Chip-Endoskopen erfolgen, bei denen der Bildtransport von der Endoskop-Spitze in die Videokette nicht mehr über Glasfasern, sondern auf digitalem Weg erfolgt. Diese Chip-Endoskope sind jedoch für Säuglinge und Kleinkinder derzeit noch nicht erhältlich. Hier wird noch mit Varianten der ursprünglichen Fiberglas-Endoskope mit proximaler Digitalisierung des Videobildes gearbeitet. Dies ist jedoch letzten Endes bis auf die schlechtere Bildqualität der älteren Bronchoskope für die praktische Anwendung unerheblich.

MERKE

Entscheidend ist, dass bei all diesen Untersuchungen jeweils eine Videodokumentation erfolgt, damit eine Präsentation der Ergebnisse auch mit der Frage operativer und anderer Konsequenzen möglich ist, ohne einen erneuten diagnostischen Eingriff durchführen zu müssen.

Zu beachten ist, dass bei Verwendung von Lokalanästhetika eine Alteration der Larynxstabilität, die ja zum Teil neuromuskulär kontrolliert ist, auftreten kann. Ebenso ist die Abduktionsbewegung der Stimmlippen häufig bereits bei flacher Narkose oder tiefer Sedierung vermindert oder aufgehoben, so dass die Fehldiagnose einer Stimmlippenparese gestellt wird. Falls hier Diskrepanzen zwischen Klinik und endoskopischem Eindruck entstehen, muss die Stimmlippenbeweglichkeit zusätzlich in einer Wach-Pharyngoskopie, wie oben beschrieben, kontrolliert werden.

Starre Laryngoskopie

Hierbei wird mit einem Instrument, das entweder einem normalen Larynxspatel oder einem geschlossenen Larynxrohr entspricht, die Kehlkopfregion von oralwärts dargestellt (Holinger 1989, Benjamin 1987). Der Vorgang entspricht der Exposition des Kehlkopfes bei der Intubation und erfordert deswegen eine Narkose. Sobald der Larynx auf diese Weise sichtbar ist, wird mit

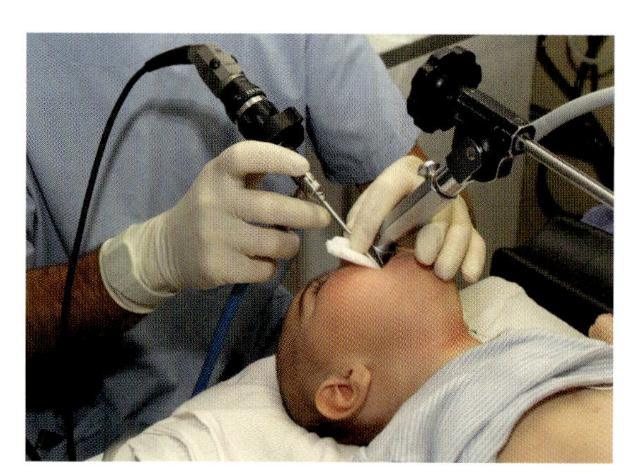

Abb. 46.2 Starre Laryngoskopie mit der Teleskopoptik

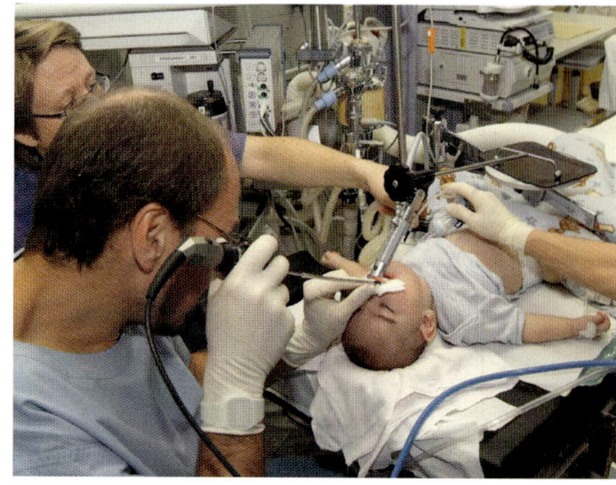

Abb. 46.3 Stützautoskopie des Larynx beim Säugling: Das Laryngoskop wird am Untersuchungstisch mit einer Vorrichtung fixiert, nachdem der Larynx exponiert wurde. Der Untersucher hat nun beide Hände frei, um auch Interventionen durchführen zu können

einer starren Teleskopoptik ebenfalls von oralwärts entweder neben dem Spatel oder durch das eingesetzte Rohr der Kehlkopf inspiziert (➤ Abb. 46.2). Durch die verwendeten Teleskopoptiken ergibt sich eine starke Vergrößerung des sichtbaren Bildes, die der bei Anwendung eines Operationsmikroskops entspricht.

MERKE

Funktionelle Vorgänge sind in der starren Laryngoskopie nicht beurteilbar. Insbesondere eine Stimmlippenparese kann so nicht diagnostiziert werden.

Bei Verwendung einer schmalen Teleskopoptik kann in dieser Technik jedoch der Larynx einschließlich des subglottischen Raums in einer nur wenige Sekunden dauernden Untersuchung vollständig und berührungsfrei dargestellt werden. Dies kann bei kritischen respiratorischen Zuständen unter Umständen einer mühevollen fiberskopischen Untersuchung in Spontanatmung vorzuziehen sein. Typisches Beispiel ist die Differenzialdiagnose zwischen aspirierten Fremdkörpern im Larynx und dem Krupp: Hier muss unbedingt vermieden werden, durch Berührung der Schleimhäute die Schwellung im Glottisraum zu verstärken und dadurch eventuell eine notfallmäßige Intubationspflichtigkeit herbeizuführen.

Gleichzeitig erlaubt die Technik der starren Laryngoskopie freien Zugang auch für interventionelle Maßnahmen. Im einfachsten Fall kann es sich hierbei um die Extraktion eines laryngeal verklemmten Fremdkörpers (z.B. Spielzeugkleinteile) mittels einer Magill-Zange oder einer sonstigen Endoskop-Fasszange handeln.

Bei schwierigeren interventionellen Verfahren am Larynx wird in der Regel die sog. Stützautoskopie angewendet (➤ Abb. 46.3). Hierbei wird der Larynxspatel bzw. das Larynxrohr nach Einsetzen und Exposition des Larynx mit Hilfe einer Vorrichtung am OP-Tisch festgeklemmt, so dass die linke Hand des Untersuchers, die normalerweise den Larynxspatel führt, frei wird. Der Larynx bleibt exponiert und der Untersucher kann beidhändig arbeiten: Zum Beispiel kann in der linken Hand die Optik und in der rechten Hand das Instrument zur Intervention geführt werden. Typische Interventionen in dieser Technik sind zum Beispiel die Probeexzision oder die Unterspritzung von Larynxpapillomen mit Cidofovir zur virustatischen Behandlung. In kombinierter Technik können so auch laserchirurgische Verfahren durchgeführt werden: Wenn der Kehlkopf zum Beispiel mit einem speziellen mattierten Metalltubus intubiert und das Kind darüber ventiliert wird, kann mittels eines Applikators oder eines Laserbronchoskops zum Beispiel der CO_2-Laser verwendet werden, um supraglottische Zysten zu marsupialisieren oder um Lymphangiome oder supraglottische Hämangiomanteile mit dem Laser zu resezieren.

Mit der o.g. Technik lässt sich auch mittels einer passiven Abduktion der dorsalen Stimmlippenanteile mit entsprechenden speziellen Instrumenten oder einer Magill-Zange die Intaktheit der Interaryregion beurteilen, insbesondere bei V.a. Interarytenoidnarben. Nach Langzeitintubation zeigt sich so die mechanische Fixierung der dorsalen Stimmlippenabschnitte durch eine Ankylose der Arygelenke oder eine Interarytenoidnarbe und lässt sich gut von der neurogenen Abduktionsparese unterscheiden.

Bei Kindern mit einer angeborenen Larynxspalte kann man bei dieser Untersuchungstechnik die breite Verbindung zwischen Ösophagus und Trachea und deren Hinabreichen bis unter die Stimmlippenebene gut darstellen. In Spontanatmung kann diese Fehlbildung leicht übersehen werden. Durch das Einbringen von

Elektroden ist auch die Ableitung eines Larynx-EMGs in dieser Technik möglich.

Auf die bildgebenden Verfahren im Halsbereich, die ja auch den Larynx beinhalten, wird in einem späteren ➢ Kapitel 55 eingegangen.

LITERATUR

Benjamin B (1987) Technique of laryngoscopy. Int J Pediatr Otorhinolaryngol 13: 299–313.

Holinger LD (1989) Diagnostic endoscopy of the pediatric airway. Laryngoscope 99: 346–348.

Nicolai T (1996) Endoscopy of the respiratory tract in childhood. Fortschr Med. 20; 114: 322–326.

Nicolai T (2001) Pediatric bronchoscopy.Pediatr Pulmonol. 31: 150–164.

Ratjen F, Nicolai T (2004) Paediatric bronchoscopy. Paediatr Respir Rev. 5 Suppl A: S21–22.

KAPITEL

47

Thomas Nicolai, Florian J. W. Lang

Fehlbildungen und kongenitale Schäden von Larynx und Trachea

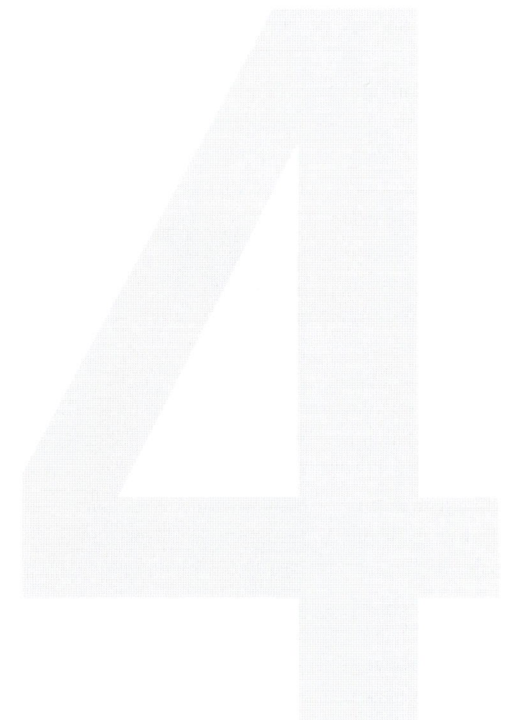

47.1 Laryngomalazie

Es wird geschätzt, dass bis zu drei Viertel aller angeborenen respiratorischen Probleme mit inspiratorischem Stridor durch eine so genannte Laryngomalazie hervorgerufen werden (Mantel et al. 1996). Eine eindeutige anatomische Ursache für diesen Symptomenkomplex aus lautem, oft melodischem, manchmal stakkatoartig unterbrochenem inspiratorischem Stridor, Dyspnoe und gegebenenfalls Zyanose-/Apnoe-Anfällen oder sekundären Trinkschwierigkeiten ist bisher nicht gefunden worden. Histologisch erscheint der Knorpel normal und die Form entspricht meist der typischen Neugeborenenanatomie des Larynx mit einer langen omegaförmigen Epiglottis. Interessanterweise beginnen die Symptome nicht selten erst Tage oder sogar Wochen nach der Geburt und persistieren über viele Monate, zum Teil sogar Jahre (Belmont und Grundfast 1984). Dieses verzögerte Auftreten spricht, wie auch die normale Anatomie und Histologie, für eine zumindest teilweise funktionelle Ursache. In den meisten Fällen ist nach 1–2 Jahren Symptomfreiheit zu erwarten.

Das verzögerte Auftreten könnte mit der erst allmählich zunehmenden Aktivität des Neugeborenen zusammenhängen, da in allen Fällen eine Verschlechterung der Symptome bei Aufregung oder Anstrengung beobachtet wird. Ursache hierfür ist der auftretende negative Druck in den Atemwegen bei höheren Atemflüssen. Durch den Bernoulli-Effekt resultiert ein inspiratorischer Sog an den Strukturen, der bei ungenügender Stabilität zum Kollaps führt. In Einzelfällen kann man bei Säuglingen mit anderen respiratorischen Abnormalitäten, die zu einer raschen und kraftvollen Inspiration zwingen (zum Beispiel unilateraler Zwerchfellhochstand), einen inspiratorischen Stridor beobachten, der verschwindet, wenn die ursächliche Läsion beseitigt und der Atemtypus normalisiert worden ist. Dies spricht dafür, dass beim infantilen Larynx ein relatives Missverhältnis zwischen Anforderungen an die Stabilität durch Atemtypus und Aktivität einerseits und dynamischer Stabilität des Kehlkopfes andererseits zugrunde liegt. Die Stabilität wird gerade beim Neugeborenen zum großen Teil durch neuromuskuläre Tonisierung der hypopharyngealen Strukturen erreicht. Die Wichtigkeit dieses Mechanismus für die Stabilität der Strukturen wird durch die Beobachtung unterstrichen, dass nach Applikation von Lokalanästhetika eine endoskopisch beobachtete Laryngomalazie in einer Studie verstärkt erschien.

In den meisten Fällen stellen die oben genannten Symptome ein für Eltern und Verwandte sehr irritierendes Symptom dar, das jedoch nicht mit klinisch bedeutsamen Atemwegsobstruktionen einhergeht.

Die Diagnose wird bei typischer Symptomatik (s.o.) und gleichzeitig normaler Stimme, gutem Gedeihen, Fehlen eines exspiratorischen Stridoranteils oder sonstiger respiratorischer Symptome rein klinisch gestellt. Eine Wachlaryngoskopie mit dem Fiberskop durch die mit einem Lokalanästhetikum betäubte Nase zeigt meistens den typischen Kollaps des Kehlkopfes in Inspiration. Der Prolaps ins Lumen des Larynx kann die Epiglottis (➤ Abb. 47.1, ➤ Abb. 47.2) oder die Aryhöcker betreffen (➤ Abb. 47.3). Es ist jedoch zu beachten, dass diese Form der Untersuchung eine subglottische zusätzliche Läsion nicht ausschließt. Zum Beispiel wurde berichtet, dass 25% der Kinder mit einem subglottischen Hämangiom gleichzeitig eine Laryngomalazie aufwiesen. Eine sorgfältige differenzialdiagnostische Abklärung ist daher unbedingt erforderlich. Gegebenenfalls wird an die Wachlaryngoskopie eine formale Tracheoskopie angeschlossen, um andere Ursachen oder begleitende Fehlbildungen, wie eine Tracheomalazie, zu bestätigen oder auszuschließen. Differenzialdiagnostisch nicht immer einfach abzugrenzen ist zum Beispiel die Stimmlippenparese (Kashima 1991).

MERKE

Eine Unterscheidung gelingt am besten in der Wachlaryngoskopie, bei der jedoch gleichzeitig die Atemphase anhand von Thorax- und Abdominalbewegung beobachtet werden muss, damit nicht eine passive Abduktion der Stimmlippen in Exspiration (also paradox) für eine normale Larynxmotilität gehalten wird.

Therapeutisch kann in schwersten Fällen (hypoxische Zustände, Gedeihstörung) eine laserchirurgische Durchtrennung der Ary-Epiglottischen Falten eine deutliche Besserung bewirken (Supraglottoplastik).

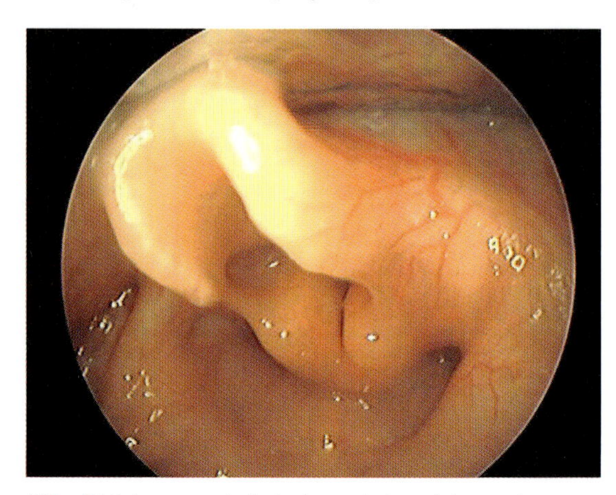

Abb. 47.1 Laryngomalazie, in Atemruhelage nicht von einem normalen Neugeborenenlarynx zu unterscheidende Anatomie.

47

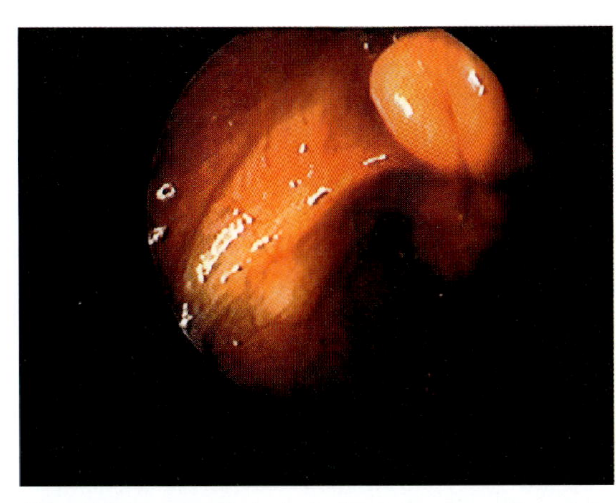

Abb. 47.2 Laryngomalazie: In der Inspiration eingerollte und das Lumen verlegende Epiglottis.

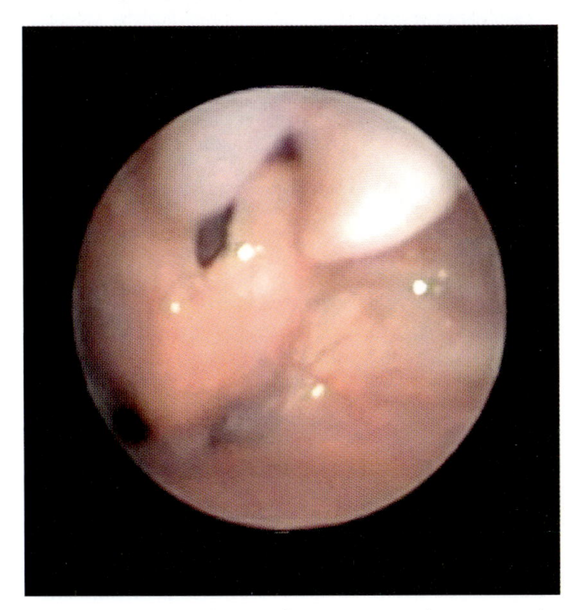

Abb. 47.3 Laryngomalazie: In der Inspiration in den Larynx prolabierende Aryhöcker, die das Lumen verlegen.

47.2 Fusion der Stimmlippen, Larynxdiaphragma

Eine typische glottisnahe angeborene Fehlbildung ist die Fusion der Stimmlippen bzw. das Larynxdiaphragma mit einer kleinen Restöffnung, die dem Neugeborenen das Atmen ermöglicht (Holinger et al. 1967, McGill 1984). Ist die Restöffnung zu klein oder nicht vorhanden, kann nur eine sofortige Tracheotomie das Neugeborene vor dem Ersticken bewahren. Bei pränataler Diagnose (große flüssigkeitsgefüllte Lungen im pränatalen Ultraschall) wurde bereits eine fetale Tracheotomie (Paek et al. 2002) oder eine im Rahmen einer EXIT-Prozedur (unmittelbar postnatal während einer Sectio bei noch vorhandener Perfusion des Kindes über die Plazenta) gelegte Tracheotomie (Shimabukuro et al. 2007) mit gutem Erfolg durchgeführt.

Eine etwas unterhalb des Kehlkopfes befindliche Fehlbildung, die klinisch eine ähnliche Situation beim Neugeborenen hervorrufen kann, ist die Tracheaagenesie oder -atresie. Hier ist meist jedoch keine Fusion der Stimmlippen zu sehen, sondern die obere Trachea endet einige Millimeter bis Zentimeter unterhalb des Stimmlippenbereiches blind. Auch hier ist eine Beatmung über den endotracheal eingeführten Tubus nicht möglich. Diese Fehlbildung geht jedoch oft mit einem Abgang der Trachea oder beider Stammbronchien aus dem Ösophagus einher (Floyd Typ I–III), so dass zumindest initial eine Beatmung über den Rachen oder den Ösophagus gelingt. Dies ist beim Larynxdiaphragma meist nicht möglich.

In manchen Fällen ergibt sich die Diagnose einer weniger ausgeprägten Stimmlippenfusion zufällig bei der endoskopischen Klärung einer veränderten oder verminderten Stimmqualität oder eines Stridors beim Säugling. Hier ist die Indikation zu einer operativen Trennung der Stimmlippen vom anatomischen Befund sowie von der funktionellen Auswirkung auf die Atmung der Kinder abhängig zu machen. Betrifft die Fusion nur den vorderen Anteil der Stimmlippen, kann manchmal konservativ zugewartet werden. Durch zunehmendes Wachstum des Kehlkopfskeletts und der Abhängigkeit des Atemwegswiderstands in der dritten Potenz des Durchmessers einer Engstelle ist hier eine Besserung mit dem Wachstum zu erwarten.

Eine sekundäre Fusion der initial getrennt angelegten Stimmlippen ist z.B. bei einer entzündlichen oder traumatischen Larynxläsion möglich und wird als Stimmlippensynechie bezeichnet. Manchmal ist sie morphologisch nur schwer von der angeborenen Form abzugrenzen.

Stimmlippenfusionen/-synechien werden nach Cotton (Myer et al. 1994) in 4 Typen oder Schweregrade eingeteilt – je nach Ausmaß der betroffenen Glottisanteile. Typ I betrifft weniger als 35%, Typ II weniger als 50%, Typ III weniger als 75% und Typ IV mehr als 75% der Glottis. Mit zunehmender Ausdehnung nimmt meist die Dicke der Synechie zu, bis beim Typ IV auch die Stimmlippen selbst fusioniert sind. Häufig sind die höhergradigen Stenosen auch mit Fehlbildungen am Ringknorpel und im subglottischen Raum verknüpft. Besonders bei diesen höhergradigen Stenosen ist eine sorgfältige Evaluation der betroffenen Strukturen erforderlich, um gegebenenfalls eine operative Vorgehensweise festlegen zu können. Diese ist individuell maßgeschneidert und muss bei den höhergradigen Formen unter Umständen nach Anlage einer Tracheotomie (z.B.

erst im Vorschulalter) durchgeführt werden. Bei längerstreckigen Stenosen unter Einbeziehung des Ringknorpels ist gegebenenfalls auch eine Larynxerweiterungsplastik mit Knorpelinterponat ventral und/oder dorsal erforderlich. Die weniger ausgedehnten Synechien (I–III) sind hauptsächlich durch Stimmalterationen gekennzeichnet. Die Beeinträchtigung der Atmung ist oft nicht gravierend. Typ IV erfordert meist eine Tracheotomie (Holinger et al. 1997).

Neben der raschen Tracheotomie stehen danach therapeutische Möglichkeiten, wie z.B. die Durchtrennung einer Stimmlippenfusion mittels des CO_2-Lasers (falls diese membranös ist) oder mittels anderer chirurgischer Verfahren zur Verfügung. In der Regel wird hier entweder ein Platzhalter eingesetzt werden müssen (z.B. in Form eines entsprechend geformten Plastikstücks) oder das Einnähen eines ventralen Plastikfähnchens, um ein Wiederzusammenwachsen der (laser-)chirurgisch getrennten Stimmlippen zu verhindern. In der Regel ist diese Korrektur also nicht ohne eine Schutz-Tracheotomie möglich.

In seltenen Fällen können auch subglottische Engstellen angeboren vorliegen. Im Extremfall handelt es sich um die Tracheaagenesie mit separater Mündung der distalen Trachea in den Ösophagus. In weniger ausgeprägten Fällen liegt entweder eine membranöse oder eine längerstreckige Engstelle im Bereich des Ringknorpels oder subglottisch vor. Der Ringknorpel selbst kann fehlgebildet sein und durch eine ovaläre oder abgeplattete Form zu einer Einengung der Atemwege führen. Hier kann eine Resektion oder Erweiterungsplastik erforderlich werden.

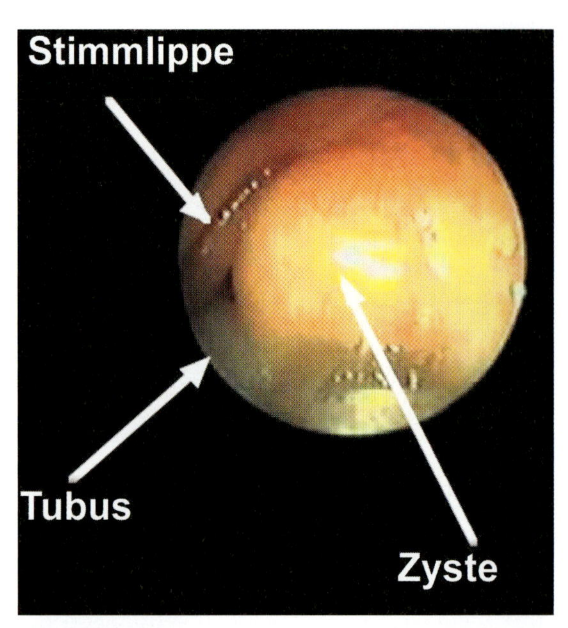

Abb. 47.4 Larynxzyste

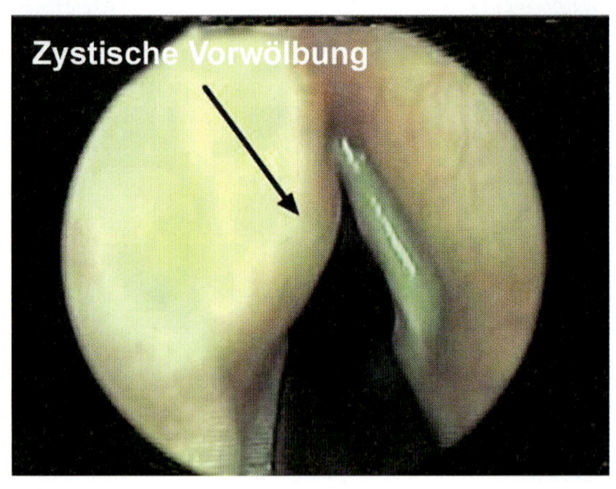

Abb. 47.5 Larynxzyste vor Abtragung

47.3 Supraglottische Fehlbildungen

47.3.1 Laryngozelen und Zysten des Larynx

Der laryngeale Sinus ist eine kleine sackartige Ausstülpung zwischen echten und falschen Stimmlippen, dessen muköser Inhalt sich normalerweise in den Larynx entleert. Ist der Ausgang anlagebedingt eng bzw. sekundär verlegt oder nicht angelegt, so kommt es zu einer Aufweitung dieser Struktur, die klinisch als Zyste (➤ Abb. 47.4, ➤ Abb. 47.5) imponiert. Ist dieser Raum mit Luft gefüllt, wird er als Laryngozele bezeichnet (Holinger et al. 1978, DeSanto et al. 1970).

Laryngozelen können sich innerhalb des Kehlkopfes oder auch zwischen Schildknorpel und Zungenbein nach außen in den Hals hinein erweitern (externe Laryngozele). Klinisch bedeutsam werden diese Strukturen, wenn sie entweder intermittierend oder dauernd mit Luft oder Sekret gefüllt sind und den Atemweg verlegen. Typische Symptome sind eine leise Stimme und ein entweder intermittierender oder dauerhafter Stridor sowie Atemnot. Manchmal treten plötzliche Atemwegsobstruktionen mit Dyspnoe oder Apnoe attackenartig ohne dauerhaft bestehenden Stridor auf.

MERKE

Ähnliche intermittierende Symptome und plötzliche Erstickungsanfälle können insbesondere von Thyreoglossuszysten am Zungengrund hervorgerufen werden, die sich bei der klinischen Untersuchung mittels Palpation des Zungengrundes von oral her leicht ausschließen oder wahrscheinlich machen lassen.

Die Therapie besteht in einer Eröffnung, möglichst mit der Resektion des sezernierenden Epithels. Diese Eröffnung kann chirurgisch oder mit dem CO_2-Laser erfolgen (➤ Abb. 47.6, ➤ Abb. 47.7).

Andere Zysten im Kehlkopfbereich sind sog. duktuläre Zysten, die zum Beispiel nach Langzeitintubation und besonders bei unreifen Frühgeborenen zu kleinen Retentionszysten anwachsen können (Toriumi et al. 1987). Sie sind gelegentlich für ein sekundär zunehmendes Stridorbild nach Extubation eines kleinen Frühgeborenen verantwortlich. Die Therapie besteht ebenfalls in der Resektion der Zystendecke. Bei entsprechend ausgedehnten Befunden kann es zu schwersten respiratorischen Obstruktionssymptomen kommen. Differenzialdiagnostisch sind diese Zysten von anderen Formen der postnatal erworbenen, intubationsbedingten Larynxstenosen und Trachealstenosen abzugrenzen. Dies gelingt in letzter Konsequenz meist nur endoskopisch.

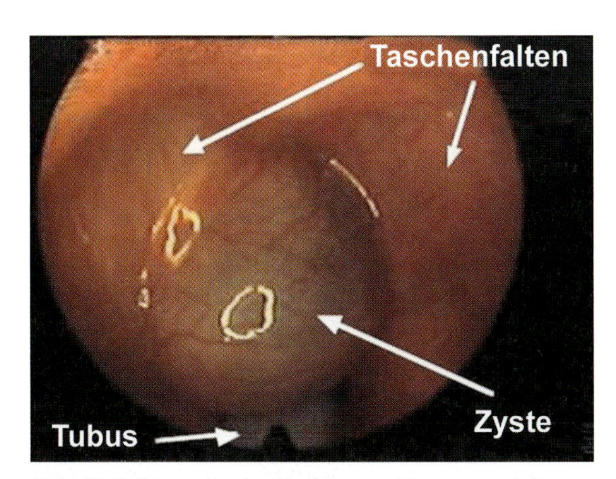

Abb. 47.6 Sehr große, das Glottislumen völlig verlegende Larynxzyste

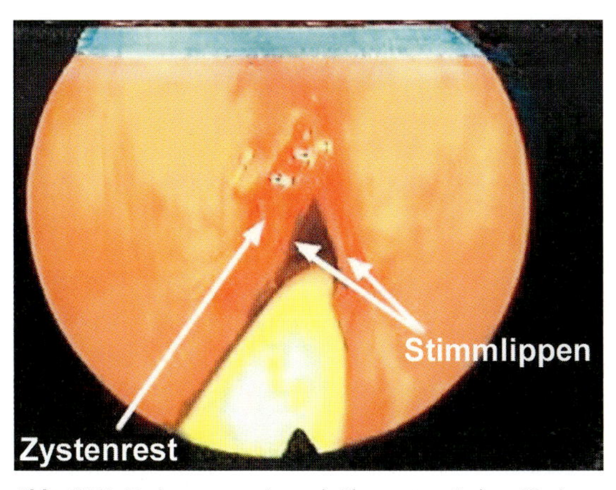

Abb. 47.7 Die Larynxzyste ist nach Abtragung mit dem CO_2-Laser vollständig verschwunden.

47.3.2 Larynxspalte

Bei einer Larynxspalte besteht eine fehlende Ausbildung der trennenden Gewebsplatte zwischen der Trachea und dem Ösophagus, beginnend im Interarytenoidbereich und je nach Schweregrad (➤ Tab. 47.1) entsprechend tief, evtl. bis in den präkarinären Bereich reichend. Die Krikoidschicht ist dorsal unvollständig geschlossen. Manchmal besteht eine solche Spalte gleichzeitig mit einer ösophagotrachealen distalen Fistel.

MERKE

Typisch sind postnatale Schluckstörungen und bei der Nahrungsaufnahme auftretende Dyspnoeanfälle (Rahbar et al. 2006).

Ein inspiratorischer Stridor fehlt häufig, ansonsten ist die Symptomatik ähnlich wie bei der ösophagotrachealen Fistel: respiratorische Hypersekretion, Nahrungsaspiration; evtl. zusätzlich tonloses schwaches Schreien bis hin zur Aphonie. Es treten rezidivierende Aspirationspneumonien oder Erstickungsanfälle auf. Der endoskopischen Untersuchung vorausgehend, wird in der Regel eine Darstellung des Schluckaktes mit wasserlöslichem Kontrastmittel durchgeführt. Hierbei zeigt sich jedoch in der Regel nicht die Spalte selbst, sondern nur ein sofortiges Übertreten des Kontrastmittels in die Trachea beim Schluckversuch.

MERKE

Eine funktionelle Schluckstörung kann radiologisch nicht von einer Larynxspalte unterschieden werden.

Bei der Tracheoskopie mit der Indikation V.a. Larynxspalte ist es stets erforderlich, die dorsalen Larynxstrukturen nach lateral auseinanderzudrängen (Mantel et al. 1996). Manchmal kann es sinnvoll sein, durch Einlegen eines Tubus in die Trachea sowie einer Magensonde mit der Optik die beiden Leitschienen nach distal zu verfol-

Tab. 47.1 Einteilung der Larynxspalten

Typ	Ausdehnung
Typ I	laryngoösophageale Spalte nur bis zur Stimmlippe
Typ II	partielle laryngo-tracheo-ösophageale Spalte mit Beteiligung der Ringknorpelplatte, bis unterhalb der Stimmlippenebene
Typ III	totale laryngo-tracheo-ösophageale Spalte mit vollständiger Spaltung der Ringknorpelplatte sowie teilweiser Miteinbeziehung der zervikalen Trachea
Typ IV	mit Beteiligung der thorakalen Trachea

gen, um den genauen Umschlagspunkt der beiden lateralen Begrenzungsfalten der Spalte zu erkennen.

Die chirurgische Therapie ist meist schwierig. Häufig benötigen die Kinder präoperativ die Anlage eines Schutz-Tracheostomas zur raschen Sicherung der Atemwege. Wenn die Spalte nicht zu weit distal in die Trachea reicht (Typ I und II, evtl. III), ist die endoskopische Verschluss-Operation die eleganteste Methode mit sehr guten Erfolgsquoten (Rahbar et al. 2007). Ist die Trachea langstreckig gespalten, kann ein offenes operatives Vorgehen erforderlich sein. Es besteht generell eine große Neigung zum Rezidiv, da die zu adaptierenden lateralen Spaltenränder nur wenig Gewebe enthalten, so dass Nahtinsuffizienzen nicht selten sind. Häufig besteht eine begleitende Tracheomalazie, die eine Entwöhnung von der Tracheostomie auch nach erfolgreicher Operation nicht immer sofort erlaubt.

MERKE

Typ-IV-Spalten, die bis zur Carina reichen, haben trotz Operation eine ungünstige Prognose (Mathur et al. 2006).

47.3.3 Epiglottisfehlbildung

Eine zweigespaltene Epiglottis existiert bei Mittellinien-Syndromen, bei denen eine hypophysäre Fehlfunktion Teil des klinischen Bildes ist und differenzialdiagnostisch abgeklärt werden muss. Eine Teilresektion der gespaltenen Epiglottis kann je nach klinischem Bild erforderlich werden.

LITERATUR

Belmont IR, Grundfast K (1984) Congenitallaryngeal stridor (laryngomalacia). Etiologic factors and associated disorders. Ann Otol Rhinol Laryngol 93: 430–437.

DeSanto LW, Devine KD, Weiland LH (1970) Cysts of the larynx – classification. Laryngoscope 80: 145–176.

Holinger P, Brown W (1967) Congenital webs, cysts, laryngoceles, and other anomalies of the larynx. Ann Otol Rhinot Laryngo J 76: 744–752.

Holinger LD, Barnes DR, Smid LJ (1978) Laryngocele and saccular cysts. Ann Otol Rhinol Laryngol 87: 675–85.

Holinger LD, Lusk RP, Christopher GG (1997) Pediatric Laryngology and Bronchooesophagology. Philadelphia, New York: Lippincott.

Kashima HK (1991) Bilateral vocal fold motion impairment: pathophysiology and management by transverse cordotomy. Ann Otol Rhinol Laryngol 100: 717–721.

Mantel K, Nicolai T, Merkenschlager A (Hrsg.) (1996) Kinder-Bronchoskopie-Manual, München: Demeter.

Mathur NN, Peek GJ, Bailey CM, Elliott MJ (2006) Strategies for managing Type IV laryngotracheoesophageal clefts at Great Ormond Street Hospital for Children.Int J Pediatr Otorhinolaryngol. 70: 1901–1910.

McGill T (1984) Congenital diseases of the larynx. Otolaryngol Clin North Am 17: 57.

Myer CM, O'Connor DM, Cotton RT (1994) Proposed grading system for subglottic stenosis based on endotracheal tube sizes. Ann Otol Rhinol Laryngol 103: 319–323.

Paek BW, Callen PW, Kitterman J, Feldstein VA, Farrell J, Harrison MR, Albanese CT (2002) Successful fetal intervention for congenital high airway obstruction syndrome. Fetal Diagn Ther. 17: 272–6.

Rahbar R, Rouillon I, Roger G, Lin A, Nuss RC, Denoyelle F, McGill TJ, Healy GB, Garabedian EN (2006) The presentation and management of laryngeal cleft: a 10-year experience. Arch Otolaryngol Head Neck Surg. 132: 1335–41.

Shimabukuro F, Sakumoto K, Masamoto H, Asato Y, Yoshida T, Shinhama A, Okubo E, Ishisoko A, Aoki Y (2007) A case of congenital high airway obstruction syndrome managed by ex utero intrapartum treatment: case report and review of the literature. Am J Perinatol. 24: 197–201.

Toriumi DM, Holinger LD, Miller DR (1987) Acquired subglottic cysts in premature infants. Int J Pediatr Otorhinolaryngol 14: 151–160.

KAPITEL

48 Traumatische Schäden von Larynx und Trachea

Thomas Nicolai

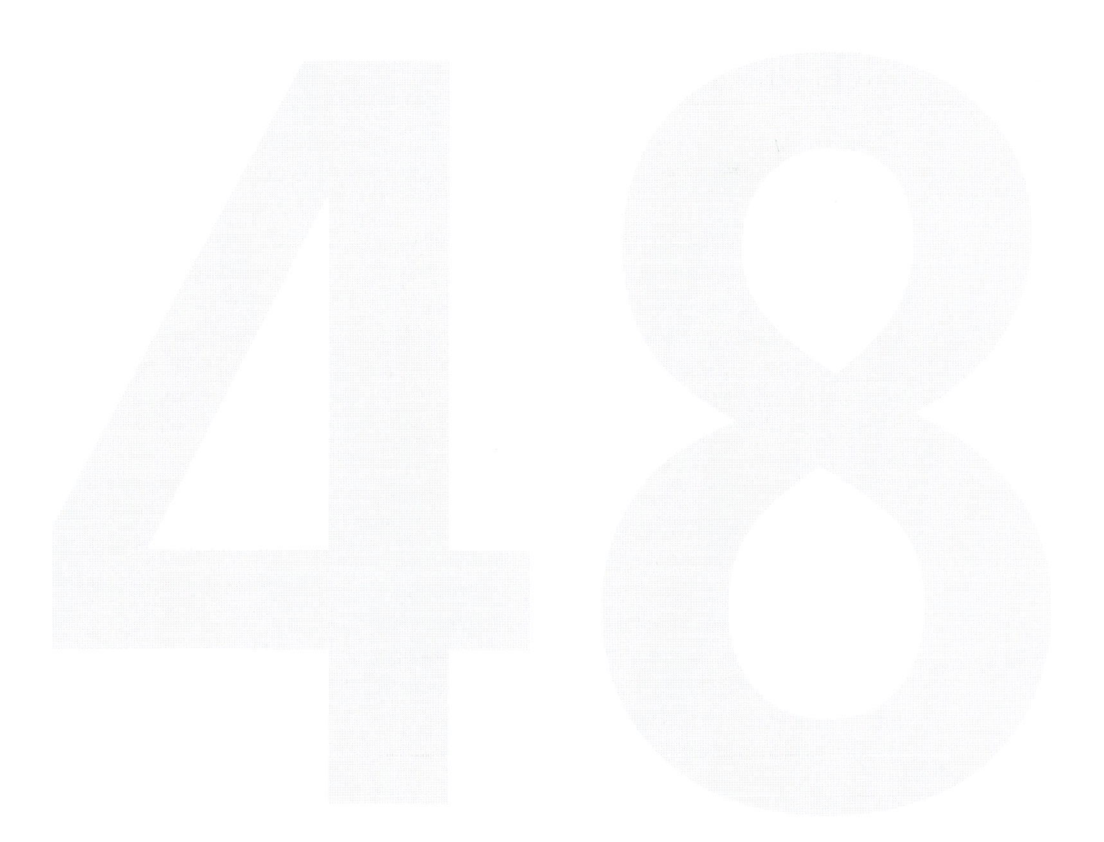

Es ist zu unterscheiden zwischen akuten, von extern einwirkenden Schädigungen und ihren Folgen im Gegensatz zu den viel häufigeren chronischen Schäden, die zum Beispiel durch Intubation und Langzeitbeatmung, aber auch durch chirurgische oder laserchirurgische Eingriffe entstehen können.

48.1 Akute exogene Schäden

Typische Ursache für eine externe Verletzung des Larynx ist der Sturz eines Kindes mit dem Hals auf eine Kante oder auf die Lenkstange eines Fahrrades (Mezhir et al. 2007). Hierbei kann es zu Larynxfrakturen, Hämatomen oder Trachealrupturen kommen. Die Folgen können dramatisch sein und von akuter Erstickung über einen schweren Stridor mit Dyspnoe bis zur Entwicklung eines Hautemphysems als einzigem Zeichen der Mukosalazeration reichen. Die Trachea und die Stammbronchien können nach stumpfen Bauchtraumen durch stempelartiges Hochdrücken des Zwerchfells ebenso wie nach Thoraxtraumen rupturieren, abreißen oder Schleimhauteinrisse erleiden.

Die Diagnostik ist an den Unfallhergang und den von außen sichtbaren Lokalbefund zu adaptieren. In der Regel wird eine Röntgendarstellung – gegebenenfalls ein CT – sowie bei allen klinisch instabilen oder gefährlich erscheinenden Situationen eine Endoskopie erforderlich sein (Elmaraghi et al. 2007).

MERKE
Eine Nottracheotomie kann lebensrettend sein.

Bei geringeren Verletzungen kann auch eine vorübergehende Intubation bis zur Abheilung der lokalen Schwellung und Schädigung ausreichen, in anderen Fällen werden chirurgische rekonstruktive Eingriffe erforderlich sein. Beim subglottischen Tracheaabriss ist eine sofortige operative Reanastomose erforderlich.

Eine weitere Art von Schädigung entsteht bei Ingestion von heißen Flüssigkeiten oder von ätzenden Substanzen (Goto et al. 2002). Obwohl das Larynxinnere häufig durch den Aspirationsschutzreflex vor einer direkten Einwirkung und Schädigung bewahrt wird, kann es doch zu erheblichen Verätzungen oder Verbrühungen im supralaryngealen Anteil kommen, die infolge der Schwellneigung der Gewebe und der engen Lumina der kindlichen Atemwege im Akutstadium zur Erstickung führen können. Auch hier ist eine Intubation unter Umständen die entscheidende Maßnahme.

MERKE
Mit der Intubation soll nicht zu lange gewartet werden, da die Schwellung sekundär zu zunehmenden und dann fast nicht mehr zu beherrschenden Intubationsschwierigkeiten führen kann.

48.2 Chronische Schäden an Larynx und Trachea

Die häufigste Ursache für chronische Schäden am Larynx ist die Langzeitintubation (Benjamin 1993, Sherman et al. 1986). Insgesamt ist die Materialqualität der Endotrachealtuben in den letzten Jahren wesentlich besser geworden. Die gute Verträglichkeit dieser oft bei Körpertemperatur weicher werdenden Endotrachealtuben hat zu einem Rückgang der glottischen und subglottischen entzündlichen Stenosen infolge einer invasiven Beatmung geführt. Die Verwendung von Tuben der richtigen Größe ebenso wie die verbesserte neonatologische Therapie einschließlich einer guten Analgosedierung hat ebenfalls zu einer Abnahme der Häufigkeit der Glottis- und Subglottisschäden geführt. Typische Risikofaktoren wie eine schlechte Mukosaperfusion, zum Beispiel bei Kreislaufschock oder bei Gewebsschwellungen nach Schädel-Hirn-Traumen, werden durch aggressives Kreislaufmanagement seltener. Eine gute Analgosedierung trägt dazu bei, akzidentelle Extubationen und notfallmäßige Re-Intubationen zu vermeiden, die einen wesentlichen Risikofaktor für die Entwicklung einer subglottischen Stenose darstellen.

In der Regel erfolgt die Schädigung des Larynx durch den Druck des Tubus auf die Mukosa. Insbesondere im Bereich des Ringknorpels kann es hier zu einer kritischen Minderperfusion einer zirkulären Mukosafläche kommen, da infolge der geschlossenen Ringbildung auf dieser Ebene bei einem eventuellen Ödem oder einem relativ großen Tubus keine Ausweichbewegung der umliegenden Strukturen möglich ist.

MERKE
Dies kommt insbesondere dadurch zustande, dass der Ringknorpel beim Kind – im Gegensatz zum Erwachsenen – die engste Stelle des Atemwegs darstellt, so dass der Tubus hier über eine größere Fläche glatt dem Lumen anliegt.

Beim Erwachsenen befindet sich hingegen die engste Stelle der Atemwege auf Stimmlippenebene, so dass ein Tubus, der gerade noch durch diese Engstelle passt, in der gefährlichen zirkulären subglottischen Region ausreichend Spiel hat, um die Mukosaperfusion nicht zu beeinträchtigen. Neben den oben genannten Faktoren spielen möglicherweise auch ein gastroösophagealer Reflux und eine starke Aktivität des Kindes mit Scheuern des Tubus im Larynxbereich eine Rolle als Risikofaktor bei der Entwicklung einer subglottischen Stenose. Auch die Rolle einer Nahrungsmittel-assoziierten allergischen eosinophilen Ösophagitis für die Entstehung laryngealer Schäden wird diskutiert.

Typisch ist der klinische Verlauf: Das an sich nicht mehr beatmungspflichtige Kind entwickelt nach Extubation einen heftigen Stridor sowie eine verminderte Belüftung der Lunge trotz heftiger Dyspnoe. In manchen Fällen treten diese Symptome unmittelbar nach Entfernung des Tubus auf, in einigen Fällen erst mit einer gewissen Verzögerung, wenn die stark entzündlich veränderten glottischen/subglottischen Gewebe nach Entfernung des Tubus allmählich zuschwellen.

Differenzialdiagnostisch ist an eine Abduktionsparese der Stimmbänder zu denken. Diese stellt manchmal beim Neugeborenen infolge der sofort auftretenden Ateminsuffizienz die Indikation zur Intubation dar, ohne dass diese Parese sich direkt postpartal zwingend mit einem lauten Stridor bemerkbar macht. Bei jedem Extubationsversuch kommt es wieder zum Scheitern der Spontanatmung. Eine Diagnose erfolgt mittels der Laryngo-Tracheoskopie, am besten in Spontanatmung.

MERKE

Insbesondere bei Neu- und Frühgeborenen mit Verdacht auf subglottische oder glottische Stenose hat sich ein Vorgehen bewährt, bei dem der Larynx bei liegendem Endotrachealtubus eingestellt, eventuell mit einer Stütz-Autoskopie exponiert und dann mit einer dünnen starren Optik dargestellt wird.

Bei Verwendung einer solchen ultradünnen Teleskopoptik kann langsam der Endotrachealtubus zurückgezogen und dann am gerade zwischen den Stimmlippen nach oben luxierten Tubus vorbei (unter Weiterführung der Beatmung) der glottische und subglottische Raum sehr gut inspiziert werden (➤ Abb. 48.1, ➤ Abb. 48.2). Dieses Vorgehen vermeidet die bei Extubation und nachfolgender Laryngoskopie erforderliche Präoxygenierungsphase, die gerade bei kleinen Frühgeborenen wegen der Gefahr einer Retinopathie schädlich wäre. Ebenso werden Sättigungsschwankungen bei diesen Kindern vermieden, die häufig infolge ihrer pulmonalen Grunderkrankung (bronchopulmonale Dysplasie, pulmonale Hypertonie) wenig Apnoe- oder Hypoxietoleranz aufweisen.

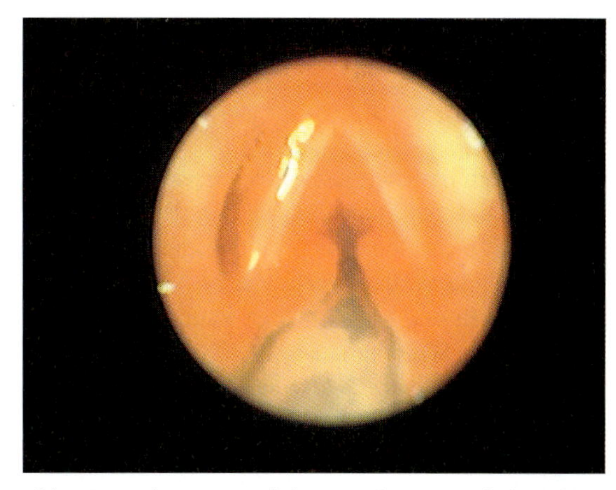

Abb. 48.1 Schwer entzündliche Veränderungen auf Glottisebene bei liegendem Endotrachealtubus eines Frühgeborenen, Darstellung mit starrer Optik und Stützautoskopie

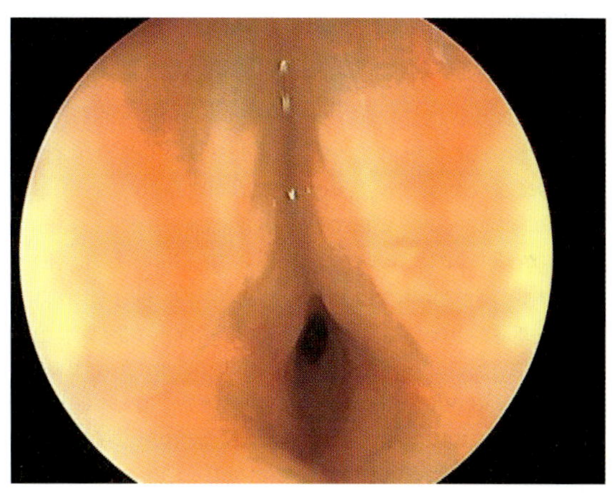

Abb. 48.2 Entzündliche submuköse Polster, die direkt an den Stimmlippen beginnend nach distal reichen, Intubationsschaden fast ohne Restlumen

Neben der Diagnosestellung und Charakterisierung der Läsion im akuten Stadium erlaubt dieses Vorgehen auch die Aufbringung von steroidhaltigen und/oder antibiotischen Salben oder Lösungen, die zusammen mit einer systemischen Steroidtherapie nicht selten die Extubation der Patienten doch noch erlauben. Bei diesem Vorgehen wird mehrfach (jeden zweiten Tag) unter laryngoskopischer Sicht die entsprechende Steroidsalbe auf den zurückgezogenen Endotrachealtubus unmittelbar supraglottisch aufgebracht und beim erneuten Vorschieben des Tubus in das entzündete Gebiet verbracht. Nach fünf bis zehn Tagen wird (bei hörbarem Tubusleck unter Beatmung mit etwa 20 cm H_2O-Druck) eine Extubation möglich sein.

48.3 Chronische subglottische Stenosen

Sowohl wenn das oben genannte Vorgehen im akuten Fall entweder zur Extubation geführt hat oder auch wenn eine Tracheotomie nicht zu umgehen war, bilden sich manchmal sekundäre chronische Veränderungen im glottischen und subglottischen Raum als Folge der traumatischen Schädigung.

Hier sind verschiedene Arten von Läsionen zu unterscheiden. Einerseits kann die Schädigung durch die Bildung von unmittelbar an den Stimmlippen ansetzenden uni- oder bilateralen Polstern erkennbar werden (➤ Abb. 48.3). Diese entsprechen einer Schwellung oder ödemartigen Auflockerung, die vom Perichondrium des Larynx ausgeht und später in narbige Strukturen umgewandelt wird.

Eine andere Form der glottischen und subglottischen Stenose besteht in der Entwicklung von Granulationsgewebe (➤ Abb. 48.4). Dieses findet sich typischerweise im Bereich der hinteren Kommissur der Stimmlippen und erstreckt sich etwas nach distal, kann jedoch auch den medialen Aspekt der Stimmlippen und des darunterliegenden Bereichs oder den ganzen Larynx mit einbeziehen. Der endoskopische Aspekt ist typisch im Vergleich zu den submukösen oder narbigen Stenosen. Im subglottischen Bereich findet man bei Granulomen keine intakte Schleimhaut, sondern polypöse Wucherungen, oft mit gelblichen Belägen.

MERKE
Auch hier bietet sich die Applikation topischer Steroide, eine Refluxtherapie und eventuell eine lokale antibiotische Behandlung an.

Eine weitere Form der Schädigung ist die ringknorpelnahe Ausbildung von Narbengewebe. Hier kann im Gefolge der zirkulären Mukosanarbe eine membranöse Einengung des Larynxraums manchmal bis auf eine stecknadeldünne Öffnung entstehen (➤ Abb. 48.5, ➤ Abb. 48.6, ➤ Abb. 48.7). Diese kann mit entsprechenden larynxchirurgischen Verfahren, zum Beispiel mit dem CO_2-Laser, radiär inzidiert werden, so dass manchmal eine endoskopische Beseitigung des Problems möglich ist (➤ Abb. 48.8, ➤ Abb. 48.9). Duktuläre Zysten, die besonders bei sehr kleinen Frühgeborenen nach Intubation entstehen können, lassen sich ebenfalls mit dem CO_2-Laser entfernen (➤ Abb. 48.10, ➤ Abb. 48.11) (Healy et al. 1979, Monnier et al. 2005).

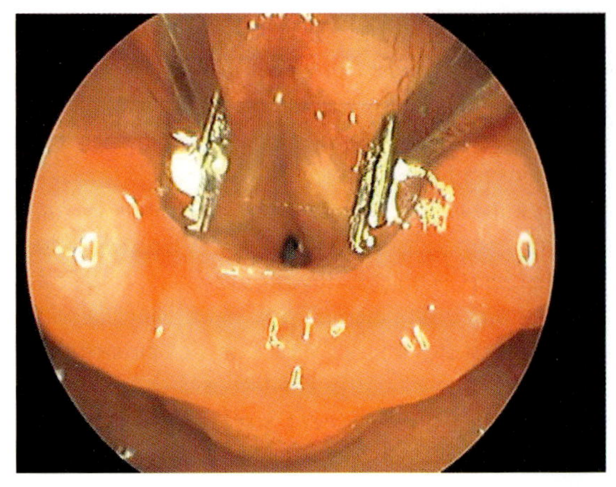

Abb. 48.3 Trotz passiver Abduktion der Stimmlippen öffnet sich nur ein kleines Lumen, es besteht auch eine geringfügige Interarynarbe

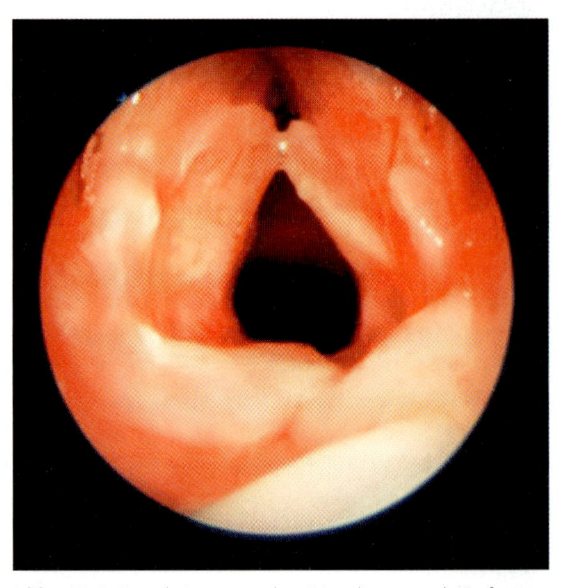

Abb. 48.4 Granulationen an den Stimmlippen nach Entfernung des Endotrachealtubus

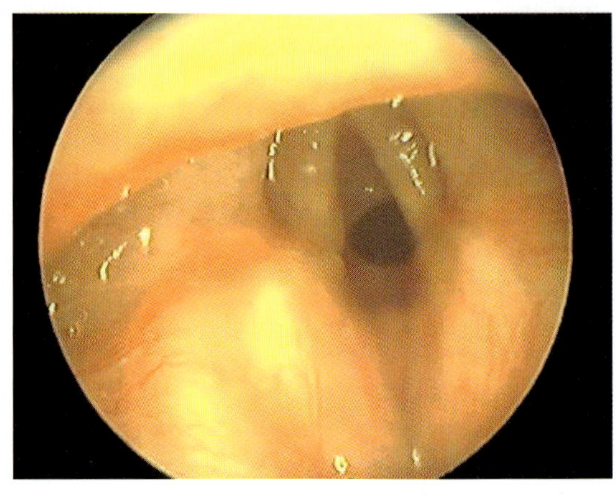

Abb. 48.5 Knapp distal hinter den Stimmlippen liegende narbige Segelbildung als Ausdruck eines Intubationsschadens

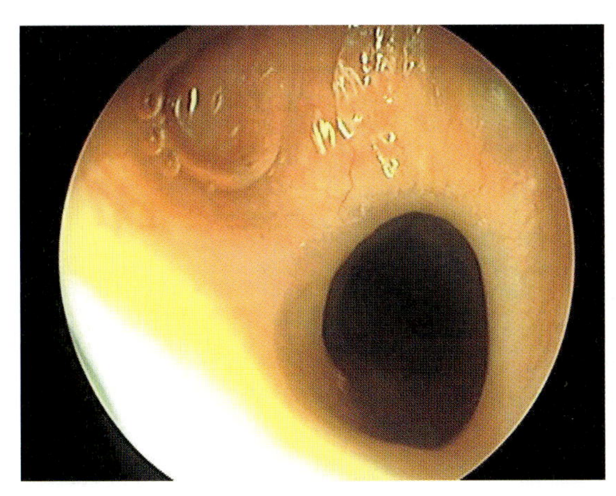

Abb. 48.6 Subglottische Narbenplatte

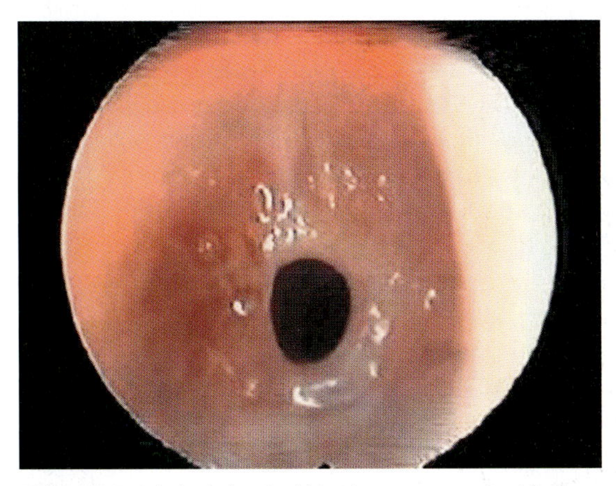

Abb. 48.7 Subglottische Lochblendenstenose nach zirkulärem Mukosaschaden durch Endotrachealtubus

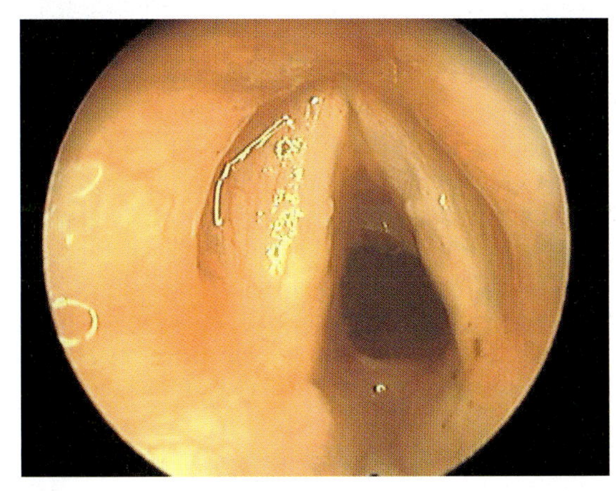

Abb. 48.8 Befund nach Resektion des in Abbildung 48.5 dargestellten Segels mit dem CO_2-Laser

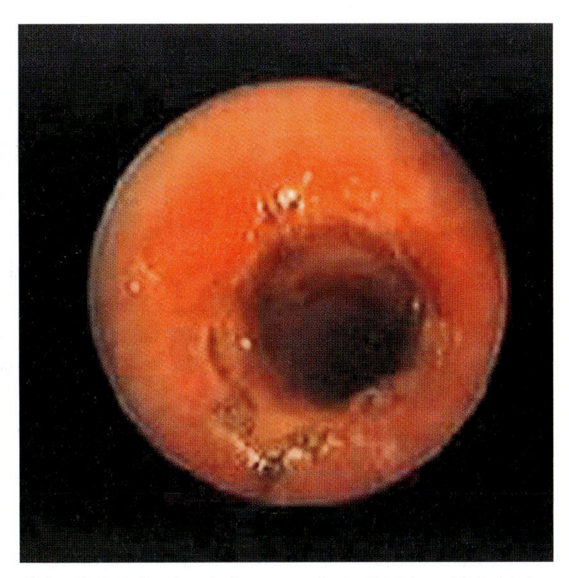

Abb. 48.9 Befund nach Abtragung der in Abbildung 48.7 sichtbaren Lochblendenstenose

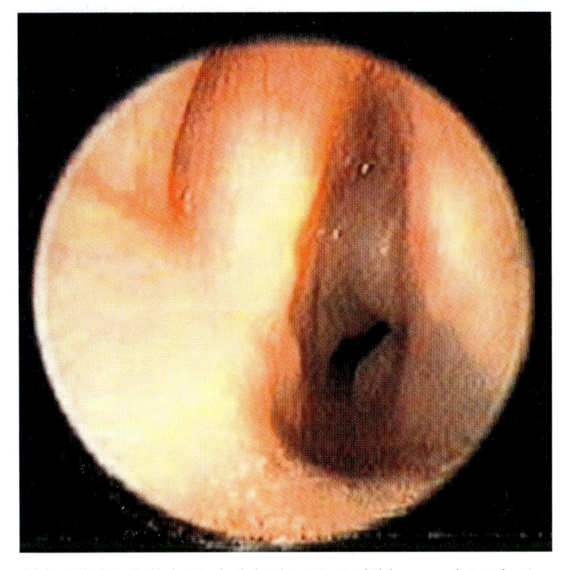

Abb. 48.10 Subglottisch duktuläre Zystenbildung nach Intubation eines extrem Frühgeborenen

Weniger leicht therapeutisch anzugehen ist die langstreckige subglottische Stenose; diese kann als eine Kombination der beiden oben genannten Schädigungsmechanismen im subglottischen und Ringknorpelbereich zu einer langstreckigen narbigen Einengung führen, die sich bei der Palpation als hart darstellt. Hier verbieten sich laserchirurgische Eingriffe und es muss ein Verfahren gewählt werden, das entweder in der laryngotrachealen Resektion nach Pearson (Alvarez-Neri et al. 2005, Jaquet et al. 2005) oder/und einer Larynxerweiterungsplastik bestehen kann (Seid et al. 1991, Rethi 1956, Zalzal 1993). Eine Larynxerweiterungsplastik dorsal ist insbesondere dann erforderlich, wenn die Aryknorpel durch die subglottischen Narbenzüge fixiert sind (➤ Abb. 48.12) oder wenn die

48

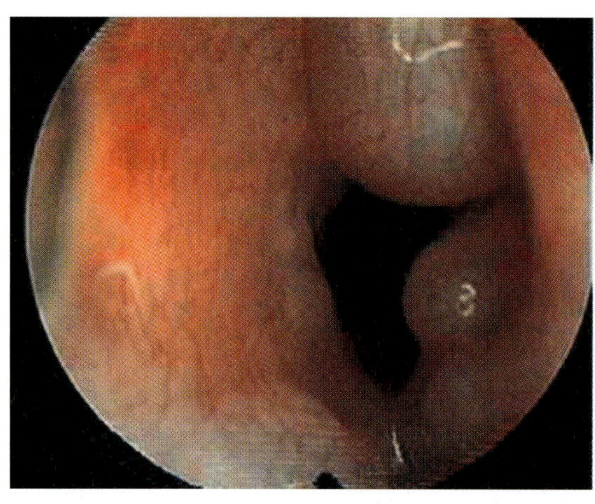

Abb. 48.11 Große duktuläre subglottische Zysten mit erheblicher respiratorischer Einschränkung bei Z.n. extremer Frühgeburtlichkeit. Die Zysten können auch bei sehr kleinen Frühgeborenen mit dem CO_2-Laser oder chirurgisch abgetragen werden.

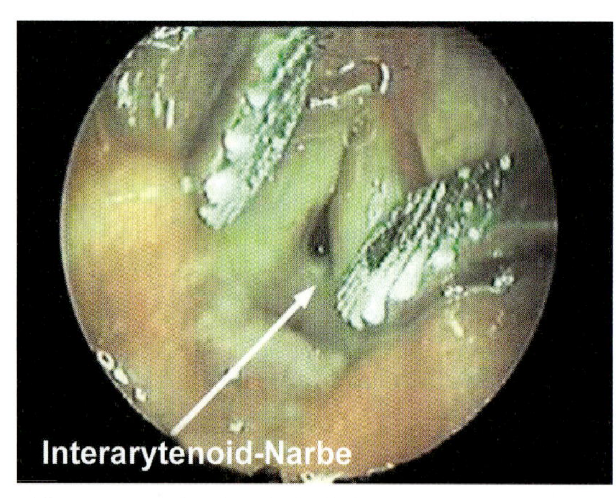

Abb. 48.12 Durch Tubusschaden bedingte Interarynarbe, die auch bei passiver Manipulation keine Abduktion der Stimmlippen mehr zuließ, so dass eine Erweiterung des Larynxlumens durch ein dorsales Knorpelinterponat nötig wurde

Arytenoidgelenke im Gefolge der transmuralen Entzündung nach der Druckschädigung ankylosiert sind, so dass eine Abduktion der Stimmlippen trotz erhaltener Innervation nicht mehr möglich ist. Die diagnostische Klärung der Abduktionsfähigkeit der Stimmlippen ist vor jeder Entscheidung über die Therapie subglottischer Engstellen von höchster Bedeutung (Baker et al. 2006).

Das Ausmaß der subglottischen oder glottischen Stenose wird wie im Falle der angeborenen Stenosen in vier Schweregrade nach Cotton eingeteilt (➤ Tab. 48.1)

Tab. 48.1 Vier Schweregrade der Stenose nach Cotton

Schweregrad	Einengung um % des normalen Lumens
1	< 50%
2	51–70%
3	71–99%
4	vollständiger Verschluss

48.4 Iatrogene Schäden auf Stimmlippenebene und tracheobronchial

Besonders gefürchtet sind sekundäre Narbenentwicklungen nach chirurgischen, insbesondere laserchirurgischen Eingriffen an der Glottis. Typisches Beispiel ist die Laserresektion von Larynxpapillomen, bei denen die Mittellinie überschritten wurde und bei der sich im Gefolge eine Synechie, also eine sekundäre narbige Fusion der Stimmlippen entwickelt hat. Durch solche Eingriffe kann es auch im Bereich der hinteren Kommissur zur Schädigung der Arytenoidgelenke kommen mit der nachfolgenden Fixierung der Stimmbänder in Adduktionshaltung.

Schäden an Trachea und Bronchien können auch entstehen, wenn über längere Zeit immer wieder mit dem Sekretabsaugkatheter durch einen Endotrachealtubus oder eine Trachealkanüle zu tief in die Atemwege vorgedrungen wird. Idealerweise soll der Absaugkatheter die Mukosa nicht berühren; ansonsten besteht bei den engen kindlichen Atemwegen die Gefahr der Entwicklung von Granulationen, insbesondere am Abgang des rechten Stammbronchus mit sekundärer Narbenbildung und schweren Bronchusstenosen. Hier ist eine sorgfältige Anleitung des Intensiv-Pflegepersonals von entscheidender präventiver Bedeutung. Katheter mit besonders geformten Spitzen sollen durch die Entwicklung eines Luftkissens beim Absaugen diesen Schäden ebenfalls vorbeugen können.

Eine Besonderheit der subglottischen Druckschädigung des Kehlkopfs besteht in seiner langsamen Dynamik, insbesondere was den Rückgang der Veränderungen betrifft. Nicht selten sieht man bei tracheotomierten Säuglingen und Kleinkindern noch nach vielen Monaten oder sogar Jahren eine verblüffende spontane Verbesserung der Stenose. Je nach klinischer Gesamtsituation ist hier ein zu aggressives frühes Vorgehen mit Resektion und/oder Erweiterung unter Umständen kontraproduktiv, da noch eine submuköse entzündliche Aktivität besteht, die auch ein Operationsergebnis negativ beeinflussen würde. Wiederholte laserchirurgische Resektionen in diesem Zustand sind unbedingt zu vermeiden, da eine erneute Anfachung des entzündlichen Geschehens und eventuell sogar stärkere sekundäre Narbenbildungen auftreten können. Umgekehrt können Granulationen, die ja ohnehin nicht von Mukosa bedeckt sind, im Einzelfall mittels Zangenextraktion entfernt werden, ohne dass dies negative Folgen hätte.

LITERATUR

Alvarez-Neri H, Penchyna-Grub J, Porras-Hernandez JD, Blanco-Rodriguez G, Gonzalez R, Rutter MJ (2005) Primary cricotracheal resection with thyrotracheal anastomosis for the treatment of severe subglottic stenosis in children and adolescents. Ann Otol Rhinol Laryngol. 114: 2–6.

Baker S, Kelchner L, Weinrich B, Lee L, Willging P, Cotton R, Zur K (2006) Pediatric laryngotracheal stenosis and airway reconstruction: a review of voice outcomes, assessment, and treatment issues. J Voice 20: 631–41.

Benjamin B (1993) Prolonged intubation injuries of the larynx: endoscopic diagnosis, classification, and treatment. Ann Otol Rhinol Laryngol Suppl 160: l1–15.

Butler AP, Wood BP, O'Rourke AK, Porubsky ES (2005) Acute external laryngeal trauma: experience with 112 patients. Ann Otol Rhinol Laryngol. 114: 361–8.

Elmaraghy CA, Tanna N, Wiet GJ, Kang DR (2007) Endoscopic management of blunt pediatric laryngeal trauma. Ann Otol Rhinol Laryngol. 116: 192–194.

Goto R, Miyabe K, Mori N (2002) Thermal burn of the pharynx and larynx after swallowing hot milk. Auris Nasus Larynx. 29: 301–303.

Harjacek M, Kornberg AE, Yates EW, Montgomery P (1992) Thermal epiglottitis after swallowing hot tea. Pediatr Emerg Care 8: 342–344.

Healy GB, McGill T, Simpson GT, Strong MS (1979) The use of the carbon dioxide laser in the pediatric airway. J Pediatr Surg 14: 735–740.

Jaquet Y, Lang F, Pilloud R, Savary M, Monnier P (2005) Partial cricotracheal resection for pediatric subglottic stenosis: long-term outcome in 57 patients. J Thorac Cardiovasc Surg. 130: 726–732.

Mantel K, Nicolai T, Merkenschlager A(Hrsg) (1996) Kinder-Bronchoskopie-Manual. München: Demeter.

Mezhir JJ, Glynn L, Liu DC, Statter MB (2007) Handlebar injuries in children: should we raise the bar of suspicion? Am Surg. 73: 807–810.

Monnier P, George M, Monod ML, Lang F (2005) The role of the CO_2 laser in the management of laryngotracheal stenosis: a survey of 100 cases. Eur Arch Otorhinolaryngol. 262: 602–608.

Rethi A (1956) An operation for cicatricial stenosis of the larynx. J Laryngol Otol 70: 283–293.

Seid et al., 1991Seid AB, Pransky SM, Kearns DB (1991) One-stage laryngotracheoplasty. Arch Otolaryngol Head Neck Surg 117: 408–410.

Sherman JM, Lowitt S, Stephenson C, Ironson G (1986) Factors influencing acquired subglottic stenosis in infants. J Pediatr 109: 322–327.

Zalzal GH (1993) Treatment of laryngotracheal stenosis with anterior and posterior cartilage grafts. Arch Otolaryngo J Head Neck Surg 119: 82–86.

KAPITEL

49

Thomas Nicolai

Infektiöse und entzündliche Erkrankungen von Larynx und Trachea

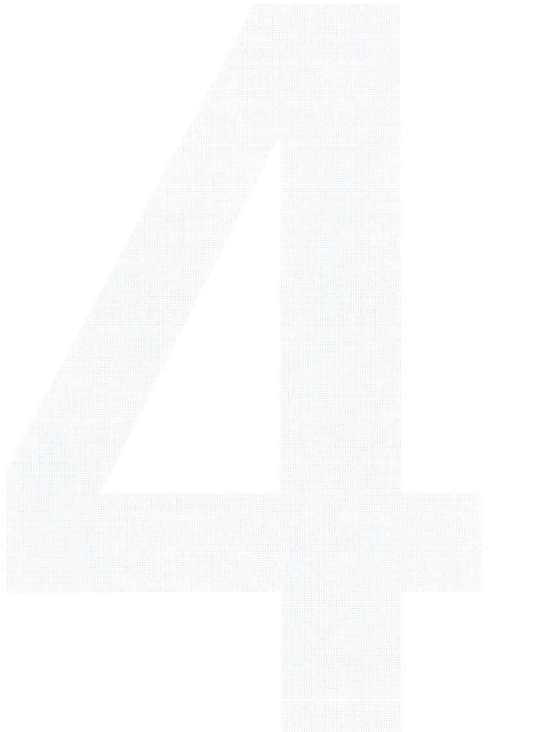

Die häufigsten entzündlichen Erkrankungen von Larynx und Trachea beim Kind sind wie im Erwachsenenalter die virale Laryngitis und die Tracheobronchitis. Kleinkinder können bis zu 12 derartige Infektionen im Jahr durchmachen, ohne dass dies als pathologisch zu werten wäre. Klinisch bedeutsamere Infektionen äußern sich unter dem Bild des Krupp-Syndroms.

49.1 Krupp-Syndrom

Das Krupp-Syndrom ist die häufigste Ursache akuter Dyspnoe bei Kleinkindern. Etwa 5–10% aller Kinder erkranken einmal in ihrem Leben an Krupp, jeweils 2% einer Kohorte aller Vorschulkinder sind pro Jahr betroffen, es besteht eine leichte Knabenwendigkeit. Ein Einfluss von Luftschadstoffen auf die Inzidenz ist nicht nachweisbar.

Die Symptome treten meist im Rahmen eines Virusinfekts der Atemwege auf. Nicht selten tritt plötzlich aus dem Nachtschlaf heraus die typische Symptomatik auf.

MERKE

Unter Krupp-Syndrom wird international die Symptomkonstellation Heiserkeit, bellender Husten und Stridor verstanden. Der Begriff Pseudokrupp ist teilweise in deutschsprachigen Ländern noch verbreitet, sollte aber wegen einer möglichen Begriffsverwirrung nicht verwendet werden.

Ursache ist eine virale Infektion, am häufigsten mit Parainfluenza Typ I, II und III, aber auch Rhinoviren, RSV und andere sind mögliche Auslöser. Es kommt zur Schwellung der glottischen und subglottischen Gewebe mit konsekutiver Einengung des Atemwegs auf dieser Ebene (> Abb. 49.1). Die typischen Symptome bestehen in einem hauptsächlich inspiratorischen (bei kritischer Obstruktion auch in- und exspiratorischen) Stridor sowie Dyspnoe, Heiserkeit und bellendem Husten. Möglicherweise wird die Schleimhautschwellung durch einen ungünstigeren Lymphabfluss in liegender Position begünstigt, was das vermehrte Auftreten zur Nacht mit erklären könnte. Der Hustenreiz wird durch die distal der Stimmlippenebene vorhandenen Hustenrezeptoren ausgelöst. Gelegentlich treten Zeichen einer peripheren Atemwegsobstruktion wie Giemen etc. hinzu.

Diagnostik

Die Diagnose des Krupps ist rein klinisch anhand der eingangs beschriebenen Symptome zu stellen.

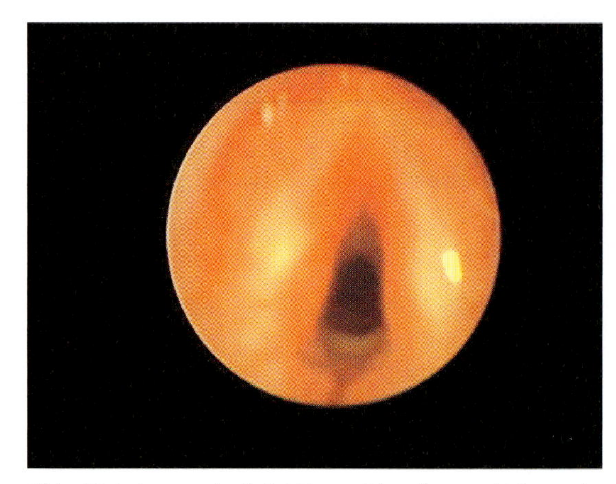

Abb. 49.1 Laryngoskopie bei Krupp: Schwellung und Rötung der glottischen Strukturen

MERKE

Seitliche Röntgenbilder der Halsweichteile, Spateluntersuchung des Rachens, Blutabnahmen oder Rachenabstriche und Rachenspülwasser zur Erregerisolierung sind kontraindiziert.

Typischerweise ist das Schlucken nicht beeinträchtigt, das Allgemeinbefinden ist meist gut; es wird keine besondere Körperhaltung eingenommen. Den Eltern fällt die Heiserkeit des Kindes auf.

Zur Beurteilung des Schweregrades wird auf interkostale oder juguläre Einziehungen sowie Ruhestridor (beides Zeichen des mittelschweren bis schweren Krupp) sowie den auskultatorisch zu beurteilenden Lufteintritt in die Lunge geachtet. Apathie und Zyanose sind Spätzeichen einer unmittelbar bevorstehenden respiratorischen Erschöpfung.

Therapie

Eine Beruhigung von Kind und Eltern und das Unterlassen von schmerzhaften Eingriffen genügt oft schon, um die Luftnot des aufgeregten Kindes zu bessern.

Eine Abschwellung der laryngealen entzündlich veränderten Strukturen können die Eltern initial schon mittels kalter, möglichst auch feuchter (hohe Wärmekapazität) Atemluft erreichen. Hier reicht in der Regel die Öffnung eines Fensters zur kühlen Nachtluft hin, ggf. der Aufenthalt im Bad mit laufender kalter Dusche.

Medikamentös kann die Abschwellung durch Inhalation von Adrenalin erreicht werden, z.B. per Feuchtinhalator oder mittels einer Inhaliermaske, die mit Sauerstoff betrieben werden kann und die einen Düsenverneblerkopf enthält. Zur Verneblung wird unverdünntes

Adrenalin 1:1000, 0,5 ml/kg bis zu einem Maximum von 5 ml verwendet. Ob die Anwendung einer Adrenalininhalation überhaupt notwendig ist, hängt vom Schweregrad ab (ausgeprägte Ruhe-Dyspnoe; Fitzgerald et al. 1996). Nach Abklingen der Wirkung (nach ca. 2 Stunden) ist jedoch mit einer erneuten Zunahme der Schwellung zu rechnen.

NOTFALL

Bei einer Intubation muss ein um eine halbe Größe kleinerer Tubus verwendet werden, als altersentsprechend üblich.

MERKE

Entscheidend ist die Dämpfung der entzündlichen Grunderkrankung mittels Steroidgabe.

Einzig für diese therapeutische Maßnahme haben sich in Studien positive Effekte auf respiratorisches Versagen und Intubationshäufigkeit nachweisen lassen, wobei letztere fast auf Null abgesenkt werden kann, wenn Steroide rechtzeitig gegeben werden (Ausejo et al. 2000, Geelhoed 1996). Zur Vermeidung schmerzhafter Maßnahmen (Injektionen) ist die rektale Gabe von Prednison oder Prednisolon (ca. 50–100 mg rektal) eine bewährte Methode. Die meisten Studien liegen zur parenteralen Gabe vor, die rektale Gabe ist jedoch schmerzfrei und die Resorption ausreichend.

Bei leichteren Fällen ist auch die topische Steroidgabe unter Verwendung eines Düsenverneblers (z.B. mit 2 mg Budesonid) eine wirksame Alternative (Griffin et al. 2000). Eine korrekte Inhalation mit dicht sitzender Maske ist Voraussetzung für die Wirksamkeit. Dosier-Aerosole haben nicht zum Erfolg geführt, da die Tröpfchengröße für eine proximale Deposition zu gering zu sein scheint. Die Steroidanwendung kann nach 12 Stunden wiederholt werden. Manchmal ist der klinische Verlauf protrahiert oder undulierend über einige Tage, typisch ist jedoch das vollständige Verschwinden der Symptome nach Abklingen des Infekts (Kwong et al. 2007). Bestehen nach 1–2 Wochen weiter Stridor etc., soll differenzialdiagnostisch an eine vorbestehende Engstelle gedacht und ggf. eine Endoskopie durchgeführt werden.

Bei atypischen Verläufen wird gelegentlich auch akut eine Bronchoskopie zum Ausschluss eines Fremdkörpers oder einer subglottischen Stenose notwendig sein. In der Regel gibt es dann jedoch anamnestische Hinweise für eine vorbestehende Atembehinderung.

49.2 Epiglottitis

Bei einem Schul- oder Kleinkind tritt gelegentlich bei fehlender oder unvollständiger Impfung gegen Haemophilus influenzae Typ B auch die extrem selten gewordene Epiglottitis auf (Gorelick und Baker 1994, Takala et al. 1994). Die Erkrankung verläuft foudroyant mit schlechtem Allgemeinzustand durch den toxisch-septischen Prozess (meist positive Blut- und Liquorkultur). Die bevorzugte Haltung im Sitzen mit vorgestrecktem Unterkiefer ist charakteristisch (Benz et al. 1993). Durch erschwertes und extrem schmerzhaftes Schlucken tritt Speichelfluss auf, eine kloßige Sprache bei fehlendem Husten ist für die Epiglottitis charakteristisch.

Das typische Alter liegt bei 3–7 Jahren, es handelt sich um ein hochakutes Krankheitsbild. Eine Intensivbehandlung ist immer indiziert, da sonst die Letalität 5–12% beträgt und ein plötzlicher Atemstillstand jederzeit möglich ist.

Therapie

Wenn verfügbar, soll sofort Sauerstoff gegeben werden.

MERKE

Bei akuter Ateminsuffizienz ist eine Maskenbeatmung immer möglich, eine Intubation kann extrem schwierig sein und soll daher nur von einem erfahrenen Anästhesisten oder Intensivmediziner durchgeführt werden.
Man soll die Kinder bis zur Intubation nicht hinlegen, sondern sitzen lassen (Epiglottis fällt sonst zurück), eine Spatelinspektion des Rachens ist kontraindiziert. Röntgenaufnahmen des Thorax oder des Halses sind im Notfall weder indiziert noch diagnostisch hilfreich!

NOTFALL

Sämtliche invasive Maßnahmen (i.v.-Zugang, Laryngoskopie, Labor, LP) werden in Narkose durchgeführt: Hierzu wird eine Maskennarkose ohne i.v.-Zugang eingeleitet (im Eingriffsraum, möglichst in sitzender Position, in Anwesenheit der Eltern). Danach erfolgen die Anlage eines Gefäßzugangs, Larynxinspektion und Intubation (➤ Abb. 49.2).

Eine antibiotische Therapie muss Hämophilus-wirksam über 7 Tage durchgeführt werden, jeweils in einer für die Therapie der meist gleichzeitig bestehenden Meningitis ausreichend hohen Dosis.

Eine Extubation ist meist nach 48 Stunden möglich.

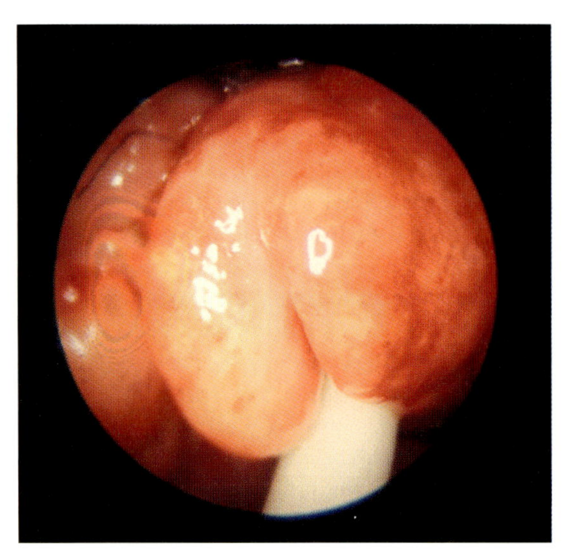

Abb. 49.2 Hochentzündlich veränderte Epiglottis bei Epiglottitis

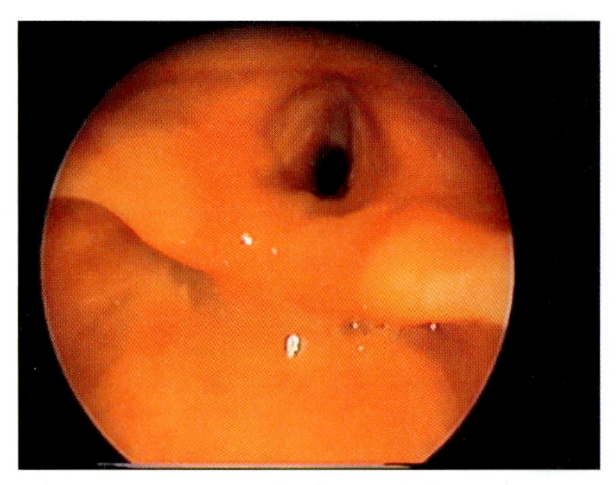

Abb. 49.3 Eiteraustritt aus der Glottis an der hinteren Kommissur bei flexibler Pharyngoskopie eines Patienten mit bakterieller Tracheitis

49.3 Bakterielle Tracheitis

Die bakterielle Tracheitis betrifft eher ältere Kinder und unterscheidet sich vom reinen viralen Krupp durch ein Symptomenbild, das einer Mischung aus Epiglottitis und Krupp entspricht. Eine bakterielle Tracheitis tritt in der Regel im Alter von 4–10 Jahren auf. Leichte obere Atemwegsinfektionen gehen oft voraus.

Es liegt zwar keine Schluckstörung wie bei der Epiglottitis vor, jedoch ein schlechter Allgemeinzustand. Es besteht ein inspiratorischer Stridor mit Dyspnoe. Typisch ist auch hohes Fieber, wie beim Krupp besteht ein ausgeprägter Hustenreiz.

MERKE

Bei Unsicherheit hinsichtlich der Diagnose kann eine Pharyngoskopie am wachen Kind mit dem Fiberskop den aus dem Larynx hochgehusteten Eiter zeigen (➤ Abb. 49.3) (DD: Retropharyngealabszess).

Bei der Tracheitis muss von einer Infektion mit entweder Staphylokokken, Pneumokokken oder Hämophilus ausgegangen und eine entsprechende antibiotische Therapie gewählt werden. Differenzialdiagnostisch ist an einen aspirierten Fremdkörper (Spielzeugteilchen) zu denken sowie beim Säugling an eine vorbestehende laryngeale Enge, die durch eine virale Infektion verschlechtert worden ist. Fusionierte Stimmlippen oder ein subglottisches Hämangiom können so erst bei einem Virusinfekt klinisch massiv auffällig werden. Bei Fremdkörperverdacht muss eine Tracheoskopie durchgeführt werden, ebenso bei vital bedrohlicher Atemwegsobstruktion durch Borkenbildung in Trachea und Bronchien (➤ Abb. 49.4).

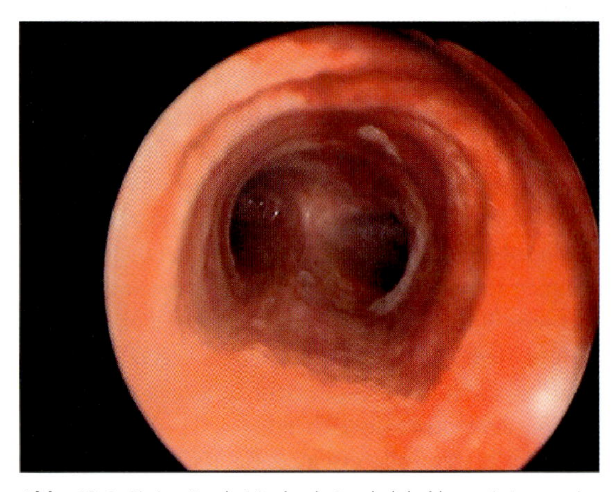

Abb. 49.4 Eitrige Tracheitis durch Staphylokokken mit Lumeneinengung carinär und bronchial

Die antibiotische Therapie ist entscheidend, evtl. kann zusätzlich ein Versuch mit Dornase-alpha (DNAse) (1 Amp. 2 × tgl. p.i. oder 1:10 verdünnt in den Tubus) zur Sekretverflüssigung unternommen werden.

49.4 Diphtherie

Beim extrem seltenen Diphtherie-Fall ist als typische Symptomenkonstellation der extrem schlechte Allgemeinzustand zu nennen sowie ein stark angeschwollener Hals und dicke, nekrotisierende Beläge auf den Mandeln und pharyngeal. Ein entscheidender Hinweis ist die negative Diphtherie-Impfanamnese und ggf. ein Aufenthalt in Endemie-Gebieten (Loftis 2006). Ein Abstrich aus dem Randbereich der pharyngealen Beläge kann direkt gefärbt werden und die Diphtheriebakterien in ihrer typischen Form zeigen, ein Nachweis in der Kultur kommt für die Therapieentscheidung (sofortige Gabe von Antitoxin!) jedoch viel zu spät.

Seltene Infektionen des Larynx sind die tuberkulöse Laryngitis sowie bei immunsupprimierten Patienten gelegentlich auch eine Candidose (Bye et al. 1987) oder Aspergillose des Larynx.

LITERATUR

Ausejo M, Saenz A, Pham B, Kellner JD, Johnson DW, Moher D, Klassen TP (2000) Glucocorticoids for croup. Cochrane Database Syst Rev. CD001955.

Benz A, Nicolai T, Merkenschlager A, Roos R (1993) Die Epiglottitis: Altersabhängige Symptomatik und Therapie. Eine retrospektive Studie über 74 Fälle von 1980–1989. Pädiatrische Praxis 46: 281–288.

Bye M, Palomba A, Bernstein L, Shah K (1987) Clinical candida supraglottitis in an infant with AIDS-related complex. Pediatr Pulmonol 3: 280–281.

Fitzgerald DA, Mellis CM, Johnson M (1996) Nebulized budesonide is as effective as nebulized adrenaline in moderately severe croup. Pediatrics 97: 722–725.

Geelhoed GC (1996) Sixteen years of croup in a Western Australian teaching hospital: effects of routine steroid treatment. Ann Emerg Med 28: 621–626.

Gorelick MH, Baker MD (1994) Epiglottitis in children, 1979 through 1992. Effects of Haemophilus influenzae type b immunization. Archives of Pediatrics and Adolescent Medicine 148: 47.

Griffin S, Ellis S, Fitzgerald-Barron A, Rose J, Egger M (2000) Nebulised steroid in the treatment of croup: a systematic review of randomised controlled trials.Br J Gen Pract. 50: 135–41.

Kwong K, Hoa M, Coticchia JM (2007) Recurrent croup presentation, diagnosis, and management. Am J Otolaryngol. 28: 401–407.

Loftis L (2006) Acute infectious upper airway obstructions in children. Semin Pediatr Infect Dis. 17: 5–10.

Takala AK, Peltola H, Eskola J (1994) Disappearance of epiglottitis during large-scale vaccination with Haemophilus influenzae type B conjugate vaccine among children in Finland. Laryngoscope 104: 731–735.

KAPITEL

50

Marc Dellian

Rezidivierende Larynxpapillomatose

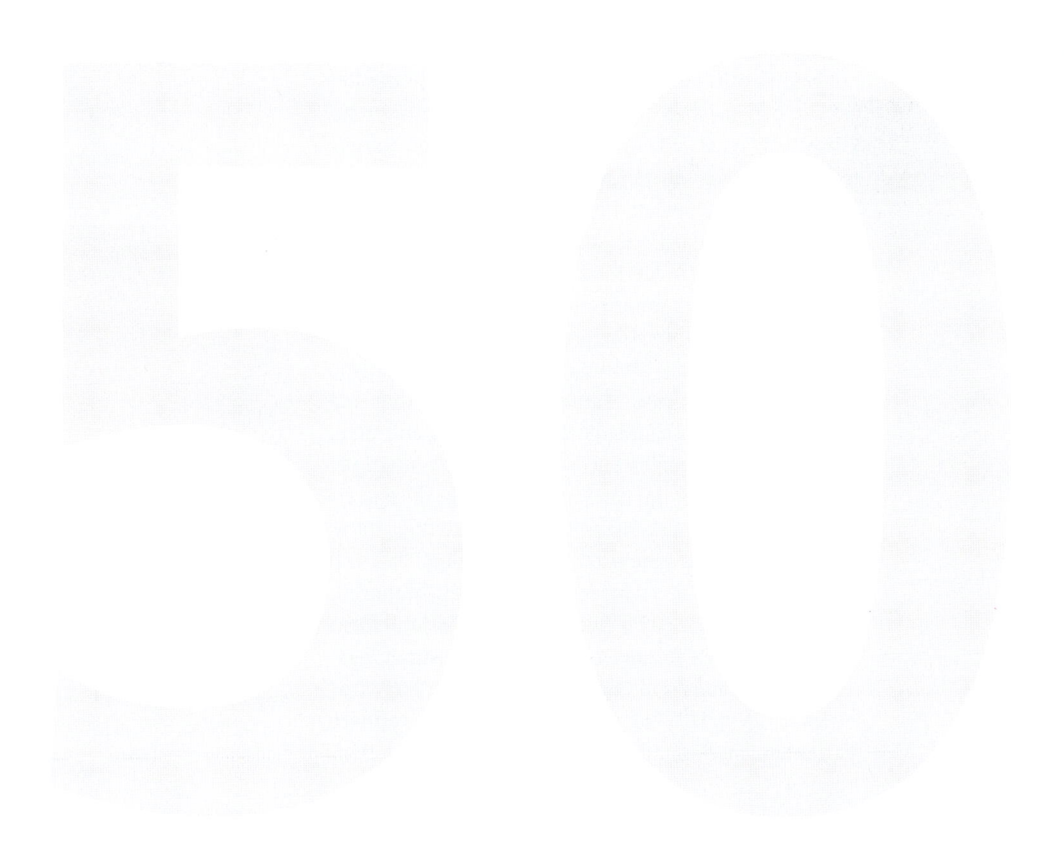

Die rezidivierende Larynxpapillomatose ist die häufigste gutartige Geschwulst des Kehlkopfes bei Kindern. Sie ist charakterisiert durch das rezidivierende Wachstum von gutartigen Papillomen meist im Kehlkopf, gelegentlich aber auch an anderer Lokalisation in den Atemwegen. Das Leben des erkrankten Kindes und (meist noch mehr) seiner Eltern und seiner Familie ist durch die heisere Stimme, vielleicht auch Atemnot, und insbesondere die Angst vor Rezidiven und häufigen Operationen der als bedrohlich empfundenen Erkrankung beeinträchtigt.

In der Regel verläuft diese seltene Erkrankung gutartig und heilt nach einigen Jahren komplett ab. Für die Behandlung sind jedoch in der Regel mehrere Operationen an den Stimmlippen und eine lange Nachbeobachtungszeit mit regelmäßigen Kontrollen erforderlich. Ernsthafte Komplikationen sind selten, können jedoch – wie die Ausbreitung in das Bronchialsystem oder eine maligne Transformation – sehr schwerwiegend sein.

Epidemiologie und Pathogenese

Die Inzidenz der rezidivierenden Larynxpapillomatose wird auf 0,2 bis 4 Erkrankungen auf 100 000 geschätzt. Etwas häufiger betroffen ist das männliche Geschlecht.

Die Erkrankung wird durch **humane Papillomviren** des Typs HPV-6 und HPV-11 ausgelöst, dies sind doppelsträngige DNA-Viren. Virusinfiziert sind die Epithelzellen. Als Übertragungsweg der juvenilen Larynxpapillomatose wird die vaginale Entbindung von einer Mutter mit genitalen Kondylomen angenommen, die in der Regel von den gleichen Virustypen hervorgerufen werden (Silverberg et al. 2003). Die Entbindung per Kaiserschnitt kann das Übertragungsrisiko reduzieren, wenn auch nicht ausschließen. Insgesamt erkrankt jedoch bei bekannter genitaler HPV-Infektion der Mutter nur ein sehr kleiner Anteil der Kinder an rezidivierender Larynxpapillomatose. Somit müssen auch andere bislang wenig bekannte Einflussfaktoren die Erkrankung determinieren, wie z.B. das Immunsystem oder Verletzungen.

Die Erkrankung kann in unterschiedlichem Alter und mit verschieden ausgeprägter Rezidivneigung auftreten: Es gibt mit der juvenilen Form einen Erkrankungsgipfel im Kleinkindesalter um das 3. und 4. Lebensjahr und einen weiteren Erkrankungsgipfel bei der adulten Form im jungen Erwachsenenalter zwischen dem 20. und 30. Lebensjahr. Unterschieden werden kann weiterhin bei beiden Altersgruppen eine **aggressive Verlaufsform** mit sehr häufigen Rezidiven und großer Ausbreitungstendenz, die häufiger mit dem anscheinend stärker virulenten Virustyp HPV-11 assoziiert ist, und eine **mildere Verlaufsform**, die langsamer rezidiviert und eher spontan abheilt (Wiatrak et al. 2004). Tritt die Erkrankung vor dem 3. Lebensjahr des Kindes auf, so handelt es sich wahrscheinlich um die aggressive Verlaufsform, die mit mehr als 4 Operationen pro Jahr und größerer Wahrscheinlichkeit für multifokales Auftreten einhergeht.

Symptomatik

Die Papillome wachsen im oberen Aerodigestivtrakt bevorzugt an Übergangsstellen von Plattenepithel zu respiratorischem Flimmerepithel. Somit sind sie am häufigsten auf den Stimmlippen und dem Kehlkopf zu finden (➤ Abb. 50.1), können aber auch im Rachen, in der Mund- und Nasenhöhle sowie in der Trachea und im

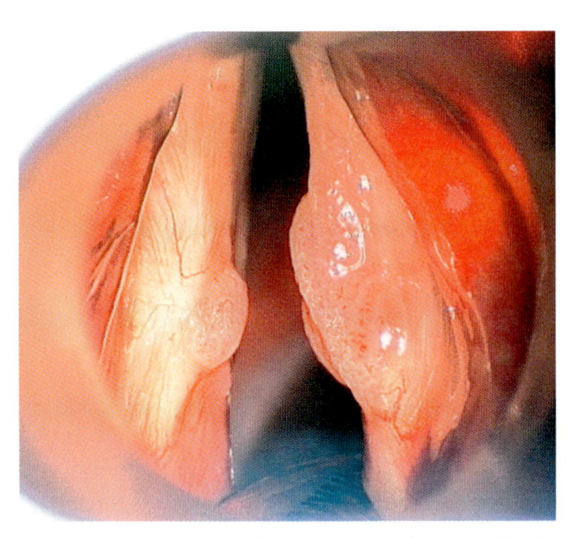

Abb. 50.1 Flächig wachsende Papillome im mittleren Drittel beider Stimmlippen

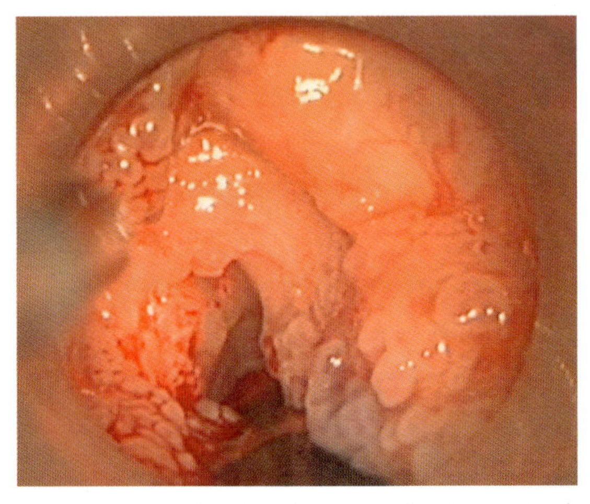

Abb. 50.2 Ausgedehnte juvenile Larynxpapillomatose mit Papillomwachstum auf beiden Stimmlippen und Taschenfalten. Dorsal (im Bild unten) ist der Endotrachealtubus zu erkennen

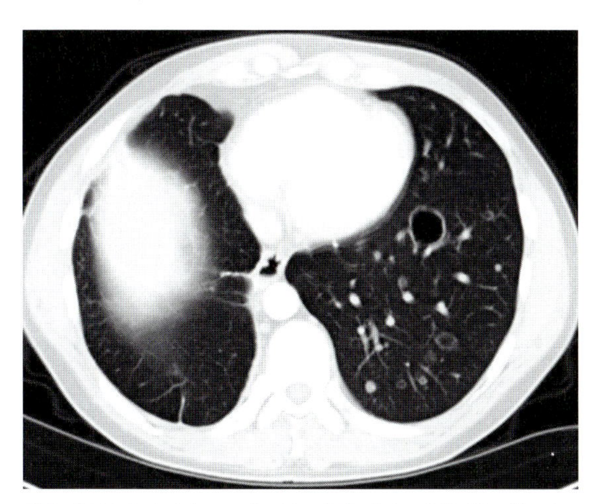

Abb. 50.3 Typisch kavernöse Morphologie im CT bei Papillombefall des linken Lungenunterlappens.

Bronchialsystem auftreten (➤ Abb. 50.2 und ➤ Abb. 50.3).

MERKE
Da der Prädilektionsort des Papillomwachstums die Stimmlippen sind, sind Heiserkeit und Veränderungen der Stimme sowie Husten- und Würgereiz die häufigsten Symptome der Larynxpapillomatose.

Als weitere Symptome können rezidivierende Atemwegsinfekte, (inspiratorischer) Stridor und Atemnot bei Belastung sowie Gedeihstörung auftreten. Ein laryngopharyngealer Reflux von Magensäure verstärkt Ausbreitungstendenz und Rezidivhäufigkeit der Papillome.

Diagnostik

Aus der Anamnese ergeben sich die typischen Symptome, wie lange bestehende, zunehmende Heiserkeit und Verschlechterung der Stimme. Möglicherweise bestehen inspiratorische Atemnot, Schluckbeschwerden und Würgereiz.

Bei der körperlichen Untersuchung wird neben einer Heiserkeit auf Anzeichen einer Stenose der oberen Atemwege geachtet, wie Bevorzugung einer aufrechten Körperhaltung, Einsatz der Atemhilfsmuskulatur und Stridor. Beim Kleinkind gelingt die Inspektion des Larynx am ehesten mit einem dünnen flexiblen Laryngoskop, das nach Lokalanästhesie und Abschwellen über die Nase eingeführt wird. Ist dies nicht möglich, sollte die Untersuchung ggf. mit der anschließenden Resektion durch eine Mikrolaryngoskopie in Narkose erfolgen.

Therapie

Die Behandlung der rezidivierenden Larynxpapillomatose ist vielfach kompliziert durch die Neigung zu Rezidiven und weiterer Ausbreitung im Aerodigestivtrakt. In der Regel erfolgt eine chirurgische Entfernung der Papillome unter sorgfältiger Schonung der normalen Strukturen. Erneutes Papillomwachstum ist jedoch sehr häufig, so dass durchschnittlich bei einem Erkrankten 4 Operationen pro Jahr und insgesamt etwa 15 bis 20 Operationen bis zur Abheilung erforderlich sind. Bei sehr häufigen Rezidiven, d.h. mehr als 4 bis 6 Operationen pro Jahr, sollte eine adjuvante Therapie erwogen werden. Eine Tracheotomie muss, wenn irgend möglich, vermieden werden, da im Anschluss häufig zusätzliches Papillomwachstum am und distal vom Tracheostoma auftritt. Angesichts der Seltenheit dieser Erkrankung liegen bislang für keine therapeutische Maßnahme ausreichend klinische Studien vor.

Chirurgische Therapie

Ziel der Resektion ist ein Debulking der Papillome unter Erhalt der gesunden Strukturen. Bei Befall der vorderen Kommissur müssen einseitig Papillomreste belassen werden, um einer Synechie vorzubeugen. Diese Papillomreste müssen dann ggf. in einer zweiten Sitzung frühestens 6 Wochen nach der ersten Resektion entfernt werden.

MERKE
Bei der chirurgischen Resektion muss auf jeden Fall eine Schädigung oder Vernarbung der gesunden Strukturen, insbesondere des Stimmlippenstromas vermieden werden, um nach Abheilung der Erkrankung eine gute Stimmqualität zu gewährleisten.

Im Verlauf der chirurgischen Therapiesitzungen ist anzustreben, die Intervalle bis zur nächsten Resektion so zu planen, dass die Papillome bereits im initialen Wachstum reseziert werden. Dadurch entsteht ein kleineres chirurgisches Trauma mit einer geringen Wundfläche und rascher Wundheilung. Hierfür werden anfangs relativ kurze Intervalle zwischen den Operationen gewählt, z.B. 2–3 Monate. Später können dann, bei langsam reduziertem Nachwachsen der Papillome, zunehmend längere Intervalle zwischen den Operationen liegen.

Um ein Versprengen der Papillome in das Bronchialsystem zu vermeiden, bewährt sich eine Intubationsnarkose. Alternative Möglichkeiten sind die Jetventilation oder Resektion in Apnoe bei intermittierender Maskenbeatmung.

Laserresektion

Für die Resektion der Papillome eignet sich – gerade bei größeren Kindern und Erwachsenen – der CO_2-Laser in der Hand des erfahrenen Arztes sehr gut. Der Vorteil des CO_2-Lasers liegt in der minimalen Tiefenwirkung. Zu achten ist auf eine gute Fokussierung des Laserstrahls, um beste Schneideleistung bei minimaler Koagulation zu erzielen. Flächig wachsende, flache Papillome können mit defokussiertem Strahl koaguliert werden.

Bei kleinen Kindern und Säuglingen existiert eher kein Vorteil des CO_2-Lasers gegenüber den schneidenden Verfahren (einschließlich der Exzision mit einem scharfen Fasszängelchen), da man mit dem CO_2-Laser leicht zu tief in die Stimmlippenebene gerät und wegen der meist sehr weichen Konsistenz der Papillome die Exzision auch mit dem Fasszängelchen mühelos gelingt. Bei der Zange kann man palpatorisch gut zwischen Papillom und festem gesundem Gewebe unterscheiden.

Zu achten ist auf Sicherheitsmaßnahmen zur Vermeidung eines Tubusbrandes, wie Abdecken von Endotrachealtubus und dessen Cuff mit feuchter, armierter Hirnwatte, Vermeiden brennbarer Narkosegase und Beatmung mit einer Sauerstoffkonzentration von maximal 30%. Im entstehenden Rauch können intakte Viruspartikel nachgewiesen werden. Daher sollte zur Vermeidung eines Ansteckungsrisikos des Operationsteams eine effiziente Rauchabsaugung durchgeführt und für den Lasereinsatz geeigneter Mundschutz mit kleiner Porengröße getragen werden.

Chirurgische Resektion und Mikrodébrider

Die Resektion der Papillome kann auch gut mit dem Scherchen („cold steel") oder Mikrodébrider (Shaver) erfolgen. Der Vorteil des Mikrodébriders ist die gleichzeitige Absaugung von Blut und Sekret, allerdings sollte stets auch Gewebe zur histologischen Untersuchung entnommen werden. Um eine Schädigung des gesunden Gewebes zu vermeiden, erfolgt die Blutstillung durch Auflegen adrenalingetränkter Hirnwatte. Sofern eine Koagulation unumgänglich ist, wird diese am schonendsten mit einem bipolaren Zängelchen durchgeführt.

Adjuvante Therapie

Die chirurgische Resektion ist Hauptbestandteil der Therapie. Leider kommt es häufig schon sehr frühzeitig zu erneutem Papillomwachstum, so dass ein großer Bedarf an begleitenden nichtchirurgischen Behandlungsmöglichkeiten besteht. Im Vergleich zur Chirurgie wurde bislang leider keine adjuvante Therapieform mit guter Wirksamkeit und Verträglichkeit gefunden. Randomisierte plazebokontrollierte Studien zu adjuvanten Therapieverfahren existieren nicht (Chadha und James 2007). Kriterien für den Einsatz einer adjuvanten Therapieform sind: Notwendigkeit von mehr als 4 Operationen pro Jahr, sehr rasches Nachwachsen der Papillome oder Ausbreitung der Papillome im Aerodigestivtrakt.

Virostatika: Cidofovir

Cidofovir ist ein Cytosin-Nucleotidanalogon mit hoher Wirksamkeit gegen DNA-Viren. Der Wirkmechanismus beruht auf einer selektiven Inhibition der viralen DNA-Polymerase während der Virusreplikation. Zugelassen ist Cidofovir zur intravenösen Behandlung der Zytomegalievirus-Retinitis (CMV-Retinitis) bei HIV-infizierten Patienten mit einer Dosierung von 5 mg/kg. Nach systemischer Applikation sind Nephrotoxizität und Neutropenie die Hauptnebenwirkungen. Nach intraläsionaler Injektion von Cidofovir in einer Konzentration von 5–7,5 mg/ml bei der rezidivierenden Larynxpapillomatose sind keine systemischen Veränderungen oder Nebenwirkungen zu erwarten. Eine Vielzahl kleiner klinischer Studien hat den adjuvanten Einsatz von intraläsional injiziertem Cidofovir in Kombination mit der Papillomresektion untersucht. So berichten Pransky et al. (2003) über ein gutes Ansprechen bei allen 10 untersuchten Kindern bei guter Verträglichkeit. Insgesamt kann die intraläsionale Anwendung von Cidofovir die Häufigkeit der operativen Eingriffe reduzieren und trägt so zur Besserung der Morbidität bei. Somit eignet sich dieses Virostatikum insbesondere für die Therapie der früh manifesten aggressiven Formen, obwohl hier große Studien noch fehlen.

Aufmerksamkeit erregte allerdings der Fallbericht einer schweren Epitheldysplasie der Stimmlippen nach Injektion von Cidofovir bei einer 28-jährigen Nichtraucherin mit rezidivierender Larynxpapillomatose (Wemer et al. 2005). Im Tierversuch an der Maus ist Cidofovir nach mehrfacher lokaler Injektion kanzerogen. Bei dieser Diskussion muss allerdings beachtet werden, dass bei der adulten Larynxpapillomatose eine maligne Transformation im Spontanverlauf bekannt ist und im Bereich von 1–4% liegt. Für den Einsatz des Virostatikums bei der juvenilen Larynxpapillomatose wird eine günstige Wirkung ohne Nebenwirkungen durch eine Vielzahl klinischer Studien bestätigt (Soma und Albert 2008). Dennoch sollte jeder Einsatz von Cidofovir kritisch erwogen und bei der Aufklärung auf den Off-Label-Use und die mögliche Kanzerogenität hingewiesen werden.

Interferon alpha

Das bei der rezidivierenden Larynxpapillomatose am längsten adjuvant eingesetzte, verbreitetste und bekannteste adjuvante Medikament ist Interferon alpha. Sein Wirkmechanismus ist die Stimulation des Immunsystems gegen die virale Infektion. Wegen der äußerst kurzen Gewebehalbwertszeit muss es systemisch angewandt werden. Eine Reduktion der Rezidivhäufigkeit mit kompletter Remission unter Therapie bei einem Teil der Patienten wurde in mehreren Studien seit den 1980er Jahren bestätigt (Nodarse-Cuní et al. 2004). Daher eignet es sich zum möglichen Einsatz bei sehr raschem, ausgedehntem Papillomwachstum und pulmonalem Befall, allerdings bestehen potenziell gravierende Nebenwirkungen.

Dosiert wird Interferon alpha analog der Therapie für chronische Hepatitis B mit initial 3–5 Mio. IE pro m^2 Körperoberfläche 3-mal in der Woche abends subkutan über 3–6 Monate. Bei gutem Ansprechen und Verträglichkeit wird die Therapie dann mit maximal 3-mal 3 Mio. IE pro m^2 Körperoberfläche reduzierter Dosis über 1–2 Jahre fortgesetzt. Die Dosis kann im Verlauf weiter herabgesetzt werden.

Nebenwirkungen sind typischerweise grippeähnliche Symptome unmittelbar nach Injektion, die nach längerer Anwendung weniger werden. Eine Vielzahl weiterer möglicher und z.T. sehr ernster Nebenwirkungen wie Schädigung von Niere, Leber, Knochenmark und ZNS bis hin zur Querschnittslähmung limitiert den therapeutischen Einsatz bei der rezidivierenden Larynxpapillomatose.

Indol-3-Carbinol

Ein Nahrungsergänzungsmittel aus Kohlgemüsen (Grünkohl, Blumenkohl, Brokkoli), Indol-3-Carbinol, beeinflusst den Östrogenstoffwechsel und zeigt eine mögliche Wirkung gegen Larynxpapillome. In einer Studie überwiegend an Patienten mit adulter Larynxpapillomatose wurde unter adjuvanter Therapie mit Indol-3-Carbinol bei einem Drittel der 33 Patienten (davon 9 Kinder) eine komplette und bei weiteren 30% eine partielle Remission über einen Therapiezeitraum von bis zu 4 Jahren beobachtet (Rosen und Bryson 2004). Somit kann das freiverkäufliche Medikament mit Vorbehalt zur begleitenden Therapie empfohlen werden, es unterstützt auch die Eigeninitiative des Patienten bzw. seiner Angehörigen.

Photodynamische Therapie (PDT)

Zur photodynamischen Therapie (PDT) wird ein Farbstoff intravenös oder oral appliziert, der sich in einer Inkubationszeit von Stunden bis Tagen im papillomatös veränderten Gewebe anreichert. Nach dieser Inkubationszeit wird der Photosensibilisator im veränderten Gewebe durch Bestrahlung mit Licht einer geeigneten Wellenlänge angeregt, wodurch in Anwesenheit von Sauerstoff eine photooxidative Zellschädigung erfolgt. Zur Effektivität der PDT mag auch eine hierdurch gesteigerte antivirale Immunantwort beitragen. Mögliche Nebenwirkungen wie eine Larynxschwellung mit erschwerter Extubation und eine von der Wirksubstanz abhängige, generelle Lichtempfindlichkeit des Patienten über einen Zeitraum von Tagen bis Monaten verkomplizieren den Einsatz dieser Therapieform. In den existierenden kleinen klinischen Studien konnte eine moderate Verlängerung des rezidivfreien Intervalls bei einem kleinen Teil der Patienten erreicht werden (Shikowitz et al. 2005).

Antazida

Ein laryngopharyngealer Reflux von Magensekret kann zu einer Schleimhautschädigung wie einer chronischen Entzündung der Larynxschleimhaut führen. Eine so hervorgerufene chronische Laryngitis unterstützt möglicherweise die Infektion und Ausbreitung des HP-Virus (Borkowski et al. 1999). Auch wegen ihrer guten Verträglichkeit im Vergleich zu anderen Therapiemaßnahmen ist daher die Gabe eines H_2-Rezeptorblockers (Ranitidin, Cimetidin) bei häufig rezidivierender Larynxpapillomatose zumindest versuchsweise zu empfehlen.

Impfung

Die quadrivalenten HPV-Impfstoffe (Gardasil, Silgard) sind gegen die HPV-Typen 6, 11, 16 und 18 gerichtet. Somit ist eine prophylaktische Wirksamkeit auch gegen Larynxpapillomatose und Condylomata acuminata zu erwarten. Mit zunehmender Impfrate wird somit in Zukunft hoffentlich ebenfalls das Auftreten der Larynxpapillomatose auf lange Sicht seltener werden. Für die Zervix wurde die prophylaktische Wirksamkeit der Impfung gegen die HPV-Infektion und nachfolgende Präkanzerosen nachgewiesen.

Studien haben aber auch gezeigt, das die Impfung bei schon bestehender genitaler Infektion nicht therapeutisch wirksam ist (jedoch einer zusätzlichen Infektion mit einem anderen Virustyp vorbeugt). Zur Therapie der Larynxpapillomatose liegen noch keine Studiendaten bezüglich der Impfung vor, die Daten aus gynäkologischen Studien dürfen jedoch nicht einfach auf die unterschiedliche Lokalisation im oberen Aerodigestivtrakt übertragen werden. Derzeit kann ein möglicher therapeutischer Effekt der quadrivalenten HPV-Impfung bei der rezidivierenden Larynxpapillomatose auf keinen

Fall bestätigt, aber auch nicht gänzlich ausgeschlossen werden. Ein Argument für die Impfung von bereits an Larynxpapillomatose Erkrankten mag die Prophylaxe gegen die Infektion mit einem weiteren Virustyp sein.

LITERATUR

Borkowski G, Sommer P, Stark T, Sudhoff H, Luckhaupt H (1999) Recurrent respiratory papillomatosis associated with gastroesophageal reflux disease in children. Eur Arch Otorhinolaryngol. 256: 370–372.

Chadha NK, James AL (2007) Antiviral agents for the treatment of recurrent respiratory papillomatosis: a systematic review of the English-language literature. Otolaryngol Head Neck Surg. 136:863–869.

Nodarse-Cuní H, Iznaga-Marín N, Viera-Alvarez D, Rodríguez-Gómez H, Fernández-Fernández H, Blanco-López Y, Viada-González C, López-Saura P, Cuban Group for the Study of Interferon in Recurrent Respiratory Papillomatosis (2004) Interferon alpha-2b as adjuvant treatment of recurrent respiratory papillomatosis in Cuba: National Programme (1994-1999 report). J Laryngol Otol. 118: 681–687.

Pransky SM, Albright JT, Magit AE (2003) Long-term follow-up of pediatric recurrent respiratory papillomatosis managed with intralesional cidofovir. Laryngoscope 113: 1583–1587.

Rosen CA, Bryson PC (2004) Indole-3-carbinol for recurrent respiratory papillomatosis: long-term results. J Voice 18: 248–253.

Shikowitz MJ, Abramson AL, Steinberg BM, DeVoti J, Bonagura VR, Mullooly V, Nouri M, Ronn AM, Inglis A, McClay J, Freeman K (2005) Clinical trial of photodynamic therapy with meso-tetra (hydroxyphenyl) chlorin for respiratory papillomatosis. Arch Otolaryngol Head Neck Surg. 131: 99–105.

Silverberg MJ, Thorsen P, Lindeberg H, Grant LA, Shah KV (2003) Condyloma in pregnancy is strongly predictive of juvenile-onset recurrent respiratory papillomatosis. Obstet Gynecol. 101: 645–652.

Soma MA, Albert DM (2008) Cidofovir: to use or not to use? Curr Opin Otolaryngol Head Neck Surg. 16: 86–90.

Wemer RD, Lee JH, Hoffman HT, Robinson RA, Smith RJ (2005) Case of progressive dysplasia concomitant with intralesional cidofovir administration for recurrent respiratory papillomatosis. Ann Otol Rhinol Laryngol. 114: 836–839.

Wiatrak BJ, Wiatrak DW, Broker TR, Lewis L (2004) Recurrent respiratory papillomatosis: a longitudinal study comparing severity associated with human papilloma viral types 6 and 11 and other risk factors in a large pediatric population. Laryngoscope 114 (Suppl 104):1–23.

KAPITEL

51

Thomas Nicolai, Florian J. W. Lang

Fremdkörperaspiration

Das Eindringen von Fremdkörpern in die Atemwege durch die Glottis wird als Aspiration bezeichnet. Meist sind Kinder im Alter von 1–4 Jahren betroffen. Die am häufigsten aspirierten Fremdköper bei Kindern sind Nüsse und ähnliche Vegetabilien, im späteren Alter Spielsachen, Stiftkappen etc. (Nicolai 1999). Die Aspiration erfolgt etwas häufiger in den rechten als in den linken Stammbronchus. Eine Aspiration von Babypuder tritt gelegentlich bei Säuglingen auf und kann bei größeren Mengen fatale Folgen haben. Bei älteren Kindern und Jugendlichen werden Stiftkappen, Spielzeugteile, Grashalme oder Nadeln etc. aspiriert. Bei Aspirationen größerer Fremdkörper und zentraler Lage in den Atemwegen kann es zur Erstickung kommen.

Jedes Jahr treten in den Vereinigten Staaten ca. 2000 tödlich verlaufende Fremdkörperaspirationen auf, in europäischen Ländern dürfte die Zahl ähnlich liegen. Für Kinder unter 4 Jahren wird das Risiko einer tödlichen Fremdkörperaspiration mit 0,7 pro einer Bevölkerung von 100 000 Personen und Jahr angegeben (Kinder < 4 J.). In den USA erstickten z.B. 2001 169 Kinder an Fremdkörpern, davon 30% an Nahrungsmitteln und 70% an anderen Fremdkörpern, und 17 500 Kinder benötigten wegen Aspirationszwischenfällen notfallmäßig ärztliche Therapie (CDC 2002, NSKC 2004).

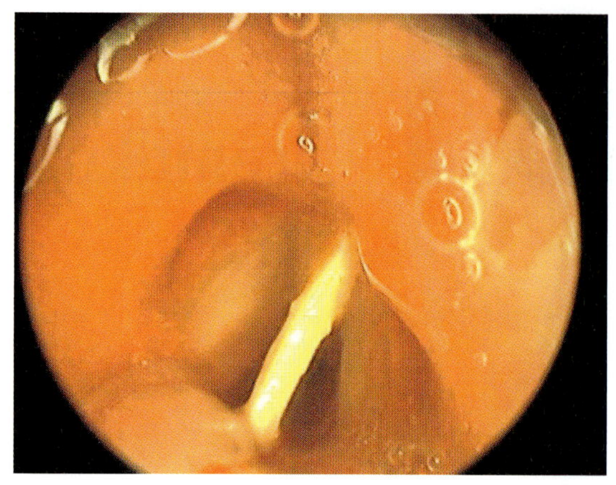

Abb. 51.1 Eierschale im Larynx, der Fremdkörper befand sich bereits 10 Tage an dieser Stelle und verursachte eine Krupp-Symptomatik

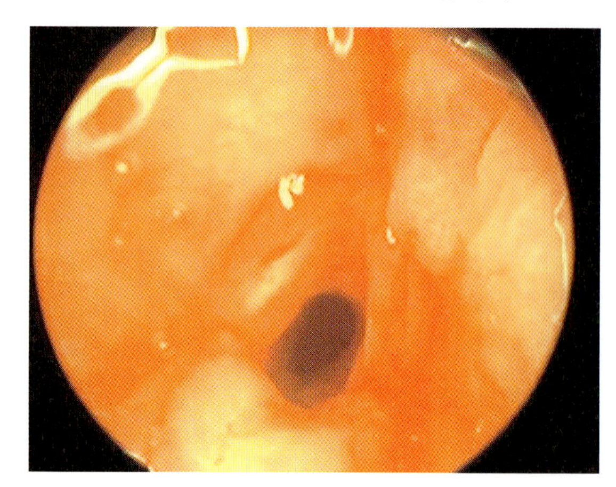

Abb. 51.2 Traumatisch und hochentzündlich veränderter Larynx nach Entfernung des Eierschalenstücks

Anamnese, Klinik

Typisch ist der plötzliche Beginn mit heftigem Husten, manchmal auch Stridor und Dyspnoe nach einem manchmal erinnerten oder beobachteten Aspirationsereignis. Husten und gelegentlich exspiratorischer Stridor können als Symptome bestehen bleiben, manchmal kommt es aber auch zu einem „freien Intervall“. Nicht selten bringen die Eltern das Aspirationsereignis nicht mit den später auftretenden Symptomen (Husten, Fieber) in Verbindung, so dass bei der Anamneseerhebung gezielt nach einem solchen Ereignis oder einem plötzlichen Beginn der Beschwerden gefragt werden muss.

Ein laryngeal oder tracheal liegender Fremdkörper (➤ Abb. 51.1) führt zu einem biphasischen (in- und exspiratorischen) Stridor und stellt einen absoluten Notfall dar, der eine sofortige Intervention erfordert. Der Fremdkörper lässt sich dann häufig mit der Magill-Zange fassen oder mit einer längeren Fasszange aus der Trachea bergen (➤ Abb. 51.2). Ggf. muss ein flacher Fremdkörper so gedreht werden, dass er in sagittaler Richtung eingestellt die Stimmritze passieren kann.

Bei verspäteter Diagnosestellung ist oft eine chronisch-obstruktive Bronchitis bei einem vorher unauffälligen Kleinkind die Folge. Typisch ist, dass die Beschwerden plötzlich begonnen haben und nie wieder ganz verschwinden. Weiterhin typisch ist eine Seitendifferenz der pulmonalen Auffälligkeiten. Persistierende oder rezidivierende Pneumonien, ein Lungenabszess, Hämoptysen oder sogar die progrediente respiratorische Insuffizienz können ihre Ursache in einem unerkannt aspirierten Fremdkörper haben.

Durch Hustenstöße kann es jederzeit sekundär zu einer Verlagerung des Fremdkörpers mit plötzlicher Obstruktion der Atemwege kommen. Ein biphasischer (d.h. in- und exspiratorischer) Stridor, Atemnot oder auskultatorisch schlechter pulmonaler Lufteintritt sind typisch für eine zentrale Lage des Fremdkörpers und führen zur akuten Erstickungsgefahr.

Differenzialdiagnose

Hier muss je nach Symptomatik an den Krupp, eine Epiglottitis oder Diphtherie, ein allergisches Larynxödem oder einen Retropharyngealabszess gedacht werden, wenn der Stridor hauptsächlich inspiratorisch oder biphasisch erscheint. Ein ösophagealer Fremdkörper (tracheale Kompression durch Perforation, Mediastinitis oder begleitendes Ödem) oder eine bakterielle Tracheitis kann Symptome einer intrathorakalen Obstruktion (exspiratorischer Stridor) oder einer extrathorakalen Einengung (inspiratorischer Stridor) hervorrufen. Exspiratorisch betonte Symptome legen differenzialdiagnostisch eher Asthma, eine Bronchiolitis (Säugling) oder sogar eine Keuchhustenerkrankung nahe.

MERKE
Bei klinischem oder anamnestischem Verdacht auf eine Fremdkörperaspiration ist fast immer eine Bronchoskopie zum Ausschluss indiziert.

Eine besondere Situation liegt bei Kindern nach Ösophagusatresien vor, hier wird infolge der gestörten Motilität der Speiseröhre eine Einengung der Trachea durch nicht weitertransportierte Nahrungsstücke im Ösophagus beobachtet, die klinisch Aspirationsereignissen ähnelt.

Diagnostik

Der wichtigste Hinweis auf eine akut drohende Ateminsuffizienz beim Kleinkind ist ein schlecht hörbarer Lufteintritt in die Lunge bei der Auskultation (silent chest), trotz häufig erheblicher Dyspnoe und Atemanstrengung. Auch ein biphasischer Stridor ist ein Hinweis auf den zentralen Sitz des Fremdkörpers mit Gefahr der Erstickung. Eine Messung der pulsoxymetrischen Sättigung ist hilfreich, um die Gefährdung des Patienten besser abschätzen zu können.

Eine Röntgen-Thorax-Aufnahme (evtl. mit Hals) ist je nach Anamnese besonders bei röntgendichten Fremdkörpern oft indiziert, aber bei klarer Aspirationsanamnese und -klinik nicht in jedem Fall nötig. Bei drohender akuter Ateminsuffizienz sollte keine Zeit mit der Bildgebung verschwendet werden, da die sofortige Entfernung des Fremdkörpers entscheidend ist.

Typische Fremdkörper-Zeichen im Röntgenbild (lobäres Emphysem oder Atelektase) entwickeln sich meist erst nach 24–48 Stunden, auch bei Beurteilung durch einen erfahrenen Radiologen liegen Sensitivität und Spezifität bei etwa 60–70% (Stehen et al. 1990). Früher empfohlene Verfahren wie die Szintigraphie oder Thoraxdurchleuchtung sind nicht sinnvoll.

MERKE
Eine Bronchoskopie ist meist der direkteste Weg zu Diagnose und Therapie.

Therapie

Kinder mit einer eindeutigen oder anamnestisch und klinisch wahrscheinlichen Fremdkörperaspiration müssen stationär aufgenommen werden. Eine sekundäre Verlagerung des Fremdkörpers mit akuter Erstickung kommt immer wieder vor (Wunderlich et al. 1988). Bei Dyspnoe oder Verdacht auf laryngealen/trachealen Fremdkörper erfolgt die Aufnahme meist auf die Intensivstation.

Fremdkörperextraktion

Mit der Fremdkörperextraktion kann und soll bis zur Nüchternheit des Patienten gewartet werden, wenn nach dem klinischen Zustand des Kindes keine Notfallindikation besteht (keine akute Erstickungsgefahr, kein Säugling). Eine Fremdkörperextraktion soll zeitnah, jedoch auch möglichst unter optimalen personellen und technischen Bedingungen durchgeführt werden (ggf. am nächsten Morgen bei gutem klinischem Zustand, Eupnoe). Die Inzidenz von Komplikationen nimmt bei einer Extraktion später als am 1.–2. Tag nach dem Aspirationsereignis zu, der Eingriff ist bei chronischer Aspiration schwieriger und risikoreicher.

MERKE
Die Methode der Wahl für die Fremdkörperextraktion beim Kind ist die starre Bronchoskopie in Vollnarkose (Mantel et al. 1996).

Wenn die Wahrscheinlichkeit einer Aspiration anamnestisch und klinisch gering ist, kann die Untersuchung mit einer flexiblen Bronchoskopie begonnen (➤ Abb. 51.3) und bei Auffinden eines Fremdkörpers auf die starre Endoskopie übergegangen werden. Die Verwendung flexibler Endoskope und Instrumente zur Fremdkörperextraktion auch bei Kindern ist berichtet worden. Hier sind allerdings teilweise Fremdkörper nicht erfolgreich extrahierbar gewesen bzw. es wurde ein gewisser Teil von vorneherein mit dem starren Bronchoskop extrahiert. Aufgrund des nicht gewährleisteten sicheren Atemwegs sowie der Tatsache, dass pädiatrische Bronchoskope nur über einen gemeinsamen Absaug- und Instrumentierkanal verfügen, sind bei dem Versuch einer Bergung mittels flexibler Endoskope größere Probleme und längere Interventionszeiten zu erwarten. Die offizielle Empfehlung internationaler Fachgesellschaften wie der ATS (American

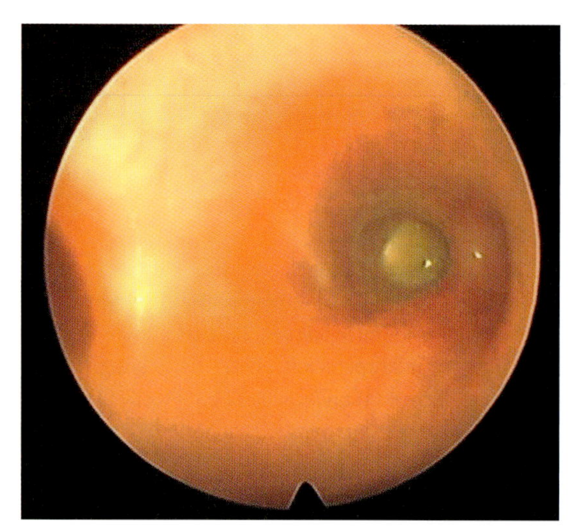

Abb. 51.3 Nussstück im rechten Zwischenbronchus

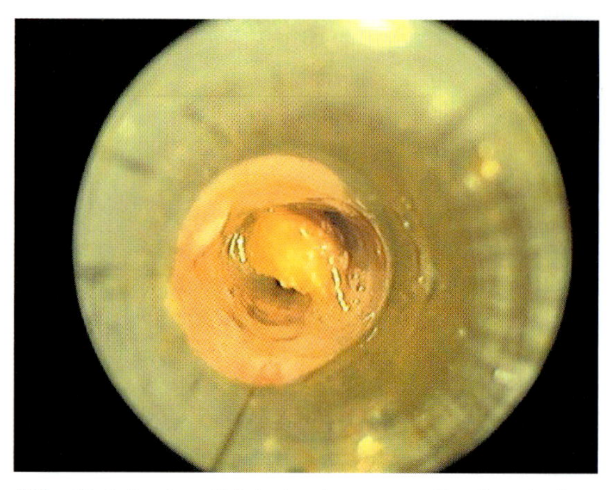

Abb. 51.4 Karottenstück in den Atemwegen. Das Bronchoskoprohr wird in Position gebracht, um durch schraubendes Drehen um den Fremdkörper herum diesen in das Rohr „einzuhülsen" und dann zangenlos zu extrahieren.

Thoracic Society) ist die Fremdkörperentfernung mit dem starren Instrumentarium (Green et al. 1992).

Geeignete Endoskoprohre, Teleskopoptiken, Zangen, Absaugrohre, Magnete etc. müssen vorhanden sein, um jederzeit entsprechend den vorgefundenen Verhältnissen optimal vorgehen zu können.

MERKE

Bei weichen Vegetabilien bietet sich die Extraktion mittels Einhülsen an (da so ein Zerbrechen wie bei der Zangenextraktion vermieden wird) (➤ Abb. 51.4), ansonsten muss die Technik der Erfahrung des Operateurs überlassen bleiben.

Es stehen verschieden geformte Zangen etc. zur Verfügung. Unserer Erfahrung nach hat sich die getrennte Verwendung einer dünnen Optik und einer davon unabhängig beweglichen Zange besser bewährt als optische Zangen, bei denen eine getrennte Bewegung nicht möglich ist. Allerdings ist hier eine „dritte Hand" der Assistenzschwester manchmal erforderlich, um die Teleskopoptik zu fixieren, während Bronchoskoprohr und Zange vom Operateur bewegt werden.

Wenn die Extraktion nicht innerhalb von 1–2 Stunden Bronchoskopiedauer möglich ist, sollte der Eingriff beendet und entweder später unter besseren Bedingungen erneut versucht oder das Kind an eine Klinik mit besonders großer Erfahrung überwiesen werden (Merkenschlager et al. 1993).

Sonderfälle

Bei der Aspiration von Flüssigkeiten, Teigbröseln/Stücken besteht meist keine Notwendigkeit zur endoskopischen Entfernung, da sie sich auflösen oder abgehustet werden können.

Bei der massiven Puderaspiration mit respiratorischen Symptomen muss eine frühe endoskopische Absaugung erfolgen (selten, meist Säuglinge). Die typische Anamnese (Puderbehälter über das Gesicht gehalten, dann geöffnet, Erstickungsanfall, Zyanose und Husten) sowie weiterbestehende respiratorische Symptome und ein pathologischer Auskultationsbefund machen eine Bronchoskopie erforderlich.

Bei einer chronischen Aspiration ohne respiratorische Insuffizienz oder sonstige bedrohliche Symptome kann eine antibiotische Therapie und evtl. eine Steroidgabe vor der Bronchoskopie erfolgen. Durch Rückgang der sekundären Infektion mit der Schwellung und Granulationsbildung im Bereich des Fremdkörpers kann die Extraktion erleichtert werden. Diese Therapie muss aber in ständiger Endoskopiebereitschaft erfolgen, da eine Fremdkörperdislokation durch die Abschwellung jederzeit möglich ist. Dieses Vorgehen ist jedoch nicht evidenzbasiert.

LITERATUR

CDC (2002) Nonfatal choking-related episodes for children 0 to 14 years of age – Morbidity and Mortality Weekly Review.

Green CG, Eisenberg J, Leong A, Nathanson I, Schnapf BM, Wood RE (1992) Flexible endoscopy of the pediatric airway. Am Rev Respir Dis 145: 233–235.

Mantel K, Nicolai T, Merkenschlager A (Hrsg.) (1996) Kinder-Bronchoskopie-Manual, München: Demeter.

Merkenschlager A, Mantel K, Nicolai T, Joppich I, Sanktjohanser R (1993) Chirurgische Komplikationen des tracheobronchialen Fremdkörpers im Kindesalter. Kinderärztliche Praxis 61: 97–103.

Nicolai T (2001) State of the art: Pediatric bronchoscopy. Pediatric Pulmonology 31: 150–64.

Nicolai T (1999) Technik der Bronchoskopie bei Kindern. Monatsschrift für Kinderheilkunde 147: 139–149.
Nicolai T (1999) Airway management bei Kindern in Notfallsituationen. Notfall- und Rettungsmedizin 2: 212–215.
National SAFE KIDS Campaign (NSKC) (2004) Airway Obstruction Injury Fact Sheet. Washington DC, USA.
Steen KH, During A, Böwing B (1990) Röntgenzeichen der Fremdkörperaspiration bei Kindern: Radiologe 30: 324–327.
Wunderlich P, Dietzsch HJ, Leupold W, Burkhardt J, Wehner J (1988) Die akute Fremdkörperaspiration als respiratorischer Notfall im Kindesalter. Pädiatr. Paidol. 23: 223–232.

KAPITEL

52

Karl Götte, Thomas Nicolai

Tracheotomie und Tracheostoma bei Kindern

Indikationen

Abhängig von der jeweiligen Publikation werden die Indikationen zur Tracheotomie bei Kindern in eine unterschiedliche Anzahl von Gruppen eingeteilt. Aus Sicht der Autoren lassen sich die Indikationen in 3 große Gruppen einteilen:
1. Langzeitbeatmung
2. Verlegung der oberen Luftwege
3. Aspirationsschutz.

Komplikationen

Man unterscheidet Früh- und Spätkomplikationen:
- Zu den **Frühkomplikationen** zählen Blutungen, Aspiration, Hämatom, Pneumothorax, Rekurrensparese, Ösophagusperforation, Emphysem und Via falsa mit Intubation in das Mediastinum. Frühkomplikationen sind bei allen Techniken und in allen publizierten Studien heute sehr selten. Die Mortalität wird in größeren Studien mit etwa 2% angegeben (Wetmore et al. 1982; Ward et al. 1995).
- Zu den **Spätkomplikationen** zählt die Trachealstenose und – sofern man dies überhaupt als Komplikation und nicht als häufige Folgeerscheinung werten will – die persistierende tracheokutane Fistel. Spätkomplikationen sind häufig.
- Die Häufigkeit persistierender tracheokutaner Fisteln, also der ausbleibende Spontanverschluss nach Dekanülierung, scheint von der gewählten Technik abhängig zu sein (besonders hoch bei der Sternplastik, s.u.; Solares et al. 2004). Sie lässt sich im Allgemeinen mit einer Tracheostomaverschlussplastik mit einer hohen Erfolgsquote folgenlos beheben.
- Die Trachealstenose am kranialen Tracheostomarand als Spätkomplikation ist das eigentlich ungelöste Problem der pädiatrischen Tracheotomie. Es ist nicht abschließend geklärt, ob diese Komplikation abhängig ist von der gewählten Operationstechnik. Eine Infektion am Tracheostomarand oder der Druck der Kanüle am kranialen Rand mit der Folge einer Tracheomalazie werden ebenfalls als Ursachen diskutiert (Koltai 1998).

MERKE
Die Trachealstenose am kranialen Tracheostomarand als Spätkomplikation ist das ungelöste Problem der Tracheotomie beim Kind.

Das Risiko relevanter Komplikationen scheint abhängig zu sein vom Gewicht und vom Alter des Kindes zum Zeitpunkt der Operation (Ward et al. 1995).

52.1 Operationstechniken beim Kind

Der Kopf sollte zur **Vorbereitung** möglichst weit rekliniert werden, was allerdings erst mit zunehmendem Alter wirklich gelingt. Durch die Reklination des Kopfes steigt der zervikale Anteil der Trachea. Eine geringe Menge Lokalanästhetikum (z.B. Prilocain 1%) mit Noradrenalin 1:200000 am Ort der Inzision über dem Jugulum verringert den Bedarf systemisch wirkender Narkotika und vermindert die Blutung aus dem Hautschnitt. Die Verwendung einer Lupenbrille hat sich bewährt.

Mehrere unterschiedliche **Operationstechniken** sind in der Literatur beschrieben:

Vertikale Inzision der Trachealvorderwand und Verwendung von Haltefäden. Diese Technik dürfte die in der Praxis bei Kindern am weitesten verbreitete Methode sein, die auch in den gängigen Operationslehren zu finden ist. Der Hautschnitt erfolgt horizontal, der Schilddrüsenisthmus kann mit einer bipolaren Pinzette verödet und nachfolgend durchtrennt werden. Im Gegensatz zu der bei Erwachsenen üblicherweise quer durchgeführten Inzision der Trachea mit Anlegen einer kaudal gestielten Tracheallasche wird beim Kind bei dieser Technik die vertikale Inzision in die Trachea zur Vermeidung von Stenosen am kranialen Tracheostomarand durchgeführt. Die Inzision erfolgt über eine Länge von etwa 3 Trachealspangen. Das kraniale Ende der Inzision lässt sich in geringem Maße aufgrund des hoch liegenden Kehlkopfes beim Kind variieren. Üblicherweise endet sie 1–2 Trachealspangen unter dem gut erkennbaren Ringknorpel. Liegt eine Trachealstenose vor, sollte möglichst die Tracheotomie unmittelbar kaudal oder sogar durch die Stenose hindurch erfolgen. Erfolgt dies nicht, so kann eine eventuell später geplante End-zu-End-Anastomose nach Tracheaquerresektion oder krikotrachealer Resektion mit einer Rückverlagerung des Tracheostomas aufgrund der langen Strecke, die zu überbrücken wäre, unmöglich werden. Am Trachealrand zu beiden Seiten der Inzision wird üblicherweise ein monofiler Haltefaden (engl. „stay sutures") für etwa 2 Wochen platziert. Durch leichten Zug an diesen beiden Fäden lässt sich die Trachea beim Kanülenwechsel in der Phase, in der eine Epithelisierung der mukokutanen Anastomose noch nicht stattgefunden hat, herausluxieren. Unangenehm schwierige Kanülenwechsel werden dadurch vermieden, ebenso wird das Schaffen einer Via falsa vermieden, und bei einer akzidentellen Entfernung der Kanüle lässt sich das Tracheostoma schnell wieder öffnen (Wetmore et al. 1982). Durch mehrere monofile Einzelknopfnähte wird die Haut mit dem Trachealrand vernäht, eine mukokutane Anastomose wird geschaffen. ➢ Abbildung 52.1 zeigt das Vorgehen.

Basal gestielte Trachealasche. Diese Technik zum Schaffen eines plastischen Tracheostomas mit mukokutaner Anastomose wird vorzugsweise beim Erwachsenen angewendet. Einige Autoren empfehlen sie auch für pädiatrische Patienten (Waki et al. 1993). Bei dieser Technik wird eine basal gestielte U-förmige Lasche an der Trachealvorderwand gebildet. Diese wird mit der Haut vernäht. Das Risiko einer Via falsa ins Mediastinum wird dadurch minimiert, der Kanülenwechsel erleichtert. Bedenken bestehen bei Verwendung dieser Technik vor allem hinsichtlich Kompression am kranialen Tracheostomarand mit der Folge einer Trachealstenose als Langzeitkomplikation. Es bleibt ungeklärt, ob diese Technik tatsächlich ein statistisch höheres Risiko für diese Komplikation birgt.

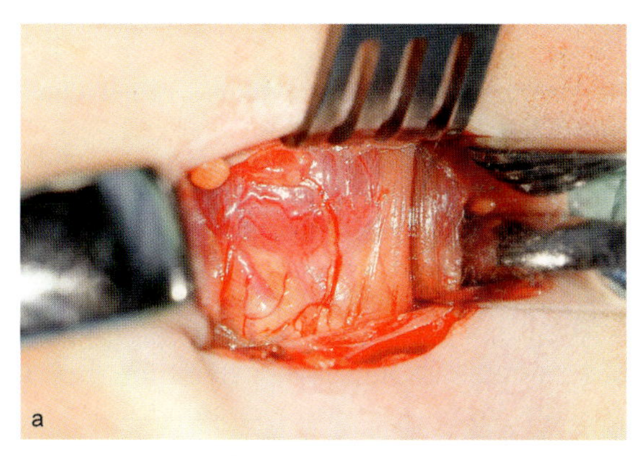

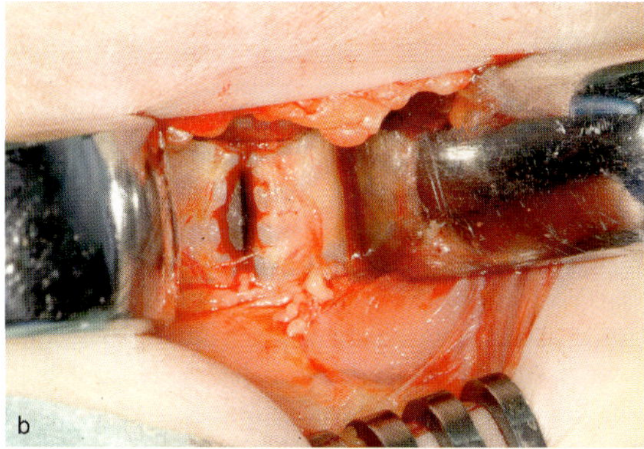

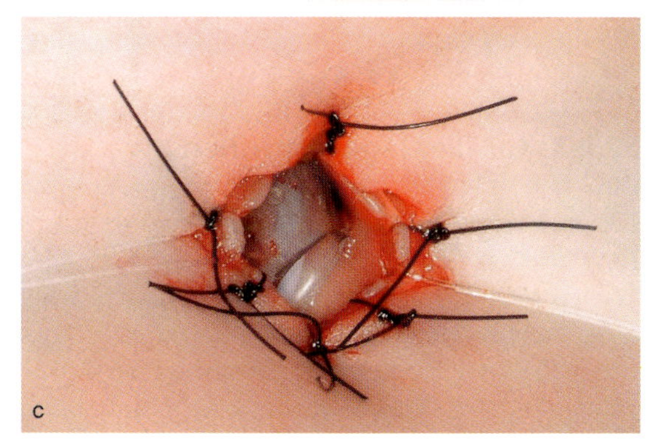

Abb. 52.1 Schrittweises Vorgehen bei der Tracheotomie mit vertikaler Inzision der Trachealvorderwand. **a** horizontaler Hautschnitt, Lateralisieren der prälaryngealen Muskulatur und Exposition des Schilddrüsenisthmus (laterale Ansicht); **b** vertikale Inzision in die Trachea (laterale Ansicht); **c** durch seitliche Haltefäden geöffnetes Tracheostoma, Zurückziehen des endotrachealen Tubus (kaudale Ansicht).

Sternplastik (engl. „starplasty"). Bei dieser Technik erfolgt die Hautinzision in Form eines X (Schnittlänge 1 cm). Die Inzision in die Trachea erfolgt in Form eins + (Schnittlänge 1 cm). Sowohl an der Haut als auch am Tracheostoma ergeben sich dadurch jeweils 4 Dreiecke, die zueinander versetzt sind. Die Spitze eines jeden Hautdreiecks wird in den korrespondierenden Freiraum an der Trachealvorderwand eingenäht, die Spitze eines jeden entstandenen Dreiecks der Trachealvorderwand wird in den korrespondierenden Freiraum der Haut eingenäht (Koltai 1998). Bei dieser Technik entsteht ein stabiles Tracheostoma, der Kanülenwechsel wird vereinfacht. Allerdings scheint diese Technik mit einer erhöhten Anzahl persistierender tracheokutaner Fisteln nach Dekanülierung einherzugehen (Solares et al. 2004).

Alternative Techniken wurden beschrieben, haben aber keine weite Verbreitung gefunden. Insbesondere wird bei Kindern davon abgeraten, Teile der Trachealvorderwand zu resezieren. Bisher gilt allgemein, dass sich pädiatrische Patienten nicht für dilatative Tracheostomata eignen.

Eine **Nottracheotomie** beim Kind ist heute durch die Seltenheit einer bakteriellen Epiglottitis und das Fehlen der Kehlkopfdiphtherie (echter Krupp) extrem selten geworden. Es gibt keine verlässlichen Angaben, welches Vorgehen bei einer Nottracheotomie beim Kind zu bevorzugen ist. In jedem Fall wird auf die Nottracheotomie oder (beim älteren Kind) die Koniotomie eine Tracheostomarevision unter kontrollierten Bedingungen erforderlich sein.

52.2 Management von Kindern mit Trachealkanülen

In der ersten Zeit nach einer Tracheotomie müssen die Kinder unter enger Überwachung stehen. Häufig ist der Aufenthalt auf einer Wachstation oder einer Intensivstation für einige Tage nach der Operation sinnvoll. Ein Herausrutschen der Kanüle oder eine Blockade durch den gesteigerten Sekretanfall nach dem Eingriff kann fatale Folgen haben. Ein erster Kanülenwechsel nach dem Eingriff kann nach etwa 5 Tagen vorgenommen werden. Hier hat sich der Wechsel über eine Schiene bewährt. Hierzu kann zum Beispiel ein Absaugkatheter dienen, wenn die Tülle am proximalen Ende abgeschnitten wird. Hierdurch wird verhindert, dass beim Wiedereinsetzen der Kanüle eventuell eine Via falsa in die Halsweichteile gefunden wird.

Die Organisation der weiteren Pflege beinhaltet das Anlernen der betreuenden Personen in den wichtigsten Pflegemaßnahmen. Hierzu gehört neben dem Anfeuchten und Absaugen (der Absaugkatheter darf niemals über die Kanülenspitze hinaus in die Atemwege vorgeschoben werden, da sonst schwere Schäden an der Schleimhaut zu befürchten sind) vor allem das Erkennen einer Kanülenobstruktion bzw. einer Kanülendislokation. Bei jeder respiratorischen Verschlechterung ist als erste Maßnahme ein Wechsel der Kanüle durchzuführen.

Dieser Wechsel der Kanüle wird von vielen Eltern und Betreuungspersonen als zunächst belastend und technisch schwierig empfunden. Die Kinder erleben den Vorgang zumindest anfänglich als unangenehm und wehren sich oft mit erheblichen Körperkräften dagegen; ein starkes Pressen und Anziehen des Kinns kann es fast unmöglich machen, eine neue Kanüle einzusetzen. Hier ist eine entsprechende Schulung sowie eine Vorbereitung auch des Kindes unerlässlich. In der Regel benötigen Eltern etwa sechs Wochen, um wirklich sicher im Umgang mit der Trachealkanüle zu werden. Während dieser Zeit muss das Kind in einer Klinik bleiben. Eine Einweisung in die kardiopulmonale Reanimation und vor allem in die Beatmung über die Trachealkanüle mit einem Beatmungsbeutel ist unbedingt erforderlich.

Eine Überwachung des Kindes ist rund um die Uhr notwendig. In der Regel wird das Kind zuhause zumindest im Schlaf mit einem Monitor überwacht werden müssen. Zudem ist die Organisation von häuslichem Pflegepersonal (zumindest für die Nacht) vor der Entlassung notwendig.

52.2.1 Technische Aspekte der Kanülenversorgung

Durch die Anlage eines Tracheostomas fällt der obere Atemweg als Quelle der Befeuchtung der Atemluft aus. Um ein Austrocknen der Atemwege mit nachfolgender Schädigung und Infektgefährdung möglichst zu vermeiden, empfiehlt sich die Verwendung einer sog. „feuchten Nase", d.h. eines **Befeuchteraufsatzes**, der über einen sich mit Feuchtigkeit in der Exspiration sättigenden Kunststofffilter eine Befeuchtung der Inspirationsluft bewirkt. Manchmal ist es schwierig, die Kinder dazu zu bewegen, diesen Aufsatz zu akzeptieren und ihn nicht ständig spielerisch abzumontieren. Wenn der Atemweg zumindest teilweise über den Kehlkopf frei ist, muss rechtzeitig auf die Verwendung eines **Phonationsventils** geachtet werden. Dies ist ein Ventil, das die Ausatmung durch die Kanüle blockiert, die Einatmung jedoch ermöglicht. Ist die Kanüle im Vergleich zur Trachea ausreichend klein, kann die Luft in der Ausatmung neben der Kanüle nach oben über den Larynx entweichen und hier zur Phonation genutzt werden. Dies setzt jedoch voraus, dass vorher in einer endoskopischen Kontrolluntersuchung sichergestellt wurde, dass der Atemweg um die Kanüle herum und nach oben ausreichend groß und frei ist. Die Verwendung eines Phonationsventils soll immer nur unter Aufsicht erfolgen, da bei einer Blockierung des Ventilplättchens durch Sekret die akute Erstickung des Kindes drohen könnte. Die Anwendung ist in der Regel beim Säugling noch nicht möglich, ebenso bei sehr ausgeprägten Atemwegsstenosen oberhalb der Kanüle.

52.2.2 Spezialkanülen

Die Verwendung von speziellen Phonationskanülen mit Fenstern im oberen Teil ist beim Kleinkind und Säugling nicht empfehlenswert. In die gefensterte Kanüle muss zum Absaugen eine Innenkanüle eingebracht werden. Bei kleinen Atemwegen und Kanülen ist dies unpraktikabel. Zudem kommt es wegen der engen Verhältnisse zu einem Kontakt zwischen dem Rand der Phonationsöffnungen und der Trachealwand. Hier entstehen nicht selten große obstruierende Granulationen und iatrogene Wandschäden.

52.2.3 Kanülenlagekontrollen

Bei jungen Säuglingen ist eine Kontrolle nach spätestens sechs Wochen erforderlich. Die nächsten Kontrollen können nach drei und sechs Monaten erfolgen, wenn keine Probleme auftreten. Diese endoskopischen Kontrollen dienen in der Regel der Feststellung, ob die Kanüle nicht durch Druck Erosionen oder Granulationen hervorruft. Eine besonders gefährliche Komplikation, nämlich eine zu tiefe Lage und damit Schädigung der Carina lässt sich schon durch ein postoperatives Röntgen-Thoraxbild ausschließen. Falls es zu Blutungen aus der Kanüle oder heftigem Husten durch offensichtliche Schleimhautreizung kommt, muss eine solche Lagekontrolle auch deutlich früher erfolgen.

Im späteren Lebensalter kann die Kontrolle der Kanülenlage jährlich erfolgen. Dies erlaubt eine Anpassung der Größe an die wachsenden Atemwege. Alarmsignale sind auch hier aus der Trachea abzusaugende Blutreste oder Hustenattacken.

Bei bronchoskopischer Kontrolle der Kanülenlage ist eine Narkose nicht erforderlich. In unseren Händen hat sich die Verwendung eines Fiberskops durch die Trachealkanüle im Wachzustand sehr bewährt. Die Kanüle wird zusammen mit dem in ihr befindlichen Endoskop langsam zurückgezogen (Dekanülierung). Hierbei lässt sich der gesamte Tracheawandbereich um die Kanüle herum gut beurteilen.

Wenn geprüft werden soll, ob der obere Atemweg frei und eine Dekanülierung möglich ist, ist eine Narkoseuntersuchung unumgänglich. Dies gilt auch, wenn geprüft werden soll, ob sich am Stromaoberrand ein Granulom gebildet hat und die Atemwege hierdurch verlegt werden.

Im Einzelfall kann es sinnvoll sein, ein solches Granulom zu resezieren. In der Regel erfolgt dies mit dem CO_2-Laser transoral. Diese Resektionen werden in der Regel notwendig, wenn das Kind dekanüliert werden könnte und das Granulom das Haupthindernis dafür darstellt. Im Einzelfall kann auch bei Störungen der Stimmbildung eine Größenreduktion des Granuloms erforderlich sein.

52.2.4 Anpassung der Kanülengrößen

Die Innendurchmesser sind in etwa wie die Innendurchmesser für Endotrachealtuben für die jeweiligen Alters- und Größenverhältnisse zu wählen. Die Länge soll so bemessen sein, dass ausreichend Platz bis zur Carina bleibt (in der Regel etwa 1,5–2 cm) und gleichzeitig die Kanüle lang genug ist, damit keine akzidentellen Dekanülierungen auftreten.

Verschiedene Kanülenfabrikate mit unterschiedlicher Abwinkelung und Länge des Kanülentubus sind erhältlich, so dass bei entsprechenden Druckstellen auch der Kanülentyp und damit die Position der Kanülenspitze gewechselt werden kann. In Einzelfällen werden längenverstellbare Spezialkanülen verwendet, um Trachealstenosen zu schienen.

52.2.5 Pflegeprobleme und Komplikationen

Perforationen (im schlimmsten Fall sogar in das Gefäßsystem mit lebensbedrohlichen Blutungen) kommen zum Glück selten vor, seit weiche Plastikkanülen zur Verfügung stehen. Im Einzelfall sind jedoch insbesondere bei mit Spiraldrähten armierten Kanülen solche Zwischenfälle aufgetreten. Besonders gefährdet sind Patienten, die z.B. wegen einer hohen Querschnittslähmung bewegungslos über die Kanüle dauerbeatmet werden, so dass die Kanülenspitze immer an derselben Stelle zu liegen kommt.

Die meisten akuten Probleme mit Kanülen lassen sich durch einen Kanülenwechsel beheben. Im Wesentlichen handelt es sich hierbei um **Sekretobstruktionen**: Die Eltern müssen ausreichend oft die Kanüle absaugen, gegebenenfalls auch mit Kochsalzlösung anspülen. Hierzu muss stets ein mobiles Absauggerät mitgeführt werden, auch wenn die Patienten sich auf einem Ausflug befinden.

In Einzelfällen kann es besonders bei Kindern mit neurologischen oder neuromuskulären Erkrankungen, die Schluckstörungen haben und Speichel oder refluierenden Mageninhalt in die Trachea aspirieren, im Zusammenhang mit der Kanülenanlage zu einer – zumindest initial – extrem ausgeprägten **Hypersekretion** kommen. Die Lösung für dieses Problem ist komplex und vom Einzelfall abhängig. Sie kann von der medikamentösen oder chirurgischen Refluxtherapie über Botulinumtoxin-Injektion in die Speicheldrüsen bis zum Wechsel auf einen anderen Kanülentyp reichen und bedarf erheblicher Erfahrung.

52.2.6 Geblockte Trachealkanülen

Die Verwendung von geblockten Trachealkanülen ist im Kindesalter Sonderfällen vorbehalten, z.B. wenn über die Kanüle zur Beatmung relativ hohe Beatmungsdrücke notwendig sind. Bei Patienten mit neuromuskulären Erkrankungen, die tagsüber gerne ausreichend Luft neben der Kanüle zum Sprechen nach oben über die Stimmlippen entweichen lassen möchten, bei denen jedoch nachts dann ein für die Beatmung unakzeptables Leck entsteht, kann die Verwendung von Kanülen mit glatten Blockballons (die im entblockten Zustand keine Falten werfen und dadurch weniger Trachealwandschäden hervorrufen) die richtige Lösung sein.

52.2.7 Dekanülierung

Der Entschluss zur Dekanülierung hängt von der Entwicklung des zur Kanülenanlage führenden Grundproblems ab.

Es werden zunehmend kleinere Kanülen über Wochen und Monate verwendet. Gelingt es dem Kind, auch mit einer sehr kleinen Kanüle, zum Beispiel Durchmesser 3,0 mm (Innendurchmesser), ausreichend zu atmen und lässt sich beim Kanülenwechsel das Stoma für einige Minuten zuhalten oder zukleben, wird eine endoskopische Untersuchung der Atemwege in Spontanatmung durchgeführt. Eine Dekanülierung ist in der Regel möglich, wenn die Atemwege nicht mehr als 50–70% gegenüber dem normalen Atemweg eingeengt sind und eine normale Stimmlippenbewegung nachweisbar ist. Aspirationen dürfen nicht mehr vorkommen. Erscheint eine Dekanülierung möglich, wird das Kind zu einem mindestens fünftägigen stationären Dekanülierungsaufenthalt einbestellt.

Der plastische Stomaverschluss erfolgt frühestens nach sechs Monaten und möglichst nachdem ein respiratorischer Infekt problemlos bewältigt wurde.

LITERATUR

Koltai PJ (1998) Starplasty: A New Technique of Pediatric Tracheostomy. Arch Otolaryngol Head Neck Surg. 124: 1105–1111.

Solares CA, Krakovitz P, Hirose K, Koltai PJ (2004) Starplasty: revisiting a pediatric tracheostomy technique. Otolaryngol Head Neck Surg 131: 717–722.

Waki EY, Madgy DN, Zablocki H, Belenky WM, Hotaling AJ (1993) An analysis of the inferior based tracheal flap for pediatric tracheostomy. Int J Pediatr Otolaryngol. 27: 47–54.

Ward RF, Jones J, Carew JF (1995) Current trends in pediatric tracheotomy. Int J Pediatr Otorhinolaryngol. 32: 233–239.

Wetmore RF, Handler SD, Potsic WP (1982) Pediatric tracheostomy. Experience during the past decade. Ann Otol Rhinol Laryngol. 91: 628–632.

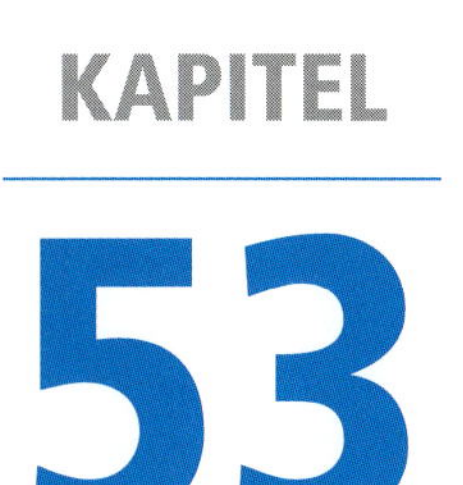

KAPITEL

53

Florian J. W. Lang, Philippe Monnier

Grundzüge der laryngotrachealen Chirurgie im Kindesalter

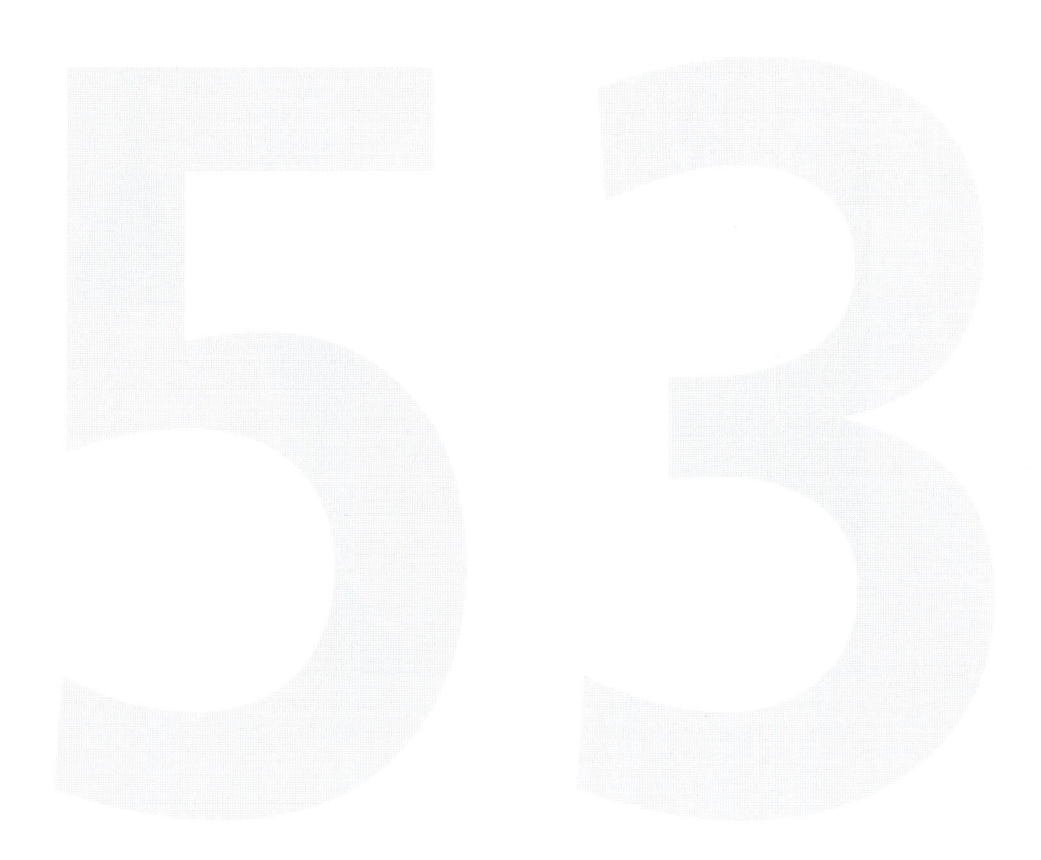

Definition

Im Kindesalter bezieht sich die laryngotracheale Chirurgie in der großen Mehrheit der Fälle auf laryngotracheale Stenosen. Aus diesem Grund beschränkt sich dieses Kapitel ausschließlich auf gutartige angeborene oder durch interne oder externe Traumen erworbene Laryngotrachealstenosen. Einige gutartige oder bösartige Tumoren können allerdings auch mit den hier beschriebenen chirurgischen Techniken behandelt werden.

Ätiologie

Laryngotracheale Stenosen (Synonym: subglottische Stenosen) sind auf den Krikoidknorpel zentriert, der physiologisch die engste Stelle des oberen Luftwegs darstellt.

Ca. 80% sind erworben, meist iatrogen, am häufigsten nach trachealer Intubation (Lang 2001, Monnier 2001). Es kommt auf Höhe des Krikoids zu einer Drucknekrose der Schleimhaut, die zwischen Tubus und dem dort zirkulären Knorpelring eingeklemmt ist. Die Nekrose führt einerseits zu einer entzündlichen Reaktion, die eine Wucherung von Granulationen mit sich bringt und somit zuerst eine subakute Stenose mit Verlegung des Lumens durch Granulationen bewirkt. Diese Granulationen fibrosieren anschließend, und somit kommt es zu einer retraktilen, stenosierenden subglottischen Narbe, die der sogenannten Weichteilkomponente der Stenose entspricht. Andererseits kommt es am Ort der Drucknekrose zu einer Freilegung des Krikoidknorpels, dann zu einer Perichondritis, einer Chondritis und ebenfalls zu einer Knorpelnekrose mit anschließender Deformation des Knorpels, die der knorpeligen Komponente der Stenose entspricht (Holinger 1999).

Diese entzündlichen und narbigen Prozesse können, von der Subglottis ausgehend, auf die proximale Trachea und auf die Glottis übergehen. Dies bewirkt nicht nur morphologisch vielfältige Erscheinungsbilder dieser Stenosen (➤ Abb. 53.1), sondern auch eine erhebliche Verschlechterung der funktionellen Prognose, da das Einbeziehen der Glottis die laryngeale Mobilität durch Fibrosieren der Arytenoidknorpel, der Stimmbänder oder durch eine entzündliche Ankylose der Arytenoidgelenke direkt beeinflusst. Selten kann auch die Supraglottis mit einbezogen sein (assoziierte Laryngomalazie, postoperative Schäden).

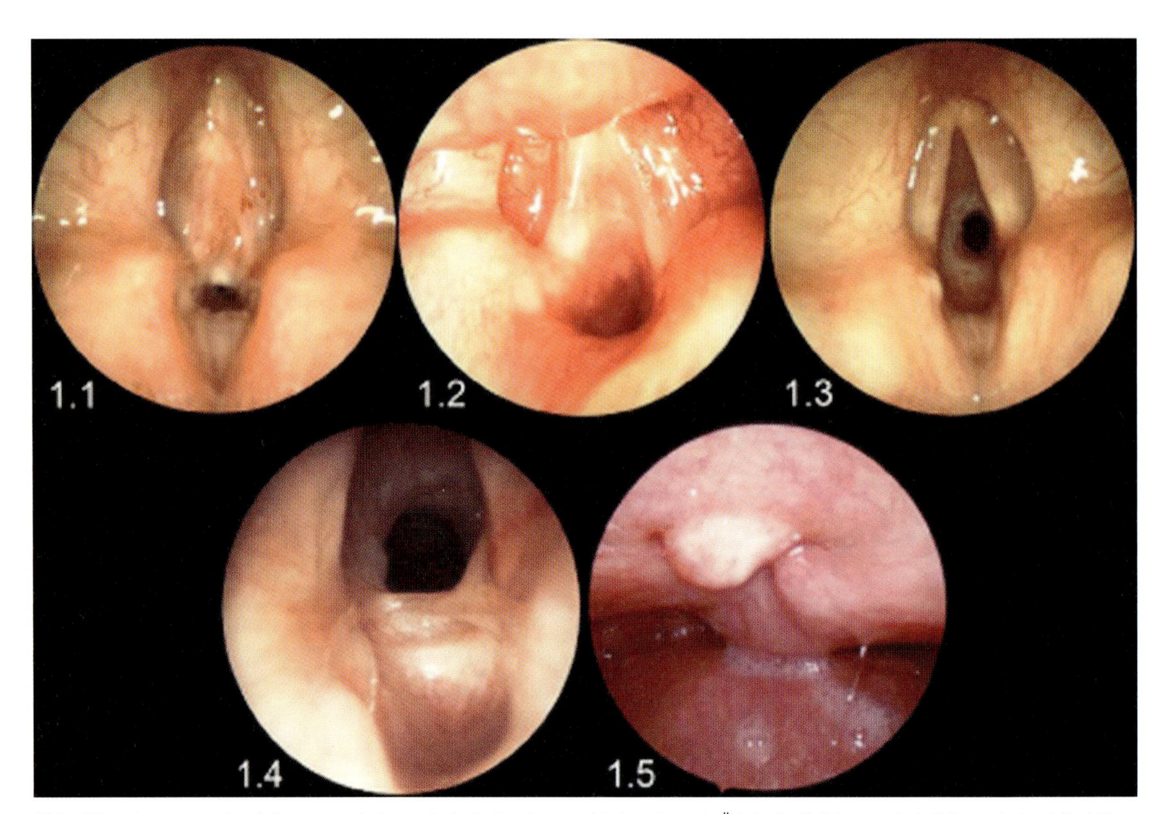

Abb. 53.1 Laryngotracheale Stenosen sind morphologisch sehr verschieden, je nach Ätiologie (1.1 kongenital; 1.2 gemischt; 1.3–1.5 erworben) und je nach anatomischer Ausdehnung (1.1 und 1.2 subglottisch und glottisch; 1.3 rein subglottisch; 1.4 glottisch; 1.5 alle drei laryngeale Ebenen mit totalem Kollaps)

Zu den anderen iatrogenen Stenosenursachen zählen die Tracheotomie (technische Mängel, besonders ein zu nahe am Krikoid liegendes Stoma; Jackson 1921) und inadäquate Laser-Anwendungen im Kehlkopfbereich (v.a. Nd-YAG-Laser-Behandlung von subglottischen Hämangiomen; Lang et al. 2001). Seltener treten laryngotracheale Stenosen als Folgen von externen Larynxtraumen, Inhalationstraumen oder Einnahme von korrosiven Flüssigkeiten (im diesen Fall vor allem supraglottische Stenosen) auf (Pasche 2000).

Angeborene subglottische Stenosen machen ungefähr 14% der laryngotrachealen Stenosen aus (Monnier et al. 2001) und beinhalten fast immer (mit Ausnahme der seltenen submukösen glandulären Hyperplasie, von der man heute annimmt, dass sie eher eine Intubationsfolge sein könnte) eine Deformation des Krikoidknorpels (elliptische Form, verschiedene Verdickungen) mit Lumeneinengung.

In der Hälfte der Fälle sind angeborene laryngotracheale Stenosen mit anderen Fehlbildungen assoziiert, besonders der oberen Luft- und Verdauungswege und der aortopulmonalen Gefäße.

Zu den erworbenen Stenosen zählen auch die sogenannten Stenosen „gemischter" Ätiologie (ca. ein Drittel; Monnier et al. 2001). Es handelt sich um ursprünglich asymptomatische mindergradige kongenitale Stenosen, die in der Folge einer banalen Intubation mit einem altersmäßig korrekt ausgesuchten Tubus, der aber innerhalb eines bereits verengten Lumens zu liegen kommt, eine zusätzliche erworbene Komponente entwickeln und somit symptomatisch werden.

Klinik

Mindergradige laryngotracheale Stenosen (weniger als 60% Lumeneinengung) bleiben meistens asymptomatisch, außer bei Anstrengungen oder Luftwegsinfekten. Manchmal kann es auch zu einem obstruktiven Apnoesyndrom kommen. Speziell im Kindesalter sollte man, bei rezidivierendem Krupp oder einer unerwarteten schwierigen Intubation (besonders im Fall einer elektiven Chirurgie mediastinaler vaskulärer Fehlbildungen), an eine subglottische Stenose denken.

Klassischerweise manifestiert sich eine fixierte narbige subglottische Stenose durch einen zweizeitigen in- und exspiratorischen Stridor. Eine nicht fixierte Stenose (z.B. Granulationen) kann sich hingegen durch einen prädominierend inspiratorischen Stridor auszeichnen, mit Verlängerung des Inspiriums und suprasternalen sowie interkostalen Einziehungen. Gesamt gesehen sind aber die meisten Kleinkinder, infolge des physiologisch geringen Kalibers des Luftwegs, vor Behandlung bereits kanüliert (Lang et al. 2001).

Eine intubationsbedingte Stenose ist nicht unbedingt sofort symptomatisch, sondern häufig erst nach drei bis vier Wochen, manchmal sogar nach Monaten, so dass weder Arzt noch Patient einen Zusammenhang zwischen dem vorausgegangenen Spitalaufenthalt mit Operation und der Dyspnoe erkennen.

Nur bei stark exophytischen entzündlichen Granulationen, bei einer Arytenoid-Luxation oder bei einer bilateralen Stimmbandlähmung kommt es zu einer sofortigen Dyspnoe nach Extubation.

Eine Dysphonie beobachtet man nur bei einer Ausdehnung der Stenose in die glottische Ebene. Eine Dysphagie ist selten und systematisch mit einer glottischen Funktionsstörung verbunden.

Behandlungsziel

Das Behandlungsziel ist grundsätzlich die vollständige funktionelle Rehabilitation des Kehlkopfs bezüglich Atmung, Stimme und Schluckvermögen. Konkret ist die respiratorische Rehabilitation, also die Dekanülierung und, sofern möglich, eine gute Anstrengungstoleranz, prioritär. Residuelle Dysphonien sind nur bei glottischer Ausdehnung der Stenose häufig. Sequelläre Aspirationen kommen bei definitiven Mobilitätsstörungen der Stimmbänder vor, sei es durch mechanische Ankylosen oder durch Paralysen, oder bei assoziierten neurologischen Ausfällen (Syndrompatienten). Sobald die Mobilität der Stimmbänder betroffen ist, müssen die Erfolgserwartungen eingeschränkt werden – das Ergebnis wird für immer ein delikater Kompromiss zwischen Atmung, Stimme und Schluckvermögen sein. Global gesehen sind die funktionellen Ergebnisse bei Patienten mit eingeschränkter Stimmbandmobilität sowie bei Syndrom-Kindern mit multiplen Fehlbildungen schlechter.

Behandlungsindikation

Die Schlüsselfigur zum Erfolg der Behandlung ist derjenige, der die Indikation zur Erstbehandlung stellt und diese durchführt. Grundsätzlich werden zwei Situationen unterschieden:

- Subakute Stenosen (Verlegung des Lumens durch entzündliche Granulationen).
- Chronische Stenosen (fixierte, narbige Stenosen ohne Entzündungszeichen).

Prinzipiell kann man alle diese Stenosen endoskopisch oder offen chirurgisch angehen.

Subakute Stenosen

Klinisch entspricht diese Situation einem nicht extubierbaren Kind. Die Stenosen im entzündlichen Granulationsstadium sollten grundsätzlich endoskopisch behandelt werden. Eine Entlastungstracheotomie kann seltener einmal notwendig werden (s.u.). Dargestellt werden die glotto-subglottischen Läsionen mikrolaryngoskopisch oder mit dem starren Bronchoskop. Die Granulationen werden so gut wie möglich abgetragen, mit der Biopsiezange und möglichst nicht mit Laser (zusätzliches thermisches Trauma). Dann wird lokal mit einem Watteträger Mitomycin-C® 2% zwei Minuten lang topisch aufgetragen. Anschließend wird mit einem ein bis zwei Größen kleineren Tubus reintubiert. Zwischen Tubus und Larynx wird ein dickflüssiger Kortison-Antibiotikum-Pommadenplug eingebracht. Besonders bewährt hat sich die Kombination Diproson/Gentamycin (Diprogenta®). Der Plug wird ca. 48 Stunden belassen (➤ Abb. 53.2). Beide Medikamente tragen zu einer Regression der Restgranulationen und der lokalen Entzündung bei. Mitomycin® in topischer Applikation bewirkt eine Hemmung der Fibroblastenproliferation und verhindert somit eine erneute Granulationenwucherung. Das Einhalten der richtigen Dosierung ist wichtig. Zehn Jahre Rückblick auf diese Behandlung haben bisher keine gravierenden Nebenwirkungen zu Tage gebracht. Einzig auf exponierte Knorpelflächen sollte Mitomycin® nicht appliziert werden. Trotz dieser positiven Erfahrungen sollte weiterhin die Faustregel gelten, dieses, normalerweise in der Onkologie verwendete Medikament, bei Kleinkindern nicht öfter als drei Mal anzuwenden. Erfahrungsgemäß ist das auch selten notwendig. In der Regel sind ein bis zwei therapeutische Endoskopien in einem Abstand von je zwei bis drei Tagen notwendig, selten mehr. Zudem reicht in vielen Fällen die alleinige lokale Kortisonsalbenbehandlung aus. Grundziel der Behandlung ist eine so rasch wie mögliche Extubation, um den kausalen Faktor der Läsionen zu eliminieren und so die natürliche Heilung kontrolliert zu ermöglichen. Die Erfolgsrate dieser Behandlung ist sehr hoch und verhindert somit die Entwicklung einer definitiv stenosierenden Narbe, die viel schwieriger zu behandeln ist.

Entlastungstracheotomie

Im subakuten Stadium sollte die Entlastungstracheotomie klassischerweise zwischen zweitem und drittem Trachealring erfolgen. Dreißig Jahre Erfahrung mit Stenosenbehandlungen haben gezeigt, dass grundsätzlich auf eine vertikale Tracheotomie oder auf das Herausstanzen eines Fensters verzichtet werden sollte. Beide Methoden führen zu einer Destabilisierung des Knorpelgerüsts und zu sekundären Stenosen. Vertikale Inzisio-

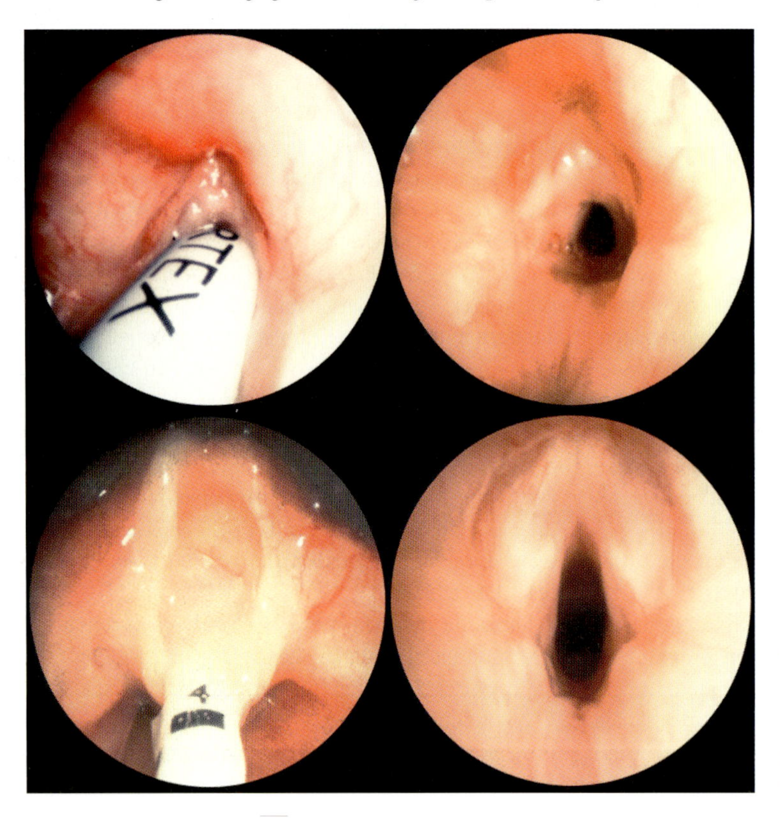

Abb. 53.2 Extubation unmöglich infolge wuchernder entzündlicher Granulationen. Reintubation mit kleinerem Tubus und Diproson/Gentamycin Pommadenplug. Erfolgreiche Extubation, restitutio ad integrum

nen von drei bis vier Knorpelringen erschweren eine eventuell spätere Resektionschirurgie, da ein bereits eingeschnittener Trachealring nicht für eine Anastomose in Frage kommt und so die Länge des zu resezierenden Segments unnötig vergrößert wird (damit auch das operative Risiko!).

Als optimal hat sich, auch beim Kind, das Anlegen eines Björkschen Fensters erwiesen, schmal gehalten, über ein bis maximal zwei Trachealringe.

Weiterhin sollte das Stoma beim Kind systematisch „epidermisiert" werden, d.h. die Haut wie bei einer Laryngektomie zirkulär an das Fenster vernäht werden. Dies vereinfacht erheblich die Transkanülierung und senkt deutlich ihr Risiko, besonders in der frühen postoperativen Phase. Zudem schützt dieses Vernähen die umgebenden Weichteile. Epidermisierte Tracheostomien sind bei der operativen Revision viel einfacher zu präparieren, wahrscheinlich weil die peritracheostomiale entzündliche Reaktion geringer gehalten wird.

Bei bereits chronischen, fibrosierten Stenosen stellt sich die Frage der Lage des Stomas, besonders in Anbetracht einer darauffolgenden Resektionschirurgie (➤ Abb. 53.3).

Erwägt man die Möglichkeit einer einzeitigen Resektionschirurgie mit anschließender Extubation, ist es vorteilhaft, das Tracheostoma so hoch wie möglich, sogar in die Stenose, anzulegen, um das zu resezierende Segment so kurz wie möglich zu halten. Kann das nicht in Betracht gezogen werden, sollte das Tracheostoma tiefer, auf Höhe des vierten oder fünften Trachealrings angelegt werden, um postoperativ den Abstand zwischen Anastomose und Stoma so großzügig wie möglich zu halten (geringere postoperative Entzündungsgefahr der Anastomose; Sandu und Monnier 2008).

Chronische Stenosen: präoperative Abklärungen

Die präoperativen Abklärungen müssen folgende Entscheidungen ermöglichen:

- Endoskopische oder offen chirurgische Behandlung.
- Erweiterungslaryngoplastik oder Resektionschirurgie.
- Ob die ausgewählte Behandlung aus lokalen (Entzündung, Malazie usw.) oder aus allgemeinen Gründen (Syndrom, Lungenfunktion, Reflux, kardiovaskuläre oder neurologische Begleiterkrankungen) überhaupt durchführbar ist.

Die demzufolge für diese Entscheidungen wichtigen Charakteristika einer Stenose sind in ➤ Tabelle 53.1 dargestellt.

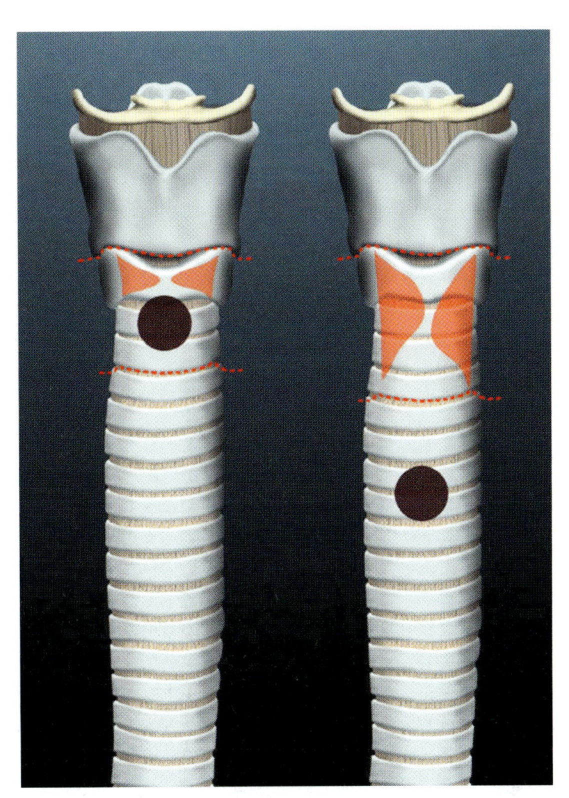

Abb. 53.3 Bei geplantem einzeitigem Resektionsverfahren Tracheotomie so nah wie möglich an die Stenose anlegen, um das Resektat so kurz wie möglich zu halten. Bei geplantem zweizeitigem Verfahren, Sicherheitsabstand zwischen Anastomose und Tracheostoma großzügig halten (ORL Universitätsklinik Lausanne)

Tab. 53.1 Wesentliche Charakteristika einer subglottischen Stenose, die endoskopisch zu erheben sind
Betroffene anatomische Ebenen
Stimmbandbeweglichkeit
Stenosenlänge
Stenosengrad
Länge des Tracheostomas
Länge der distalen Trachea
Entzündung

Tab. 53.2	
Grad I	≤ 50%
Grad II	51–70%
Grad III	71–99%
Grad IV	kein Lumen

Der Stenosengrad wird nach Myer und Mitarbeitern eingeteilt (➤ Tab. 53.2; Myer et al. 1992) und dient nicht nur dem internationalen Vergleich, sondern auch der Entscheidung zwischen Erweiterungsplastik oder Resektionschirurgie.

Alle Stenosencharakteristika werden endoskopisch diagnostiziert (Lang et al. 2001). Radiologische Untersuchungen spielen diesbezüglich eine untergeordnete Rolle und bringen lediglich spezifische Informationen in speziellen Situationen (z.B. bei totalen Stenosen oder langstreckigen trachealen Ringstenosen; Bailey et al. 2003). Besonders der Beitrag der virtuellen 3-D-Endoskopie wird überschätzt (Gluecker et al. 2001). Auf eine Endoskopie kann nie verzichtet werden. Diese beinhaltet immer:

- Eine dynamische Larynxuntersuchung (transnasale Fibroskopie in reiner Sevoflurannarkose zur Abschätzung der Stimmbandmobilität).
- Eine direkte Laryngoskopie mit starrer Optik (morphologische Diagnose).
- Eine starre Bronchoösophagoskopie (Schleimhautentzündung, Malazie, Reflux, assoziierte Fehlbildungen).
- Eine Mikrolaryngoskopie (v.a. zur Palpation der Arytenoidknorpel für die Differenzialdiagnose Ankylose/Paralyse).

Die Stenose sollte mit den relevanten Maßen schematisiert werden (➤ Abb. 53.4). Die Endoskopie sollte unbedingt die Suche nach vorliegenden lokalen Pathologien beinhalten, die die operative Sanierung kontraindizieren oder erschweren (Schleimhautentzündung, Malazie, Reflux).

Zusätzliche nützliche Informationen liefern:

- CT (Angio-CT) oder MRT (totale Stenosen, Ringstenosen, kardiovaskuläre Fehlbildungen; Bailey et al. 2003, Gluecker et al. 2001).
- Lungenfunktionsanalyse, v.a. die Fluss-Volumen-Kurve, die aber bei Kindern, besonders kanülierten Kindern, oft schwierig ist.
- 24-Stunden-pH-Metrie zur Reflux-Abklärung, auf die oft zugunsten einer medikamentösen perioperativen Refluxbehandlung verzichtet wird.
- Gründliche kardiovaskuläre und neuropädiatrische Untersuchung (Lang et al. 2001, Bailey et al. 2003).

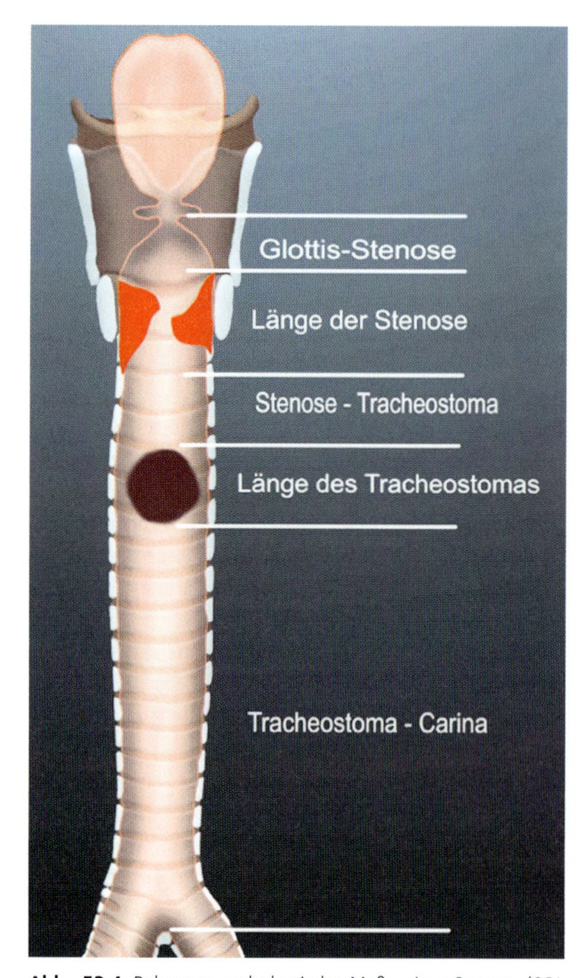

Abb. 53.4 Relevante endoskopische Maße einer Stenose (ORL Universitätsklinik Lausanne)

Behandlung: endoskopisch oder chirurgisch?

Diese Entscheidung ist wesentlich. So verlockend eine „Ablaserung" solcher Stenosen erscheinen mag, die endoskopische Behandlung ist mit Erfolg nur bei einer Minderheit von Stenosen anwendbar. Die Indikationen einer endoskopischen Behandlung sind in ➤ Tabelle 53.3 zusammengefasst und beruhen auf den von Simpson und Mitarbeitern 1982 dargestellten Kriterien (Simpson et al. 1982). Man darf nie vergessen, dass man endoskopisch nur die intraluminale Weichteilkomponente der Stenose behandeln kann und keinesfalls die knorpelige Komponente. So zählt man alle Stenosen Grad III bis IV, kongenitale Stenosen, mehr als 1 cm lange Stenosen, komplexe Stenosen mit glottischer und/oder trachealer Ausdehnung, den Verlust der Knorpelgerüststabilität und eine narbige Arytenoidknorpelfixierung zu Kontraindikationen einer endoskopischen Behandlung. Eine vergleichende Studie 100 endoskopisch und 100 chirurgisch behandelter Stenosen konnte klar zeigen, dass die funktionellen Ergebnisse nach Resektionschirurgie deutlich besser waren, obwohl die operierten Stenosen schwergradiger waren (Monnier 2005). Eine laryngotracheale Stenose ist grundsätzlich eine chirurgisch zu behandelnde Pathologie. Als Faustregel kann gelten dass, unter der Einhaltung der oben genannten Indikationen, wenn nach der ersten endoskopischen Behandlungssitzung die Stenose zum gleichen Grad rezidiviert, es zu keiner weiteren endoskopischen Behandlung kommen sollte. Zu häufig muss man nachträglich bedauern, dass wiederholte, inadäquate Laserbehandlungen die Ausgangslage deutlich verschlimmert haben.

Endoskopische Behandlungen

Die endoskopische Behandlung beruht hauptsächlich auf der **CO_2-Laserresektion** der Stenose (➤ Abb. 53.5; Lang et al. 2001, Bailey et al. 2003). Andere Laser sollten wegen thermischer Nebenwirkungen nicht in Betracht gezogen werden. Auch beim CO_2-Laser muss man sorgfältig auf die Parameter achten: Die Resektion sollte möglichst im „Ultrapulse"- oder „Superpulse"-Modus durchgeführt werden, mit einem minimalen Spotdurchmesser (250 µm). Die Resektion sollte maximal quadrantenweise erfolgen, denn eine zirkuläre vollständige Abtragung der Stenose führt zu einer erneuten retraktilen, stenosierenden Narbe. Mehrere Behandlungssitzungen sind häufig notwendig. Dargestellt wird die Stenose schwebemikrolaryngoskopisch oder bronchoskopisch.

Eine **Bougie-Dilatation** sollte als alleinige Behandlung nicht mehr angewendet werden, auch nicht „provisorisch" bis zur definitiven Behandlung; die Vernarbung der dilatationsbedingten Schleimhautrisse verschlimmert oft die Situation. Hingegen als zusätzliche Maßnahme nach Laser-Inzisionen eines feinen Narbensegels oder nach Quadranten-Laserexzision kann eine vorsichtige Dilatation dazu beitragen, den Lumendurchmesser zu optimieren.

Sofern kein freier Knorpel vorliegt, hat sich die topische Applikation von Mitomycin-C® (mit Watteträger, 2%ige Lösung während zwei Minuten) auf das Laserwundbett als vorteilhaft erwiesen, weil sie effektiv einer Granulationenwucherung vorbeugt (Simpson und James 2006).

Tab. 53.3 Indikationen zur endoskopischen Behandlung, basierend auf Simpsons Kriterien
Erworbene subglottische Stenose Grad I
Mittelgradige erworbene subglottische Stenose Grad II
Dünne Lochblendenstenose < 1 cm
Glottische oder subglottische Narbensegel

Einer **Stenteinlage** als Behandlung einer gutartigen laryngotrachealen Stenose muss man mit größtem Misstrauen gegenüberstehen, besonders dem Einlegen von selbstexpandierenden Stents. Diese werden vom normalen, nicht tumoralen Gewebe langfristig schlecht toleriert: Es bilden sich obstruktive Granulationen an beiden Stentextremitäten sowie zwischen Schleimhaut und Stent. Somit kommt es häufig nach einer endoskopisch initial einfachen Stenteinlage mit ausgezeichnetem sofortigem Erfolg, längerfristig zu einer viel komplizierteren Lage, mit einer langstreckigen entzündeten Stenose. Selbstexpandierende Stents sind schlussendlich mit der trachealen/subglottischen Wand so verwachsen, dass sie häufig, auch chirurgisch, extrem schwierig zu entfernen sind. Auch bei Erfolg müssen sie jedoch infolge des Wachstums der Luftwege entfernt werden. Zudem finden solche Stents bei glottischer Ausdehnung der Stenose keine Anwendung.

Demzufolge kommen selbstexpandierende Stents nur sehr selten, in ganz verzweifelten, ausbehandelten oder nicht anders behandelbaren laryngotrachealen Stenosen zur Anwendung.

Hingegen werden **weiche Silikonstents** häufiger eingesetzt, aber immer nur temporär und im Rahmen eines Gesamtbehandlungskonzepts. Sie dienen als zusätzliche Maßnahme dem Andrücken von Schleimhauttransplantaten, zur Lumenstabilisierung, z.B. nach Erweiterungsplastik mit Knorpeltransplantaten, oder zur anatomischen Moulage der Glottis, um zu verhindern, dass noch rohe Wundflächen wieder stenosierend zusammenheilen. Eine Entlastungstracheotomie ist immer notwendig. Lange Jahre kam der altbekannte T-Tubus von Montgomery zum Einsatz, und er wird heute noch im Bereich Trachea und Subglottis verwendet. In der Glottis hingegen wirkt sich seine runde Form ungünstig aus und verursacht Druckstellen und Granulationen.

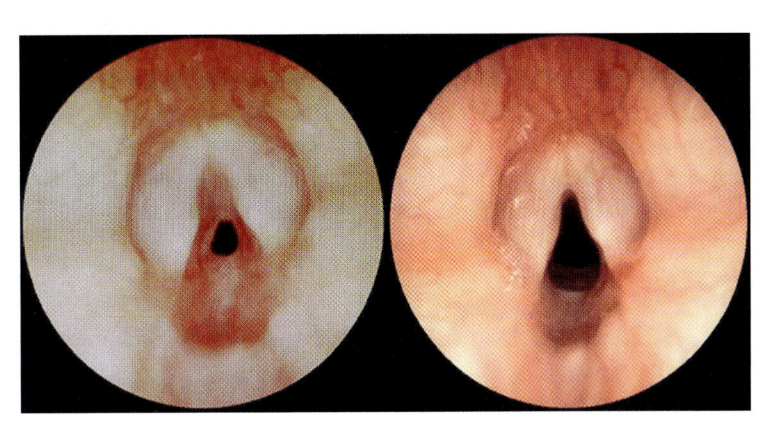

Abb. 53.5 Ganz feines zirkuläres lochblendenartiges Narbensegel. Erfolgreiche, mehrzeitige endoskopische Behandlung mit Laser und zusätzlicher Dilatation

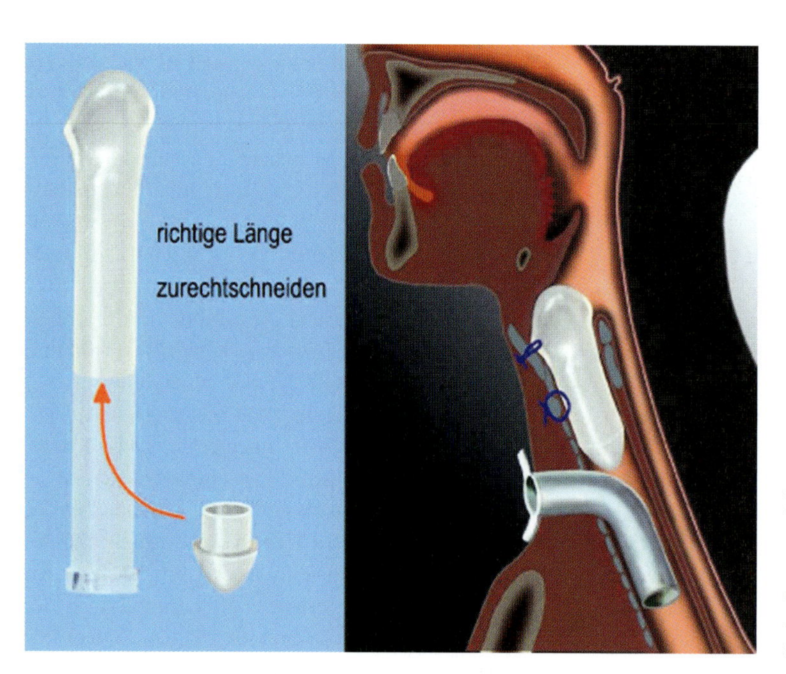

Abb. 53.6 Easy LT-Mold™. Weicher, anatomisch geformter (nach laryngealen post mortem Ausgüssen) laryngotrachealer Silikonstent, individuell anpassbar. Wichtig für die korrekte Lage ist die exakte Platzierung auf Höhe der vorderen glottischen Kommissur (ORL Universitätsklinik Lausanne)

Heutzutage zieht man anatomisch geformte weiche Silikonstents vor, die sich, besonders in der Glottis, optimal anpassen lassen (➤ Abb. 53.6). Das wohl im Moment technisch ausgereifteste Modell ist der Easy LT-Mold™ von Monnier aus Lausanne (Monnier 2007). Bedingung des Behandlungserfolgs ist ein anatomisch exaktes Einlegen (chirurgisch oder endoskopisch) und eine Fixation in der richtigen Lage mit einem oder zwei transglottischen und transtrachealen Fäden. Die endoskopische Entfernung ist einfach. Es gibt noch keine klaren Richtlinien zur Verweildauer eines solchen Stents. Aktuell empfiehlt man drei Wochen (Andrücken von Schleimhaut) bis drei Monate (Lumenstabilisierung).

Chirurgische Behandlungen

Bei der offenen chirurgischen Behandlung können die klassische Erweiterungs-Laryngotracheoplastik, die krikotracheale Resektion oder die erweiterte krikotracheale Resektion angewendet werden.

Das Prinzip der **Laryngotracheoplastik**, die jahrzehntelang die einzige chirurgische Behandlungsmöglichkeit war, besteht in einer Erweiterung des verengten Segments durch Einsetzen eines Knorpeltransplantats in die Vorder- oder Rückwand des Luftwegs (➤ Abb. 53.7; Réthi 1956, Aboulker et al. 1966, Cotton et al. 1989). Meistens sind eine Entlastungstracheotomie und das Einlegen eines Stents notwendig (zweizeitiges Verfahren), in ausgewählten Fällen ist diese Technik aber auch einzeitig durchführbar (Cotton et al. 1989). Damit wird immerhin eine Dekanülierung in ca. 90% der Grad-II-Stenosen und in rund 80% der leichtgradigen Grad-III-Stenosen erreicht, aber in nur 35% der schwergradigen Grad-III- und der vollständigen Grad-IV-Stenosen (Cotton et al. 1989, Ndiaye et al. 1999). Es handelt sich eben nur um ein Erweiterungsverfahren, und wenn das ursprüngliche Lumen sehr stark oder vollständig stenosiert ist, bleibt eine Erweiterung logischerweise funktionell ungenügend. Zudem kommt es nicht selten zu einer Verlagerung oder einer Nekrose des freien Knorpeltransplantats, mit anschließendem Stenosenrezidiv. Ein Vorteil hingegen ist der einfache chirurgische Zugang, denn der Luftweg braucht nicht großzügig freigelegt zu werden. Ein weiterer grundsätzlicher Vorteil dieser Technik ist ihre Anwendungsmöglichkeit in der glottischen Ebene, wo aus funktionellen Gründen keine Resektion des stenosierten Segments möglich ist. Dort wird das Knorpeltransplantat zur Erweiterung der Krikoidplatte eingesetzt, um den Abstand zwischen den Arytenoidknorpeln wieder zu normalisieren. Das Einsetzen des Transplantats in der Vorderwand auf Höhe der vorderen glottischen Kommissur ist nicht denkbar, denn dort würde es zu einer glottischen Inkompetenz durch ein gegenseitiges Entfernen und Parallelisieren der Stimmbänder führen.

Die modernere Behandlungsalternative ist die **krikotracheale Resektion**, die beim Kind 1978 zum ersten Mal von Savary angewendet wurde (Sandu und Monnier 2008, Monnier et al. 1993). Das Prinzip ist die vollständige Exzision des stenosierten Segments mit Reanastomose von zwei normal weiten Strukturen. In der Trachea ist das einfach vorstellbar. In der Subglottis hingegen geht es darum, die Stenose mitsamt des Kri-

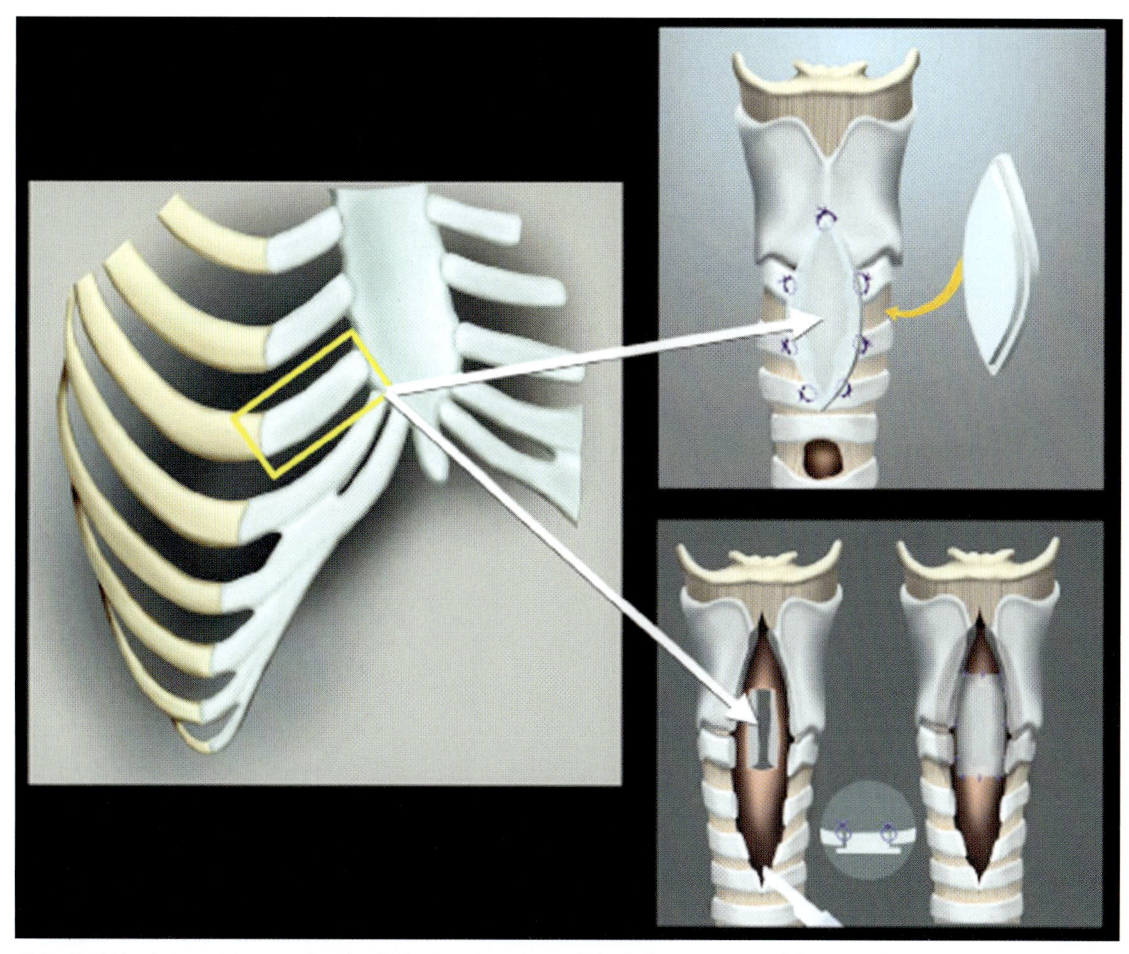

Abb. 53.7 Erweiterungslaryngotracheoplastik. Zur Korrektur einer *subglottischen* Stenose wird das Rippenknorpel-Transplantat in die laryngotracheale Vorderwand eingebracht, unter Erhalten der vorderen Kommissur. Zur Korrektur einer *glottischen* Stenose wird der Rippenknorpel in die Krikoidplatte eingebracht. Der Schildknorpel muss auf der Mittellinie vollständig eröffnet werden (ORL Universitätsklinik Lausanne)

koidrings, unter Belassen der Krikoidplatte und der Arytenoide, zu entfernen und den ersten gesunden trachealen Ring mit der Krikoidplatte hinten und dem Unterrand des Schildknorpels oben zu reanastomosieren (➤ Abb. 53.8). Es handelt sich um eine technisch komplizierte Anastomose zwischen drei verschiedenen Strukturen. Zudem muss man den geringeren Durchmesser des Schildknorpels etwas erweitern, um ihn mit dem physiologisch weiteren Trachealring zu vereinigen. ➤ Abbildung 53.8 zeigt schematisch, wie der Unterrand des Schildknorpels eingeschnitten und anschließend mit einem dreieckigen trachealen Knorpelspan etwas aufgedehnt wird. Mitresektionen von bis zu acht trachealen Ringen wurden erfolgreich durchgeführt. Um eine spannungsfreie Anastomose zu erhalten, wird bei langen Resektionen die infra- und suprahyoidale Muskulatur an ihrem Ansatz durchtrennt, um somit eine kaudale Mobilisierung des Larynx zu ermöglichen. Die wesentlichen **Vorteile** dieser Methode sind:

- Dank der Anastomose von zwei physiologischen Strukturen nicht nur die Wiederherstellung einer fast normalen Anatomie, sondern auch einer normalen Atmung mit guter Anstrengungstoleranz, und dies in 98% der Fälle (➤ Abb. 53.9; Jaquet et al. 2005).
- Die Möglichkeit einer einzeitigen Prozedur, unter Mitresezieren des Tracheostomas, wenn vorhanden.
- Die recht guten respiratorischen Ergebnisse, auch wenn die glottische Funktion eingeschränkt ist (z.B. einseitige Arytenoidfixierung).

Die **Nachteile** sind:

- Der chirurgische Aufwand (extensive Freilegung, Verletzungsgefahr des Rekurrens-Nerven, Dehiszens-Risiko).
- Dass die Methode nur bei reinen subglottischen oder subglottischen und trachealen Stenosen angewendet

werden kann. Eine glottische Ausdehnung der Stenose kann mit einer krikotrachealen Resektion nicht mitbehandelt werden.

So entstand die Idee, die krikotracheale Resektion mit der Erweiterungslaryngotracheoplastik in einem Verfahren zu kombinieren, um die komplexen schwergradigen subglottischen Stenosen mit glottischer Ausdehnung ebenfalls behandeln zu können. Dieses Verfahren, das in ➤ Abbildung 53.10 schematisiert dargestellt ist, nennen wir „erweiterte krikotracheale Resektion". Es wird grundsätzlich ein trachealer Ring mehr als notwendig entfernt, um einen gestielten Schleimhautlappen aus der Pars membranacea zu gewinnen, der es erlaubt, das Knorpeltransplant in der Krikoidplatte vollständig mit Schleimhaut zu bedecken. Zum Durchführen dieser Operation ist eine vollständige Eröffnung des Schildknorpels auf der Mittellinie notwendig. Demzufolge ist die postoperative Einlage eines Stents zur Stabilisierung des laryngotrachealen Skeletts und zum Andrücken des hinteren Schleimhautlappens notwendig. Dieses Verfahren kann also nur zweizeitig durchgeführt wer-

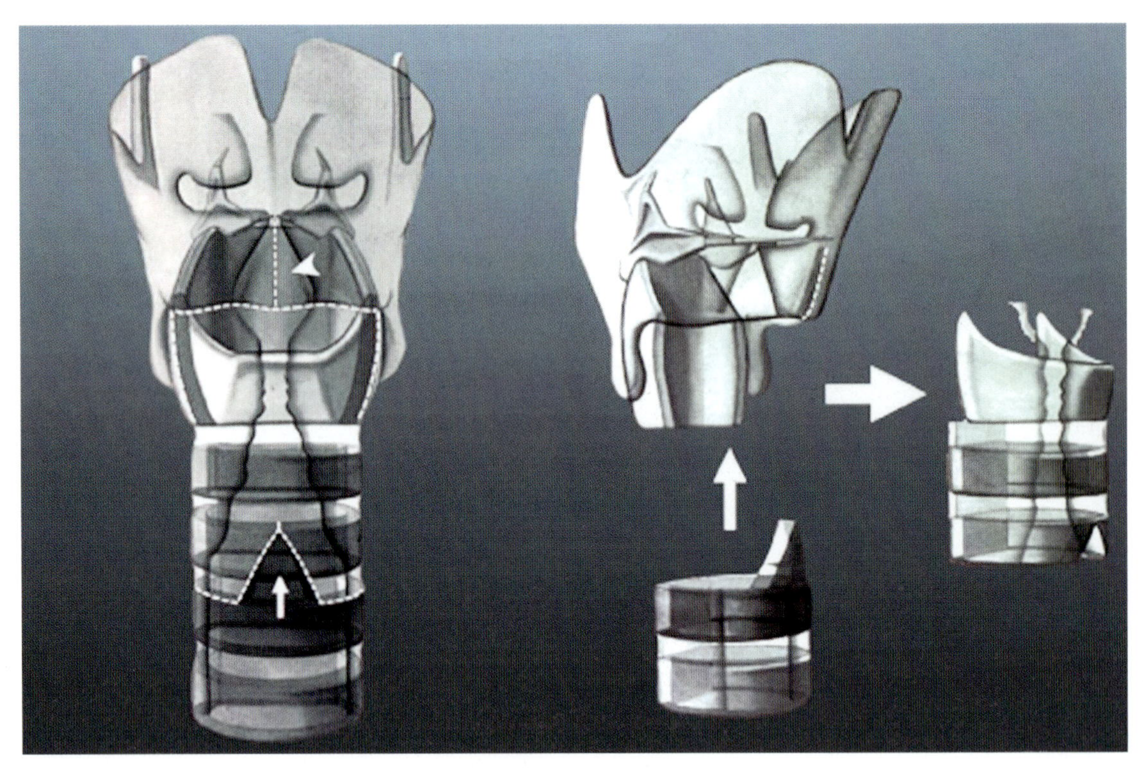

Abb. 53.8 Krikotracheale Resektion. Die Stenose, die sich vom Krikoid in die zwei ersten Trachealringe ausdehnt, wird „en bloc" mit dem vorderen Krikoidring und den betroffenen Trachealringen reseziert. Die Krikoidplatte wird ausgeschliffen und erhalten, wegen der krikoarytenoidalen Gelenke. Die Anastomose vereinigt Krikoidplatte, Schildknorpelunterrand und ersten gesunden Trachealring. Der Schildknorpel wird nur bis unterhalb der vorderen Kommissur eingeschnitten, um die Größenanpassung mit dem weiteren Trachealring zu ermöglichen (ORL Universitätsklinik Lausanne)

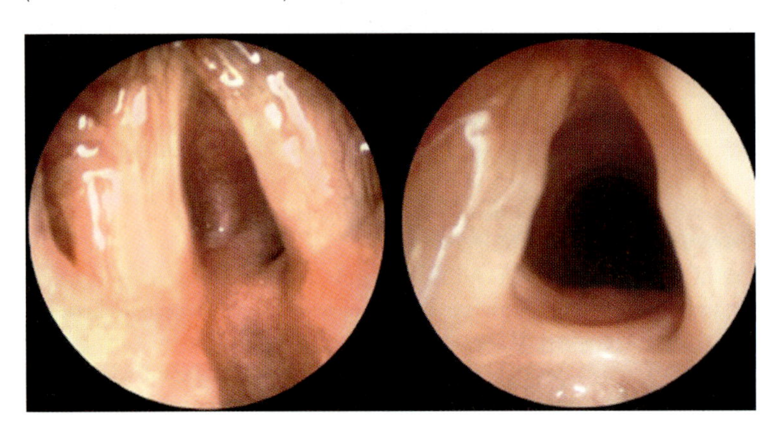

Abb. 53.9 Schwergradige Grad-III-Stenose (stecknadelgroßes Restlumen dorsal rechts). Sechs Monate nach krikotrachealer Resektion, nahezu physiologische Verhältnisse

den. In Anbetracht des Umstands, dass dieses Verfahren in den schwierigsten Fällen, den komplexen schwergradigen Grad-III- und Grad-IV-Stenosen mit glottischer Ausdehnung zur Anwendung kommt, ist die Dekanülierungsrate von 94% sehr gut (➢ Abb. 53.11; Jaquet et al. 2005).

Insgesamt liegt die Komplikationsrate beider Resektionsverfahren bei 10%. Schwerwiegende Komplikationen (v.a. partielle Dehiszenzen) treten in ca. 5% der Fälle auf (Jaquet et al. 2005).

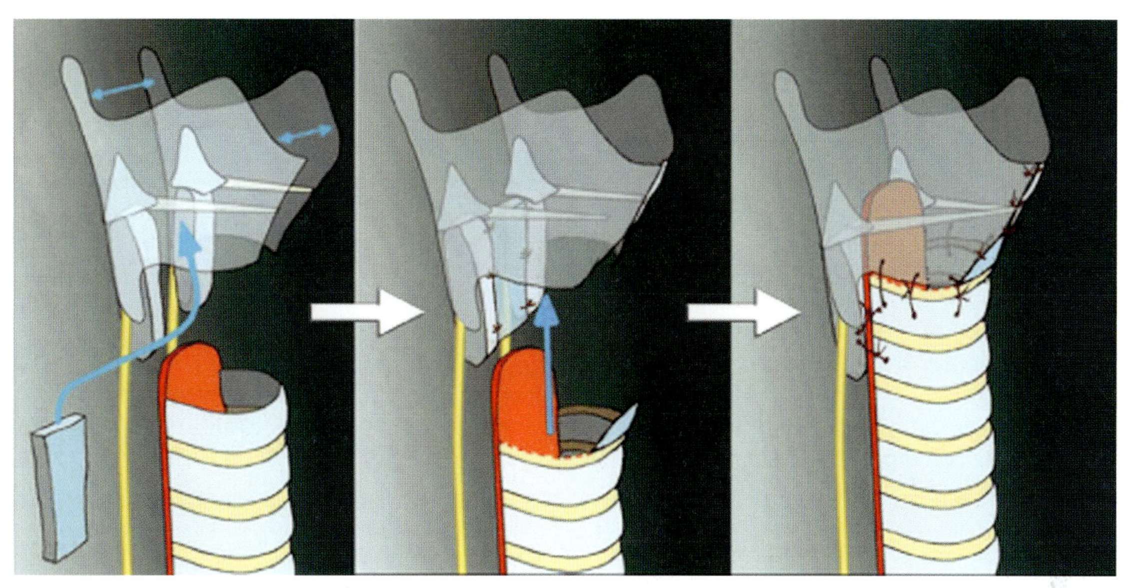

Abb. 53.10 Ausgedehnte krikotracheale Resektion. Nach Resektion des subglottischen Stenosenanteils (➢ Abb. 53.8) wird die zusätzliche glottische Erweiterungsplastik vor der Anastomose durchgeführt. Der eingesetzte freie Knorpel wird mit Schleimhaut abgedeckt, die idealerweise aus der Pars membranacea der Trachea durch Opferung eines zusätzlichen Trachealknorpels gewonnen wird (ORL Universitätsklinik Lausanne)

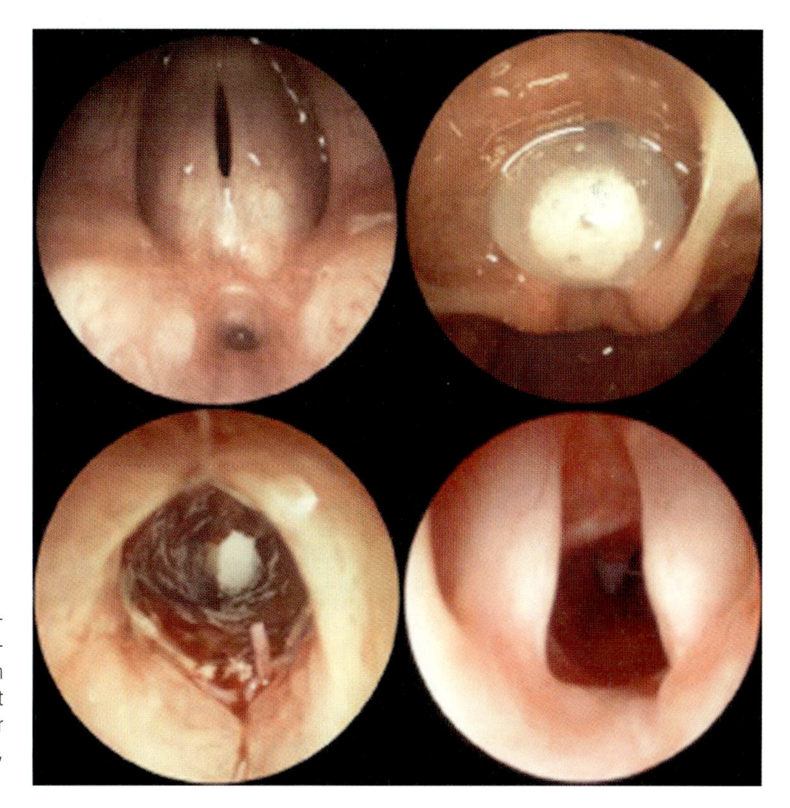

Abb. 53.11 Komplexe glotto-subglottische Stenose Grad III. Ansichten: präoperativ; mit liegendem Stent; unmittelbar nach Entfernung des Stents (man sieht die Naht des hinteren Schleimhautlappens und in der Tiefe die liegende Kanüle); Endergebnis, unmittelbar vor Dekanülierung

Bei allen drei operativen Verfahren ist ein sorgfältiges klinisches und endoskopisches Follow-up wesentlich. Kontrollendoskopien werden routinemäßig bei Extubation, 7–10 Tage nach Extubation, nach 6 Wochen, 6 Monaten und idealerweise einem Jahr durchgeführt. In ca. 60% der Fälle müssen endoskopisch kleinere Korrekturen (Laser, Granulationenabtragung, Mitomycin-Betupfung, Dilatation) zur Optimierung des Lumendurchmessers erfolgen. Demzufolge ist das Beherrschen sowohl endoskopischer als auch chirurgischer Behandlungstechniken Grundsatz, nicht nur für eine richtige Indikationsstellung, sondern auch für die Durchführung der Behandlung (Bailey et al. 2003).

Eine langfristige endoskopische Nachsorge erlaubte es auch zu beweisen, dass es bei keiner der chirurgischen Behandlungsmethoden zu laryngotrachealen Wachstumsschwierigkeiten kommt (Jaquet et al. 2005, Lang 1995).

Die Resektionschirurgie wird heutzutage mit Erfolg in mehreren Referenzzentren durchgeführt (Jaquet et al. 2005, Ranne et al. 1991, Vollrath et al. 1999, Triglia et al. 2001).

Schlussfolgerung

Die verschiedenen endoskopischen und chirurgischen Techniken sollten keinesfalls konkurrenziell angewendet werden, sondern im Rahmen eines allgemeinen Behandlungskonzepts. Das Lausanner Behandlungskonzept zum Beispiel kann wie folgt zusammengefasst werden:

- Endoskopisch behandeln kann man Stenosen, die sich auf eine anatomische Ebene beschränken, ohne Knorpeldeformation; Grad-I- und mindergradige Grad-II-Stenosen; ganz dünne Lochblendenstenosen.
- Mit einer Laryngotracheoplastik lassen sich vor allem rein glottische Stenosen sowie Grad-II- und mindergradige subglottische Grad-III-Stenose gut behandeln.
- Eine krikotracheale Resektion sollte bei subglottischen Grad-III- und -IV-Stenosen durchgeführt werden sowie bei Laryngotracheoplastik-Misserfolgen als Revisionsoperation.
- Die erweiterte krikotracheale Resektion findet ihre Anwendung bei allen schwerstgradigen, komplexen laryngotrachealen Stenosen mit glottischer Ausdehnung.

Ein solches Konzept, wenn auch wesentlich, bleibt natürlich schematisch, und jeder Fall muss mit seinen Spezifitäten und seiner – häufig langen – Vorgeschichte einzeln betrachtet werden.

Zurzeit noch ungelöste Probleme sind Stenosen mit beidseitiger krikoarytenoidaler Gelenkankylose, Stenosen, die alle drei laryngeale Ebenen mit einbeziehen, langstreckige erworbene Trachealstenosen (über acht Ringe) sowie Stenosen, die im Rahmen von schwerwiegenden neurologischen, pulmonalen oder kardiovaskulären Begleiterkrankungen auftreten.

LITERATUR

Aboulker P, Sterkers JM, Demaldent JE, Santon P(1966) Modification apportées à l'intervention de Réthi. Intérêt dans les sténoses laryngotrachéales et trachéales. Ann Otolaryngol 83: 98–106.

Bailey M, Hoeve H, Monnier P (2003) Paediatric laryngotracheal stenosis: a consensus paper from three European centres. Eur Otorhinollaryngol 260: 118–123.

Cotton RT, Gray SD, Miller RP (1989) Update of the Cincinnati experience in pediatric laryngotracheal reconstruction. Laryngoscope 99: 1111–1116.

Gluecker T, Lang F, Bessler S, Monnier P, Meuli R, Schnyder P, Duvoisin B (2001) 2D and 3D CT imaging correlated to rigid endoscopy in complex laryngo-tracheal stenoses. Eur Radiol 11: 50–54.

Holinger LD (1999) Histopathology of congenital subglottic stenosis. Ann Otol Rhinol Laryngol 180: 101–111.

Jackson C (1921) High tracheotomy and other errors, the chief causes of chronic laryngeal stenosis. Surg Gynecol Obstet 32: 392–398.

Jaquet Y, Lang F, Pilloud R, Savary M, Monnier P (2005) Partial cricotracheal resection for pediatric subglottic stenosis: long term outcome in 57 patients. J thorac cardiovasc Surg 130: 726–732.

Lang FJW, Pasche P, Monnier P (2001) Sténoses laryngotrachéales. Encycl Méd Chir, Pneumologie 6-035-A-20: 15.

Lang FJW (1995) Sténoses laryngotrachéales: résultats à long terme des résections – anastomoses. ORL Aktuel Probl Otorhinolaryngol 18: 308–319.

Monnier P, George M, Monod ML, Lang F (2005) The role of the CO_2 laser in the management of laryngotracheal stenosis: a survey of 100 cases. Eur Otorhinolaryngol 262: 602–608.

Monnier P, Lang F, Savary M (1993) Krikoidteilresektion mit primärer laryngotrachealer Anastomose bei subglottischen Stenosen im Kindesalter. Otorhinolaryngol Nova 3: 26–34.

Monnier P, Lang F, Savary M (2001) Traitement des sténoses sous-glottiques de l'enfant par résection crico-trachéale: expérience lausannoise de 58 cas. Ann Otolaryngol Chir Cervicofac 118: 299–305.

Monnier P (2007) Airway stenting with the LT-Mold™: experience in 30 pediatric cases. Int J ped otorhinolaryngol 71: 1351–1359.

Myer CM, O'Connor DM, Cotton RT (1992) Proposed grading system for subglottic stenosis based on endotracheal tube size. Ann Otol Rhinol Laryngol 101: 656–658.

Ndiaye I, Van Den Abbeele T, François M, Viala P, Tanon-Anoh MJ, Narcy P (1999) Traitement chirurgical des sténoses laryngées de l'enfant. Ann Otolaryngol Chir Cervicofac 116: 143–148.

Pasche P, Lang FJW, Monnier P (2008) Laryngeal trauma. In: Pearson FG (ed.) Thoracic Surgery. Churchill Livingstone: Elsevier.

Ranne RD, Lindley S, Holder TM, Ashcraft KW, Sharp FJ, Amoury RA (1991) Relief of subglottic stenosis by anterior cricoid resection: an operation for the difficult case. J Pediatr Surg 26: 255–259.
Réthi A (1956) An operation for cicatricial stenosis of the larynx. J Laryngol Otol 70: 283–293.
Sandu K, Monnier P (2008) Cricotracheal resection. Otolaryngol Clin N Am 41: 981–988.
Simpson CB, James JC (2006) The Efficacy of Mitomycin-C in the treatment of laryngotracheal stenosis. Laryngoscope 116: 1923–1925.
Simpson GT, Strong MS, Healy GB, Shapshay SM, Vaughan CW (1982) Predictive factors of success or failure in the endoscopie management of laryngeal and tracheal stenosis. Ann Otol Rhinol Laryngol 91: 384–388.
Triglia JM, Nicollas R, Roman S (2001) Primary cricotracheal resection in children: indications, technique and outcome. Int J ped otorhinolaryngol 58: 17–25.
Vollrath M, Freihorst J, Van der Hardt H (1999) Die Chirurgie der erworbenen laryngotrachealen Stenosen im Kindesalter, Teil II. HNO 47: 611–622.

VII Kindliche Stimm- und Sprachstörungen

VII

KAPITEL

54

Annerose Keilmann

Sprachentwicklung und Sprachentwicklungsstörungen

54.1 Normale Sprachentwicklung

54.1.1 Vorbedingungen für den Spracherwerb

Obwohl alle Sprachen eine äußerst komplexe Struktur aufweisen, lernen die meisten Kinder ihre Muttersprache, in vielen Fällen auch mehrere Sprachen, in den ersten Lebensjahren ohne große Probleme. Die Zeitabschnitte, in denen der Mensch ohne spezielle Intervention bestimmte sprachliche Fertigkeiten schnell und gut erwerben kann, nennt man „Entwicklungsfenster", „sensible" oder „kritische" Phasen. Die grundlegenden Strukturen der Muttersprache lernt ein Kind bis zum 4. Geburtstag. Mit der Pubertät enden die Entwicklungsfenster für den Spracherwerb. In der Zeit bis zur Pubertät können auch mehrere Sprachen auf relativ natürliche Weise erworben werden, die akzentfreie Beherrschung einer Sprache kann in der Regel nur bis zur Pubertät erreicht werden. Die Begriffe „Sprachentwicklung", der eher auf die angeborene und reifende Basis Bezug nimmt, und „Spracherwerb", der dem aktiven Lernen größeres Gewicht beimisst, werden meist synonym gebraucht.

Die regelrechte Stimmgebung und Lautbildung basiert auf einer normalen Anlage der Atmungs- (Lunge und Trachea), Stimmbildungs- (Kehlkopf, insb. Stimmlippen) und Klangformungsorgane (Mundhöhle, Pharynx, Nasenhaupthöhle). Die korrekte Ansteuerung über das zentrale Nervensystem entwickelt sich in der Schwangerschaft und auch noch nachgeburtlich. In dieser Zeit tragen verschiedene Vorgänge, wie z.B. die Markscheidenreifung und die Synapsenbildung, zur richtigen Ausbildung der Funktionen bei. Für die Weiterentwicklung ist entscheidend, ob von außen ausreichende und adäquate Reize einwirken. Das Erlernen der Sprache hängt von der geistigen und körperlichen Entwicklung ab, Sprache ist eng mit dem Denken verknüpft und Grundvoraussetzung für viele abstrakte Leistungen.

Hören

Kinder mit einem Hörverlust von über 70 dB im Hauptsprachbereich auf dem besser hörenden Ohr lernen ohne Verstärkung und ohne Förderung nicht sprechen. Schon bei beidseitigen Hörverlusten ab 20 bis 30 dB sind sprachliche Defizite zu erwarten.

Sehen

Menschen, die nicht oder schlecht sehen, können oft nicht wahrnehmen, worüber gesprochen wird. Außerdem fehlt ihnen die optische Wahrnehmung und Kontrolle der Lautbildung im vorderen Artikulationsbereich. Auch normalhörige Zuhörer nehmen in der Regel das Mundbild zu Hilfe. Trotzdem haben verschiedene Untersuchungen gezeigt, dass sehbehinderte Kinder in der Regel einen normalen Spracherwerb durchlaufen, weil die offensichtlichen Defizite durch eine entsprechende Zuwendung und Förderung gut ausgeglichen werden können.

Taktile Empfindungen und Feinmotorik

Sprache als phylogenetisch sehr junge Funktion basiert auf primitiveren Funktionen, wie Saugen und Schlucken. Vor allem im 1. Lebensjahr spielen dabei das taktile Empfinden und die Feinmotorik eine sehr wichtige Rolle. Die orofaziale Eupraxie, also die normale Ansteuerbarkeit der Artikulatoren, ist eine Grundvoraussetzung zur Ausbildung von Lauten.

Psychisch-geistige Voraussetzungen und Sprachanregung

Sprachentwicklung und die Entwicklung anderer kognitiver Leistungen erfolgen nicht nur parallel, sondern beeinflussen sich auch gegenseitig. Bei Kindern mit einer Sprachentwicklungsstörung, die keine ausreichende Therapie oder Förderung erhalten, besteht die Gefahr, dass auch die allgemeine kognitive Entwicklung leidet. Das sozio-kulturelle Umfeld nimmt Einfluss sowohl auf die Sprachentwicklung als auch auf die psychische und geistige Entwicklung eines Kindes.

MERKE

Die Sprachentwicklung hängt einerseits von angeborenen und sich entwickelnden Fähigkeiten des Kindes wie Hörvermögen, taktil-kinästhetischer Wahrnehmung und Sprachbegabung, andererseits von ausreichendem und passendem Sprachangebot ab. „Nature" und „Nurture" sind gleichermaßen wichtig. Als phylogenetisch junge Funktion ist Sprache anfällig für Entwicklungsstörungen.

54.1.2 Spracherwerbstheorien

Schon seit vielen hundert Jahren beschäftigen Menschen sich mit der Frage, inwieweit Sprache eine angeborene, genetisch bedingte Fähigkeit ist oder durch Umwelteinflüsse erworben wird. Anfänglich wurden dabei vor allem Beobachtungen von sprachlichen Erscheinungen in Einzelsprachen interpretiert. Hierzu zählen Beobachtungen von Kindern, die in völliger Deprivation aufwuchsen und dementsprechend später nie normale sprachliche Fähigkeiten erreichten. Wichtige Aufschlüsse geben auch Zwillings- und Therapiestudien. Skinner als wichtigster Vertreter des **Behaviorismus** vertrat die Meinung, dass sprachliche Strukturen durch die Imitation Erwachsener erworben werden. Die Erwachsenen verstärken dann richtige Imitationen. Kinder können auch Wörter neu kombinieren und gestalten neue Sätze aufgrund der Häufigkeit der bekannten Wörter.

Chomsky als Vertreter des **Nativismus** vertrat hingegen die Meinung, dass das Kind viel zu wenig Sprache höre, als dass es daraus abstrakte Strukturen ableiten könne. Weiterhin könne das Kind nicht daraus, dass es bestimmte Strukturen nicht höre, schließen, dass es diese nicht gäbe. Außerdem würden Kinder nur selten korrigiert, wenn sie Fehler machten. Ein Kind müsse also mit einem angeborenen Wissen über Sprache auf die Welt kommen. Es verfüge über eine Universalgrammatik (LAD = language acquisition device), wisse also, dass es für alle Sprachen geltende Prinzipien gäbe, z.B. dass es Wörter und Sätze gibt. Das Kind wisse also von Anfang an mehr über Sprache als es in seiner Umgebung hören könne, der Spracherwerb sei ein biologisch vorprogrammierter Entfaltungsprozess, für den die Muttersprache lediglich als Trigger notwendig sei.

Vertreter des **Interaktionismus** heben jedoch hervor, dass Kinder mehrere tausend Äußerungen pro Tag hören und die Bezugspersonen ihr Sprechen auch häufig auf das Kind abstimmen. Zumindest im westlichen Kulturkreis werden häufig korrigierende Rückkopplungsstrategien verwendet, die als negative Evidenz gewertet werden können. Als „motherese“ oder „parentese“ bezeichnet man die in diesem Zusammenhang eingesetzte kindgerichtete Sprache, die auch von älteren Kindern unbewusst eingesetzt wird: Die Sprechstimmlage wird erhöht, die Prosodie sehr ausgeprägt gestaltet, die Sprechgeschwindigkeit verlangsamt, Grammatik und Wortschatz auf angepasst einfache Weise eingesetzt. Einschränkend muss hier hinzugefügt werden, dass der Spracherwerb auch in Kulturen (z.B. in Afrika) funktioniert, in denen kindgerichtete Sprache selten eingesetzt wird. Die Interaktionisten gehen davon aus, dass ein Kind häufig die Gelegenheit hat, bestimmte Situationen zusammen mit den entsprechenden Äußerungen zu erleben. Erwachsene greifen auch kindliche Äußerungen auf, z.B. ein „Mama“ während der zweiten Lallphase, und deuten diese Äußerung in ihrem Sinn, nämlich als Bezeichnung für die Mutter, und vermitteln so dem Kind die Bedeutung.

Genetische Faktoren im Spracherwerb

Eine genetische Komponente kann zumindest für das Auftreten von Sprachentwicklungsstörungen als gesichert gelten. Aus Zwillingsstudien lässt sich ableiten, dass etwa zwei Drittel der Varianz in den Sprachleistungen bei Kindern mit Sprachentwicklungsstörungen genetisch bedingt sind. Die genetischen Faktoren scheinen vor allem im unteren Leistungsspektrum eine wichtige Rolle zu spielen, bei den Kindern, die mühelos gute sprachliche Fertigkeiten entwickeln, spielt die Umwelt eine wesentlichere Rolle.

Nur in Einzelfällen ist bei Sprachentwicklungsstörungen ein isolierter Gendefekt nachweisbar. Bei den meisten betroffenen Kindern ist von einem polygenetischen Erbgang auszugehen.

54.1.3 Entwicklung der Sprachwahrnehmung (Sprachrezeption)

Die Sprachwahrnehmung beginnt schon vorgeburtlich. Verschiedene Untersuchungen konnten zeigen, dass Säuglinge direkt nach der Geburt die Stimme ihrer Mutter von der anderer Frauen unterscheiden können, aber auch die eigene Muttersprache von einer anderen Sprache, wenn sie von der gleichen Sprecherin präsentiert werden (Mehler et al. 1988). Diese Ergebnisse zeigen, dass der Fetus sprachliche Äußerungen nicht nur wahrnimmt, sondern sich auch an sie erinnern kann. Für die Wiedererkennung der eigenen Muttersprache spielen vermutlich rhythmische und prosodische Merkmale eine entscheidende Rolle. In den ersten Lebensmonaten sind Kinder in der Lage, verschiedene Laute zu unterscheiden, interessanterweise auch solche Laute, die für die eigene Muttersprache nicht bedeutungsunterscheidend sind. Ein Teil dieser Fähigkeiten geht später zugunsten der für die eigene Muttersprache wichtigen Unterscheidungen verloren. Mit einem halben Jahr können Kinder bereits das Betonungsmuster ihrer Muttersprache erkennen, im Deutschen also typischerweise die Betonung der ersten Silbe in Zweisilbern. Mit etwa 8 bis 9 Monaten erkennen Kinder hochfrequente Inhalts- und Funktionswörter wieder.

Für das Erlernen der Bedeutung der Sprache ist es wichtig, dass ein Kind Sprache im Kontext erlebt und richtig deutet. Für die Einschätzung des Sprachverständnisses ist es hingegen wichtig, dass rein sprachliche Anforderungen an das Kind gestellt werden, so dass das Kind die richtige Antwort nicht erschließen kann. Da solche Situationen im natürlichen Umfeld des Kindes selten vorkommen, ist es für Eltern schwierig, das Sprachverständnis ihres Kindes richtig einzuschätzen.

54.1.4 Entwicklung der produktiven Sprache

Üblicherweise wird zwischen dem prälingualen oder präverbalen Stadium, das etwa bis zum 1. Geburtstag dauert, und dem verbalen Stadium, in dem Sprache im eigentlichen Sinn produziert wird, unterschieden. Dem prälingualen Stadium wird erst in letzter Zeit vermehrt Aufmerksamkeit gewidmet, weil sich immer mehr herauskristallisiert, dass sich schon in diesem Stadium Abweichungen von der gesunden Entwicklung erkennen lassen.

Bei den ersten stimmlichen Äußerungen handelt es sich um undifferenzierte Reflexschreie auf äußere und innere Reize. Meist bildet der Säugling einen reinen Vokalklang, der dem Neutralvokal, dem Schwa-Laut („ä", „a"), entspricht. Die meisten Säuglinge schreien mit einem Grundton um 440 Hz und produzieren starke Obertöne, die dem Schreien eine gewisse Tragkraft verleihen. Durch die Reaktionen der Bezugspersonen bildet sich ein kommunikativer Charakter heraus, nach einem Monat können die Bezugspersonen verschiedene Intentionen des Säuglings erkennen, also z.B. Hunger, Freude, Schmerz oder Zufriedenheit unterscheiden. Etwa ab der 6. Lebenswoche beginnt der Säugling, verschiedene Bewegungsfolgen der Sprechwerkzeuge zu erproben. Die Bewegungsmuster, die zur Lautbildung benutzt werden, leiten sich aus denen ab, die beim Saugen, Schlucken, Kauen eingesetzt werden. Durch die verschiedenen Stellungen der Artikulatoren entstehen verschiedene Konsonanten. Verschiedene Einstellungen des Ansatzrohrs nutzt der Säugling zur Produktion verschiedener Vokale. Die Bezugspersonen können auch weiche, lustbetonte Stimmeinsätze von harten, Unlust verkündenden Stimmeinsätzen unterscheiden.

Die **erste Lallperiode** ist noch weitgehend unabhängig von der Kontrolle über das Ohr. Hörbehinderte Kinder durchlaufen diese erste Lallphase relativ unauffällig.

Im 6. bis 8. Lebensmonat setzt dann die **zweite Lallperiode** ein. Die Säuglinge produzieren nun das so genannte kanonische Lallen, das durch Silbenwiederholungen mit dem prosodischen Muster der Muttersprache, durch Lallmonologe und Lalldialoge gekennzeichnet ist. Im Gegensatz zur ersten Lallperiode hängt die zweite Lallperiode vom Hörvermögen ab, ein verspätetes Einsetzen der zweiten Lallperiode oder die fehlende Ausprägung des prosodischen Musters der Muttersprache können Symptome einer Hörstörung sein, aber auch auf eine sich entwickelnde Sprachentwicklungsstörung hinweisen. Ob ein Kind ins kanonische Lallen gekommen ist, kann bei Eltern mit Kindern in diesem Alter gut erfragt werden, später erinnern sich Eltern kaum noch an diese Äußerungen.

MERKE

In der zweiten Lallperiode zeigt der Säugling das kanonische Lallen, er produziert Silbenreihen mit dem prosodischen Muster der Muttersprache und kann Lalldialoge führen. Hat das kanonische Lallen bis zum 8. Lebensmonat nicht eingesetzt, besteht der Verdacht auf eine Hörstörung oder eine Sprachentwicklungsstörung.

Etwa im Alter von 10–14 Monaten sprechen Kinder ihre erste intendierte Lautäußerung, das erste Wort. Mit dem wiederholten Gebrauch eines bestimmten Wortes für eine bestimmte Person oder einen bestimmten Gegenstand zeigt das Kind, dass es die Symbolfunktion begriffen hat, also weiß, dass mit einem bestimmten Wort etwas Bestimmtes gemeint ist. Dabei unterscheidet sich anfänglich die Bedeutung, die das Kind dem Wort gibt, oft von der Bedeutung in der Erwachsenensprache. So können mit „Papa" auch durchaus andere Männer gemeint sein. Neben diesem als **Übergeneralisierung** bezeichnetem Phänomen tritt auch die **Untergeneralisierung** auf, wenn z.B. nur Dackel, nicht aber Schäferhunde oder Möpse als „Hunde" bezeichnet werden. Als **Missmatch** wird das Phänomen bezeichnet, wenn z.B. Oberbegriffe falsch gebraucht werden, also alle Bäume als „Blumen" bezeichnet werden, Blumen hingegen alle „Tulpen" genannt werden. Von einer Überlappung spricht man, wenn ein Kind nicht alle Bäume (z.B. keine Palmen) als Bäume bezeichnet, aber auch Hecken und Sträucher „Bäume" nennt.

Etwa 6 Monate nach den ersten intendierten Lautäußerungen beginnen Kinder, zwei Wörter in einem sinnvollen Zusammenhang zu äußern, sogenannte Zweiwortäußerungen zu produzieren. Während als Einwortäußerungen vor allem Nomen, hinweisende Elemente, wie „da", Verbpräfixe („an", „aus", „zu"), Verneinungen und intonatorische Fragen gebraucht werden, kommen jetzt neue Wortarten, wie Adjektive und Adverbien, hinzu. Auch erste Negations- und Fragesätze sind zu hören. Nach dem 2. Geburtstag produzieren die Kinder immer mehr längere Äußerungen und setzen Modal- und Hilfsverben („Ich will spielen") ein. Bis zum 3. Geburtstag lernen Kinder die korrekte Stellung der Worte im Satz, d.h. die Verbzweitstellung bei finiten Verben im Hauptsatz („Mama trinkt Tee"). Bis zum 3. Geburtstag werden zunehmend Artikel und Präpositionen gelernt. Im Alter von 3 bis 4 Jahren lernen die Kinder zusätzlich den Gebrauch von Nebensätzen und Verknüpfungen, der Satzbau wird zunehmend komplexer. Vergleiche hierzu auch ➤ Tabelle 54.2.

Es werden **4 linguistische Ebenen** und auf jeder Ebene die rezeptiven (Verstehen) und produktiven (Bildung) Leistungen unterschieden.

Phonetisch-phonologische Ebene

MERKE

Unter Phonetik versteht man die Bildung der Laute, die Phonologie beschäftigt sich mit den Phonemen als kleinste bedeutungsunterscheidende Einheit.

Bei der Beurteilung der Sprachentwicklung wird deswegen auf der phonetisch-phonologischen Ebene die Aussprache der einzelnen Laute („Schlange" oder „Slange") und die Fähigkeit, verschiedene Laute zu unterscheiden (hört sich „Tasse" und „Kasse" gleich oder verschieden an?), betrachtet. Für eine korrekte Aussprache ist es nicht nur nötig, den jeweiligen Laut richtig produzieren zu können, im Sinne der phonetischen Beherrschung (d.h. die Artikulatoren richtig einzustellen und die Atmung und Stimmgebung zu koordinieren), sondern auch seine Funktion in der Sprache begriffen zu haben im Sinne einer phonologischen Beherrschung des Lautes. Kinder erwerben meist zunächst leicht zu bildende Laute. Bei vielen Lauten wird der Laut als Phon wesentlich früher erworben denn als Phonem, d.h. dass das Kind den Laut zwar bilden kann, aber noch nicht in jedem Fall richtig einsetzt. Fox und Dodd (1999, vgl. ➤ Tab. 54.1a und ➤ Tab. 54.1b) legten eine Untersuchung an deutschen Kindern zum Phon- und Phonemerwerb vor.

Tab. 54.1a Phonerwerb bei deutschen Kindern (Einzellaute; Fox und Dodd 1999)

Alter (Jahre, Monate)	75%	90%
1;06–1;11	m b p v f d t n l g k h	m b d t n
2;00–2;05	pf	p f v l
2;06–2;11	j ŋ ç x ʁ	x g k h ʁ pf
3;00–3;05		j ŋ
3;06–3;11	ʃ	
4;00–4;05		ç
4;05–4;11		ʃ
5;00–5;05		
5;00–5;11		

Tab. 54.1b Phonemerwerb bei deutschen Kindern (Einzellaute; Fox und Dodd 1999)

Alter (Jahre, Monate)	75%	90%
1;06–1;11	m b p d t n	m p d
2;00–2;05	v h z/s	b n
2;06–2;11	f l j ŋ x ʁ g k pf	V f l t ŋ x h k z/s
3;00–3;05	ç ts	j ʁ g pf
3;06–3;11	ʃ	ts
4;00–4;05		ç
4;05–4;11		ʃ
5;00–5;05		
5;00–5;11		

Semantisch-lexikalische Ebene

MERKE

Die Semantik beschreibt die Inhalte bzw. Bedeutung der Wörter. Mit Lexikon ist der rezeptive und produktive Wortschatz gemeint.

Mit etwa 1 Jahr sprechen Kinder ihre ersten Worte, mit 1½ Jahren verstehen sie etwa 100 Wörter und produzieren etwa 50. Im 2. Halbjahr des 2. Lebensjahrs setzt der Wortschatzspurt ein. Die Kinder lernen in dieser Zeit etwa 10 neue Wörter pro Tag. So erreicht ein Kind mit 6 Jahren einen rezeptiven Wortschatz von 9000 bis 14 000 Wörtern, einen produktiven Wortschatz von 3000 bis 5000 Wörtern. Zu jeder Zeit ist dabei der rezeptive Wortschatz, also die Wörter, deren Bedeutung verstanden wird, größer als der produktive Wortschatz, also die Wörter, die der Sprecher selbst einsetzt. Die Entwicklung der semantisch-lexikalischen Ebene hängt weit mehr als die der phonetisch-phonologischen oder morphologisch-syntaktischen Ebene von der Lebensumwelt des Kindes und seinen Interessen ab. Ein Kind, das in einer Familie von Pilzsammlern aufwächst, wird schon im Alter von 6 Jahren über ein im Hinblick auf Pilze wesentlich differenzierteres Lexikon verfügen als mancher Erwachsene. Eine Erweiterung des Wortschatzes ist lebenslang möglich und üblich.

Morphologisch-syntaktische Ebene

MERKE

Unter Morphologie versteht man den Aufbau und die Gesetzmäßigkeiten einer Sprache im Sinne der Flexionsmorphologie und der Wortbildungsmorphologie. Mit Syntax bezeichnet man die Lehre vom Satzbau.

Wenn Kinder ihre ersten Einwortäußerungen produzieren, sind diese schon als Sätze zu interpretieren. Mit demselben Wort kann je nach Betonung ein Aussagesatz oder eine Frage formuliert werden. Mit etwa 1½ Jahren fügen Kinder zwei Wörter entsprechend einer unterlegten Logik zu einem Satz zusammen. In der weiteren Entwicklung lernen Kinder zunehmend komplexere syntaktische Strukturen und morphologische Kennzeichen zu verstehen und schließlich selbst zu produzieren.

Tab. 54.2 Entwicklung der morphologisch-syntaktischen Fähigkeiten (in Anlehnung an Clahsen 1986)

Phase	Alter [J]	
I	1;00–1;06	beginnt nach Abschluss der Lallphase, charakterisiert durch Einwortäußerungen wie Nomen (Ball), deiktische (hinweisende) Elemente (da), Verbpräfixe (mit, da), Verneinung (nein) und intonatorische Fragen
II	1;06–2;00	Zweiwortäußerungen mit beliebiger Wortstellung, zusätzlich neue Wortarten, pronominale Ausdrücke (der), Adjektive (schön), Adverbien. Erste Kasusansätze, erste Verbflexionen, erste Negations- (nicht Ball) und Fragesätze (wo Ball)
III	2;00–2;06	Mehrwortäußerungen, Verhältnis von Ein-, Zwei- und Mehrwortäußerungen in individuellem Verhältnis. Modal- und Hilfsverben
IV	ab 3;00	Verbzweitstellung bei finiten Verben. Inversion zur Fragebildung. Artikel und Präpositionen häufiger
V	ab 3;06	Bei- und unterordnende Konjunktionen zur Satzverknüpfung, Satzbau komplexer, korrekte Stellung des Verbs im Haupt- und Nebensatz wird deutlicher

Pragmatisch-kommunikative Ebene

MERKE

Unter Pragmatik versteht man die Fähigkeit, Sprache der Situation entsprechend einzusetzen und zu verstehen.

54.1.5 Kindlicher Zweispracherwerb

Sprechen die Eltern eines Kindes unterschiedliche Sprachen oder lebt ein Kind in einem Land, in dem eine andere Sprache gesprochen wird als die seiner Eltern, dann wird das Kind schon sehr früh mit verschiedenen Sprachsystemen konfrontiert. Im ersten Fall handelt es sich um eine „simultane Zweisprachigkeit“, im zweiten um eine „sukzessive“, wenn das Kind erst mit dem Eintritt in den Kindergarten mit der Landessprache in Kontakt kommt. Außer diesen beiden häufigsten Situationen gibt es in der Realität natürlich noch viele andere Konstellationen. Häufig wird zwischen der „Familiensprache“ (wie sprechen die Eltern untereinander) und der „Umgebungssprache“, der Sprache im Kindergarten, der Schule, auf Behörden etc. unterschieden.

Nodari und De Rosa (2003) sprechen nur dann von Zweisprachigkeit, wenn ein Mensch beide Sprachen in der natürlichen Umgebung lernt, sie täglich benutzt und als brauchbares Kommunikationsinstrument einsetzen kann. Eine nur in der Schule gelernte Sprache ist zunächst eine Fremdsprache. Sie stellt eine theoretische Möglichkeit zu kommunizieren dar. Diese Sprache kann zur Zweitsprache werden, wenn der Sprecher in das betreffende Land umzieht und die Sprache dann täglich benutzt.

Die meisten Kinder, die von Geburt an mit zwei Sprachen aufwachsen, lernen beide Sprachen fehler- und akzentfrei. Eine zweisprachige Erziehung als solche stellt für Kinder mit einer normalen Sprach- und allgemeinen Begabung kein Problem dar. Dies trifft meist auch für Kinder, die im Vorschulalter mit der zweiten Sprache konfrontiert werden, zu. Bei älteren Kindern und Erwachsenen spielt das Alter, in dem die zweite Sprache erlernt wird, eine entscheidende Rolle. Auch wenn es natürlich individuelle Unterschiede gibt, kann etwa bis zur Pubertät eine zweite Sprache akzentfrei erlernt werden. Untersuchungen der Hirnaktivität zeigten Unterschiede zwischen solchen zweisprachigen Individuen, die zwei Sprachen von Geburt an gelernt hatten, und solchen, die die zweite Sprache erst im zweiten Lebensjahrzehnt erlernt hatten, aber beide Sprachen flüssig sprachen. Beim simultanen Zweispracherwerb werden beiden Sprachen im gleichen Hirnareal abgespeichert, bei sukzessiver Zweisprachigkeit in benachbarten, aber unterscheidbaren Hirnarealen (Perani et al. 1998). Dies stimmt mit der Erfahrung überein, dass bei sukzessiv zweisprachigen Patienten, die eine Sprachstörung durch ein Schädel-Hirn-Trauma oder einen Schlaganfall erleiden, meist nicht beide Sprachen gleich stark von der Störung betroffen sind.

Früher ging man grundsätzlich davon aus, dass eine zweite Sprache umso besser erlernt werden könne, je jünger das lernende Individuum ist. Für das Erlernen der korrekten Aussprache und der richtigen Prosodie (Satzmelodie) trifft dies auch tatsächlich zu. Beide Fähigkeiten werden von einsprachig Aufwachsenden hauptsächlich vorgeburtlich und im ersten Lebensjahr erworben. Wortschatz und Grammatik können hingegen auch später im Leben sehr erfolgreich erlernt werden. Ältere Sprachlerner vertrauen dabei auf andere Strategien als kleine Kinder. Erwachsene reflektieren mehr über die sprachlichen Strukturen, zudem spielen Lesen und Schreiben eine große Rolle.

Eine zweisprachige Umgebung ist für die meisten Kinder eine Chance, zwei Sprachen fehlerfrei zu erlernen und sich damit auch in zwei Kulturkreisen zu Hause zu fühlen.

Untersuchungen in Israel (Hebräisch–Englisch), in den Südstaaten der USA (Spanisch–Englisch) und in Kanada (Französisch–Englisch) verglichen zweisprachig aufgewachsene Kinder mit einsprachig aufgewachsenen Kindern. In den meisten Sprachleistungen ergaben sich keine Unterschiede. Die zweisprachig aufgewachsenen Kinder hatten pro Sprache einen geringeren Wortschatz. Dafür wiesen sie eine höhere „metalinguistic awareness" (besseres Gefühl für grammatische Strukturen) auf.

Wenn beide Eltern unterschiedliche Sprachen sprechen, ist entscheidend, welche Sprache als Familiensprache gewählt wird. Die Sprache des Elternteils, die nicht der Umgebungssprache entspricht, wird voraussichtlich nur dann häufig genug vom Kind gehört und benutzt, wenn von den Eltern bewusst die Entscheidung gefällt wird, die Familiensprache nicht entsprechend der Umgebungssprache zu wählen. Leben also ein französisch sprechender Vater und eine deutsch sprechende Mutter in Deutschland und die Mutter ist in der Lage, gut französisch zu sprechen, dann wäre es von Vorteil, wenn in der Familie französisch gesprochen wird, damit das Kind ausreichend Möglichkeit erhält, diese Sprache zu erlernen. Beschränken sich diese Gelegenheiten auf die Situationen, in denen der Vater allein mit dem Kind ist, dann wird sich Französisch wahrscheinlich nur zu einer sehr schwachen Sprache entwickeln.

Frühe Sprachentwicklung bei Mehrsprachigkeit

In der Sprachentwicklung kommt es bei fast allen zweisprachigen Menschen in verschiedenen Entwicklungsschritten unterschiedlich stark und auf unterschiedlichen Sprachebenen zu Interferenzen, also Einflüssen der einen auf die andere Sprache. Häufiger sind Einflüsse der starken Sprache auf die schwache Sprache. So können Laute der schwachen Sprache in Wörtern durch Laute der starken Sprache ersetzt werden („sat" statt „that"). In einen Satz in der schwachen Sprache können Wörter aus der starken Sprache eingebaut werden („I look for a Kaffeetasse"), weil nur sie gerade präsent sind, oder es werden grammatische Konstruktionen aus der starken Sprache übernommen.

Im Fall der simultanen Zweisprachigkeit erlernt das Kind zunächst einzelne Wörter aus beiden Sprachen, oft jeweils für einen lexikalischen Inhalt nur ein Wort aus einer Sprache. In dieser Zeit kommt es auch zu „blends", das sind Wörter, die aus der Verschmelzung von zwei Wörtern gleicher Bedeutung der beiden gelernten Sprachen entstehen (z.B. „shot" aus „hot", englisch und „chaud", französisch für „heiß"). Zuweilen bilden Kinder auch zusammengesetzte Wörter aus Elementen beider Sprachen („Weiß-pane"). Dann erweitert sich das Lexikon und das Kind erlernt denselben Begriff auch in der anderen Sprache und schließlich auch, die Begriffe den jeweiligen Sprechern zuzuordnen (dazu sagt der Papa „pane"). In dieser Phase sind sich die Kinder schon der Tatsache bewusst, dass die beiden Elternteile unterschiedliche Sprachen sprechen. Bei den meisten Kindern ist dies zwischen dem 2. und dem 3. Geburtstag der Fall. Oft benutzen die Kinder eine Zeit lang noch die Grammatik einer oder beider Sprachen, ohne sie gut zu trennen.

Schon im Alter von 3 Jahren kann ein Kind Unterschiede zwischen beiden Sprachen erkennen, und es ist gut, wenn die Eltern mit ihrem Kind spielerisch über diese Unterschiede sprechen. Das Kind hat meist Spaß daran und wird damit mit größerem Selbstbewusstsein ein zweisprachiges Individuum. Oft schon ist bei 3-Jährigen zu beobachten, dass sie für ihre Gesprächspartner übersetzen.

Mit wachsender Erfahrung mit beiden Sprachen lernt das Kind, beide Sprachen der Situation angemessen einzusetzen. Oft beobachten die Eltern, dass die Kinder zwischen den beiden Sprachen wechseln, einen „Code-Mix" oder ein „Code-Switching" einsetzen. Unter einem „Code-Mix", der vor allem bis zum 8. Lebensjahr vorkommt, ist eine Strategie zu verstehen, bei der die Elemente eingesetzt werden, die gerade zur Verfügung stehen („Mam, I would like to go to the Spielplatz"), das „Code-Switching" ist eine bewusster Wechsel der Sprache in Abstimmung auf den Gesprächspartner und das Gesprächsthema („Mama, ich will bitte auf den Spielplatz", „Papa, please join us to the playground!"). Beides sind normale Phänomene. Grosjean (1982) sieht darin eine Kommunikationsstrategie, die es erlaubt, dem Gesprächspartner Informationen sprachlicher, aber auch sozialer Natur ohne Stockungen und Pausen zu vermitteln.

Erlernt ein türkisches Kind die deutsche Sprache erst im Kindergarten (sukzessive Zweisprachigkeit), dann baut die Sprachentwicklung im Deutschen auf der Entwicklung im Türkischen auf. Die türkischen Sprachkenntnisse sind wie die damit in Zusammenhang stehenden geistigen und sozialen Fähigkeiten wichtige Bedingungen für den Erwerb der Zweitsprache.

Ausgeglichene Zweisprachigkeit, dominante Zweisprachigkeit oder doppelte Halbsprachigkeit

Sprache ist in jedem Fall auch Identität. Dementsprechend sollen die Eltern vor allem in der Sprache oder den Sprachen sprechen, in der sie sich wohl fühlen. Dabei kann es durchaus sein, dass eine Mutter in der einen (ihrer „Muttersprache") ihr Kind tröstet, in einer anderen (der „Familiensprache") mit dem Vater redet.

Für eine gelingende Zweisprachigkeit sollten beide Sprachen möglichst immer in der gleichen Situation verwendet werden. Sprechen die Eltern unterschiedliche Sprachen, so sollte jedes Elternteil immer nur in seiner Sprache mit dem Kind sprechen, auch wenn er oder sie die Sprache des Partners vielleicht sehr gut spricht. Die Trennung sollte für das Kind immer klar erkennbar bleiben. Dieses Prinzip wurde schon 1913 von Ronjat, einem französischen Linguisten, der sein eigenes Kind zweisprachig erzog, vorgeschlagen.

Beide Sprachen werden mit denselben Strategien erworben. Liegt ein ausgewogenes Angebot beider Sprachen vor, dann nähert sich das Kind in beiden Sprachen allmählich der Normsprache an. Ein Kind, das erleben kann, wie es in zwei Sprachen handlungsfähig wird, wird eine hohe Motivation entwickeln, beide Sprachen zu erlernen und einzusetzen. Die Eltern und Bezugspersonen sollten für die Chancen, die eine „natürliche Zweisprachigkeit" bietet, möglichst günstige Bedingungen schaffen.

Wenn eine zweisprachige Erziehung gelingt, dann profitiert ein Kind dadurch auch für seine geistige Entwicklung. Beispielsweise spricht das Kind einer französischen Mutter und eines deutschen Vaters beide Sprachen fehlerfrei und mühelos. Man spricht von einer additiven oder **ausgeglichenen Zweisprachigkeit**. In diesem Fall zeigen die Kinder eine höhere kognitive Leistungsfähigkeit und ein höheres Abstraktionsvermögen.

Beherrscht das Kind eine Sprache gut und eine weitere schlechter, dann liegt eine **dominante Zweisprachigkeit** mit einer starken und einer schwachen Sprache vor.

Häufig ist dieses Phänomen bei Kindern von Migranten, die durch die Schule, die nur die Umgebungssprache vermittelt, die Zweitsprache schließlich weitaus besser beherrschen als ihre Erstsprache. Die Sprache der Umgebung wird also zu ihrer starken Sprache. Ein Beispiel wäre das Kind russischer Eltern, das in Deutschland zur Schule geht und auch mit seinen Geschwistern Deutsch spricht. Diese Kinder erreichen das Denk- und Leistungsvermögen einsprachig Aufwachsender, haben also keinen Nachteil gegenüber einer einsprachigen Erziehung.

Ungünstig ist lediglich die **subtraktive Zweisprachigkeit**, doppelte Halbsprachigkeit oder Semilingualität. Meist handelt es sich um Kinder, deren Eltern die Sprache des Gastlandes nicht gut beherrschen und aus verschiedenen Gründen ihren Kindern auch in ihrer eigenen Muttersprache kein ausreichendes Sprachangebot vermitteln. Dazu können die eingeschränkten sprachlichen Fähigkeiten der Eltern und der Kinder beitragen, vor allem aber die mangelnde Wertschätzung gegenüber der Muttersprache und der Kultur der Eltern. Sprechen die Eltern mit ihren Kindern auf fehlerbehaftete Weise in der Sprache des Gastlandes und hören die Kinder nicht gleichzeitig ausreichend Sprache in guter Qualität, dann besteht die Gefahr, dass die Kinder weder die eine, noch die andere Sprache richtig erlernen. Diese Entwicklung führt zwangsläufig zu schulischen Problemen und gefährdet auch die geistige Entwicklung der Kinder.

54.2 Beurteilung von Sprach- und Sprechstörungen im Kindesalter

Die Sprachentwicklung eines Kindes ist für verschiedene Bezugspersonen von großem Interesse. Ob ein Kind schon spricht, worüber man sich mit ihm unterhalten kann, spielt eine ganz entscheidende Rolle für seine kommunikativen Fähigkeiten und damit für die meisten zwischenmenschlichen Beziehungen. Eltern, Erzieherinnen, Ärzte, Logopäden oder Linguisten werden die Sprachentwicklung jedoch unterschiedlich sehen und unterschiedliche Schlüsse aus ihren Beobachtungen ziehen. Vonseiten der Pädagogik wird zum Beispiel eine „Förderdiagnostik" durchgeführt, die für die Sprachentwicklung sensibilisieren und Anhaltspunkte für die weitere Sprachförderung in einer Kindergartengruppe geben soll, ohne dass konkrete Defizite beim jeweiligen Kind festgestellt werden müssen oder eine Aussage angestrebt wird, ob bei diesem Kind eine behandlungsbedürftige Krankheit vorliegt.

Aus der Perspektive der Medizin (vor allem der Phoniatrie/Pädaudiologie und Logopädie, aber auch der Sprachheilpädagogik) wird das jeweilige Kind mit unauffälligen Kindern verglichen. Wenn relevante Abweichungen vorliegen, wird eine Diagnose gestellt, z.B. eine spezifische Sprachentwicklungsstörung (F80.1 oder F80.2), eine Aussprachestörung (F80.0) oder eine Sprachentwicklungsstörung im Rahmen einer beidseitigen Schallempfindungsschwerhörigkeit. Ziel der Diagnostik ist nicht nur, Art und Ausmaß der Störung festzustellen, sondern auch mögliche Ursachen zu erkennen. Für die abschließende Untersuchung eines Kindes mit einer Sprachentwicklungsstörung ist in der Regel ein interdisziplinäres Vorgehen angemessen.

Daten über den Sprachentwicklungsstand können durch Befragung z.B. der Eltern und durch Beobachtung (Alltagsbeobachtung oder professionelle Beobachtung, letztere auch unter Verwendung von Frage- oder Beobachtungsbögen) gewonnen werden. Eine Diagnostik von Sprachleistungen ist zum einen durch Spontansprachanalysen möglich, zum anderen durch den Einsatz von Prüfmitteln oder Tests, also die Elizitation (das „Hervorlocken") von sprachlichen Strukturen. Die Auswahl des Vorgehens hängt davon ab, ob die Sprachleistungen nur orientierend gestreift werden oder eine Einteilung in sprachlich unauffällige Kinder und solche mit Abweichungen im Sinne einer Störung bzw. weiter abzuklärenden Kindern erfolgen soll (dazu eignet sich das sogenannte Screeningverfahren), oder ob eine Untersuchung durchgeführt wird, die so gründlich ist, dass eine Diagnose gestellt und daraus auch die Therapieplanung abgeleitet werden kann.

MERKE

Für die Diagnostik von Sprachentwicklungsstörungen stehen außer der sehr aufwändigen Spontansprachanalyse Screeningverfahren, Prüfmittel und normierte Testverfahren zur Verfügung. Abhängig von der Fragestellung, dem Lebens- und Entwicklungsalter des Kindes werden die geeigneten Verfahren ausgewählt. In vielen Fällen wird das Vorgehen mehrschrittig sein.

Anamnese

Eine ausführliche Anamnese gibt oft Hinweise auf die möglichen Ursachen der Sprachentwicklungsstörung und entscheidet mit darüber, welche Untersuchungen notwendig sind.

Sprachentwicklungsstörungen, Aussprachestörungen und Lese-Rechtschreib-Schwächen in der Familie, Erkrankungen der Mutter während der Schwangerschaft, der Geburtsverlauf sowie frühkindliche Erkrankungen werden erfragt. Längere Erkrankungen des Kindes behindern oft die normale Entwicklung und damit auch die Sprachentwicklung. Länger dauernde Mittelohrschwerhörigkeiten spielen oft ebenfalls eine Rolle in der Genese von Sprachentwicklungsstörungen. Auch die berufliche Situation der Eltern, die Familienkonstellation, die Betreuungssituation und die Stellung des Patienten in der Geschwisterreihe sind für die Beratung relevant. Um die Wiederholung belastender Untersuchungen zu vermeiden und aktuelle Befunde mit früher erhobenen vergleichen zu können, fragt man auch nach vorausgegangenen ärztlichen, psychologischen und logopädischen Untersuchungen. Schließlich werden schon abgeschlossene oder derzeit durchgeführte Therapien festgehalten.

Spontansprachanalyse

Die Analyse der spontanen, verbalen Äußerungen ist ein wichtiges Verfahren bei der Diagnose einer Sprachstörung im Kindesalter. Meist wird die Spontansprache des Kindes im Dialog mit einem Erwachsenen analysiert. Bei jüngeren Kindern werden hierzu häufig Videoaufnahmen des Kindes und eines Elternteils eingesetzt, die zur Interaktionsanalyse herangezogen werden, so dass auch eine Aussage über das Kommunikationsverhalten der Eltern möglich ist. Bei älteren Kindern wird die Spontansprache untersucht, die das Kind im Dialog mit den untersuchenden Experten zeigt. Ein Experte kann aus solch einer informellen Beobachtung des Kindes schon wichtige Aussagen zu seinen phonetisch-phonologischen, semantisch-lexikalischen, morphologisch-syntaktisch und pragmatisch-kommunikativen Fähigkeiten ableiten, er wird dieses Wissen immer ergänzend einsetzen. Für eine vollständige Abbildung aller sprachlichen Fähigkeiten sind Spontansprachanalysen im Alltag aber zu aufwändig, sie werden höchstens in Forschungsprojekten systematisch eingesetzt.

Bei der Beurteilung der Sprachäußerungen muss zwischen Sprachkompetenz und Performanz unterschieden werden. Unter der Kompetenz versteht man die Beherrschung des Sprachsystems, also zum Beispiel die Fähigkeit, bestimmte grammatische Regeln anzuwenden. Performanz bedeutet die Aktualisierung dieser Kompetenz in der Kommunikationssituation. Die Kompetenz wird durch die Performanz erworben und realisiert sich durch die Performanz. Eine gute Sprachdiagnostik wird also in möglichst kurzer Zeit möglichst viel von der Kompetenz in der Performanz zeigen. Dies ist durch reine Spontansprachanalysen im diagnostischen Alltag nicht zu erreichen.

Zur Quantifizierung der sprachlichen Fähigkeiten eines Kindes auf den verschiedenen linguistischen Ebenen und zur Einschätzung, ob Abweichungen von der Altersnorm mit Krankheitswert vorliegen, werden deswegen Prüfmittel und Tests eingesetzt, die ein zeitsparenderes Vorgehen ermöglichen.

Prüfmittel

Bis heute sind in der Sprachdiagnostik Prüfmittel weitverbreitet. Mit ihrer Hilfe können sprachliche Aussagen des Kindes gezielt evoziert werden. In kinderärztlichen Praxen wird bis heute zum Beispiel der **Lautprüfbogen nach Kottmann** gern eingesetzt. Das Kind wird aufgefordert, die Bilder zu benennen. Die Untersucherin kann so prüfen, ob das Kind den Laut /b/ im Anlaut des Wortes „Ball" beherrscht. Die Bewertung des so erhaltenen Befunds setzt aber voraus, dass die Untersucherin darüber informiert ist, welche Laute und Lautverbindungen das untersuchte Kind in seinem Lebensalter eigentlich beherrschen müsste. Ein Kind, das im Rahmen der U8 vor dem 4. Geburtstag geprüft wird, muss die Laute /schm/ im Wort „Schmetterling" zum Beispiel noch nicht richtig artikulieren. Für die Bewertung des erhaltenen Befunds ist also immer ein Vergleich mit der normalen Entwicklung, wie sie für die deutsche Sprache von Fox und Dodd (Fox und Dodd 1999, vgl. ➤ Tab. 54.1a und ➤ Tab. 54.1b) dokumentiert ist, notwendig.

Mit einem solchen Prüfmittel kann sich die Untersucherin in relativ kurzer Zeit einen Überblick über verschiedene Laute und Lautverbindungen verschaffen. Dennoch muss sie sich darüber im Klaren sein, dass es erhebliche Unterschiede zwischen der Aussprache in einer gezielten Lautüberprüfung und der in der Spontansprache geben kann, so dass die Untersucherin die so erhaltenen Befunde immer mit denen in der Spontansprache vergleichen muss.

Zur Einschätzung der grammatischen Fähigkeiten wird häufig das **Ravensburger Dysgrammatiker Material** eingesetzt. Die Untersucherin fordert das Kind mit entsprechenden Abbildungen zur Produktion von bestimmten grammatischen Strukturen auf, z.B. „Putz dir die Zähne" für den Imperativ oder „Ich schenke dem Hund den Knochen" für den Dativ und den Akkusativ. Um das Kind zu beurteilen, muss die Untersucherin aber wiederum wissen, welche grammatischen Strukturen ein Kind normalerweise in diesem Alter beherrscht (vgl. Klassifikation nach Clahsen 1986, ➤ Tab. 54.2).

Sprachtests

Im Gegensatz zu Prüfmitteln, die ein noch höheres Expertenwissen voraussetzen, werden Tests mit einer entsprechenden Bewertung vorgelegt. Der Untersucher führt den Test entsprechend der Testanweisungen durch und wertet den Test entsprechend den Anweisungen aus, womit er auch eine Bewertung der Leistungen des jeweiligen Kindes erhält. Bei manchen Tests wird nur ein „kritischer Wert" angegeben, das heißt, dass so die auffälligen Kinder erkannt werden, die Kinder mit mittleren Leistungen aber nicht von den sehr guten Kindern unterschieden werden können. Bei anderen Tests können anhand des Rohwertes z.B. T-Werte oder Prozentränge aus einer Tabelle abgelesen werden, womit eine differenziertere Beurteilung des Kindes möglich ist.

Screeninguntersuchungen

Screeninguntersuchungen dienen dazu, Kinder zu erkennen, bei denen voraussichtlich eine relevante Sprachentwicklungsstörung vorliegt. Für eine konkrete Therapieplanung sind anschließend weiterführende Untersuchungen notwendig.

Bei Kindern, die noch nicht sprechen oder erst wenige Wörter beherrschen, kann die Bestimmung des rezeptiven oder des produktiven Wortschatzes als Screeninguntersuchung eingesetzt werden. Häufig werden dazu auch Elternfragebögen (**ELFRA 1 + 2, ELAN, SBE-2-KT**) verwendet.

Für Kinder zwischen 3 und 5 Jahren hat Grimm das **Sprachscreening für das Vorschulalter** (**SSV**) vorgelegt. Es stellt eine Kurzform des SETK 3–5 dar, es werden jeweils 2 Untertests des SETK 3–5 eingesetzt. Für dreijährige Kinder besteht die Kurzform aus den beiden Untertests PGN (Phonologisches Arbeitsgedächtnis für Nichtwörter) und MR (Morphologische Regelbildung). Für vier- bis fünfjährige Kinder enthält die Kurzform wiederum PGN und hinzukommend SG (Satzgedächtnis). Das SSV ermöglicht eine Risikodiagnose und erfordert anschließend eine ausführlichere Diagnostik. Die Durchführung dauert 10 Minuten.

Mit dem **Screeningverfahren zur Erfassung von Sprachentwicklungsverzögerungen (SEV)** von Heinemann und Höpfner können 3½- bis 4-jährige Kinder, also Kinder, die zur U8 beim Kinderarzt vorgestellt werden, eingeschätzt werden. Durchgeführt werden Aufgaben zum Sprachverständnis für Oberbegriffe und Aufforderungen, Wortschatz, Nachsprechen von Sätzen und zur Aussprache. Aus dem Screening ergibt sich der Verdacht auf eine Sprachentwicklungsverzögerung, wiederum muss eine ausführliche Diagnostik folgen.

Bei den hier aufgeführten Verfahren erhält die durchführende Untersucherin jeweils klare Anweisungen, wie die Untersuchung ablaufen muss und wie die Leistungen eines Kindes in einem bestimmten Lebensalter zu bewerten sind.

Werden zum Screening von Sprachentwicklungsstörungen Prüfmittel eingesetzt, für die keine Normierung vorliegt, sind die Ergebnisse mit der angebrachten Vorsicht zu interpretieren.

54.2.1 Komplexe Sprachtests

Psycholinguistischer Entwicklungstest (PET, Angermeier, 1974)

Beim PET handelt es sich um die deutsche Bearbeitung des „Illinois Test of psycholinguistic Abilities", der aus 12 Untertests besteht. Von allen umfassenderen Sprachtests für die deutsche Sprache ist der PET am längsten im Gebrauch, seine Normierung ist nicht mehr aktuell. Trotzdem werden zumindest einige Untertests immer noch in wissenschaftlichen Untersuchungen eingesetzt. Der PET erfasst eher den kognitiven als den sprachlichen Entwicklungsstand.

Heidelberger Sprachentwicklungstest (HSET, Grimm und Schöler, 1974)

Der von Grimm und Schöler entwickelte HSET prüft in 13 Untertests vor allem Grammatik und Lexikon, rezeptiv und produktiv. Er ist zwischen dem 3. und 9. Lebensjahr einsetzbar. Seit seinem Erscheinen ist der HSET in der Forschung und in der Praxis häufig eingesetzt worden. Geprüft werden das Verstehen grammatischer Strukturen, die Singular-Plural-Bildung, die Imitation grammatikalischer Strukturformen, die Korrektur semantisch inkonsistenter Sätze, die Bildung von Ableitungsmorphemen, die Benennungsflexibilität, die Begriffsklassifikation, die Adjektivableitung, das In-Beziehung-Setzung von verbaler und nonverbaler Information, die Enkodierung und Rekodierung gesetzter Intention, die Satzbildung, die Wortfindung und das Textgedächtnis. Auch der HSET wird heute meist nicht mehr vollständig eingesetzt, weil die Durchführung bis zu 40 Minuten dauert.

Reynell Sprachentwicklungsskalen III (Edwards et al.,1997)

Die Developmental Language Scales erlauben eine Einschätzung von Sprachrezeption und Sprachproduktion, eine normierte deutsche Übersetzung der aktuellen 3. Version liegt jedoch nicht vor. Trotzdem wird zumindest die Sprachrezeptionsskala sehr häufig eingesetzt und bildet die Sprachverstehensleistungen eines Kindes für die Eltern gut verständlich anhand des Entwicklungsalters ab. Möchte man die sprachlichen Fähigkeiten eines mehrsprachig aufwachsenden Kindes in einer anderen als der deutschen Sprache einschätzen, so kann man behelfsweise die Items der Reynell-Skalen durch eine zweisprachige Bezugsperson des Kindes übersetzen lassen (wobei diese angeleitet werden muss, keinen erklärenden Blickkontakt oder Gesten einzusetzen) und erhält so zumindest eine gewisse Vorstellung von den Sprachverständnisleistungen des Kindes in der anderen Sprache.

Inventar diagnostischer Informationen bei Sprachentwicklungsstörungen (IDIS, Schöler, 1999)

Im IDIS, Inventar diagnostischer Informationen bei Sprachentwicklungsauffälligkeiten sind die für die Diagnostik und Differenzialdiagnostik als relevant geltenden biografischen und anamnestischen Informationen sowie die Ergebnisse der medizinischen, logopädischen und psychologischen Untersuchungen enthalten. Die umfassende Anamnese wird anhand von Fragebögen strukturiert erhoben. Weiterhin werden einerseits etablierte Testverfahren (z.B. AWST) eingesetzt, andererseits Tests, die eigens für IDIS entwickelt oder weiterentwickelt wurden, durchgeführt. Die Ergebnisse sind in Leistungsprofilen leicht ablesbar.

SETK 2 (Sprachentwicklungstest für zwei- bis dreijährige Kinder, Grimm, 2000)

Der SETK 2 umfasst 4 Untertests zur Prüfung der rezeptiven und produktiven Sprachverarbeitungsfähigkeit. Das Kind soll zur Sprachrezeption Wörter bzw. Sätze jeweils einem Bild einer Bildauswahl zuordnen. Zur Prüfung der Sprachproduktion wird das Kind aufgefordert, Gegenstände zu benennen und zu Bildern kleine Sätze zu bilden. Die Durchführung dauert 25 Minuten.

SETK 3–5 (Sprachentwicklungstest für drei- bis fünfjährige Kinder, Grimm, 2001)

Der SETK 3–5 erfasst mit 4 Untertests für dreijährige und mit fünf Untertests für vier- bis fünfjährige Kinder rezeptive und produktive Sprachverarbeitungsfähigkeiten sowie auditive Gedächtnisleistungen. Dabei wurden von der Autorin die grammatischen Strukturen ausgewählt, die erfahrungsgemäß bei Kindern mit spezifischen Sprachentwicklungsstörungen am häufigsten Probleme bereiten. Die phonetisch-phonologische Ebene wird nicht explizit geprüft. Die Durchführung dauert 20–30 Minuten. Eine Kurzform des SETK 3–5, das Sprachscreening für das Vorschulalter (SSV), kann in 10 Minuten durchgeführt werden.

Patholinguistische Diagnostik bei Sprachentwicklungsstörungen (Kauschke und Siegmüller, 2002)

Die patholinguistische Diagnostik besteht aus 3 Diagnostikbänden zur Phonologie, Lexikon/Semantik und Grammatik. Anhand von 460 Aquarellzeichnungen sowie 60 Fotokarten werden die produktiven und rezeptiven Fähigkeiten des Kindes auf Laut-, Wort- und Satzebene geprüft und in Protokollbögen eingetragen. Insgesamt liegen 23 Untertests vor, die ein differenziertes Bild des individuellen Sprachentwicklungsstands auf allen sprachsystematischen Ebenen liefern. Dieser wird abschließend in einem Übersichtsprofil zusammengefasst und ermöglicht die Planung einer individuellen Therapie. Eine Normierung, die messmethodischen Standards genügt, liegt noch nicht vor.

54.2.2 Untersuchungsverfahren für die vier linguistischen Ebenen

Beurteilung der phonetisch-phonologischen Ebene

Die Aussprache, also die Produktion auf der phonetisch-phonologischen Ebene wird in der Regel durch Benennungen überprüft. Dem Kind werden Abbildungen vorgelegt und es soll sagen, was es darauf sieht. Prüft man die Aussprache mit dem Nachsprechenlassen von Wörtern („Sag mal Schmetterling!"), dann wird das Ausmaß der Störung meist unterschätzt. Abweichungen in der Aussprache können Symptom einer Sprachentwicklungsstörung sein oder als eigenständige Erkrankung vorkommen. Mit den meisten im Einsatz befindlichen Verfahren kann überprüft werden, ob ein Kind die Bildung des entsprechenden Lautes beherrscht. Zur Beantwortung der Frage, ob ein Kind den Einsatz dieses Lautes schon in jedem sprachlichen Zusammenhang beherrscht, seine Funktion für die Sprache also richtig verstanden hat, sind umfangreichere Prüfungen nötig. Dazu muss jeder Laut in allen Positionen im Wort mehrfach geprüft und die festgestellten Abweichungen mit entsprechenden Prozessanalysen näher beleuchtet werden. So kann unterschieden werden, ob eine phonetische Störung vorliegt, das Kind also die Bildung des Lautes nicht beherrscht, oder den Laut zwar in manchen sprachlichen Zusammenhängen bilden kann, ihn aber noch nicht immer korrekt einsetzt, also eine phonologische Störung vorliegt.

Oft scheint das Ausmaß der Aussprachestörung nach dem Lautbefund weit geringer zu sein als sie in der Spontansprache tatsächlich vorliegt. Deshalb muss immer zusätzlich auch die Aussprache in der Spontansprache in die Beurteilung eingehen.

MERKE

Für die Indikation zur Therapie einer Aussprachestörung sind das Ausmaß der Störung in der Spontansprache und die Art der Störung (phonetisch-phonologisch) entscheidend. In der Diagnostik muss also nicht nur der Grad der Beeinträchtigung festgehalten, sondern vor allem differenziert werden, ob das Kind die betreffenden Laute nicht bilden kann (phonetische Störung) oder die Laute nicht regelmäßig richtig einsetzt (phonologische Störung).

Für die Einschätzung des Kindes auf der phonetisch-phonologischen Ebene mit Prüfmitteln ist ein Vergleich mit der Altersnorm anhand der Daten von Fox und Dodd (1999, vgl. ➤ Tab. 54.1a und ➤ Tab. 54.1b) sinnvoll.

In den letzten Jahren wurden verschiedene Tests entwickelt:

LOGO-Ausspracheprüfung (Wagner, 1999)

Als eines der ersten Diagnoseverfahren zur Ermittlung phonetischer und phonologischer Fähigkeiten ist in Deutschland die LOGO-Ausspracheprüfung von Ilse Wagner erschienen. Das Bilderbuch mit großformatigen, farbigen Abbildungen ist seit 1999 unverändert im Einsatz, während das Begleitbuch und die Diagnosebögen überarbeitet und aktualisiert wurden. Die 5. Auflage bietet zusätzlich ein Screening zur Feststellung von Ausspracheauffälligkeiten, das mit geringem Zeitaufwand durchgeführt und ausgewertet werden kann.

AVAK-Test (Analyseverfahren zu Aussprachestörungen bei Kindern, Hacker und Wilgermein)

Der in der 2. Auflage seit 2002 (1. Auflage 1998) vorliegende AVAK-Test erlaubt die Diagnose und Analyse von Aussprachestörungen, wobei die Auswertung computergestützt erfolgen kann. Phontypeninventar, Silbenstrukturen und phonologische Prozesse werden als Ergebnis dargestellt. Neben dem Analyseverfahren AVAK gibt es das Screening SVA.

PLAKKS (Patholinguistische Analyse kindlicher Sprechstörungen, Fox, 2002)

Entsprechend dem Modell zum Erwerb des phonologischen Systems von Fox und Dodd können mit PLAKKS Artikulationsstörungen, also phonetische Störungen von phonologischen Störungen unterschieden und die letzteren in eine phonologische Verzögerung, eine konsequente phonologische Störung oder eine inkonsequente phonologische Störung differenziert werden.

Patholinguistische Diagnostik bei Sprachentwicklungsstörungen (Kauschke und Siegmüller, 2002)

Die patholinguistische Diagnostik (s.o.) erlaubt ebenfalls die Differenzialdiagnose der Aussprachestörungen.

Lautdifferenzierung und Lautidentifikation

MERKE

Auf jeder linguistischen Ebene müssen die produktiven und die rezeptiven Fähigkeiten beurteilt werden. Zur Untersuchung auf der phonetisch-phonologischen Ebene zählt also nicht nur die Ausspracheprüfung, sondern auch die Erfassung der Lautunterscheidung (Phonemdifferenzierung) und Lauterkennung (Phonemidentifikation).

Phonemdifferenzierung und Phonemidentifikation werden meist mit Minimalpaaren geprüft. Dazu werden dem Kind meist Abbildungen z.B. von „Tanne, Kanne, Wanne“ oder „Nabel, Nagel, Nadel“ vorgelegt und das Kind soll die Kanne oder den Nagel zeigen.

Beurteilung der semantisch-lexikalischen Ebene

Bei Kindern im 2. und ggf. 3. Lebensjahr spielt die Erfassung des rezeptiven und produktiven Wortschatzes in der Sprachdiagnostik die entscheidende Rolle. Dazu können die Eltern aufgefordert werden, eine Wortliste mitzubringen, die alle Wörter umfasst, die das Kind schon selbst einsetzt. Schwieriger ist die Frage, welche Wörter das Kind schon versteht (rezeptiver Wortschatz). Alternativ können auch Fragebögen, wie ELAN, SBE-2-KT, ELFRA-1 oder ELFRA-2, eingesetzt werden, um den rezeptiven und den produktiven Wortschatz einzuschätzen.

Bei älteren Kindern wird in der klinischen Praxis aus Zeitgründen oft kein gezielter Test eingesetzt, sondern die Untersucherin schätzt den Wortschatz in der Spontansprache oder aufgrund der Fähigkeit beim Benennen bei der Erhebung des Lautbefunds informell ein.

Für Kinder von 3 bis 6 Jahren existiert schon seit über 10 Jahren ein standardisierter und normierter Test für den produktiven Wortschatz (AWST), der 2005 in einer revidierten Form (AWST-R) von Kiese-Himmel vorgelegt wurde. Über das Benennen von 51 Substantiven und 24 Verben können nicht nur quantitative Informationen, sondern auch qualitative Daten erhoben werden.

Im Jahr 2007 legte Glück mit dem WWT 6–10 einen Wortschatztest für Grundschulkinder, entsprechend seinem diagnostischen Modell, zu semantisch-lexikalischen Störungen vor. Beim WWT 6–10 wird zunächst der produktive Wortschatz geprüft. Finden sich hier Defizite, kann weiter untersucht werden, ob auch der rezeptive Wortschatz unterdurchschnittlich ist oder eine Wortabrufproblematik besteht.

Beurteilung der morphologisch-syntaktischen Ebene

Wenn Kinder etwa 20 bis 50 Wörter beherrschen, beginnen sie 2 Wörter in einem sinnvollen Zusammenhang zu äußern. Dieser Entwicklungsschritt kann durch Befragung der Eltern oder durch Beobachtung verifiziert werden. Je mehr morphologisch-syntaktische Strukturen ein Kind erlernt, zum Beispiel die Subjekt-Verb-Kongruenz oder Kasusmarkierungen, die Verbzweitstellung im Hauptsatz sowie die Verbendstellung im subordinierten Nebensatz, desto komplexer wird die Aufgabe, die grammatischen Fähigkeiten eines Kindes zu erfassen und zu bewerten.

In den unter ➤ Abschnitt 54.2.1 dargestellten Sprachtests bildet die Untersuchung der grammatischen Strukturen fast immer den Schwerpunkt. Dazu werden entweder bestimmte grammatische Strukturen (z.B. Plural) evoziert oder eine Reihe von grammatischen Fähigkeiten über Nachsprechen abgeprüft. In einem Grammatiktest ist es jedenfalls immer notwendig, sich auf bestimmte Fähigkeiten zu konzentrieren, die man abprüfen kann. Im klinischen Alltag werden stattdessen in vielen Fällen eine Reihe von grammatischen Strukturen evoziert und informell mit den Fähigkeiten verglichen, die in dem jeweiligen Alter vorausgesetzt werden (vgl. ➤ Tab. 54.2). So erwartet man, dass ein 3-jähriges Kind das SPO-Satzmuster realisiert und ein 4-jähriges Kind den Akkusativ beherrscht. Möchte man ohne Prüfmittel die morphologisch-syntaktischen Fähigkeiten eines Kindes im Sinne einer Spontansprachanalyse erfassen, dann entsteht ein Zeitaufwand, der im klinischen Alltag nicht gerechtfertigt ist. Auch die von Clahsen vorgeschlagene Profilanalyse nimmt so viel Zeit in Anspruch, dass sie nur für wissenschaftliche Fragestellungen einsetzbar ist (Clahsen 1986).

Zur Beurteilung der syntaktisch-morphologischen Ebene gehört auch die Untersuchung des Verständnisses für grammatische Strukturen. Neben informellen Prüfungen kommen z.B. die entsprechenden Untertests des Marburger Sprachverständnistests (MSVK, Elben und Lohaus 2000) oder der TROG-D (Fox 2006, deutsche Version eines schon 13 Jahre zuvor erschienenen englischen Tests) zum Einsatz. Auch IDIS enthält Aufgaben zum Grammatikverständnis. Häufig wird dem Kind ein Satz vorgelesen und 4 Bilder gezeigt, aus denen das Kind das Bild auswählen soll, das den Satz richtig wiedergibt.

Beurteilung der pragmatisch-kommunikativen Ebene

Ob ein Kind Sprache der Situation entsprechend verstehen und gebrauchen kann, wird meist nicht in Tests überprüft, sondern informell eingeschätzt. Eine Standardisierung ist über Rating-Skalen möglich, wie sie im Inventar diagnostischer Informationen bei Sprachentwicklungsstörungen (IDIS, Schöler 1999) eingesetzt werden.

MERKE

Durch die Diagnostik bei Kindern mit einer Sprachentwicklungsstörung muss nicht nur deren Art und Ausmaß festgestellt werden, sondern auch, ob sich organische (Mit-)Ursachen finden lassen. In jedem Fall sind eine Hörprüfung und eine Beurteilung der allgemeinen Entwicklung notwendig. Etwa bei der Hälfte der Kinder mit Sprachentwicklungsstörungen lässt sich eine weitere Erkrankung oder Behinderung feststellen, die zumindest als Teilursache in Frage kommt und ggf. therapeutische Optionen eröffnet.

54.2.3 Untersuchungsverfahren zur Beurteilung der Sinnesleistungen, der Wahrnehmung, der Kognition und anderer Entwicklungsbereiche

Hörvermögen

MERKE

Bei jedem Kind, bei dem eine Sprachentwicklungsstörung oder eine Aussprachestörung diagnostiziert wird, muss eine Hörprüfung erfolgen.

Da zum einen nicht alle Hörstörungen im Neugeborenenhörscreening (NHS) erkannt werden (die auditorische Synaptopathie/Neuropathie wird durch ein auf OAE beruhendes NHS nicht erkannt) und zum anderen auch im Kindesalter progrediente Hörstörungen auftreten, werden bis heute viele Hörstörungen erst dadurch erkannt, dass eine Sprachentwicklungsstörung auftritt. Die Hörprüfung muss bei jeder Kontrolluntersuchung wiederholt werden, weil die Hörleistung sich inzwischen verschlechtert haben könnte.

Für die Hörprüfung bei Kindern werden in Abhängigkeit vom Lebens- und Entwicklungsalter unterschiedliche Verfahren eingesetzt (➤ Kap. 7). Bei Kindern unter 2 Jahren werden subjektive Hörprüfungen (Reflex- und Reaktionsaudiometrie) mit semiobjektiven Hörprüfverfahren (transitorisch evozierte otoakustische Emissionen, TEOAE, Distorsionsprodukte otoakustischer Emissionen, DPOAE, Hirnstammaudiometrie, BERA, ASSR) kombiniert. Bei einem Kind mit einer Sprachentwicklungsstörung ist es vor allem wichtig, eine beidseitige Schwerhörigkeit zu erkennen. Unter Umständen kann man sich also bei ungünstigen Untersuchungsbedingungen im Rahmen der ersten Untersuchung darauf beschränken, zumindest auf einem Ohr ein normales Hörvermögen zu sichern. Bei der Kontrolluntersuchung sollte dann aber darauf gedrängt werden, auch eine einseitige Schwerhörigkeit auszuschließen, weil mittlerweile nachgewiesen wurde, dass Kinder mit einseitigen Schwerhörigkeiten auch Nachteile für ihre Entwicklung davontragen. Bei Kindern über 2 Jahren kann bei ausreichender Mitarbeit die alleinige subjektive Prüfung ausreichend sein. Sobald möglich, etwa ab dem Alter von 2½ bis 3 Jahren, sollte ergänzend die Sprachaudiometrie eingesetzt werden. Bei Kindern mit Aussprachestörungen ist oft nur eine Sprachaudiometrie mit Bildtafeln möglich, bei Störungen des Sprachverständnisses muss ein einfacherer Test gewählt werden.

Auditive Verarbeitung und Wahrnehmung

Störungen der auditiven Verarbeitung und Wahrnehmung (AVWS) werden häufig als Ursache einer Sprachentwicklungsstörung angesehen. Unter der auditiven Verarbeitung versteht man die neuronale Weiterleitung, die Vorverarbeitung und Filterung von auditiven Signalen im Bereich des Hörnervs, des Hirnstamms und der Hirnrinde. Mit Hörwahrnehmung bezeichnet man den Teil der Kognition, der sich auf alle Prozesse bezieht, durch die Wahrnehmungen transformiert, reduziert, verarbeitet, gespeichert, reaktiviert und verwendet werden. Die Diagnose einer auditiven Verarbeitungs- und Wahrnehmungsstörung erfordert die Untersuchung einer Vielzahl von Funktionen, wobei die verschiedenen Testverfahren jeweils ein gewisses Entwicklungsalter voraussetzen.

Schon bei kleinen Kindern ist die Überprüfung der Schalllokalisation bzw. des Richtungshörens möglich. Bei drei- bis vierjährigen Kindern kann überprüft werden, ob sie Sprache trotz Störgeräuschen verstehen können, also die auditive Selektion, d.h. das Herausfiltern informationsrelevanter Schallereignisse aus Störgeräuschen, beherrschen. Dem auditiven Kurzzeitgedächtnis und der auditiven Sequenzierung, also der Fähigkeit, sich Gehörtes nicht nur merken zu können, sondern es auch in der richtigen Reihenfolge abzuspeichern, wird in der Theorie zur Genese von Sprachentwicklungsstörungen eine hohe Bedeutung beigemessen. Tatsächlich lassen sich bei der Mehrzahl der Kinder mit spezifischen

Sprachentwicklungsstörungen erhebliche Defizite in diesem Bereich nachweisen.

> **MERKE**
> Bei jeder Untersuchung von Kindern mit Sprachentwicklungsstörungen sollte das Hörgedächtnis überprüft werden.

Die Prüfung des Hörgedächtnisses erfolgt in Abhängigkeit vom Entwicklungsalter mit dem Wiedergeben von Orff-Instrumenten, mit dem Nachsprechen von vorgegebenen Wörtern, z.B. Zahlen, oder der Reproduktion von sinnlosen Silben. Dabei ist zu beachten, dass hier unterschiedliche Gedächtnisfähigkeiten geprüft werden. So kann es sein, dass ein Kind eine Zahlenfolge oder eine Folge von Wörtern aus einem semantischen Feld, wie die verschiedenen Obstsorten, altersentsprechend wiedergeben kann, weil es damit etwas verbindet, und trotzdem große Schwierigkeiten in der Reproduktion sinnloser Silben zeigt.

Zur auditiven Wahrnehmung zählt auch die auditive Differenzierung, also die Unterscheidung von akustischen Ereignissen auf Geräusch-, Klang- oder Wortebene (hört das Kind einen Unterschied zwischen „Sahne" und „Fahne") und die auditive Identifikation, also die Erkennung von akustischen Ereignissen auf Geräusch-, Klang- oder Wortebene (kann das Kind ein Flugzeug im Gegensatz zu einem Lkw erkennen, hört das Kind einen Laut in einem Wort richtig). Die auditive Differenzierung und die auditive Identifikation werden, soweit sie Minimalpaare betreffen (also auf der Lautebene), als Lautdifferenzierung und Lautidentifikation bezeichnet und gehören dann auch zu den rezeptiven sprachlichen Fähigkeiten auf der phonetisch-phonologischen Ebene.

Bei Kindern mit Sprachentwicklungsstörungen ist aufgrund ihres Lebens- und Entwicklungsalters oft keine vollständige Diagnostik im Hinblick auf die auditive Verarbeitung und Wahrnehmung möglich. Da die entsprechenden Fähigkeiten trotzdem für die Therapie von großer Relevanz sein können, führt man diejenigen Tests durch, die das Kind schon versteht. Die Diagnose einer auditiven Verarbeitungs- und Wahrnehmungsstörung kann bei unter fünfjährigen Kindern in der Regel aber nicht gestellt werden.

Sehvermögen und visuelle Wahrnehmung

Bei Kindern mit schweren Sprachentwicklungsstörungen sollte auch das Sehvermögen untersucht werden. Störungen der visuellen Wahrnehmung kommen nicht auffällig häufig bei Kindern mit Sprachentwicklungsstörungen vor, sollten aber als solche identifiziert werden, damit das Förderkonzept für das jeweilige Kind optimal abgestimmt werden kann. Zur Einschätzung der visuellen Wahrnehmung wird häufig der Frostigs-Entwicklungstest der visuellen Wahrnehmung (FEW, Lockowandt 1993, FEW-2, Büttner et al. 2008) oder der Motor Free Visual Visual Perception Test (MVPT, Colarusso und Hamill 1972) eingesetzt. Zur vollständigen Abklärung gehört auch eine Untersuchung der visuellen Merkfähigkeit, wie sie z.B. im Symbolfolgengedächtnis des Psycholinguistischen Entwicklungstests (PET, Angermeier 1974) geprüft wird. Kinder mit spezifischen Sprachentwicklungsstörungen zeigen in der Regel deutlich eingeschränkte Leistungen im Bereich des Hörgedächtnisses und normale Leistungen im Bereich des visuellen Gedächtnisses, so dass es sich anbietet, beide Fähigkeiten im Vergleich zu prüfen.

Taktil-kinästhetische Wahrnehmung

Fühlen, spüren, berühren, tasten und manipulieren sind Aktivitäten, die für die Sprachentwicklung von elementarer Bedeutung sind. Auslöser dieser Bewegungsabläufe sind taktil-kinästhetische Reize. Kinder mit Defiziten in diesen Bereichen tragen ein erhöhtes Risiko zur Ausbildung von Sprachentwicklungsstörungen. Schon bei Kindern ab 1½ Jahren kann die taktil-kinästhetische Responsivität mithilfe eines Elternfragebogens (Kiese-Himmel 2000) erfasst werden. Somatosensorische Dysfunktionen, wie taktile Abwehr, vestibulär-propriozeptive Dysfunktionen und Somatodyspraxie, wirken sich negativ auf die Entwicklung des Kindes aus, z.B. in Wahrnehmungs-, Integrations-, Lern- und Verhaltensstörungen. Deswegen sollten sie früh erfasst und ggf. differenzialdiagnostisch weiter abgeklärt werden. Der Fragebogen kann bei Kindern bis zu 7;11 Jahren eingesetzt werden (Kiese-Himmel 2000).

Veränderungen der Sprechorgane und Artikulomotorik

Bei jedem Kind mit einer Sprachentwicklungsstörung werden Ohren, Nase, Mund und Rachen untersucht, um ggf. Veränderungen an Lippen, Kiefer, Zahnstellungsanomalien, ein zu kurzes oder angewachsenes Zungenbändchen (Ankyloglossie) oder hyperplastische Tonsillen zu erkennen. Vor allem größere Fehlbildungen (z.B. eine Lippen-Kiefer-Gaumen-Spalte) müssen genau dokumentiert werden. Die fachärztliche körperliche Untersuchung dient auch dazu, solche anatomischen Veränderungen zu erkennen, die ggf. zuvor übersehen wurden, wie eine submuköse Gaumenspalte.

Besonders bei phonetischen Störungen ist eine Untersuchung der Mundmotorik sinnvoll, die in der Regel mit informellen Prüfmitteln erfolgt.

Intelligenz

Die psychometrische Beurteilung der mentalen Fähigkeiten ist bei Sprachentwicklungsstörungen von wesentlicher Bedeutung. Wie Keilmann et al. (2005) zeigten, hängen sprachliche und nichtsprachliche Leistungen von sprachentwicklungsgestörten Kindern wesentlich von deren Intelligenz ab. Wichtig ist auch, dass Intelligenztests, die wesentlich auf sprachlichen Fähigkeiten basieren, bei Kindern mit Sprachentwicklungsstörungen häufig zu Unrecht eine Beeinträchtigung der allgemeinen Intelligenz zu zeigen scheinen. Bei Kindern mit Sprachentwicklungsstörungen sind deswegen zumindest auch nonverbale Verfahren einzusetzen. Die nonverbale Intelligenz ist wichtig für die Einschätzung der Prognose und für die Gestaltung der Therapie.

Für die psychometrische Beurteilung stehen sehr viele Intelligenztests zur Verfügung, in der folgenden Darstellung ist eine Auswahl vor allem nonverbaler Verfahren getroffen.

CPM (Coloured Progressive Matrices, von J. Raven, J. C. Raven und J.H. Court Dt. Bearbeitung von S. Bulheller und H. Häcker, 2002)

Die Coloured Progressive Matrices (CPM) wurden zur sprachfreien Erfassung des allgemeinen Intelligenzpotenzials entwickelt. Es handelt es sich um ein orientierendes eindimensionales Verfahren, in dem visuelle Zuordnung und Analogiebildung geprüft werden. 2002 wurde eine neue Normierung vorgelegt. Kinder ab dem Alter von 3;09 Jahren bis 11;08 Jahren können untersucht werden, wobei der Test jedoch bei älteren Kindern wegen eines „Deckeneffekts" eher ungünstig ist.

CMM (Columbia Mental Maturity Scale, von K.-D. Schuck, D. Eggert und U. Raatz, 1999)

Auch die CMM ist ein eindimensionales, sprachfreies Verfahren, das logisch-schlussfolgerndes Denken und Abstrahieren prüft. Es ist ein Gruppenintelligenztest für Grundschüler (6–9 Jahre), der eine Abschätzung der allgemeinen Intelligenz erlaubt.

CFT 1 (Grundintelligenztest Skala 1, von R.B. Cattell, Dt. Bearbeitung von R.H. Weiß und J. Osterland, 1997)

Der CFT 1 ermöglicht mit seinen 5 Untertests (Substitutionen, Labyrinthe, Klassifikationen, Ähnlichkeiten und Matrizen) die Bestimmung der Grundintelligenz, d.h. der Fähigkeit des Kindes, Regeln zu erkennen, Merkmale zu identifizieren und rasch wahrzunehmen. Insbesondere die beiden ersten, mit enger Zeitvorgabe und Stoppuhr durchzuführenden Subtests werden auch zur Bestimmung der Wahrnehmungsgeschwindigkeit herangezogen. Der Test gibt darüber Aufschluss, bis zu welchem Komplexitätsgrad das Kind bereits in der Lage ist, insbesondere nonverbale Problemstellungen zu erfassen und zu lösen. Er eignet sich für Kinder von 5;03 bis 9;05 Jahren und ist auch als Gruppentest einsetzbar.

CFT 20 R (Grundintelligenztest Skala 2, von R.B. Cattell, Dt. Bearbeitung R.H. Weiß, 2006)

Auch der 2. Test nach Cattells Konzept der General Fluzid Ability erfasst die Fähigkeit von Kindern ab 8½ Jahren (bis zum Erwachsenenalter) figurale Beziehungen und formal-logische Denkprobleme mit unterschiedlichem Komplexitätsgrad zu erkennen und innerhalb bestimmter Zeitvorgaben (Stoppuhr) sprachfrei zu verarbeiten. Bei den 4 Subtests (Reihenfortsetzen, Klassifikationen, Matrizen, topologische Schlussfolgerungen) gibt es für die Altersgruppen unterschiedliche Zeitvorgaben.

SON

SON-R 5½–17 (Snijders Oomen Nonverbal; J.T. Snijders, P.J. Tellegen und J.A. Laros, 1997)

Der SON R 5½–17 eignet sich für Kinder im Alter von 5;06 Jahren bis 17 Jahre, insbesondere auch für Kinder mit Kommunikationsbehinderungen. Der SON-R 5½–17 besteht aus sieben sprachfrei durchführbaren Subtests: Kategorien, Analogien, Situationen, Bildgeschichten, Mosaike, Zeichenmuster und Suchbilder.

SON-R 2½–7 (Snijders Oomen Nonverbal von J.T. Tellegen, M. Winkel, J.A. Laros, Dt. Standardisierung von Tellegen, Laros und F. Petermann, 2007)

Der SON-R 2½–7 erhebt sprachfrei die Bereiche visuomotorische und perzeptive Fähigkeiten, räumliches Verständnis, Erkennen von Ordnungsprinzipien sowie der Fähigkeit zum abstrakten und konkreten Denken. Der SON-R 2½–7 beinhaltet die sechs Untertests: Mosaike,

Kategorien, Puzzles, Analogien, Situationen und Zeichenmuster.

FBIT (French Bilder Intelligenz Test, J.L. French, Dt. Bearbeitung G. Hebbel und R. Horn, 1976)

Der Test umfasst 6 Subtests (Bilder-Wortschatz, Formunterscheidung, Information und Verständnis, Ähnlichkeiten, Mengen und Zahlen sowie visuelles Kurzzeitgedächtnis), die teilweise verbal, teilweise nonverbal sind. Gerade der Vergleich der sprachlichen Subtests mit den nonverbalen, bzw. mit anderen sprachfreien IQ-Tests kann deutliche Hinweise auf die sprachlich bedingten Defizite geben. Der Test ist für 4- bis 8-Jährige normiert, wobei jedoch die Normierung an einer relativ kleinen Stichprobe (n = 395) durchgeführt wurde und seit der Veröffentlichung in Deutschland keine Überarbeitung oder Neunormierung stattgefunden hat.

K-ABC (Kaufman Assessment Battery for Children, Kaufman, Kaufman, Dt. Bearbeitung von Melchers und Preuß, 2001)

Es handelt sich um einen Individualtest für Kinder zwischen 2;06 und 12;05 Jahren. Die Grundlage der K-ABC ist die Definition der Intelligenz als Fähigkeit, Probleme durch geistiges Verarbeiten zu lösen. Die Messung intellektueller Fähigkeiten und damit des IQ wird von der Messung des Standes erworbener (und damit mehr schichtabhängiger) Fertigkeiten getrennt, um diese unterschiedlichen Bereiche mentaler Leistung einzeln und im Vergleich miteinander erfassen zu können. Die K-ABC kann nach 4 Skalen ausgewertet werden: Skala einzelheitlichen Denkens, Skala ganzheitlichen Denkens (als Skalen intellektueller Fähigkeiten), Fertigkeitenskala (schon erworbenes Wissen) und sprachfreie Skala (Auswertung der IQ-Subtests ohne sprachliche Anforderungen). Kinder mit Sprachentwicklungsstörungen schneiden häufig in der Skala einzelheitlichen Denkens schlecht ab, weil diese in 2 von 3 Subtests Hörgedächtnisleistungen abprüft.

HAWIVA-III (G. Ricken, A. Fritz, K.D. Schuck und U. Preuß, 2007)

Es handelt sich um einen Indivualtest für die Altersgruppen 2½–3;11 sowie 4–6;11 Jahre, der aus den Wechseler Testbatterien entwickelt wurde. Dabei wurden aktuelle kognitions- und neuropsychologische Erkenntnisse umgesetzt. Neben dem Gesamt-IQ sind ein Verbal-IQ und ein Handlungs-IQ berechenbar. Zusätzlich können Quotienten für die „Verarbeitungsgeschwindigkeit" und die „allgemeine Sprache" ermittelt werden.

HAWIK III (U. Tewes, P. Rossmann und U. Schallberger, 2000)

Beim HAWIK III handelt es sich um einen Individualtest für 6- bis 17-Jährige. Die Untertests (Bilder ergänzen, allgemeines Wissen, Zahlen-Symboltest, Gemeinsamkeiten finden, Bilderordnen, rechnerisches Denken, Mosaik, Wortschatz, Figurenlegen, allgemeines Verständnis, Symboltest, Zahlennachsprechen u. Labyrinth) ermöglichen auch hier, neben dem Gesamt-IQ, eine Auswertung nach „praktischer" und „verbaler" Intelligenz.

NNAT (J.A. Naglieri, 2003)

Bei dem Test handelt es sich um einen sprachfreien Matrizentest ähnlich den CPM für 5- bis 17-Jährige. Für verschiedene Altergruppen startet der Test mit unterschiedlichen Aufgaben, wodurch das Verfahren gut auf das Alter des Kindes bzw. des Jugendlichen anzupassen ist.

54.2.4 Motorische Entwicklung, Perzeptionsalter, Sozial- und Selbstständigkeitsentwicklung

Viele Entwicklungstests für Kinder überprüfen verschiedene Bereiche, wie die Grobmotorik, Feinmotorik, die Perzeption, die soziale Entwicklung und die Entwicklung der Selbstständigkeit, aber auch die Sprachproduktion und die Sprachrezeption. Bei Kindern mit bereits diagnostizierter Sprachentwicklungsstörung werden solche Tests zur Einschätzung der Entwicklung in den anderen Bereichen eingesetzt. Für die Therapieplanung bei einem Kind mit einer Sprachentwicklungsstörung ist es von hoher Bedeutung zu unterscheiden, ob die Sprachentwicklungsstörung im Rahmen einer allgemeinen Entwicklungsstörung aufgetreten ist oder es sich um eine spezifische Sprachentwicklungsstörung handelt.

Denver-Entwicklungsskalen (DES, Flehmig et al., 1973)

Die Denver-Skalen gehen zurück auf den 1967 von Frankenburg und Dodds veröffentlichten Denver-Developmental-Screening-Test und wurden 1963 von den deutschen Autoren in einer deutschen Standardisierung vorgelegt.

Die Denver-Entwicklungsskalen überprüfen die Bereiche Grobmotorik, Sprache, Feinmotorikadaptation und sozialer Kontakt. Für jeden Entwicklungsbereich werden zunehmend schwierigere Aufgaben vorgegeben, bis das Kind jeweils an seine Leistungsgrenzen gelangt. Sie können bei Kindern bis 5 Jahren eingesetzt werden. Für die einzelnen Entwicklungsbereiche kann jeweils abgelesen werden, in welchem Alter der jeweilige Schritt von 25, 50, 75 oder 90% der Kinder erreicht wird.

Der Denver-Test stellt bis heute eines der Standardinstrumente der allgemeinen Entwicklungsdiagnostik dar.

Münchner Funktionelle Entwicklungsdiagnostik (MFED, Hellbrügge, 1994)

Die Münchner Funktionelle Entwicklungsdiagnostik steht für Kinder im 1. Lebensjahr sowie für Kinder im 2. bis 3. Lebensjahr zur Verfügung. Sie misst 8 Funktionsbereiche in Monatsschritten. Auch in diesem Test können Sprachproduktion und Sprachrezeption anderen Entwicklungsbereichen, wie der Grobmotorik, der Handgeschicklichkeit, der Perzeption, der sozialen Entwicklung und der Selbstständigkeitsentwicklung, gegenübergestellt werden. Die letzte Überarbeitung stammt von 1994.

Wiener-Entwicklungstest (WET, Kastner-Koller und P. Deimann, 2002)

Der WET erlaubt bei Kindern zwischen 3 und 6 Jahren die Diagnose des allgemeinen Entwicklungsstandes. Die Funktionsbereiche Motorik, visuelle Wahrnehmung und Gedächtnis, kognitive, sprachliche und sozial-emotionale Fähigkeiten werden erfasst. Die 2. Auflage mit neuer Normierung erschien 2002.

Entwicklungstest 6 Monate bis 6 Jahre (ET 6–6, Petermann et al., 2006)

Der ET 6–6 kann schon bei Kindern ab 6 Monaten eingesetzt werden. Er prüft die Entwicklungsbereiche Körpermotorik, Handmotorik, Nachzeichnen, kognitive Entwicklung, Sprachentwicklung, Sozialentwicklung und emotionale Entwicklung. Die letzte Normierung wurde 2006 vorgenommen.

Bayley II (Bayley Scales of Infant Development)

Die seit 2007 in einer deutschen Bearbeitung vorliegenden Bayley II Scales erlauben die Untersuchung des Entwicklungsniveaus von Kindern zwischen 1 und 42 Monaten, indem zwei grundlegende Fähigkeitsbereiche überprüft werden. Die Aufgaben der „kognitiven Skala" beleuchten frühe Gedächtnisleistungen, Habituation, Problemlösefähigkeiten, frühe Zahlkonzepte, Klassifikation und Kategorisierungsfähigkeit, Vokalisation und sprachliche Kompetenzen sowie frühe sozialkommunikative Fähigkeiten. Die Aufgaben der „motorischen Skala" erfassen die zunehmende Haltungskontrolle sowie die fein- und grobmotorische Koordination. Diese umfasst die Bewegungskontrolle beim Krabbeln, Kriechen, Sitzen, Stehen, Gehen und Rennen. Die motorische Skala überprüft außerdem die feinmotorische Manipulation beim Greifen, dem altersgemäßen Gebrauch von Stiften und das Imitieren von Handbewegungen.

Bayley III (Bayley Scales of Infant Development)

Diese Bayley-Scales werden international am häufigsten zur Einschätzung der allgemeinen Entwicklung von Kindern eingesetzt. Bei Kindern ab dem 1. Lebensmonat können die Kognition, die Sprache, der sozial-emotionale Bereich, die motorischen Fähigkeiten und das Verhalten eingeschätzt werden. Bis heute liegt keine normierte Übersetzung ins Deutsche vor, die neueste Normierung stammt von 2005.

Motorische Entwicklung

> **! MERKE**
> Etwa die Hälfte der Kinder mit schweren Sprachentwicklungsstörungen zeigen auch Auffälligkeiten in der motorischen Entwicklung.

Als Untersuchungsverfahren für die Motorik haben sich u.a. der Motoriktest für 4- bis 6-jährige Kinder (MOT 4–6, Zimmer und Volkamer 1987) und der Körperkoordinationstest für Kinder (KTK, Kiphard und Schilling 1974) bewährt.

54.3 Sprachentwicklungsstörung (SES)

54.3.1 Definition in der ICD

Sprachentwicklungsstörungen werden in der International Classification of Diseases (ICD) unter F80. als „Umschriebene Entwicklungsstörungen des Sprechens und der Sprache" codiert, wenn keine Störung vorliegt, die die Sprachentwicklungsstörung bedingen könnte, sonst unter der Grunderkrankung, z.B. einer beidseitigen Schallempfindungsschwerhörigkeit (H90.3).

In der ICD wird die Aussprachestörung als Artikulationsstörung, F80.0, als eigenes Krankheitsbild getrennt betrachtet.

Für die expressive Sprachentwicklungsstörung (F80.1) gilt, dass die gesprochene Sprache des Kindes – d.h. produktiver Wortschatz, Verwendung der Grammatik und die Fähigkeit, Inhalte sprachlich auszudrücken – in ihrem Niveau deutlich unter seinem Intelligenzniveau liegt. Das Sprachverständnis ist dagegen altersgemäß. Begleitende Störungen der Artikulation sind häufig.

Für die rezeptive Sprachentwicklungsstörung (F80.2) gilt, dass das Sprachverständnis – d.h. die Fähigkeit, gesprochene Sprache altersentsprechend zu entschlüsseln – unterhalb des dem Intelligenzalter des Kindes angemessenen Niveaus liegt. Auch bei der Beurteilung des Sprachverständnisses gilt es, die verschiedenen Sprachebenen zu beurteilen, die Laufdifferenzierung auf der phonetisch-phonologischen Ebene, den rezeptiven Wortschatz, das Verständnis von Grammatik und Pragmatik. In der Regel ist auch die expressive Sprache beteiligt.

54.3.2 Sprachentwicklungsstörung – Definition der Deutschen Gesellschaft für Phoniatrie und Pädaudiologie, DGPP 2008

Findet man bei einem Kind zeitliche und inhaltliche Abweichungen von der normalen Sprachentwicklung, dann spricht man von einer Sprachentwicklungsstörung. Bei etwa der Hälfte der Kinder mit Sprachentwicklungsstörungen lässt sich eine Sinnesbehinderung, z.B. eine Hörstörung, eine neurologische Erkrankung, eine geistige Retardierung, periphere strukturelle Veränderungen oder eine psychosoziale Fehlentwicklung, feststellen. In solchen Fällen sollte man von einer „Sprachentwicklungsstörung bei Hörstörung" oder „Sprachentwicklungsstörung bei Lernbehinderung" sprechen, weil es oft schwierig ist, abzugrenzen, ob die Sprachentwicklungsstörung wirklich von der zusätzlich vorliegenden Entwicklungsbeeinträchtigung herrührt. Für die Einschätzung der Prognose und die Gestaltung der Therapie sind all diese Informationen von großer Wichtigkeit.

54.3.3 Sprachentwicklungsverzögerung (SEV)

Findet man bei einem Kind bei normaler allgemeiner Entwicklung und normalen Sinnesfunktionen eine rein zeitliche Abweichung von der Altersnorm, dann spricht man von einer Sprachentwicklungsverzögerung. Der Begriff SEV wird nur noch für Kinder unter 3 Jahren eingesetzt (DGPP 2008).

54.3.4 Sprachentwicklungsbehinderung

Bei Kindern, bei denen eine Grunderkrankung vorliegt, die eine normale Sprachentwicklung ausschließt (z.B. Trisomie 21), oder bei denen aufgrund des Sprachentwicklungsstandes und des Lebensalters abzusehen ist, dass keine normalen sprachlichen Fähigkeiten erreichbar sind, diagnostiziert man eine Sprachentwicklungsbehinderung.

54.3.5 Spezifische Sprachentwicklungsstörung (SSES, Spezific language impairmant, SLI)

MERKE

Können bei einem Kind mit einer Sprachentwicklungsstörung alle bekannten Ursachen einer Sprachentwicklungsstörung ausgeschlossen werden, liegt also mindestens eine normale Intelligenz und keine Sinnesbehinderung vor, dann spricht man von einer spezifischen Sprachentwicklungsstörung.

Bei Kindern mit spezifischen Sprachentwicklungsstörungen lässt sich häufig eine familiäre Belastung feststellen. Der Begriff leitet sich vom englischen Ausdruck „specific language impairment", SLI, ab. Im angloamerikanischen Schrifttum werden auch die Begriffe „developmental dysphasia" oder „developmental language disorder" gebraucht.

54.3.6 Prävalenz von Sprachentwicklungsstörungen

Bei Kindern im Alter von 4 bis 5 Jahren stellten Doleschal und Radü 1997 bei 1442 deutschsprachigen Kindern in 17,1% der Fälle eine Sprachentwicklungsverzögerung fest.

Heinemann und Höpfner (2002) beschrieben in einer Untersuchung von 231 einsprachig deutsch aufwachsenden Kindergartenkindern im Alter von 3½ bis 4 Jahren eine Häufigkeit von 20,3% für Sprachentwicklungsstörungen. Zusätzlich hatten 16,5% der Kinder eine Dyslalie, die bei etwa 4% aller Kinder als behandlungsbedürftig eingestuft wurde.

Grimm (2004) berichtete, dass 10% der Kinder sicher von einer Sprachentwicklungsstörung betroffen waren und bei weiteren 20% der Verdacht auf eine Sprachentwicklungsstörung vorlag.

Häufig wird die Studie von Tomblin et al. (1994) zitiert, der für den amerikanischen Sprachraum damals eine Prävalenz von 8% für die spezifische Sprachentwicklungsstörung angab.

MERKE

Etwa 20% aller Kinder im Vorschulalter sind von einer mehr oder weniger ausgeprägten Sprachentwicklungsstörung betroffen. Bei der Hälfte dieser Kinder lässt sich sonst keinerlei Beeinträchtigung feststellen, sie leiden unter einer spezifischen Sprachentwicklungsstörung.

54.3.7 Indikatoren für eine Sprachentwicklungsstörung

Die deutsche Sprachentwicklungsstudie zeigte, dass es bereits im 1. Lebensjahr Indikatoren für eine Sprachentwicklungsstörung gibt. Es konnte bestätigt werden, dass das Ausbleiben der zweiten Lallphase ein Zeichen für eine sich entwickelnde Sprachentwicklungsstörung sein kann, ebenso wie man das Ausbleiben der zweiten Lallphase bei hörbehinderten Kindern beobachtet. Weiter wurde festgestellt, dass sich bei Kindern, die später eine Sprachentwicklungsstörung entwickelten, längere Latenzzeiten in der Hirnstammaudiometrie im Alter von 5 Monaten, eine fehlende Sensibilität für prosodische Unterschiede und abweichende prosodische Muster im Lallen nachweisen lassen. Allerdings sind diese Zusammenhänge nicht so eng, dass heute tatsächlich eine Diagnose einer Sprachentwicklungsstörung schon im 1. Lebensjahr möglich wäre. Ein verspätetes Einsetzen der 2. Lallperiode sollte in jedem Fall als Alarmsignal gewertet werden, eine Hörprüfung und die Beratung der Eltern sollten erfolgen. Bis zum 1. Geburtstag sollte ein Kind auch ein erstes Sprachverständnis entwickelt haben, also auf rein verbale Anweisungen oder Fragen adäquat reagieren, z.B. „Wo ist die Mama?“ oder „Zeig mir den Ball“. Spätestens im Alter von 1½ Jahren sollte ein Kind seine erste intendierte Lautäußerung, das „erste Wort“ gesprochen haben.

Kinder, die 2 Jahre alt sind und weniger als 50 Wörter beherrschen oder keine Zwei-Wort-Äußerungen einsetzen, werden als „late talker“ bezeichnet. Knapp die Hälfte der late talker kann die sprachlichen Rückstände im Verlauf des 3. Lebensjahres aufholen („late bloomer“), bei den anderen Kindern bildet sich eine manifeste Sprachentwicklungsstörung heraus. Late talker sollten untersucht werden, insbesondere im Hinblick auf ihr Hörvermögen und Sprachverständnis, möglichst sollten auch die Kommunikationsbedingungen, unter denen das Kind lebt, beleuchtet werden. Mit einer Beratung der Eltern oder besser einem gezielten Elterntraining lässt sich die Prognose von late talkern positiv beeinflussen.

MERKE

Als „late talker“ werden Kinder bezeichnet, die mit 2 Jahren weniger als 50 Wörter sprechen oder noch keine Zwei-Wort-Äußerungen einsetzen.

Kinder, die im Alter von 2½ Jahren noch weniger als 100 Wörter sprechen, holen in der Regel bis zum 3. Geburtstag nicht mehr auf. Im Alter von 2½ Jahren sollten Kinder auch W-Fragen verstehen. Im Alter von 3 Jahren können Kinder mit Sprachentwicklungsstörungen dadurch auffallen, dass sie einen produktiven Wortschatz von unter 100 Wörtern aufweisen, noch keine geformten Mehrwortäußerungen formulieren oder die Subjekt-Prädikat-Objekt-Stellung im Hauptsatz noch nicht richtig realisieren. Häufig fallen Kinder mit Sprachentwicklungsstörungen dadurch auf, dass sie noch die Verbendstellung im Hauptsatz mit einem finiten Verb einsetzen, also „ich Ball spielen“ anstatt von „ich spiele Ball“ sagen. Kinder mit Sprachentwicklungsstörungen können im Alter von 3 Jahren auch Fehlbildungen oder Auslassungen vieler Laute zeigen und altersentsprechende Fragen nicht verstehen.

Bei Kindern im Alter von 3 und mehr Jahren ist eine reine Befragung der Eltern oder die Beobachtung einzelner Symptome nicht ausreichend, um eine Sprachentwicklungsstörung zu diagnostizieren. Zur Diagnostik ist die Einschätzung des Sprachverständnisses, des produktiven Lexikons, der grammatischen Fähigkeiten und der Lautbildung erforderlich.

MERKE

Wenn sich ein Kind sprachlich normal entwickelt, hat es die grundlegenden Strukturen der Sprache bis zum 4. Geburtstag erworben.

Das Kind beherrscht die Umgangssprache weitgehend und kann einfache Sätze korrekt bilden. Es bildet auch erste Nebensatzkonstruktionen, wie Kausal- und Relativsätze. Lediglich leichte grammatische Fehler, z.B. beim Genitiv oder Dativ, können noch vorkommen. Bei der Aussprache dürfen nur noch Abweichungen bei den Zischlauten auftreten.

54.3.8 Ätiologie der spezifischen Sprachentwicklungsstörungen

Die spezifische Sprachentwicklungsstörung im Sinne der F80.1 und F80.2 in der ICD ist eine Ausschlussdiagnose, weil sie bei den Kindern gestellt wird, bei denen zwar Abweichungen in den sprachlichen Fähigkeiten vorliegen, hierfür aber keine nahe liegende Ursache gefunden werden kann. Es handelt sich um ein eigenständiges Krankheitsbild, das früher auch als „Dysgrammatismus im Kindesalter", „familiärer Sprachschwächetypus" oder „Entwicklungsdysphasie" bezeichnet wurde.

Bei Kindern mit spezifischer Sprachentwicklungsstörung lassen sich Abweichungen der Hirnmorphologie, z.B. im Bereich des Planum temporale, nachweisen. Etwa bei der Hälfte der von einer schweren Sprachentwicklungsstörung betroffenen Kinder findet sich ein Verwandter 1. Grades, der ebenfalls unter einer Sprachentwicklungsstörung oder einer Störung des Schriftspracherwerbs leidet. Aus neueren Studien ergab sich, dass die genetische Komponente, vor allem bei Kindern mit Sprachentwicklungsstörungen, eine wichtige Rolle spielt, während sprachliche Leistungen im oberen Bereich durch die Umwelt stärker beeinflusst werden. Bei eineiigen Zwillingen beträgt die Konkordanz für Sprachentwicklungsstörungen 85%, bei zweieiigen nur 52%.

Bei Kindern mit spezifischen Sprachentwicklungsstörungen ergibt die Untersuchung nicht selten Symptome einer auditiven Verarbeitungs- und Wahrnehmungsstörung. Insbesondere Einschränkungen des Hörgedächtnisses liegen häufig vor und werden als verursachender Faktor angesehen. Wenn sich ein Kind die Sprache seiner Umgebung nicht merken kann, erschwert dies den Aufbau des Lexikons und die Analyse von grammatischen Strukturen, die für den Erwerb von Syntax und Morphologie notwendig wäre. Man geht bei der spezifischen Sprachentwicklungsstörung von einem polygenetischen Erbgang aus, eine genetische Untersuchung bei Kindern mit spezifischen Sprachentwicklungsstörungen trägt in der Regel nicht zur Ursachenabklärung bei.

54.3.9 Umwelteinflüsse auf die Sprachentwicklung: Deprivation und Overprotektion

Kinder, die nicht ausreichend Gelegenheit zur sprachlichen Kommunikation erhalten, tragen ein erhöhtes Risiko zur Ausbildung einer Sprachentwicklungsstörung. Dies wird in ausgeprägter Weise an historischen Beispielen deutlich, in Berichten über Kinder, die ohne menschliche Zusprache groß wurden und keinerlei Sprache erwarben.

Dabei scheint nicht nur die Menge des sprachlichen Angebots relevant. Das alleinige Zuhören reicht für den Spracherwerb nicht aus. Wichtig ist es, dass sprachlernende Kinder Dialoge führen können und Sprache produzieren. Ein Überangebot an für das Kind schwer verständlicher Sprache ist nicht hilfreich.

Ähnliches gilt für den Erwerb einer zweiten Sprache, wenn kaum Gelegenheit besteht, diese Sprache zu praktizieren. Auch die in den letzten Jahren beobachtete Zunahme von Sprachentwicklungsstörungen wird in diesen Bereich eingeordnet, eine immer hektischere und mehr visuell geprägte Welt erhöht das Risiko für die Ausbildung einer Sprachentwicklungsstörung. Ob für einen regelrechten Spracherwerb eine kindgerichtete Sprache vonseiten der Eltern notwendig ist, wird kontrovers diskutiert. Einerseits scheint eine sprachförderliche Haltung der Eltern sich positiv auf die Sprachentwicklung des Kindes auszuwirken, andererseits ist aus anderen Kulturen, z.B. in Afrika, bekannt, dass Kinder auch ohne kindgerichtete Sprache ihre Muttersprache erlernen können. Eine Verbesserung des Sprachangebots vonseiten der Eltern führte in entsprechend kontrollierten Studien zu rascheren sprachlichen Fortschritten.

Früher wurde auch häufig thematisiert, dass eine sog. Overprotektion, eine Überfürsorge zu Sprachentwicklungsstörungen führen kann. Eltern, die ihrem Kind alles abnehmen, ihm die Möglichkeiten vorenthalten, eigene Erfahrungen zu sammeln, die Loslösung und die Ich-Entwicklung des Kindes einschränken, indem sie ihrem Kind alles abnehmen, schaffen damit ebenfalls keine gute Grundlage für die Sprachentwicklung.

54.3.10 Sprachentwicklungsstörungen bei Hörstörungen

Sprache, sprechen und hören sind funktionell eng miteinander verknüpft. Wie Yoshinago-Itano (1999) an einer Gruppe von Kindern, die alle im Alter von 40 Monaten untersucht wurden, aber zu unterschiedlichen Zeitpunkten mit Hörgeräten versorgt worden waren, zeigte, ist die Ausprägung der Sprachentwicklungsstörung wesentlich vom Erkennungs- und Versorgungszeitpunkt abhängig. Je früher die Hörstörung eines Kindes erkannt und versorgt wird, desto geringer bleiben die Folgen für den Spracherwerb. Die hörgestörten Kinder, bei denen die Diagnose im Alter von 0 bis 2 Monaten gestellt worden war, erreichten in dieser Untersuchung altersentsprechende Leistungen in der Sprachproduktion und im Sprachverständnis.

Aus dieser und ähnlichen Untersuchungen wurde die Konsequenz gezogen, dass Kinder mit angeborenen Hörstörungen möglichst schon im Säuglingsalter identifiziert werden sollten. Dazu ist ein generelles Neugeborenenhörscreening (NHS) mittels objektiver Hörprüfmethoden notwendig. In Deutschland ist das NHS seit dem 1.1.2009 obligatorisch.

Eine australische Studie (Robertson et al. 1995) zeigte, dass eine Höruntersuchung aller Säuglinge durch Ablenkaudiometrie keine Verbesserung der Erkennungsrate brachte. Der Diagnosezeitpunkt für Kinder, die am Screeningprogramm teilgenommen hatten, war nicht früher als bei denen, die nicht vorgestellt wurden.

Die alleinige Untersuchung aller Neugeborenen reicht aber nicht aus, sondern die Kinder, die den ersten Test nicht bestehen, müssen systematisch im Rahmen eines Trackings nachverfolgt werden. Sonst unterbleiben bei der Hälfte der Kinder die notwendigen Nachuntersuchungen (lost of follow-up).

Weiter ist wichtig, dass ein unauffälliges Hörvermögen im Neugeborenenhörscreening nicht ausschließt, dass ein Kind später eine Schallempfindungsschwerhörigkeit oder Schallleitungsstörung erwirbt.

Grad der Hörstörung

Wie zu erwarten, wirkt sich eine gravierende Schwerhörigkeit stärker auf die Sprachentwicklung aus als eine geringgradige Hörstörung. Yoshinago-Itano (1999) zeigte in der oben erwähnten Untersuchung aber, dass der Erkennungszeitpunkt noch wichtiger ist als der Grad der Hörstörung.

Moeller (2000) führte eine Faktorenanalyse in einer Gruppe von Kindern mit Hörgeräten durch, um zu erkennen, welche Faktoren sich entscheidend auf den Spracherwerb auswirken. Sie fand, dass die Intensität der Sprachförderung durch die Eltern wichtiger war als der Grad der Hörstörung.

Hörstörungen mit einem Hörverlust bis 25 dB wirken sich häufig nicht auf die Sprachentwicklung aus, allerdings kann es zu Fehlern bei den Zischlauten kommen. Yasuno et al. (1967) gaben an, dass Kinder mit mittelgradigen Schwerhörigkeiten ihr erstes Wort im Durchschnitt mit 21 Monaten und die ersten Mehrwortäußerungen mit 36 Monaten sprechen. Sie sind also etwa doppelt so alt wie normalhörende Kinder, wenn sie diese Stufen erreichen. Bei Kindern mit einer unversorgten hochgradigen Schwerhörigkeit mit einer Schwelle zwischen 50 und 70 dB entwickelt sich die Sprache nur langsam, die Sprachentwicklung weist auf allen Sprachebenen Defizite auf. Yasuno et al. (1967) geben an, dass Kinder mit hochgradigen Schwerhörigkeiten ihr erstes Wort im Alter von 30 Monaten und den ersten Mehrwortsatz im Alter von 70 Monaten sprechen. Bei Hörstörungen mit einer Hörschwelle schlechter als 70 dB ist ohne Hörgeräteversorgung keine Sprachentwicklung zu erwarten. Dem tragen die Anhaltspunkte für die ärztliche Begutachtung auch Rechnung. Kinder, die mit einer mindestens hochgradigen Schwerhörigkeit geboren werden oder sie bis zum 7. Geburtstag erwerben, werden mit einem GdB von 100 eingestuft, hauptsächlich auch wegen der zu erwartenden begleiteten Sprachentwicklungsstörung.

Die Diskussion darüber, inwieweit sich reine Schallleitungsschwerhörigkeiten durch Paukenergüsse auf die Sprachentwicklung auswirken, ist bis heute nicht abgeschlossen. Aufgrund der hohen Varianz der Sprachentwicklungsstörungen kommen verschiedene Untersuchungen zu unterschiedlichen Ergebnissen. Schönweiler wies 1992 an einer Gruppe von 1305 sprachgestörten Kindern nach, dass diese zu 48% wechselnde Schallleitungsschwerhörigkeiten aufwiesen. Er postulierte, dass Hörstörungen zu einer Diskontinuität der Hörwahrnehmung, zu einer Einschränkung des Langzeithörvermögens und zu einer Verminderung der Jahreshörbilanz führen. Auch Silva et al. (1984), Schilda et al. (1993) und Tele et al. (1984) fanden langfristige Auswirkungen lang anhaltender Mittelohrergüsse auf die Sprachentwicklung. Deswegen wird von Fachärzten für Phoniatrie und Pädaudiologie in der Regel bei über 3 Monate anhaltenden Paukenergüssen ein operatives Vorgehen bevorzugt. Viele Eltern berichten nach der Adenotomie, der Parazentese und ggf. dem Einlegen von Paukenröhrchen über eine rasant einsetzende Sprachentwicklung. Andere Experten beziehen sich auf Ergebnisse von Paradise et al. (2001), die Kinder verglichen, die früh operativ behandelt wurden mit solchen, bei denen nur zugewartet wurde. Sie fanden zwischen beiden Gruppen keine Unterschiede hinsichtlich der Lautproduktion, der mittleren Länge der Äußerungen, dem Wortschatz, der rezeptiven Sprache, den allgemeinen kognitiven Entwicklungs- und Verhaltensparametern. Aus diesen Untersuchungen wird z.T. auch die Konsequenz gezogen, einem operativen Vorgehen bei Mittelohrergüssen wenig Bedeutung beizumessen.

Schallempfindungsschwerhörigkeit

Angeborene Schwerhörigkeiten sind am häufigsten hereditär bedingt, andere durch Komplikationen in der Schwangerschaft oder unter der Geburt erworben.

Auch Kinder mit gravierenden Hörstörungen durchlaufen die Schreiphase und die erste Lallphase meist unauffällig. Nur mithilfe komplizierter technischer Methoden lassen sich hier Unterschiede feststellen. In der zweiten Lallphase, in der die auditorische Rückkopplung eine große Rolle spielt, verhält sich dann ein Kind auch für die Eltern hörbar anders, wenn es unter einer gravierenden Hörstörung leidet. Bei weniger ausgeprägten Hörstörungen tritt die zweite Lallphase später ein, bei gehörlosen Kindern bleibt sie aus, wenn die Hörstörung nicht erkannt und versorgt wird.

Insbesondere wenn die kindliche Hörstörung nicht rechtzeitig erkannt und versorgt wird, wenn es sich um eine gravierende Schwerhörigkeit handelt und die Eltern nicht dazu in der Lage sind, den Kindern das für sie angemessene Sprachangebot zu gewährleisten, beobachtet man bei schwerhörigen Kindern häufig Sprachentwicklungsstörungen.

MERKE

Da weder der Grad der Hörstörung noch der Erkennungs- und Versorgungszeitpunkt sicher voraussagen kann, wie gravierend sich die Hörstörung entwickeln wird, sollte nicht mehr von einer „audiogenen" Sprachentwicklungsstörung gesprochen werden. Die unzureichende Hörleistung ist sicher ein Kofaktor für die Sprachentwicklungsstörung, ihre konkrete Bedeutung kann aber nicht sicher bestimmt werden. Deshalb spricht man heute besser von Sprachentwicklungsstörungen bei Hörstörungen.

Zu den konkreten Ausprägungen der Sprachentwicklungsstörung bei Hörstörungen wurde viel publiziert, es liegen aber nur wenige konsequente wissenschaftliche Untersuchungen hierzu vor.

Schon weniger ausgeprägte Hörstörungen, insbesondere Hochtonschwerhörigkeiten, scheinen vor allem die Artikulationsprägnanz, insbesondere die Zischlaute und die anderen hochfrequenten Konsonanten zu betreffen. Mittel- und höhergradige Schwerhörigkeiten betreffen häufig den Grammatikerwerb, weil die für den Grammatikerwerb entscheidenden Endsilben deutlich leiser ausgesprochen werden. Besonders bei jungen hörgestörten Kindern fällt auf, dass sich der Wortschatz nicht so rasch entwickelt wie bei normalhörigen Kindern. Bei ausgeprägten Hörstörungen ist auch die Prosodie beeinträchtigt und charakterisiert die Sprache von schwer hörbehinderten und gehörlosen Menschen.

Ob sich die Charakteristik einer Sprachentwicklungsstörung von hörgestörten Kindern von denen mit einer spezifischen Sprachentwicklungsstörung unterscheiden, wurde von Keilmann et al. (2008) untersucht. Sie legten eine Matched-pairs-Untersuchung an Kindern vor, die unter einer schweren Sprachentwicklungsstörung litten und entweder eine gravierende Hörstörung oder eine spezifische Sprachentwicklungsstörung aufwiesen. Die 24 Pairs wurden im Hinblick auf Alter, Geschlecht, Schweregrad der Sprachentwicklungsstörung und Intelligenzniveau parallelisiert. In den meisten Parametern ergab sich kein Unterschied zwischen beiden Gruppen von Kindern. Unterschiede ergaben sich beim Sprachverständnis, das mit den Reynell-Skalen gemessen wurde und bei den Kindern mit den Hörstörungen stärkere Defizite aufwies. Auch der Wortschatz war bei den hörgestörten Kindern deutlicher eingeschränkt. Bei den hörgestörten Kindern war hingegen die Aussprachestörung weniger ausgeprägt (Keilmann et al. 2008).

Liegt bei einem Kind eine permanente Schwerhörigkeit vor, dann hat es bis zur Einschulung ein Recht auf Schwerhörigenfrühförderung. Die Schwerhörigenfrühförderung hat im Wesentlichen das Ziel, die durch die Hörstörung bedingten Beeinträchtigungen der Kommunikation aufzufangen, die Sprachförderung durch Beratung der Eltern und direkte Förderung des Kindes ist das wichtigste pädagogische Ziel. Für die optimale Förderung eines Kindes mit einer Hörstörung ist immer die intensive Zusammenarbeit zwischen Eltern, Pädagogen, Ärzten und Logopäden notwendig.

54.3.11 Veränderungen der Sprechorgane

Eine Ankyloglossie, ein zu kurzes oder angewachsenes Zungenbändchen, wie auch hyperplastische Tonsillen führen nur im Ausnahmefall zu Aussprachestörungen, trotzdem werden sie von den Eltern oft als ursächlich für die beobachtete Aussprachestörung oder Sprachentwicklungsstörung angesehen. Ein verkürztes Zungenbändchen kann plastisch verlängert werden, hyperplastische Tonsillen können im Sinne einer Lasertonsillotomie verkleinert werden. In jedem Fall sollte vorher gut überlegt werden, ob für die zu erwarteten Verbesserungen eine Vollnarkose gerechtfertigt ist.

Lippen-Kiefer-Gaumen-Spalten führten früher fast regelmäßig zu Sprachentwicklungsstörungen, nicht nur aufgrund der skelettodentalen Fehlbildung, sondern auch aufgrund der häufig damit vergesellschafteten Hörstörung durch eine Tubenfunktionsstörung. Durch die verbesserten operativen Techniken bildet sich heute bei vielen Kindern mit Lippen-Kiefer-Gaumen-Spalten keine Sprachentwicklungsstörung mehr heraus. Trotzdem müssen diese Kinder als eine Risikoklientel von einem interdisziplinären Behandlungsteam, auch aus phoniatrischer und logopädischer Sicht begleitet werden. Im Fall pathologischer Abweichungen sind am häufigsten ein offenes Näseln und Artikulationsstörungen zu beobachten. Früher waren sekundär auch die anderen linguistischen Ebenen häufig beteiligt.

54.3.12 Einfluss der Intelligenz auf die Sprachentwicklung

Lernbehinderungen und geistige Behinderungen führen meist zu Verzögerungen in allen Entwicklungsbereichen. Bei Kindern mit einem solchen homogenen Leistungsdefizit sind die Kompensationsmöglichkeiten geringer als bei Kindern mit spezifischen Sprachentwicklungsstörungen, bei denen normale oder überdurchschnittliche Leistungen in den anderen Bereichen vorliegen. Dennoch ist eine Sprachförderung oder Sprachtherapie bei vielen Kindern indiziert, weil die sprachlichen Fähigkeiten ganz entscheidend für die spätere Integration in die Gesellschaft sind. Bei der Erstellung des Therapie- und Förderplans müssen die Leistungen in den verschiedenen Bereichen berücksichtigt werden, Kinder mit homogenen Leistungsdefiziten benötigen in der Regel eine längerfristige Förderung. Kann ein Kind aufgrund einer geistigen und ggf. weiteren Behinderung kaum Sprache erwerben, ist es wichtig, dem Kind andere Kommunikationsstrategien zu vermitteln.

54.3.13 Aussprachestörung

Störungen der Aussprache kommen als Symptom der Sprachentwicklungsstörung, zuweilen auch als Restsymptom einer bereits behandelten Sprachentwicklungsstörung oder als isolierte Störung vor. Die isolierte Aussprachestörung kann als eigenes Störungsbild mit der F80.0 bezeichnet werden und wird auch in den Heil- und Hilfsmittelrichtlinien getrennt aufgeführt.

Traditionell wurden die Aussprachestörungen quantitativ anhand der Anzahl der betroffenen Laute eingeteilt. Man sprach von einer partiellen Dyslalie, wenn nur 1 oder 2 Laute betroffen waren, von einer multiplen Dyslalie, wenn 3 bis 6 Laute betroffen waren und von einer universellen Dyslalie, wenn viele Laute betroffen waren und das Kind dadurch kaum verständlich war.

Heute ist klar, dass es wichtig ist, phonetische Störungen von phonologischen Störungen zu trennen.

Phonetische Störungen

Kinder erwerben die verschiedenen Laute nach bestimmten Prinzipien, die vorne im Mundraum gebildet werden, vor denen, die im hinteren Mundraum gebildet werden und Vokale vor Plosiven, diese vor Nasalen, Frikativen und Affrikaten. Rein phonetische Störungen betreffen am häufigsten die Zischlaute und werden als Sigmatismus bezeichnet, wenn es sich um Fehlbildungen von /s/ und /z/ handelt, als Schetismus, wenn es sich um Fehlbildungen des /sch/ und als Chitismus, wenn es sich um Fehlbildungen des /ch_1/ oder /ch_2/ handelt. Bei Fehlbildungen des /g/ (Gammazismus), des /k/ (Kappazismus) und /r/ (Rhotatismus) muss immer sorgfältig überprüft werden, ob es sich tatsächlich um eine phonetische Störung handelt oder vielleicht eine konsequente phonologische Störung vorliegt. Ob jede Fehlbildung des /s/ eine Aussprachestörung darstellt oder eine Normvariante sein kann, wird kontrovers diskutiert.

Phonologische Störungen

Bei Kindern mit schweren Aussprachestörungen liegt in der Regel zumindest auch eine phonologische Störung vor. Man findet also Ersetzungs- und Strukturprozesse, die entweder normalerweise bei Kindern im jüngeren Alter zu beobachten sind und als physiologische phonologische Prozesse bezeichnet werden oder pathologische oder idiosynkratische Prozesse, die normalerweise nicht vorkommen. Zu den physiologischen phonologischen Veränderungen zählen die Auslassung von initialen oder finalen Konsonanten („ei" für „drei" oder „mei" für „mein"), die Vorverlagerung, z.B. „Tamm" statt „Kamm" oder die Reduktion von Mehrfachkonsonanten („traße" statt „Straße"). Ersetzt ein Kind hingegen alle Anlautkonsonanten durch ein /h/ im Sinne eines Öffnungsprozesses („Hase" statt „Nase"), ersetzt es Nasale, sagt z.B. statt „Nase" „Dase" oder ersetzt es Laute durch /l/ im Sinne einer Lateralisierung, dann liegen ungewöhnliche phonologische Prozesse vor, die auf eine phonologische Störung hinweisen.

MERKE

Für die Therapieplanung ist es wichtig, phonetische und phonologische Anteile bei einer gemischten Störung genau zu trennen. Grundsätzlich können nur die Laute in der produktiven phonologischen Therapie bearbeitet werden, die schon phonetisch gefestigt sind.

54.4 Therapie der Sprachentwicklungsstörung

Bei Kindern, die kaum oder noch nicht sprechen, steht die Beratung der Eltern im Zentrum, die möglichst individuell erfolgen und auf den Ergebnissen einer Interaktionsanalyse, also einer Beleuchtung der Kommunikation zwischen Eltern und Kind, fußen sollte. In den letzten Jahren werden auch Elterntrainings eingesetzt, die gegenüber der einmaligen Beratung dadurch überlegen sind, dass die Fertigkeiten den Eltern in aufeinander aufbauenden Modulen vermittelt werden, ein Austausch in der Gruppe und konkrete Rückkopplungen zu den Erfahrungen der Eltern eingeschlossen sind.

Die Eltern werden zum Austausch von Lautäußerungen wie z.B. Lautmalereien, zur Beachtung des „turn taking", also dem abwechselnden Sprechen der Gesprächspartner, und zur Schaffung von Sprechanlässen beraten. Unter dem „triangulären Blickkontakt" versteht man, dass ein Kind seine Aufmerksamkeit wechselnd dem Gesprächspartner und dem gemeinsam betrachteten Gegenstand zuwendet. Dieser „referentielle" oder „trianguläre" Blickkontakt stellt die Basis der Entwicklung des Sprachverständnisses und der Wortschatzentwicklung dar. Dabei sollte eine konsequente Handlungsbezogenheit verfolgt werden. Dinge, für die sich ein Kind interessiert, sind immer die besseren Lernanlässe. Sowohl bei Kindern, die noch nicht sprechen oder gerade nichts sagen, als auch bei Kindern, die bereits sprechen, können die Modellierungstechniken eingesetzt werden. Dabei unterscheidet man kindlichen Äußerungen vorausgehende Sprachmodelle und kindlichen Äußerungen nachfolgende Sprachmodelle.

54.4.1 Kindlichen Äußerungen vorausgehende Sprachmodelle

Grundlegend für den Spracherwerb ist, dass Kinder Sprache in einer bestimmten Situation erleben und deuten und damit die Bedeutung erschließen. Grundlegend ist also die Präsentation, das mehrfache Einführen einer Zielform („Schau, da liegt der Ball!"). Unter dem Parallelsprechen versteht man die Versprachlichung kindlicher Intentionen („Hast du Hunger? Möchtest du eine Brezel essen?"). Die Eltern erkennen also, was ein Kind mit nichtsprachlichen Mitteln ausdrücken möchte und bieten dem Kind die entsprechende sprachliche Form an. Dies gilt auch für die linguistische Markierung, bei der vorrangig beachtete Situationsmerkmale versprachlicht werden („So eine lange Schlange!"). Auch mit Alternativfragen kann man Kinder zum Sprechen anregen („Ist das ein Hund oder ein Pferd?" „Möchtest du Apfelsaftschorle oder Früchtetee?"). Dem Kind werden zwei Zielstrukturen angeboten; damit wird ihm die Antwort erleichtert gegenüber der Situation einer ganz freien Frage.

54.4.2 Kindlichen Äußerungen nachfolgende Sprachmodelle

Die wichtigste Modellierungstechnik ist das korrektive Feedback, also die Wiedergabe kindlicher Äußerungen mit einer Korrektur. Wichtiges Prinzip ist, dass das Kind nicht auf die Fehler hingewiesen wird, sondern ihm im kommunikativen Zusammenhang die korrigierte sprachliche Äußerung noch einmal präsentiert wird. Spricht ein Kind ein Wort falsch aus, also z.B. „Der Taspar rettet die Prinzessin", dann kann die Bezugsperson das Wort einfach aufgreifen und mit „Ja, der Kasper rettet die Prinzessin aus der Schlucht" antworten. Berichtet ein Kind, dass es die Brezel „gegesst" habe, dann antwortet das Sprachvorbild mit einem Satz, wie „Aha, du hast die Brezel gegessen. Hat sie dir denn geschmeckt?". Auch wenn ein Kind die semantische Bedeutung eines Wortes in der Erwachsenensprache noch lernen muss, kann das korrektive Feedback eingesetzt werden. Bezeichnet ein Kind z.B. den gerade bestaunten Esel als Hund, dann könnte die Bezugsperson folgendes erläutern: „Ja, dieses Tier hat genau wie ein Hund vier Beine, aber es ist ja viel größer. Das ist ein Esel." Als weitere Modellierungstechnik existiert die Umformung, d.h. die Veränderung kindlicher Äußerungen, die nicht unbedingt fehlerbehaftet sein mussten. Auch so wird dem Kind Sprache angeboten in einer Situation, in der sich das Kind dafür jeweils interessiert. Bei der Expansion, der Vervollständigung kindlicher Äußerungen, muss darauf geachtet werden, dass die Hörgedächtnisspanne des Kindes nicht überfordert wird.

54.4.3 Therapie bei late talkern

Wenn Kinder schon über 2 Jahre alt sind und entweder keine 50 Wörter sprechen oder keine Zweiwortäußerungen bilden, werden sie als late talker bezeichnet. In der Vergangenheit wurde in der Regel nur eine einmalige Elternberatung nach Abklärung von Hörvermögen und allgemeiner Entwicklung durchgeführt. Heute setzt sich zunehmend durch, die betroffenen Eltern zu einem Elterntraining einzuladen. Eine lange Tradition hat das Hanen-Program, das schon seit den 1980er Jahren in Nordamerika eingesetzt wird und inzwischen auch in einer deutschen Version vorliegt. Für das Heidelberger Elterntraining nach Buschmann konnte gezeigt werden, dass die Kinder der trainierten Eltern zum 3. Geburtstag seltener Sprachentwicklungsstörungen aufweisen. In beiden Fällen nehmen die Eltern an Schulungseinheiten teil. Es werden die Ursachen von Sprachentwicklungsstörungen erörtert und dann schrittweise sprachförderndes Verhalten, z.B. beim Bücher anschauen, erläutert. Die Eltern tauschen Erfahrungen aus und Videosequenzen, die zu Hause aufgenommen wurden, werden besprochen.

Gibbart (1994) verglich eine Elternschulung mit der direkten Therapie der Kinder bei late talkern. Alle Kinder waren sonst normal entwickelt, hörten normal und sprachen 30 oder weniger Wörter. Kinder, deren Mütter über 6 Monate 14-tägig an einstündigen Sitzungen teilnahmen, machten signifikant größere Fortschritte in der Sprache. In einem zweiten Experiment wurden 3 Gruppen einander gegenübergestellt. In der ersten Gruppe wurden die Mütter zweiwöchentlich zur Sprachentwicklung geschult, in der zweiten Gruppe in gleichem Umfang zur kognitiven Entwicklung und in der dritten Gruppe wurden die Kinder direkt therapiert, 30 Minuten pro Woche. Die Auswertung zeigte keinen signifikanten Unterschied zwischen der direkten Therapie der Kinder und der Sprachförderung durch die spezifische Schulung der Mutter. Die sprachspezifische Elternintervention erwies sich als wirksamer als die allgemeine Förderung.

Untersuchungen und Befragungen zeigten, dass sich Mütter sprachentwicklungsgestörter Kinder anders verhalten als Mütter von Kindern, deren Sprache sich regelrecht entwickelt. Die Mütter der betroffenen Kinder sprechen seltener lobend und anerkennend mit ihren Kindern und reagieren häufiger mit Schreien, Drohungen und Schlägen. Die Mütter der Kinder mit Sprachentwicklungsstörungen verhalten sich also weniger kommunikationsfördernd als die anderen. Dies könnte teilweise dadurch bedingt sein, dass die Eltern selbst sprachliche Defizite aufweisen, eine wichtige Komponente ist aber auch, dass die Eltern ihr Verhalten aufgrund der sprachlichen Defizite ihres Kindes verändern. Die Eltern sehen sich gezwungen, die Verantwortung für die tägliche Kommunikation in stärkerem Maß zu übernehmen, sie strengen sich mehr an, um ihr Kind zum Sprechen anzuregen oder steigern die Menge ihrer Beiträge, um die passive Rolle ihres Kindes auszugleichen. Das Kommunikationsverhalten der Eltern und die Sprachentwicklung des Kindes dürfen also nicht im Sinne einer einfachen Ursache-Wirkungs-Beziehung interpretiert werden. Aus diesen Zusammenhängen leitet sich ab, dass nicht nur die Eltern von late talkern, sondern auch die von älteren Kindern mit Sprachentwicklungsstörungen immer professionell beraten werden sollten.

54.4.4 Logopädische Therapie

Die direkte logopädische Therapie von Kindern wird bei vorliegender Indikation etwa ab dem Alter von 3 Jahren durchgeführt. Durch speziell dafür ausgebildete Logopäden ist eine logopädische Sprachtherapie auch schon vor dem 3. Geburtstag möglich.

Ergibt die Sprachdiagnostik bei einem dreijährigen Kind eine reine Verzögerung von einigen Monaten ohne inhaltliche Abweichung, dann wird in der Regel noch keine professionelle Therapie indiziert. Die Eltern werden entsprechend beraten, das Kind in den Kindergarten aufgenommen und eine entsprechende Kontrolluntersuchung vereinbart. Liegen hingegen ausgeprägte und inhaltliche Abweichungen von der normalen Entwicklung vor, dann ist eine logopädische Therapie indiziert. Fehlen noch basale Kommunikationsfähigkeiten wie der trianguläre Blickkontakt, dann setzt die Therapie hier an, z.B. im Konzept nach Zollinger.

Für die Einleitung einer von der Krankenkasse finanzierten logopädischen Therapie gelten dann die Heilmittelrichtlinien. In den Heilmittelrichtlinien findet sich eine vorwiegend symptomatische Einteilung, die Störungen ganz unterschiedlicher Ätiologie zusammenfasst. Unter der SP 1, Störungen der Sprache vor Abschluss der Sprachentwicklung, werden Sprachentwicklungsstörungen bei Entwicklungsstörungen, bei peripheren und zentralen Hörstörungen, bei peripheren Anomalien der Sprechorgane, Sprachentwicklungsstörungen bei Mehrfachbehinderungen und die familiäre Sprachschwäche mit Krankheitswert zusammengefasst. Als Leitsymptome werden ein eingeschränkter aktiver und passiver Wortschatz, Wortfindungsstörungen, Störungen des Satzbaues und der Flexionsformen, Störungen der Diskrimination, Selektion und Bildung von Sprachlauten, Störungen der auditiven Merkspanne, des auditiven Gedächtnisses und Störungen der Motorik und motorischen Koordination bei Respiration, Phonation und Artikulation aufgeführt. Auch bei der SP 3, Störungen der Artikulation/Dyslalie, werden unterschiedliche Ätiologien aufgeführt. Hierzu zählen z.B. Hörstörungen, frühkindliche Hirnschäden, orofaziale Störungen und Anomalien der Zahnstellungen, des Kiefers und des Gaumens im Rahmen einer sprachlichen Reifestörung. Eine Sprachtherapie ist grundsätzlich dann indiziert, wenn die Störung Krankheitswert hat. Die Indikation ist abhängig vom Alter, von der Art und vom Ausmaß der Störung, aber auch von der Ursache der Störung und Begleiterkrankungen des Kindes.

MERKE

In der Regel liegt dann eine Indikation zur Therapie vor, wenn Abweichungen von der normalen Entwicklung von 6 bis 12 Monaten oder mehr bestehen. Wichtig ist, dass die logopädische Behandlung rechtzeitig beginnt, weil Kinder, die zu spät mit der Therapie beginnen, die natürliche Dynamik des Spracherwerbs nicht mehr nutzen können, unnötige Frustrationen erleben und später schwerer zu behandeln sind. Wichtig ist auch, dass eine ausreichend intensive Therapie erfolgt.

Barrett et al. (1992) verglichen zwei Gruppen von Kindern mit spezifischer Sprachentwicklungsstörung im Alter von 2 bis 5 Jahren. Die erste Gruppe wurde einmal wöchentlich behandelt, 24-mal in 6 Monaten. Bei der zweiten Gruppe wurden zwei Perioden zu drei Wochen, wobei in jeder Woche 4-mal therapiert wurde, durchgeführt. Der Vergleich ergab, dass die Kinder nach der intensiven Behandlung trotz gleicher Anzahl von Therapieeinheiten größere Fortschritte gemacht hatten.

54.4.5 Weitere therapeutische Möglichkeiten

Bei Kindern, die 4 Jahre alt sind und unter einer gravierenden spezifischen Sprachentwicklungsstörung leiden, bietet sich als Alternative die Aufnahme in einen Sprachheilkindergarten an. Durch die verringerte Gruppengröße und die zusätzliche personelle Besetzung erhalten die Kinder intensivere Sprachanregungen als in einer Regeleinrichtung.

Kinder mit ausgeprägten spezifischen Sprachentwicklungsstörungen können ab dem Alter von 5 Jahren auch stationär behandelt werden. Eine stationäre Behandlung beinhaltet nicht nur intensive logopädische Therapie, sondern unterstützend auch Ergo-, Physio- oder Psychotherapie.

Hat ein Kind bis zum Alter von 6 Jahren noch keine altersentsprechenden Sprachleistungen erreichen können, muss im interdisziplinären Dialog der beste Weg für das Kind festgelegt werden. Bei manchen Kindern ist die Rückstellung vom Schulbesuch bei gleichzeitiger Intensivierung der logopädischen Therapie der sinnvollste Weg. Bei Kindern mit geringeren Defiziten kann die Einschulung in eine Regelklasse mit zusätzlicher pädagogischer Förderung im Rahmen einer Einzelintegration der optimale Weg sein. Für Kinder mit schweren spezifischen Sprachentwicklungsstörungen, die sich in den anderen Entwicklungsbereichen gut fortentwickelt haben, steht die Sonderschule mit dem Förderschwerpunkt Sprache zur Verfügung. Dort werden Kinder in kleinen Klassen mit intensiver Sprachförderung unterrichtet und der gesamte Lehrstoff der Regelschule wird vermittelt. Als weitere Möglichkeiten stehen Vorklassen an Regelschulen oder Sonderschulen mit dem Förderschwerpunkt Sprache zur Verfügung.

Liegt im Schulalter ein sonderpädagogischer Förderbedarf vor, darf nach strenger Auslegung der Heilmittelrichtlinien keine logopädische Therapie verordnet werden. Im Einzelfall muss aufgrund der konkreten Situation entschieden werden, wie inzwischen auch von Sozialgerichten geurteilt wurde. Begleitende Störungen von Krankheitswert, etwa Störungen der Mundmotorik oder Näseln, sind eindeutig eine Therapieindikation. Im Schulalter ist auch häufig eine logopädische Therapie wegen Störungen der auditiven Wahrnehmung indiziert, die Heilmittelrichtlinien sehen hierfür maximal 20 Stunden vor.

54.4.6 Sprachförderung

Sprachförderung hat das Ziel, das Sprachangebot für Kinder zu optimieren. Vermutlich durch die Entwicklung zum Visuellen hin und die immer schnelleren Abläufe des Alltags brauchen heute mehr Kinder eine gezielte Förderung als früher.

Sprachförderung wird von verschiedenen Berufsgruppen angeboten, am häufigsten von Erzieherinnen. In der Ausbildung von Erzieherinnen wird deswegen in den letzten Jahren vermehrt Wert auf diese Inhalte gelegt, und es werden vermehrt Fortbildungsmaßnahmen für Erzieherinnen angeboten. Sprachförderung ist auch Teil der allgemeinen Frühförderung, die Kinder mit Entwicklungsverzögerungen erhalten.

Sprachförderung findet in aller Regel in Gruppen statt. Dies impliziert, dass Tempo und Komplexität meist nur für einen Teil der Gruppe angemessen sind und ein Teil der Kinder über- oder unterfordert ist. Kinder mit ausgeprägten Sprachentwicklungsstörungen können meist nicht von einer allgemeinen Sprachförderung profitieren. Sie benötigen Sprachtherapie zulasten der Krankenkasse. Kinder mit einer Sprachentwicklungsstörung brauchen eine intensivere Stimulation, eine günstige Lernumgebung, vor allem aber einen speziell aufbereiteten Input, mit dem Lernmechanismen aktiviert und eigendynamische Entwicklungsprozesse ausgelöst werden können.

54.4.7 Sprachentwicklungsstörungen bei Mehrsprachigkeit

Eine zweisprachige Erziehung als solche stellt keinen Risikofaktor für die Entwicklung einer Sprachentwicklungsstörung dar. Auch bei geistig- oder hörbehinderten

Kindern spricht für eine mehrsprachige Erziehung, dass behinderte Kinder besonders viel Zuneigung brauchen, die emotionale Nähe und Geborgenheit, die nur in der Muttersprache übermittelt werden kann. Gerade Kinder mit Beeinträchtigungen brauchen die intensive Kommunikation in der Familie, die oft nur mehrsprachig für alle Beteiligten befriedigend möglich ist. Kinder mit Entwicklungsstörungen brauchen gute sprachliche Vorbilder, dazu müssen Eltern die Sprache benutzen, die sie selbst gut beherrschen.

Aufgrund der hohen Prävalenz von Sprachentwicklungsstörungen entwickeln auch mehrsprachig aufwachsende Kinder Sprachentwicklungsstörungen. Das Kind beherrscht also auch die dominante Sprache nicht altersentsprechend. Für die korrekte Diagnose wäre also die Sprachentwicklungsdiagnostik in beiden Sprachen durchzuführen, was in praxi aber häufig nicht möglich ist. Am ehesten lässt sich noch das Sprachverständnis in einer anderen Sprache abschätzen, indem man ein zweisprachiges Familienmitglied um Übersetzung bittet.

Liegt eine normale Entwicklung in der dominanten Sprache vor, dann kann keine Sprachentwicklungsstörung diagnostiziert werden. Vielmehr ist davon auszugehen, dass das Sprachangebot in der zweiten Sprache bislang unzulänglich war. Dann sollte mit einer entsprechenden Sprachförderung begonnen werden.

Bei zweisprachigen Kindern mit einer Sprachentwicklungsstörung sollte die logopädische Therapie möglichst in der dominanten Sprache erfolgen, was natürlich nur möglich ist, wenn ein entsprechender Therapeut zur Verfügung steht. In der Realität erhalten Migrantenkinder mit einer Sprachentwicklungsstörung letztlich eine Therapie in der Sprache des Landes, in dem die Familie wohnt und dessen Sprache letztlich auch für den Schulerfolg entscheidend ist.

54.4.8 Prognose

Die Prognose einer Sprachentwicklungsstörung hängt vor allem von der zugrunde liegenden Erkrankung und der Art und Schwere der Störung ab. Wichtig sind auch der Zeitpunkt des Therapiebeginns und der Verlauf der Therapie. Bei Kindern mit spezifischen Sprachentwicklungsstörungen kann die Behandlung in den meisten Fällen bis zum Schuleintritt abgeschlossen werden. Zumindest an der Sprachoberfläche sind die Kinder dann nicht mehr auffällig, sie bilden korrekte Sätze und zeigen keine auffällige Aussprache mehr. Es besteht aber ein erhöhtes Risiko für die Entwicklung einer Lese-Rechtschreib-Schwäche. Etwa die Hälfte der Kinder mit einer spezifischen Sprachentwicklungsstörung entwickelt später eine Lese-Rechtschreib-Schwäche, umgekehrt lässt sich bei der Hälfte der Kinder mit einer Lese-Rechtschreib-Schwäche eine Sprachentwicklungsstörung in der Vergangenheit eruieren. Langzeituntersuchungen bei Kindern mit schweren Sprachentwicklungsstörungen zeigten, dass diese auch als Jugendliche Schwierigkeiten haben, komplexe grammatische Konstruktionen zu wiederholen oder sinnlose Silbenfolgen wiederzugeben. Trotz einer unauffälligen Sprache lassen sich also noch Sprachschwächen nachweisen.

LITERATUR

Barrat J, Littlejohns P, Thompson J (1992) Trial of intensive compared with weekly speech therapy in preschool children. Arch Dis Childh 67: 106–108.

Clahsen H (1986) Die Profilanalyse. Ein linguistisches Verfahren für die Sprachdiagnose im Vorschulalter. Berlin: Marhold.

Deutsche Gesellschaft für Phoniatrie und Pädaudiologie, 2008Deutsche Gesellschaft für Phoniatrie und Pädaudiologie (2008) AWMF-Leitlinien-Register 049/006, http://www.awmf-leitlinien.de/

Fox AV, Dodd BJ (1999) Der Erwerb des phonologischen Systems in der deutschen Sprache. Sprache-Stimme-Gehör 23: 183–191.

Grosjean F (1982) Life with two languages. Harward.

Keilmann A, Braun L, Schöler H (2005) Welche Rolle spielt das Merkmal Intelligenz bei der Diagnostik und Differenzierung sprachentwicklungsgestörter Kinder? HNO 53: 268–84.

Keilmann A, Klüsener P, Freude C (2008) Aussprachestörungen bei Kindern mit Hörstörungen und Kindern mit spezifischen Sprachentwicklungsstörungen – eine matched-pairs-Analyse. Laryngorhinootologie 87: 704–10.

Mehler J, Jusczyk P, Lambertz G, Halsted N, Bertoncini J, Amiel-Tison C (1988) A precursor of language acquisition in young infants. Cognition 29: 143–78.

Mehler J (1998) The bilingual brain. Proficiency and age of acquisition of the second language. Brain 121: 1841–52.

Moeller MP (2000) Early intervention and language development in children who are deaf and hard of hearing. Pediatrics 106: E43.

Nodari C, De Rose R (2003) Mehrsprachige Kinder. Ein Ratgeber für Eltern und andere Bezugspersonen. Bern, Stuttgart, Wien: Haupt Verlag.

Perani D, Paules E, Galles NS, Dupoux E, Dehaene S, Bettinardi V, Cappa SF, Fazio F, Robertson C, Aldrige S, Jarman F, Saunders K, Poulakis Z, Oberklaid F (1995) Late diagnosis of congenital sensorineural hearing impairment: why are detection methods failing ? Archives of Disease in childhood 72: 11–5.

Tomblin JB, Records NL, Buckwalter P, Zhang X. Smith E, O'Brian M (1997) Prevalence of specific language impairment in Kindergarten children. JSLHR 40: 1245–60.

Yoshinago-Itano C (1999) Early identification: An opportunity and challenge for audiology. Seminars in hearing 20: 317–331.

KAPITEL

55 Entwicklung der Stimme und kindliche Stimmstörungen

Michael Fuchs

Für die menschliche Kommunikation kommt der Funktion der Stimme eine entscheidende Bedeutung zu. Sie ist einerseits für den Klang verantwortlich, der für die Nutzung der Sprache und das Sprechen notwendig ist, um diese überhaupt erst hörbar werden zu lassen. Andererseits ist sie ein elementarer Bestandteil der menschlichen Persönlichkeit, weil sie über melodische, dynamische und Klangparameter an der Übermittlung semantischer Informationen und von Emotionen beteiligt ist. Das trifft im vollen Umfang bereits auf das Kindes- und Jugendalter zu: Beginnend beim Neugeborenenschrei und den ersten stimmlichen Äußerungen eines Säuglings über die alterspezifische Entwicklung von Stimmleistung und -qualität sowie die geschlechtsspezifische Entwicklung während der Pubertät bis zu den Besonderheiten einer jungen Erwachsenenstimme.

55.1 Aufbau des Stimmapparats und Stimmentstehung

Auch wenn mit dem Funktionskreis Stimme oft in erster Linie die Stimmlippenschwingung assoziiert wird, entsteht Stimme nicht im Larynx allein. Zum Stimmapparat gehören außerdem die unteren Atemwege und die Lunge sowie die anatomischen Strukturen der sogenannten Ansatzräume. Diese beginnen von kaudal betrachtet bei den Morgagnischen Ventrikeln, schließen das Vestibulum laryngis, die Räume und anatomischen Strukturen des Hypo-, Oro- und Nasopharynx sowie die Nasenhaupt- und Nebenhöhlen ein und enden an Zahnapparat und Lippen, wo der Stimmklang abgestrahlt wird. Außerdem sind für die optimale Funktion des Stimmapparats auch seine zentral-nervöse Steuerung und die kinästhetische und auditive Kontrolle wichtige Voraussetzungen.

In den unteren Atemwegen wird bei der Ausatmung (und zuvor eingenommener Phonationsstellung der Stimmlippen) ein subglottischer Druck erzeugt, mit dem die Stimmlippen angeblasen werden. Für eine reguläre Stimmlippenschwingung ist ein fein abgestimmtes Zusammenspiel zwischen den aerodynamischen Parametern der Atmung und den myoelastischen Eigenschaften der Stimmlippen erforderlich. Hierbei kommt dem histologischen Aufbau der **Stimmlippen** eine besondere Bedeutung zu: In der Tiefe verleihen der Musculus vocalis und das Ligamentum vocale zugleich Stabilität und Flexibilität des Spannungszustands, der für die Tonhöhe verantwortlich ist. Darüber breitet sich eine dreischichtige Lamina propria aus, die eine maximale Beweglichkeit des oberflächlichen Epithels ermöglicht (Body-Cover-Modell). Zwischen der abschließenden Epithelschicht und der Lamina propria befindet sich der sogenannte Reinke'sche Raum, in dem sich im pathologischen Fall Ödeme einlagern können. Dieser Aufbau ermöglicht eine sehr schnelle Schwingungsbewegung der Stimmlippen im Luftstrom. Spricht ein Kind mit einer mittleren Sprechstimmlage von c^1, dann schwingen die Stimmlippen mit einer Frequenz von 262 Hz, das heißt sie öffnen und schließen sich 262 Mal pro Sekunde. Bei hohen gesungenen Tönen erreichen Kinder Frequenzen über 1000 Hz. Das führt zu einer mechanischen Belastung der freien Ränder der Stimmlippen, wobei nicht nur die Kräfte bei der Kollision der Stimmlippen, sondern auch Spannungskräfte (bedingt durch die hohe Stimmlage) und Scherkräfte durch die Bewegung im Luftstrom zu berücksichtigen sind (Tietze 1994). Die Stimmlippenschwingung unterbricht den Luftstrom und erzeugt dadurch einen Stimmschall, der auch als primärer Kehlkopfschall bezeichnet wird.

Dieser besteht aus einer Grundfrequenz, die für die auditive Wahrnehmung der Tonhöhe verantwortlich ist, und darauf nach akustischen Gesetzen aufbauenden Obertönen, die den spezifischen Stimmklang erzeugen. Dieses Spektrum an Tönen wird beim Durchdringen der sich anschließenden Ansatzräume verändert: Insbesondere in Abhängigkeit von der Weite der Rachenräume und der Zungenposition werden durch die Eigenresonanz der Ansatzräume einzelne Frequenzen des Spektrums verstärkt, andere gedämpft. Dies führt einerseits zur Ausbildung von Vokalen (Vokalformanten) und ist andererseits für den charakteristischen Klang und die Tragfähigkeit einer Stimme entscheidend.

MERKE

Der Stimmapparat besteht aus den Atemorganen, dem Larynx und den Ansatzräumen. Die Stimmproduktion basiert auf einer aerodynamisch-myoelastischen Entstehungstheorie. Sie wird auditiv und propriozeptiv kontrolliert und zentral-nervös gesteuert.

55.2 Entwicklung des Stimmapparats im Kontext des gesamtkörperlichen Wachstums

Bei der Betrachtung der Entwicklungsdynamik des Stimmapparats im Kindes- und Jungendalter gilt es daher, außer das Kehlkopfwachstum auch die zunehmende Lungenkapazität und die Wachstumsveränderungen von Rachen, Mund- und Nasenhaupt- und -nebenhöhlen einschließlich ihrer anatomischen Strukturen zu berücksichtigen, zumal sich die Größenverhältnisse des Stimmapparats und die topografischen Beziehungen (z.B. kranialere Position des Larynx bei Kindern) während des Wachstums nicht parallel verändern.

Das Wachstum der Atemorgane lässt sich unter anderem anhand spirometrischer Daten beschreiben. Die von Zapletal ermittelten Normwerte der Vitalkapazität und der Inspirationskapazität sind gut geeignet, die zunehmende Lungenfunktion im Verhältnis zum Wachstum der anderen Anteile des Stimmapparats abzuschätzen (Zapletal et al. 1987; ➢ Tab. 55.1). Die aerodynamischen Verhältnisse an der Glottis selbst lassen Rückschlüsse auf die Schwingungseigenschaften der Stimmlippen und damit auf die Stimmquelle zu. Da diese direkt an der Glottis schwer zu messen sind, bietet sich die Einschätzung des subglottischen Drucks durch die Messung des intraoralen Drucks bei der Phonation eines Verschlusslautes und der glottischen Durchflussrate an: Beide Parameter zeigen zwar keine signifikanten Altersabhängigkeiten, jedoch Tendenzen zur Abnahme des subglottischen Drucks mit dem Alter und zur Zunahme der glottischen Durchflussrate (Keilmann und Bader 1995).

Die Stimmlippenlänge beträgt zum Zeitpunkt der Geburt ca. 2,5–3,0 mm und im Erwachsenenalter bei einer Frau zwischen 11 und 15 mm, bei einem Mann zwischen 17 und 21 mm. Mit zunehmendem Alter werden die Stimmlippen auch dünner und differenzieren sich in ihrem histologischen Aufbau. Aus anatomischer Sicht konnte an plastinierten kindlichen Kehlköpfen detailliert die Entwicklung der Glottis und Subglottis in den ersten 5 Lebensjahren beschrieben werden. Dabei zeigte sich, dass die Größenausmaße des Larynx in den ersten 2 Lebensjahren schneller zunehmen als in den folgenden Jahren (Eckel et al. 2000). Diese Erkenntnisse werden durch die Ergebnisse von Hirano ergänzt, wobei es sich hierbei um Schätzwerte handelt, die auf einer Regressionsanalyse der ermittelten Daten basieren (Hirano et al. 1983). Fitch und Mitarbeiter nutzten MRT-Daten von 129 gesunden Probanden im Alter zwischen 2 und 25 Jahren für die Vermessung der Ansatzräume des Stimmapparats im Wachstum (Fitch und Giedd 1999). Alle Daten wurden trotz der inhomogenen Datenpräsentation in einer Übersicht der anatomischen und funktionellen Parameter des Stimmapparats im Wachstum zusammengestellt, um eine Vorstellung von den vielfältigen Wechselwirkungen des komplexen Funktionskreises Stimme und die Abschätzung von Normwertbereichen einer physiologischen Entwicklung zu ermöglichen (➢ Tab. 55.1).

55.3 Entwicklung der stimmlichen Leistung und Qualität

Die erste stimmliche Leistung ist der Neugeborenenschrei. Er hat meistens eine Frequenz von etwa 440 Hz, was dem musikalischen Kammerton a[1] entspricht, und stellt quasi eine rein stimmliche Äußerung dar, die noch nicht durch die Funktionskreise Sprache und Sprechen überlagert sind. Voraussetzung ist die Atemfunktion für die Erzeugung des subglottischen Drucks. Auch wenn der Stimmklang beim Schreien durch Elemente der Heiserkeit (Rauigkeit und Behauchtheit) sowie durch eine gepresste Stimmgebung charakterisiert ist, lassen sich diese bereits in den ersten Lebenstagen auditiv sicher von pathologischen inspiratorischen oder exspiratorischen Atemgeräuschen unterscheiden. Bereits in den ersten Lebenswochen und -monaten entwickeln sich melodische und rhythmische Elemente, die zunächst die momentanen Emotionen und Bedürfnisse des Säuglings ausdrücken, sich dann aber in zunehmendem Maße als Vorstufen des Sprechens und Singens weiterentwickeln.

Die Entwicklung der mittleren ungespannten Sprechstimmlage vollzieht sich vor der Mutation bei Knaben und Mädchen gleich. Als durchschnittliche Werte gelten Frequenzen zwischen 220 Hz (a) und 262 Hz (c[1]) für Knaben und zwischen 211 Hz (gis) und 281 Hz (cis[1]) für Mädchen, wobei keine statistisch signifikanten Unterschiede zwischen beiden Geschlechtern bestehen. Nach dem Larynxwachstum in der Pubertät und der Stimmlippenverlängerung erreichen Männer durchschnittliche Werte zwischen 87 Hz (F) und 123 Hz (H), Frauen zwischen 175 Hz (f) und 247 Hz (h).

Die Zunahme von Tonhöhen- und Dynamikumfang mit dem Alter sind sehr von soziokulturellen und (gesangs-)pädagogischen Einflüssen abhängig. Eigene Studien konnten zeigen, dass sowohl eine regelmäßige stimmliche Aktivität als auch eine Stimmbildung zu einer signifikanten Erweiterung beider Parameter führen (Fuchs et al. 2006, 2009).

In ➢ Tabelle 55.2 sind für die Parameter Tonhöhen- und Dynamikumfang sowie Tonhaltedauer Normwertbereiche aus der Literatur zusammengestellt, da die Messung dieser Parameter in der klinischen Praxis am weitesten verbreitet ist. Insbesondere für die Tonhöhenumfänge existieren zahlreiche Publikationen, die häufig mit sogenannten Normstimmfeldern arbeiten, die sich für die hier gewählte Darstellung der Altersentwicklung weniger eignen, aber für die Diagnostik sehr praktikabel sind.

Tab. 55.1 Ausgewählte organische und funktionelle Parameter des Wachstums des Stimmapparats

Alter [Jahren] Parameter		statistische Angaben	0	1	2	3	4	5	6
Vitalkapazität der Lunge (ml) [16]	Knaben	Mittelwert (Minimum–Maximum)							1.462 (1.087–1.965)
	Mädchen	Mittelwert (Minimum–Maximum)							1.360 (996–1.856)
Inspirationskapazität der Lunge (ml) für beide Geschlechter [16]		Mittelwert (Minimum–Maximum)							
Trachealer Atemweg (mm^2) [2]		Mittelwert (Minimum–Maximum)	17,1 (13,2–28,2)	22,3 (13,2–37,7)	35,4 (32,5–38,9)	43,6 (26,2–51,5)	48,0 (44,5–50,8)		
Subglottischer Knorpel Durchmesser (mm^2) [2]		Mittelwert (Minimum–Maximum)	30,6 (18,1–42,3)	46,9 (40,1–51,3)	51,7 (46,5–55,6)	49,3 (44,2–66,4)	63,7 (58,0–68,5)		
Subglottischer Atemweg inkl. Schleimhaut (mm^2) [2]		Mittelwert (Minimum–Maximum)	16,4 (10,8–25,1)	23,9 (15,1–34,5)	35,3 (30,3–40,8)	35,8 (26,0–49,4)	38,9 (30,0–46,5)		
Subglottischer Druck (cm WS) [14]		Mittelwert ± Standardabweichung					7,46 ± 2,26		
Testosteron (nmol/l)		Median (5./95. Perzentile)	0,42 (0,42/0,75)	0,42 (0,10/1,12)					
Länge der gesamten Glottis (mm) [2]		Mittelwert (Minimum–Maximum)	7,0 (5,2–9,5)	8,0 (6,7–9,2)	9,1 (8,2–10,4)	9,7 (8,3–12,2)	10,7 (10,2–11,8)		
Länge der knorpeligen Glottis (mm) [2]		Mittelwert (Minimum–Maximum)	4,1 (2,9–5,1)	4,4 (3,0–5,9)	5,1 (4,9–5,2)	4,4 (3,2–5,3)	4,8 (4,2–5,2)		
Länge der ligamentären Glottis (mm) [2]		Mittelwert (Minimum–Maximum)	2,9 (1,7–5,0)	3,6 (2,6–4,7)	4,0 (3,4–5,2)	5,3 (85,1–6,9)	5,9 (5,3–6,7)		
Länge der ligamentären Glottis (mm) [13]	Knaben	Schätzwert	2,18	3,16	4,14	5,12	6,10	7,08	8,06
	Mädchen	Schätzwert	1,51	2,12	2,73	3,34	3,95	4,56	5,17
Länge der Ansatzräume absolute Länge (mm) [3]		Mittelwert (Minimum–Maximum)			99,2 (91,4–166,5)			105,4 (96,6–188,0)	

7	8	9	10	11	12	13	14	15	16	17
1.728 (1.285–2.324)	1.999 (1.486–2.688)	2.272 (1.689–3.055)	2.548 (1.895–3.426)	2.826 (2.102–3.800)	3.107 (2.310–4.178)	3.389 (2.521–4.558)	3.647 (2.732–4.940)	3.960 (2.945–5.325)	4.284 (3.159–5.713)	4.538 (3.375–6.102)
1.608 (1.176–2.195)	1.860 (1.363–2.539)	2.115 (1.550–2.886)	2.372 (1.738–3.237)	2.632 (1.928–3.591)	2.893 (2.120–3.948)	3.157 (2.313–4.308)	3.422 (2.508–4.670)	3.690 (2.704–5.035)	3.958 (2.901–5.402)	4.228 (3.099–5.770)
			1.661 (1.189–2.319)	1.830 (1.311–2.556)	2.000 (1.432–2.793)	2.170 (1.554–3.030)	2.340 (1.676–3.286)	2.511 (1.798–3.506)	2.681 (1.920–3.744)	2.852 (2.042–3.982)
	6,81 ± 2,29					5,97 ± 2,07				
	0,63 (0,10/2,37)					12,6 (0,98–38,5)				
9.04	10,02	11,00	11,98	12,96	13,94	14,92	15,90	16,88	17,86	18,84
5,78	6,39	7,00	7,61	8,22	8,83	9,44	10,05	10,66	11,27	11,88
115,9 (104,7–129,2)		120,9 (111,5–139,4)		130,0 (122,3–140,2)		139,2 (126,3–157,0)		141,4 (131,1–150,9)		151,7 (140,9–166,5)

Tab. 55.2 Ausgewählte Parameter der Stimmleistung während des Wachstums des Stimmapparats

Alter [Jahren] Parameter	Stimmausbildung	3	4	5	6	7	8
Mittelwerte der Tonhöhenumfangsgrenzen (musikalische Notation)	ungeschult						
						Knaben: g – c^3 Mädchen g – c^3 [1]	
		Knaben: h – h^1 Mädchen: h – h^1 [4]	Knaben: b – c^2 Mädchen: h – c^2 [4]	Knaben: b – c^2 Mädchen: h – c^2 [4]	Knaben: a – e2 Mädchen: h – f^2 [4]]	Knaben: Prämutation: f – g^2 Mutation: c – e^1 Postmutation: g – e^1 [4]	
			Knaben: ais – d^2 Mädchen: ais – d^2 [10]	Knaben: a – f^2 Mädchen: ais – fis^2 [10]	Knaben: a – a^2 Mädchen: ais – gis^2 [10]	Knaben: a – gis^2 Mädchen: a – gis^2 [10]	Knaben: g – g^2 Mädchen: a – g^2 [10]
	geschult						
Mittelwerte der Dynamikumfangsgrenzen (dB[A])	ungeschult						
						Knaben: 63,8 – 83,8 Mädchen: 62,3 – 82,1 [1]	
			Knaben: 53 – 80 Mädchen: 53 – 79 [10]	Knaben: 52 – 80 Mädchen: 53 – 82 [10]	Knaben: 52 – 85 Mädchen: 52 – 82 [10]	Knaben: 52 – 85 Mädchen: 52 – 83 [10]	Knaben: 56 – 86 Mädchen: 53 – 82 [10]
	geschult						
Mittelwerte der Tonhaltedauer (s)	ungeschult				Knaben: 10,4 Mädchen: 10,6 [11]		
	geschult						

9	10	11	12	13	14	15	16
Knaben: fis – d^2 Mädchen: f – e^2 [6]				Knaben: Gis – e^1 Mädchen: f – fis^2 [6]			
Knaben: f – gis^2 Mädchen: g – ais^2 [10]	Knaben: g – a^2 Mädchen: g – h^2 [10]	Knaben: fis – ais^2 Mädchen: ais – fis^2 [10]	Knaben: fis – a^2 Mädchen: g – c^3 [10]				
Knaben: f – gis^2 Mädchen: f <– gis^2 [6]					Knaben: Ais – c^2 Mädchen: e – gis^2 [6]		
Knaben: 54,5 – 75,8 Mädchen: 52,6 – 76,3 [6]					Knaben: 52,8 – 76,0 Mädchen: 52,3 – 77,6 [6]		
Knaben: 51 – 83 Mädchen: 51 – 82 [10]	Knaben: 51 – 83 Mädchen: 51 – 80 [10]	Knaben: 50 – 83 Mädchen: 51 – 83 [10]	Knaben: 50 – 86 Mädchen: 51 – 80 [10]				
Knaben: 48,2 – 92,5 Mädchen: 48,8 – 49,6 [6]					Knaben: 48,8 – 89,6 Mädchen: 50,0 – 88,1 [6]		
Knaben: 16,8 Mädchen: 14,4 [6]							Knaben: 14,8 Mädchen: 18,0 [6]
Knaben: 13,7 Mädchen: 11,8 [6]							Knaben: 14,3 Mädchen: 13,7 [6]

55.4 Die vulnerable Phase des Stimmwechsels

Diese exemplarisch gewählten Daten der Stimmentwicklung sind allerdings häufig keine Ergebnisse longitudinaler Untersuchungen, sodass bei der Beurteilung des individuellen Verlaufs ein weiterer Aspekt berücksichtigt werden muss: Das Wachstums des Stimmapparats erfolgt nicht mit konstanter Geschwindigkeit. Es lassen sich Phasen eines raschen Wachstums von solchen mit einer relativ langsamen, kontinuierlichen Entwicklung unterscheiden. Große organische Veränderungen in kurzer Zeit finden in den ersten beiden Lebensjahren (Eckel et al. 2000) und während des Stimmwechsels (Mutation) statt. Letzterer ist in die gesamtkörperliche, geschlechtsspezifische Entwicklung einschließlich der Persönlichkeitsentwicklung während der Pubertät eingebettet. Da die mutationellen organischen Veränderungen Auswirkungen auf die stimmliche Leistungsfähigkeit und Qualität haben können, bedürfen sie einer besonderen Betrachtung.

Beim **Stimmwechsel** handelt es sich um einen physiologischen Vorgang, daher sollte im klinischen Sprachgebrauch der Begriff „Stimmbruch" vermieden werden. Unter der Steuerung der gonadotropen Hormone LH (luteinisierendes Hormon) und FSH (follikelstimulierendes Hormon) kommt es zu einer zunehmenden Produktion des männlichen Geschlechtshormons Testosteron: Bei Knaben in den Leydigschen Zwischenzellen der Hoden in viel größerer Konzentration als bei Mädchen in den Ovarien und der Nebennierenrinde. Das Testosteron erreicht bei beiden Geschlechtern in unterschiedlichen Konzentrationen in der Blutbahn auch spezifische Testosteronrezeptoren des Larynx und bewirkt dessen Wachstum und eine sagittale Verlängerung der Stimmlippen bei Knaben um ca. 10 mm, bei Mädchen um ca. 3–4 mm. Bereits vor dem Kehlkopfwachstum kommt es im Zusammenhang mit der typischen Streckphase am Beginn der Pubertät auch zu einem Wachstum des Brustraums und der Lunge mit einer Zunahme der Lungenvolumina. Den Jugendlichen steht damit auch ein erhöhter subglottischer Druck zur Verfügung, der bei forcierter und unkontrollierter Stimmgebung zu Überlastungen und Funktionsstörungen am erst im Wachstum befindlichen Kehlkopf führen kann – eine Gefahr des Missbrauchs in dieser sehr empfindlichen Entwicklungsphase der Stimme. Erwähnenswert ist hier die erhöhte oder falsche stimmliche Belastung durch sportliche oder Freizeitaktivitäten (Schreien) und Nachahmung falscher, für Kinderstimmen ungeeigneter Stimmgebungen (Pop- und Rockmusik). Bei Kindern, die eine musikalische Ausbildung erhalten, kann die Atemfunktion durch entsprechende Übungen verbessert sein.

Aus klinischer Sicht hat sich die Einteilung des Stimmwechsels in die Phasen „Prämutation", „Mutation" und „Postmutation" bewährt, wobei während der **Prämutation** die Wachstumsveränderungen langsam beginnen, jedoch noch zu keiner wesentlichen Beeinträchtigung der Stimmleistung und -qualität führen. Die kritische Phase der Mutation selbst ist insbesondere bei Knaben durch eine raue und behauchte, wenig steigerungsfähige Stimme charakterisiert. In einigen, jedoch keineswegs in allen Fällen (ca. 30%) kann als weiteres typisches Mutationssymptom ein unwillkürlicher Registerwechsel auftreten. In der Phase der **Postmutation** ist das Kehlkopfwachstum abgeschlossen, die kinästhetische Regelung der neuen muskulären Einstellungen stabilisiert sich erst langsam, und nicht zuletzt muss insbesondere der junge Mann seine neue Stimmlage als Teil seiner Persönlichkeit akzeptieren, bevor wieder eine erhöhte stimmliche Belastbarkeit gegeben ist.

Die Komplexität der Wachstumsprozesse am Stimmapparat führt während der Mutation zu einer Vulnerabilität der involvieren Strukturen und damit zu einer Instabilität der Funktion. Diese Einschränkung der Stimmleistung und -qualität stellt für Kinder und Jugendliche ohne eine erhöhte stimmliche Aktivität in der Regel kein Problem dar und wird, insbesondere von Mädchen, häufig nicht bewusst wahrgenommen. Demgegenüber bedarf die Mutation bei Mitgliedern von Kinder- und Jugendchören, Theatergruppen und bei solistisch aktiven jungen Sängern einer besonderen Aufmerksamkeit, da stimmliche Überlastungen des im Wachstum befindlichen Stimmapparats zu Störungen seiner physiologischen Entwicklung oder zu Stimmerkrankungen führen können. Dabei bedingt das stärker ausgeprägte Wachstum des Kehlkopfs bei Knaben auch eine größere Vulnerabilität und Instabilität der stimmlichen Leistungsfähigkeit als bei Mädchen. Dafür steht ein interdisziplinäres Betreuungskonzept zur Verfügung, das durch die regelmäßige Kontrolle stimmlicher, körperlicher und Laborparameter nicht nur eine exakte Diagnose des Beginns der Mutation, sondern auch eine Vorhersage der noch verbleibenden Zeit bis zum Mutationsbeginn ermöglicht. Auf diese Weise kann insbesondere bei Knabenstimmen vermieden werden, dass durch eine zu große stimmliche Belastung während der vulnerablen Mutationsphase Stimmstörungen auftreten (Fuchs et al. 1999, 2007, 2008).

MERKE

Der Stimmwechsel (Mutation) besteht aus den Phasen Prämutation, Mutation und Postmutation und wird endokrinologisch gesteuert. Bei Knaben sind während der Mutation Stimmleistung und -qualität eingeschränkt.

55.5 Ätiologie und Pathogenese von Stimmstörungen im Kindes- und Jugendalter

Stimmstörungen können auch im Kindes- und Jugendalter die Sprechstimme (Dysphonie) und/oder die Singstimme (Dysodie) betreffen. In der klinischen Praxis treten Sprechstimmstörungen häufiger auf, zudem ist eine Dysodie in der Regel mit einer Dysphonie kombiniert. Bei Kindern mit einer hohen sängerischen Aktivität (z.B. Mitglieder in Kinder- und Jugendchören) kann aber die Störung der Singstimmfunktion das zentrale Problem darstellen, sodass die Therapie und die gesangspädagogische Stimmbildung nicht selten auf die Korrektur der Singstimme fokussiert sind.

MERKE

Insgesamt wird die Prävalenz von Stimmstörungen bei Kindern und Jugendlichen in der internationalen Literatur mit 6–24% angegeben.

55.5.1 Organische Ursachen

Bei der Darstellung der organischen Ursachen von Stimmstörungen werden wiederum der Aufbau des gesamten Stimmapparats und seine Steuerung berücksichtigt, zudem wird nach angeborenen und erworbenen Ursachen differenziert.

Angeborene organische Ursachen

Unter den angeborenen organischen Veränderungen sind auf pulmonaler und trachealer Ebene Erkrankungen zu nennen, die die Atemfunktion dauerhaft beeinträchtigen und somit einer physiologischen Stimmatmung entgegenstehen. Bei angeborenen **neuromuskulären Erkrankungen** (Myopathien, spinale Muskeldystrophie) oder Lähmungen der Atemmuskulatur wirkt sich der allgemeine Hypotonus bereits beim Neugeborenen über die pulmonale Funktionsstörung auf dessen stimmliche Leistungsfähigkeit aus: Die Kinder fallen durch ein zartes, klägliches Schreien auf. Auch im weiteren Entwicklungsverlauf bleibt sie oft eingeschränkt. Ebenso kann bei einem **KISS-Syndrom** (Kopfgelenk-induzierte Symmetrie-Störung) vermutet werden, dass längerfristige muskuläre Imbalancen der äußeren Kehlkopfmuskulatur zu Spannungsstörungen der Stimmlippen führen. Da bekannt ist, dass betroffene Kinder vermehrt schreien, sind negative Auswirkungen auf das Stimmlippenepithel möglich.

Die **Mukoviszidose** betrifft durch die pathologische Zilienfunktion und Sekretproduktion eigentlich den gesamten Stimmapparat, wirkt sich aber insbesondere auf pulmonaler Ebene aus. Der Stimmklang ist heiser, rau und gurgelig, häufig vergesellschaftet mit einer eingeschränkten Belastbarkeit. Weitere angeborene Ursachen können **Dysplasien und Stenosen der Trachea** sein, die die Stimmstörung über die respiratorische Einschränkung bedingen.

Auf laryngealer Ebene sind **Dysplasien und kongenitale Schäden** zu nennen, die in ➢ Kapitel 47 besprochen werden. Je ausgeprägter sich die Dysplasie darstellt, desto mehr steht nicht die stimmliche, sondern die respiratorische Symptomatik im Vordergrund. Das betrifft insbesondere das Diaphragma laryngis, angeborene Lähmungen der Stimmlippen, Anomalien der Epiglottis die Larynxmalazie sowie die seltenen Kehlkopfspalten. Im Umkehrschluss sind es gerade die geringen Dysplasien, die lange unentdeckt bleiben und erst bei zunehmender Belastung der Stimme eine entsprechende Symptomatik hervorrufen. Dazu zählt der **Sulcus vocalis**, eine Längsrinne im Stimmlippenepithel durch eine Synechie mit der darunterliegenden oberflächlichen Schicht der Lamina propria, von dem das männliche Geschlecht häufiger betroffen ist. Eine weitere Ursache ist das **Ary-Überkreuzungsphänomen**, bei dem sich die Arythenoide beider Seiten durch eine Hyperadduktion scherenartig überkreuzen und dadurch ein unphysiologisches Schluss- und Schwingungsverhalten der Stimmlippen verursachen. Die Stimmen dieser Kinder und Jugendlichen sind heiser und behaucht und zeigen eine Einschränkung des Tonhöhen- und Dynamikumfangs sowie eine eingeschränkte Belastbarkeit. Ebenso können sich **Hypoplasien** des gesamten Larynx oder isoliert der Stimmlippen, **Asymmetrien** des Larynx einschließlich Längen-, Breiten- und Niveaudifferenzen der Stimmlippen negativ auf die stimmliche Leistungsfähigkeit und Qualität auswirken.

Unter den angeborenen Fehlbildungen der Organstrukturen der Ansatzräume sind die **Spaltbildungen** der Lippen, des Kiefers und des Gaumens in ihren verschiedenen Ausprägungsgraden mit etwa 1:500 Geburten am häufigsten und werden in bis zu 40% der Fälle vererbt. In der Literatur werden Stimmveränderungen mit 9–12% der Fälle angegeben, bei zwei Dritteln der Kinder mit einer Dysphonie bestehen längerfristige Schallleitungsschwerhörigkeiten durch die behinderte Belüftung des Mittelohrs (Hocevar-Boltezar et al. 2006). Angeborene **Gaumensegelparesen** können eine ähnliche Stimmsymptomatik hervorrufen, wobei oft eine zusätzliche nasale Regurgitation zur Diagnose führt. Beim **Langdon-Down-Syndrom** besteht ein Hypotonus des glossopharyngealen Apparats mit einer relativen Glossomegalie und Neigung zur Larynxhypoplasie. Die Stimmen dieser Kinder sind durch eine tiefere mittlere Sprechstimmlage charakterisiert. Außerdem besteht eine schlechtere Vokalbildung durch die Annäherung der Frequenzbereiche der beiden Vokalformanten. Auch Speichererkrankungen können zu Stimmstörungen führen: Einlagerungen von Mukopolysacchariden in die Gewebe der Ansatzräume (glossopharyngealer Apparat) führen beim **Morbus Hurler** (Mukopolysaccharidose Typ I) zu einem rückverlagerten, wenig tragfähigen Stimmklang mit eingeschränkter Belastbarkeit.

Schließlich kann auch die Störung der auditiven und propriozeptiven Kontrolle sowie der Steuerung des Stimmapparats bei angeborenen neurologischen Erkrankungen stimmliche Symptome hervorrufen: Das katzenähnliche, hochfrequente Schreien bei Kindern mit **Cri-du-Chat-Syndrom** (Deletion des Chromosoms 5) ist als typisches Leitsymptom bekannt. Beim **Kernikterus** wird als spezifisches akustisches Phänomen die Schreibrechung mit dem Zerfallen der hohen Frequenzen zu Beginn und am Ende des Schreis beschrieben.

Schließlich kann bei allen Formen einer angeborenen **bilateralen Hörstörung** – neben der typischen Sprachentwicklungsverzögerung oder -störung – auch die auditive Kontrolle der Stimmproduktion gestört sein. Durch eine rechtzeitige Diagnostik und Versorgung mittels Hörgeräten und/oder Cochlea-Implant sowie mit einer intensiven audio-verbal-vokalen Rehabilitation lassen sich im Funktionsbereich Stimme gravierende Beeinträchtigungen vermeiden und häufig beeindruckende Ergebnisse für die alltägliche Kommunikationssituation und sogar für die Singstimmfunktion erzielen.

Erworbene organische Ursachen

Bei den erworbenen organischen Ursachen im Kindes- und Jugendalter seien zuerst zwei häufige Krankheitsentitäten genannt, die alle Etagen des Stimmapparats betreffen können und daher Stimmstörungen unterschiedlicher Ausprägungen hervorrufen: Entzündungen und Allergien. Bei den **akuten, zumeist viralen Infekten** der oberen Luftwege, insbesondere bei Involvierung des Larynx, kommt es typischerweise zu einer Heiserkeit bis zur Aphonie, die jedoch nach dem Abklingen der Entzündung ebenfalls spontan regredient ist. Gerade bei Kindern können aber längerfristige oder chronische Stimmstörungen resultieren, wenn zusätzlich zum Infekt eine erhöhte Stimmbelastung (weiter-)besteht (Schreien, stimmintensive Freizeitaktivitäten, Chorgesang) und keine Stimmschonung eingehalten wird. Bei den **chronischen Entzündungserkrankungen** fokussieren sich die Auswirkungen auf die Stimmfunktion auf Nasenatmungsbehinderungen, die zu rezidivierenden und chronischen Entzündungen der Nasennebenhöhlen führen, und rezidivierende Entzündungen der Gaumenmandeln. Auch hier gilt wieder eine besondere Brisanz bei Kindern mit erhöhter stimmlicher Aktivität.

Bei Heiserkeit und brennenden, oft stimmabhängigen Halsschmerzen sollte in der klinischen Routine auch an eine Sonderform chronisch-entzündlicher Veränderungen durch einen **gastroösophagealen Reflux** mit Schädigung der laryngealen Schleimhaut bis hin zu Mikroaspirationen in die Trachea gedacht werden.

Allergisch bedingte Stimmstörungen im Kindes- und Jugendalter sind häufig. Weltweit tritt bei 14% aller Kinder ein allergischer Schnupfen auf. Längsschnittuntersuchungen haben gezeigt, dass innerhalb der letzten Jahre die Erkrankungsrate stetig gestiegen ist, wobei sich bis dato zwei Erkrankungsgipfel herauskristallisiert haben: Im Verlauf des 7. Lebensjahrs sowie zum Ende des 3. Lebensjahrzehnts. Betrifft die Symptomatik in erster Linie die Ansatzräume (Pollinosis), ist als Stimmklangveränderung aufgrund der Nasenatmungsbehinderung eine Hyporhinophonie zu erwarten. Zusätzlich kann durch die allergische Hyperreagibilität auf laryngealem Niveau die (mechanische) Belastbarkeit der Epithelien vermindert sein. Besteht dann eine erhöhte stimmliche Aktivität, können sekundäre organische Veränderungen (Phonationsverdickungen, Ödeme) an den Stimmlippen resultieren. Folgeerscheinungen sind zunehmende Heiserkeit und eingeschränkte stimmliche Belastbarkeit. Erreicht die Allergie schließlich die pulmonale Etage, kommt es zusätzlich zur verminderten Tonhaltedauer und zur eingeschränkten Steigerungsfähigkeit der Stimme. Auch wenn Medikamentennebenwirkungen als Ursachen für Stimmstörungen im Kindes- und Jugendalter eine Ausnahme darstellen, sei an dieser Stelle auf mögliche unerwünschte Wirkungen von inhalativen Asthmamedikamenten auf den Larynx hingewiesen.

Weitere, insgesamt seltener auftretende organische Ursachen für Stimmstörungen sind **Zysten, Polypen und Ödeme der Stimmlippen sowie Larynxpapillome und -tumoren** (➤ Kap. 50), bei denen die Heiserkeit als Erstsymptom imponieren kann.

Eine Sonderstellung nehmen die **Mutationsstimmstörungen** ein, da das Leitsymptom der veränderte Ablauf des Stimmwechsels ist, dieser aber sowohl durch ein verändertes (oder ausbleibendes) Larynxwachstum als auch durch eine Funktionsstörung bei organisch normalen Wachstumsverhältnissen verursacht sein kann. Zu den organischen Ursachen zählen alle hormonellen Erkrankungen, bei denen die Produktion von Testosteron und/oder Wachstumshormon gestört ist, wobei davon in der Regel der gesamte Pubertätsverlauf betroffen ist. Bezüglich der Stimme kann dies zu einem verfrühten (Mutatio praecox), verzögerten (Mutatio tarda), verlängerten (Mutatio prolongata) oder ausbleibenden (persistierende Kinderstimme) Stimmwechsel führen. Auch das Ausmaß der Mutation kann beeinträchtigt sein: Bei Knaben ist eine unvollständige Mutation bekannt, bei der die mittlere Sprechstimmlage und der Tonhöhenumfang keine vollständige Oktave absinken, bei Mädchen spricht man von einer Mutatio perversa, wenn die beiden Parameter deutlich mehr als eine Terz oder Quarte absinken. Bei allen genannten Formen sollte eine pädiatrisch-endokrinologische Untersuchung veranlasst werden.

Abschließend sei darauf hingewiesen, dass ein außergewöhnlich schrilles Schreien bei Neugeborenen ein Hinweis auf eine **neurologische Ursache** (Enzephalitis, Meningitis) sein kann.

! MERKE

Organische Ursachen von Stimmstörungen können gemäß dem Aufbau und seiner funktionellen Komplexität von jedem Anteil des Stimmapparats hervorgerufen werden – sind also nicht auf pathologische Veränderungen des Larynx beschränkt.

55.5.2 Funktionelle Ursachen einschließlich sekundär-organischer Veränderungen der Stimmlippen

Funktionelle Dysphonien und Dysodien sind durch Einschränkungen der stimmlichen Leistungsfähigkeit und Qualität bei regelrechtem organischen Larynxbefund charakterisiert. Als Pathomechanismus liegt eine längerfristige Störung der oben beschriebenen aerodynamisch-myoelastischen Stimmentstehung zugrunde, die zu einer unökonomischen Kraftwirkung am Stimmlippenepithel führt. Die Folge sind Veränderungen des Schwingungsablaufs der Stimmlippen, die sich zum Beispiel in der Reduktion der Amplitudenweite und der Randkantenbeweglichkeit sowie in einer Veränderung der Zeitverhältnisse zwischen Öffnungs-, Offen-, Schließungs- und Schlussphase bemerkbar machen. Diese Schwingungsveränderungen verursachen die stimmlichen Symptome, sind in der Videolaryngostroboskopie sichtbar und werden in Zukunft durch die Echtzeit-Laryngoskopie noch besser quantifizierbar sein. Sie entsprechen aber noch keiner organischen Pathologie. Erst wenn durch diese längerfristige Einwirkung ein Epithelschaden an der Stimmlippenoberfläche entsteht, führt dieser über die bekannten Entzündungs- und Heilungskaskaden zu einem organischen Befund, der auch als Schutzmechanismus gegen die unphysiologisch erhöhte mechanische Belastung durch eine Verdickung der Epitheloberfläche verstanden werden kann. Diese sekundär-organischen Gewebsreaktionen treten zunächst als breitbasige Ödeme im Reinke'schen Raum typischerweise symmetrisch am Übergang vom vorderen zum mittleren Drittel der Stimmlippen in Erscheinung, weil dort offensichtlich die größte mechanische Belastung besteht. Durch Reduktion der mechanischen Belastung können diese als Phonationsverdickungen bezeichneten Schwellungen vollständig regredient sein. Bei Fortbestehen der pathologischen Schwingungsmechanismen bilden sie sich in bindegewebig strukturierte Stimmlippenknötchen um, was einer Manifestation der sekundären organischen Veränderung entspricht (> Abb. 55.1). Für den Ablauf dieses Pathomechanismus ist die Widerstandskraft des Stimmlippenepithels von ausschlaggebender Bedeutung. Die genetisch determinierte „Qualität" der organischen Strukturen zeigt eine große interindividuelle Streuung und ist außerdem mit zunehmender Lebensdauer immer vielfältigeren Einflüssen ausgesetzt. Am Beispiel der genetisch determinierten Knorpelqualität werden die Bedingungen deutlich: Menschen mit einer eingeschränkten Qualität der Gelenkknorpel sind nicht krank, sie können aber ihre Gelenke nicht im Sinne eines Hochleistungssports belasten. In diesem Fall würden sie die organischen Voraussetzungen chronisch überfordern und zunächst funktionelle, später organische Erkrankungen entwickeln, die ihrerseits wiederum die Gelenkfunktion negativ beeinflussen. Ebenso ist es am Stimmapparat: Es neigen diejenigen zu funktionellen und sekundär organischen Veränderungen, die die vorgegebene Belastungsfähigkeit dauerhaft überschreiten.

Bezüglich der Ursachen ist aus der klinischen Erfahrung zu vermuten, dass die meisten funktionellen Dysphonien im Kindesalter als Verhaltensweise zu interpretieren ist, die das Kind (als Symptom) unbewusst gegen eine sich anbahnende Selbstentfremdung richtet. Sie kann somit als Appell an die soziale Umwelt verstanden werden, seine Selbstentfaltungskräfte besser zu unterstützen (Kollbrunner 2006). Bei der in der Literatur häufig zu findenden Diskussion, ob für die Entstehung von funktionellen Stimmstörungen und Stimmlippenknötchen als sekundär organische Veränderungen bei Kindern eher

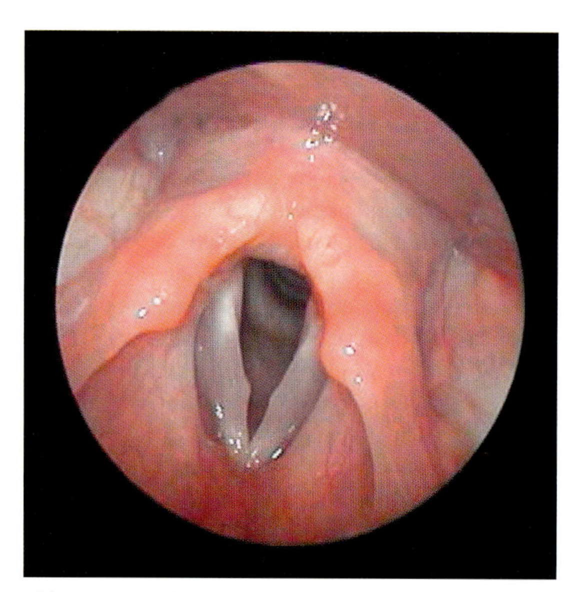

Abb. 55.1 Typische Stimmlippenknötchen bei einem siebenjährigen Knaben

die Überlastung der organischen Voraussetzungen oder psychosoziale Auslösefaktoren verantwortlich seien, wird die erforderliche Trennung zwischen Ursache und Pathomechanismus übersehen. Denn auch die häufigen psychosozialen Ursachen führen letztlich über den Pathomechanismus der chronischen Überforderung durch unökonomische Kraftverhältnisse zur Stimmstörung. Nicht jedes Kind, das unter ungünstigen psychosozialen Bedingungen (Selbstentfremdung) aufwächst, entwickelt eine Dysphonie, und nicht alle kindlichen Dysphonien sind durch pathologische psychodynamische Prozesse erklärbar. Kinder mit Stimmlippenknötchen sind extrovertierter und sozial aktiver, es finden sich aber im statistischen Vergleich keine Hinweise aggressiverer oder impulsiver Verhaltensauffälligkeiten (Roy et al. 2007). Dennoch sind die ätiologischen Prozesshypothesen einer Selbstentfremdung des Kindes durch Anpassung aus Angst vor Liebesverlust der Eltern und von elterlicher Seite ausgeübten Erwartungsdruck als Ursache für die Mehrzahl der kindlichen Dysphonien plausibel (Kollbrunner 2006). Die Eltern nehmen die Dysphonie des Kindes lange nicht als Notsignal für eine pathologische Psycho- und Familiendynamik wahr, so dass es oft Dritte sind, die eine Untersuchung beim Facharzt anregen. Im klinischen Kontext sollten diese Ursachen immer bedacht und auch durch Psychologen oder Psychotherapeuten diagnostiziert werden.

Unabhängig davon müssen Faktoren abgeklärt werden, die durch erhöhte stimmliche Aktivitäten bei jungen solistischen und Chorsängern, bei Mitgliedern in Kindertheatergruppen oder bei regelmäßigen stimmintensiven sportlichen Freizeitaktivitäten als Ursache infrage kommen.

In der Gruppe der Mutationsstörungen ist unter den funktionell/psychosozialen Ursachen die **Mutationsfistelstimme** einzuordnen, bei der es insbesondere beim männlichen Geschlecht statt zum Absinken der mittleren Sprechstimmlage zum Ansteigen derselben kommt. Das Larynxwachstum zeigt keine organischen Auffälligkeiten. Trotz männlich-erwachsenen Ausmaßen des Kehlkopfs und der Stimmlippen sprechen die Patienten in einer überhöhten, oft auch instabilen mittleren Sprechstimmlage im Knabenstimmbereich. Diese Symptomatik wird häufig als Folge einer pathologischen Familiendynamik interpretiert, bei der die eigene Persönlichkeitsentwicklung und das „Loslassen" von der Kinderstimme durch eine zu starke Elternbindung (insbesondere zur Mutter) behindert wird.

55.6 Typische Symptome von Stimmstörungen im Kindes- und Jugendalter

55.6.1 Stimmklangveränderungen

Das Leitsymptom dieser Gruppe ist die Heiserkeit, die auch als übergeordneter Begriff für die Beschreibung von Veränderungen des Stimmklangs benutzt wird. Darunter werden zum Beispiel die Rauigkeit als perzeptives Korrelat für Irregularitäten der Stimmlippenschwingung und die Behauchtheit als Zeichen eines unvollständigen Glottisschlusses weiter spezifiziert. Außerdem können Instabilitäten (unwillkürlicher Wechsel zwischen den Stimmregistern und Diplophonie), pathologische Ermüdungs- und Anstrengungszeichen sowie eine unphysiologische Stimmgebung (Verlagerung) auftreten.

Die physiologische Beimengung nasaler Klanganteile wird als **Nasalität** bezeichnet und kann in Abhängigkeit von der Muttersprache und dialektalen Besonderheiten interindividuell große Schwankungen aufweisen. Dagegen stellt das **Näseln** die entsprechende pathologische Deviation dar. Sie ist ein typisches Beispiel für die Überschneidung der Funktionskreise Stimme und Sprechen: Ist vornehmlich der Stimmklang, also die Vokalproduktion gestört, wählt man die Bezeichnung Rhinophonie, im Fall von Artikulationsstörungen insbesondere der Konsonanten spricht man von Rhinolalie. Im klinischen Alltag überwiegen jedoch kombinierte Stimm- und Sprechstörungen, die als Rhinophonolalie oder Palatophonolalie bezeichnet werden.

Eine größere Bedeutung kommt der Unterscheidung in offene (Hyperrhinophonie), geschlossene (Hyporhinophonie) oder gemischte Form (Rhinophonia mixta) zu, da sie pathognomonisch für bestimmte Erkrankungen sein können.

> **MERKE**
> Beim „Näseln" ist zu unterscheiden zwischen einer Rhinophonie (Störung des Stimmklangs, der Vokalproduktion), einer Rhinolalie (Artikulationsstörung) sowie einer Rhinophonolalie (kombinierte Stimm- und Sprechstörung). Ferner ist zu unterscheiden zwischen einer offenen (Hyperrhinophonie), einer geschlossenen (Hyporhinophonie) und einer gemischten Form (Rhinophonia mixta).

Bis etwa zum 4. Lebensjahr nehmen die Kinder die Klangveränderungen nicht selbst wahr, sondern sie werden von den Eltern und anderen Bezugspersonen bemerkt (Connor et al. 2008). Danach sind Kinder zunehmend in der Lage, den Klang ihrer eigenen Stimme, deren Wirkung auf andere Personen, aber auch die Besonderheiten der Stimme anderer Kinder und Erwachsener einzuschätzen (Fuchs et al. 2009). Es ist nachgewiesen, dass Kinder mit einem pathologischen Stimmklang durch Gleichaltrige und Erwachsene negativer beurteilt werden als stimmgesunde Kinder (Connor et al. 2008). In einer aktuellen, repräsentativen britischen Studie an 7389 Achtjährigen wurde bei 6% ein atypischer Stimmklang diagnostiziert, der nur 22% der betroffenen Eltern aufgefallen war (Carding et al. 2006). Stimmklangveränderungen haben bei 40–80% der Kinder emotionale Auswirkungen (Traurigkeit, Ärger, Frustration) und Auswirkungen auf soziale Kontakte (stimmliches Engagement im Unterricht und bei Freizeitaktivitäten). Mit zunehmendem Alter berichten diese Kinder außerdem, dass sie von Bezugspersonen aufgefordert werden, leiser oder lauter zu sprechen (Connor et al. 2008).

55.6.2 Einschränkung der Stimmleistung

Einschränkungen der Stimmleistung können sich auf den Tonhöhenumfang, den dynamischen Umfang, aber auch auf die Dauer beziehen, die die kindliche Stimme ohne Beschwerden belastbar ist. Verminderungen des Tonhöhenumfangs machen sich nahezu ausschließlich durch den Verlust an Höhe bemerkbar, wobei für sängerisch nicht trainierte Kinder Werte unter einer Oktave auf eine Stimmstörung hinweisen können.

Die frequenzbezogene Messung des Dynamikumfangs (im Stimmprofil) gestattet eine differenziertere Bewertung des Tonhöhenumfangs, da dies für die stimmliche Leistungsfähigkeit oft die entscheidende Größe ist. Verluste bei den Maximalwerten machen sich als eingeschränkte Steigerungsfähigkeit bemerkbar: Die Kinder können nicht laut oder sehr laut sprechen und singen und haben dadurch Probleme in Kommunikationssituationen mit hohem Störpegel und bei der Durchsetzung ihrer Bedürfnisse und ihrer Persönlichkeit mit der Stimme in einer Gruppe. Häufig finden sich aber auch Einschränkungen bei der minimalen Intensität: Den betroffenen Kindern gelingt es weniger gut als Stimmgesunden, leise zu sprechen und zu singen.

Einen weiteren Aspekt stellt die schnelle stimmliche Ermüdbarkeit dar: Sie zeigt sich in einer deutlichen Verschlechterung der Stimmqualität bereits nach kurzer Stimmbelastung (lautes Sprechen, stimmintensive Freizeitaktivitäten, Singen) und in einer verlängerten Erholungsphase, die besteht, wenn die Beschwerden nicht über Nacht vollständig regredient sind. Alle genannten Einschränkungen verursachen letztlich eine Verarmung der stimmlichen und emotionalen Ausdrucksmöglichkeiten.

55.6.3 Missempfindungen

Als Missempfindungen stehen bei Kindern und Jugendlichen (brennende) Halsschmerzen, Anstrengungsgefühle, Räusperzwang, Hustenreiz und das Gefühl des Außer-Atem-Seins im Vordergrund, während das typische Globusgefühl erst im Erwachsenenalter als häufigstes Symptom beklagt wird. Diese stimmbezogenen Beschwerden werden von betroffenen Kindern ab dem 4. Lebensjahr in 45–65%, bei Jugendlichen in etwa 25–40% der Fälle vorgetragen (Connor et al. 2008).

> **MERKE**
> Kinder und Jugendliche mit Stimmstörungen klagen typischerweise über Symptome, die drei Gruppen zugeteilt werden können: Veränderungen des Stimmklangs, Einschränkung der Stimmleistung und körperliche Missempfindungen im Kopf-/Halsbereich.

55.7 Stimmdiagnostik

55.7.1 Organische Diagnostik des Stimmapparats

Die indirekte Videolaryngoskopie erfolgt im Neugeborenen- und Kleinkindalter zunächst flexibel (Durchmesser: 2,8–3,4 mm) und ab etwa dem 3. Lebensjahr starr. Dazu hat sich gerade bei kleinen Kindern die Verwendung von Kinder-Spezialoptiken mit verkürztem Abstand zwischen Handstück und Endoskopspitze (Durchmesser: 7 mm) bewährt (➤ Abb. 55.2). Dagegen bergen Optiken

55

mit noch geringerem Durchmesser (4 mm) bei nicht wesentlich größerem Bildausschnitt als bei flexiblen Optiken durch die schmale Endoskopspitze eine höhere Verletzungsgefahr bei Abwehrbewegungen des Kindes. Ab dem Schulalter kann im Sinne der Bildqualität und der Anwendung der Stroboskopie versucht werden, Optiken mit größeren Durchmessern (10–12 mm) zu wählen. Die Optiken mit dem größten Durchmesser (12 mm) sind durch deren Hitzeschutz-Aufsatz derzeit die Kamerasysteme der Echtzeitlaryngoskopie, die nach klinischen Erfahrungen aufgrund der anatomischen Gegebenheiten im Oropharynx frühestens ab dem 10. Lebensjahr, in der Regel ab der Pubertät toleriert werden. Damit ist derzeit die Schwingungsanalyse der Stimmlippen bei Kindern mit der Stroboskopie ab dem 4.–5. Lebensjahr, mit der Echtzeitlaryngoskopie ab dem 12.–14. Lebensjahr möglich. In den nächsten Jahren ist aber durch die Verlagerung der Kamera-Chips an die Endoskopspitze sowohl bei den flexiblen als auch bei den starren Optiken eine deutliche Verbesserung der Auflösung und Bildhelligkeit zu erwarten, so dass die Schwingungsanalysen einerseits durch eine bessere Qualität gekennzeichnet als auch in jüngeren Lebensjahren möglich sein werden.

Die direkte Laryngoskopie in Narkose ist ab dem Neugeborenenalter und sogar bei Frühgeborenen möglich. Je jünger das Kind ist, desto wichtiger sind die intensiven präoperativen Vorbereitungen und die enge Zusammenarbeit zwischen dem Operateur und den Anästhesisten, Pädiater (Neonatologen, pädiatrische Intensivmediziner). An dieser Stelle sei auch auf das ➤ Kapitel 46 verwiesen.

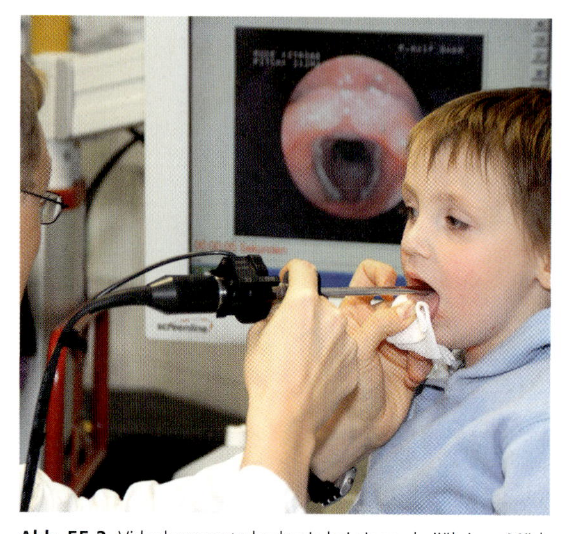

Abb. 55.2 Videolaryngostroboskopie bei einem dreijährigen Mädchen mit Stimmlippenknötchen unter Verwendung einer Spezial-Kinder-Optik (XION®) mit einem Durchmesser von 7 mm und einem verkürztem Abstand zwischen Handstück und Endoskopspitze

> **MERKE**
> Auch wenn im Kindes- und Jugendalter Tumoren nur in Ausnahmefällen die Ursache von Stimmstörungen darstellen, ist allein aufgrund der häufigeren anderen organischen Ursachen auch in dieser Altersgruppe die Forderung nach einer endoskopischen Abklärung jeder Heiserkeit, die länger als 3 Wochen besteht, zu formulieren.

55.7.2 Funktionsdiagnostik

Bei der Diagnostik der Stimmleistung und -qualität steht in den ersten Lebensjahren die auditive Analyse der Stimme im Vordergrund. Zunächst können die Parameter Rauigkeit, Behauchtheit und Heiserkeit, die mittlere Sprechstimmlage und die Stimmgebung anhand der spontanen stimmlichen und sprachlichen Äußerungen beurteilt werden. Ab dem Vorschulalter kommen weitere Parameter (Anstrengung, Ermüdung, Instabilität) sowie die Bestimmung des Tonhöhenumfangs dazu. Standardisierte, phonetisch ausgewogene Texte sollten verwendet werden, sobald das Kind das Lesen sicher beherrscht. Für die Messung eines Sprechstimmprofils sind außer der minimalen Stimmintensität zwei bis drei weitere Steigerungsstufen bis zur maximalen Intensität erforderlich, was erfahrungsgemäß ab dem Schulalter bewältigt wird. Für das Singstimmprofil ist es entscheidend, ob das Kind in der Lage ist, vorgegebene Töne so leise und so laut wie möglich nachzusingen. Sängerisch aktive Kinder bewältigen dies bereits im Vorschulalter. Zudem gestattet die neue Generation der entsprechenden Software auch die Berücksichtigung der Stimmproduktionen, die von der Frequenzvorgabe abweichen. Die Vorteile des Singstimmprofils liegen in der frequenzbezogenen Darstellung der Dynamikbreite und in der gleichzeitigen Präsentation der Befunde des Sprechstimmprofils in Form eines Diagramms, das die aktuelle stimmliche Leistungsfähigkeit schnell erfassbar macht (➤ Abb. 55.3). Typische Hinweise für Stimmstörungen sind die Einschränkung des Tonhöhenumfangs und der dynamischen Breite sowie die Überhöhung der Sprechstimmlage bei Lautstärkesteigerung und die fehlende Einmündung des Maximalwerts des Sprechstimmprofils in die Forte-Kurve des Singstimmprofils. Für die quantitative Auswertung des Singstimmfelds steht bei Kindern auch der Voice Range Profile Index for Children nach Heylen et al. zu Verfügung (Heylen et al. 1998). Außerdem sind für individuelle Beurteilungen der Stimmqualität zahlreiche akustische Analysemethoden anwendbar, die bereits mit stimmlichen Äußerungen von wenigen Sekunden Dauer arbeiten (Fuchs et al. 2006).

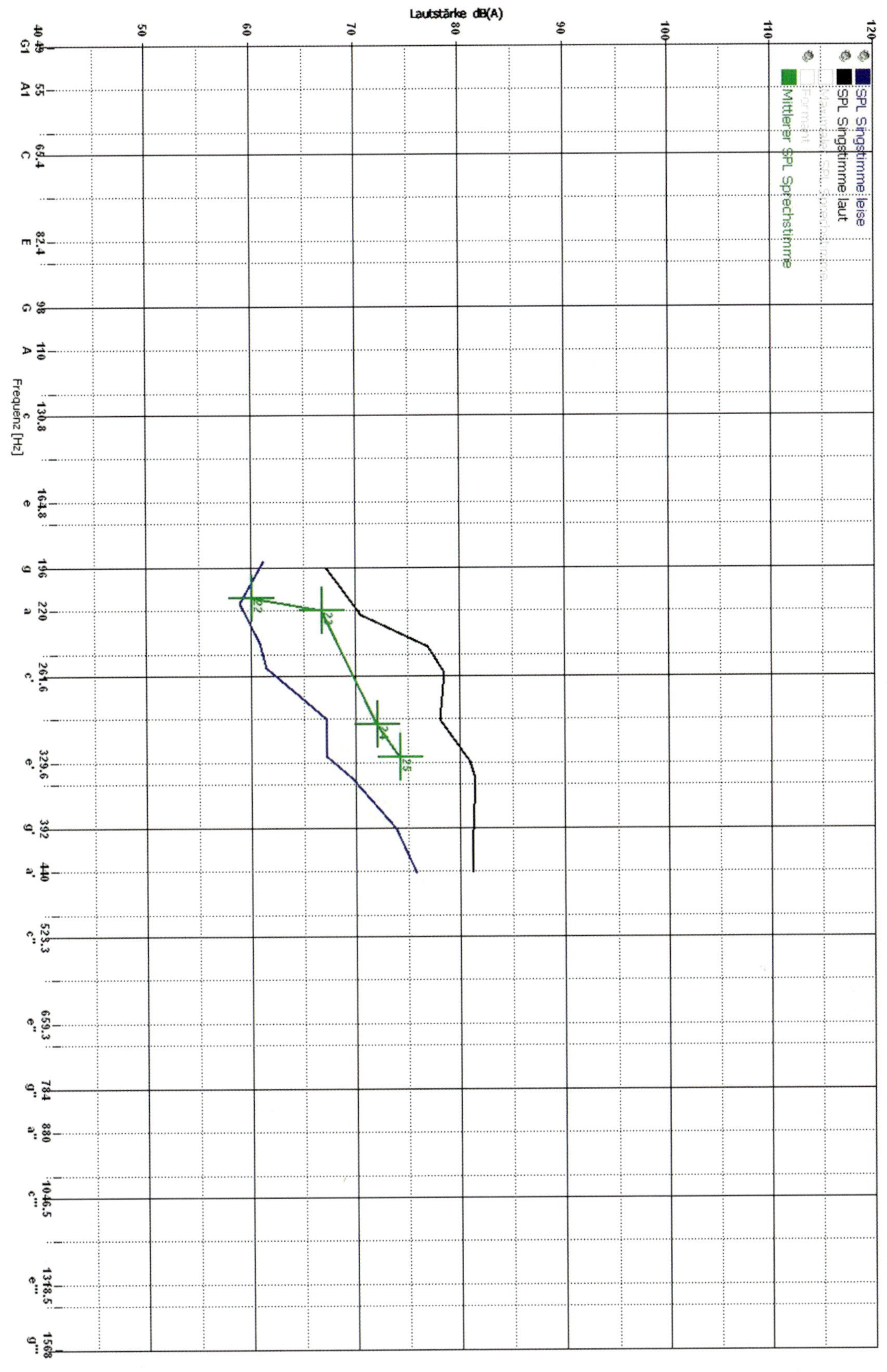

Abb. 55.3 Sing- und Sprechstimmprofil eines siebenjährigen Jungen mit Stimmlippenknötchen. Obere Kurve: maximale Intensität der Singstimme, mittlere Kurve: Sprechstimmprofil mit vier Intensitätsstufen; untere Kurve: minimale Intensität der Singstimme. Typisch sind eingeschränkter Tonhöhenumfang (13 Halbtöne), reduzierter Dynamikumfang mit Verlust der Fähigkeit zur Produktion sehr leiser Töne in der Höhe sowie eine Überhöhung der Sprechstimme bei Intensitätssteigerung

55.7.3 Ergänzende diagnostische Verfahren

Es existiert derzeit nur eine begrenzte Erfahrung mit Fragebögen, die eigene stimmliche Einschränkungen und deren Auswirkungen auf das Wohlbefinden und die Lebensqualität bei Kindern untersuchen. Existierende Instrumente aus dem Erwachsenenalter wie Fragebögen zur stimmbezogenen bzw. gesundheitsbezogenen Lebensqualität (VR-QOL, HR-QOL, Voice Handicap Index etc.) sind in dieser Altersgruppe nur schwer anwendbar, da die untersuchten Personen eine ständige Entwicklungsdynamik absolvieren. Dadurch müssen die Frageinhalte und Formulierungen an mindestens drei bis vier Altersgruppen (Kleinkinder, Kindergartenkinder, Grundschulkinder, Jugendliche) und an verschiedene Antwortgeber (Eltern, Kinder) angepasst sein. Hierbei haben sich gerichtete Interviews bewährt, die physische, funktionelle, soziale und emotionale Faktoren berücksichtigen (Connor et al. 2008).

Für die **psychosomatische Diagnostik** stehen umfassende Konzepte zur Verfügung (Kollbrunner 2006, Beushausen und Haug 2003, Nienkerke-Springer 2000), deren Veranlassung aber voraussetzt, dass der mit der kindlichen Stimmstörung in der Regel als erster konfrontierte Diagnostiker – der Facharzt für Sprach-, Stimm- und kindliche Hörstörungen bzw. für HNO-Heilkunde – um diese ätiologischen Zusammenhänge und die entsprechende Methodik (einschließlich der Beratung und Therapie) weiß und dass diese Kooperation vor Ort tatsächlich möglich ist. Nach fachärztlicher Abklärung organischer und ausschließlich belastungsabhängiger Faktoren kommt durch den Psychologen zum Beispiel die „psycho- und familiendynamische Diagnostik und Beratung (PFAD)“ als modernes Interaktionsmodell zum Einsatz (Kollbrunner 2006). Diagnostische Methoden sind außer anamnestischen Gesprächen spezielle Instrumente der Elternbefragung wie Fragebögen zum Thema Stimme und Familiensoziogramme. Vater und Mutter werden dabei gebeten, jeweils auf einem Formular mit einem Gitter aus 17 × 17 Quadraten ihre Sicht auf Nähe und Distanz in der Familie durch unterschiedlich große Kreise und Quadrate in das Raster einzuzeichnen. Sie werden jedoch nicht metrisch ausgewertet oder tiefenpsychologisch interpretiert, sondern dienen insbesondere der Anregung des Dialogs mit den Eltern über Themen die für sie und ihre Familie (auch als Ursache für die Stimmstörung ihres Kindes) relevant sein können (Kollbrunner 2006).

Die Darstellung des Stimmapparats mit **bildgebenden Verfahren** (insbesondere CT und MRT) kommt insbesondere bei organischen Ursachen der Stimmstörung zum Einsatz. Außerhalb dieser Indikationen ist sie derzeit speziellen Fragestellungen insbesondere im Rahmen von Forschungsaktivitäten vorbehalten.

MERKE

Für die Diagnostik von Stimmstörungen im Kindes- und Jugendalter stehen wie bei Erwachsenen drei methodische Säulen zur Verfügung: Erstens für die organische Untersuchung indirekte und direkte endoskopische Verfahren, zweitens Methoden zur Messung der Stimmleistung und -qualität sowie drittens anamnestische und psychometrische Verfahren, bei Kindern und Jugendlichen insbesondere zur Berücksichtigung psychosozialer und intellektueller Faktoren sowie der subjektiven Wahrnehmung und möglicher Auswirkungen der Stimmstörung. Darüber hinaus kann die bildgebende Diagnostik in Einzelfällen sinnvoll sein.

55.7.4 Relevanz für die klinische Beurteilung der Tauglichkeit für eine erhöhte stimmliche Aktivität

Soll festgestellt werden, ob der Stimmapparat eines Kindes für eine erhöhte stimmliche Belastung – zum Beispiel als Mitglied eines Kinder- und Jugendchores oder für solistische Aufgaben in Oper und Theater – geeignet ist, können die oben genannten diagnostischen Methoden unter Berücksichtigung der angegebenen Normwerte eine erste Einschätzung ermöglichen. Sind organische oder funktionelle Einschränkungen der Stimmleistung und -qualität ausgeschlossen, sollte zudem in einem ausführlichen anamnestischen Gespräch eingeschätzt werden, ob das Kind die musikalischen und psychosozialen Voraussetzungen für die stimmliche Aufgabe mitbringt. Sehr häufig steht der Beurteiler aber vor dem Problem, dass bisher noch keine stimmliche Ausbildung und Belastung stattgefunden haben, sodass auch die Auswirkungen noch nicht abzuschätzen sind. Hier haben sich Wiederholungsuntersuchungen in drei- oder sechsmonatigen Abständen bewährt, um auch der Entwicklungsdynamik Rechnung zu tragen. So kann eine zunächst konstitutionell „kleine Stimme“ unter einer gesangspädagogischen Schulung eine deutliche Zunahme der stimmlichen Leistungsfähigkeit und Qualität erfahren und dadurch den erhöhten stimmlichen Anforderungen besser gewachsen sein. Andererseits kann eine hohe Stimmbelastung ohne gleichzeitige Stimmbildung zu Stimmstörungen führen, weil die stimmlichen Voraussetzungen chronisch überfordert werden. Für die Einschätzung der stimmlichen Aktivität im klinischen Alltag und für wissenschaftliche Untersuchungen ist eine Klassifikation verfügbar, die unabhängig von der beurteilenden Berufsgruppe (Ärzte, Stimmbildner, Chorleiter, Musiklehrer, Laien) eine sicher reproduzierbare Einteilung ermöglicht (Fuchs et al. 2009). Die dargestellten Normwertbereiche können helfen, Abweichungen von der physiologischen Entwicklung rechtzeitig zu erkennen und zu therapieren.

55.8 Therapie der Stimmstörungen im Kindes- und Jugendalter

55.8.1 Operative Therapie

Die operative Therapie von Stimmstörungen im Kindes- und Jugendalter ist auf die Korrektur von Fehlbildungen am Larynx und im Bereich der Absatzräume fokussiert, zumal die Stimmsymptomatik bei diesen Erkrankungen neben zum Teil gravierenden Defiziten insbesondere der Atem- und Schluckfunktion besteht. Beispielsweise können durch eine frühzeitige Diagnostik und interdisziplinäre, mehrstufige Therapiekonzepte Spaltbildungen der Lippen, des Kiefers und des Gaumens eine umfassende Korrektur und Rehabilitation der Funktionskreise Schlucken, Sprechen, Stimme und Hören sowie der plastischen Aspekte erreichen, die dauerhafte und gravierende Beeinträchtigungen vermeiden. In ähnlicher Weise sind auch bei Adenotomien, Tonsillektomien und im weitesten Sinne auch bei allen chirurgischen Eingriffen zur Hörverbesserung im Kontext der anderen Operationseffekte Verbesserungen des Stimmklangs zum Beispiel durch eine Reduktion der Hyponasalität oder Verbesserung der auditiven Kontrolle zu erwarten.

Eine operative Abtragung sekundär organischer Veränderungen im Kindesalter (insbesondere Stimmlippenknötchen) ist obsolet, da erstens nur das Symptom und nicht die Ursache therapiert wird und zweitens das Risiko von Wundheilungsstörungen und Vernarbungen mit dauerhaften Einschränkungen der Stimmleistungsfähigkeit besteht.

! MERKE

Eine operative Abtragung sekundär organischer Veränderungen im Kindesalter (insbesondere Stimmlippenknötchen) ist obsolet.

Das gilt insbesondere aufgrund der postoperativ weiterhin bestehenden mechanischen Belastung der Stimmlippen (weil Ursache und Pathomechanismus unverändert sind) und der erhöhten Vulnerabilität des im Wachstum befindlichen Stimmlippenepithels im Vergleich zum Erwachsenenalter.

55.8.2 Konservative Therapie

Stimmübungsbehandlung einschließlich Stimmschonung und apparativer Hilfsmittel

Weisen die Ergebnisse der Stimmdiagnostik auf eine organische oder rein belastungsabhängige Ursache der Stimmstörung hin, kann man mit einer Stimmübungsbehandlung die Verbesserung der Stimmentstehung auf glottischer Ebene bzw. die Kompensation einer gestörten glottischen Stimmquelle erreichen. Diese Option bezieht sich insbesondere auf Kinder nach operativen Eingriffen am Larynx (Korrektur von Dysplasien und Abtragung von Larynxpapillomen), bei denen, gerade nach ausgedehnten oder wiederholten Operationen die Vernarbung bis zum völligen Verlust der Schwingungsfähigkeit der Stimmlippen führen kann. In diesen Fällen kann die logopädische Anbahnung von Ersatzschwingungsmechanismen, zum Teil auf glottischer, zum Teil auf supraglottischer Ebene (z.B. Taschenfaltenstimme) die Kommunikationsfähigkeit verbessern und stabilisieren. Tragbare elektroakustische Verstärker können die Lautstärke der gestörten Stimme zwar effektiv verbessern, werden aber von Kindern und Jugendlichen oft schlecht akzeptiert – nicht zuletzt wegen der Betonung ihres stimmlichen Handicaps unter Gleichaltrigen (Connor et al. 2008).

Eine andere Gruppe sind Kinder mit einer erhöhten stimmlichen Aktivität (regelmäßig solistisch und chorisch singende Kinder, Schauspielgruppen etc.), bei denen die Dysphonie infolge einer Überlastung, einer fehlenden oder mangelhaften stimmpädagogischen Betreuung und/oder einer ungeeigneten Stimmtechnik auftreten. Führt eine vorübergehende Stimmschonung (z.B. Befreiung von der aktiven Chorarbeit) nicht zur Verbesserung, kann mit einer Kombination aus logopädischen und stimmpädagogischen Maßnahmen versucht werden, Fehlfunktionen abzubauen und die junge Stimme für die erhöhte Beanspruchung zu stabilisieren. Gelingt dies nicht mit dauerhaftem Erfolg, muss häufig die Belastung reduziert werden (Wechsel des Chores, Zuwendung zu anderen Freizeitaktivitäten).

Voraussetzung für alle Stimmübungstherapien sind kognitive Fähigkeiten zur differenzierten Eigenwahrnehmung der Stimme und für die Umsetzung der Stimmübungen sowie den Transfer in die Alltags- und Belastungssituation, was etwa ab dem 5. Lebensjahr und zunehmend mit der weiteren Entwicklung möglich ist.

Beratung und psychosomatische/psychologische Therapie

Liegt eine der häufigen psychosomatischen Ursachen für die kindliche Dysphonie vor, hat eine entsprechende Beratung und Therapie unter Einbeziehung der Eltern die besten Erfolgsaussichten, während reine Stimmübungen zur Korrektur des Symptoms häufig keine langfristigen Verbesserungen erzielen. Die Differenzierung zwischen Beratung der Eltern, die auch von Logopäden, Sprachheilpädagogen oder Ärzten durchgeführt werden kann, und einer psychologischen Therapie wird aus berufspolitischer Sicht berechtigterweise geführt. Letztlich haben aber beide Intensitäten die gleiche Indikation und sollten in Abhängigkeit von der Ausprägung der Ursachen und der Symptome individuell angepasst bzw. kombiniert eingesetzt werden. Eine Beratung sollte die Aufklärung über Grundlagen der Physiologie der Stimme und über Ursachen der Dysphonie beinhalten. Daraus können sich sowohl die Empfehlung zu einer weiteren psychologischen Diagnostik als auch Hinweise zur Beeinflussung des Umgangs mit der Stimme (beim Kind und bei den Eltern) ergeben. So kann die Integration der kindlichen Singstimme im familiären Umfeld und/oder in geeigneten Chören mit geringer stimmlicher Belastung ein wichtiges therapeutisches Element sein.

Ein tiefenpsychologischer Zugang und psycho- und familiendynamische Konzepte bleiben dem Psychologen/Psychotherapeuten vorbehalten. Kollbrunner gelang eine Darstellung einer klinisch leicht anwendbaren Form eines solchen Konzepts in vier Bereichen: Erstens die Analyse von sogenannten Gefühls-, Denk-, Handlungs- sowie familiären Knoten, zweitens die Berücksichtigung eines Drei-Generationen-Modells (Kinder – Eltern – Großeltern) bei der Entstehung von kindlichen Dysphonien, drittens das Differenzieren zwischen „echten" und „gelernten" Schuldgefühlen (in allen genannten Generationen) und viertens die Stärkung der Selbstverantwortung der Eltern für die Entwicklung ihres Kindes in einem Gleichgewicht zwischen „Wurzeln" und „Flügeln" (Kollbrunner 2006).

MERKE

Die häufigsten therapeutischen Maßnahmen bei kindlichen Dysphonien sind psycho- und familiendynamische Therapien, gefolgt von stimmhygienischen Beratungen. Stimmübungsbehandlungen kommen insbesondere bei Folgen operativer Eingriffe am Larynx und bei ungünstigen stimmtechnischen Voraussetzungen für eine erhöhte stimmliche Aktivität zum Einsatz. Operative Maßnahmen beziehen sich auf die Optimierung der Stimmleistung und -qualität durch Eingriffe an den Ansatzräumen und im Rahmen plastisch-rekonstruktiver Eingriffe.

LITERATUR

Beushausen U, Haug C (2003) Kindliche Stimmstörungen. Mehrdimensionale Diagnostik und Therapie. Berlin: Springer.

Böhme G, Stuchlik G (1995) Voice profiles and standard voice profile of untrained children. J Voice 9: 304–307.

Carding PN, Roulstone S, Northstone K; ALSPAC Study Team (2006) The prevalence of childhood dysphonia: a cross-sectional study. J Voice Dec 20(4): 623–30. Epub Dec 19

Connor NP, Cohen SB, Theis SM, Thibeault SL, Heatley DG, Bless DM (2008) Attitudes of Children With Dysphonia. J Voice Mar 22(2):197–209. Epub May18.

Eckel HE, Sprinzl GM, Sittel C, Koebke J, Damm M, Stennert E (2000) Zur Anatomie von Glottis und Subglottis beim kindlichen Kehlkopf. HNO 48: 501–507.

Fitch WT, Giedd J (1999) Morphology and development of the human vocal tract: a study using magnetic resonance imaging. J Acoust Soc Am 106: 1511–1522.

Frank F, Sparber M (1970) Stimmumfänge bei Kindern aus neuer Sicht. Folia phoniat 22: 397–402.

Fuchs M, Behrendt W, Keller E, Kratzsch J (1999) Methoden zur Vorhersage des Eintrittszeitpunktes der Mutation bei Knabenstimmen: Untersuchungen bei Sängern des Thomanerchores Leipzig. Folia Phoniatr Logop 51: 261–271.

Fuchs M, Heide S, Hentschel B, Gelbrich G, Makuch A, Thiel S, Täschner R, Dietz A (2006) Stimmleistungsparameter bei Kindern und Jugendlichen: Einfluss der körperlichen Entwicklung und der sängerischen Aktivität. HNO 54: 971–980.

Fuchs M, Fröhlich M, Hentschel B, Stürmer IW, Kruse E, Knauft D (2007) Predicting mutational change in the speaking voice of boys. J Voice 21: 169–178.

Fuchs M, Meuret S, Geister D, Pfohl W, Thiel S, Dietz A, Gelbrich G (2008) Empirical criteria for establishing a classification of singing activity in children and adolescents. J Voice Nov 22(6):649–657. Epub 2007 Nov 2006

Fuchs M, Meuret S, Thiel S, Täschner R, Dietz A, Gelbrich G (2009) Influence of singing activity, age and sex on voice performance parameters, on subjects' perception and use of their voice in childhood and adolescence. J Voice Mar 23(2): 182–189. Epub 2007 Dec 3.

Hacki T, Heitmüller S (1999) Development of the child's voice: premutation and mutation. Int J Pediatr Otorhinolaryngol 49: 141–144.

Harden JR, Looney NA (1984) Duration of sustained phonation in kindergarten children. Int J Pediatr Otorhinolaryngol 7: 11–19.

Heylen L, Wuyts FL, Mertens F, De Bond M, Pattyn J, Croux C, Van de Heyning PH (1998) Evaluation of the Vocal Performance of Children Using a Voice Range Profile Index. J Speech Lang Hear Res 41: 232–238.

Hirano M, Kurita S, Nakashima T. Growth development and aging of the vocal folds. In: Bless D and Abbs JH (Hrsg.) (1983) Vocal Fold Physiology: Contemporary Research and Clinical Issues. San Diego: College Hill Press.

Hocevar-Boltezar I, Jarc A, Kozelj V (2006) Ear, nose and voice problems in children with orofacial clefts. J Laryngol Otol 120: 276–81.

Keilmann A, Bader CA (1995) Development of aerodynamic aspects in children's voice. Int J Pediatr Otorhinolaryngol 31: 183–90.

Kollbrunner J (2006) Funktionelle Dysphonien bei Kindern. Ein psycho- und familiendynamischer Therapieansatz. Idastein: Schulz-Kirchner.

Nienkerke-Springer A, McAllister A, Sundberg J (2005) Effects of Family Therapy on Children's Voices. J Voice 19: 103–113.
Roy N, Holt KI, Redmond S, Muntz H (2007) Behavioral characteristics of children with vocal fold nodules. J Voice Mar 21(2):157–168. Epub 2006 Feb 10.
Titze IR (1994) Mechanical stress in phonation. J Voice 8: 99–105.
Zapletal A, Šamánek M, Paul T (1987) Lung Function in Children and Adolescents – Methods, Reference Values. Basel: Karger.

KAPITEL

56

Katrin Neumann

Redeflussstörungen

56.1 Einteilung

Störungen des normalen Redeflusses haben erhebliche Auswirkungen auf die Kommunikationsfähigkeit, Entwicklung und Lebensqualität eines Menschen. Die hauptsächlich vorkommenden Redeflussstörungen sind Stottern und Poltern.

56.2 Stottern

Stottern (Balbuties) wird in chronisches oder idiopathisches und erworbenes Stottern eingeteilt. Beim erworbenen Stottern werden neurogenes und psychogenes Stottern (➤ Abb. 56.1) unterschieden. Das idiopathische Stottern wird heute als zentralnervöse Störung des Sprechens und seiner Planung angesehen, die aufgrund einer genetischen Disposition und ungünstiger Umgebungsfaktoren zustande kommt, neuromorphologische und neurofunktionelle Korrelate hat und zu nachgeschalteten Störungen von Sprechablauf, -motorik, -atmung sowie Artikulation und Phonation führt.

56.2.1 Symptomatik

Zu den Kernsymptomen des idiopathischen Stotterns zählen unwillkürlich, hörbare oder stumme Sprechblockierungen vor oder in einem Wort, Dehnungen oder Wiederholungen von Lauten, Silben und mitunter Wörtern, die sich untherapiert der Kontrolle des Sprechenden entziehen. Hinzu kommen meist Sekundärsymptome, Verhaltensweisen, die eingesetzt werden, um ein Stotterereignis zu beenden oder zu vermeiden, z.B. körperliche Anspannung, stoßweise Atmung und Mitbewegungen der mimischen Muskulatur, des Kopfes und der Extremitäten. Außerdem entwickeln die meisten Kinder, die zunächst unbekümmert gestottert haben, „innere" Symptome wie Angst, Irritation und psychische Anspannung. Die Folgen sind Sprechumgehungen („Limo" statt „Cola" bestellen) und -vermeidungen.

56.2.2 Epidemiologie

Die Prävalenz des Stotterns liegt für Kinder bei ca. 5%, für präpubertäre Schüler bei ca.1,2% und für Erwachsene bei ca. 1%. In etwa 70–80% der Fälle treten Remissionen bis zur Pubertät auf. Das Geschlechterverhältnis des kindlichen Stotterns liegt bei 1,7–2,6 Jungen zu 1 Mädchen und verschiebt sich wegen häufigerer Remissionen bei Mädchen auf 4–5 zu 1 bis zum Erwachsenenalter (Bloodstein 1995). Unterschiedliche Vererbungsmuster gelten als ursächlich für die Geschlechterdifferenzen und das unterschiedliche Remissionsverhalten bei Mädchen und Jungen.

MERKE

Stottern kommt etwa gleich häufig in allen soziale Schichten, Kulturen, Nationen und Rassen vor und ist unabhängig von der Intelligenz.

56.2.3 Neurogenes Stottern

Neurogene Redeflussstörungen werden durch akute oder chronische zerebrale Schädigungen verursacht. Akute Hirnläsionen, die zu stotterartigen Symptomen führen können, sind Schlaganfälle, intrazerebrale Blutungen oder Kopftraumata. Zu den chronischen Schädigungen zählen eine Reihe genetisch verursachter Syndrome wie das Tourette-Syndrom, das Down-Syndrom,

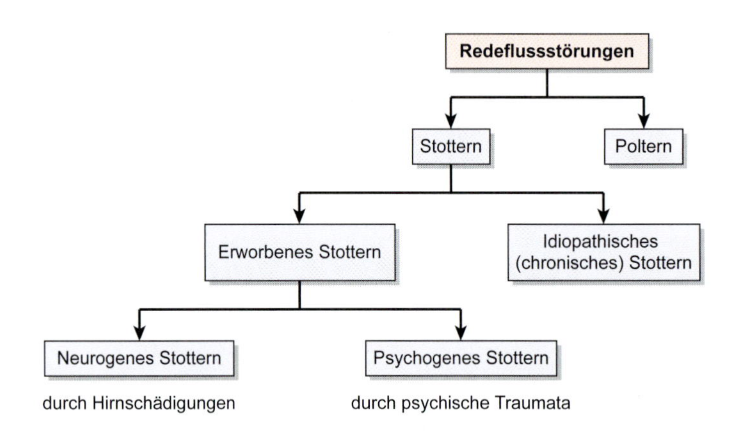

Abb. 56.1 Einteilung der Redeflussstörungen

Tab. 56.1 Merkmale verschiedener Stottertypen

	Idiopathisches Stottern	Neurogenes Stottern	Psychogenes Stottern
Häufigkeit	häufig	selten	selten
Beginn	typischerweise in der Kindheit, allmählich	im Zusammenhang mit Auftreten einer Hirnschädigung	plötzlich, i.d.R. nach der Pubertät
Ursache	genetische Disposition und ungünstige, nicht familiäre Umgebungsfaktoren	akute oder chronische Hirnschädigung	akutes psychisches Trauma oder psychiatrische Grunderkrankung
Symptomatik	Unflüssigkeiten oft am Beginn eines Wortes oder einer Phrase, in langen oder bedeutungsvollen Worten oder syntaktisch komplexen Äußerungen meist assoziiert mit Angst und Sekundärsymptomen; Abnahme der Stotterhäufigkeit bei wiederholtem Lesen (Adaption) und Stottern bei denselben Silben wie zuvor (Konsistenz)	Unflüssigkeiten durchgehend über alle Äußerungen, unabhängig von linguistischer Komplexität weniger assoziiert mit Angst und Sekundärsymptomen (ca. 25%) keine Adaptation und deutliche Konsistenz	Unflüssigkeiten durchgehend über alle Äußerungen, auch beim Singen schwer beeinflussbar
Therapie	Verhaltenstherapie indirekte Ansätze (Beratung) apparative Sprechhilfen ggf. adjuvante medikamentöse Therapie	Therapie der Grunderkrankung im Vordergrund; mitunter medikamentös; Verhaltenstherapie oft erfolgsarm	Psychotherapie

das fragile X-Syndrom, aber auch extrapyramidale Erkrankungen wie der M. Parkinson. Verglichen mit idiopathischem Stottern ist erworbenes Stottern selten und unterscheidet sich von diesem in der Regel durch Symptomatik, Manifestationsalter und therapeutische Beeinflussbarkeit (➢ Tab. 56.1).

56.2.4 Psychogenes Stottern

Das seltene psychogene Stottern tritt meist plötzlich und im Zusammenhang mit einem akuten psychischen Trauma oder einer psychiatrischen Grunderkrankung auf. Seine Symptomatik ist häufig in der Untersuchungssituation unbeeinflussbar, durchgehend über alle Äußerungen und kommt – anders als beim idiopathischen Stottern – auch beim Singen vor. Es erfordert eine psychotherapeutische Intervention. Sein Prädilektionsalter liegt jenseits der Pubertät.

➢ Tabelle 56.1 fasst die Merkmale aller vorgestellten Stottertypen zusammen; eine Unterscheidung ist allerdings nicht immer eindeutig zu treffen (Natke 2005).

56.2.5 Stottern bei geistiger Behinderung

Viele der mit geistiger Behinderung assoziierten Syndrome, z.B. das Down-Syndrom, gehen mit Stottern einher. Geistige Behinderung trägt wahrscheinlich zu einer höheren Prävalenz von Redeunflüssigkeiten bei als in der Normalbevölkerung beobachtet (z.B. M. Down: bis zu 45%). Sekundärsymptome finden sich weniger als beim idiopathischen Stottern oder gar nicht, was diese Art des Stotterns eher in die Nähe des neurogenen Stotterns stellt. Auch hier besteht eine höhere Komorbidität mit Sprach-, Sprech-, Stimm- und Hörstörungen als bei Stotterern mit normaler Intelligenz.

56.2.6 Komorbiditäten

Komorbiditäten bestehen zudem mit einer Reihe weiterer Erkrankungen wie dem Aufmerksamkeits-Defizit-Syndrom (ADS, geschätzt 10–20%) und Epilepsie. Hingegen tritt Stottern bei Gehörlosigkeit fast nie auf, was auf die zentrale Rolle des auditorischen Feedbacks der eigenen Sprache beim Stottern hinweist.

56.2.7 Schwere, Auftreten und zeitlicher Verlauf des Stotterns

Der Schweregrad des Stotterns wird häufig nach dem relativen Anteil der symptomatisch unflüssig gesprochenen Silben definiert, wobei die Diagnose Stottern in der Regel ab 3% relativer Unflüssigkeit gestellt wird. Stottern wird am ehesten durch Passagen hervorgerufen, die sowohl linguistisch als auch motorisch anspruchsvoll sind.

Eigenschaften gestotterter Wörter (modifiziert nach Brown [1945], in Natke [2005]):

- Wörter, die mit Konsonanten beginnen
- Erwachsene und Schulkinder: Mehr „Inhaltswörter" (Substantive, Verben, Adjektive, Adverbien) als

„Funktionswörter" (Pronomen, Konjunktionen, Präpositionen, Artikel); Vorschulkinder: mehr Funktionswörter
- Lange Wörter
- Erste drei Wörter eines Satzes
- Anfangslaute von Wörtern
- Mehr in zusammenhängender Sprache als in Einzelwörtern
- Betonte Silben

Die rhythmische Struktur des Sprechens spielt beim Stottern eine große Rolle. Lange, betonte Silben werden auditiv kontrolliert, kurze, unbetonte Silben nicht. Es gibt Hinweise dafür, dass Stotterer, bei denen eine gestörte auditive Rückmeldung der eigenen Sprache bekannt ist, ein übermäßig starkes auditives Feedback für lange Vokale aufweisen.

Idiopathisches Stottern beginn meist, aber nicht immer in der frühen Kindheit. Das typische Prädilektionsalter liegt bei etwa 3 Jahren. Bei 50% der Betroffenen liegt der Stotterbeginn vor dem 4. Lebensjahr, bei 75% vor dem 6. Lebensjahr und bei fast allen vor dem 12. Lebensjahr.

MERKE
Bei Stotterbeginn nach dem 12. Lebensjahr sollte ein neurogenes oder psychogenes Stottern ausgeschlossen werden.

Neben einer genetischen Disposition zum Stottern können auslösende und aufrechterhaltende Faktoren den **Verlauf** bestimmen. Ereignisse, die gelegentlich von Eltern als stotterauslösend beschrieben werden (z.B. Feuer, Unfall, Schreck), müssen als Erklärungsversuch oder Trigger gesehen werden und sind nicht ursächlich, wie beim psychogenen Stottern. Chronifizierende Faktoren können in der Sprach-, kognitiven und emotional-sozialen Entwicklung liegen (z.B. Störungen der Sprachentwicklung oder der intrafamiliären Interaktionen).

56.2.8 Physiologische Unflüssigkeiten

In einer Phase, in der sowohl die linguistische als auch die sprechmotorische Entwicklung rasante Fortschritte macht, weisen fast alle Kinder gehäufte Sprechunflüssigkeiten auf, die als normal zu bewerten sind. Insbesondere sind Kinder im Alter von 2½ bis 4 Jahren betroffen. Zu den normalen Redeunflüssigkeiten zählen Wiederholungen von Wörtern und Satzteilen, Revisionen, Satzabbrüche, gefüllte (z.B. „ähm") und ungefüllte Pausen, Prolongationen und Interjektionen (eingeschobene Worte wie „na") (Natke 2005). Unflüssigkeiten von bis zu 3% gelten auch für Erwachsene als normal, können aber durch bestimmte Sprechweisen mit Wort- und Lauteinschüben diesen Wert noch deutlich überschreiten (bis zu 20%). Bei Kindern ist zudem die interindividuelle Variabilität von normalen Redeunflüssigkeiten hoch und kann bis zu einem Anteil von 25% aller Äußerungen reichen. Da sich Stottern häufig graduell entwickelt, sollte der Arzt für die Weiterverweisung von Kindern mit Verdacht auf Stottern zu Therapeuten normale Redeunflüssigkeiten von beginnendem Stottern unterscheiden (> Tab. 56.2) und die Prognose abschätzen können.

Tab. 56.2 Kritische Merkmale zur Unterscheidung von normalen Sprechunflüssigkeiten und beginnendem Stottern, nach Johannsen und Schulze (1998)

Kriterium	Normale Sprechunflüssigkeiten	Beginnendes Stottern
1. Sprechverhalten		
a) Wiederholungen		
Satzteilwiederholungen	+	–
Ganzwortwiederholungen	+	–
Neubeginn/Umstellung einer Äußerung	+	–
Silbenwiederholung	(+)	+
Lautwiederholung	–	+
Frequenz	≤ 2	> 2
Schwa-Laute	selten	+
Sprechtempoerhöhung	–	+
b) Prolongationen		
Dauer	< 1 Sekunde	> 1 Sekunde
Anspannung (Gesicht, Lippen, Hals)	–	+
Stimmhafte Prolongationen		
Tonhöhenanstieg	–	+
Lautstärkeanstieg	–	+
Atmung bei stimmlosen Prolongationen	–	unterbrochen
c) Stille Pausen		
zur linguistischen Planung	+	–
innerhalb eines Wortes	–	+
2. Blickkontaktverhalten	adäquat	inadäquat

Eine Chronifizierung kann auch dann auftreten, wenn die genannten Hinweise nicht klar erkennbar sind. Insbesondere werden häufig undulierende Verläufe beschrieben, bei denen sich Phasen relativer Symptomarmut bis hin zur völligen Symptomfreiheit mit Phasen wieder aufflackernden Stotterns abwechseln können.

56.2.9 Remissionen

Spontane Remissionen treten in 70–80% der Fälle auf (Yairi und Ambrose 1999), bei Mädchen 3- bis 4-mal häufiger als bei Jungen. Sinnvoll ist, zwischen unassistierter (spontaner) und assistierter (therapieassoziierter) Remission zu unterscheiden. Da Remittierte oft über Strategien berichten, die ihnen beim Erreichen der Sprechflüssigkeit geholfen hätten, sind völlig spontane Remissionen möglicherweise seltener als bislang angenommen. Die höchste Remissionsrate wird 1–3 Jahre nach Stotterbeginn beobachtet. Das Zeitfenster für die Remission schließt sich weitgehend bis zum Ende der Adoleszenz. Remissionen im Erwachsenenalter sind selten. Als positive Prädiktoren für eine Remission gelten:

- Leichte Symptome
- Änderungen in der Art zu sprechen
- Remission bei Verwandten, die gestottert haben
- Gute phonologische, linguistische und non-verbale Fähigkeiten
- Weibliches Geschlecht.

Als negative Prädiktoren gelten:

- Stotternde Verwandte
- Negative Emotionen zum Sprechen
- Negative Reaktionen auf das Stottern.

Im Einzelfall ist aber nicht vorhersagbar, bei welchem Kind und wann eine Remission wahrscheinlich ist.

Wegen der Häufigkeit von Remissionen und physiologischen Redeunflüssigkeiten empfehlen Ärzte immer wieder Eltern stotternder Kinder ein Abwarten, da sich das Stottern oft von allein „auswachse“. Das ist zwar meistens richtig, für die tatsächlich Betroffenen wird jedoch die wertvolle Chance der Frühtherapie verpasst.

MERKE
Aus heutiger Sicht ist für die Prognose des Stotterns eine Frühtherapie entscheidend. Stottern gilt in der Kindheit als vollständig heilbar, wohingegen Komplettheilungen nach der Pubertät nur noch selten vorkommen.

Dem Argument gegen die Frühtherapie, auch die Kinder zu therapieren, die spontan remittieren würden, kann durch eine halbjährige Warteperiode zwischen Stotter- und Therapiebeginn zur Abschätzung einer Remissionstendenz begegnet werden.

56.2.10 Ursachen des Stotterns

Theorien

Schon immer hat es ein großes Bedürfnis nach einer theoretischen Erklärung des Phänomens Stottern gegeben. Mehr als 2000 Jahre betrachtete und behandelte man es als ein Problem der Sprechwerkzeuge, insbesondere der Zunge.

Im frühen 20. Jahrhundert manifestierten sich zwei Richtungen: Einerseits wurde Stottern aus einem **psychoanalytischen Zugang** heraus als Symptom unterdrückter Wünsche, unbewusster Konflikte und einer zentralen Persönlichkeitsstörung angesehen, das nur durch Lösung des zugrunde liegenden Konflikts behandelt werden könne. Dieser Zugang erfreut sich zwar im deutschsprachigen Raum noch immer gewisser Beliebtheit, wurde aber nie wissenschaftlich fundiert. Studien zu Persönlichkeitsmerkmalen und Eltern-Kind-Interaktionen erbrachten keine Muster oder Persönlichkeitsstörungen, die mit Stottern assoziiert sind (Conture 2001).

Die andere Lehrmeinung wurde in Iowa in den 1920er Jahren durch den Neurologen Samuel T. Orton und den Psychologen Lee E. Travis etabliert und später als **zerebrale Dominanz-Theorie** formuliert. Sie betrachtet Stottern als Störung bei der Herausbildung einer Hemisphärendominanz der Sprachzentren und nimmt asynchrone Nervenimpulse zur bilateralen Artikulatoren-Muskulatur an. Eine Reihe nachfolgender Theorien ging von eben einer solchen Störungen der Hemisphärenlateralität und/oder des sprechmotorischen und des zerebralen Hörsystems aus (z.B. Attention Lability Hypothesis).

In den 1950er Jahren betrachtete man Stottern als eher umgebungs- und erziehungsbedingtes sozial erworbenes oder **erlerntes Verhalten**, resultierend aus ungünstigen äußeren, üblicherweise elterlichen Reaktionen auf normale Sprechunflüssigkeiten des Kindes. Dieses Modell der frühkindlichen Sprachsozialisation erklärt lediglich die Sekundärsymptome des Stotterns, nicht die Kernsymptome. Entsprechend den Lerntheorien aus dieser Zeit resultieren aber auch die Kernsymptome aus dem misslungenen Versuch, flüssig sprechen zu wollen und der sich dadurch verstärkenden Anstrengung, das Stottern zu überwinden.

In den 1970er Jahren betrachtete man Stottern – insbesondere im angloamerikanischen Sprachraum – als **endogene Störung** des zentralnervösen sprechmotorischen Systems, vor allem der Sprechmotorik-Kontrolle. Insbesondere vermutete man Störungen der zeitlichen Abstimmung und Koordination innerhalb der sprachbeteiligten Subsysteme oder zwischen ihnen. Da sich Stottern meist in einem Alter manifestiert, in dem sich einerseits immer komplexere Satzstrukturen entwickeln und in dem andererseits die sprechmotorische Entwicklung rasch fortschreitet, vermutete man eine zeitliche Unausgewogenheit zwischen linguistischer und motorischer Sprachentwicklung.

Nach den **Breakdown-Theorien** entsteht das auf einem vererbten neurophysiologischen Defizit basierende Stottern, wenn die Interaktion zwischen Atmung, Stimmgebung und Lautbildung misslingen. Insbesondere wurde ein Timing-Problem in der Programmierung, Sequenzierung und Zeitgebung beim Sprechen vermutet. Andere Breakdown-Theorien gehen von einer gestörten auditiven Rückmeldung der eigenen Sprache aus.

Da die Suche nach einer umfassenden Theorie des Stotterns erfolglos blieb, entstanden multifaktorielle Theorien auf der Suche nach physiologischen, psycholinguistischen und psychosozialen Faktoren, die disponierend, auslösend und aufrechterhaltend für das Stottern wirken. Eine populäre multifaktorielle Theorie ist das **Anforderungs-Kapazitäten-Modell** (Starkweather und Gottwald 1990). Sie besagt, dass Stottern auftritt, wenn die Anforderungen an flüssiges Sprechen die aktuellen motorischen, kognitiven und linguistischen Kapazitäten des Kindes chronisch überfordern.

Trotz der Vielzahl an Theorien galten die Ursachen des Stotterns bis vor kurzem als letztlich unbekannt. Befunde aus der Humangenetik und der strukturellen und funktionellen Bildgebung der letzten Jahre haben jedoch das Wissen über das Ursachengefüge des Stotterns und mögliche neuronale Korrelate erweitert. Heute werden als Ursachen des Stotterns eine vorherrschende genetische Disposition, darauf basierende neuromorphologische und neurofunktionelle Abweichungen sowie nicht-familiäre Umgebungsfaktoren während der Sprachentwicklung angenommen. Aufgrund klarer verhaltensgenetischer Befunde und entgegen populärer Annahmen scheiden elterliche Erziehungseinflüsse als Ursachen aus.

Humangenetische Befunde

Stottern ist eine Störung mit starker genetischer Komponente. Die Varianz des Stotterns wird zu etwa 70% genetischer Varianz zugeschrieben. Die restlichen 30% Varianzanteile sind auf nicht-familiäre Umgebungseffekte zurückzuführen. Bei eineiigen Zwillingen wurden Konkordanzen von 20–83% berichtet, bei zweieiigen von 4–19% und bei gleichgeschlechtlichen Geschwistern von 18%. Für Remissionen wurde eine Konkordanz von 54% für eineiige Zwillinge angegeben, für zweieiige von 24%. Die Inzidenz von Stottern bei Verwandten ersten Grades beträgt etwa 15%, verglichen mit 5% in der Normalpopulation. Stottern ist ein polygenes Geschehen. Dispositionsorte für Stottern wurden auf den Chromosomen 2, 12, 7, 9, 15 und 21 lokalisiert (Suresh et al. 2006). Mit Stottern gekoppelte Regionen bei ehemaligen und persistierenden Stotterern wurden auf Chromosom 9 gefunden und bei persistierenden Stotterern auf Chromosom 15. Lediglich bei Männern wurde Stottern mit Veränderungen an Chromosom 9 in Verbindung gebracht, bei Frauen mit solchen an Chromosom 21.

Neuromorphologische Befunde

Strukturelle Differenzen zwischen den Hirnen stotternder und nicht stotternder Personen sind mittlerweile belegt. So wurden mittels volumetrischer MRT bei stotternden Erwachsenen ein größeres Planum temporale (hinterer oberer, oberflächlicher Bereich des Gyrus temporalis superior; stark lateralisierte und daher asymmetrische Struktur des Gehirns, die in Sprache einbezogen ist) sowie eine Reduktion der normalerweise vorhandenen Rechts-links-Asymmetrie im Planum temporale und in auditorischen Regionen beobachtet. Weiterhin wurden abnorme Hirnwindungsmuster in frontalen Sprech- und Sprachregionen oberhalb der Sylvischen Fissur gefunden (Foundas et al. 2001). Da bei stotternden oder remittierten Kindern keine Vergrößerungen rechtshemisphärischer Sprachregionen und keine abweichende Rechts-links-Asymmetrie des Hirns gefunden wurde, könnten Vergrößerungen rechtshemisphärischer Strukturen bei Erwachsenen von persistierendem Stottern herrühren.

Veränderungen in der Dichte der grauen Substanz, der kortikalen Dicke, der Gyrierung oder der Integrität der weißen Fasern können pathologische oder adaptive Prozesse anzeigen, wobei eine Minderausprägung auf ein pathologisches Geschehen hinweist, ein Mehr an Substanz eher auf adaptive Veränderungen. Substanzreduktionen in folgenden linkshemisphärischen Gebieten sprechen dafür, dass diese Regionen – vermutlich genetisch bedingt – in die primäre Pathologie des Stotterns einbezogen sind und wahrscheinlich sein wichtigstes morphologische Korrelat bilden:

- Eine Reduktion der grauen Substanz, die bei Erwachsenen positiv mit der Stotterschwere korrelierte, wurde im linken Gyrus frontalis inferior gefunden, bei Kinder zudem bilateral temporal.
- Mittels Diffusion Tensor Imaging (DTI), mit dem der Verlauf von Axonbündeln bestimmt wird, fand sich ein Defekt in den weißen Fasern unterhalb der linkshemisphärischen sensorimotorischen Regionen für Gesicht, Larynx und Artikulationsorgane bei stotternden Erwachsenen und Kindern. Diese Fasern gehören zum Fasciculus arcuatus, der auditorische Kortexareale (u.a. das klassische Wernicke-Areal) mit frontalen Kortexregionen (u.a. der Broca-Region) verbindet.

Hingegen weist ein Mehr an grauer Substanz in den Basalganglien auf eine strukturelle Adaption an ihre nachgewiesene Fehlfunktion beim Stottern hin. Eine Zunahme weißer Fasermassen wurde in Regionen unterhalb linksseitiger frontaler Regionen identifiziert, weiterhin in rechtshemisphärischen temporalen und frontalen Sprechplanungs-, Sprechmotorik- und auditorischen Regionen.

MERKE

Hirnstrukturelle Auffälligkeiten beim Stottern

Persistierendes Stottern:
- Defizitäre weiße Fasern unterhalb der linkshemisphärischen sensorimotorischen Repräsentation der Artikulationsorgane (Erwachsene und Kinder)
- Aufgehobene Rechts-links-Asymmetrie in Sprech- und Sprachregionen (nur Erwachsene)
- Substanzzunahme im Planum temporale, rechts mehr als links (nur Erwachsene)
- Hirnwindungsvarianten (nur Erwachsene)
- Substanzzunahme in den Basalganglien (nur Erwachsene).

Remission:
- Verminderte graue Substanz im linken Gyrus frontalis inferior (Erwachsene und Kinder) und in bilateralen temporalen Regionen (nur Kinder).

Neurofunktionelle Befunde

Seit den 1990er Jahren klären funktionelle Bildgebungsstudien das Verständnis für die hirnfunktionellen Auswirkungen des Stotterns und ihren Zusammenhang mit den beschriebenen hirnmorphologischen Veränderungen auf. Sie weisen neurofunktionale Korrelate des Stotterns in frontalen und präfrontalen Regionen der Planung und Ausführung von Sprechmotorik, in Sprach-, auditorischen, limbischen und subkortikalen Regionen nach. Gesprochene Sprache von Stotterern verglichen mit der von nicht Stotternden ist hauptsächlich mit
- ausgedehnter Mehraktivierung von Motorregionen,
- einer anomalen Rechtslateralität von Aktivierungen, z.B. im frontalen Operculum (BA47), im Rolandischen Operculum sowie in der anterioren Insula und
- fehlenden auditorischen Aktivierungen assoziiert (Brown et al. 2005).

Eine negative Korrelation von Mehraktivierungen in der rechten BA47 mit der Stotterstärke legt eine Kompensationsfunktion dieser Region nahe. Hingegen korrelieren Hirnaktivierung und Stotterhäufigkeit positiv in linken perisylvischen Regionen (anteriore Insula, Rolandisches Operculum) und bilateral im auditorischen Kortex und in den Basalganglien, was auf eine ursächliche Pathologie dort hinweist.

Mittels Magnetenzephalographie wurde bei Stotterern eine gestörte kortikale Abfolge in der Sprachproduktion nachgewiesen: Während normalerweise der für die artikulatorische Planung zuständige linke inferiore frontale Kortex vor dem linken Motorkortex, der die Ansteuerung der Artikulationsmuskeln vorbereitet, aktiviert wird, ist diese Reihenfolge bei Stotterern umgekehrt. Eine mögliche Erklärung könnte eine funktionelle Fehlverbindung zwischen linken sensomotorischen und frontalen (insbesondere der Broca-Region) Kortexregionen sein, wie durch o.g. DTI-Befunde nachgewiesen. So scheint die neuronale Kommunikation zwischen linksseitigen Regionen der Planung und Ausführung von Sprechmotorik sowie auditorischen Regionen gestört zu sein, wahrscheinlich aufgrund struktureller Defizite in diesen Regionen.

Bei Untersuchungen zur Auswirkung stotterreduzierender Fluency-Shaping-Therapien wurden posttherapeutisch ausgedehntere Hirnaktivierungen gefunden, insbesondere in frontalen motorischen Sprech- und Sprachregionen und in temporalen Regionen, zudem eine Aktivierungsverschiebung in linkshemisphärische Regionen, insbesondere in die Nähe solcher Regionen, in denen Faseranomalien des Fasciculus arcuatus nachgewiesen worden waren (➤ Abb. 56.2, Neumann et al. 2003). Zudem normalisierte sich die gestörte Funktion der Basalganglien, der anterioren Insula und des auditorischen Kortex bilateral. Jede dieser Regionen ist an der Integration des auditorischen Feedbacks in das motorische System beteiligt, was für die Therapie von zentraler Bedeutung zu sein scheint.

Prinzipien neuronaler Plastizität nach Hirnläsionen sind u.a. die Ausdehnung von aktiven Gebieten und die Benutzung homologer Regionen der anderen Hemisphäre. Die Mehraktivierungen bei Stotterern indizieren eine kompensatorische Gebietsausdehnung und die Rekrutierung der rechten BA47 eine Adaption an homologe Regionen (annähernd homolog der Broca-Region). Diese spontane Kompensation scheint jedoch unzureichend zu sein, da die Personen ja nach wie vor stottern. Die Therapie verlagert die Kompensation für die linkshemisphärischen Defizite von rechten homologen Regionen in linkshemisphärische periläsionale Regionen. Eine effektive Kompensation scheint also die Restauration linksseitiger Netzwerke zu erfordern. So können flüssigkeitsherstellende Techniken, die sich eines langsamen, gleichmäßigen Sprechrhythmus bedienen, als externer Schrittmacher wirken und den gestörten Signalfluss zwischen auditorischen und Sprechmotorikplanungs- und -ausführungsregionen synchronisieren.

FMRI-Untersuchungen an remittierten Stotterern detektierten als einzige mehr aktivierte Region verglichen mit Stotterern und Nichtstotterern ein Gebiet im linken orbitofrontalen Kortex, exakt im Homolog der rechtsseitigen Kompensationsregion. Dieses Gebiet ist in linguistische (z.B. Wortfindung), motorische (z.B. Zielbewegungen) und Sprechmetrumsfunktionen einbezogen und scheint Sprechunflüssigkeiten durch die Einpassung diskrepanter Sprachmetren in ein adaptiertes motorisches Programm zu beseitigen. Künftige Therapieansätze könnten auf eine Refunktionalisierung orbitofrontaler (BA47), auditorischer und Basalganglien-Regionen abzielen (Kell et al., in press).

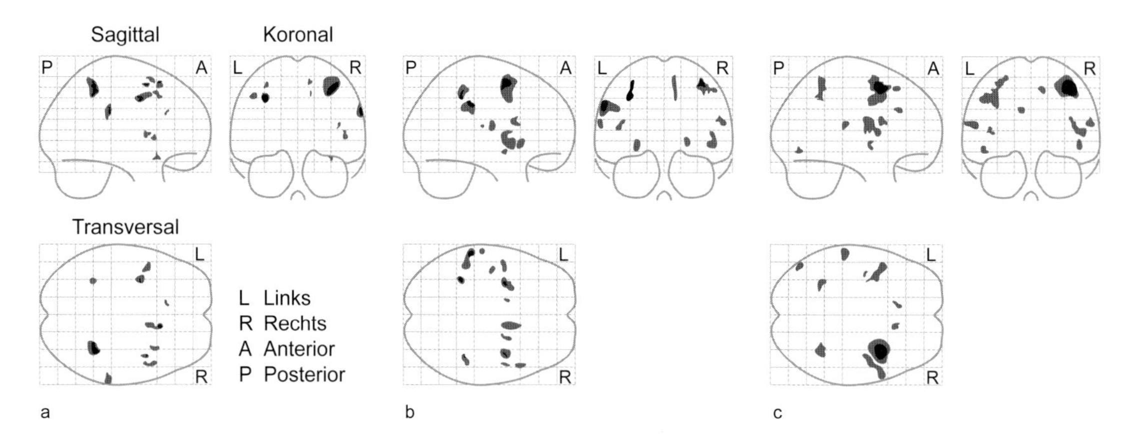

Abb. 56.2 Regionen, in denen Stotternde beim lauten Lesen im fMRI mehr aktivieren als nicht Stotternde **a** untherapiert: Aktivierungen vorwiegend rechtshemisphärisch, **b** direkt nach einer erfolgreichen Fluency-Shaping-Therapie: mehr Aktivierungen als zuvor und mehr linkshemisphärisch, **c** 2 Jahre nach der Therapie: persistierend mehr Aktivierungen als vor der Therapie, mit leichter Wiederzunahme des Stotterns Rückverlagerung eines Teils der Aktivitäten in die rechte Hemisphäre (Neumann et al. 2003).

MERKE

Hirnfunktionelle Auffälligkeiten beim Stottern

Persistierendes Stottern, untherapiert:

- Mehraktivierung gegenüber Nichtstotterern in fronto-parietalen motorischen und weiteren Sprech-, Sprachregionen, insbesondere rechtshemisphärisch, und in linksseitigen Kleinhirnregionen.
- Mehraktivierungen vor allem im rechten orbitofrontalen Kortex (BA47), negative Korrelation mit Stotterstärke weist auf Kompensationsfunktion hin.
- Minderaktivierung in auditorischen Gebieten beim Stottern, Mehraktivierung beim flüssigen Sprechen.

Persistierendes Stottern nach erfolgreicher sprechflüssigkeitsherstellender Therapie:

- Ausgedehntere Mehraktivierungen in sprech- und sprachassoziierten Regionen als prätherapeutisch.
- Mehraktivierungen vor allem in linkshemisphärischen, insbesondere periläsionalen Gebieten.
- Refunktionalisierung der Basalganglien.
- Persistierende positive Korrelation zwischen Stotterschwere und Aktivierung in linker primärer Motorregion der Artikulation (linkes Rolandisches Operculum) weist auf primäre Pathologie hin.
- Mehraktivierungen in auditorischen Gebieten.

Remission (bei Erwachsenen):

- Aktivierung im linken orbitofrontalen Kortex (BA47) und beidseits im auditorischen Kortex.

56.2.11 Diagnostik

Eine reliable Erfassung des Stotterns durch routinemäßige, wiederholte Messungen, möglichst in verschiedenen Sprechsituationen, ist die Voraussetzung für eine Therapie und die Kontrolle ihres langzeitigen Erfolgs. Üblicherweise wird die Stotterhäufigkeit (Prozent gestotterter Silben) als Maß für die Stotterschwere erfasst. Dazu muss definiert sein, welche Ereignisse als Stottern gelten. Schon bei der Operationalisierung des Stotterns können erhebliche Schwierigkeiten entstehen, z.B. wenn Laut- oder Luftstromblockierungen in einem Wort sehr subtil sind (wie in „gucken“, wo ohnehin eine glottaler Stopp auftritt) oder vor einem Wort auftreten oder wenn Verzögerungslaute wie „äh“ das Stottern verschleiern. Zudem sind zeitliche Schwankungen der Stotterschwere häufig. International anerkannt ist das Vorgehen bei der Kasseler Stottertherapie, bei der die **Stotterhäufigkeit** als arithmetisches Mittel aus vier Sprechsituationen bestimmt wird: Vorlesen, Gespräch mit dem Therapeuten, Interview eines unbekannten Passanten, Telefonat mit einer unbekannten Person (Euler und Wolff von Gudenberg 2000). Die Stotterereignisse können aus Audioaufnahmen, mittels eines elektronischen Silbenzählgeräts (True Talk®) oder händisch gezählt werden – alle flüssigen Wörter mit der rechten Hand, alle unflüssigen mit der linken (Umrechnungsfaktor von Silben auf Wörter 1,5 für Erwachsene und 1,15 für 3- bis 5-jährige Kinder).

Schriftsprachliche und phonetische Transkriptionen sind zwar hilfreich, allerdings auch sehr zeitaufwändig. Als Kodierungssysteme solcher Transkriptionen bieten sich verschiedene Systeme an (z.B. „Aachener Analyse unflüssigen Sprechens“; Computerized Language Analysis [CLAN] Program; Natke, 2005). Da die Messung der Stotterhäufigkeit nur ein eingeschränktes Bild der Stotterschwere liefert, wird sie häufig mit Messung der Sprechgeschwindigkeit kombiniert. Diese ist altersabhängig und liegt bei 3-Jährigen zwischen 116 und 163, bei 10-Jährigen zwischen 165 und 250 und bei Erwachsenen zwischen 162 bis 230 Silben pro Minute (Guitar 2006). Alternativ kann auch mithilfe einer Computeraufzeichnung die Dauer der einzelnen Sprechunflüssigkeiten gemessen, z.B. als Prozentsatz der unflüssigen Sprechzeit, und in Beziehung zur Gesamtdauer der Äußerung gesetzt werden.

Ein in der klinischen Routine häufig genutztes und auch in einer deutschen Version verfügbares Instrument zur Bestimmung der Stotterschwere ist das Stuttering Severity Instrument (SSI). Hier werden anhand einer 5-Punkte-Skala folgende Kategorien bewertet: Stotterhäufigkeit beim Lesen und freien Sprechen, mittlere Dauer der drei längsten Blocks, Schwere der Mitbewegungen.

Insbesondere nach Fluency-Shaping-Therapien, die das Sprechen initial verfremden, hat sich die Beurteilung der Sprechnatürlichkeit anhand einer Rating-Skala durch einen nicht-professionellen Zuhörer bewährt (Neumann et al. 2003).

Eine gute Sprechflüssigkeit ist nicht das primäre Ziel der Stottermodifikationstherapien. Hier eignen sich die genannten Instrumente nur eingeschränkt zur Erfolgsmessung. Zudem wird die Schwere des Stotterns von den Betroffenen individuell sehr unterschiedlich wahrgenommen. Selbst Personen, die leicht oder für die Umgebung gar nicht erkennbar stottern, fühlen sich oft durch ihr Stottern belastet. Daher werden Gefühle und Einstellungen stotternder Personen meist über Fragebögen erhoben. Folgende auch ins Deutsche übersetzte Skalen sind gebräuchlich: Die Erickson-Skala zur Erfassung der Einstellung zur Kommunikation, die Vermeidungsskala zur Erfassung des Vermeidungsverhaltens aus dem Perception of Stuttering Inventory (PSI-V) und die Locus of Control Skala (LCB; zu diagnostischen Verfahren im Einzelnen s. Natke 2005).

56.2.12 Stottertherapien im Kindesalter

Obwohl Stottertherapien bei Kindern höhere Erfolgsraten als bei Erwachsenen aufweisen und häufig zu Komplettheilungen führen, ist keine Therapie verfügbar, die Stottern zuverlässig dauerhaft heilen kann.

Indirekte Verfahren, deren Effekt schwer nachweisbar ist, wurden bislang im deutschen Sprachraum nicht evaluiert, aber bevorzugt eingesetzt.

MERKE

In der Kindertherapie werden indirekte von direkten Therapiemethoden unterschieden.

Indirekte Therapiemethoden

Die theoretische Grundlage indirekter Behandlungsansätze entstammt vor allem dem Anforderungen-Kapazitäten-Modell. Ihre Schwerpunkte sind:

- Elternanleitung (keine direkte Arbeit mit dem Kind).
- Veränderung einzelner Aspekte der elterlichen Kommunikation mit dem Kind und der Umgebungsfaktoren, von denen angenommen wird, dass sie Stottern begünstigen (z.B. schnelle Sprechweise der Eltern, zu komplexe Satzmuster, häufige Unterbrechungen, hektischer Tagesablauf).

Die Therapie entsprechend dem Anforderungen-Kapazitäten-Modell nach Starkweather und Gottwald (1990) vereint direkte und indirekte Elemente. Auch seine Effektivität ist nicht belegt. Nach Bewertung der Anforderungen an das Kind und seiner Kapazitäten werden zunächst die Anforderungen gesenkt, z.B. durch:

- Abbau von Zeitdruck beim Sprechen, u.a. dadurch, dass auch die Eltern langsamer sprechen und dass Pausen bei Sprecherwechsel eingelegt werden.
- Nötigenfalls Senken des linguistischen Niveaus auf den Stand, auf dem das Kind flüssig spricht.
- Abbau von Aufregung, Angst und Scham, indem die Eltern selbst ohne Anspannung Unflüssigkeiten in ihr Sprechen einbauen, ihr Vermeidungsverhalten (z.B. Wegschauen, wenn das Kind spricht) reduzieren und ihre eigenen Emotionen zum Stottern reflektieren.

Schließlich sollen die emotionalen und motorischen Kapazitäten des Kindes gefördert werden, indem:

- Erkennen und Akzeptieren des Stotterns gefördert wird.
- In ruhiger und unterstützender Art mit dem Kind über das Stottern gesprochen und es auf dieses hingewiesen wird.
- Bedarfsweise Elemente aus Stottermodifikations- (z.B. Desensibilisierung, Pseudostottern) und/oder Fluency-Shaping-Therapien (z.B. langsameres Sprechen mit weichen Stimmeinsätzen) eingefügt werden.

Direkte Therapiemethoden

Ähnlich wie für Erwachsene werden hier Verfahren unterschieden, die das Stottern bearbeiten, um es flüssiger zu machen (Stottermodifikation), von solchen, die die Sprechmuster eines Kindes verändern, um das Stottern zu beseitigen (Fluency-Shaping). Eine gewisse Sonderstellung nimmt die australische Lidcombe-Therapie ein, die eine konsequente Anwendung verhaltensmodifikatorischer Prinzipien darstellt.

Direkte Stottertherapien für Kinder:

- Stottermodifikation: Erüben eines flüssigeren, angstfreieren Stotterns
- Fluency-Shaping: Einübung neuer Sprechmuster
- Lidcombe-Therapie: Erreichen von Sprechflüssigkeit durch Verhaltensmodifikation.

Therapie nach dem Lidcombe-Programm

Das von Onslow et al. (2003) entwickelte und neuerdings auch in Deutschland eingesetzte Verfahren behandelt Stottern im Vorschulalter. Die Therapie basiert auf der Annahme, dass Sprechflüssigkeit im Verhaltensrepertoire jedes Vorschulkindes liegt und durch operante Verfahren (zielen auf eine Änderung des Verhaltens durch die Konsequenzen, die es hervorruft, z.B. durch verbale Verstärkung) gefördert werden kann. Um möglichst wenige Kinder zu behandeln, die spontan remittieren würden, sollte der Stotterbeginn mindestens 6 Monate vor dem Behandlungsbeginn liegen. Während der Therapie werden die Eltern des Kindes zu Co-Therapeuten ausgebildet und lernen, in der Kommunikation mit dem Kind verbale Rückmeldungen zu geben, in deren Zentrum Lob für flüssiges Sprechen und Korrektur bzw. Aufforderung zur Selbstkorrektur symptomatischer Unflüssigkeiten stehen.

Zu Beginn jeder Therapiestunde wird der prozentuale Anteil gestotterter Silben gemessen. Zudem werden die Eltern mittels audiovisueller Aufnahmen angeleitet, den Schweregrad der Sprechunflüssigkeiten täglich anhand einer Zehn-Punkte-Skala zu bestimmen. In Phase I der zweiphasigen Therapie soll das Stottern bis zur völligen oder annähernden Sprechflüssigkeit reduziert werden. In einer wöchentlichen Therapiestunde mit Eltern und Kind lernen die Eltern, die Therapie zu Hause durchzuführen. Zunächst müssen sie strukturierte Spielsituationen schaffen, in denen sie Unterhaltung und Äußerungslänge auf einem Niveau steuern können, das dem Kind flüssiges Sprechen sicher ermöglicht. Die Eltern lernen dann, verbale Rückmeldungen (Lob und Korrektur) für flüssige und unflüssige Äußerungen des Kindes im richtigen Verhältnis zu geben. Die linguistische Äußerungslänge wird allmählich gesteigert, bis das Kind in der Spontansprache flüssig spricht. Dann werden die verbalen Rückmeldungen auch in Alltagssituationen eingesetzt. Dieser Transfer flüssigen Sprechens in den Alltag gilt als Kernstück und einer der Erfolgsgründe der Lidcombe-Therapie.

Bestehen nur noch geringe Unflüssigkeiten (in der Regel > 1% gestotterter Silben), beginnt Phase II (Stabilisierungs-, Kontrollphase), während der die heimische und die nun in größeren Abständen stattfindende logopädische Therapie graduell verkürzt werden. Nehmen darunter die Unflüssigkeiten nicht wieder zu, dauert diese Phase etwa 12–18 Monate. Treten wieder vermehrt Redeunflüssigkeiten auf, wird das Kind in Phase I zurückgestuft.

Das Lidcombe-Programm stellt die am besten wissenschaftlich untersuchte kindliche Stottertherapie dar, die sich mittel- und langfristig als effektiv und kosteneffizient erwiesen hat. 250 nach diesem Verfahren behandelte Kinder sprachen nach durchschnittlich 11 Wochen stotterfrei, oder fast stotterfrei und 90% von ihnen wiesen nach 22 Wochen weniger als 1% gestotterter Silben auf. Für 43 nachuntersuchte Kinder wurde nachgewiesen, dass die Therapieeffekte nach 7 Jahren stabil geblieben waren.

Fluency-Shaping-Therapien

Ihr Ziel ist der systematische Aufbau einer Sprechflüssigkeit, indem das gesamte Sprechmuster derart verändert wird, dass Stottern nicht mehr auftritt (globale Sprechtechniken). Danach wird das flüssige Sprechmuster schrittweise einem natürlich klingenden Sprechen angeglichen.

Die neuen Sprechmuster werden zunächst in mehrwöchigen Intensivprogrammen erübt (z.B. Kasseler Stottertherapie, Euler und Wolff von Gudenberg 2000). Dabei wird die Sprechgeschwindigkeit reduziert, z.B. auf 0,5 Silben/s, indem alle Laute oder Vokale prolongiert werden. Weiterhin werden weiche Stimmeinsätze erübt sowie eine spezielle Atemtechnik mit Atempausen und Verbinden von Worten in der Ausatemphase. In willkürlichen Pausen werden die nächsten Äußerungen vorformuliert. Zur Kontrolle von Silbenlänge, weichem Stimmeinsatz und Atmung wird ein Computerbiofeedback genutzt. Die Patienten dürfen anfangs nur „in Technik" sprechen. Allmählich wird dann das Sprechtempo gesteigert. Der Transfer der flüssigen Sprechweise in den Alltagsgebrauch wird über Gruppengespräche, Videoaufzeichnungen, In-vivo-Übungen und Telefonate geübt. Mitunter wird kritisiert, dass die Therapie zu einer zwar flüssigen, aber unnatürlichen, monotonen Sprechweise führe. Allerdings nimmt auch die Sprechnatürlichkeit mit dem sicheren Gebrauch der neuen Sprechtechnik zu. Betroffene sprechen oft dann nicht in Technik, wenn sie sich nicht beobachtet fühlen, da das „In-Technik-Sprechen" oft anstrengt. Allerdings geht die kontrolliert flüssige Sprechweise in der Regel wieder verloren, wenn sie nicht geübt wird. Daher wird das häusliche Üben über eingesendete Dateien durch den Therapeuten überprüft. Strukturierte Nachsorgeprogramme zur Sicherung von Langzeiterfolgen und der Kontakt zu Therapeuten, Übungs- und Selbsthilfegruppen sind essenziell für den Behandlungserfolg.

Seit einiger Zeit werden Fluency-Shaping-Verfahren auch als Gruppentherapie mit Kindern ab ca. 9 Jahren und Jugendlichen eingesetzt, im deutschen Sprachraum beispielsweise in der Kasseler Stottertherapie für Youngsters. Die Kinder benutzen dabei ein im Schwierigkeitsgrad anpassbares Computerübungsprogramm.

Es registriert den Stimmverlauf und dient zur Visualisierung von Silbendauer, Stimmeinsatz und Kontinuität der Stimmgebung. Bedarfsweise lässt es Silben, Übungsworte oder Sätze wiederholen. Die Übungsdaten werden in einer Datenbank gespeichert und sind jederzeit einsehbar. Damit ist auch die Übungsfrequenz in der Nachsorgephase durch Eltern oder Therapeuten überprüfbar, und in häuslicher Umgebung kann ein fester Rahmen geschaffen werden, der Kindern hilft, die für langfristige Therapieerfolge notwendige Übungsdisziplin aufzubringen.

Stottermodifikation

Ziel dieses Verfahrens ist es, Scham und Angst beim Sprechen abzubauen und eine Art „flüssiges" Stottern zu erlernen, das möglichst frei von Anstrengung und Vermeidung ist und die Kommunikation weniger beeinträchtigt (leichter stottern → seltener stottern). Nach diesem Ansatz ist ein Großteil des abnormen Verhaltens beim Stottern als fixierte Reaktionen auf die eigenen Sprechunflüssigkeiten zu erklären. Das Verfahren wurde in den 1930er Jahren an der Universität Iowa von van Riper (1973) und Mitarbeitern entwickelt. Die Therapie wird als Einzel- oder Gruppentherapie durchgeführt, häufig in Intensivkursen, und beinhaltet Erhaltungsprogramme. Sie versucht, folgende zwei Teufelskreise, die das Stottern aufrechterhalten, zu durchbrechen:

1. Das Vermeiden-Wollen von Stottern verstärkt die Angst vor ihm, was zu einer Verstärkung von Stottern und einem wiederum vermehrten Vermeideverhalten führt.
2. Die Frustration beim Sprechen erzeugt mehr Anstrengung, um das Stottern zu überwinden, was wiederum das Stottern und die daraus folgende Frustration verstärkt.

Der Abbau von Vermeideverhalten und Sprechangst steht im Vordergrund des Non-Avoidance-Ansatzes, wie er vor allem von Sheehan betrieben und in Deutschland von Wendlandt propagiert wurde, wohingegen die Stottermodifikation von van Riper als zentral angesehen wurde. Das Vermeideverhalten wird dabei u.a. durch absichtliches Stottern abgebaut, die Sprechanstrengung durch willentlichen Abbau der Muskelspannung während des Stotterns. Es handelt sich hierbei um einen „lokalen" Ansatz, da er nur bei Stotterereignissen das Sprechen modifiziert (disfluency shaping) und keine globale Änderung der Sprechweise erfordert (Natke 2005).

MERKE

Die vier Stufen der Stottermodifikation für Adoleszente und Erwachsene

1. Identifikation: **Ziel:** Patient soll Kern- und Sekundärsymptomatik sowie seine Gefühle und Einstellungen gegenüber dem Stottern erkennen
   a. Beobachtung des eigenen Stotterns (Spiegel/Videokamera) und anschließende Beschreibung → direkte Konfrontation → Desensibilisierung, Ermittlung von Stotterereignissen, danach Identifikation von Flucht- und Vermeideverhalten
   b. Patient lernt, im Alltag auf Stotterereignisse zu achten und davon zu berichten, wie Zuhörer auf Stottern reagieren
2. Desensibilisierung: **Ziel:** Reduzierung der inneren Symptome, Ängste und negativen Emotionen
   a. Patient lernt, sich zu seinem Stottern und seiner Therapie zu bekennen
   b. Pseudo- und absichtsvolles Stottern: „Einfrieren" – auf Signal des Therapeuten stoppt Patient während des Stotterereignisses, produziert dabei im Fall einer Prolongation den Laut weiter bzw. repetiert weiter Teile des Wortes und führt Stotterereignis weiter, sobald die Therapeut zweites Signal gibt → Patient wird gelassener beim Stottern
3. Modifikation: **Ziel:** Erlernen eines leichteren und flüssigeren Stotterns
   a. Cancellation (Nachbessern): Pause nach gestottertem Wort und kontrolliertes, langsames und entspanntes nochmaliges Sprechen
   b. Pull-out (sich Herausziehen): Im gestotterten Wort stoppen und es kontrolliert und langsam zu Ende sprechen
   c. Preparatory Sets/Prolongations: Auflösen eines zu erwarteten Stotterereignisses durch langsames und kontrolliertes Sprechen
4. Stabilisierung
   a. Durch absichtsvolles Einbauen flüssigen Stotterns in Alltagssprache, evtl. unter Einsatz globaler Sprechtechniken.

Für Kinder existieren im deutschen Sprachraum Stottermodifikations-Therapiemodelle von Dell sowie von Sandrieser und Schneider (Natke 2005). Die Kinder lernen in locker strukturierten Spielen und Interaktionen, durch willentliches, flüssiges Stottern („Pseudostottern") ihre Redeunflüssigkeiten zu modifizieren und Kontrolle über das Sprechen zu gewinnen. Begleitend werden mit dem Stottern verbundene Gedanken, Gefühle und Probleme des Kindes bearbeitet. Die Eltern werden kontinuierlich beraten, um ihnen Informationen zum Stottern zu vermitteln und ihre nicht selten bestehenden Schuldgefühle zu behandeln.

Als Vorzug dieser Therapie wird das individuelle, an das Kind angepasste Vorgehen unter Berücksichtigung psychischer Faktoren betrachtet. Als nachteilig gilt das

Fehlen einer Abfolge kontrollierbarer Einzelschritte und quantitativer/qualitativer Erfolgsmessungen, womit objektive Kriterien für einen Therapiefortschritt fehlen.

Kombination aus Fluency Shaping und Stottermodifikation

Sie wird heute oft angewendet, da sie Wünsche und realistische Ziele des Patienten berücksichtigt, je nachdem ob die Sprechflüssigkeit oder die Unabhängigkeit vom Stottern in der Kommunikation im Vordergrund steht. Wegen der guten Heilungschancen sollte für Kinder die Sprechflüssigkeit als Therapieziel im Vordergrund stehen, wohingegen für Adoleszente das selbstbewusste, angstfreie Sprechen eine große Bedeutung besitzt.

Apparative Sprechhilfen

Sie werden vor allem in der Therapie von Erwachsenen oder Adoleszenten eingesetzt. Wirkprinzip:

- Ablenkung vom Stottern
- Auditive Maskierung bzw. Korrektur auditiver Fehlfunktionen
- Vereinfachung von Sprechmustern

Metrisches Sprechen an sich verbessert die Sprechflüssigkeit. Metrische visuelle, taktile oder akustische Stimuli sind hierbei hilfreich, insbesondere das Metronomsprechen, für das tragbare Geräte entwickelt wurden. Allerdings ist ein Alltagstransfer ohne den helfenden Taktgeber schwierig. Metrisches oder verlangsamtes Sprechen führt zwar häufig zu einer etwas monotonen Sprechweise, allerdings verringert es auch die Anforderungen, die an das sprechmotorische System gestellt werden, und vereinfacht damit die Sprachproduktion.

Viele apparative Sprechhilfen bedienen sich einer Veränderung der auditorischen Rückmeldung der eigenen Stimme und Sprache. Durch eine Maskierung mit weißem Rauschen oder Sinustönen werden diese entweder partiell oder ganz verdeckt oder verändert (Edinburgh Masker), was – abhängig von Schallintensität und Maskierungssignal – einen stotterreduzierenden oder -eliminierenden Effekt hat. Dabei wird der Schall sprechsimultan unter Zuhilfenahme eines Kehlkopfmikrofons angeboten.

Während bei nicht stotternden Personen eine verzögerte auditive Rückmeldung (delayed auditory feedback, DAF) zu stotterartigen Symptomen führt, erreichen stotternde Personen mit DAF bei Verzögerungszeiten von 50–100 ms eine gute Sprechflüssigkeit. Allerdings wird unter DAF typischerweise gedehnt gesprochen. Bei frequenzveränderter auditiver Rückmeldung hingegen (frequency-shifted auditory feedback, FAF) wird das gesamte Sprachlautspektrum in höhere oder tiefere Frequenzbereiche verschoben (½–1 Oktave). Hier sind die Therapieerfolge zwar weniger konsistent als bei DAF-Verfahren, allerdings ändert sich auch die Sprechweise nur gering oder gar nicht. DAF und FAF werden über hörgeräteartige Apparaturen dargeboten (z.B. SpeachEasy®, Janus, Greenville, USA).

Andere Biofeedbackverfahren, z.B mittels Elektroglottographie oder Elektromyographie, spielen eher eine untergeordnete Rolle.

Medikamentöse Therapien

Medikamente werden in der Kinder-Stottertherapie praktisch nicht angewendet. In der Erwachsenentherapie kommt seit den 1950er Jahren eine Vielzahl von Pharmaka zum Einsatz. Wegen Nebenwirkungen, Gewöhnungs- und Toleranzeffekten werden Medikamente in der Stottertherapie allerdings selten dauerhaft angewendet und gelten eher als Therapieadjunkt. In jüngster Zeit werden vor allem antidopaminerge Substanzen (z.B. Risperidon, Olanzapin) oder GABA-Rezeptor-Modulatoren (Pagoclone) eingesetzt.

Besonderheiten von Kindertherapien

Auch wenn der geeignete Zeitpunkt für eine Therapie lange Zeit kontrovers diskutiert wurde, erweisen sich Frühtherapien als am effektivsten, selbst wenn ein gewisser Anteil therapierter Kinder auch untherapiert remittiert wäre. Eltern, deren Kinder nur physiologische Sprechunflüssigkeiten aufweisen, sollten kurz beraten werden. Eltern von Kindern mit einem grenzwertigen oder sich abzeichnend persistierenden Stottern benötigen eine ausführliche Beratung und einen Kontrolltermin. Die Beratung zielt zunächst, entsprechend dem Anforderungen-Kapazitäten-Modell, auf eine günstige Beeinflussung des Umfelds ab.

MERKE

Kinder sollten sofort behandelt werden, wenn folgende Punkte vorliegen:

- Stotterdauer länger als ein halbes Jahr
- Deutliche Sekundärsymptome mit negativer Einstellung zum Sprechen
- Familiäre Häufungen von persistierendem Stottern
- Sprachentwicklungsverzögerungen bzw. -störungen.

Direkten Verfahren ist gegenüber indirekten der Vorzug zu geben.

Der Befürchtung, man würde mit einer zu frühen Therapie ein Störungsbewusstsein des Kindes erst wecken, haben sich als unbegründet erwiesen. Im angloamerikanischen Sprachraum wird meist so früh wie möglich nach Stotterbeginn behandelt und deutlich häufiger mit direkten Verfahren. Eine Tabuisierung erschwert in der Regel den therapeutischen Zugang und verstärkt Scham- und Schuldgefühle der Eltern. Auch direkte Therapieverfahren sind keine kausalen Therapien. Setzen sie jedoch früh ein, kann die neuronale Plastizität des kindlichen Hirns dazu genutzt werden, ungünstige hirnstrukturelle und -funktionelle Voraussetzungen positiv zu bahnen.

Effektivität von Stottertherapien

Die Effektivität von Stottertherapien zu belegen, ist dann nicht einfach, wenn das Therapieziel nicht die Reduktion des Stotterns ist. Dennoch ist mit dem begrüßenswerten Wechsel von meinungs- zu evidenzbasiertem Therapieerfolg gefordert, dass eine Stotterreduktion den Effekt einer Spontanremission übersteigen muss, was für das Kindesalter besonders schwierig ist. Der Beleg wurde aber im angloamerikanischen wie auch im deutschen Sprachraum für das Lidcombe-Verfahren erbracht (Lattermann et al. 2008). Wegen hoher Rückfallquoten unterziehen sich Stotterer im Laufe ihres Lebens oft mehreren Therapien. Verbesserungen bis etwa ein halbes Jahr nach der Therapie sind häufig, können aber meist nicht über längere Zeit aufrechterhalten werden. Als grobe Faustregel gilt, dass ca. ein Drittel der Behandelten eine deutliche Verbesserung erfährt, ein Drittel eine mäßige und ein Drittel keine wesentliche. Eine Metaanalyse von Andrews et al. (1980) wies Verfahren als effektiv nach, die auf ein prolongiertes Sprechen, weiche Stimmeinsätze, eine spezielle Atemtechnik und eine Einstellungsänderung abzielen. Allerdings musste die Behandlung mindestens 100 Stunden umfassen, einen systematischen Transfer beinhalten sowie ein Langzeitnachsorgeprogramm. Die Effektivität einer Fluency-Shaping-Therapie wurde für den deutschen Sprachraum an den Langzeitergebnissen der Kasseler Stottertherapie belegt, die eine Verbesserung der Sprechflüssigkeit von 13,8% gestotterter Silben vor Teilnahme an einem Intensivkurs auf 3,7% nach drei Jahren bei 70% der Patienten nachwiesen. Eine Metaanalyse zur Effektivität von Stottertherapien von Herder et al. (2006) ergab, dass in jedem Fall eine Therapie die Situation verbesserte, dass aber für keine der eingeschlossenen Therapien (Time-Out-Verfahren, Desensitivierung, Information-Attitude, Metronom-konditioniertes Sprechtraining, DAF, Verdeckung, graduelle Erhöhung von Länge und Komplexität einer Äußerung, Therapie nach dem Anforderungs-Kapazitäten-Modell, sprechmotorisches Training, erweiterte Äußerungslänge) eine herausragende Wirksamkeit belegt werden konnte.

56.2.13 Situation stotternder Schulkinder

Die Prävalenz für Stottern im Schulalter wird auf 1,3% geschätzt. Stotternde Schüler haben mit einer besonderen Problematik fertig zu werden. Einerseits unterliegen sie einem erhöhten, mit der Zeit zunehmendem Mobbing-Risiko, was meist weder Lehrern noch Eltern bewusst ist. Andererseits sind Lehrkräfte oft unzureichend über das Wesen des Stotterns und den Umgang damit informiert. Das führt häufig zu negativen Unterrichtserfahrungen für beide Seiten. Bei Lehrern löst die Konfrontation mit der Symptomatik oft Mitleid, Ungeduld, Wut oder Zweifel an der „Echtheit" des Stotterns aus. Viele stotternde Personen beschreiben ihre Schulzeit im Nachhinein als belastend.

Wichtig ist daher, dass Lehrer ein positives Gesprächsverhalten erlernen, wobei sie:

- Entspannten Blickkontakt aufrechterhalten
- Ruhig und gelassen auf das Stottern reagieren
- „Aktiv" zuhören mit Zeichen der Zustimmung, Wertschätzung und Aufmerksamkeit
- Ausreichend Zeit für eine Antwort einräumen, den Schüler ausreden lassen und seine Sätze nicht beenden
- Absprachen bezüglich einer mündlichen Mitarbeit und Schwankungen der Sprechflüssigkeiten treffen (z.B.: „Du kommst nur dran, wenn Du Dich meldest").

Stottern wird nach dem Behindertengleichstellungsgesetz und im Sinne des Schwerbehindertenrechts als Behinderung eingestuft, die mit einem Grad von maximal 50 v.H. anerkannt werden kann. Schüler, die sich aufgrund ihres Stotterns nur eingeschränkt am mündlichen Unterricht beteiligen können und in mündlichen Prüfungen benachteiligt sind, haben ein Anrecht auf einen Nachteilsausgleich (Lattermann und Neumann 2005).

Formen des Nachteilsausgleichs/Alternativen zur mündlichen Mitarbeit (weitere Informationen über Bundesvereinigung Stotterer-Selbsthilfe e.V.):

- Chancen zum Notenausgleich gewähren, z.B. durch Referate (unmittelbar oder durch audiovisuelle Aufzeichnung)
- Schriftliche Bearbeitung eines Themas anbieten
- Verlängerung mündlicher Prüfungen (evtl. auch Kombination mit schriftlichen Antwortmöglichkeiten)
- Abfrage des Wissens ohne Beisein der Klasse
- Zur Überprüfung der Leseleistung oder der Aussprache bei Fremdsprachen Audioaufnahmen von Lesetexten anfertigen lassen.

56.2.14 Selbsthilfegruppen und -vereinigungen

Selbsthilfegruppen spielen in Deutschland und weltweit eine große Rolle. Die Bundesvereinigung der Stotterselbsthilfe e.V. (BVSS) bemüht sich derzeit stark darum, Stottern in den Fokus der öffentlichen Aufmerksamkeit zu rücken, Vorurteile gegen die Störung und ihre Träger abzubauen und Erleichterungen im täglichen Leben stotternder Menschen durchzusetzen, insbesondere in Schulen.

56.3 Poltern

Poltern gehört zu den Redeflussstörungen, weist aber auch eine vermehrte Koinzidenz mit weiteren sprech- und sprachassoziierten Auffälligkeiten auf (z.B. Dysgrammatismus, orale Diadochokinesestörungen, Stottern, Lese-Rechtschreib-Schwäche; Sick 2004). Seine Natur, Ursachen und Abgrenzung zu anderen Sprech- und Sprachstörungen sind nur ansatzweise aufgeklärt und es ist, anders als Stottern, in der Öffentlichkeit noch weitgehend unbekannt. Eine hohe Heredität scheint auch hier zu bestehen, familiäre Häufungen sind bekannt. Ebenso wie beim Stottern wird eine zentralnervöse Ursache angenommen, die zu Koordinationsstörungen verschiedener sprech- und sprachassoziierter neuronaler Netzwerke führt. Unter den Redeflussstörungen wird ein reines Poltern mit einer Häufigkeit von 5–16% angegeben. Die Prävalenz bei 7- bis 8-Jährigen wird mit ca. 0,8% angegeben (Jungen: 1,4%, Mädchen: 0,1%). Unter 7227 sprach- und sprechgestörten Menschen aller Altersklassen wurden 0,4% mit reinem Poltern gefunden (Böhme 1997).

Symptomatik

Zur Kernsymptomatik zählen Störungen des Sprechtempos, das durchgehend zu hoch oder irregulär ist und schnelle Anteile (Spurts) enthält, und phonetisch-phonologische Auffälligkeiten wie Reduktionen und Kontaminationen von Lautfolgen und Wörtern, Lautersetzungen, -verschmelzungen und -veränderungen sowie Wortersatz. Diese Symptomatik führt häufig zur Unverständlichkeit (z.B. [çn avan fa:n] = Ich bin auf der Autobahn gefahren).

Charakteristisch sind die Unfähigkeit, normale Laut-, Silben-, Phrasen-, oder Pausenmuster aufrechtzuhalten und über das normale Maß hinausgehende Unflüssigkeiten, mehrheitlich untypisch für Stottern. Zu letzteren zählen Wiederholungen von Silben, Wörtern und Satzteilen, insbesondere das spannungsfreie Wiederholung von Anfangssilben mehrsilbiger Wörter; Embolophonien (z.B. „äh“) oder Embolophrasien (z.B. „irgendwie halt“), Satz- und Wortabbrüche, insbesondere bei Selbstkorrekturversuchen, Steckenbleiben mit Satzumbau, und Auslassungen. Diese Symptome können situativ stark schwanken.

Weitere **fakultative Symptome** sind Störungen von:

- Prosodie (Sprachmelodie)
- Wortschatz, Wortfindung
- Grammatik
- Sprachlicher Strukturierung: Mangelnde Fähigkeit, Redeinhalte für den Gesprächspartner verständlich zu gliedern; mangelnder inhaltlicher und grammatikalischer Bezug von Äußerungen aufeinander, paragrammatische Sätze („Bandwurmsätze“); Abschweifen
- Aufmerksamkeit, Konzentration und Merkfähigkeit
- Auditiver Wahrnehmung und Verarbeitung
- Selbstwahrnehmung und Sprechkontrolle
- Anpassungs- und Steuerungsfähigkeit: geringes Störungsbewusstsein
- Kommunikation und Pragmatik: Nichtbeachtung der Regeln zum Sprecherwechsel, mangelnde Fähigkeit zur Umformulierung von Äußerungen, die nicht verstanden werden
- Lesen und Schreiben: hohes Lesetempo, Lese-Rechtschreib-Schwäche.

In der Regel ist eine klare Abgrenzung vom Stottern möglich, auch wenn Stotter-Polter-Mischformen vorkommen (➤ Tab. 56.3). Verglichen mit Stotterern und normal sprechenden Personen zeigten Polterer in auditiven Feedbackexperimenten eine reduzierte Kontrolle langer Vokale, was zu einer verringerten Kontrollfähigkeit des Sprechtempos passt.

> **MERKE**
> Polterer unterziehen sich bei meist geringem Störungsbewusstsein selten Sprachtherapien. Dennoch ist Poltern eine Redeflussstörung und keine psychische Störung oder charakterliche Eigenart, wie zeitweilig angenommen.

Poltern kommt als Mischform oder Komponente auch bei Stottern, Sprachentwicklungsstörungen, Aphasien und Sprechapraxien vor. Abgegrenzt werden muss es einerseits von polterähnlichen Sprechstörungen bei neurologischen Erkrankungen wie M. Parkinson und multipler Sklerose, andererseits von einfachem Schnellsprechen (Tachylalie).

Tab. 56.3 Unterschiede zwischen Stottern und Poltern

	Stottern	Poltern
Störungsbewusstsein	meist hoch	meist gering oder fehlend
Dehnungen und Blockierungen	+	–
erhöhtes/irreguläres Tempo	(+, kann vorkommen)	+
phonetische Auffälligkeiten	(+, können vorkommen)	+
Lautwiederholungen	häufig	selten
EEG-Auffälligkeiten	häufiger	seltener
Dexfenmetrazin (Psychopharmakon)	bessert	verschlechtert
DAF	bessert meist	verschlechtert meist
Alkohol	verschlechtert meist nicht	verschlechtert
Erhöhte Aufmerksamkeit für das Sprechen	verschlechtert meist	verbessert vorübergehend

Therapie

Bislang existiert nur wenig Therapieforschung zum Poltern. Im Kindesalter werden neben einer allgemeinen Sprachförderung und der sprachtherapeutischen Beübung von auditiver Aufmerksamkeit, Merkfähigkeit, Verarbeitung und Wahrnehmung auch das Training visueller und taktil-kinästhetischer Verarbeitungs- und Wahrnehmungsleistungen, visuelle Unterstützungen, Speicherübungen sowie eine rhythmisch-musikalische Erziehung empfohlen (Böhme 1997).

Für das Erwachsenenalter sind therapeutische Erfolge beim Einsatz vom Fluency-Shaping-Verfahren belegt (Sick 2004). Gleichzeitig sollten die phonetisch-phonologischen Störungen behandelt werden. Bei Stotter-Polter-Mischformen sollte die Therapie an der vorherrschenden Komponente ansetzen. Als weitere Therapiebausteine werden empfohlen:

- Beratung und Bearbeitung der Selbstwahrnehmung
- Training der Aufmerksamkeit und Konzentration, insbesondere der auditiven Aufmerksamkeit, Verarbeitung und Wahrnehmung
- Training der Selbstermutigung (positive self talk), Relaxationstraining, Abbau von Sprechängsten und Leidensdruck, wenn vorhanden
- Einsatz mentaler Bildersymbolik (mental imagery and visualization)
- Belastungstraining (affirmation training).

Die Prognose einer Poltertherapie wird als günstig eingeschätzt.

LITERATUR

Andrews G, Guitar B, Howie P (1980) Meta-analysis of the effects of stuttering treatment. J Speech Hear Dis 45: 287–307.

Bloodstein O (1995) A handbook on stuttering, 5th ed., San Diego: Singular Publishing Group.

Böhme G (1997) Sprach-, Sprech-, Stimm- und Schluckstörungen: Ein Lehrbuch, Stuttgart, Jena, Lübeck, Ulm: G. Fischer.

Brown S, Ingham RJ, Ingham JC, Laird AR, Fox PT (2005) Stuttered and fluent speech production: an ALE meta-analysis of functional neuroimaging studies. Hum Brain Mapp 25: 105–117.

Conture EG (2001) Dreams of our theoretical nights meet the realities of our empirical days: Stuttering theory and research. In: Bosshardt HG, Yaruss JS, Peters HFM (eds.) Fluency disorders: Theory, research, treatment and self-help. Nijmegen: Nijmegen University Press: 3–20.

Euler HA, Wolff von Gudenberg A (2000) Die Kasseler Stottertherapie (KST). Ergebnisse einer computergestützten Biofeedbacktherapie für Erwachsene. Sprache·Stimme·Gehör 24: 71–79.

Foundas AL, Bollich AM, Corey DM, Hurley M, Heilmann KM (2001) Anomalous anatomy of speech-language areas in adults with persistent developmental stuttering. Neurology 57: 207–215.

Guitar B (2006) Stuttering: An integrated approach to its nature and treatment, 3rd ed. Philadelphia: Lippincott Williams & Wilkins.

Johannsen HS, Schulze H (1998) Therapie von Redeflußstörungen bei Kindern und Erwachsenen. In G. Böhme (Hrsg.), Sprach-, Sprech-, Stimm- und Schluckstörungen, Band 2: Therapie, 2. Aufl. Stuttgart, Jena, Lübeck, Ulm: G. Fischer: 97–112.

Herder C, Howard C, Nye C, Vanryckeghem M (2006) Effectiveness of behavioral stuttering treatment: A systematic review and meta-analysis. Contemporary issues in communication science and disorders 33: 61–73.

Kell CA, Neumann K, von Kriegstein K, Posenenske C, Wolff von Gudenberg A, Euler HA, Giraud AL. How the brain repairs stuttering. Brain (in press)

Lattermann C, Neumann K (2005): Stotternde Schüler – ratlose Lehrer: Anregungen zur Unterrichtsgestaltung. PädForum 3: 159–162.

Lattermann C, Euler HA, Neumann K (2008): A randomised control trial to investigate the impact of the Lidcombe Program on early stuttering in German-speaking preschoolers, J Fluency Disord 33: 52–65.

Natke U (2005) Stottern. Erkenntnisse, Theorien, Behandlungsmethoden, 2. Aufl., Bern: Hans Huber.

Neumann K, Euler HA, Wolff von Gudenberg A, Giraud AL, Lanfermann H, Gall V, Preibisch C (2003) The nature and treatment of stuttering as revealed by fMRI. A within- and between-group comparison. J Fluency Disord 28: 381–410.

Onslow M, Packman A, Harrison E (2003) The Lidcombe Program of early stuttering intervention. Austin: Pro-Ed.

Sick U (2004) Poltern. Theorie – Diagnostik – Therapie. Stuttgart: Thieme.

Starkweather CW Gottwald SR (1990) The demands and capacities model: II. Clinical applications. J Fluency Disord 15: 143–157.

van Riper C (1973). The treatment of stuttering. Englewood Cliffs: Prentice Hall.

Yairi E, Ambrose N (1999) Early childhood stuttering I: Persistency and recovery rates. J Speech Lang Hear Res 42: 1097–1112.

VIII Hals

VIII

KAPITEL

57 Anatomie und Embryologie des Halses

Karl Götte

57.1 Topographie

Zur differenzierten Beschreibung pathologischer Befunde wird der Hals in mehrere Regionen eingeteilt. Diese Regionen sind nach topographischen Gesichtspunkten definiert und orientieren sich an gut abgrenzbaren Strukturen. Mit einer Einteilung unter funktionellen Gesichtspunkten haben sie nichts zu tun.

Der gesamte Hals wird unterteilt in den vorderen Anteil des Halses (Pars cervicalis) und den hinteren Anteil, den Nacken (Pars nuchalis). Der Vorderrand des Musculus trapezius stellt die Grenze dar. Der vordere Anteil wiederum wird durch den Musculus sternocleidomastoideus in das vordere und hintere Halsdreieck geteilt.

Das hintere Dreieck des Halses wird begrenzt durch den Vorderrand des Musculus trapezius, die Clavicula und den Musculus sternocleidomastoideus. Die Begrenzung in der Tiefe stellt die tiefe Halsfaszie dar. Durch den Musculus omohyoideus wird dieses hintere Halsdreieck weiter unterteilt in ein okzipitales und in ein supraklavikuläres Dreieck.

Das vordere Halsdreieck wird begrenzt vom Musculus sternocleidomastoideus, von der Mandibula und von der Mittellinie des Halses. In der Tiefe wird es begrenzt von der Mundbodenmuskulatur und der Pharynxmuskulatur. Das vordere Dreieck wird in weitere 4 Dreiecke eingeteilt durch den Musculus digastricus, den Musculus stylohyoideus und den Musculus omohyoideus. Diese 4 dreieckigen Anteile des vorderen Halsdreiecks sind das submandibuläre Dreieck, das submentale Dreieck, das Trigonum caroticum und das infraomohyoidale Dreieck.

57.2 Anatomie des Halses

57.2.1 Faszienlogen am Hals

Der Hals wird durch 3 Faszien in mehrere Räume bzw. Faszienlogen unterteilt. Die Kenntnis dieser Faszienlogen vertieft das Verständnis für die Ausbreitung infektiöser und tumoröser Befunde am Hals. Folgende Faszien werden unterschieden:

- Oberflächliche Halsfaszie (Fascia colli superficialis, Lamina superficialis): Sie umgibt den gesamten Hals, zieht unter dem Platysma und umscheidet den Musculus sternocleidomastoideus und den Musculus trapezius. Sie inseriert am Hyoid, am Unterkieferrand, am Sternum und an der Clavicula. In der Medianlinie ist sie mit der mittleren Halsfaszie verwachsen.
- Mittlere Halsfaszie (Fascia colli media, Lamina praetrachealis): Sie umscheidet die prälaryngeale, infrahyoidale Muskulatur und umgibt den Larynx sowie die Pharynxmuskulatur. In der Mitte ist sie mit der oberflächlichen Faszie verwachsen, kranial inseriert sie am Zungenbein, kaudal am Manubrium sterni und an der Clavicula.
- Tiefe Halsfaszie (Fascia colli profunda, Lamina praevertebralis): Sie ist mit den Dornfortsätzen der Halswirbel verwachsen, liegt in der Mitte den beiden prävertebralen Muskeln (M. longus capitis; M. longus colli) sowie der Scalenusmuskulatur auf und bildet einen straffen Schlauch um die tiefe Halsmuskulatur. Diese Faszie ist nicht, wie die beiden anderen Faszien, nach kaudal begrenzt, sondern setzt sich fort als Teil eines Fasziensystems, das bis zum Os sacrum zieht.
- Die Gefäßnervenscheide wird von den genannten 3 Faszien unterschieden. Es handelt sich um eine eigene, vergleichsweise schwach ausgebildete Hülle. Sie umgibt die Vena jugularis interna, die Karotiden und den Vagus. Sie ist mit der Sehne zwischen Venter anterior und posterior des Musculus omohyoideus verwachsen, sodass eine Kontraktion desselben diese Faszie aufspannt und den Fluss in der Vena jugularis interna verbessert.

Durch diese Faszien werden präformierte Räume definiert. Von besonderer Bedeutung ist die Tatsache, dass sich der Raum zwischen oberflächlicher und tiefer Halsfaszie ungehindert in das Mediastinum fortsetzt, er ist also nach kaudal nicht begrenzt. Bei Senkungsabszessen ist dies zu berücksichtigen.

57.2.2 Muskelgruppen des Halses

Lateraler Halsmuskel, Musculus sternocleidomastoideus

Die Innervation erfolgt durch den N. accessorius und variabel durch Äste aus dem Plexus cervicalis. Der Musculus sternocleidomastoideus und Musculus trapezius entstammen einem gemeinsamen Somiten, was die gleiche Innervation erklärt. Er liegt in die oberflächliche Halsfaszie eingebettet. Der Muskel teilt das vordere vom lateralen Halsdreieck.

Infrahyoidale Muskulatur

- Musculus sternohyoideus (Plexus cervicalis)
- Musculus sternothyroideus (Plexus cervicalis)
- Musculus thyrohyoideus (Plexus cervicalis)
- Musculus omohyoideus (Plexus cervicalis).

Der oberflächlichste der prätrachealen Muskeln ist der Sternohyoideus. Sternohyoideus und Sternothyroideus müssen bei der Tracheotomie und bei einer Schilddrüsenoperation nach lateral verlagert werden. Der Omohyoideus teilt das laterale Halsdreieck in den supraklavikulären und den okzipitalen Anteil. In ➤ Abbildung 57.1 ist der Verlauf der Muskeln dargestellt.

Skalenusmuskeln

- Musculus scalenus anterior (Plexus cervicalis und Plexus brachialis)
- Musculus scalenus medius (Plexus cervicalis und Plexus brachialis)
- Musculus scalenus posterior (Plexus cervicalis und Plexus brachialis).

Folgende Strukturen und Lagebeziehungen sind zur Orientierung wichtig: Die Vena subclavia verlässt den Thorax ventral des Ansatzes des Scalenus anterior an der 1. Rippe, die Arteria subclavia posterior zum M. scalenus anterior. Auf dem Scalenus anterior läuft unter der tiefen Halsfaszie der Nervus phrenicus. Die Nervenäste des Plexus brachialis ziehen zwischen Scalenus anterior und medius nach lateral (➤ Abb. 57.1).

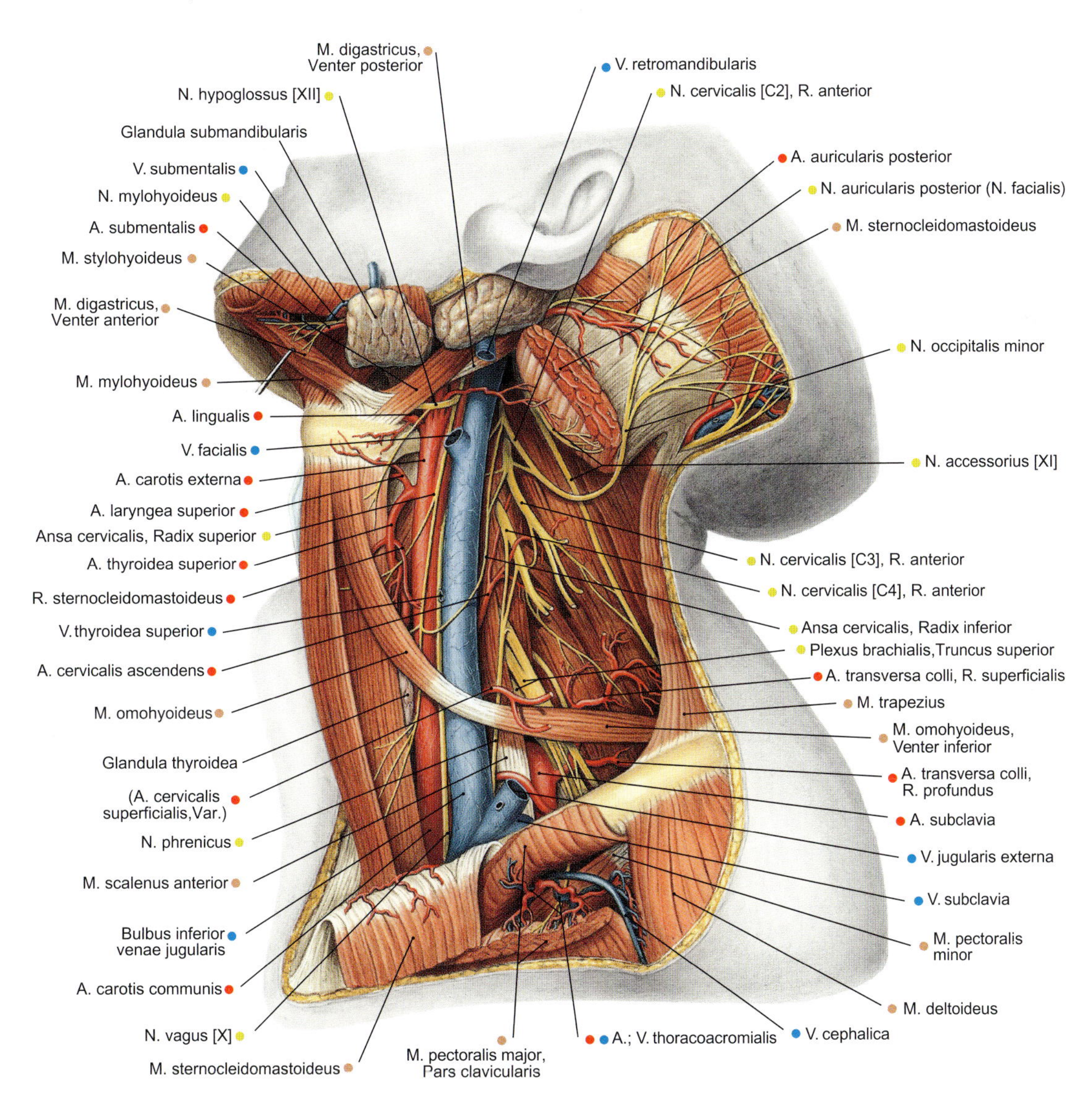

Abb. 57.1 Gefäße und Nerven der seitlichen Halsregion nach weitgehender Entfernung des Musculus sternocleidomastoideus. Aus Putz R und Pabst R [2007] Sobotta Anatomie des Menschen, 22. Aufl. Elsevier Urban & Fischer, München Jena, S. 145, Abb. 256

Prävertebrale Muskeln

- Musculus rectus capitis anterior (Plexus cervicalis)
- Musculus longus capitis (Plexus cervicalis)
- Musculus longus colli (Plexus cervicalis)

Auf dem M. longus capitis und dem M. longus colli liegt die tiefe Halsfaszie.

Schultergürtelmuskulatur

- Musculus trapezius (Ramus externus des Nervus accessorius und Plexus cervicalis C2–C4)
- Musculus levator scapulae (Plexus cervicalis C3–C5).

Der M. trapezius bildet die dorsale Grenze des lateralen Halsdreiecks. Der Nervus accessorius läuft auf dem M. levator scapulae zum M. trapezius (➤ Abb. 57.1). Die doppelte Innervation erklärt, wieso die funktionellen Folgen einer Akzessoriusparese interindividuell unterschiedlich sind.

Nackenmuskeln, autochthone Rückenmuskulatur

Nimmt man den Musculus trapezius weg, so folgt:
- Musculus splenius capitis, schräg vom Mastoid zu den Dornfortsätzen verlaufend
- Musculus longissimus capitis lateral, am Mastoid inserierend und nach kaudal ziehend,
- Musculus semispinalis capitis medial, am Okziput inserierend und nach kaudal ziehend.

Die weitere Anatomie der tiefen Nackenmuskeln ist im Rahmen dieses Buches nicht von Bedeutung. Es gibt allerdings Theorien, wonach eine funktionelle Störung der tiefen Nackenmuskulatur mit ihren Propriozeptoren zahlreiche Symptome ohne pathologisches Korrelat im engeren Hals-Nasen-Ohrenbereich auslösen kann.

57.2.3 Gefäße des Halses

Arterien des Halses

Grob gilt folgende arterielle Versorgung von Hals und Kopf:
- Der Hals wird vom Truncus thyrocervicalis im kaudalen Anteil und von der Arteria carotis externa im kranialen Anteil arteriell versorgt.
- Der Gesichtsschädel wird von der Arteria carotis externa und von kleineren Ästen der Arteria carotis interna versorgt.
- Das Gehirn wird von der Arteria carotis interna und von der Arteria vertebralis arteriell versorgt.

Aortenbogen

Vom Aortenbogen zweigen rechts nach links folgende 3 Gefäße ab:
- Truncus brachiocephalicus, der sich seinerseits aufteilt in die Arteria carotis communis dexter und die Arteria subclavia dexter
- Arteria carotis communis sinister
- Arteria subclavia sinister.

➤ Abbildung 57.2 zeigt den Gefäßverlauf.

Arteria carotis communis

Die Carotis communis oder große Halsschlagader erhält ihren Namen vom griechischen karódis = betäubt, was wohl auf den Karotissinusreflex zurückzuführen ist. Sie versorgt den kranialen Anteil des Halses, den Gesichtsschädel und (zusammen mit den beiden Arteriae vertebrales) das Gehirn mit arteriellem Blut. Die Arteria carotis communis verläuft ohne Äste nach kranial in der Halsgefäßscheide dorsal und medial der Vena jugularis interna, bis etwa auf Höhe der Prominentia laryngis bzw. auf Höhe des 4. Halswirbels, wo sie sich an der Karotisbifurkation (Bifurcatio carotidis) teilt in die:
- Arteria carotis interna, die dorsal liegt und ebenfalls keine extrakraniellen Abgänge besitzt
- Arteria carotis externa, die ventral liegt typischerweise 8 Abgänge hat.

Arteria carotis interna

Die Carotis interna verläuft keinesfalls immer auf dem kürzesten Weg zum Canalis caroticus im Os petrosum. Vielmehr kommt häufig ein geschlängelter Verlauf vor, was sie z.B. der lateralen Pharynxwand extrem nähern kann und bei Eingriffen am Pharynx (Tonsillektomie oder Elektrokaustik nach Tonsillektomie) unbedingt zu beachten ist. Selten ruft sie ein Pulsieren der lateralen Pharynxwand hervor. Die Arteria carotis interna unterscheidet sich also von der Carotis externa durch die mehr dorsale Lage und das Fehlen von extrakraniellen Ästen. Während die Arteria carotis externa in Notfallsituationen einseitig folgenlos verschlossen werden kann, führt der plötzliche einseitige Verschluss der Carotis interna oder der Carotis communis in der Mehrzahl der Fälle zu einer Hemiplegie, die durch unzureichende Ausbildung des Circulus arteriosus Willisii oder durch Abgang von Thromben aus dem kranialen Ende zu erklären ist. Direkt am Abgang ist die Arterie zum Sinus

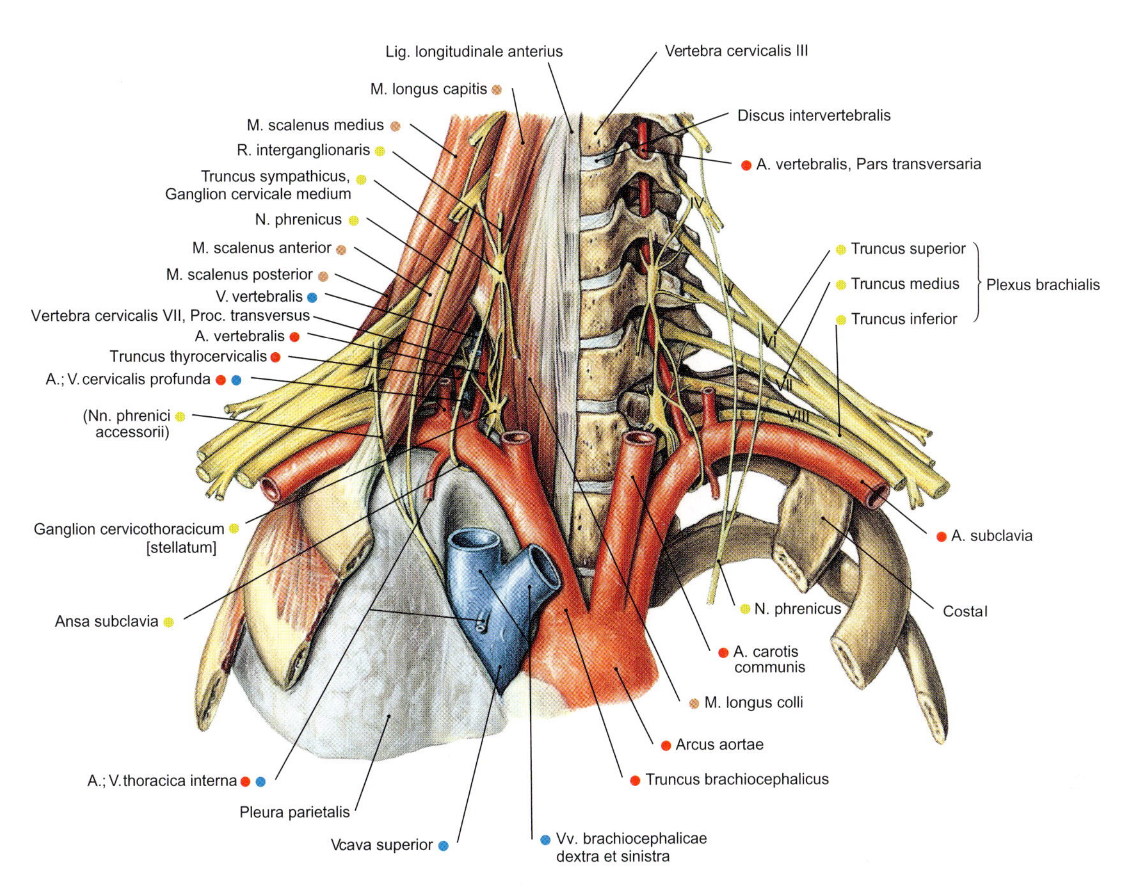

Abb. 57.2 Gefäße und Nerven am Übergang vom Hals zum Thorax. Die Zahlen IV–VIII bezeichnen die ventralen Äste der entsprechenden Spinalnerven. Aus Putz R und Pabst R (2007) Sobotta Anatomie des Menschen, 22. Aufl. Urban & Fischer, München Jena, S. 153, Abb. 267

caroticus erweitert. In seiner Wand befinden sich die Pressorezeptoren bzw. Barorezeptoren für den Blutdruck. Die Reizleitung erfolgt über den Ramus sinus carotici des Nervus glossopharyngeus (N. IX und Carotis interna sind beide zum 3. Schlundbogen gehörig) zur Medulla oblongata. Durch Druck auf den Sinus – gewollt oder ungewollt – wird der Karotissinusreflex ausgelöst, dessen efferenter Schenkel somit der Nervus vagus (N. X) ist, was zu plötzlicher Bradykardie führt. Beim Karotissinussyndrom ist der Reflex pathologisch verstärkt, was zur Asystolie oder zu Synkopen führt. In der Wand der Karotisbifurkation befindet sich auch das wenige Millimeter durchmessende Paraganglion caroticum (Glomus caroticum). In den Gefäßwänden dieses Gefäßknäuels befinden sich nichtchromaffine Chemorezeptoren für pO_2, pCO_2 und pH. Die Reizleitung erfolgt über den Ramus sinus carotici des Nervus glossopharyngeus (N. IX). Er steht wohl auch über sympathische Fasern mit dem Ganglion cervicale superius in Verbindung. Aus den Zellen dieses Gefäßknäuels können sich gutartige, gefäßreiche Tumoren bilden, Chemotectome bzw. Glomustumoren.

Arteria carotis externa

Die Arteria carotis externa teilt sich in 8 Äste. Die ersten Abgänge sind in ➢ Abbildung 57.3 mit den relevanten anatomischen Landmarken dargestellt.

Die 8 Äste der Carotis externa von kaudal nach kranial:

- Arteria thyroidea superior. Sie ist aufgrund ihres bogenförmig nach ventral und kaudal ziehenden Verlaufs unverwechselbar. Sie gibt die Arteria laryngea superior ab, die durch die Membrana thyrohyoidea zieht, bevor sie sich in der Schilddrüsenkapsel verzweigt (➢ Abb. 57.3).
- Arteria lingualis. Dieses kräftige Gefäß zieht hinter der Spitze des Zungenbeins medial des Musculus hyoglossus in die Zungenmuskulatur ein und verläuft dann lateral des Musculus genioglossus bis zur Zungenspitze (➢ Abb. 57.3).
- Arteria pharyngea ascendens. Dieses dünne Gefäß ist der einzige Ast, der aus der medialen Wand der Arteria carotis externa entspringt. Einer ihrer Endäste ist die Arteria tympanica inferior, die mit dem Nervus tympanicus in das Hypotympanon eintritt.

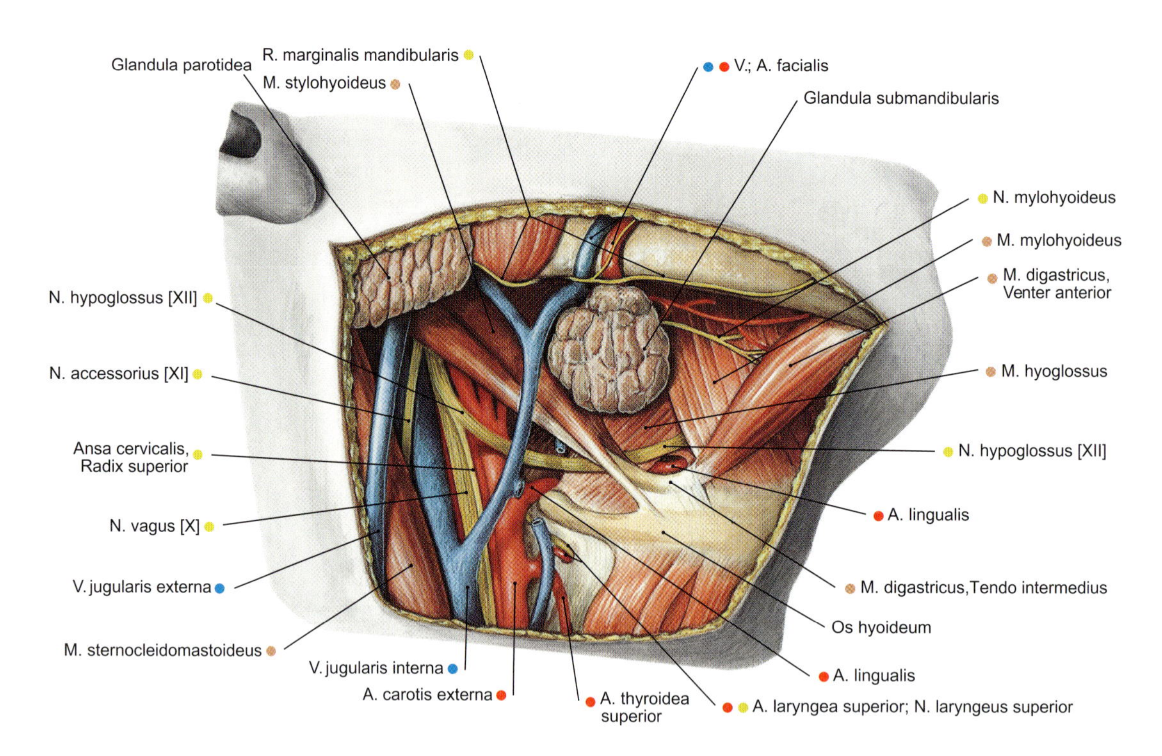

Abb. 57.3 Gefäße und Nerven des Trigonum submandibulare. Aus Putz R und Pabst R (2007) Sobotta Anatomie des Menschen, 22. Aufl. Urban & Fischer, München Jena, S. 151, Abb. 262

- Arteria facialis. Sie entspringt direkt kranial der Arteria lingualis. Im Gegensatz zur Vena facialis verläuft sie medial des Venter posterior des Musculus digastricus, um dann dorsal der Glandula submandibularis oder durch die Glandula submandibularis über den Unterkiefer zu ziehen (➤ Abb. 57.3). Ihre Pulswelle ist am ventralen Ende des Musculus masseter am Unterkiefer zu tasten. Die Arterie verläuft auf dem Unterkiefer, aber unter dem Ramus marginalis des Nervus facialis, was bei Eingriffen in diesem Bereich zur Identifikation des gefährdeten Nervs von Bedeutung ist. Es ist die Arteria facialis, die in der Regel den kräftigsten Ast zur Tonsille abgibt.
- Arteria occipitalis. Sie entspringt dorsal in Höhe der Arteria facialis und verläuft dorsal des Venter posterior des Musculus digastricus zur medialen Wand des Warzenfortsatzes. Am medialen Rand des Musculus splenius capitis durchbohrt sie den Ansatz des Musculus trapezius am Okziput.
- Arteria auricularis posterior. Auch sie entspringt dorsal aus der Carotis externa. Sie zieht über den Musculus stylohyoideus hinweg auf dem Warzenfortsatz zur retroaurikulären Falte (➤ Abb. 57.1). Man sieht sie gelegentlich beim retroaurikulären Zugang bei der Tympanoplastik. Sie versorgt die Rückfläche der Ohrmuschel, verfügt allerdings über konstant ausgebildete Anastomosen mit Ästen aus der Arteria temporalis superficialis, sodass eine Ligatur der Arteria auricularis posterior der Ohrmuschel nicht dauerhaft schadet.
- Arteria temporalis superficialis. Sie ist einer der beiden Endäste der Carotis externa. Sie verläuft medial des Nervus facialis, bedeckt von der Glandula parotis, aber dann direkt vor der Ohrmuschel lateral des Jochbogens, wo ihre Pulsation zu tasten ist, und schließlich auf der Temporalisfaszie. Die Endstrecke kann zur histologischen Diagnostik der Riesenzellarteriitis genutzt werden – sofern eine Strecke von 5 cm entnommen wird.
- Die Arteria maxillaris. Dieser sehr kräftige zweite Endast der Arteria carotis externa zweigt unter dem Ramus mandibulae rechtwinklig in die Fossa infratemporalis ab. Man findet sie zwischen Musculus temporalis und Musculus pterygoideus lateralis. Sie zweigt sich in zahlreiche weitere Äste auf. Die bedeutendsten sind die Arteria alveolaris inferior (durch das Foramen mandibulae in den Unterkiefer eintretend), die Arteria meningea media (durch das Foramen spinosum im Ala major ossis sphenoidalis verlaufend), die Arteria palatina descendens und weiter die Arteria palatina major (durch den Canalis palatinus major im Os palatinum verlaufend), die Arteria sphenopalatina (in der Fossa pterygopalatina durch das Foramen sphenopalatinum in die Nasenhaupt-

höhle eintretend) und die Arteria infraorbitalis (durch den Canalis infraorbitalis ziehend).

Arteria subclavia

Die Arteria subclavia gibt von medial nach lateral – mit großen Variationen – folgende Äste ab: Arteria vertebralis, Arteria thoracica interna, Truncus thyrocervicalis, Truncus costocervicalis (➤ Abb. 57.2).

Der Truncus thyrocervicalis ist im Rahmen dieses Buchs von Bedeutung. Er versorgt den kaudalen Anteil des Halses arteriell. Seine Äste sind:

- Arteria thyroidea inferior. Sie läuft dorsal vom Gefäß-Nerven-Strang. Einer ihrer Endäste ist die Arteria laryngea inferior, die zusammen mit dem Nervus laryngeus superior dorsal der Articulatio cricothyroidea in den Kehlkopf eintritt. Ein anderer Endast ist die Arteria cervicalis ascendens, die zusammen mit dem Nervus phrenicus auf dem M. scalenus anterior verläuft.
- Arteria transversa cervicis (transversa colli). Sie verläuft lateral des M. scalenus anterior zum M. trapezius und kann als Lappenstiel für den mittleren Trapeziuslappen verwendet werden.
- Arteria suprascapularis.

Venen des Halses

Vena brachiocephalica

Die Venae brachiocephalicae dexter (2,5 cm) et sinister (7 cm) nehmen das gesamte venöse Blut des Kopf- und Hals-Bereichs auf und leiten es zur Vena cava superior (➤ Abb. 57.2). Die Vena brachiocephalica entsteht aus dem Zusammenfluss der Vena subclavia und der Vena jugularis interna. Dieser Zusammenfluss wird als großer Venenwinkel bzw. subklaviojugulärer Venenwinkel bezeichnet (➤ Abb. 57.1). Zusätzliches venöses Blut erhält die Vena brachiocephalica aus der unpaaren Vena thyroidea inferior.

Vena subclavia

Die Vena subclavia verläuft im Gegensatz zur Arteria subclavia vor dem Musculus scalenus anterior. Sie erhält – mit Variationen – zusätzliches Blut aus der Vena jugularis anterior (am Vorderrand des M. sternocleidomastoideus laufend) und der Vena jugularis externa (quer über den M. sternocleidomastoideus laufend).

Vena jugularis interna

Die Vena jugularis interna verläuft lateral der Arteria carotis communis (➤ Abb. 57.1). Im Gegensatz zur Arteria carotis communis treten mehrere kleine Zuflüsse direkt in die Vena jugularis interna ein, was bei der Präparation zu beachten ist. Sie setzt sich am Foramen jugulare in den Sinus sigmoideus fort. Ihr größter Zufluss ist die Vena facialis. Die Vereinigung der beiden genannten Venen wird kleiner Venenwinkel oder jugulofazialer Venenwinkel genannt (➤ Abb. 57.1). Man unterscheidet also im klinischen Sprachgebrauch zwischen zwei Venenwinkeln.

Vena facialis

In die Vena facialis münden – mit Variationen – die Vena retromandibularis (in der Glandula parotis laufend) und die Vena thyroidea superior (➤ Abb. 57.3). Ferner wird das Blut aus dem Plexus pterygoideus, einem bei Blutungen nur schwer zu kontrollierenden Venengeflecht medial der Mandibula, zum Teil direkt in die Vena facialis geleitet. Über die Vena angularis am medialen Augenwinkel kommuniziert die Vena facialis, die im Gesichtsbereich über keine Venenklappen verfügt, mit der Vena ophthalmica und weiter mit dem intrakraniellen Sinus cavernosus, was bei der Ausbreitung von Weichteilinfektionen im Gesicht zu beachten ist.

Lymphgefäße und Ductus thoracicus

Die Lymphgefäße folgen annähernd dem Verlauf der Venen. Die ursprünglich paarige symmetrische Anlage der Lymphstämme des Körpers wird im Verlauf der Embryogenese zugunsten der linken Körperhälfte verändert: Nur mehr die Lymphe der rechten oberen Körperhälfte, also vom Scheitel bis zum Zwerchfell, wird über den Ducutus lymphaticus dexter in den Venenwinkel lateral zwischen Vena jugularis interna dextra und Vena subclavia dextra geleitet. Die Lymphe der übrigen 3 Körperhälften mündet im Ductus thoracicus lateral des linken großen Venenwinkels.

Für die Kopf-Hals-Chirurgie ist die Kenntnis des genauen Verlaufs des Ductus thoracicus von Bedeutung: Der Ductus thoracicus beginnt an der Cysterna chyli auf Höhe des 1. Lendenwirbels. Er tritt hinter der Aorta durch den Hiatus aorticus des Zwerchfells, verläuft zunächst rechts hinter der Aorta, kreuzt dann zur linken Seite und mündet im Bogen (Arcus ductus thoracici) von oben in den linken großen Venenwinkel. Der Arcus ductus thoracici, eine etwas weniger als bleistiftdick glasig erscheinende Struktur, kommt von dorsal und lateral der Arteria carotis communis aufsteigend, er bleibt aber medial und kranial der Arteria subclavia und des Truncus thyrocervicalis und natürlich medial des Musculus scalenus anterior. Eine Klappe vor der Einmündung in die Vena subclavia verhindert den Rückfluss von Blut.

Eine Lymph- und/oder Chylusfistel kann bereits auftreten, wenn einer der zuführenden Hauptstämme, etwa der Truncus jugularis, verletzt wurde. Selbst noch einige Zentimeter vom Ductus thoracicus entfernt kann dies geschehen. Eine Chylusfistel führt zur Hypalbuminämie, sistiert aber nach variablen Zeiten in aller Regel von selbst. Die Unterbindung des Ductus thoracicus wird ausgeglichen, bleibende Einschränkungen sind nicht beschrieben. Auch eine Verletzung des Ductus lymphaticus dexter kann in seltenen Fällen zu einer Lymphfistel führen.

Häufige Variationen im Verlauf des Ductus thoracicus und der Hauptlymphwege sind zu beachten: Der Ductus thoracicus kann streckenweise doppelt ausgebildet sein, der rechte Stamm kann in den rechten Venenwinkel münden.

57.2.4 Nerven des Halses

Folgende Nerven im Hals sind zu unterscheiden:
- Hirnnerven
- Spinalnerven
- Vegetatives Nervensystem.

Hirnnerven N. IX, N. X, N. XI, N. XII

Von den Hirnnerven wurden der Nervus olfactorius (N. I) und der Nervus trigeminus (N. V) im ➤ Kapitel 22 besprochen. Der Nervus facialis (N. VII) und der Nervus vestibulocochlearis (N. VIII) wurden im ➤ Kapitel 5 besprochen.

Folgende Hirnnerven mit einem Verlauf in den Halsweichteilen werden nachfolgend besprochen: Der Nervus glossopharyngeus (N. IX), der Nervus vagus (N. X), der Nervus accessorius (N. XI) und der Nervus hypoglossus (N. XII).

Nervus glossopharyngeus (N. IX)

Der Nervus glossopharyngeus ist der Nerv des 3. Kiemenbogens. Er zieht durch die vordere Abteilung des Foramen jugulare und ist vom Nervus vagus durch eine Durabrücke getrennt. Im Foramen jugulare liegt das sensible Ganglion superius und unmittelbar darunter das Ganglion inferius des N. glossopharyngeus. Hier gibt der Nerv den Nervus tympanicus ab, der als Jakobsonsche Anastomose zum Ganglion oticum zieht und die Glandula parotis mit präganglionären sekretorischen Fasern versorgt. Der Nerv ist auf der Rückseite des Musculus stylopharyngeus zu finden und zieht dann zwischen M. stylopharyngeus und M. styloglossus im Bogen zur Zungenwurzel. Er grenzt unmittel an das Ligamentum stylohyoideum und liegt – im Gegensatz zum Nervus hypoglossus – medial der Äste der Arteria carotis externa.

Der Nervus glossopharyngeus führt also motorische (M. stylopharyngeus, M. palatopharyngeus, M. palatoglossus), sekretorische (N. tympanicus, zur Parotis), gustatorische (von den Papillae vallatae), pressorezeptorische (Karotissinus), chemorezeptorische Fasern (Glomus caroticum) und sensible Fasern (Plexus pharyngeus).

Bei Halseingriffen ist er nur dann wirklich gefährdet, wenn der Musculus stylohyoideus und der Venter posterior des M. digastricus weggenommen wurden. Bei transoralen Operationen am Pharynx, z.B. bei Blutstillungen nach Tonsillektomie, sind der Nerv oder zumindest einzelne seiner Äste allerdings in Gefahr. Die Lähmung des N. glossopharyngeus führt zu Schmeckstörungen, zu einem reduzierten Würgereflex bei Berührung der Rachenwand und zu dem bekannten „Kulissenphänomen“ durch Abweichen des Gaumenzäpfchens zur gesunden Seite bei Heben des Weichgaumens („Kuckuck“ oder „Coca-Cola“). Das Phänomen ist allerdings in der Praxis weniger deutlich zu sehen als im Lehrbuch.

Nervus vagus (N. X)

Der Nervus vagus ist der Nerv des IV. (Nervus laryngeus superior) und des VI. Kiemenbogens (Nervus laryngeus inferior). Sein Name leitet sich von lat. „vagari“ = umherschweifen ab.

Er verlässt wie der N. glossopharyngeus die Schädelbasis durch das Foramen jugulare. Im Foramen liegt das Ganglion superius, das den Ramus meningeus für die hintere Schädelgrube und den Ramus auricularis für die Rückfläche der Ohrmuschel und die Gehörgangsrückwand sensibel versorgt. Unmittelbar hinter dem Austritt des Nervs liegt das Ganglion inferius. Ab hier ziehen Rami pharyngei zum Plexus pharyngeus für die sensible und motorische Innervation des Pharynxschlauchs. Auch der Nervus laryngeus superior verlässt den Vagus am Ganglion inferius. Den Nerv findet man 1–2 cm kaudal des Nervus hypoglossus als kräftigen Strang, der – im Gegensatz zum Nervus hypoglossus – medial der Arteria carotis interna und externa zur Membrana thyrohyoidea zieht (➤ Abb. 57.3). Er stellt die sensible Innervation der supraglottischen Strukturen sicher und kommuniziert mit dem Nervus laryngeus inferior. Vor Durchtritt durch die Membran gibt er den motorischen Ramus externus ab für den Musculus cricothyroideus. Der Nervus vagus zieht weiter als sehr kräftiger Nerv in der Gefäß-Nervenscheide des Halses zwischen Vena jugularis interna und Arteria carotis interna sowie communis nach kaudal (➤ Abb. 57.1). Nach Durchtritt durch die obere Thoraxapertur zweigt der Nervus laryngeus inferior ab. Dieser zieht von ventral nach dorsal unter der Arteria subclavia dextra und unter dem Ligamentum arteriosum links, um in der Rinne zwischen Ösophagus und Trachea wieder nach oben zum Kehlkopf zu ziehen. Im Bereich der Schilddrüse zweigt er sich oft schon in mehrere motorische Endäste auf, die mit bloßem Auge nur mehr schwer zu erkennen sind, aber von immenser funktioneller Bedeutung sind. Er verläuft hier mit der Arteria laryngea superior und tritt hinter der Articulatio cricothyroideus in den Larynx ein. Der weitere, distale Verlauf des Nervus vagus ist in diesem Zusammenhang nicht von Bedeutung.

Der Nervus vagus führt motorische Fasern (Kehlkopfmuskeln, Pharynxmuskulatur, Weichgaumenmuskulatur, Ösophagus), sensible Fasern der Haut (Ohrmuschel und Gehörgang) und der gesamten Schleimhaut (ab dem Pharynx), wenige Geschmacksfasern (variabel, zumindest beim Kind vorhanden) und den Großteil aller parasympathischen Fasern (Brustorgane und Bauchorgane, Verdauungstrakt bis zum Cannon-Böhmschen Punkt).

Lähmungen des Nervus vagus führen, abhängig von den betroffenen Ästen, zu verschiedenen Symptomen. Der Funktionsverlust des Nervus laryngeus superior führt zur Schluckstörung mit der Gefahr der Aspiration. Der Ausfall des Nervus laryngeus inferior führt einseitig zur Heiserkeit (interindividuell unterschiedlicher Ausprägung), beidseitig zur Dyspnoe (interindividuell unterschiedlicher Ausprägung).

Nervus accessorius (N. XI)

Der Nervus accessorius entspringt mit 2 Wurzelportionen:

- Die Radices craniales (Pars vagalis) werden in den Nervus vagus zwischen dessen Ganglion superius und Ganglion inferius übergeleitet. Sie enthalten motorische Fasern für den N. vagus.
- Die Radices spinales (Pars spinalis) entspringen mit bis zu 6 Wurzelbündeln aus einer Kernsäule in der Basis des Vorderhorns, die sich über die Segmente C1–C4 hinzieht.

Die gebündelten Fasern der Radices spinales ziehen als Ramus externus des Nervus accessorius zwischen Arteria occipitalis und Vena jugularis interna schräg über den Querfortsatz des Atlas (➤ Abb. 57.3). Danach ist sein **Verlauf** variabel: Er kann sich teilen und nur mit einem Zweig in den M. sternocleidomastoideus hineinlaufen oder in seiner Gesamtheit durch den M. sternocleidomastoideus verlaufen. Diese Variation gilt es bei Halseingriffen stets zu beachten, da der (leicht zu identifizierende) Nervenstrang, der in den M. sternocleidomastoideus zieht, evtl. nur einen Ast darstellt, was bei der Präparation den Nervenast für den M. trapezius gefährdet. In seinem weiteren Verlauf befindet sich der Nerv sehr oberflächlich direkt unter dem Subkutangewebe auf dem M. levator scapulae (➤ Abb. 57.1) im Trigonum laterale, Pars occipitalis, des Halses, bevor er von unten mit seinen Rami musculares in den M. trapezius eintritt. Auch diesen oberflächlichen Verlauf gilt es bei Halseingriffen stets zu beachten, da jede Schnittführung dorsal des M. sternocleidomastoideus im okzipitalen Anteil des lateralen Halsdreiecks den Nervus accessorius (und nebenbei auch die sensiblen Nerven aus dem Erbschen Punkt) gefährdet. Der Ramus externus erhält häufig Zuflüsse aus den oberen Segmenten des Plexus cervicalis, welche bei der Präparation unbedingt erhalten werden sollten.

Eine **Lähmung** dieses motorischen Nerven führt zu einem Schultertiefstand der betroffenen Seite. Der Arm kann nicht mehr über die Horizontalebene gehoben werden. Die Patienten leiden aber zumeist nicht an der funktionellen Beeinträchtigung, sondern unter quälenden Schulterschmerzen durch die Muskelatrophie. Die Zuflüsse aus dem Plexus cervicalis erklären, wieso eine Parese des N. accessorius nicht in allen Fällen dasselbe Ausmaß an funktionellen Einbußen zur Folge hat.

Nervus hypoglossus (N. XII)

Der Nervus hypoglossus entspricht entwicklungsgeschichtlich einem obersten Spinalnerv, Okzipitalnerv, dessen dorsale (sensible) Wurzel zurückgebildet wurde. Die Zungenmuskulatur entstammt einem okzipitalen Somiten (paarig angelegte Urwirbel lateral des Neuralrohres) und ist zu keinem Kiemenbogen gehörig. Er verlässt die Medulla oblongata im Sulcus ventrolateralis und tritt durch die Schädelbasis – anders als die Nn. IX, X, XI – in einem eigenen Kanal, dem Canalis hypoglossi, gerade über dem Condylus occipitalis im Foramen magnum gelegen. Er liegt zunächst medial-dorsal des Nervus vagus, kreuzt hinter diesem zur Seite und zieht im Bogen hinter dem Venter posterior des M. digastricus zwischen Vena jugularis interna und Arteria carotis interna nach vorne (➤ Abb. 57.3). Im Gegensatz zum N. glossopharyngeus und zum N. laryngeus superior liegt er lateral der Äste der Arteria carotis externa, wo er am kaudalen Rand des M. digastricus leicht als kräftiger Nervenstrang zu identifizieren ist. Er bleibt – im Gegensatz zur Arteria lingualis – lateral des Musculus hyoglossus und zieht in den Mundboden unter den Musculus mylohyoideus (➤ Abb. 57.3). Er innerviert die Zungenbinnenmuskulatur und alle auf „-glossus" endenden Muskeln mit Ausnahme des M. palatoglossus (N. IX). Der kraniale Anteil der Ansa cervicalis lagert sich dem N. hypoglossus an, bis dieser die Halsgefäßscheide verlässt.

Bei einer einseitigen **Lähmung** des N. hypoglossus weicht die Zunge aufgrund des Zugs des M. genioglossus der gesunden Seite beim Herausstrecken zur gelähmten Seite ab. Die funktionellen Einbußen sind gering. Bei einer beidseitigen Lähmung allerdings ist das Kauen, Schlucken und Sprechen unmöglich, der Patient muss in aller Regel zur Aspirationsprophylaxe tracheotomiert werden und benötigt einen Zugang zum Magen.

Nervi cervicales I–VIII und der Plexus cervicalis

Es gibt 7 Halswirbel, aber 8 Rückenmarksnerven (Nervi spinales) im Halsbereich. Sie werden als Zervikalnerven (Nervi cervicales) bezeichnet. Diese 8 Zervikalnerven teilen sich – wie alle anderen Spinalnerven auch – jeweils in den Ramus meningeus, die Rami communicantes, den (schwächeren) Ramus dorsalis und den (stärkeren) Ramus ventralis. Die Rami ventrales der Zervikalnerven I–IV bilden den Plexus cervicalis. Die Rami ventrales der Zervikalnerven V–VIII bilden den Plexus brachialis.

Rami dorsales der Nervi cervicales I–III

Aus den dorsalen Ästen der Zervikalnerven I–III gehen hervor:

- Nervus suboccipitalis (R. dorsalis des 1. Zervikalnervs). Er ist überwiegend motorisch für die kurzen Nackenmuskeln mit sensiblen Fasern für die Gelenke. Ihm kommt bei dem noch unzureichend charakterisierten Zervikozephalsyndrom eine wesentliche Bedeutung zu.
- Nervus occipitalis major (R. dorsalis des 2. Zervikalnervs). Dieser rein sensible Nerv hat ein ausgedehntes okzipitales Innervationsgebiet. Ca. 2 cm lateral der Protuberantia occipitalis externa ist sein Austrittspunkt leicht zu finden (➤ Abb. 57.1).
- Nervus occipitalis tertius (R. dorsalis des 3. Zervikalnervs). Dieser rein sensible Nerv tritt ca. 3 cm dorsal des N. occipitalis major nahe dem Septum nuchae aus.

Rami ventrales der Nervi cervicales I–IV und Plexus cervicalis

Aus den ventralen Ästen der Zervikalnerven I–IV geht der Plexus cervicalis hervor. Die Zervikalnerven I–IV bilden also seitlich der Halswirbel recht kräftige bogenförmige Verbindungen untereinander aus. Dieser Plexus liegt zwischen M. scalenus anterior und M. scalenus medius/M. levator scapulae unter dem M. sternocleidomastoideus und unter der Lamina praevertebralis, der tiefen Halsfaszie.

Sensible Äste des Plexus cervicalis

Die sensiblen Äste aus dem Plexus cervicalis treten am „Erbschen Punkt" (mittleres Drittel am Hinterrand des M. sternocleidomastoideus) unter die Haut. Sie verlaufen anfangs immer unter dem Platysma. Nach Durchtrennung des Platysmas riskiert man also eine Schädigung mit für den Patienten sehr lästigen tauben Arealen an Hals, Ohr und Nacken. Folgende Äste bzw. Nerven aus dem Erbschen Punkt sind in diesem Rahmen von Interesse:

- N. occipitalis minor. Am Hinterrand des M. sternocleidomastoideus verlaufend mit einem Innervationsgebiet um das Mastoid und okzipital lateral (➤ Abb. 57.1).
- N. auricularis magnus. Ein kräftiger Nerv, der den M. sternocleidomastoideus überquert. Er innerviert ein Hautareal am Kieferwinkel und an der Ohrmuschelvorderfläche und -rückfläche. Da er sehr kräftig und leicht zugänglich ist, kann er als freies Nerventransplantat zur Rekonstruktion von Fazialisästen verwendet werden.
- N. transversus colli. Er überquert den M. sternocleidomastoideus und innerviert das vordere Halsdreieck.
- N. supraclaviculares. Häufig 4 Nervenbündel, die nach kaudal ziehen und die Haut über dem lateralen Halsdreieck, Pars supraclavicularis, sowie die Schulterregion und die obere Brustregion innervieren.

Motorische Äste aus dem Plexus cervicalis

Folgende motorische Nerven aus dem Plexus cervicalis sind in diesem Rahmen von Relevanz:

- Ansa cervicalis. Die Radix superior (C1, C2) lagert sich dem N. hypoglossus an und verläuft ventral der Vena jugularis interna nach kaudal, die Radix inferior (C2, C3) zieht medial über die Vena jugularis interna. Im Bereich der Schleife gehen gut erkennbar die Muskeläste ab (➢ Abb. 57.1).

- Zwei nicht von der Ansa cervicalis abgehende Nervenäste der Radix superior ziehen weiter mit dem N. hypoglossus, um den M. thyrohyoideus (➢ Abb. 57.1) und den M. geniohyoideus zu innervieren.
- N. phrenicus (C3–C5). Der Nerv verläuft gut erkennbar neben der Arteria cervicalis ascendens auf dem M. scalenus anterior, unter der tiefen Halsfaszie zum Zwerchfell (➢ Abb. 57.2).

Einige motorische Äste aus den Zervikalnerven I–IV verlaufen selbstständig, schon vor der Bildung der Ansa cervicalis, und innervieren folgende Muskeln: Mm. longus colli, longus capitis, rectus capitis anterior, rectus capitis lateralis (prävertebrale Muskeln) sowie Mm. scalenus anterior und medius. Gleiches gilt für variable motorische Äste zum M. trapezius und zum M. sternocleidomastoideus.

Autonomes Nervensystem im Kopf-Hals-Bereich

Das periphere vegetative Nervensystem unterteilt sich in die Pars sympathica und die Pars parasympathica. Gemeinsam ist den beiden, dass die Perikarya der postganglionären Neurone, also der 2. efferenten Neurone, in peripheren Ganglien liegen. Vier parasympathische und drei sympathische Ganglien zählt man im Kopf-Hals-Bereich.

Parasympathische Nervenfasern im Kopf-Hals-Bereich

Die Pars parasympathica wurde bereits im Zuge der ➢ Kapitel 5, ➢ 22, ➢ 38, ➢ 44 teilweise besprochen. Zusammenfassend gilt für die 4 parasympathischen Ganglien im Kopf-Hals-Gebiet:

- Durch jedes der 4 Ganglien ziehen parasympathische, sympathische und sensible Nerven, aber nur die parasymphatischen werden umgeschaltet.
- Das Ganglion ciliare liegt in der Orbita auf dem Sehnervs. Die zuführenden parasympathischen Fasern verlaufen mit dem Nervus oculomotorius (N. III), seine efferenten, parasympathischen Fasern innervieren den M. ciliaris und den M. sphincter pupillae, beides innere Augenmuskeln.
- Das Ganglion pterygopalatinum liegt in der Fossa pterygopalatina. Die zuführenden parasympathischen Fasern verlaufen mit dem Nervus facialis, Nervus intermedius (N. VII) und weiter mit dem Nervus petrosus major, seine efferenten, parasympathischen Fasern innervieren die Tränendrüse und die Glandulae nasales.
- Das Ganglion oticum liegt in der Fossa infratemporalis unmittelbar medial des Foramen ovale. Die zuführenden parasympathischen Fasern verlaufen mit dem Nervus glossopharyngeus (N. IX), weiter im Nervus tympanicus und in der Jakobsonschen Anastomose, seine efferenten, parasympathischen Fasern innervieren die Glandula parotis.
- Das Ganglion submandibulare liegt im Mundbodenbereich unmittelbar medial an der Glandula submandibularis. Die zuführenden parasympathischen Fasern verlaufen mit dem Nervus facialis (N. VII) und weiter in der Chorda tympani, seine efferenten, parasympathischen Fasern innervieren die Glandula submandibularis und Glandula sublingualis.

Sympathische Nervenfasern im Kopf-Hals-Bereich

Die Pars sympathica wird durch den Grenzstrang (Truncus sympathicus) repräsentiert. Der Halsteil des Truncus sympathicus liegt unter der tiefen Halsfaszie, auf dem M. longus capitis und M. longus colli, vor den Processus costotransversarii (➢ Abb. 57.2). Zu unterscheiden sind:

- Ganglion cervicale inferius. Es verschmilzt in 80% mit dem 1. Brustganglion zum Ganglion stellatum und liegt auf Höhe des Querfortsatzes des 1. Brustwirbels, medial vom M. scalenus anterior (➢ Abb. 57.2). Seine Verletzung oder Tumorinfiltration hat eine Hornersche Trias zur Folge.
- Das Ganglion cervicale medium ist variabel ausgebildet und kann auch fehlen.
- Das Ganglion cervicale superius ist flach-oval, spindelförmig und 2–3 cm lang. Mit bloßem Auge kann es mit einem pathologisch vergrößerten Lymphknoten verwechselt werden (!). Es liegt vor den Querfortsätzen des 2.–4. Halswirbels. Von ihm geht u.a. der Nervus caroticus internus ab, der sich zum Plexus caroticus internus verzweigt und als Geflecht mit der Arteria carotis interna in die Schädelbasis zieht.

57.3 Embryologie des Halses und der Schlundbögen

Die Embryologie des Halses ist eng verbunden mit der Entwicklung der Schlundbögen. Für das Grundverständnis sind folgende Details unerlässlich:

Am Ende der 3. Woche bilden sich seitlich des Pharynx, der noch den größten Teil des Vorderdarms (Endoderm aus dem Dottersack) einnimmt, mesodermale Wülste. Diese werden bei Säugetieren als Schlundbögen (pharyngeal arches) bezeichnet. Beim Fisch-Embryo werden sie als Kiemenbögen (branchial arches) bezeichnet. Martin Rathke beschrieb erstmals diese beim Embryo von Fisch und Säugetier vergleichbare Anlage, wobei eben beim Säugetier im weiteren Verlauf eine andere Differenzierung erfolgt und daher streng genommen nicht von Kiemen-, sondern von Schlundbögen gesprochen werden sollte.

Insgesamt existieren 6 solcher Schlundbögen lateral des Pharynx zwischen Hirn und Herz, allerdings nicht gleichzeitig sichtbar. Sie werden mit römischen Zahlen (I.–VI.) von kranial nach kaudal durchnummeriert. Der V. Schlundbogen erscheint nicht an der Oberfläche, bleibt rudimentär und hinterlässt keine bleibenden Strukturen.

Zwischen den Schlundbögen bilden sich von außen betrachtet ektodermale Einschnürungen, die Schlundfurchen (pharyngeal cleft). Die 1. Schlundfurche liegt zwischen Schlundbogen I. und II.

Zudem bilden sich zwischen den Schlundbögen von innen betrachtet endodermale Einschnürungen, die Schlundtaschen (pharyngeal pouches). Auch hier gilt: Die I. Schlundtasche liegt zwischen Schlundbogen I. und II.

Das Verhältnis zwischen Schlundbogen, Schlundtasche und Schlundfurche ist aus ➤ Abbildung 57.4 ersichtlich.

Jeder Schlundbogen enthält eine Knorpel-, Knochen- und Muskelanlage, ebenso einen zugehörigen Nerv und eine Arterie. Die Schlundbögen mit den sich daraus entwickelnden Knorpeln und Knochen sind in ➤ Abbildung 57.5 dargestellt.

Einige Muskelanlagen wandern im Verlauf aus. Der zugehörige Nerv folgt ihnen, die Innervation wechselt nicht. Ein Großteil der **Muskulatur** im Kopf-Hals-Bereich entspringt den Schlundbögen. Ausnahmen sind die vom Nervus hypoglossus innervierten Muskeln (Abkömmling eines okzipitalen Somiten = paarig angelegte Urwirbel lateral des Neuralrohres) und natürlich alle von den Zervikalnerven innervierten Muskeln (ebenfalls aus den Somiten hervorgehend).

Jeder Schlundtasche ist eine **Arterie** zugeordnet, die bogenförmig vom Truncus arteriosus zu der paarig angelegten dorsalen Aorta verläuft. Einige bilden sich zurück, aus anderen entwickeln sich die großen Halsgefäße einschließlich Aorta und Truncus pulmonalis. Daher muss beispielsweise die laterale Halsfistel aus der II. Schlundtasche kranial der Arterie des III. Schlundbogens (= A. carotis interna) bleiben, daher muss auch der

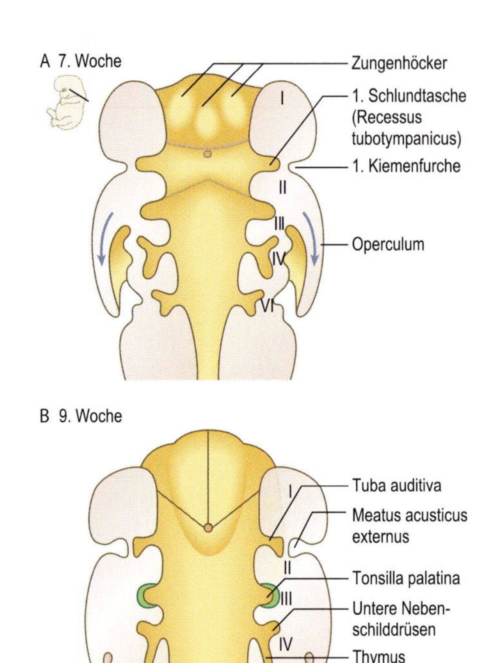

Abb. 57.4 Verschluss der 2. bis 6. Kiemenfurche durch das Operculum, Entwicklung der Schlundtaschen und des Zungengrunds. Aus Schulze S (2006) Kurzlehrbuch Embryologie. Urban & Fischer, München Jena, S. 140, Abb. 16.2

Nerv des VI. Schlundbogens, der N. laryngeus inferior, unter der Arterie des VI. Schlundbogens (= Ductus arteriosus, später Ligamentum arteriosum) durchziehen.

Durch eine Ausdehnung des II. Schlundbogens nach kaudal entsteht ein Deckel (lat. Operculum) über dem III. und IV. Schlundbogen und es bildet sich dadurch der Sinus cervicalis (His-Sinus, nach dem Erstbeschreiber Wilhelm His). Dieser Sinus wird vom Operculum komplett verschlossen und obliteriert vollständig (➤ Abb. 57.4). Tut er dies nicht, resultiert eine laterale Halszyste. Diese haben aufgrund ihrer Genese keine (!) Verbindung zum Pharynx.

Die Schlundmembranen liegen jeweils am Boden jeder Schlundfurche. Beim Fisch müssen sie einreißen, sodass Wasser aus dem Pharynx zur Seite austreten kann. Beim Menschen sollten sie nicht einreißen. Tun sie es doch, entstehen laterale Halsfisteln. Die häufigste ist die Fistel zwischen II. Schlundtasche und Schlundfurche. Sie beginnt am unteren Tonsillenpol im Bereich des Arcus palatoglossus, weil das Tonsillenbett ein Rest der II. Schlundtasche ist (➤ Abb. 57.4), zieht zwingend durch die Karotisbifurkation, also über die Carotis interna hinweg, weil diese die Arterie des III. Schlundbogens

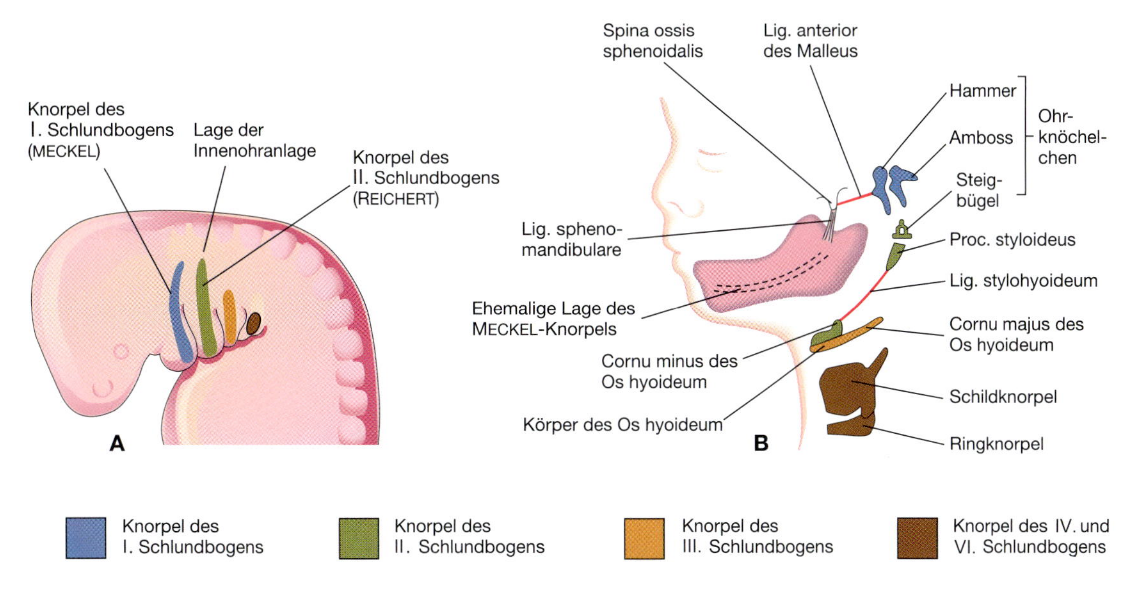

Abb. 57.5 **a** Die Seitenansicht der Kopf-, Hals- und Thoraxregion eines menschlichen Embryos (ca. 32 Tage alt) zeigt die Lage der Knorpel in den Schlundbögen. **b** in der Seitenansicht eines 24 Wochen alten Fetus sind die Derivate der Schlundbogenknorpel dargestellt. Die Mandibula entsteht durch desmale Osteogenese aus dem Mesenchym, das dem Knorpel des ersten Kiemenbogens oberflächlich anliegt und ihn teilweise umgibt. Der Knorpel dient als Schablone für die Entwicklung der Mandibula, trägt aber selbst nicht direkt zur Bildung dieses Knochens bei. Aus Moore KL, Persaud TVN (2007) Embryologie, 5. Aufl. Urban & Fischer, München Jena, S. 229, Abb. 10.5

ist, und mündet am Vorderrand des M. sternocleidomastoideus. Viel seltener kommen Fisteln zur III. oder IV. Schlundfurche vor.

Die einzig sichtbare, intakte Schlundmembran des Menschen besteht zwischen IV. Schlundfurche (äußerer Gehörgang, kranial und kaudal davon die insgesamt 6 Aurikularhöcker) und der I. Schlundtasche (der Tube und dem Mittelohr): Es ist das Trommelfell (➤ Abb. 57.4).

Während die Ausbildung von Schlundtaschen die Entwicklung der lateralen Pharynxwand bestimmt, entwickeln sich parallel dazu an der ventralen Pharynxwand von kranial nach kaudal das Tuberculum impar (ohne spätere Struktur), die Copula (ohne spätere Struktur), die Eminentia hypobranchialis (späterer Zungengrund), der Epiglottiswulst und die beiden Arytenoidwülste.

Die **Schilddrüse** entsteht aus einer Schilddrüsenknospe aus dem Endoderm am Boden des primitiven Pharynx. Diese liegt zwischen Tuberculum impar (mittlerer Anteil zwischen den beiden I. Schlundbögen) und Copula (mittlerer Anteil zwischen den beiden II. Schlundbögen). Sie senkt sich ab, dehnt sich aus und wird zum Ductus thyreoglossus. Am Zungenrücken wird später nur mehr eine Einziehung in der Mittellinie zwischen rechtem und linkem Sulcus terminalis übrig bleiben, das Foramen caecum.

Der Ductus thyreoglossus zieht ventral des Zungenbeins (aus III. und IV. Schlundbogen) und ventral des Schildknorpels (aus IV. und VI. Schlundbogen). Reste des Ductus thyreoglossus können entweder als ektopes Schilddrüsengewebe (z.B. sublinguale Schilddrüse) das einzige funktionstüchtige Schilddrüsengewebe der betroffenen Person darstellen oder aber als mediane Halszysten auffallen. Die beiden Möglichkeiten müssen klar auseinandergehalten werden (präoperative Sonographie zur Dokumentation von 2 Schilddrüsenlappen), ansonsten kann ungewollt eine Thyroidektomie erfolgen! Nimmt man den medianen Anteil des Hyoids bei der Resektion nicht mit, riskiert man Rezidive.

Anders verhält es sich allerdings mit den Nebenschilddrüsen und den C-Zellen der Schilddrüse: Die unteren Epithelkörperchen und der Thymus entstehen durch Migration aus der 3. Schlundtasche (➤ Abb. 57.4). Die oberen Epithelkörperchen und die C-Zellen entwickeln sich aus der 4. Schlundtasche.

KAPITEL

58 Bildgebende Untersuchungsverfahren des Halses bei Kindern

Karl Schneider

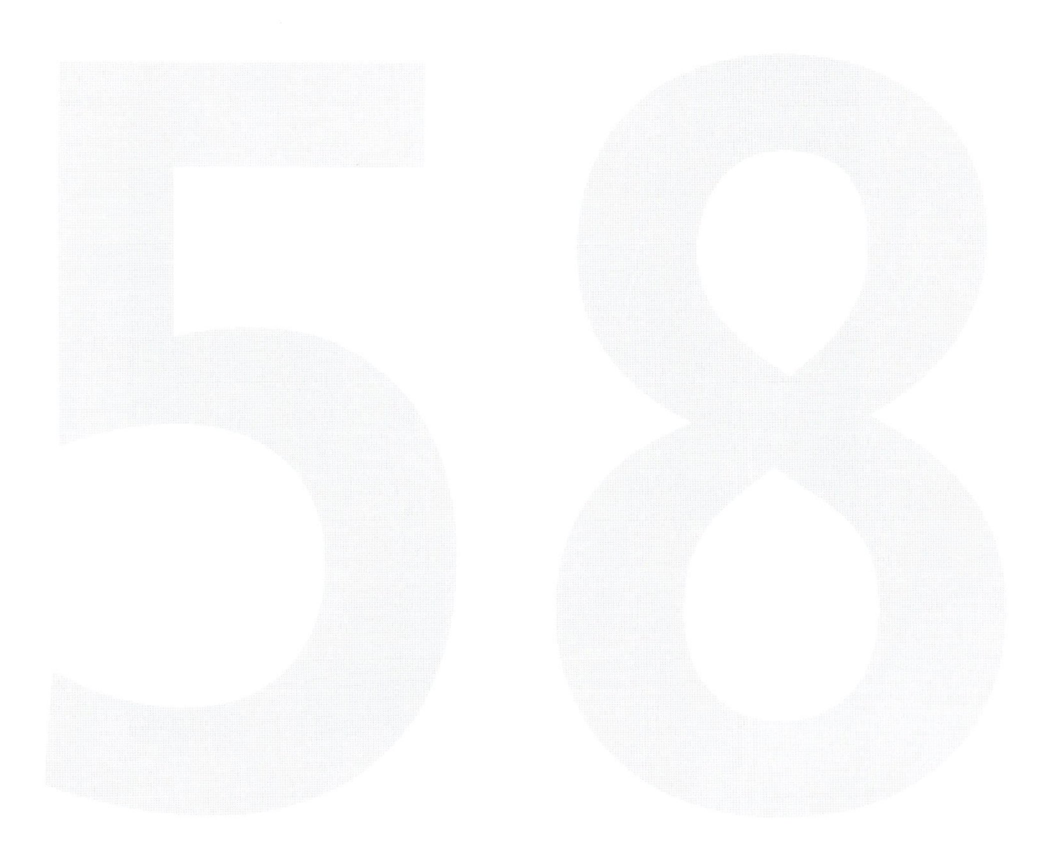

58.1 Allgemeines zur Diagnostik

Für die Diagnostik im Halsbereich werden bei Kindern ganz überwiegend die Schnittbildverfahren Ultraschall und MRT, sehr selten das CT eingesetzt. Es kann aber auch bei einem schweren entzündlichen Prozess, z.B. bei einem retropharyngealen Abszess, bereits die seitliche Halsaufnahme oder eine Thoraxaufnahme im Sitzen den entscheidenden Befund, nämlich einen Gas-Flüssigkeits-Spiegel, zeigen und damit die Diagnostik deutlich verkürzen (> Abb. 58.1).

58.1.1 Ultraschalldiagnostik

Die sonographische Untersuchung des Halses orientiert sich je nach Fragestellung und klinischem Befund an typischen Leitstrukturen und kann im Bereich verschiedener anatomischer Abschnitte des Halses vorgenommen werden (> Tab. 58.1).

Die **Sonographie** erfordert zur Darstellung eines pathologischen Befundes der Halsweichteile Schnitte in unterschiedlichen Schnittrichtungen. Dabei werden für die B-Bild-Darstellung mindestens zwei aufeinander senkrecht stehende Schnittebenen, in der Regel in horizontaler und sagittaler Richtung benötigt, um Größe, Ausdehnung und Nachbarschaftsbeziehungen eines pathologischen Befundes darzustellen. Mit der Sonographie können sehr leicht zystische von soliden Prozessen unterschieden werden (> Abb. 58.2) (Koeller et al.

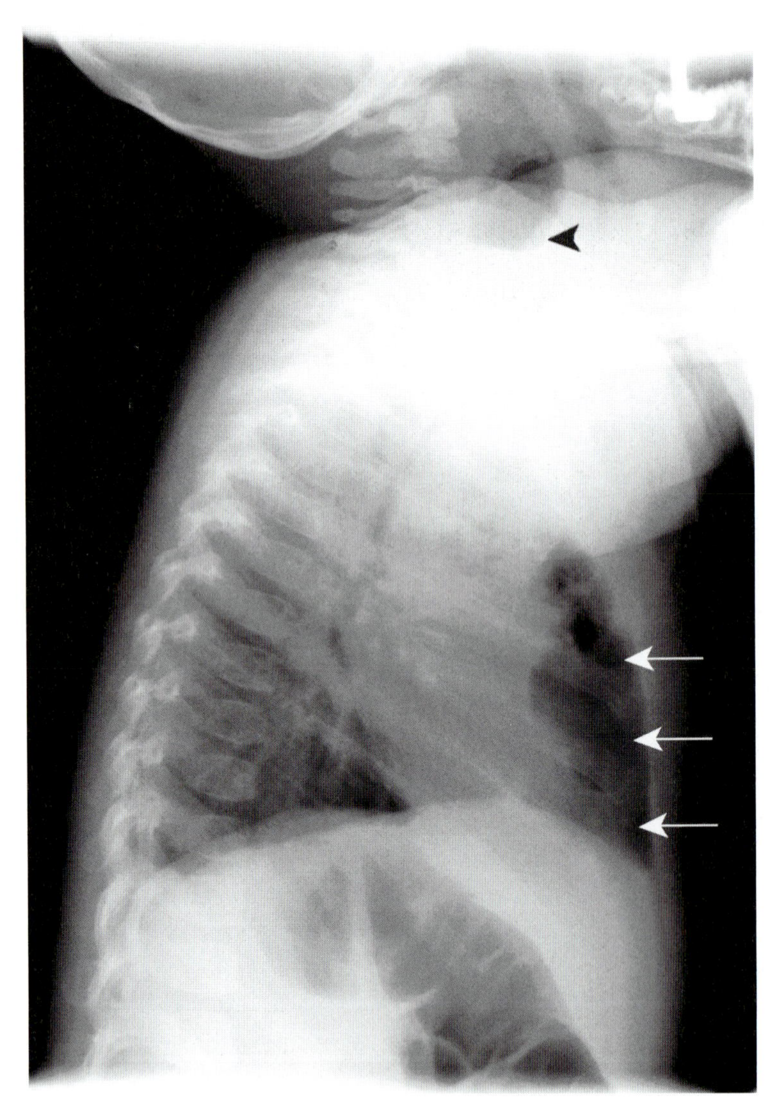

Abb. 58.1 Retropharyngealer Abszess. Gas-Flüssigkeits-Spiegel (Pfeilspitze) in den stark verdickten prävertebralen Weichteilen in der seitlichen Thoraxaufnahme mit Hals im Sitzen. Beachte die substernalen Gasblasen (Patient war vor der Aufnahme überwiegend in Rückenlage) als Ausdruck der Mediastinitis mit gasbildenden Erregern (Pfeile)

Tab. 58.1 Ultraschalldiagnostik im Bereich der verschiedenen Regionen des Halses. ACC = Arteria carotis communis

Anatomische Region	Organ(e)	Häufige Fragestellungen	Referenzpunkte/ Leitstrukturen	Schnittebenen
Parotisloge	Parotis	Parotitis	Meatus acusticus externus	horizontal koronar
Mundboden	Glandula submandibularis, Lymphknoten	Lymphknoten	Mandibula	sagittal
Medianer Halsbereich	Larynx/ Schilddrüse	zystische Strukturen	Trachea, ACC	horizontal koronar sagittal
Vorderes Halsdreieck	Lymphknoten	Lymphknoten, zystische Strukturen	M. sternocleido-mastoideus, ACC	horizontal koronar sagittal
Hinteres Halsdreieck	Lymphknoten	Lymphknoten, zystische Strukturen	M. sternocleido-mastoideus, ACC	horizontal koronar sagittal
Nacken	Lymphknoten	zystische Strukturen	Dornfortsätze der Halswirbel	horizontal, sagittal

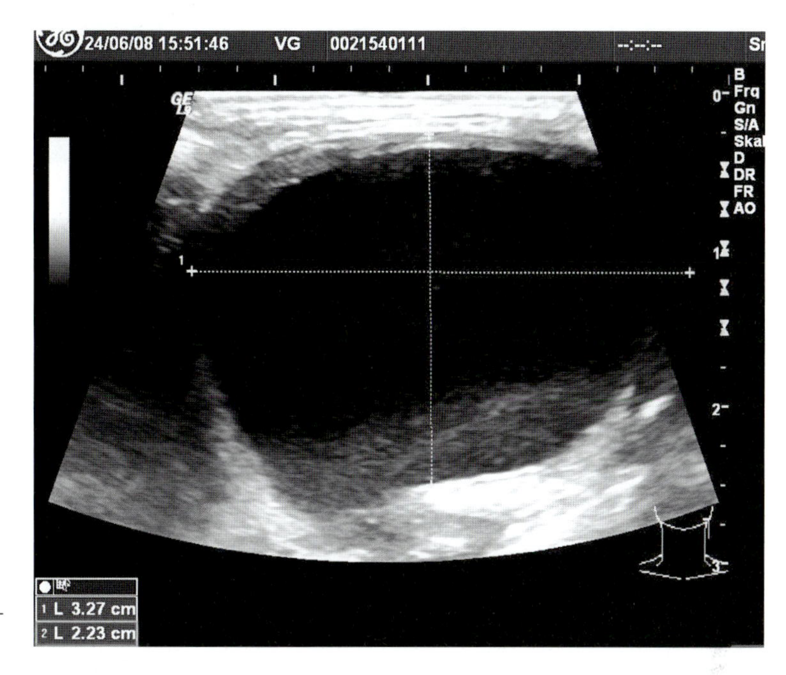

Abb. 58.2 Laterale Halszyste mit Spiegelbildung. Sagittaler Längsschnitt

1999). Mit der Farbdopplersonographie ist es darüber hinaus möglich, die Lagebeziehung eines Befundes zu den Halsgefäßen zu bestimmen, sowie Art und Ausmaß der Gefäßversorgung. Die Gefäße sollten immer in zusätzlichen Schnitten im Farb- und Spektraldoppler dargestellt werden.

Ein gravierender Nachteil der Sonographie der Halsweichteile besteht darin, dass zwar oberflächliche Strukturen, wie Lymphknoten, mit sehr hoher Nahauflösung optimal dargestellt werden können, entscheidende „Landmarks" häufig aber in der Tiefe nicht abgebildet werden können. Dies ist z.B. besonders wichtig bei Raumforderungen, wie bei einem Lymphangiom oder einer Gefäßfehlbildung im Halsbereich, die sich in das Mediastinum oder in die Axilla ausdehnen können (Effman 2004).

Besonders wertvoll ist die Sonographie bei der Diagnostik von thrombotischen Verschlüssen der Halsgefäße, da sie bettseitig durchgeführt werden kann (➤ Abb. 58.3). Sie ist aber der Sensitivität der CT oder MRT bezüglich der Darstellung der Ausdehnung der Thrombose unterlegen (➤ Abb. 58.4).

Die häufigste Fragestellung bei **Ultraschalluntersuchungen** des Halses im Kindesalter ist die Beurteilung der Morphologie tast- oder sichtbar vergrößerter Lymphknoten. Extrem große Lymphknoten mit fehlender Binnenstruktur oder miteinander verbackene Lymphnoten sind hinweisend auf eine maligne Erkrankung, am häufigsten ein malignes Lymphom (➤ Abb. 58.5). Lymphknoten mit einem echoarmen Zentrum können bei einer akuten Lymphadenitis eine Einschmelzung anzeigen. Verkalkte Lymphknoten und solche mit

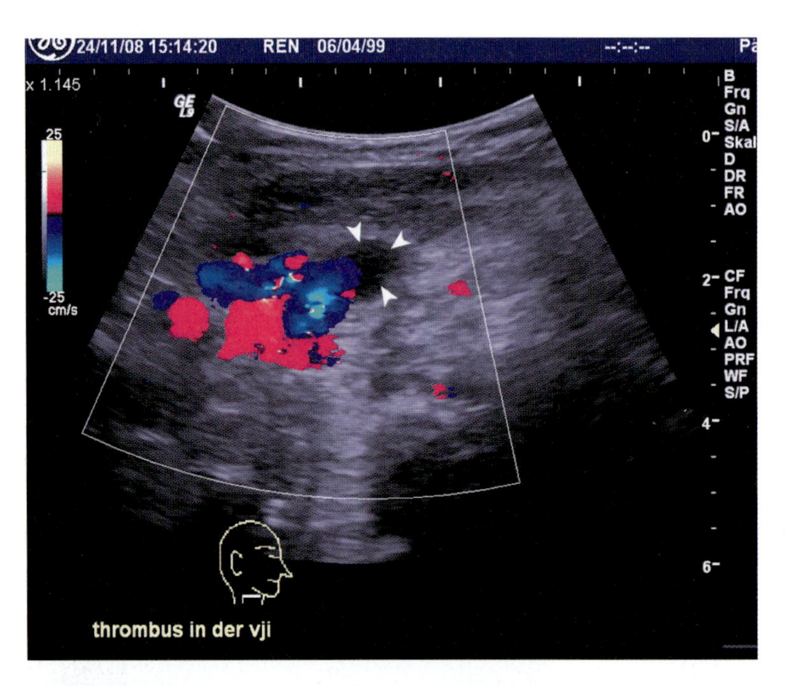

Abb. 58.3 Thrombus in der rechten Vena jugularis interna bei einem Patienten mit einem riesigen von der zweiten Rippe rechts ausgehenden Ewing-Sarkom. Thrombus als echoarme Gefäßaussparung (Pfeilspitzen) in der farbkodierten Dopplersonographie sichtbar

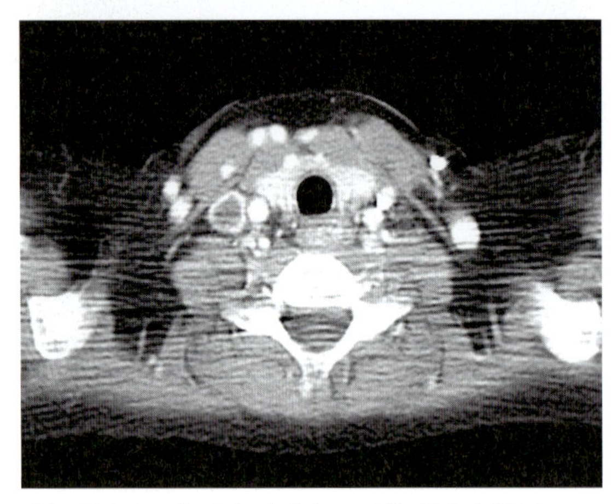

Abb. 58.4 Derselbe Befund wie in ➢ Abb. 58.3 als KM-Aussparung in der rechten Halsvene in der CT erkennbar

Fisteln zur Haut sind stark hinweisend auf eine atypische Mykobakteriose (➢ Abb. 58.6).

Unter den Halsmuskeln ist der M. sternocleidomastoideus beim Neugeborenen am häufigsten im Sinne eines Hämatoms oder einer Fibrose betroffen. Dieser Befund kann sonographisch sehr gut dargestellt werden (➢ Abb. 58.7), wobei der Seitenvergleich mit der gesunden Seite hilfreich ist. Bei Verdacht auf einen ektopen Thymus, einen sogenannten Hals-Thymus, ist ebenfalls die Sonographie die primäre bildgebende Methode. Differenzialdiagnostisch muss an ein zervikales Neuroblastom gedacht werden. Die Bestätigung eines Neuroblastoms ist mit der I^{123}-MIBG-Szintigraphie möglich (Duncan 2002).

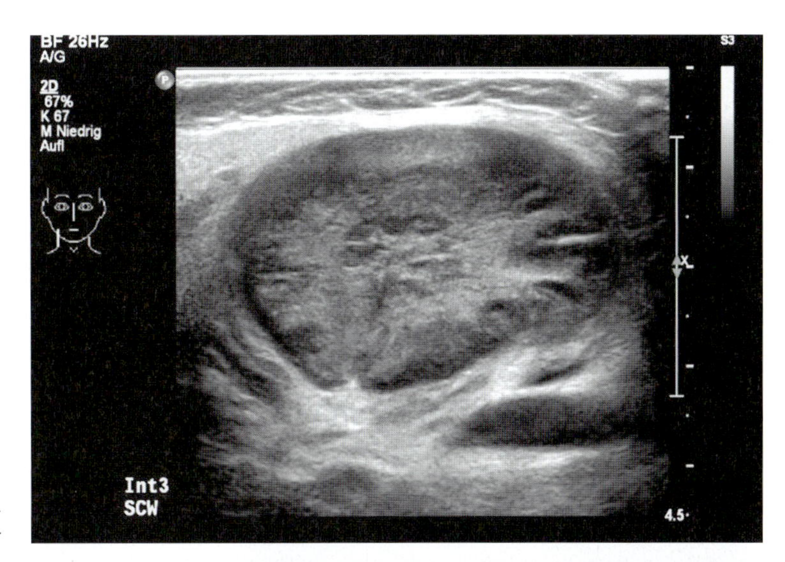

Abb. 58.5 Großer echoarmer Lymphknoten mit teilweiser erhaltener Binnenstruktur

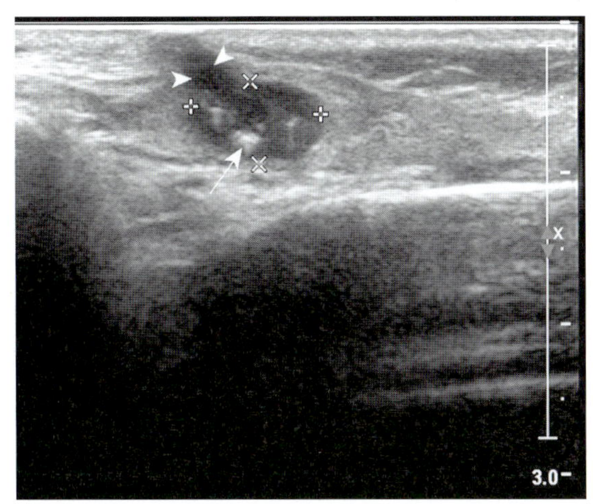

Abb. 58.6 Destruierte Lymphknoten mit feinen Verkalkungen (Pfeil) und einem Fistelgang zur Haut (Pfeilspitzen) in einer koronaren Schnittebene sichtbar. Gesicherte atypische Mykobakteriose

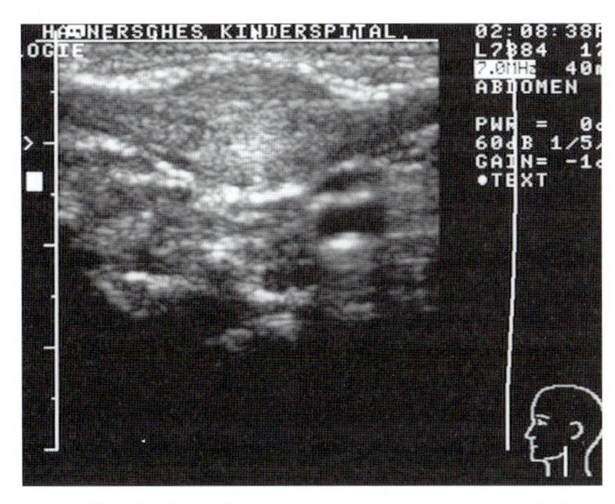

Abb. 58.7 Stark verdickter M. sternocleidomastoideus bedingt durch eine Ruptur und Einblutung in die Faszie. Kleinhirnhypoplasie mit Megacisterna magna

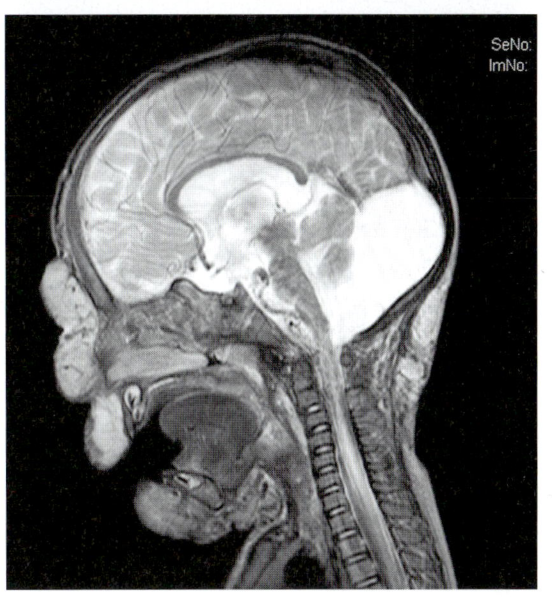

Abb. 58.8 Patient mit einem PHACE-Syndrom mit ausgedehnten Hämangiomen in Hals-, Gesichts- und Nackengegend

58.1.2 Magnetresonanztomographie

Der Vorteil der MRT besteht darin, dass am Hals vorkommende Raumforderungen wegen der möglichen enormen Ausdehnung sowohl in der Längsachse als auch in der Tiefe problemlos abgebildet werden können. Lymphangiome aber auch Hämangiome im Halsbereich können daher besonders eindrucksvoll in der MRT dargestellt werden. Vor allem die Ausdehnung in die Tiefe, z.B. bis an die seitliche Rachenwand, die Schädelbasis oder die Wirbelsäule, kann nur mit der fortlaufenden Schnittbildtechnik, wie mit der MRT, vollständig abgebildet werden (➤ Abb. 58.8). Bei Hämangiomen ist die MRT besonders wertvoll, da der Nachweis intrakraniel-

58

ler Gefäßfehlbildungen oder begleitender Hirnfehlbildungen, wie zum Beispiel beim PHACE-Syndrom, für die korrekte Diagnosestellung unverzichtbar ist.

58.1.3 Computertomographie

Eine der wenigen Indikationen für eine mit intravenösem Kontrastmittel verstärkte CT des Halses bei pädiatrischen Patienten ist der parapharyneale bzw. retropharyngeale Abszess, da aufgrund der Schnelligkeit des Verfahrens und der fehlenden Beeinträchtigung der oft schwer kranken Patienten erheblich Zeit gewonnen wird (Effman 2004).

LITERATUR

Duncan AW (2002) In: King SJ, Boothroyd AE (ed.) Pediatric ENT Radiology. Berlin – Heidelberg – New York: Springer: 175–198.

Effman EL (2004) Neck an upper airway. In: Kuhn JP et al. (ed.) Caffey`s Pediatric Diagnostic Imaging. Philadelphia: Mosby: 777-809.

Koeller KK, Alamao E, Adair CF, Smirniotopoulos JG (1999) Congenital cystic masses of the neck: Radiologic-Pathologic correlation. Radiographics 19: 121-146.

KAPITEL

59 Angeborene Fehlbildungen des Halses

Gregor von Komorowski

Angeborene Fehlbildungen des Halses präsentieren sich klinisch meist als sicht- und tastbare Schwellungen. Auch wenn die Fehlbildungen angeboren sind, manifestieren sie sich oft nicht direkt bei Geburt, sondern erst im Laufe der kindlichen Entwicklung. Gelegentlich werden angeborene Fehlbildungen am Hals auch erst im Erwachsenenalter entdeckt. Die theoretischen Kenntnisse über diese Läsionen und eine sorgfältige klinische Untersuchung lassen in der Regel eine korrekte Diagnose zu. Fehlbildungen, die in der Mittellinie des Halses entstehen, stellen die größte Gruppe der angeborenen Halsfehlbildungen dar (ca. 50%). Es folgen die Fehlbildungen am lateralen Hals (ca. 30%), Häm- und Lymphangiome sowie vaskuläre Malformationen des Halses (ca. 15%). Bei der Differenzialdiagnose von Raumforderungen am Hals müssen die angeborenen Fehlbildungen vor allem von gut- und bösartigen Neubildungen sowie entzündlichen Prozessen mit Lymphknotenschwellungen abgegrenzt werden. Während die chirurgische Therapie bei den Fehlbildungen der Halsmitte und des lateralen Halses in der Regel das Vorgehen der Wahl ist, verlangt die Behandlung der gefäßreichen Fehlbildungen am Hals – besonders die der vaskulären Malformationen – häufiger eine interdisziplinäre Zusammenarbeit von Kinderärzten, HNO-Ärzten und (interventionell tätigen) Radiologen.

59.1 Angeborene Fehlbildungen der Halsmitte

Im Wesentlichen setzt sich diese Gruppe aus Fehlbildungen des Ductus thyreoglossus und Dermoidzysten des Halses zusammen. Andere Mittellinienfehlbildungen am Hals sind selten.

59.1.1 Überreste und Zysten des Ductus thyreoglossus

Zysten und Überreste des Ductus thyreoglossus sind mit ca. 30% die häufigsten angeborenen Fehlbildungen der Halsmitte beim Kind.

Embryologie

In der Embryogenese entwickelt sich die Knospe der Schilddrüse in der Hypobranchialrinne am Boden des Schlunddarms auf Höhe der ersten Schlundtaschen zwischen der anterioren und posterioren Muskelanlage der Zunge. Die epitheliale Anlage steigt vor der Lungenknospe nach kaudal bis unterhalb des Kehlkopfs ab. Sie zieht dabei hinter oder durch das sich später ausbildende Zungenbein. Der mediale Schilddrüsenanteil verlängert sich dabei zum Ductus thyreoglossus. Der Ductus thyreoglossus obliteriert in der 5. Gestationswoche. Die proximale Abgangsstelle ist am Zungengrund als Foramen caecum sichtbar, nach distal kann er sich als Lobus pyramidalis der Schilddrüse ausbilden.

Klinische Präsentation

Klinisches Leitsymptom ist eine in der Mittellinie gelegene schmerzlose zystische Schwellung am Hals, die in der Größe gerne in Abhängigkeit von Infektionen der oberen Atemwege variiert.

Aufgrund der Wanderung der Schilddrüsenanlage während der Embryonalentwicklung können Überreste des Ductus thyreoglossus vom Zungengrund bis unterhalb des Kehlkopfs vorkommen (➤ Abb. 59.1). Etwa ein Viertel der Patienten präsentiert mit einem drainierenden Sinus der Halsmitte. Klinische Präsentationen mit Atembehinderung und Schluckstörungen sind möglich, aber sehr selten.

Die Diagnosestellung erfolgt meist in den ersten fünf Lebensjahren. Eine Erstmanifestation im Erwachsenenalter ist möglich. Als typisches klinisches Zeichen der Verbindung zum Zungenbein und zum Foramen caecum bewegt sich die Ductus-thyreoglossus-Zyste nach kranial beim Schluckakt oder beim Herausstrecken der Zunge. Mundgeruch und geschmackliche Missempfindungen können durch Entleerung von Zysteninhalt in die Mundhöhle entstehen.

Infektionen der Ductus-thyreoglossus-Zysten sind häufig. Ein Drittel der Patienten präsentieren mit einer akuten Infektion oder berichten über abgelaufene Infektionen. Typische Erreger sind dabei Haemophilus influenzae, Staphylococcus aureus oder Staphylococcus epidermidis. Drainierende Sinus sind das Ergebnis entweder einer spontanen Ruptur der Halszyste oder entstehen durch eine chirurgische Drainage eines Halsabszesses, der sich auf dem Boden einer Halszyste ausgebildet hat.

Überreste des Ductus thyreoglossus sind mit Epithel ausgekleidet und können solides Schilddrüsengewebe enthalten. Bei 1,5% der Patienten kann dieses ektope Gewebe das einzig vorhandene Schilddrüsengewebe darstellen. Diese Patienten sind häufig hypothyreot. Die Entstehung von Karzinomen inklusive Schilddrüsenkarzinomen in Thyreoglossuszysten ist in seltenen Fällen möglich. Die Häufigkeit für ein solches Ereignis liegt unter 1%.

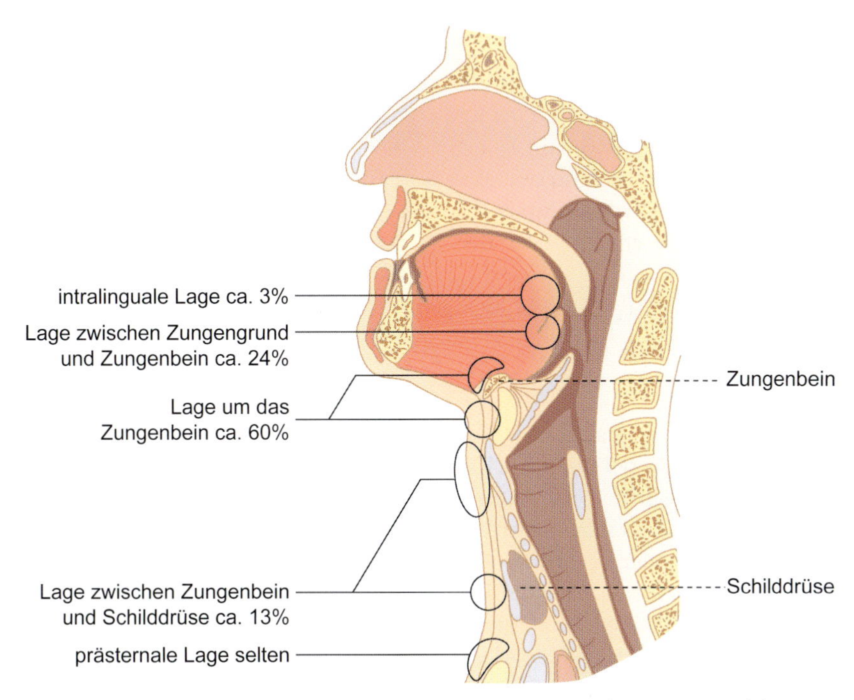

Abb. 59.1 Lage von Resten und Zysten des Ductus thyreoglossus. 60% der Ductus-thyreoglossus-Zysten sind dem Zungenbein unmittelbar angrenzend, 24% liegen zwischen Zungengrund und Zungenbein, 13% liegen zwischen Zungenbein und Schilddrüse, 3% liegen intralingual

Diagnostik

Die Basisdiagnostik beinhaltet eine gründliche Anamnese, die klinische Untersuchung, eine präoperative Ultraschalluntersuchung und eine Bestimmung des TSH-Werts. Ziel ist es, dadurch die Patienten zu detektieren, bei denen das einzig funktionelle Schilddrüsengewebe ektop in der Zyste liegt. Ergeben sich hierfür in der Basisdiagnostik Hinweise, so sollte die Diagnostik um eine Schilddrüsenszintigraphie komplettiert werden.

MERKE

Basisdiagnostik bei V.a. Überreste und Zysten des Ductus thyreoglossus:
- Gründliche Anamnese: Größenvariabilität in Abhängigkeit von Infektionen, geschmackliche Missempfindungen, Berichte über Symptome für abgelaufene Infektionen
- Klinische Untersuchung: Lage in der Mittellinie, Bewegung nach kranial beim Schluckakt und Herausstrecken der Zunge, klinische Hinweis für akute Infektion
- Ultraschalldiagnostik
- Labor: TSH-Wert (Hypothyreose?).

Chirurgische Therapie

Um Komplikationen durch eine Superinfektion zu vermeiden, ist die chirurgische Therapie der unkomplizierten Ductus-thyreoglossus-Zyste in aller Regel die Methode der Wahl. Die komplette Entfernung der Fehlbildung führt zur Heilung und verhindert sicher ein Rezidiv. Deshalb beinhaltet das operative Vorgehen eine Exploration nach kaudal – vom Zystenboden aus, um eine Verbindung zum Lobus pyramidalis auszuschließen – und eine Dissektion nach kranial mit Entnahme des zentralen Anteils des Zungenbeins und einer Präparation bis zum Foramen caecum mit sicherem Abtrennen des Ganganfangs vom Zungengrund (SISTRUNK-Technik). Eine bestehende Infektion sollte, wenn möglich, vor einer Operation zur Abheilung gebracht werden. Eine Inzision und Drainage einer superinfizierten Zyste kann notwendig sein, sollte aber vermieden werden, um eine epitheliale Aussaat außerhalb der Zyste zu vermeiden, weil von solchen versprengten Zellen ein Rezidiv ausgehen kann. Ist Schilddrüsengewebe in einer Halszyste das einzige funktionelle Gewebe bei einem Patienten, kann es vor Ort verbleiben oder an anderer Stelle autotransplantiert werden. Da in jedem Fall meist eine Schilddrüsenhormonsubstitution notwendig ist und die Gefahr einer malignen Entartung besteht, ist auch die komplette Gewebeentfernung möglich.

59.1.2 Dermoidzysten

Dermoidzysten machen etwa 20% aller Mittellinienfehlbildungen am Hals aus. Es handelt sich um seit der Geburt bestehende, meist 1–5 cm große, subkutane Zysten, die an embryonalen Verschlussstellen lokalisiert sind und neben unterschiedlichen ektodermalen Strukturen auch Gewebe mesodermaler und endodermaler Herkunft aufweisen können.

Klinische Präsentation

Dermoidzysten präsentieren sich meist als schmerzlose, oberflächlich subkutan gelegene Schwellungen. Am Hals liegen sie meist in der Mittellinie in der Nähe des Zungenbeins. Die klinische Differenzialdiagnose zur Ductus-thyreoglossus-Zyste ist nicht immer einfach. Aufgrund ihrer oberflächlichen Lage und fehlenden Anschlusses zu tieferen Strukturen bewegen sich Dermoidzysten beim Schluckakt und beim Herausstrecken der Zunge nicht. Die Dermoidzyste enthält käsigen, verhornten Debris, den sie bei Inzision entleert. Durch weitere Akkumulation von Debris wachsen die Dermoidzysten langsam. Da Dermoidzysten keine Verbindung zum Oropharynx haben, ist eine Superinfektion selten. Eine Zystenruptur (Ruptur, Vergrößerung) führt zu einer granulomatösen Entzündung des umgebenden Gewebes. Dermoidzysten am Kopf und im Gesichtsbereich können eine Verbindung zum Zentralnervensystem haben (Bildgebung mittels NMR). Bei Dermoidzysten im Halsbereich kommt dies nicht vor.

Diagnostik. Die Basisdiagnostik besteht aus der klinischen Untersuchung und einer präoperativen Ultraschalluntersuchung.

Therapie

Eine eindeutige Indikation zur chirurgischen Entfernung besteht bei symptomatischen Zysten und Zystenruptur. Die komplette Entfernung führt zur Heilung. Gelingt die intraoperative Differenzierung zur Ductus-thyreoglossus-Zyste nicht, sollte operativ analog dem Management von Ductus-thyreoglossus-Zysten vorgegangen werden.

> **MERKE**
> Dermoidzysten liegen typischerweise oberflächlich und bewegen sich beim Herausstrecken der Zunge und beim Schluckakt nicht. Ductus-thyreoglossus-Zysten sind tiefer gelegen und oft mit dem Zungenbein verbunden. Sie bewegen sich typischerweise beim Schluckakt und beim Herausstrecken der Zunge nach kranial.

59.1.3 Halsspalten der Mittellinie

Ihr Vorkommen ist selten. Sie beruhen möglicherweise auf einer gestörten Verschmelzung der Schlundbögen während der embryologischen Entwicklung (3.–4. Gestationswoche). Meist treten sie sporadisch auf, Mittellinienspalten des Halses können aber auch mit anderen Spaltbildungen (Zunge, Unterlippe, Unterkiefer) assoziiert sein. In der Regel sind sie bereits nach der Geburt als Ulzeration der Haut meist in der unteren Halshälfte mittig gelegen sichtbar. Ein Sinusgang kann von der Hautöffnung ausgehend bis zum Sternum bzw. dem Unterkiefer reichen und mit diesen Strukturen verbunden sein bzw. in einem Blindsack enden. Aus der Verbindung zu Brustbein und Unterkiefer können Wachstumsstörungen des Halses resultieren, weshalb Mittellinienspalten operativ angegangen werden sollten. Die Rezidivrate nach Operation ist hoch.

59.2 Angeborene laterale Zysten und Fisteln am Hals

Laterale Halszysten und Halsfisteln gehören mit etwa 30% zu den zweithäufigsten angeborenen Fehlbildungen des Halses. Auch wenn diese Fehlbildungen bei Geburt schon angelegt sind, werden sie oft erst im weiteren Verlauf der kindlichen Entwicklung symptomatisch. Laterale Halsfisteln sind auf Störungen der embryologischen Entwicklung des Schlundbogenapparats zurückzuführen. Somit können sie eindeutig von Fehlbildungen der Halsmitte abgegrenzt werden. Die Kenntnis der embryologischen Grundlagen, der charakteristischen Anatomie und klinischen Symptome der einzelnen Subgruppen dieses Fehlbildungskomplexes ist entscheidend für die exakte Diagnosestellung wie auch für die Einleitung der richtigen Therapie. Die Entstehung von Halszysten wird kontrovers diskutiert. Bisher ging man davon aus, dass Halszysten wie Halsfisteln auf dem Boden von Fehlentwicklungen des Schlundbogenapparats entstehen, aber keinen Fistelgang ausbilden. Heute gibt es Hinweise dafür, dass die Entwicklung aus Epithelkeimen erfolgt, die in Halslymphknoten versprengt wurden.

Die embryologischen Grundlagen der Entstehungen der Strukturen in der lateralen Halsregion sind detailliert in ➤ Kapitel 57 dargestellt.

Die Nomenklatur unterscheidet Fisteln (einen mit Epithel ausgekleideten Gang mit einer inneren und äußeren Öffnung), Sinus (inkomplette Fisteln mit entweder einer inneren oder äußeren Öffnung) und Zysten (epithelausgekleidete Höhlen ohne äußere oder innere Öffnung). Laterale Halsfisteln oder Zysten mit drainierenden Sinus werden häufig schon unmittelbar postnatal oder in der Kindheit diagnostiziert. Laterale Halszysten können dagegen lange Zeit asymptomatisch bleiben und dann erst bei Erwachsenen diagnostiziert werden.

Angeborene **Laryngozelen** können ebenfalls zu Schwellungen am seitlichen Hals führen. Diese Fehlbildungen werden ausführlich in ➤ Kapitel 47.3.1 beschrieben.

59.2.1 Fehlbildungen des ersten Schlundbogens

Embryologie

Die erste Schlundtasche wird in der Entwicklung nach kranial in den Epipharynx verlagert. Sie entwickelt sich zur Tuba auditiva. Ihr Entoderm kleidet das Mittelohr und die Zellen des Warzenfortsatzes aus. Aus der Schlundfurche des ersten Schlundbogens entsteht der äußere Gehörgang. Die Knorpelspange des ersten Schlundbogens bildet sich zum Unterkiefer und Anteilen des Oberkiefers aus.

Klinik

Fehlbildungen des ersten Schlundbogens sind selten (1–8% in der Gesamtgruppe der lateralen Halszysten). Klinisches Leitsymptom ist die Otorrhö, sowie die prä-, infra- oder postaurikuläre Schwellung bzw. ein sichtbarer Sinus im Bereich der Parotis. Eine Fistel kann mit der inneren Öffnung im Pharynx enden.

Klassifikation

Es lassen sich im Wesentlichen zwei Typen klassifizieren.

1. Bei Typ-1-Läsionen liegen die Zysten vor oder hinter der Ohrmuschel im Parotisgewebe; bildet sich ein Fistelgang aus, verläuft dieser parallel zum äußeren Gehörgang (Duplikatur des Meatus acusticus externus). Die Fehlbildung ist meist lateral des Fazialisnervs gelegen und enthält nur ektodermales Gewebe.
2. Bei den Typ-2-Läsionen ist die Zyste, die Parotis durchziehend, unterhalb des Angulus mandibulae gelegen (immer oberhalb des Zungenbeins). Ein möglicher innerer Sinus zieht über den Unterkieferwinkel medial oder durch die Äste des Nervus facialis und endet im äußeren Gehörgang oder Mittelohr. Eine äußere Fistel kann sich vor dem Musculus sternocleidomastoideus gelegen darstellen. Die Fehlbildung enthält mesodermales und ektodermales Gewebe.

Chirurgie. Die Lage zum Fazialisnerv kann präoperativ nicht sicher festgelegt werden. Deshalb ist meist eine sorgfältige Präparation des Fazialisnervs vor Entfernung der Typ-2-Läsionen notwendig.

59.2.2 Fehlbildungen des zweitens Schlundbogens

Embryologie

Die zweite Schlundtasche bleibt als Bucht für die Gaumenmandel bestehen (Tonsilla palatina). Das Entoderm bildet sich kryptiform aus. Hier siedeln sich die Lymphozyten der Tonsillen ab. Aus der zweiten Schlundfurche entwickelt sich das Platysma. Die Knorpelspange des zweiten Schlundbogens bildet sich zum Zungenbein aus.

Laterale Hals*fisteln* entstehen durch eine Verbindung zwischen 2. Schlundtasche und 2. Schlundfurche. Laterale Hals*zysten* entstehen nach heutiger Auffassung durch eine unvollständige Obliteration des Sinus cervicalis, dem His-Sinus. Dieser Sinus cervicalis bildet sich im Verlauf der Embryogenese dadurch, dass der II. Schlundbogen über den III. und IV. Schlundbogen wächst und mit der Herzanlage verschmilzt. Diese nach heutiger Sicht unterschiedliche Genese erklärt die deutlich unterschiedliche Klinik der beiden Fehlbildungen. Nach einer weiteren Theorie entstehen laterale Halszysten aus Epithelkeimen, die in Halslymphknoten versprengt wurden.

Klinik

Fehlbildungen des zweiten Schlundbogens sind mit über 90% die häufigste Ursache für laterale Halszysten und Halsfisteln. 2–3% der Fehlbildungen des zweiten Schlundbogens treten bilateral auf. Halszysten sind häufiger als Halsfisteln (2:1 bis 10:1). Halszysten verhalten sich meist asymptomatisch und zeigen ein langsames Größenwachstum. Eine Diagnose erst in der zweiten bis dritten Lebensdekade ist daher nicht untypisch. Halszysten liegen meist im vorderen Halsdreieck in Höhe knapp unterhalb des Zungenbeins.

Bei Halsfisteln des zweiten Schlundbogens mündet die innere Fistel in der Tonsillenbucht und wird meist nicht bemerkt. Dagegen stellt die äußere Fistel das klinische Leitsymptom der lateralen Halsfistel dar. Halsfisteln werden daher meist schon während des Kindesalters diagnostiziert. Die äußeren Fistelgänge enden vor dem Musculus sternocleidomastoideus auf Höhe des mittleren oder unteren Drittels des Muskels (also unterhalb des Zungenbeins). Aus dem äußeren Sinus entleert sich nicht selten muköses Sekret. Nicht selten sind sekundäre Infektionen durch Hautkeime (Staphylococcus aureus, β-hämolysierende Streptokokken Gruppe A). Fistelgänge ziehen bei Fehlbildungen des zweiten Schlundbogens zwischen der Arteria carotis externa und interna hindurch (➤ Abb. 59.2). Ob laterale Halszysten/Halsfisteln maligne entarten können, ist umstritten; in jedem Fall stellt die karzinomatöse Entartung ein sehr seltenes Ereignis dar.

Therapie. Bei jedem operativen Eingriff sollte sorgfältig nach Fisteln gesucht werden, um diese vollständig mit zu entfernen. Die Rezidivrate nach Operation sollte bei Fehlbildungen des zweiten Schlundbogens unter 5% liegen.

59.2.3 Fehlbildungen des dritten und vierten Schlundbogens

Embryologie. Aus der 3. Schlundtasche entstehen der Thymus und die unteren Epithelkörperchen. Aus der 4. Schlundtasche entstehen die oberen Epithelkörperchen.

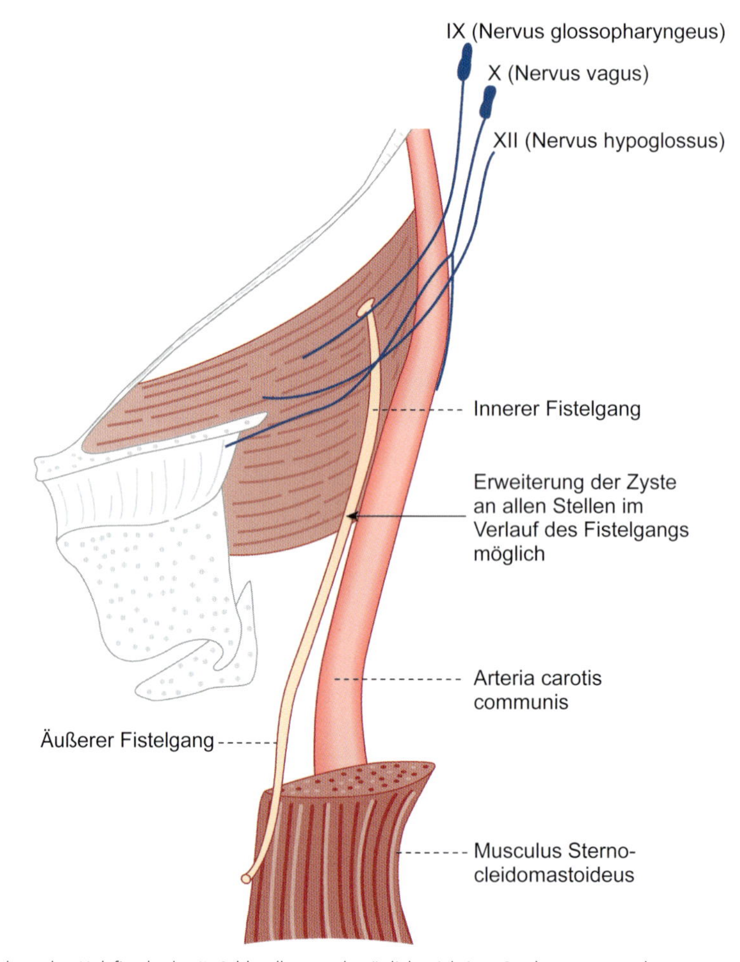

Abb. 59.2 Lage von lateralen Halsfisteln des II. Schlundbogens bezüglich wichtiger Strukturen am Hals

Klinik

Die Trennung zwischen Fehlbildungen der 3. und 4. Schlundtasche ist klinisch nicht eindeutig zu leisten. Bei Ausbildung eines durchgehenden Fistelgangs ist die innere Fistelöffnung bei beiden Formen im Recessus piriformis gelegen. Der äußere Fistelgang öffnet sich bei den Fehlbildungen des dritten und vierten Schlundbogens wie bei Fehlbildungen des zweiten Kiemenbogens vor dem Musculus sternocleidomastoideus. Klinisches Leitsymptom ist die meist schon neonatal präsentierende linkslaterale Schwellung, die zur Atembehinderung führen kann, oder der im späteren Lebensalter linksseitig präsentierende, rezidivierende laterozervikale Abszess. Der Nachweis eines Luft-Flüssigkeits-Spiegels in den zystischen Strukturen zeigt die Verbindung zum Pharynx.

Interessanterweise treten die Fehlbildungen des III. und IV. Schlundbogens in den allermeisten Fällen nur auf der linken Halsseite auf. Die zystischen Anteile der Fehlbildungen des III. Schlundbogens liegen meist hinter dem M. sternocleidomastoideus. Der Fistelgang zieht hinter der Arteria carotis interna nach kranial und schwenkt dann nach medial, um über dem Nervus hypoglossus und unter dem Nervus glossopharyngeus hindurch laufend im Recessus piriformis seitlich zu münden.

Die zystischen Anteile der Fehlbildungen des IV. Schlundbogens liegen, falls sie rechtsseitig lokalisiert sind, meist vor der Arteria subclavia, bei linksseitiger Lage meist vor dem Aortenbogen medial des Ligamentum arteriosum. Der Fistelgang zieht kranial vor dem M. sternocleidomastoideus und mündet nach Überkreuzen des Nervus hypoglossus ebenfalls im Recessus piriformis.

59.2.4 Thymuszysten und ektopes Thymusgewebe

Thymuszysten stellen eine seltene Differenzialdiagnose bei angeborenen Schwellungen am Hals dar. Aberrantes Thymusgewebe liegt zu 85% im Halsbereich und manifestiert sich in 70% der Fälle als zystische Struktur.

Ätiologie

Thymuszysten/ektopes Thymusgewebe entstehen möglicherweise entweder durch eine Störung der Deszension des Thymus in der Embryonalentwicklung (Reste des thymopharyngealen Gangs), also auf dem Boden von Fehlbildungen des III. und IV. Schlundbogens (➤ 59.2.3) oder aus versprengtem Thymusgewebe.

Klinik

Klinisch kann sich die Thymuszyste/ektopes Thymusgewebe als solider Tumor oder zystische Struktur darstellen. Die Präsentation erfolgt meist in den ersten zwei Lebensdekaden als nichtentzündliche symptomlose ovoide Schwellung, auffälligerweise meist linkslateral gelegen. Begleitendes Auftreten von Luftnot und deutlicher Dysphagie sind selten. Zervikale Thymuszysten liegen meist infrahyoidal in engem Kontakt zur Gefäßnervenscheide und zeigen oft eine direkte Beziehung zum Mediastinum (bei 50% der Patienten mediastinale Anteile).

Therapie

Die komplette chirurgische Exzision führt zur Heilung. Ab dem Kindesalter sollte eine vollständige Entfernung angestrebt werden, da eine maligne Entartung des Thymusgewebes möglich ist. Rezidive sind selten. Die chirurgische Therapie muss die engen Beziehungen zum Gefäßnervenstrang berücksichtigen.

59.3 Gefäßreiche Fehlbildungen am Hals

Der Begriff gefäßreiche Fehlbildungen am Hals umfasst eine heterogene Gruppe von Malformationen mit verschiedenen Histologien, unterschiedlichen klinischen Verläufen und vielfältigen Therapieoptionen. Die vaskulären Malformationen sind in ihrem Vorkommen nicht auf den Hals beschränkt, sondern können grundsätzlich in jeder Körperregion auftreten. Treten diese Veränderungen am Hals auf, verursachen sie, neben der meist sichtbaren Lage und der ästhetischen Beeinträchtigung, häufiger erhebliche funktionelle Beschwerden. Moderne Klassifikationsschemata (z.B. Klassifikation vaskulärer Anomalien der International Society for the Studies of Vascular Anomalies [ISSVA]) unterscheiden zwischen proliferierenden Neubildungen (Hämangiome bzw. vaskuläre Tumoren) und anlagebedingten vaskulären Fehlbildungen. Die Dopplersonographie stellt ein breit verfügbares Verfahren dar, die vaskulären Malformationen in schnell durchflossene (high-flow) und langsam durchflossene (low-flow) Läsionen zu unterteilen (➤ Abb. 59.3).

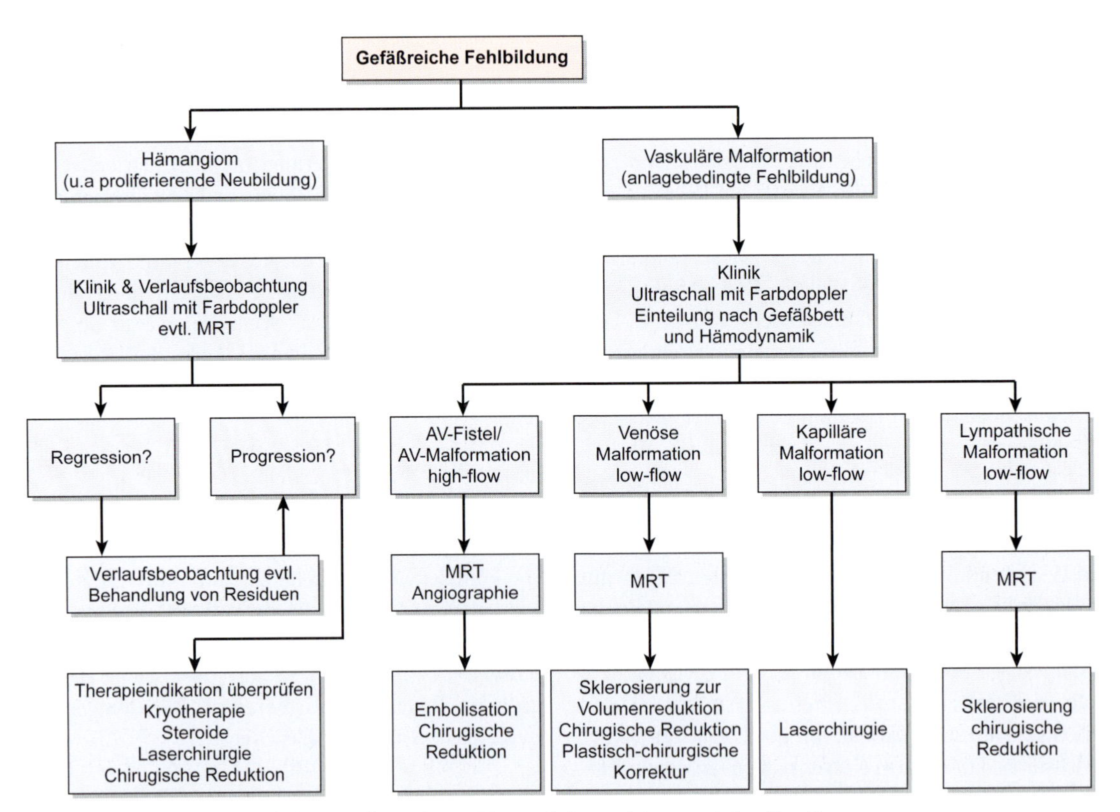

Abb. 59.3 Klassifikation der vaskulären Malformationen. Diagnostischer und therapeutischer Algorithmus

59.3.1 Vaskuläre Tumoren

Die Gruppe der vaskulären Tumoren bildet neben den Hämangiomen die seltenen Untergruppen Hämangioendotheliom, „tufted" Angioma, lobuläres kapilläres Hämangiom (Granuloma pyogenicum) und Glomangiom. Hämangiome sind die häufigsten benignen Tumoren des Kindesalters. Es wird angenommen, dass Hamangiome aufgrund eines Defekts der Angiogenese in der Frühschwangerschaft (6.–10. SSW) entstehen.

Klinik

Hämangiome kommen im ersten Lebensjahr mit einer Prävalenz von etwa 10% vor. Mädchen sind etwa 2- bis 5-mal häufiger betroffen als Jungen. Bei Frühgeborenen steigt die Prävalenz mit der Unreife des Kindes. 60% aller Hämangiome sind im Kopf-Hals-Bereich lokalisiert. 60% der Hämangiome liegen rein intrakutan, 15% rein subkutan, 25% besitzen einen oberflächlichen und einen tiefen Anteil. Die allermeisten Hämangiome durchlaufen eine charakteristische Abfolge von Entwicklungsstufen (Naszenz, Proliferation, Plateau, Involution) und zeigen im 1. Lebensjahr häufig eine rasche, in ihrem Ausmaß nicht vorhersagbare Proliferation und in 90% der Fälle in den folgenden Jahren eine langsame spontane Involution. Bei spontaner Involution entstehen in 40–50% der Fälle narbige Residuen.

Meist sind Hämangiome unmittelbar nach der Geburt noch kaum sichtbar und demarkieren sich durch zunehmende Entwicklung erst ab der 3. Lebenswoche. Mit der Proliferation nimmt die Färbung der Läsion an Intensität zu. Im Verlauf von 7 Jahren zeigen 70% der lokalisierten Hämangiome eine vollständige, 20% eine partielle, 10% keine Rückbildung. Bei großen Hämangiomen bildet sich pro Jahr etwa 10% der Hämangiommasse zurück. Da die Wachstumsdauer meist auf wenige Monate beschränkt bleibt, kommt der Wachstumsgeschwindigkeit bei Hämangiomen (sorgfältige Anamnese, Bilddokumentation) die entscheidende Bedeutung für die Größenentwicklung zu. Neben der Ausdehnung ist die Lokalisation für den Krankheitswert entscheidend.

Bei großen Hämangiomen > 3–5% der Körperoberfläche kann begleitend eine Herzinsuffizienz bestehen. Hämangiome im Halsbereich können bei Lage in den Halsfalten Beschwerden durch Ulzerationen verursachen. Bei Hämangiomen im Kinn- und vorderen Halsbereich (Hämangiome im „Bartbereich") mit segmentaler Anordnung findet sich in etwa 50% der Fälle ein Hämangiom im Bereich der oberen Luftwege bis zur Subglottis, was zu lebensbedrohlichen Atemwegsobstruktionen führen kann (klinisches Leitsymptom Hämangiom im „Bartbereich", kruppartiger Husten und Stridor beim Kind im Alter von 6–12 Wochen). Gegebenenfalls sollte eine direkte Laryngoskopie Aufklärung bringen.

Hämangiome können mit weiteren Fehlbildungen assoziiert sein (z.B. PHACE-Syndrom: Leitsymptom plaqueförmiges, großes segmentales Gesichtshämangiom; neurokutanes Syndrom).

Diagnostik

Die Diagnostik sollte Stellung nehmen zur Größenausdehnung, Tiefenausdehnung und Perfusion der Läsion sowie im Verlauf zur Wachstumstendenz. Bei Hämangiomen größer als 10 cm Durchmesser sollte die Diagnostik um eine Echokardiographie (mögliche Herzinsuffizienz), Blutbilduntersuchung (Thrombozytenverbrauch) und die Erhebung des Gerinnungsstatus (Fibrinogen- und Gerinnungsfaktorenverbrauch) ergänzt werden.

MERKE

Die Diagnostik bei vaskulären Tumoren muss Stellung nehmen zur:
- Größenausdehnung
- Tiefenausdehnung
- Perfusion der Läsion
- Wachstumstendenz.

Bei Hämangiomen > 10 cm sinnvolle Zusatzdiagnostik:
- Echokardiographie (Herzinsuffizienz?)
- Blutbilduntersuchung (Thrombozytenverbrauch?)
- Gerinnungsstatus (Fibrinogen-, Gerinnungsfaktorenverbrauch?).

Therapie

Therapieindikation sind die funktionelle Beeinträchtigung (auch deren präventive Verhinderung), Prävention und Therapie schmerzhafter ulzerierender Hämangiome sowie die Verhinderung permanent kosmetisch beeinträchtigender Hämangiomresiduen. Diese Punkte treffen vor allem für komplexe Hämangiome mit Gefährdung durch Obstruktion der Atemwege oder Herzinsuffizienz, periokkuläre Hämangiome mit oder mit drohender Visusgefährdung, Hämangiome im Gesichtsbereich, die zu kosmetischer Beeinträchtigung führen können, und ulzerierte Hämangiome (z.B. im Halsbereich) zu. In den meisten Fällen von unkomplizierten Hämangiomen ist ein abwartendes beobachtendes Verhalten einer therapeutischen Intervention im Outcome überlegen. Zeigen sich zum Zeitpunkt der Therapieeinleitung schon Rückbildungstendenzen, ist in der Regel zunächst keine weitere Behandlung dringlich.

Ziel der Therapie ist die Induktion eines Wachstumsstillstands und die Einleitung der Involution. Kleine Hämangiome können durch Kryokontakttherapie gut im weiteren Wachstum gestoppt werden (Einsatz von Flüssigstickstoff [–196 °C] und Peltier-Elementen [–32 °C]). Die Eindringtiefe beträgt 3–5 mm. Steroide können die Involution von Hämangiomen anregen. Dafür werden in der Regel Dosen von 2–4 mg/kg KG über 3–6 Wochen mit anschließender schrittweiser Dosisreduktion verabreicht. Die Lasertherapie kann mit unterschiedlichen Techniken eingesetzt werden. Blitzlampengepulste Farbstofflaser mit bis zu 1,2 mm Eindringtiefe und Neodym:Yttrium-Aluminium-Granat-Laser (Nd:YAG-Laser) mit einer Eindringtiefe bis zu 10 mm werden verwendet. Die chirurgische Exzision stellt eine weitere Option dar. Eine toxische Therapie mit Interferon-α kann bei bedrohlichen Hämangiomen, die nicht auf Steroide ansprechen, erwogen werden (Behandlung über 4–6 Monate mit 1–3 Millionen Einheiten/m^2 Körperoberfläche 3-mal/Woche subkutan). Als ernste Komplikation der Interferon-α-Therapie treten zentralnervöse Störungen auf.

MERKE

In den meisten Fällen von unkomplizierten Hämangiomen ist ein abwartendes beobachtendes Verhalten einer therapeutischen Intervention im Outcome überlegen.

59.3.2 Vaskuläre Malformationen

Bei vaskulären Malformationen handelt es sich um anlagebedingte Anomalien, die aus dysmorphen Gefäßkanälen ohne zelluläre Proliferation bestehen. Sie können nicht spontan regredieren. Die weitere Einteilung erfolgt gemäß ihrer hämodynamischen Eigenschaften in lang-

Tab. 59.1 Unterschiede zwischen vaskulären Tumoren (z.B. Hämangiomen) und vaskulären Malformationen

	Vaskuläre Tumoren	Vaskuläre Malformationen
Manifestation	in der Regel im Säuglingsalter	bei Geburt
Wachstumsverhalten	dynamisch (rasches Wachstum, langsame Regression)	mitwachsen mit dem Körperwachstum
Dopplersonographie	high-flow	i.d.R. low-flow

sam und schnell durchflossene Läsionen und nach ihrem Gefäßbett in arterielle, venöse, kapilläre oder lymphatische bzw. gemischte (z.B. arteriovenöse) Fehlbildungen (➤ Tab. 59.2). Die Malformationen sind bei Geburt angelegt, werden aber in der Regel erst im jungen Erwachsenenalter größer und symptomatisch. Sie entwickeln sich meist proportional zum übrigen Körperwachstum, können aber möglicherweise auch durch hormonelle Umstellungen in der Pubertät oder Traumata im Wachstum stimuliert werden. Ausgedehnte Malformationen im Gesichts-Hals-Bereich können zu einer Wachstumsbehinderung des Gesichtsschädels führen.

Kapilläre Malformationen

Klinik

Kapilläre Malformationen sind die häufigsten vaskulären Anomalien. Sie gehören zu den langsam durchflossenen Läsionen. Die Entwicklung erfolgt meist aus den Kapillaren des venösen Strombetts.

Klinisch unterscheidet man die umschrieben *kutanen Teleangiektasien*, die sichtbare Erweiterungen einzelner oder mehrerer kleiner Gefäße (Venolen, Kapillaren, Arteriolen) darstellen, und den flächigen *Naevus flammeus (Feuermal)*, der durch eine Dilatation von Kapillaren der oberen Dermis entsteht.

Der Naevus flammeus mit einer Prävalenz von ca. 0,3% tritt meist unilateral, segmental, dermatomal (typisch z.B. Trigeminusbereich V1/2) mit hellrotem Erythem auf. Er ist – im Unterschied zu Hämangiomen – bereits bei Geburt vorhanden und zeigt keine Wachstumstendenz.

Der *Naevus flammeus simplex (Storchenbiss)* ist dagegen median lokalisiert (Stirn, Glabella, nuchal, thorakolumbal) und verschwindet meist in den ersten beiden Lebensjahren.

Der Naevus flammeus im Gesichtsbereich kann kutanes Merkmal eines Sturge-Weber-Syndroms sein (enzephalotrigeminale Angiomatose; klinische Trias mit Naevus flammeus im Bereich V1, ipsilaterales Glaukom/ Buphthalmus, ipsilaterale leptomeningeale Gefäßmalformation). Ein Naevus flammeus im Gesichts- und Halsbereich als Symptom eines Klippel-Trenaunay-Syndroms (angioosteohypertrophisches Syndrom; klinische Trias mit segmentalen Naevus flammeus, ipsilateraler Venenektasie/Varikosis, ipsilateraler Weichteil- und Knochenhypertrophie) ist selten. Bei periokulärer Lokalisation besteht ein erhöhtes Glaukomrisiko.

MERKE
Bei jedem Kind mit periokulärem Naevus flammeus sollte eine augenärztliche Untersuchung erfolgen und eventuell eine regelmäßige Kontrolle durchgeführt werden.
Bei einem nachgewiesenen Sturge-Weber-Syndrom sind regelmäßige neuropädiatrische Untersuchungen notwendig.

Therapie. Der Naevus flammeus ist in der Regel einer Lasertherapie zugänglich (gepulster Farbstofflaser); besonders eine kosmetisch entstellende Lokalisation im Gesichts-Hals-Bereich stellt eine Interventionsindikation dar.

Venöse Malformationen

Klinik

Bei der Geburt meist winzig klein als blaue Maculae sichtbar wachsen sie im weiteren Verlauf zu schwammartigen Formationen dysplastischer Venen mit variabler Kommunikation zu den physiologischen Venen. Klinisch imponieren sie als weiche, kompressible Läsionen ohne Überwärmung und Pulsation und färben die darüber liegende Haut blau. Sie liegen vorwiegend im Gesichts- und Kieferbereich, sowie im Mund und Pharynx. Symptomatisch werden sie häufig durch Schmerzen. Venöse Fehlbildungen zeigen bei der Untersuchung eine lageabhängige Größenzunahme (Größenveränderung auch oft durch Vasalvamanöver provozierbar), gelegentlich lassen sich pathognomonische Phlebolithen tasten. In etwa 20% der Fälle sind zervikofaziale venöse Malformationen mit intrakraniellen venösen Dysplasien assoziiert.

Therapie

Ziele der Behandlung sind die Korrektur der ästhetischen Deformierung und die Behandlung einer funktionellen Beeinträchtigung. Vor einer chirurgischen Resektion ist oft eine Größenreduktion der Fehlbildung notwendig, z.B. durch perkutane Sklerosierung. Die Injektion einer sklerosierenden Substanz führt über eine Destruktion der dysplastischen Gefäßwände zu einer Fibrosierung und Schrumpfung der Malformation (zur Anwendung kommt 96%iges Ethanol oder das aus Maisstärke gewonnene Ethibloc®).

Arteriovenöse Fisteln/arteriovenöse Malformationen

Rein arterielle Malformationen sind selten. Arteriovenöse (AV) Gefäßfehlbildungen bestehen aus zuführenden, ektatischen Arterien und drainierenden Venen. AV-Fisteln haben einen direkten arteriovenösen Übergang. Bei AV-Malformationen ist zwischen den zuführenden und ableitenden großen Gefäßen ein Konvolut abnormer Gefäßkanäle zwischengeschaltet.

Klinik

AV-Fisteln und AV-Malformation gehören zu den schnell durchflossenen (high-flow) Läsionen. Symptomatische Läsionen verursachen Schmerzen über eine Gewebeischämie, Hautulzerationen und Blutungen. Bei der Untersuchung zeigen sich diese Läsionen bläulich, pulsierend und überwärmt. Meist lässt sich ein Schwirren über dem Befund auskultieren. Zervikofaziale High-flow-Läsionen liegen meist im Bereich der Wange und der Gesichtsknochen. Häufig sind sie im ersten Lebensjahrzehnt asymptomatisch.

Therapie

Das entscheidende Kriterium ist die vollständige Ausschaltung der gesamten Malformation, da verbleibende arteriovenöse Shunts in der Regel zur Eröffnung weiterer Kollateralen und zur Entstehung von Rezidiven führen. Heilungsraten bei asymptomatischen Malformationen sind höher als bei symptomatischen und dekompensierten Stadien. Andererseits ist die Behandlung von asymptomatischen Läsionen einer Watch-and-wait-Strategie im Outcome nicht unbedingt überlegen. Einfache AV-Fisteln können eventuell rein interventionell behandelt werden, AV-Malformationen bedürfen häufig einer chirurgischen Exzision nach primärer interventioneller Embolisation.

Lymphatische Malformationen

Lymphatische Malformationen werden oft synonym als Lymphangiome bezeichnet. Sie lassen sich unterteilen in makrozystische, mikrozystische und gemischt makro- und mikrozystische Formen. Sie können sich bis in die Pubertät erstmanifestieren. Sie entstehen aus embryologisch versprengten Lymphgefäßinseln.

Klinik

Etwa 80% der Lymphangiome werden bis zum Ende des zweiten Lebensjahrs diagnostiziert. Etwa 50% der Lymphangiome manifestieren sich im Kopf-Hals-Bereich. Etwa ein Drittel der Lymphangiome im Halsbereich greifen auf Zunge, Mund und Kehlkopf über. Das makrozystische Lymphangiom (Synonym *zystisches Hygrom*) stellt sich gerne als weiche, durchsichtige Raumforderung unter gesunder Haut dar. Das mikrozystische Lymphangiom wächst infiltrierend und imponiert mit zahlreichen intrakutanen Bläschen. In der Regel sind größere lymphatische Malformationen schon bei Geburt als Raumforderung sicht- und tastbar. Eine pränatale Diagnostik ist in diesen Fällen nicht ungewöhnlich. Kleinere Fehlbildungen können eventuell lange Zeit unentdeckt bleiben. Lymphatische Malformationen können sich nach Geburt noch deutlich ausdehnen, das Wachstum ist dabei in der Regel langsam. Eine Infektion mit einer **Lymphangitis** kann die Klinik durch plötzliche Ausdehnung der Malformation deutlich aggravieren. Klinische Beschwerden werden durch die Lage und Größe der Fehlbildung determiniert. Eine Ausdehnung oberhalb des Zungenbeins kann zu schwerer Atembehinderung führen. Lymphatische Malformationen, die sich bereits pränatal manifestieren (z.B. Polyhydramnion), sind häufiger mit Syndromen mit chromosomalen Aberrationen assoziiert (Turner-Syndrom [45, X; 30%], Down-Syndrom [Trisomie 21; 15%]).

Therapie

Lymphatische Malformationen werden, gegebenenfalls nach vorbereitender Sklerosierung, chirurgisch reduziert. Eine vollständige Entfernung ist häufig nicht ohne funktionelle und ästhetische Beeinträchtigung möglich. Nebenwirkungen der chirurgischen Behandlung großer Malformationen sind häufiger Nervenlähmungen (Fazialis, Hypoglossus), Infektionen und akute Verlegung der Luftwege mit Bedarf einer Tracheotomie. Als sklerosierendes Agens werden 96% Ethanol und OK-432 (Picibanil) eingesetzt. Makrozystische lymphatische Malformationen sprechen besser auf eine Sklerosierung an als gemischte oder mikrozystische Formen.

Tab. 59.2 Klinische Merkmale zur Unterscheidung zwischen kapillären, venösen und arteriovenösen Malformationen

Kapilläre Malformation /Naevus flammeus	venöse Malformation	arteriovenöse Fistel
bei Geburt sichtbare scharf abgegrenzte, rötliche Hautveränderung	bei Geburt oft nur als kleine blaue Makula sichtbar, im Verlauf Wachstum zu schwammartigen Formationen, nicht pulsierend, nicht überwärmt, Größenveränderung durch Vasalvamanöver, pathognomonisch Phlebolithen	häufig im ersten Lebensjahrzehnt asymptomatisch, Läsionen bläulich, pulsierend überwärmt, Schwirren über der Läsion bei Auskultation
Dopplersonographisch Low-flow-Läsion	Dopplersonographisch Low-flow-Läsion	Dopplersonographisch High-flow-Läsion

59.4 Teratome am Hals

Teratome sind angeborene, embryonale Neoplasien und gehören zur Gruppe der Keimzelltumoren. Histologisch zeigen sie typischerweise Anteile aller drei Keimblätter. Man unterscheidet unreife und reife Teratome. Die unreifen Teratome werden nach dem Anteil der unreifen Komponenten eingeteilt (z.B. nach Gonzalez-Crussi). Sehr unreife Teratome haben eine hohe Rezidivneigung und enthalten auch vermehrt Herde mit einer malignen Komponente.

Die Lokalisation am Hals ist selten (< 5% der kindlichen Teratomlokalisationen). Ausgangsorgan scheint hier in der Regel die Schilddrüse zu sein. Neugeborene mit Halsteratomen zeigen häufig unmittelbar postnatal eine ausgeprägte respiratorische Insuffizienz. Bei pränataler Diagnose eines Halsteratoms sollte deshalb ein perinatologisches Team vorbereitet sein. Die **pränatale Diagnostik** mittels Ultraschall zeigt bei typischem Befund neben dem Polyhydramnion eine Geschwulst am anterolateralen Hals in Form eines gemischten Tumors aus soliden und zystischen Anteilen.

Nach postnataler Stabilisierung und bildgebender Untersuchung sollte die komplette chirurgische Entfernung der Geschwulst durchgeführt werden, was auch bei großen Tumoren gelingen kann, da die gesunden anatomischen Strukturen nur verlagert, aber nicht infiltriert werden. Bei inkompletter Resektion droht Rezidivgefahr, unreife Teratome haben die Potenz zur malignen Entartung. Aus diesem Grund sollten Kinder nach der Entfernung eines Teratoms eine **kinderonkologische Nachsorge** erhalten. Diese beinhaltet neben einer klinischen und bildgebenden Verlaufskontrolle auch die Dokumentation von Alpha-Fetoprotein-(AFP-)Werten. Prä- und postoperativ sollten Schilddrüsenhormonwerte kontrolliert werden.

LITERATUR

Allard RH (1982) The thyroglossal cyst. Head & Neck Surgery 5: 134–146.

Bloom DC, Perkins JA, Manning SC (2004) Management of lymphatic malformations, Management of lymphatic malformations. Current opinion in Otorhinolaryngology & Head and Neck Surgery 12: 500–504.

Chin AC, Radhakrishnan J, Slatton D, Geissler G (2000) Congenital cysts of the third and fourth pharyngeal pouches or pyriform sinus cysts. Journal of Pediatric surgery 35: 1252–1255.

Ernemann U, Hoffman J, Breuninger H, Reinert S, Skalej (2002) Interdisziplinäres Konzept zur Diagnostik und Therapie gefäßreicher Fehlbildungen im Gesichts-Halsbereich. Mund-, Kiefer-, und Gesichtschirurgie 6: 402–409.

Ernemann U, Hoffman J, Grönewäller E, Breuninger H, Rebmann H, Adam C, Reinert S (2003) Hämangiome und vaskuläre Malformationen im Kopf- und Halbereich. Der Radiologe 43: 958–966.

Foley DS, Fallat ME (2006) Thyreoglossal duct and other congenital midline cervical anomalies. Seminars in Pediatric surgery 15: 70–75.

Höger PH (2005) Kinderdermatologie. Differenzialdiagnostik und Therapie bei Kindern und Jugendlichen, Schattauer, Stuttgart.

Martino F, Avila LF, Encinas JL, Luis AL, Olivares P, Lassaletta L, Nistal M, Tovar JA (2006) Teratomas of the neck and mediastinum in children. Pediatric Surgery International 22: 627–634.

Mulliken JB, Glowacki J (1982) Hemangiomas and vascular malformations in infants and children: a classification based on endothelial characteristics. Plastic and reconstructive surgery 69: 412–420.

Nicollas R, Guelfucci B, Roman S, Triglia JM (2000) Congenital cysts and fistulas of the neck. International Journal of Pediatric Otorhinolaryngology 55: 117–124.

Obermann EC, Mayr C, Bonkowsky V, Büttner R (1999) Zervikale Thymuszysten in der Differentialdiagnose lateraler Halstumore. HNO 47: 821–824.

OrlowSJ, Isakoff MS, Blei F (1997) Increased risk of symptomatic hemangiomas of the airway in association with cutaneous hemangiomas in a „beard" distribution. The Journal of Pediatrics 131: 643–646.

Rössler J, Salfeld P, Niemeyer CM (2005) Diagnostik und Therapie von Gefäßfehlbildungen. Monatsschrift Kinderheilkunde 153: 364–372.

Tovi F, Mares AJ (1978) The aberrant cervical Thymus. The American Journal of Surgery 136: 631–637.
Waldhausen JH (2006) Branchial cleft and arch anomalies in children. Seminars in Pediatric surgery 15: 64–69.
Werner JA, Eivazi B, Folz BJ, Dünne AA (2006) „State of the Art" zur Klassifikation, Diagnostik und Therapie von zerviko-fazialen Hämangiomen und vaskulären Malformationen. Laryngo- rhino- otologie 85: 883–891.
Wedderburn CJ, van Beijnum J, Bhattacharya JJ, Counsell CE, Papanastassiou V, Ritchie V, Roberts RC, Sellar RJ, Warlow CP, Al-Shahi Salman R (2008) Outcome after interventional or conservative management of unruptured brain arteriovenous malformations: a prospective, population-based cohort study. Lancet neurology 31, im Druck

KAPITEL

60

Johannes Liese, Klaus Magdorf

Infektiöse und entzündliche Erkrankungen des Halses im Kindesalter

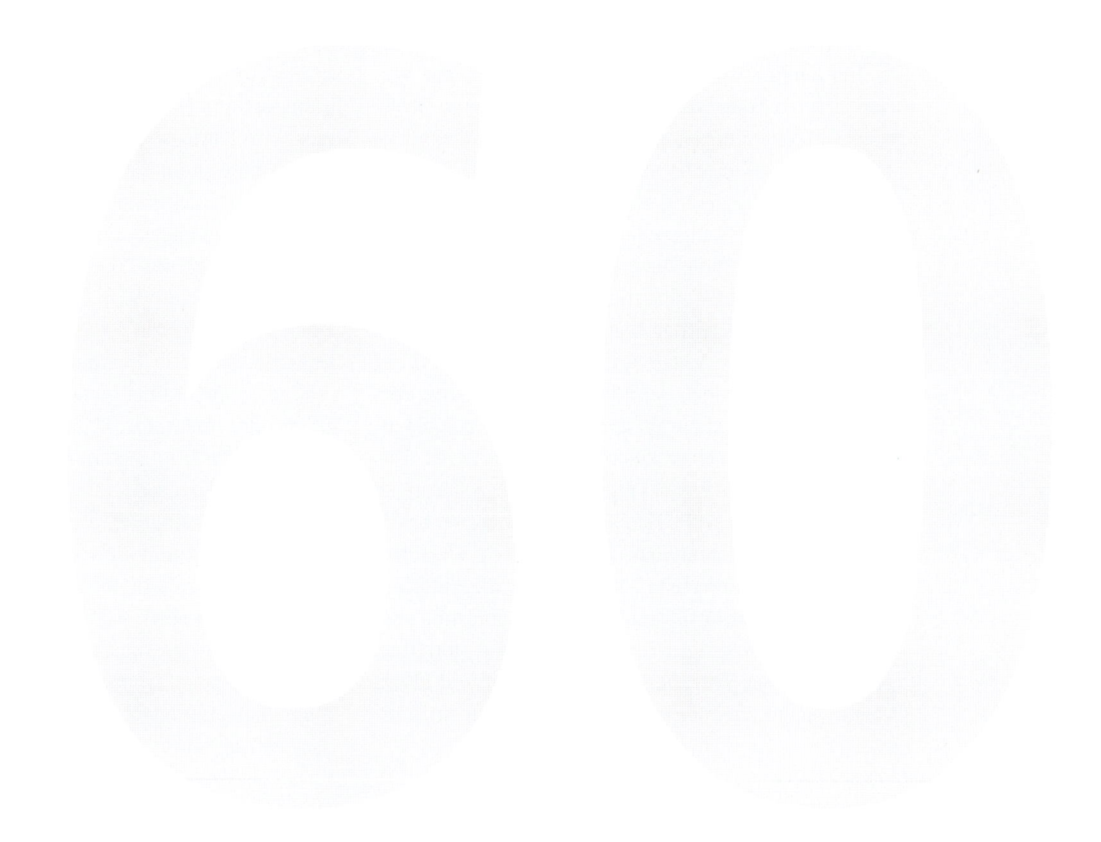

Entzündliche und infektiöse Erkrankungen im Bereich des Halses treten gerade im Kindesalter besonders häufig auf. Das folgende Kapitel geht insbesondere auf entzündliche Erkrankungen im Bereich der Lymphknoten ein. Weitere infektiöse und entzündliche Halserkrankungen werden in den folgenden Kapiteln abgehandelt: Entzündungen der Speicheldrüsen (➤ Kap. 35); Peritonsillarabszess, Parapharyngealabszess, Retropharyngealabszess (➤ Kap. 44); Halszysten (➤ Kap. 61).

Im Bereich des Halses liegen zahlreiche Lymphknoten und Lymphabflussgebiete, die bei den häufigen Infektionen von Kindern im Bereich der oberen Luftwege häufig und rasch mitreagieren. Schon beim gesunden, schlanken Kind lassen sich die Lymphknoten gut tasten. Im Normalzustand, der von Patient zu Patient erheblich variieren kann, zeigen Halslymphknoten einen Durchmesser von etwa 0,5–1,5 cm, sind meist symmetrisch angelegt, gut verschieblich, von weicher Konsistenz und nicht druckschmerzhaft.

Im Rahmen jeglicher Infektion im HNO-Bereich, aber auch systemischer Infektionen kann es zur Vergrößerung von Lymphknoten kommen, die zunächst als physiologische Reaktion des Immunsystems zur Infektionsabwehr eingestuft werden kann. Hier ist im Besonderen die sogenannte „postinfektiöse reaktive Lymphknotenvergrößerung" zu nennen. Diese betrifft meist Kinder im Alter von 2–7 Jahren, die in diesem Zeitraum eine vergleichsweise hohe Zahl an Infektionen der oberen Atemwege durchmachen. Viele dieser Kinder zeigen zwischen den Krankheitsepisoden, besonders im lateralen Halsbereich, weiche, leicht hypertrophe, gut verschiebliche, schmerzlose Lymphknoten, die eine Größe von 1,5 cm selten überschreiten. Dieser Befund kann als physiologisch gesteigerter Aktivitätszustand im Rahmen einer längerfristig gesteigerten zellulären und humoralen Immunantwort angesehen werden. Bei ausbleibender Befundprogression und gutem Allgemeinzustand sind normalerweise keine weitergehenden diagnostischen und therapeutischen Maßnahmen erforderlich.

Die Aufgabe des Arztes besteht darin, aufgrund der vorliegenden klinischen Befunde das diagnostische Vorgehen zu planen und die entsprechende Therapie einzuleiten. Hierbei sind einerseits die infektiologischen Differenzialdiagnosen von Lymphknotenvergrößerungen zu berücksichtigen (➤ Tab. 60.1) und entsprechende chirurgische und hämatologisch-onkologische Ursachen zu bedenken. Andererseits ist es wichtig, die Entscheidungen zur Diagnostik und Therapie aufgrund der Anamnese und der klinischen Untersuchung zu treffen. Ein schrittweises Vorgehen erspart Kindern und Eltern Belastungen durch aufwändige und teure Untersuchungen.

Tab. 60.1 Klinische Präsentation und Häufigkeit von Infektionserregern von Halslymphknotenschwellungen

Klinische Präsentation	Häufig	Selten
Akut einseitig	Stapylococcus aureus Streptokokken der Gruppe A anaerobe Bakterien	Streptokokken der Gruppe B Tularämie Pasteurella multocida Yersinia pestis gramnegative Keime
Akut beidseitig	Rhinovirus Epstein-Barr-Virus Zytomegalievirus Herpes-simplex-Virus Adenovirus Enterovirus Mycoplasma pneumoniae Streptokokken der Gruppe A	Parvovirus B19 Rötelnvirus
Chronisch einseitig	Nichttuberkulöse Mykobakterien (NTM) Katzenkratzkrankheit (Bartonellose)	Toxoplasmose Tuberkulose Aktinomykose
Chronisch beidseitig	Epstein-Barr-Virus Zytomegalievirus	HIV Toxoplasmose Tuberkulose Syphilis

Anamnese und klinische Untersuchung

In der Anamnese ist die Dauer der entzündlichen Erkrankung im Halsbereich von entscheidender Bedeutung. Am häufigsten treten Lymphknotenschwellungen im Halsbereich im Rahmen unkomplizierter bakterieller und viraler Infektionen auf. Akut auftretende Lymphknotenschwellungen mit lokalen (Schmerz, Rötung, Überwärmung) und allgemeinen Entzündungszeichen (Fieber, CRP, Granulozytose, Linksverschiebung), die einen kurzen Verlauf zeigen, weisen in der Regel auf eine akute bakterielle Lymphadenitis hin.

Eine schnell zunehmende Lymphknotenschwellung einer oder mehrerer Regionen ohne lokale Entzündungszeichen kann auf ein akutes Lymphom, eine akute Leukämie oder eine virale Infektion (z.B. EBV, CMV) hinweisen. Bei längerem Verlauf sowie bei schmerzloser Schwellung mit und ohne Leistungsabfall und B-Symptomatik kann es sich ebenfalls um ein Lymphom, eine Virusinfektion (EBV, HIV) oder auch eine Mykobakteriose handeln (➤ Tab. 60.1).

Anamnestisch ist insbesondere das Vorliegen von Allgemeinsymptomen, die sogenannte B-Symptomatik (Gewichtsabnahme, Nachtschweiß, Fieber, verminderte

Belastungsfähigkeit) abzufragen. Darüber hinaus können Hinweise durch Symptome wie Knochenschmerzen, Leistungsknick wegweisend sein. Vorerkrankungen können sowohl Hinweise auf eine lokale (z.B. Halszysten) oder auch systemische Infektionsanfälligkeit (z.B. rezidivierende Lymphadenitiden bei angeborenen Immundefekt) liefern. Die Reiseanamnese und mögliche Tierkontakte sollten immer abgefragt werden.

Die Palpation sollte vorsichtig und behutsam durchgeführt werden und alle Lymphknotenstrukturen sowie die Schilddrüse, Speicheldrüsen und Muskelstrukturen des Halses mit erfassen. Beurteilt wird die Lage, Größe (in Zentimeter), Konsistenz (fluktuierend, weich, derb, hart) und Verschieblichkeit der Lymphknoten. Bei Infektionen liegen meist weich-derbe, druckdolente Lymphknoten vor sowie gelegentlich eine Rötung der Haut oder bläulich-livide Verfärbung.

Eine weitere komplette körperliche Untersuchung, inklusive aller Lymphknotenregionen, ist immer erforderlich und trägt dazu bei, weitere Ursachen für mögliche, systemische Infektionen und Erkrankungen zu finden. Hier kommt der Leber- und Milzpalpation, ggf. auch der Durchführung einer Sonographie eine besondere Bedeutung zu.

Eine ungeklärte Schwellung von über 2–3 Wochen Dauer erfordert in der Regel eine diagnostisch-operative Klärung durch Lymphknotenentnahme.

Diagnostik

Das diagnostische Vorgehen bei infektiösen und entzündlichen Erkrankungen des Halses sollte immer von der Klinik geleitet sein (➤ Tab. 60.1). Bei den meisten akuten viralen Infektionen der oberen Luftwege ist außer der klinischen Untersuchung zunächst keine weitere Diagnostik erforderlich. Bei klinischem Verdacht auf eine bakterielle Infektion ist zunächst die Bestimmung von Blutbild, Differenzialblutbild, CRP und ggf. auch Prokalcitonin sinnvoll. Bei chronischen, länger dauernden Verläufen sollte die LDH, Harnsäure sowie eine BKS zusätzlich bestimmt werden. Bei unklarem und längerem Verlauf kann eine serologische Untersuchung auf CMV, EBV, seltener auch Adeno- und Parvo-B19-Virus angezeigt sein. Abhängig vom Impfstatus müssen auch Röteln und Mumps mittels Serologie ausgeschlossen werden. Vor allem bei Tierkontakt kann im Verlauf auch ein serologischer Ausschluss einer Toxoplasmose oder Bartonellose (bei Katzenkontakt) oder Brucellose (v.a. bei Kontakt zu Schafen, Ziegen, selten Rindern, Hunden) angezeigt sein. Eine Tuberkulosediagnostik sollte bei Kontakt zu Erkrankten und Herkunft aus einem Risikoland erfolgen. Hierzu ist zunächst der Tuberkulin-Hauttest (RT 23; 2 TU), weiterführend auch Direktnachweise aus betroffenen Lymphknoten, und ggf. auch die Bestimmung des Zytokinprofils von Lymphozyten nach Stimulation mit spezifischen Antigenen (Interferon-Gamma-Test, T-Spot TB®, Quantiferon®) sinnvoll.

Bei der Bildgebung steht an erster Stelle die Sonographie, die entscheidend weiterhilft, Lymphknoten von anderen halsnahen Strukturen, wie Schilddrüse, Muskel, Speicheldrüse zu unterscheiden. Auch die Ausbildung von Abszessen wird hier bereits frühzeitig erkannt. Normale Lymphknoten stellen sich im Ultraschall echoarm und bohnenförmig da. Abszesse sind noch echoärmer, während Lymphome oder granulomatös-entzündete Lymphknoten sich echoreich darstellen lassen.

Nur in seltenen Fällen ist eine Computertomographie oder eine Kernspintomographie notwendig, um tiefer gelegene und ausgedehnte Prozesse, insbesondere zur Statuserhebung vor Operation, zu dokumentieren. Bei Verdacht auf Tuberkulose, aber auch bei Verdacht auf maligne Lymphknotenerkrankungen, wie M. Hodgkin, hilft ein Röntgen-Thorax weiter, um die Mitbeteiligung andere Lymphknotenstationen auszuschließen (ausgeprägte Hilusverbreiterung, selten Erguss). Bei Leukämieverdacht muss eine Knochenmarkuntersuchung durchgeführt werden.

Chirurgische Maßnahmen, wie eine diagnostische Lymphknotenentnahme, sind bei länger dauernden zervikalen Lymphknotenschwellungen ggf. notwendig, da häufig nur mithilfe einer histopathologischen und mikrobiologischen Untersuchung die Ursache für eine Lymphknotenvergrößerung gestellt werden kann.

Erreger

Als infektiöse Erreger kommen Viren, Bakterien und Parasiten als Ursache akuter entzündlicher Erkrankungen des Halses in Frage. Selten können auch inflammatorische Krankheitsbilder, z.B. im Rahmen periodischer Fiebersyndrome, Ursache rezidivierender Lymphknotenschwellungen sein.

Viren

Die meisten viral bedingten Infektionen, z.B. durch Adenoviren, Rhinoviren und RSV, im Bereich der oberen Luftwege können mit einer vorübergehenden Lymphknotenschwellung einhergehen. Diese Infektionen zeigen bei immunologisch gesunden Personen einen selbstlimitierenden Verlauf, eine spezifische antivirale Therapie ist hier i.d.R. nicht nötig und meist auch nicht verfügbar.

Viren, die häufig Lymphknotenschwellungen verursachen, sind das EBV-, HSV- und CMV-Virus. Das Epstein-Barr-Virus (EBV) ruft eine meist asymptomatische Primärinfektion im Kleinkindalter hervor, verursacht bei älteren Kindern und Jugendlichen eine infektiöse Mononukleose (so genanntes Pfeiffersches Drüsenfieber), die typischerweise mit einer zervikalen Lymphknotenschwellung und einer Splenomegalie einhergeht. Beim Immungesunden ist die Therapie symptomatisch.

EBV- und HIV-Virus können als chronisch-persistierende Virusinfektionen ebenfalls zu lang dauerenden Lymphknotenschwellungen und -entzündungen beitragen. Auch an der Entstehung von Lymphknotentumoren, wie dem M. Hodgkin und dem Burkitt-Lymphom, sowie dem lymphoproliferativen Syndrom, einer Komplikation z.B. unter immunsuppressiver Therapie nach Knochenmarktransplantation, kann das EBV-Virus ursächlich beteiligt sein.

Bakterien

Unter den Bakterien gehören Streptokokkus der Gruppe A und Staphylococcus aureus zu den häufigsten Erregern einer Lymphadenitis. Nicht selten findet sich zeitgleich ein primärer Infektionsfokus, wie z.B. eine Tonsillitis, eine Mundboden-Phlegmone, eine Zellulitis, eine infizierte Halszyste oder auch ein Zahnabszess. Eine infizierte mediane oder laterale Halszyste, die vor dem M. sternocleidomastoideus liegt, sollte differenzialdiagnostisch ausgeschlossen werden.

Die in der Praxis häufigen bakteriellen Lymphadenitiden sprechen gut auf eine antibiotische Therapie mit einem Cephalosporin der ersten (Cephalexin, Cefaclor) oder zweiten Generation (Cefuroxim, Loracarbef) an. Als Alternative kommen auch Amoxicillin/Clavulansäure und bei Penicillinunverträglichkeit Makrolide in Frage. Bei ausgeprägter Abszessbildung, die palpatorisch und sonographisch gut verifiziert werden kann, ist eine chirurgische Intervention sinnvoll.

Seltenere, aber durchaus typische Erreger einer **bakteriellen zervikalen Lymphadenitis** sind Aktinomyzeten, die nach subakutem bis chronischem Verlauf zu einschmelzenden Lymphknoten mit Fistelbildung und Entleerung von körnigem Eiter (Drusen) führen. Die häufigste Form der Aktinomykose ist die zervikofaziale Form, die bei 50–95% der diagnostizierten Patienten nachgewiesen wird.

Weitere seltene Lymphadenitiserreger, die bei engem Kontakt zu Tieren berücksichtigt werden müssen, sind Bartonella henselae, die die Katzenkratzkrankheit verursachen, und Francisella tularensis als Verursacher der Hasenpest.

Langdauernde, chronisch schleichende entzündliche Halslymphknotenschwellungen können einerseits durch Erreger des Mycobacterium-tuberculosis-Komplexes, andererseits durch nichttuberkulöse Mykobakterien (NTM) verursacht werden. Während Erreger des Mycobacterium-tuberculosis-Komplexes (M. tuberculosis, M. bovis, M. africanum, M. canetti und M. micoti) in Deutschland nur noch relativ selten auftreten, werden Lymphknoteninfektionen durch die überall vorkommenden NTM (z.B. M. avium, ➤ Abb. 60.1) in den letzten Jahren immer häufiger nicht nur bei immunologisch beeinträchtigten Patienten (z.B. bei HIV-Infektion), sondern auch bei immungesunden Kindern nachgewiesen.

Die Diagnostik ist schwierig, da das klinisch Bild stark variieren kann und spezifische Labortests bisher nicht zur Verfügung standen. Meist ist die lang andauernde, nicht selten auch fistelnde Lymphknotenvergrößerung einseitig, der Allgemeinzustand der betroffenen Kinder gut und es finden sich keine klinisch-systemischen Zeichen.

Der Tuberkulin-Hauttest unterscheidet nicht zwischen Mycobakterium tuberculosis und NTM. In den letzten Jahren wurden zwei **Testverfahren** für den klinischen Gebrauch entwickelt, die auf dem Nachweis von Gamma-Interferon aus stimulierten Lymphozyten beruhen (Gamma-Interferon Release Test). Hierfür werden die aus Blutproben gewonnenen Lymphozyten mit zwei spezifischen Tuberkulose-Antigenen, ESAT-6 und CFP-

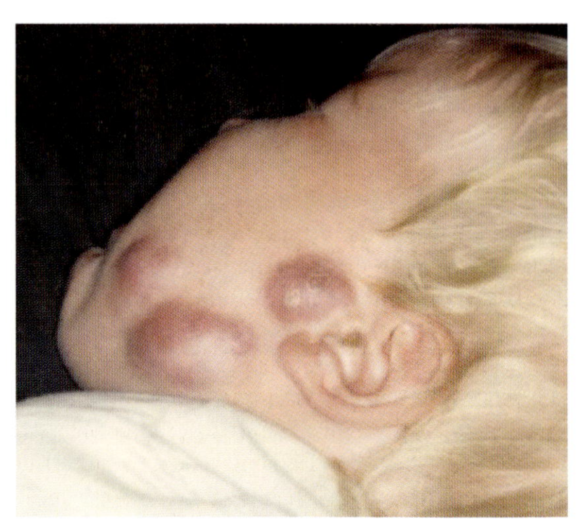

Abb. 60.1 Einseitige Lymphadenitis verursacht durch Mycobacterium avium im Bereich der Parotis sowie submandibulär (Prof. Dr. R. Grantzow; Kinderchirurgische Klinik im Dr. v. Haunerschen Kinderspital der Ludwig-Maximilians-Universität München)

10, stimuliert. Beide Testverfahren werden ex vivo mit einer kleinen Menge heparinisierten Venenbluts durchgeführt, das heißt, sie sind wenig invasiv. Die Patienten müssen nicht, wie beim Tuberkulin-Hauttest ein zweites Mal zum „Ablesen" erscheinen. Der Test kann im Gegensatz zum Tuberkulin-Hauttest beliebig oft wiederholt werden. Bei beiden In-vitro-Testverfahren werden sowohl Negativ- (Stimulation mit irrelevanten Proteinen) als auch Positivkontrollen (Stimulation mit einem T-Lymphozytenmitogen) durchgeführt. Die Sensitivität und Spezifität (fast 100%) beider Testverfahren liegen deutlich über denjenigen des Tuberkulin-Hauttests.

Der definitive Nachweis einer Lymphadenitis durch Mykobakterien wird mittels Entfernung des betroffenen Lymphknotens geführt. Der Erregernachweis von Mykobakterien erfolgt dann über das Direktpräparat nach Ziehl-Neelsen oder mithilfe der PCR bzw. der kulturellen Anzüchtung des Erregers.

Die **Therapie** der Lymphadenitis durch NTM besteht in erster Linie in der, soweit möglich, kompletten chirurgischen Entnahme der betroffenen Lymphknoten. Danach kommt es in den meisten Fällen zur kompletten Ausheilung. Da eine komplette Entnahme aufgrund der gesichtsnahen Strukturen und Hautnerven nicht immer möglich ist, besteht ein relativ hohes Rezidivrisiko. Hier kann auch ein Versuch mit einer über 6 Monate durchgeführten antibiotischen 2–3-fach Kombinationstherapie mit Rifampicin, Clarithromycin oder Azithromycin und evtl. Ethambutol unternommen werden.

Darüber hinaus sind bestimmte Kinder besonders zu rezidivierenden Infektionen mit NTM prädisponiert. Bei schweren, rezidivierenden Infektionen mit NTM sowie ggf. positiver Familienanamnese sollte auch ein Immundefekt (Rezeptordefekt) in der Interleukin-12- und Interferon-Gamma-Achse funktionell und molekulargenetisch ausgeschlossen werden.

Parasiten

Unter den parasitären Infektionen sind die Infektionen durch Toxoplasma gondii am häufigsten ursächlich an Halslymphknotenentzündungen beteiligt. Eine postnatale Toxoplasmoseinfektion jenseits des Neugeborenenalters verläuft meist symptomlos. Bei weniger als 10% der Patienten kommt es zur manifesten Erkrankung, am häufigsten ist hier die zervikale Lymphadenopathie. Der Erreger kommt meist bei Katzen vor und wird im Katzenkot ausgeschieden. Menschen stecken sich durch direkten Katzenkontakt oder über kontaminierte, unzureichend gewaschene Nahrungsmittel (z.B. Salat) an. Die Lymphadenitis als leichte, selbstlimitierende Form der Toxoplasmose bedarf beim immunkompetenten Patienten keiner Therapie. Bei schweren Verläufen oder immunsupprimierten Patienten erfolgt eine Kombinationstherapie mit Pyrimethamin und Sulfadiazin, kombiniert mit Folinsäure. Bei Verdacht auf Toxoplasmose sollte immer auch eine augenärztliche Untersuchung zum Ausschluss einer Chorioretinitis erfolgen, da diese immer therapiert werden muss.

Andere schwere Infektionen im Halsbereich

Entzündliche Jugularvenen-Thrombose (Lemierre-Syndrom)

In seltenen Fällen kann es in Folge einer Infektion des Oropharynx zu Gefäßschädigungen kommen, die zu einem Lemierre-Syndrom führen können. Hierbei kommt es nach einer akuten Infektion im Bereich des Oropharynx oder der Tonsillen zu einer phlegmonösen Inflammation der Halsweichteile mit Penetration der Wand der V. jugularis. Auf die Gefäßschädigung folgt eine Aktivierung des Gerinnungssystems mit konsekutiver Thrombosierung im Sinne einer septischen Thrombophlebitis. Hierbei kann es zu einem schweren septischen Verlauf kommen, mit konsekutiver Embolie pulmonaler Gefäße sowie Absiedlung und Metastasierung der Infektion vorwiegend in die Lunge, seltener in die Gelenke, das Knochenmark oder die Meningen. Die Erkrankung wird durch Fusobacterium necrophorum, einen gramnegativen anaerobern Erreger verursacht. Fusobakterien sind in der Regel empfindlich auf die Therapie mit Penicillinen und Cephalsporinen. Selten kommen auch andere Erreger, z.B. Staphylococcus aureus oder auch MRSA, in Frage.

Nekrotisierende Fasziitis im Halsbereich

Die nekrotisierende Fasziitis in der Kopf-Hals-Region ist eine seltene, schwere infektiöse Erkrankung mit Beteiligung der Haut, der Subkutis, der Faszien und ggf. auch der Muskulatur. Über dem betroffenen Areal verfärbt sich die Haut bläulich-rot bis bläulich-grau und es bilden sich konfluierende Blasen mit visköser, rötlicher Flüssigkeit. Die Erkrankung kann in jedem Lebensalter auftreten, Patienten mit Grunderkrankungen, wie z.B. Diabetes mellitus, haben ein erhöhtes Risiko, aber auch Patienten ohne Grunderkrankungen können betroffen sein. Als infektiöse Erreger kommen neben β-hämolysierenden Streptokokken der Gruppe A vor allem Staphylokokken, Anaerobier und selten auch Enterobacteriaceae in Frage.

Aufgrund des foudroyanten Verlaufs und der hohen Mortalität ist eine schnelle Diagnosestellung entscheidend. Schmerzen unklarer Ätiologie können Frühzeichen sein. Die Patienten zeigen initial häufig Halsschmerzen und eine dolente Schwellung im Gesichts- bzw. Halsbereich mit starkem Krankheitsgefühl. Nicht selten lassen sich Peritonsillar- oder Parapharyngealabszesse in Kombination mit diffusen Nekrosen der Halsweichteile und disseminierten Einschmelzungen in den Faszienlogen nachweisen. Nicht immer ist ein Fokus der Entzündung eruierbar. Durch eine Schichtbildgebung mittels CT oder NMR kann die Ausdehnung am besten beurteilt werden.

Therapie der Wahl ist die rasche, operative Intervention im Sinne einer Abszessdrainage und eines radikalen Wunddébridements sowie die frühzeitige Einleitung einer hoch dosierten, intravenösen Antibiotikagabe. Bei nekrotisierender Fasziitis wird eine hoch dosierte Penicillintherapie (bis 300.000 IE/kg KG/Tag) kombiniert mit Clindamycin empfohlen. Manche Autoren berichten über den erfolgreichen Einsatz von intravenösen Immunglobulinen, der supportiv als Antitoxintherapie versucht werden kann. Die frühzeitig, erforderliche chirurgische Resektion muss ausreichend weit erfolgen. Die Indikation zu Revisionseingriffen sollte großzügig gestellt werden, ggf. ist eine interdisziplinäre Zusammenarbeit nötig.

60.1 Entzündliche Erkrankungen des Halses mit autoimmunologischer und inflammatorischer Genese

Häufig kann bei Lymphadenitis trotz intensiver Erregersuche keine infektiöse Ursache mit Keimnachweis erfolgen. Nach Ausschluss hämatoonkologischer Ursachen sollten dann auch autoimmunologische und inflammatorische Krankheitsbilder mit in die Differenzialdiagnose einbezogen werden.

Einige Autoimmunerkrankungen gehen ebenfalls mit einer Lymphadenopathie einher. So weisen 75% der Patienten mit einer rheumatoiden Arthritis, 43% der Patienten mit juveniler rheumatoider Arthritis und bis zu 65% der Patienten mit aktivem Lupus erythematodes eine Lymphknotenbeteiligung auf.

60.1.1 PFAPA-Syndrom

Unter den inflammatorischen Erkrankungen ist das PFAPA-Syndrom die häufigste Erkrankung aus der Gruppe der periodischen Fiebersyndrome. Eine genetische Ursache für das PFAPA-Syndrom konnte bisher nicht identifiziert werden. Die Leitsymptome der Erkrankung sind: Periodisches Fieber (PF), aphthöse Stomatitis (A), Pharyngitis (P) und eine meist zervikale Adenitis (A, ➤ Abb. 60.2). Die Erkrankung beginnt typischerweise im Kleinkindesalter. Die Episoden dauern im Mittel fünf Tage und rekurrieren mit regelmäßiger, meist monatlicher Periodizität. In der Regel zeigt das PFAPA-Syndrom eine spontane Ausheilung im Schulalter.

Aufgrund der hohen Belastung für die betroffenen Kinder und deren Eltern wird trotz der in der Regel guten Prognose ein Therapieversuch unternommen. Die Therapie ist symptomatisch und basiert auf der einmaligen Gabe von Glukokortikosteroiden (Prednisolon 2 mg/kg KG) zu Beginn des Fieberschubs. Längerfristige Therapieerfolge werden mit einer Tonsillektomie erzielt, die bei bis zu 70% der Patienten zum Sistieren der Symptomatik führt. Auch für Antihistaminika, wie Cimetidin, gibt es positive Erfahrungsberichte.

60.1.2 Kawasaki-Syndrom

Das Kawasaki-Syndrom ist eine akute entzündliche Erkrankung der kleinen und mittleren Arterien, die vorwiegend Säuglinge und Kleinkinder betrifft. Eine akute Schwellung der zervikalen Lymphknoten gehört neben anhaltendem Fieber, Konjunktivitis, Schleimhaut- und Hautveränderungen sowie Exanthem zu den 6 Haupt-

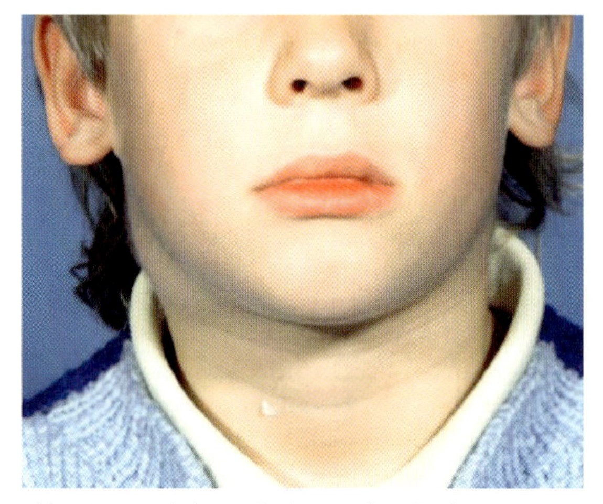

Abb. 60.2 Zervikale Lymphadenitis colli rechts bei PFAPA-Syndrom (**p**eriodisches **F**ieber, **a**phthöse Stomatitis, **P**haryngitis und zervikale **A**denitis)

kriterien dieses mukokutanen Lymphknoten-Syndroms. Die schwerste Komplikation des Kawasaki-Syndroms ist die Ausbildung von Aneurysmen und Thrombosen der Koronararterien sowie eine Myokarditis. Diese systemische Vaskulitis erfordert eine rasche Therapie, initial mit Acetylsalicylsäure und intravenösen Immunglobulinen zur Vermeidung von Aneurysmen der Herzkranzgefäße.

60.1.3 Rosai-Dorfman-Syndrom

Das Rosai-Dorfman-Syndrom (RDS) oder die Sinushistiozytose mit massiver Lymphadenopathie ist eine seltene idiopathische Erkrankung der Lymphknoten, zu deren typischen Symptomen u.a. ausgeprägte zervikale Lymphadenopathie, Fieber und Hypergammaglobulinämie zählen. Extranodale Krankheitsmanifestationen betreffen Haut, oberen Respirationstrakt, Auge und ZNS. Das seltene Rosai-Dorfman-Syndrom gehört damit als Ausschlussdiagnose bei längeren andauernden, bilateralen Halslymphknotenschwellungen zum Formenkreis der lymphoproliferativen Erkrankungen und kann letztlich nur durch eine Biopsie gesichert werden. Histologisch zeigte sich das charakteristische Bild mit Emperipolesis sowie immunhistochemischer Positivität der Histiozyten auf S100 und zahlreiche Makrophagenantigene.

60.1.4 Kikuchi-Fujimoto-Lymphadenitis

Die Kikuchi-Fujimoto-Lymphadenitis ist eine selbstlimitierende Form der nekrotisierenden Lymphadenitis, die zumeist jüngere Frauen befällt. Die häufig mit Fieber und einer relativen Lymphozytose verbundene Erkrankung manifestiert sich als lokale, meist dolente Lymphknotenschwellung mit Bevorzugung der zervikalen und axillären Lymphknotenstationen. Erstmals 1972 in Japan beschrieben, ist diese Erkrankung weltweit dokumentiert und bis heute in der Pathogenese ungeklärt. In der Differenzialdiagnose von „Fieber unklarer Genese“ muss auch an diese seltene Erkrankung gedacht werden. Die Abgrenzung zu malignen Lymphomen kann in der Frühphase dieser Lymphadenitis klinisch wie auch histopathologisch problematisch sein. Die Diagnose wird aus dem histopathologischen Präparat eines entfernten Lymphknotens gestellt. Histologisch zeigt das Präparat typische parakortikale Läsionen, die aus atypischen mononukleären Zellen, Histiozyten und fleckförmigen oder konfluierenden Nekrosezonen mit Karyorrhexis bestehen. Granulozyten sind nur wenige vorhanden. Plasmazytoide T-Zellen mit dem histiozytären Marker Ki-M1P-Antikörper sind nachweisbar. In den parakortikalen Nekrosen sind überwiegend Histiozyten und T-Lymphozyten nachweisbar. Ursache der Nekrosen ist eine stimulierte Apoptose. Eine spezifische **Therapie** der Erkrankung ist nicht bekannt. Spontanremissionen über 1–4 Monate sind typisch, die Rezidivrate beträgt 4%, wobei Verläufe bis zu 12 Jahren beobachtet wurden. Bisher wurde ein Todesfall infolge einer begleitenden Myokarditis berichtet.

LITERATUR

Magdorf K (2006) Tuberkulose im Kindesalter. Pathogenese, Prävention, Klinik und Therapie. Monatsschr Kinderheilkd 154: 124–132.
Scholz H, Belohradsky BH, Kreth W, Roos R, Stehr K (Hrsg.) (2009) Infektionen bei Kindern und Jugendlichen. Handbuch 2009. Stuttgart: Thieme.
Simon T (2005) Lymphknotenvergrößerung. In: Michalk D, Schönau E (Hrsg.) Differentialdiagnose Pädiatrie. München: Urban & Fischer.
Stojanov S et al. (2003) Periodische Fiebersyndrome. Monatsschr Kinderheilkd 151: 91–106.

KAPITEL

61

Matthias Dürken

Neoplasien des Halses bei Kindern

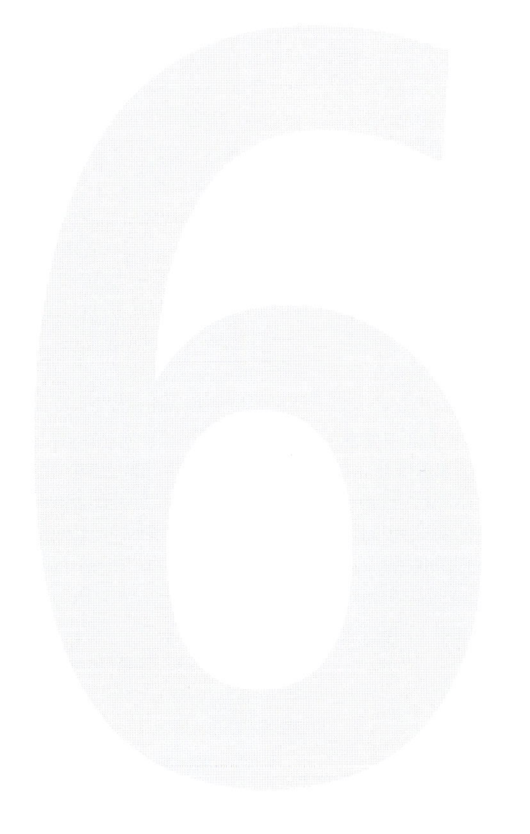

Maligne Erkrankungen sind die zweithäufigste Todesursache bei Kindern unter 15 Jahren. Maligne Tumoren des Kopf-Hals-Bereichs machen ca. 5% aller malignen Erkrankungen im Kindesalter aus. Mehr als zwei Drittel dieser Kopf-Hals-Malignome werden durch Erkrankungen des lymphatischen Systems und Weichteilsarkome verursacht. Alle Patienten sollten heute innerhalb von Therapiestudien der Gesellschaft für Pädiatrische Onkologie und Hämatologie (GPOH, Information unter www.kinderkrebsinfo.de) behandelt werden.

61.1 Maligne Neoplasien des Halses

61.1.1 Non-Hodgkin-Lymphom

Bei den Non-Hodgkin-Lymphomen (NHL) handelt es sich um eine heterogene Gruppe vieler verschiedener Entitäten, sie machen ca. 6% aller malignen Erkrankungen im Kindes- und Jugendalter aus. Knapp die Hälfte sind Burkitt-Lymphome (B-NHL), am zweithäufigsten ist das lymphoblastische T-Zell-Lymphom (T-LBL, ca. 15%), gefolgt vom großzelligen anaplastischen Lymphom (ALCL, ca. 10%). Diese Entitäten sind hochmaligne, rasch proliferierende Tumoren mit einer meist kurzen Anamnese. Die Inzidenz des NHL in Deutschland beträgt 0,8/100 000 Kinder unter 15 Jahren. Das mediane Alter liegt bei 9 Jahren, die Erkrankung tritt selten vor dem 3. Lebensjahr auf, ein typischer Altersgipfel existiert nicht, Jungen sind häufiger betroffen als Mädchen. Ursächlich bedeutsam ist eine maligne Transformation in kritischen Phasen der Lymphopoese, wie der Differenzierung von Vorläuferzellen aus der Stammzelle und der Keimzentrumsreaktion. Non-Hodgkin-Lymphome entstehen lymphogen und generalisieren oft früh hämatogen. Bei der überwiegenden Zahl der Patienten finden sich subtypenspezifische chromosomale Translokationen, die beim Burkitt-Lymphom das Protoonkogen c-myc auf Chromosom 8 und Immunglobulingene anderer Chromosomen (14, 2 und 22) betreffen. Beim T-lymphoblastischen Lymphom finden sich Translokationen mit Juxtaposition verschiedener Protoonkogene zu T-Zellrezeptorgenen. Ein kleiner Teil der Patienten weist eine Prädisposition auf, z.B. angeborene Immundefekte, angeborene Syndrome mit erhöhter Chromosomenbrüchigkeit und Zustände erworbener Immundefizienz wie bei HIV und nach Transplantationen.

Symptome

Die Patienten zeigen am häufigsten schmerzlose Lymphknotenschwellungen. Non-Hodgkin-Lymphome im Nasopharynx können auch mit behinderter Nasenatmung, nasaler Obstruktion, blutiger Rhinorrhö, Druckgefühl, Schmerzen im Bereich der Nasennebenhöhlen oder Dysphagie einhergehen. Symptome mediastinaler Lymphome sind chronischer Husten, später Dyspnoe, Stridor und Symptome der oberen Einflussstauung. Abdominelle Non-Hodgkin-Lymphome verursachen Bauchschmerzen. Begleitendes Allgemeinsymptom ist oftmals Fieber.

Befund

Am häufigsten sind zervikale Lymphknotenschwellungen (➤ Abb. 61.1) sowie Lokalisationen im Abdomen einschließlich Leber- und Milzbefall, Mediastinum und Nasopharynx. Einseitige Tonsillenhyperplasie oder eine auffällige Hyperplasie der Adenoide sollte immer auch an ein NHL denken lassen. Nasale Obstruktion mit Mundatmung, blutige Rhinorrhö, geschlossenes Näseln (Nasallaute m, n, ng klingen verstopft) sind Zeichen der Lokalisation im Epipharynx und in den Nasennebenhöhlen. Gestaute Halsvenen mit Plethora, Gesichtsödemen und Zyanose sowie verstärkte Venenzeichnung im oberen Thoraxbereich weisen auf eine obere Einflussstauung bei Tumoren im vorderen oberen Mediastinum mit Kompression der V. cava superior hin. Diese Tumoren können auch durch Einengung von Trachea und großen Bronchien erhebliche respiratorische Probleme mit Stridor und Dyspnoe verursachen. Verstärkt wird die respiratorische Beeinträchtigung oft durch begleitende Pleuraergüsse (➤ Abb. 61.2). Abdominelle Manifestationen sind vielseitig, wie tastbarer Tumor mit Aszites, Ileus mit blutigen Stühlen bei Invagination durch ein Lymphom der Darmwand oder Cholestase.

Weitere mögliche Lokalisationen mit entsprechend vielseitiger Klinik sind Knochen, Knochenmark und ZNS, Epiduralraum, Nieren, Hoden, Ovarien, Haut und Weichteile, seltener auch Speicheldrüsen, Schilddrüse, Pankreas und Nebennieren. Mediastinal finden sich typischerweise das lymphoblastische T-Zell-Lymphom, seltener das primär mediastinale großzellige B-Zell-Lymphom, abdominell ist am häufigsten das sporadische Burkitt-Lymphom. Abzugrenzen ist das endemische Burkitt-Lymphom in Zentralafrika, das in 95% der Fälle mit dem Epstein-Barr-Virus assoziiert ist und am häufigsten im Kieferbereich, Nasopharynx und Abdomen lokalisiert ist.

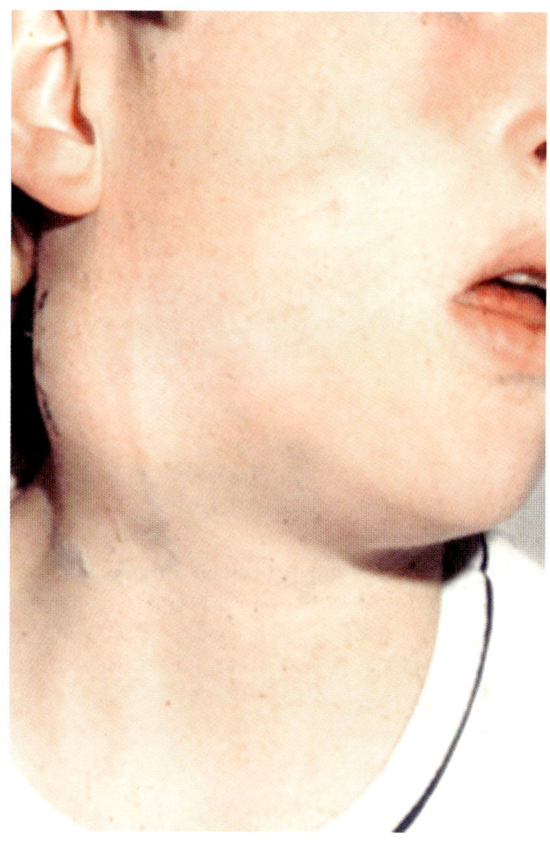

Abb. 61.1 Zervikales Burkitt-Non-Hodgkin-Lymphom bei einem 7-jährigen Jungen

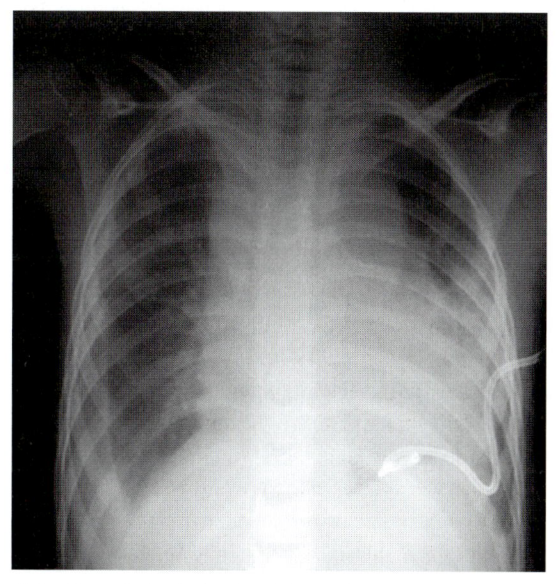

Abb. 61.2 Mediastinales lymphoblastisches T-Zell-Lymphom mit beidseitigem Pleuraerguss bei einem 5½-jährigen Mädchen

Diagnostik

Die diagnostische Abklärung sollte bei Verdacht auf ein NHL immer unter Hinzuziehung eines pädiatrischen Onkologen erfolgen. Sie umfasst Differenzialblutbild, Laktat-Dehydrogenase (LDH), Serumelektrolyte inkl. Phosphat und Kalzium sowie harnpflichtige Substanzen zur Erkennung eines Tumorlysesyndroms. Ein Röntgenthorax dient dem Nachweis eines Mediastinaltumors. Große Tumoren können ein Mediastinalsyndrom mit Kompression der Trachea, großen Bronchien und Vena cava verursachen. Eine Sedierung oder Narkose kann bei diesen Patienten zu einer lebensbedrohlichen respiratorischen Verschlechterung führen und ist daher zu vermeiden (➤ Kap. 62). Zur Diagnosestellung und für das Staging erfolgt eine Punktion von Knochenmark und Liquor, ggf. Pleuraerguss, Perikarderguss und Aszites mit zytomorphologischer, immunhistochemischer Diagnostik, durchflusszytophotometrischer Immunphänotypisierung und molekulargenetischen Untersuchungen. Bei lokalisiertem Non-Hodgkin-Lymphom im HNO-Bereich ist eine Feinnadelpunktion oder Biopsie erforderlich.

In der Vergangenheit ging man davon aus, dass eine weitestgehende Resektion des Primärtumors bei Patienten mit Burkitt-Lymphomen das Langzeitüberleben der Patienten verbessert (Ziegler 1977). Inzwischen ist diese Auffassung widerlegt (LaQuaglia et al. 1992). Oftmals verzögern extensive chirurgische Eingriffe den Beginn der Chemotherapie und führen zu einem erneuten Tumorwachstum dieser rasch proliferierenden Neoplasien.

Therapie

Die fast ausschließlich hochmalignen Non-Hodgkin-Lymphome des Kindes- und Jugendalters zeichnen sich durch eine gute Empfindlichkeit gegen Chemotherapie aus. Während die lymhoblastischen Lymphome eine Therapie basierend auf der Behandlung der akuten lymphoblastischen Leukämie mit kontinuierlicher Zytostatikaexposition erhalten, werden periphere B-Zell-NHL mit einer Blocktherapie hoher Dosisintensität effektiver behandelt. Während die Therapie der lymphoblastischen Lymphome nicht nach Risikogruppen unterscheidet, werden bei dem reifzelligen B-NHL anhand des Resektionsausmaßes der initialen Operation, des Stadiums und der initialen LDH vier Risikogruppen definiert, die unterschiedlich intensive Chemotherapien erhalten. Auch ohne manifesten Befall von ZNS und Hoden sind Strategien der Extrakompartimenttherapie in beiden Gruppen notwendig. Die Heilungserwartung in den Therapieoptimierungsstudien der Gesellschaft für Pädi-

Tab. 61.1 Stadieneinteilung I–IV nach Murphy (Murphy 1980)

I	einzelner nodaler oder extranodaler Tumor ohne lokale Ausbreitung, mit Ausnahme von mediastinalen, abdominalen und epiduralen Lokalisationen
II	mehrere nodale und/oder extranodale Manifestationen auf derselben Seite des Zwerchfells mit oder ohne lokale Ausbreitung. Lokalisierte resektable abdominale Tumoren. Nicht: Mediastinale, epidurale oder ausgedehnte nicht resektable abdominale Lokalisationen
III	Lokalisationen auf beiden Seiten des Zwerchfells, alle thorakalen Manifestationen (Mediastinum, Thymus, Pleura), alle ausgedehnten nicht resektablen abdominalen Manifestationen, Epiduralbefall
IV	Befall des Knochenmarks (< 25%) und/oder des ZNS

atrische Onkologie und Hämatologie (GPOH) liegt derzeit für das reifzellige B-NHL bei 90%, in der Risikogruppe 1 bei 100% (Reiter 2007). Bei schwerer respiratorischer Beeinträchtigung kann eine niedrig dosierte Prednisontherapie oder auch der vorsichtige Beginn einer Chemotherapie vor Diagnosestellung indiziert sein. Die Prävention eines Tumorlysesyndroms ist initial bei großen Tumoren eine wichtige Aufgabe des pädiatrischen Onkologen. Der akute Zellzerfall kann zu lebensbedrohlichen Hyperkaliämien und Nierenversagen aufgrund der Ausfällung von Kalzium-Phosphat-Kristallen sowie Kristallen aus Harnsäure und ihren Vorstufen führen. Die Uratnephropathie im Rahmen der Tumorlyse kann durch die Verabreichung einer rekombinanten Uratoxidase verhindert werden.

61.1.2 Hodgkin-Lymphom

Die Erkrankung entsteht im lymphatischen Gewebe, oft im Bereich der Halslymphknoten, und breitet sich lymphogen nach kaudal aus. Sie findet sich oft in der zweiten Lebensdekade, selten vor dem 5. Lebensjahr.

Symptome

Patienten zeigen oft eine zervikale Schwellung, manchmal mit chronischem Husten, Atemnot, venöser Einflussstauung, Gliederschmerzen bei Knochenbefall. Die Anamnese kann zwischen wenigen Tagen oder mehreren Monaten variieren. B-Symptomatik (Fieber unklarer Ursache > 38 °C und/oder mehr als 10% Gewichtsverlust in den letzten 6 Monaten und/oder starker Nachtschweiß) findet sich bei etwa einem Drittel der Kinder und Jugendlichen. Juckreiz ist in dieser Altergruppe eher selten.

Befund

Schmerzlose zervikale oder supraklavikuläre, gummiartig-derbe Lymphknotenschwellung, seltener sind axilläre oder inguinale Lymphknoten befallen. Bei infradiaphragmalem Befall Milzvergrößerung, paraneoplastische Syndrome (z.B. Erythema nodosum).

Diagnostik

Die Blutsenkung ist oft beschleunigt. Im Röntgen-Thorax zeigt sich bei ca. drei Viertel der Patienten eine mediastinale Beteiligung. Die Diagnose erfolgt über eine offene Lymphknotenbiopsie. Histologisch finden sich einkernige Tumorzellen (Hodgkin-Zellen), mehrkernige Tumorzellen (Reed-Sternberg-Zellen) und entzündlich-granulomatöse Infiltrate. Feinnadelpunktionen sind oft inadäquat, um die seltenen Reed-Sternberg-Zellen zu finden, falsch negative Ergebnisse liegen bei 20% (Garrett et al. 2002).

Nach der aktuellen WHO-Klassifikation unterscheidet man das klassische Hodgkin-Lymphom mit den histologischen Subtypen lymphozytenreiches klassisches Hodgkin-Lymphom (LRCHL), noduläre Sklerose (NS), Mischtyp (MC) und lymphozytenarmer Subtyp (LD) vom nodulären lymphozytenprädominanten Hodgkin-Lymphom (NLPHL). Bei pädiatrischen Patienten findet sich am häufigsten der nodulär-sklerosierende Typ (68%) und der Mischtyp (21%).

Zur Evaluation jedes Hodgkin-Patienten gehört die genaue Dokumentation aller tastbar vergrößerten Lymphknoten, eine HNO-ärztliche Beurteilung des Waldeyer-Rachenrings, Thorax-Röntgen, CT-Thorax, Sonographie von Hals, Leber und Milz sowie MRT des Halses, des Abdomens und Beckens sowie ein PET-CT, Knochenszintigraphie (bei Knochenschmerzen, erhöhter alkalischer Phosphatase oder disseminierter Erkrankung) sowie Knochenmarkaspiration oder -biopsie an vier unterschiedlichen Stellen. Zunehmende Bedeutung erlangt die Positronen-Emissionstomographie in der Diagnostik des M. Hodgkin (Körholz et al. 2003). Die deutsch-österreichische pädiatrische Hodgkin-Studie DAL-HD-90 beinhaltete eine zentralisierte referenzradiologische Beurteilung und führte zu einer Revision der lokalen Stadieneinteilung in 20% der Fälle, meistens im

Tab. 61.2 Stadien I–IV nach revidierter Ann-Arbor Klassifikation (Cotswolds Revision, Lister et al. 1989)

I	Befall einer einzelnen Lymphknotenregion (I) oder lokalisierter Befall eines einzelnen extralymphatischen Organs oder Bezirks (IE)
II	Befall von 2 oder mehr Lymphknotenregionen auf der gleichen Seite des Zwerchfells (II) oder lokalisierter Befall eines einzelnen extralymphatischen Organs oder Bezirks und seines (seiner) regionären Lymphknoten mit oder ohne Befall anderer Lymphknotenregionen auf der gleichen Zwerchfellseite (IIE)
III	Befall von Lymphknotenregionen auf beiden Seiten des Zwerchfells (III), ggf. zusätzlich lokalisierter Befall eines extralymphatischen Organs oder Bezirks (IIIE) oder gleichzeitiger Befall der Milz (IIIS) oder gleichzeitiger Befall von beiden (IIIE+S)
IV	disseminierter (multifokaler) Befall eines oder mehrerer extralymphatischer Organe mit oder ohne gleichzeitigen Lymphknotenbefall; oder isolierter Befall eines extralymphatischen Organs mit Befall entfernter (nichtregionärer) Lymphknoten

Sinne einer Höherstufung aufgrund lokal übersehender, befallener Lymphknoten (Dieckmann et al. 2002).

Jedes Stadium wird in A- und B-Kategorien unterteilt, A bei Fehlen und B bei Vorhandensein definierter Allgemeinsymptome (s.o.).

Therapie

In den pädiatrischen DAL/GPOH-HD-Studien wurden seit 1978 Studienprotokolle mit kombinierter Chemo- und Radiotherapie erprobt (Schellong et al. 1999), auch das aktuelle Studienprotokoll (EuroNet-PHL-C1) verfolgt diese Strategie. In der GPOH-HD-95-Studie konnte erstmals der Vorteil des Verzichts auf Radiatio in niedrigen Stadien mit gutem Ansprechen gezeigt werden (Dörffel et al. 2003). Die international viel beachteten Hodgkin-Studien der GPOH erreichen nun seit mehr als 20 Jahren 10-Jahres-Überlebensraten von mehr als 95%, sodass der Fokus der letzten Studien auf der Verringerung von Spätfolgen wie Infertilität bei Jungen und Sekundärmalignomen sowie besseren Rezidiv-Strategien liegt. Patienten mit NLPHL, die in der Vergangenheit meist ebenso behandelt wurden wie Patienten mit klassischem Hodgkin-Lymphom, werden in Zukunft in eigenen Therapiestudien behandelt werden.

61.1.3 Akute lymphoblastische Leukämie und akute myeloische Leukämie

Auch wenn diese Patienten aufgrund von Allgemeinsymptomen, Symptomen der Anämie und Thrombozytopenie oder auch Organomegalie meistens in Kinderkliniken vorgestellt werden, können zervikale Lymphadenopathie und rezidivierende Infekte im HNO-Bereich eine Vorstellung in der Hals-Nasen-Ohren-Heilkunde begründen.

Bei der akuten lymphoblastischen Leukämie (ALL) handelt es sich um die häufigste maligne Erkrankung im Kindes- und Jugendalter (relative Häufigkeit ca. 27%). Zusammen mit der sich klinisch sehr ähnlich präsentierenden akuten myeloischen Leukämie (AML, relative Häufigkeit ca. 5%) macht diese Erkrankung etwa ein Drittel aller malignen Erkrankungen bei Kindern aus. Bei der ALL ist die Altersgruppe zwischen 2 und 4 Jahren am häufigsten betroffen.

Symptome

Im Vordergrund stehen unspezifische Symptome wie Abgeschlagenheit, Leistungsknick, Blässe und häufige Infektionen. Die Dauer des Auftretens der Symptome bis zur Diagnose kann zwischen Tagen und mehreren Monaten variieren. Spezifischere Symptome sind erhöhte Hämatomneigung, punktförmige Hauteinblutungen, Epistaxis und Schleimhautblutungen. Sie werden ebenfalls durch die progrediente Blasteninfiltration im Knochenmark mit Verdrängung gesunder Zellreihen verursacht. Aufgrund von Gliederschmerzen können kleine Kinder humpeln oder mögen nicht mehr laufen. Gliederschmerzen können ausgeprägt sein und sind gelegentlich mit einem fast normalen Blutbild assoziiert, was zu Fehldiagnosen bzw. zur Diagnoseverzögerung führt (Jonsson et al. 1990). Bei ZNS-Befall können Kopfschmerzen und andere neurologische Symptome auftreten, eine einseitige schmerzlose Hodenschwellung deutet auf Testisbeteiligung hin. Eher selten sind Appetit- und Gewichtsverlust.

Befunde

Die klinischen Befunde umfassen Blässe, Hepatosplenomegalie, Hämatome, Petechien und Lymphknotenvergrößerung. Eine Lymphknotenvergrößerung, besonders der zervikalen und nuchalen Lymphknoten, wird bei nahezu der Hälfte der Kinder mit ALL gefunden und ist in der Regel schmerzlos. Mediastinale Lymphadenopathie oder massiver Thymusbefall kann – ähnlich wie bei den

Non-Hodgkin-Lymphomen – zu Atemwegsobstruktion mit Dyspnoe führen. Bei der AML finden sich gelegentlich Infiltrationen der Haut (Chlorome, Leukaemia cutis), der Weichteile, der Gingiva und der Orbita.

Diagnostik

Der Verdacht auf eine akute Leukämie kann durch den Nachweis der Verminderung von zwei oder mehr Zellreihen im Differenzialblutbild (Anämie, Thrombopenie, Neutropenie) rasch erhärtet werden. Die Gesamtleukozytenzahl ist keinesfalls immer erhöht sondern kann auch normal oder erniedrigt sein. Die Bestätigung der Diagnose und die notwendige Subklassifizierung erfolgen durch Zytomorphologie, Immunphänotypisierung, Zytogenetik und molekulargenetische Untersuchungen, meistens an Knochenmarkaspiraten, und sollten in pädiatrisch-onkologischen Einrichtungen erfolgen. Das Management umfasst auch die Vermeidung bzw. die adäquate Behandlung kritischer initialer Komplikationen, wie Blutungen, Sepsis, Meningiosis leucaemica, Trachealkompression und Hyperleukozytose.

Therapie

Die Therapie der akuten Leukämien ist eine Polychemotherapie. Sie wird in vier Phasen unterteilt: Induktion, Konsolidierung, Reinduktion und Erhaltungstherapie. Eine Schädelradiatio wird bei ZNS-Befall oder zur Prophylaxe eines ZNS-Rezidivs bei Patienten mit AML durchgeführt, noch ungeklärt ist ihr Wert bei der T-lymphoblastischen Leukämie. Die Gesamttherapiedauer beträgt 2 Jahre bei der ALL und 1½ Jahre bei der AML. Die Heilungsraten liegen derzeit bei ca. 80% für die ALL (Harms und Janka-Schaub 2000; Schrappe et al. 2002) und 50% bei der AML (Creutzig et al. 2006).

61.1.4 Weichteilsarkome

Rhabdomyosarkom

Das Rhabdomyosarkom (RMS) ist das häufigste Weichgewebesarkom der Kopf-Hals-Region bei Kindern. Das Rhabdomyosarkom kann fast überall auftreten, die Lokalisation im Kopf-Hals-Bereich ist jedoch die häufigste (43%), gefolgt von urogenitaler Lokalisation (Blase, Prostata, Uterus, Vagina paratestikulär) und Extremitäten. Am häufigsten ist die Altersgruppe 2–5 Jahre betroffen. Im HNO-Bereich finden sich im Wesentlichen zwei histologische Subtypen, das embryonale mit ca. 80% sowie das alveoläre RMS mit knapp 20%, vereinzelt finden sich seltenere histologische Subtypen. Ca. 20% sind primär metastasiert. Der embryonale Subtyp ist in der Regel mit einer besseren Prognose vergesellschaftet.

Symptome und klinische Befunde. Am häufigsten finden sich eine rasch zunehmende Schwellung und/oder Schmerzen, bei parameningealen Tumoren Hirnnervenparesen, Artikulationsstörungen durch Deformation des Stimmkörpers (bei Lauten wie k, ch, g), bei Lokalisation im Mittelgesicht und in den Nasennebenhöhlen auch Gesichtsschmerzen, lang anhaltende nasale Obstruktion, Epistaxis oder nasaler Ausfluss. Rhabdomyosarkome im Bereich des Mittelohrs können Symptome einer Otitis media oder Mastoiditis verursachen. Tumoren der Orbita verursachen Protrusio und Sehstörungen.

Diagnose

Die Diagnosestellung erfolgt durch eine offene Biopsie, die so gewählt werden muss, dass bei der definitiven chirurgischen Tumorentfernung der Biopsiekanal mitentfernt werden kann. Ein Teil des nativen Biopsiematerials sollte schockgefroren werden, um molekulargenetische Untersuchungen, insbesondere RT-PCR, zu ermöglichen, mit der bei vielen Weichteilsarkomen inzwischen spezifische chromosomale Translokationen nachgewiesen werden können, die eine wichtige Ergänzung zur Routinediagnostik darstellen (Bennicelli und Barr 1999). So findet sich bei den alveolären Rhabdomyosarkomen entweder die Translokation pax3-fkhr t(2;13) oder die pax7-fkhr t(1;13). Das onkologische Staging ist umfangreich und umfasst u.a. Thorax-CT, Knochenmarkbiopsie und/oder Aspiration, Skelettszintigraphie, bei parameningealer oder paravertebraler Lokalisation eventuell auch eine Liquorzytologie. Bei der Stadieneinteilung sind verschiedene Klassifikationen international im Gebrauch, die CWS-Studie benutzt derzeit das postchirur-

Tab. 61.3 Intergroup Rhabdomyosarcoma Study-Grouping-System (IRS)

Gruppe I	Tumor primär komplett entfernt, kein Anhalt für mikroskopischen Rest
Gruppe II	Tumor primär komplett entfernt, Verdacht auf mikroskopische Reste
Gruppe III	Makroskopische Reste bei primärer Biopsie oder Teilresektion
Gruppe IV	Fernmetastasen bei Erkrankungsbeginn nachweisbar (einschließlich Lymphknotenmetastasen jenseits der regionären Lymphknotenstationen)

gische „grouping system" der Intergroup Rhabdomyosarkomstudie (IRS).

Die Risikostratifizierung im Rahmen der CWS-Studie für lokalisierte Rhabdomyosarkome wird durch die Faktoren Histologie, IRS-Gruppe, Lokalisation, Lymphknotenstatus, Tumorgröße und Patientenalter in vier Risikogruppen eingeteilt (Treuner und Brecht 2006). Im Kopf-Hals-Bereich wird die parameningeale Lokalisation als ungünstig, die nicht parameningeale Lokalisation (Hals, Orbita) als günstig eingestuft.

Therapie

Die Behandlung erfolgt multimodal, eine systemische Polychemotherape ist bei immer anzunehmender Mikrometastasierung obligat, Länge und Art richtet sich nach der Risikogruppeneinstufung. Bei Verdacht auf ein Weichteilsarkom und durchgeführter Kernspintomographie der Tumorregion mit Darstellung drainierender Lymphknotenstationen sollte immer eine interdisziplinäre Tumorfallkonferenz mit pädiatrischer Onkologie, Radiologie und Chirurgie präoperativ durchgeführt werden. Im Fall einer nicht möglichen initialen Resektion besteht die Behandlung nach diagnostischer Biopsie aus einer neoadjuvanten Chemotherapie vor chirurgischer Lokaltherapie, gefolgt von einer adjuvanten Chemotherapie. Eine lokale Radiatio parallel zur postoperativen Chemotherapie wird nötig, falls nicht sicher eine R0-Resektion durchgeführt werden konnte oder falls eine ungünstige Histologie vorliegt. Im Fall einer möglichen initialen R0-Resektion sollte nach bioptischer Schnellschnittbestätigung der Malignität – bei kleinen Tumoren eventuell auch ohne histologische Sicherung – eine komplette initiale Resektion erfolgen. Unbedingt zu vermeiden ist eine portionsweise Abtragung oder Ausschälung unter der Annahme eines gutartigen Tumors. Für eine R0-Resektion muss immer eine Schicht gesundes Gewebe zwischen Tumor und Resektionsrand liegen, die Definition von tumorchirurgischen Sicherheitsabständen von mehreren Zentimetern ist in der Pädiatrie allerdings nicht praktikabel. Immer müssen in der Bildgebung verdächtige Lymphknoten biopsiert werden. Eine gute Zusammenarbeit zwischen Chirurg und Pathologe beinhaltet eine genaue Markierung der Operationspräparats, eine Zeichnung mit Angaben über Lokalisation des Tumors und entnommener Sicherheitsbiopsien aus der Randzone, um so dem Pathologen eine definitive Festlegung des postchirurgischen histopathologischen pTNM-Status zu ermöglichen.

Am häufigsten ist die parameningeale Lokalisation bei ca. 25% aller Rhabdomyosarkome. Die oftmals sehr schwierige oder auch unmögliche chirurgische Lokaltherapie bedingt, dass neben der Polychemotherapie die lokale Kontrolle durch alleinige Radiotherapie erreicht werden muss. Von den parameningealen Rhabdomyosarkomen haben die Tumoren im Bereich des Mittelohrs, also Tumoren, die in der Region medial von der Membrana tympani wachsen, eine relativ gute Prognose, z.T. sicher deswegen, weil sie größtenteils embryonale und botryoide Histologie aufweisen, damit seltener mit initialen Metastasen einhergehen und oft Kinder im ersten Lebensjahrzehnt betreffen (Hawkins et al. 2001). Gerade bei Rhabdomyosarkomen mit parameningealer Lokalisation kommen neuen Entwicklungen in der Radiotherapie wie Protonen- und Kohlenstoffionen-Bestrahlung aufgrund der besseren Schonung der Umgebung zunehmend Bedeutung zu (Timmermann et al. 2007).

Rhabdomyosarkome der Orbita machen ca. 10% aus, verursachen früh zur Diagnose führende Symptome und metastasieren selten, die Heilungschance ist sehr gut. Kopf-Hals-Rhabdomyosarkome, die nicht parameningeal oder in der Orbita lokalisiert sind, stellen 9% aller Rhabdomyosarkome und sind am häufigsten im Halsbereich lokalisiert. Nach neoadjuvanter Chemotherapie ist oft eine komplette Resektion der meist embryonalen Rhabdomyosarkome möglich, was einen Verzicht auf eine Radiatio ermöglicht. Das 5-Jahres-Gesamtüberleben liegt bei ca. 85% (Treuner und Brecht 2006).

Fallbeispiel

3½ Jahre altes Mädchen mit schmerzloser Schwellung im Bereich submandibulär links seit einer Woche.

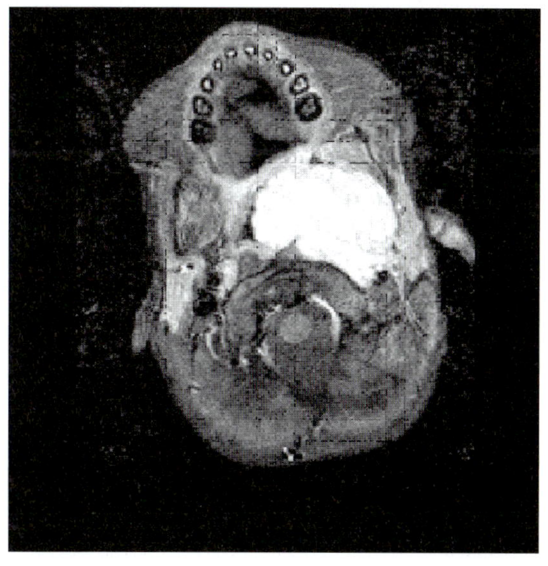

Abb. 61.3 Parameningeales embryonales Rhabdomyosarkom bei 3½-jährigem Kind; transversales MRT, T1-Wichtung nach Kontrastmittel

Zudem seit einer Woche zunehmende Artikulationsschwierigkeiten, besonders für Laute wie k und ch sowie schief sich öffnender Mund.

Befund: Derbe, 2 × 3 cm große Raumforderung im Bereich des oberen Halsdreiecks und submandibulär. Linksseitige Vorwölbung des gesamten weichen Gaumens, Hypoglossusparese links, Verschiebung der Uvula nach rechts, Mundöffnung schief.

Diagnose: Parameningeales embryonales Rhabdomyosarkom der linken Fossa pterygopalatina (➤ Abb. 61.3). ■

Andere Weichteilsarkome

Hinsichtlich der Chemotherapieempfindlichkeit werden in der Therapieoptimierungsstudie der Cooperativen Weichteilsarkom-Studie (CWS) die anderen Weichteilsarkome in RMS-artige Tumoren mit guter Empfindlichkeit und Non-RMS-artige mit mäßiger bzw. fehlender Empfindlichkeit unterteilt.

RMS-artige Tumoren sind das extraossäre Ewing-Sarkom, der periphere neuroektodermale Tumor, das undifferenzierte Sarkom und das Synovialsarkom. Das Synovialsarkom ist typischerweise ein Extremitätentumor, kann aber auch im Kopf-Hals-Bereich vorkommen.

Zu den Non-RMS-artigen Tumoren gehören eine Vielzahl von verschiedenen Tumoren (Newton et al. 1995). Hier hat die Chirurgie wegen der schlechteren Empfindlichkeit gegenüber Chemotherapie und Radiatio die größte Bedeutung, weswegen alle Möglichkeiten der Tumorresektion, ggf. unter Mithilfe verschiedener chirurgischer Disziplinen ausgenutzt werden müssen. Ein maligner peripherer Nervenscheidentumor (MPNST) kann sich bei Patienten mit Neurofibromatose Typ 1 (s.u.) aus einem Neurofibrom entwickeln. Die früher üblichen Bezeichnungen waren Neurofibrosarkom oder malignes Schwannom. Während das kongenitale Fibrosarkom chemotherapieempflindlich ist, sind nach dem ersten Lebensjahr auftretende Fibrosarkome gewöhnlich unempflindlich. Ein malignes fibröses Histiozytom ist im Kindes- und Jugendalter sehr selten und ist vor allem in der Kopf-Hals-Region zu finden. Bei den vaskulären Sarkomen werden Hämangioendotheliom, Hämangioperizytom und Angiosarkom unterschieden, nur das Hämangioperizytom zeigt ein Ansprechen auf Chemotherapie. Andere Non-RMS-artige Tumoren sind Liposarkom, alveoläres Weichteilsarkom, Klarzellsarkom, Leiomyosarkom, epitheloides Sarkom, desmoplastische klein- und rundzellige Tumoren und inflammatorische myofibroblastische Tumoren.

61.1.5 Langerhans-Zell-Histiozytose

Die Langerhans-Zell-Histiozytose (LCH) ist eine Erkrankung unklarer Ursache mit granulomatöser Infiltration histiozytärer Zellen vom Langerhans-Zelltyp in verschiedene Organe, vielfältigsten klinischen Bildern und sehr variablem Verlauf. Früher häufig verwendete Synonyme sind Histiozytose X, eosinophiles Granulom, Hand-Schüller-Christian-Krankheit und Abt-Letterer-Siwe-Krankheit. Pathophysiologisch bedeutsam scheinen eine gestörte interzelluläre Kommunikation zwischen Effektorzellen und den Antigen-präsentierenden Langerhans-Zellen mit atypischer Immunreaktion und Freisetzung von proinflammatorischen Mediatoren mit Zytokinimbalance sowie dadurch ausgelöster Proliferation und Akkumulation dendritischer Histiozyten.

Klinische Bilder

Unterschieden wird zwischen dem lokalisierten Befall eines Organs oder Organsystems („single system disease") und dem disseminiertem Befall mehrerer Organe oder Organsysteme („multi system disease").

Am häufigsten ist das Skelett, v.a. im Bereich des knöchernen Schädels (➤ Abb. 61.4) und des Achsenskeletts, aber auch lange Röhrenknochen betroffen. Oft sind diese scharf ausgestanzten, osteolytischen Knochenherde von einem Weichteiltumor begleitet. Die Läsionen können Schmerzen verursachen. Ein Befall des Os temporale kann das Bild einer chronischen purulenten Otitis verursachen und eventuell zu Hörverlust und Schwindel führen oder eine subakute bakterielle Mastoiditis bzw. retroaurikulären Abszess simulieren.

Tab. 61.4 Einteilung der Langerhans-Zell-Histiozytose nach den Kriterien der Histiozytose-Gesellschaft

„single system disease"
• Knochenbefall – monoostotisch oder polyostotisch
• Hautbefall
• Lunge
• Lymphknoten – solitär oder multipel
• ZNS
„multi system disease"
• ≥ 2 Organe/Organsysteme mit oder ohne Organfunktionsstörung
• „Risikopatienten" mit „Risikoorganbeteiligung"
• „Niedrigrisiko" ohne „Risikoorganbeteiligung"
• „Risikoorgane": Leber, Lunge, Milz und hämatopoetisches System

MERKE

Bei der Langerhans-Zell-Histiozytose kann ein Befall des Os temporale das Bild einer chronisch purulenten Otitis, einer Mastoiditis oder eines retroaurikulären Abszesses vortäuschen. Daher ist bei nicht eindeutigen Fällen neben der Mikrobiologie auch eine Histologie durchzuführen.

Der Mastoidbefall kann auch eine periphere Fazialisparese verursachen. Periorbitale Läsionen können klinisch auffällige Schwellungen oder einen Exophthalmus hervorrufen, Herde in den Kieferknochen führen zu Lockerung von Zähnen und Zahnausfall. Ein Befall der Mastoide, Felsenbeine, Orbitae und Nasennebenhöhlen ist zudem mit einem höheren Risiko für ZNS-Erkrankung, v.a. dem Diabetes insipidus assoziiert (Grois et al. 2006). Lytische Läsionen der Wirbelkörper führen zu einem Zusammenbruch mit späterer Ausbildung von Keil- oder Plattwirbeln.

MERKE

LCH-Läsionen im Bereich der Mastoide, Felsenbeine, Orbitae und Nasennebenhöhlen sind mit einem höheren Risiko für eine ZNS-Beteiligung, insbesondere mit Befall der Hypophysenregion und Diabetes insipidus assoziiert.

Hautbeteiligungen kommen im Rahmen einer Multisystemerkrankung oder auch isoliert bei Säuglingen vor. Es finden sich umschriebene noduläre Läsionen oder polymorphe makulopapulöse Exantheme, teilweise mit Hämorrhagien, Ulzeration oder Krusten. Hautläsionen finden sich v.a. am Kopf, im Rumpfbereich, im Windelbereich, inguinal, perianal, axillär, im Nacken oder retroaurikulär. Eine Abgrenzung zu seborrhoischer oder atopischer Dermatitis kann schwierig sein. Schleimhautläsionen im Bereich der Wange, des Zahnfleisches und des Gaumens präsentieren sich in Form von weißlich-granulomatösen Plaques mit Neigung zu Ulzerationen und Blutung (Filocoma et al. 1993). Ähnliche Läsionen können im Gastrointestinaltrakt auftreten. Eine Lymphadenopathie findet sich gelegentlich im Zusammenhang mit Knochen- oder Hautbefall. Die Erkrankung kann das Knochenmark infiltrieren, gelegentlich mit Hämophagozytose. Eine Milzinfiltration mit Splenomegalie kann zu Panzytopenie führen. Eine Hepatomegalie tritt bei einer Multisystemerkrankung häufig auf und kann Hypoalbuminämie mit Ödemen und Aszites, Koagulopathie, Cholestase und Bilirubinerhöhung verursachen. Ein Lungenbefall mit zystischen Veränderungen und nodulären Infiltraten, isoliert oder im Rahmen einer Multisystemerkrankung ist sehr selten. Im Bereich des ZNS ist die Hypophyse-Hypothalamus-Region unter dem Bild eines Diabetes insipidus am häufigsten betroffen, in der MRT erscheint das Infundibulum verdickt und das normale hyperintense Signal des Hypophysenhinterlappens fehlt (Grois et al. 1998). Hormonausfälle des Hypophysenvorderlappens können hinzukommen. LCH-Infiltrationen finden sich auch im Hirnparenchym und den Hirnhäuten, neurodegenerative ZNS-Veränderungen in Kleinhirn und Basalganglien können lange inapparent bleiben, aber auch schwere neurologische Ausfälle verursachen.

Diagnose

Sie erfolgt durch Biopsie und immunhistochemischen Nachweis von CD1a-Positivität zusätzlich zu den charakteristischen histologischen Veränderungen. Elektronenmikroskopisch können auch typische „Tennisschläger"-artige Birbeck-Granula im Zytoplasma gefunden werden. Biopsiert man eine sich in spontaner Abheilung befindliche Langerhans-Zell-Histiozytose, können die diagnostischen Charakteristika fehlen.

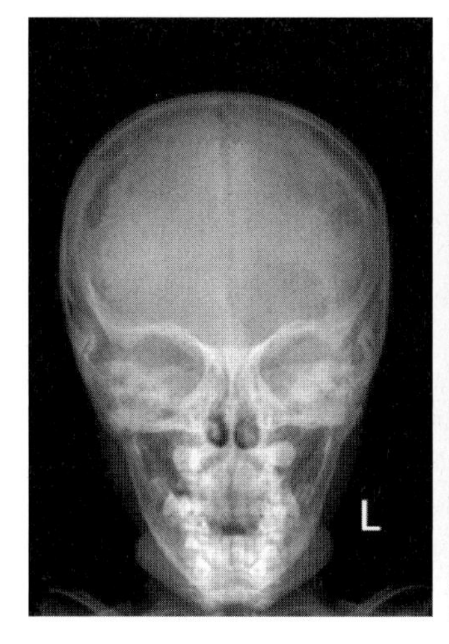

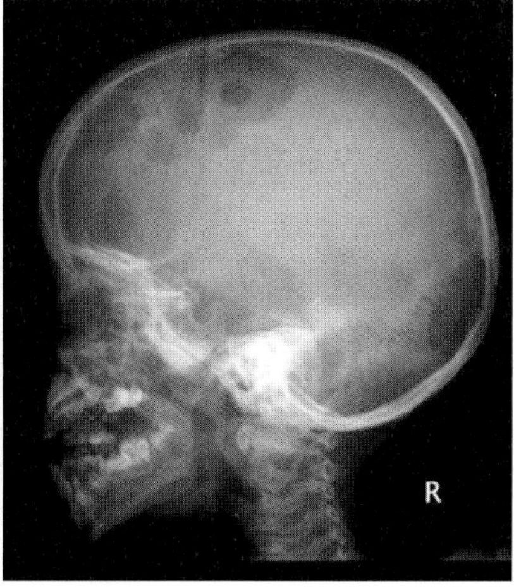

Abb. 61.4 Langerhans-Zell-Histiozytose bei einem 5-jährigen Jungen mit neu getasteter Schwellung am Hinterkopf. Röntgen-Schädel seitlich und a.p.: Multiple osteolytische, wie ausgestanzt wirkende Läsionen

Therapie

Nach ausführlicher Initialdiagnostik und Einteilung nach den Richtlinien der Histiozytose-Gesellschaft sollte eine risikoadaptierte Therapie immer im Rahmen der internationalen LCH-Studie (aktuell LCH-III-Studie) durchgeführt werden. An dieser Stelle können nur einige Aspekte genannt werden. Interessanterweise werden bei der LCH auch Spontanregressionen und -heilungen gesehen. Isolierte Knochenherde können im Rahmen der diagnostischen Biopsie einfach ausgeräumt werden und bedürfen meist keiner weiteren Therapie. Auch Kortikosteroid-Instillationen können zur Abheilung führen. Bei sehr großen Läsionen oder speziellen Lokalisationen, z.B. Os temporale, ist eine systemische Chemotherapie mit Vinblastin und Prednison über mehrere Wochen indiziert. Bei polyostotischem Knochenbefall besteht eine Indikation für Chemotherapie, da Reaktivierungen und Spätfolgen vermindert werden können. Ein Hautbefall bei Säuglingen bildet sich oft spontan zurück, selten findet sich ein Übergang in eine Multisystemerkrankung. Die Multisystemerkrankung verlangt eine Kombinationschemotherapie. Bei Ansprechen auf die Behandlung ist die Heilungschance auch für Patienten mit Befall von Risikoorganen sehr gut. Zeigt sich bei der Multisystemerkrankung mit Befall von Risikoorganen nach 6 Wochen Behandlung allerdings kein Ansprechen bzw. treten in dieser Zeit neue Läsionen auf, während alte eine Regression zeigen, liegt die Wahrscheinlichkeit eines tödlichen Verlaufs auch in der LCH-II-Studie noch bei ca. bei 40–50% (Gadner et al. 2007). Diese Patienten müssen alternativen Therapiestrategien zugeführt werden.

61.1.6 Neuroblastom

Das Neuroblastom ist der häufigste solide Tumor bei Kindern außerhalb des ZNS und macht ca. 10% aller malignen Erkrankungen im Kindesalter aus. Der Tumor geht von embryonalen sympathischen Neuroblasten des Nebennierenmarks oder des Grenzstrangs aus. Typischerweise sind Säuglinge und Kleinkinder betroffen, 90% der Fälle werden bis zum 6. Lebensjahr diagnostiziert. Am häufigsten ist das Neuroblastom abdominell lokalisiert (75–80%), entweder suprarenal oder paraaortal, 15–20% finden sich im Bereich des thorakalen und zervikalen Grenzstrangs. Neben einer primären Tumorlokalisation im Halsbereich finden sich regionäre Lymphknotenmetastasen, manchmal auch eine Lymphknotenmetastasierung abdomineller Tumoren in den linken supraklavikulären Lymphknoten (Virchowscher Lymphknoten). Fernmetastasen von Neuroblastomen finden sich im Kopf-Hals-Bereich als Knochenmetastasen, Hautmetastasen, Orbitabefall und ZNS-Metastasen.

Symptome

Eine schmerzlose Schwellung ist die häufigste Präsentation im Halsbereich, bei primären zervikalen oder thorakalen Neuroblastomen kann ein Horner-Syndrom mit Ptosis, Miosis und Enophthalmie auftreten. Thorakale Neuroblastome können Dyspnoe und Husten verursachen. Bei Orbitabefall können die Patienten ein ein- oder beidseitiges Brillenhämatom und Proptosis zeigen. Paravertebrale Tumoren können durch die Neuroforamina in den Spinalkanal einwachsen und Querschnittssymptomatik verursachen. Sehr selten findet sich ein paraneoplastisches Opsomyoklonus-Ataxie-Syndrom („dancing eye syndrome"). Bei fortgeschrittener Erkrankung treten Schmerzen, Fieber, ausgeprägtes Krankheitsgefühl und Gewichtsverlust auf. Ausgeprägte Knochenmarkinfiltrationen führen zu Anämie und Thrombopenie.

Diagnostik

Die unspezifischen Tumormarker Laktatdehydrogenase, Ferritin und neuronenspezifische Enolase sind im Serum erhöht. Spezifische Marker sind die Katecholaminmetaboliten Vanillin-Mandelsäure und Homovanillinsäure, die im Urin und Serum bei einem Großteil der Patienten erhöht zu finden sind. Im Ultraschall zeigen sich inhomogene Tumoren mit Nekrosen und Verkalkungen, Röntgenaufnahmen können die Knochendestruktion ossärer Metastasen abbilden. Die beste Darstellung des Tumors und seiner Beziehung zu anderen anatomischen Strukturen wird mit der MRT erreicht. Mit der 123-Meta-Jodbenzylguanidin-Szintigraphie (123-J-MIBG, ein Noradrenalin-Analogon) lässt sich der Katecholaminstoffwechsel dieser Tumoren nutzen, um Tumor und Metastasen abzubilden. Paravertebrale Tumoren bedürfen auch einer spinalen MRT, um sog. Sanduhrtumoren, die durch die Foramina intervertebralia in den Rückenmarkskanal einwachsen und eine Halsmarkkompression verursachen, darzustellen. Derzeit findet die INSS-Stadieneinteilung (International Neuroblastoma Staging System) Anwendung (Brodeur et al. 1993), wobei die Stadien I–III lokalisierte Tumoren nach ihrer Resektabilität und dem Lymphknotenbefall unterscheiden und das Stadium IV die metastasierte Erkrankung bezeichnet. Das Stadium IVS bezeichnet metastasierte Tumoren im ersten Lebensjahr mit Beschränkung der Metastasierung in Haut, Leber und Knochenmark mit weniger als 10% malignen Zellen.

Die definitive Diagnose wird anhand der histologischen Untersuchung des Tumormaterials gestellt und sollte nach der INPC-Klassifikation (International Neuoblastoma Pathology Classification) erfolgen. Im Rahmen der Biopsie sollte unbedingt vitales Tumormaterial für die Bestimmung von molekulargenetischen Markern schockgefroren werden, da diese Marker zusammen mit dem klinischen, postoperativen Stadium die Risikostratifizierung definieren. Insbesondere die Amplifikation des MYCN-Onkogens in den Tumorzellen ist der wichtigste molekulare Risikofaktor für aggressives Wachstum und ist häufig mit Deletionen des kurzen Arms von Chromosom 1, del1p36, assoziiert. Bei Tumoren, die spontan regredieren können, finden sich nahetriploide oder polyploide Chromosomensätze, jedoch keine MYCN-Amplifikation oder 1p-Deletionen (Ambros et al. 1995).

MERKE
Bei der Verdachtsdiagnose Neuroblastom sollte im Rahmen der Biopsie vitales Tumormaterial für die Bestimmung von molekulargenetischen Markern schockgefroren werden.

Therapie

Bei lokalisierten Tumoren ohne Risikofaktoren kann eine alleinige operative Entfernung – auch subtotal – ausreichend sein. Bei Vorliegen von Risikofaktoren und/oder metastasierter Erkrankung bedarf es einer intensiven Chemotherapie, ggf. mit autologer Stammzellinfusion und Strahlentherapie. Bei Querschnittssymptomatik kann eine notfallmäßige Laminektomie notwendig sein. Die aktuellen Studien der GPOH zur Behandlung des Neuroblastoms sind die NB-2004- und die NB2004-High-Risk-Studie. Säuglinge mit Stadium IVS erhalten trotz Metastasen primär keine bzw. bei Vorliegen von bedrohlichen Symptomen nur eine kurze, niedrig dosierte Chemotherapie und haben dennoch eine exzellente Prognose. Bei diesen Patienten sieht man nicht selten eine spontane Regression. Demgegenüber haben Kinder mit Stadium-IV-Tumoren und amplifiziertem N-MYC-Onkogen auch mit intensiver Chemotherapie, Hochdosischemotherapie mit autologer Stammzellinfusion, ggf. kombiniert mit Radiatio und MIBG-Therapie derzeit nur ein 5-Jahres-Überlebenschance von etwa 40% (Berthold und Hero 2000).

61.1.7 Nasopharynxkarzinom

Das Nasopharynxkarzinom ist in Europa und Asien ein sehr seltener Tumor im Kindes- und Jugendalter und macht weniger als 1% aller Kinderkrebserkrankungen aus. Lediglich 3% der Patienten mit Nasopharynxkarzinom sind jünger als 19 Jahre (Marks et al. 1998). Es ist eine der wenigen epithelialen malignen Neoplasien, die bei Kindern auftritt. In Teilen Afrikas ist das Nasopharynxkarzinom mit 10–20% allerdings eine häufige Kinderkrebserkrankung und auch amerikanische Kinder afrikanischer Abstammung haben eine höhere Inzidenz als Kinder mit nichtafrikanischer Abstammung. Die Pathogenese des undifferenzierten Nasopharynxkarzinoms ist eng mit einer Epstein-Barr-Virus-Infektion verknüpft (Chien et al. 2001), in der GPOH-NPC-91-Therapiestudie, der bisher größten prospektiven Therapiestudie für Kinder und Jugendliche, waren 41/45 getesteten Patienten positiv für Anti-EBV-VCA-IgA (Mertens et al. 2005).

Klinik

Am häufigsten geht der Tumor von der Rosenmüller'schen Grube aus und präsentiert als schmerzlose Schwellung im oberen Halsbereich, oft assoziiert mit zervikaler Lymphadenopathie. Hörminderung, seröse Otitis media, Tinnitus, nasale Obstruktion, Epistaxis und Artikulationsstörungen sind weitere Symptome des lokal infiltrativ wachsenden Tumors. Hirnnervenläsionen betreffen den N. hypoglossus, Diplopie kann durch eine Abduzenzparese verursacht werden. Die Symptome dauern ca. 5 Monate an und die allermeisten Patienten präsentieren sich mit fortgeschrittenen Tumoren (T3 oder T4) und Lymphknotenmetastasen, einige auch mit Fernmetastasen (Knochen, Lunge, Leber, Knochenmark).

Diagnose

Die histologische Diagnose wird durch eine Biopsie aus dem Nasen-Rachen-Raum gestellt, exophytische Tumoranteile können ggf. abgetragen werden, der Versuch einer radikalen Operation ist nicht sinnvoll. Die Nasopharyngoskopie, ggf. auch Endoskopie dient auch zur Festlegung des örtlichen Befunds. Bei zervikaler Lymphknotenvergrößerung kann ein repräsentativer Lymphknoten entnommen werden, eine neck dissection ist nicht angezeigt. Die initiale Diagnostik beinhaltet auch eine detaillierte MRT-Untersuchung, die EBV-Diagnostik, die Untersuchung der Hypophysenhormone und Verfahren

Tab. 61.5 TNM-Klassifikation und Risikogruppen des Nasopharynxkarzinoms (AJCC 2002)

T1 – Tumor auf einen Bezirk des Nasopharynx beschränkt
T2 – Tumor beschränkt auf zwei Bezirke
T3 – Tumor mit Ausdehnung auf die Nasenhaupthöhle und/oder den Oropharynx
T4 – Tumor mit Invasion des Schädelbasis und/oder mit Befall der Hirnnerven
N0 – Keine Evidenz für einen Befall regionärer Lymphknoten
N1 – Ipsilateraler einzelner Lymphknoten bis maximal 3 cm
N2 – Ipsilateraler Lymphknoten 3–6 cm oder multiple ipsilaterale LK < 6 cm
N3 – Lymphknoten > 6 cm
M0 – Keine Evidenz für Fernmetastasen
M1 – Fernmetastasen vorhanden
Risikogruppen
Niedrigrisiko
Stadium I T1, N0, M0
Stadium II T2, N0, M0
Hochrisiko
Stadium III T3, N0, M0 oder T1–3, N1, M0
Stadium IV T4, N0–3, M0 oder T1–4, N2-3, M0 oder T1–4, N0–3, M1

zum Ausschluss von Fernmetastasen (CT-Thorax, Abdomensonographie, Skelettszintigraphie und PET-CT). Die histologische Einteilung orientiert sich an einer modifizierten WHO-Klassifikation (Krüger und Wustrow 1981). Die Klassifikation und Risikogruppeneinteilung erfolgt nach der TNM-Klassifikation des American Joint Committee on Cancer (AJCC cancer staging manual 2002). 58/59 Patienten der GPOH-Studie NPC-91 zeigten Tumoren der High-Risk-Stadien III und IV.

Therapie und Prognose

Das Behandlungsprinzip ist die kombinierte Radiochemotherapie. Eine alleinige Radiotherapie bringt in den fortgeschrittenen Stadien III und IV nur geringe Heilungschancen (Berberoglu et al. 2001) und ist für die seltenen Stadien I und II reserviert. Mit der ersten GPOH-Studie, in der eine neoadjuvanten Chemotherapie mit Methotrexat, Cisplatin und Fluorouracil, gefolgt von Radiatio (59,4 Gy für den Primärtumor, 45 Gy für befallene Lymphknoten) und β-Interferon-Behandlung angewandt wurde, konnten im internationalen Vergleich exzellente Ergebnisse erzielt werden. Das rezidivfreie Langzeitüberleben der Patienten in der NPC-91-GPOH-Studie betrug bei 9 Jahren 91%, das Gesamtüberleben 95% (Mertens et al. 2005). In der derzeit laufenden Nachfolgestudie (NPC-2003-GPOH) wird die neoadjuvante Chemotherapie durch Verzicht auf Methotrexat in ihrer Toxizität gemildert, zusätzlich wird Cisplatin parallel zur Radiochemotherapie verabreicht, weiterhin erhalten Patienten aller Stadien β-Interferon. Außerdem wird versucht, bei Patienten mit Vollremission nach neoadjuvanter Chemotherapie durch Absenkung der Gesamtstrahlendosis auf 54 Gy die radiotherapeutischen Spätfolgen zu mildern.

MERKE
Die primäre Therapie des Nasopharynxkarzinoms besteht in der kombinierten Radiochemotherapie.

61.1.8 Osteosarkom

Osteosarkome sind die häufigsten Knochentumoren im Kindes- und Jugendalter und betreffen vor allem die langen Röhrenknochen. Osteosarkome im Bereich der Kopf-Hals-Region sind bei Kindern sehr selten und betreffen am häufigsten die Mandibula und Maxilla. In einer retrospektiven Analyse von 1947 benignen und malignen Tumoren der Kopf-Hals-Region im Kindesalter waren 22 primäre Osteosarkome (1,1%), von denen 19 von der Mandibula ausgingen.

Symptome. Fast alle Patienten hatten eine tastbare Schwellung, bei wenigen bestanden andere Symptome wie Schmerzhaftigkeit oder Zahnprobleme.

Therapie

Die Therapie bestand in chirurgischer Resektion, bei 9 Patienten kamen weitere Therapieverfahren zum Einsatz. Kein Patient zeigte Metastasen, 7 Patienten hatten ein Lokalrezidiv und/oder lokale residuelle Erkrankung, aber nur 2 waren nach einer mittleren Nachbeobachtungszeit von 7,8 Jahren verstorben (Gadwal et al. 2001). Diese Beobachtung legt nahe, dass primäre Osteosarkome im Kopf-Hals-Bereich keine schlechtere Prognose haben als Osteosarkome der langen Röhrenknochen. Die Behandlung sollte innerhalb der Cooperativen Osteosarkom Studien (COSS) der GPOH durchgeführt werden.

61.1.9 Ewing-Sarkom

Das Ewing-Sarkom ist der zweithäufigste Knochentumor des Kindes- und Jugenalters, gehört zu den klein-, blau- und rundzelligen Tumoren und kann ebenfalls selten von Knochen im Kopf-Hals-Bereich ausgehen (Daw et al. 2000). In einer früheren Ewing-Sarkom-Studie der GPOH waren 2% der Tumoren im Kopf-Hals-Bereich lokalisiert (Paulussen et al. 2001). In 95% der Fälle finden sich tumordefinierende Translokationen, die EWS-FLI1-Genfusion t(11;22) bei 85%, die EWS-ERG-Genfusion t(21;21) bei 10% der Patienten. Die Präsentation erfolgt in Form einer meist schmerzhaften Schwellung.

Therapie. Die Behandlungsstrategie (aktuelle GPOH-Studie: EURO-EWING 99) umfasst die neoadjuvante Chemotherapie, Resektion und adjuvante Chemotherapie, bei schlechtem Ansprechen oder Resttumor auch zusätzliche, postoperative Radiotherapie.

Prognose. Sie ist abhängig von der initialen Metastasierung und der erreichbaren lokalen Kontrolle (Paulussen et al. 2001). Auch der primitive neuroektodermale Tumor kann bei Vorhandensein typischer Translokationen der sog. Ewing-Tumorfamilie zugeordnet werden, kommt selten im Kopf-Hals-Bereich vor und sollte nach Therapiestudien für das Ewing-Sarkom behandelt werden (Windfuhr 2004).

61.1.10 Teratome

Teratome gehören zu den Keimzelltumoren und können im Halsbereich auftreten. Keimzelltumoren entwickeln sich aus totipotenten primordialen Keimzellen und finden sich entweder in den Gonaden oder extragonadal. Extragonadale Lokalisationen sind Steißbeinregion, vorderes Mediastinum, Pinealisregion, Retroperitoneum, Hals und Magen. Primitive Keimzellen stammen aus dem fetalen Dottersack und migrieren zu den Gonaden und den extragonadalen Lokalisationen. Teratome sind die häufigsten Keimzelltumoren und enthalten Zellen aller drei embryonalen Keimblätter, Ektoderm, Endoderm und Mesoderm. Teratome werden klassifiziert als reif oder unreif, letztere werden weiter in Grad I–III unterteilt, je nach Anteil ihrer primitiven neuroepithelialen Zellelemente. Bei reifen und unreifen Teratomen ist die radikale chirurgische **Tumorentfernung** von entscheidender Bedeutung (Göbel et al. 1998). Ein angeborener, teils zystischer, teils solider Tumor im Bereich des Halses ist am wahrscheinlichsten ein Teratom. Teratome können bereits pränatal diagnostiziert werden und relevante Atemwegsobstruktionen verursachen. Bei großen kongenitalen zervikalen Teratomen, welche die Atemwege verlegen, kann über das sog. „EXIT"-Verfahren („ex utero intrapartum treatment") eine Sicherung der Atemwege intrapartum erfolgen (Liechty et al. 1997). Gelegentlich können Teratome auch Foci mit malignen Keimzelltumoranteilen aufweisen, am häufigsten ist die Kombination von Teratomen mit Dottersacktumoren (Göbel et al. 2006). In diesem Fall ist das Alpha-Fetoprotein im Serum erhöht. Keimzelltumoren im Kindesalter werden im Rahmen von MAKAI-Studien der GPOH behandelt. Der natürliche Verlauf und die Behandlungsstrategie richtet sich nach dem Tumoranteil mit der höchsten Malignität (Göbel et al. 2000).

MERKE
Ein angeborener, teils zystischer, teils solider Tumor im Bereich des Halses ist am wahrscheinlichsten ein Teratom.

61.1.11 Schilddrüsenkarzinome, multiple endokrine Neoplasien

Schilddrüsenkarzinome sind sehr selten im Kindes- und Jugendalter (relative Häufigkeit 1,3%), das papilläre Schilddrüsenkarzinom ist dabei etwa 3–4-mal häufiger als das follikuläre Schilddrüsenkarzinom. Mädchen sind mehr als doppelt so häufig betroffen wie Jungen und haben eine besonders hohe Inzidenz während der Pubertät. Etwa die Hälfte präsentiert mit Lymphknotenmetastasen, ein Viertel mit Fernmetastasen (Farahati et al. 1997). Die Koexistenz papillärer Schilddrüsenkarzinome bei Hashimoto-Thyreoiditis ist bekannt.

Therapie. Die Therapie im Rahmen der GPOH-MET97-Studie besteht aus Chirurgie und Radiojodtherapie, ggf. gefolgt von systemischer Chemotherapie. Eine lebenslange Substitution mit Schilddrüsenhormonen dient der Suppression von TSH.

Radiatio der Halsregion, z.B. als Streustrahlung i.R. der Schädelradiatio für akute Leukämien und Bestrahlung zervikaler Lymphknotenregionen bei Morbus Hodgkin, ist ein Risikofaktor für die Entwicklung von Schilddrüsenkarzinomen. Die Erkrankung tritt üblicherweise in einer Zeitspanne von 5–26 Jahren nach Radiatio auf (Sklar et al. 2000). Sonographische Untersuchungen gehören deswegen zu der regulären Nachsorge dieser Patienten.

Die **multiplen endokrinen Neoplasien** (MEN) umfassen drei verschiedene Erkrankungen, die alle autosomal dominante Krebssyndrome verschiedener endokriner Organe darstellen. MEN 1 ist charakterisiert durch Tumoren der Nebenschilddrüse, Inselzelltumoren des Pankreas und hypophysäre Beteiligung (Pang und Thakker 1994). Das Gen *MEN 1* liegt auf Chromosom 11. Bis zum 15. Lebensjahr entwickeln 28% der betroffenen Personen Tumoren (Bassett et al. 1998). MEN-2A-Patienten zeigen ein frühes Auftreten von medullären Schilddrüsenkarzinomen, Adenomen der Nebenschilddrüse und Phäochromozytome. MEN-2B-Patienten entwickeln ebenfalls medulläre Schildddrüsenkarzinome, allerdings bereits im Säuglings- und Kleinkindesalter, zudem Ganglioneurome des Gastrointestinaltrakts und skelettale Veränderungen. Das isolierte medulläre Schilddrüsenkarzinom wird familiär autosomal dominant vererbt.

Therapie. Die Therapie für MEN 2 besteht in der prophylaktischen Thyroidektomie im Kindesalter (Moore et al. 2007). Biochemische Screeningtests zur frühen Identifizierung medullärer Schilddrüsenkarzinome basieren auf der Kalzitonin-Freisetzung nach Pentagastrin-Belastung. Eine Reihe gut definierter Mutationen im Protoonkogen *RET* auf Chromosom 10 bedingen MEN 2A, 2B und isolierte familiäre medulläre Schilddrüsenkarzinome, während eine größere Zahl verschiedener Mutationen bei sporadischen medullären Schilddrüsenkarzinomen gefunden wird. Bei allen Patienten mit einem Risiko für MEN 2 sollte eine molekulare Analyse des *RET*-Gens erfolgen.

61.2 Benigne Neoplasien im Kopf-Hals-Bereich bei Kindern

Hinsichtlich der Lymphangiome und Hämangiome sei auf das ➤ Kapitel 59, hinsichtlich der reifen Teratome auf die ➤ Kapitel 59 und ➤ 61.1.10 verwiesen.

61.2.1 Aggressive Fibromatose

Aggressive Fibromatosen (synonym: Desmoidartige aggressive Fibromatose; früher auch Desmoid-Tumoren) sind seltene Tumoren, die vom muskuloaponeurotischen System abstammen. Diese Tumoren sind zwar histologisch benigne und metastasieren nicht, zeigen aber wegen ihres infiltrativen Wachstums eine Tendenz zu Lokalrezidiven nach Resektion. Anders als bei Fibromatosen im Erwachsenenalter (Lokalisation meist am Rumpf) sind Fibromatosen im Kindesalter am häufigsten im Kopf-Hals-Bereich lokalisiert, gefolgt von den Extremitäten. Die Altersverteilung ist zweigipfelig mit Häufungen im Kleinkindes- und Adoleszentenalter (Pilz et al. 1999).

Klinik. Die häufigste Präsentation ist die eines tastbaren Tumors, seltener sind Schmerzhaftigkeit und Sensibilitätsstörungen. Dyspnoe und Dysphagie treten bei Tumoren im Hypopharynx auf.

Diagnostik

In der Bildgebung (CT und MRT) stellen sich aggressive Fibromatosen als zum Teil etwas unscharf begrenzte Raumforderungen mit heterogener Struktur dar. In der T1-Gewichtung ist der Tumor meist weitgehend homogen mit muskelisointensem Signal, während er auf T2-gewichteten Bildern etwas heterogener mit einer sehr hohen, fast flüssigkeitsäquivalenten Signalanhebung imponiert (Vandevenne et al. 1997). Intraoperativ zeigt sich ein grau-weißer, derber Tumor, der in Faszien und Muskulatur invasiv einwächst, da die Tumoren die Eigenschaft besitzen, über Fasern in das umliegende Gewebe einzuwachsen. Histologisch findet man eine Proliferation uniformer Fibroblasten, die von größeren Mengen wellen- bzw. wirbelförmiger Kollagenfasern umgeben sind.

Therapie

Die chirurgische, nicht verstümmelnde Entfernung ist die therapeutische Maßnahme der Wahl und sollte nicht marginal erfolgen, sondern sich an den Radikalitätskriterien der Tumorchirurgie von Weichteilsarkomen dieses Bereichs orientieren. Dabei ist zu beachten, dass sowohl die radiologische als auch die intraoperative, makroskopische Beurteilung die wahre Tumorausdehnung unterschätzt. Unter Umständen begrenzt die Ummauerung vitaler Strukturen die Resektabilität. Der Einsatz von Chemotherapie ist bei fehlender Operabilität möglich, sowohl neoadjuvant zur Verkleinerung des Tumors vor sekundärer Resektion als auch als alleinige Therapie. Insgesamt kann die Chemotherapie bei 50–60% der Patienten einen Größenrückgang erreichen, eine komplette Remission wird bei ca. 20% der Patienten durch Chemotherapie erzielt (Pilz et al. 1999, Skapek et al. 2007). Bevorzugt werden derzeit Therapien mit Methotrexat und Vinblastin; Anthrazykline und Alkylanzien sind zwar ebenfalls wirksam, aber mit höherer Toxizität belastet. Bei Inoperabilität oder Resttumor und Nichtansprechen auf Chemotherapie kann eine längerfristige lokale Kontrolle in Einzelfällen auch durch Strahlentherapie erreicht werden (Schmidt et al. 1999). Auch die antiöstrogene Therapie mit Tamoxifen oder der Einsatz von nichtsteroidalen Antiphlogistika kann in Einzelfällen eine Tumorregression bewirken (Lackner et al. 2004).

Infantile Myofibromatose

Die infantile Myofibromatose wird als separate Entität abgegrenzt und findet sich unter den fibromatösen Tumoren als häufigste Diagnose im ersten Lebensjahr. Hier lassen sich immunhistochemisch zusätzlich myogene Strukturen nachweisen. Sie kann bereits kongenital auftreten und weist ein großes klinisches Spektrum auf. Es finden sich isolierte Tumoren, multifokale Tumoren bis hin zu generalisierten Formen mit Beteiligung viszeraler Organe. Sowohl rasche Progredienz als auch spontane Regressionen werden berichtet. Die Beteiligung viszeraler Organe bedingt eine ungünstige Prognose (Bracko et al. 1992). Behandlungsmöglichkeiten umfassen die chirurgische Entfernung isolierter, gut resektabler Tumoren, abwartendes Verhalten bei möglicher Spontanregression und Chemotherapie, insbesondere bei bedrohlichen Tumormanifestationen und generalisierten Formen (Gandhi et al. 2003).

61.2.2 Paragangliome

Paragangliome sind seltene Tumoren, z.T. auch als Glomustumoren bezeichnet. Sie entstehen aus paraganglionären Chemorezeptororganen. In 20% der Fälle findet sich eine familiäre Erkrankung. Sie treten unilateral oder bilateral auf. Der Vererbungsmodus ist autosomal dominant mit inkompletter Penetration und variabler Expression. Vier Genloci, PGL1–4, wurden dem Paragangliom zugeordnet. Drei der Gene *SDHD (PGL1), SDHC (PGL3) und SDHB (PGL4)* kodieren Untereinheiten des mitochondrialen Enzym-II-Komplexes (Succinatdehydrogenase). Dieser Enzymkomplex besitzt entscheidende Bedeutung bei der Sauerstoff-Sensor-Funktion paraganglionären Gewebes. Genotyp-Phänotyp-Analysen sind noch unvollständig, aber Mutationen in *SDHD* prädisponieren zu benignen Paragangliomen der Kopf-Hals-Region (Baysal 2002).

61.2.3 Neurofibromatose Typ 1, M. Recklinghausen

Diese Erkrankung ist mit einer Vielzahl von tumorösen Neubildungen assoziiert, benigne wie maligne, und bedarf daher der Erwähnung. Die Neurofibromatose Typ 1 ist eine der häufigsten genetischen Erkrankungen mit einer Häufigkeit von 1:2500. Die für eine Diagnose notwendigen Kriterien (s.u.) sind größtenteils klinisch zu erheben. Lisch-Knötchen der Iris (bräunlich pigmentierte Flecken) treten erst bei älteren Kindern und Jugendlichen auf.

Diagnosekriterien Die Diagnose Neurofibromatose Typ 1 ist bestätigt, wenn zwei oder mehr der folgenden Kriterien erfüllt sind (Kriterien nach Gutmann et al. 1997):

- Sechs oder mehr Café-au-Lait-Flecken mit einem größten Durchmesser von mehr als 5 mm bei präpubertären Patienten, von mehr als 15 mm bei postpubertären Patienten
- Zwei oder mehr Neurofibrome jeglichen Typs oder ein oder mehrere plexiforme Neurofibrome
- Axilläres oder inguinales Freckling
- Optikusgliom
- Zwei oder mehr Lisch-Knötchen (Iris-Hamartome)
- Charakteristische knöcherne Läsion (Dysplasie des Os sphenoidale oder Ausdünnung der Kortikalis langer Röhrenknochen)
- Verwandter ersten Grades mit NF1.

Das NF1-Gen kodiert für Neurofibromin, ein GTPase aktivierendes Protein, welches das Onkogen RAS inaktiviert. Das NF1-Gen ist somit ein Tumorsuppressorgen.

Benigne Tumoren dieser Patienten umfassen Neurofibrome, plexiforme Neurofibrome, Optikusgliome und andere Gliome sowie Phäochromozytome. Neurofibrome machen sich oft erst in der Adoleszenz bemerkbar, während plexiforme Neurofibrome bereits in den ersten Lebensjahren auftreten. Letztere sind am häufigsten in der Kopf-Hals-Region, paraspinal, mediastinal und retroperitoneal lokalisiert. Es handelt sich um tiefe Läsionen, die gelegentlich von hyperpigmentierter Haut bedeckt sind. Die meisten plexiformen Neurofibrome bleiben benigne. Zeigen sich in Bereichen dieser Läsionen schmerzhafte Bezirke oder ein schnelles Wachstum, sollte die maligne Transformation bedacht und untersucht werden. NF1-Patienten weisen ein erhöhtes Risiko für maligne periphere Nervenscheidentumoren (MPNST), frühe Neurofibrosarkome oder maligne Schwannome auf (King et al. 2000), auch diese können in der Kopf-Hals-Region auftreten (Maceri et al. 1984, ➤ Kap. 59). Umgekehrt findet sich bei etwa 50% der Patienten mit MPNST eine Neurofibromatose Typ 1. Das erhöhte Erkrankungsrisiko der NF1-Patienten betrifft zudem Sarkome, akute myeloische Leukämien und die juvenile myelomonozytäre Leukämie (Matsui et al. 1993).

61.2.4 Neurofibromatose Typ 2 (NF2)

Diese Erkrankung ist seltener als Neurofibromatose Typ 1 und die allermeisten Manifestationen betreffen das Erwachsenenalter, weswegen hier auf eine detaillierte Darstellung verzichtet wird. Patienten weisen neben Café-au-Lait-Flecken bilaterale Akustikusneurinome, zentrale Neurofibrome und Meningeome auf. Das NF2-Gen kodiert das Protein Merlin oder Schwannomin, das eine Schlüsselrolle beim Aufbau des Zytoskeletts zu spielen scheint. Kinder aus Familien mit NF2 sollten mittels MRT auf das Vorliegen von Akustikustumoren untersucht werden. Das frühe Lernen der Gebärdensprache kann dann bei späterer Taubheit sehr hilfreich sein.

61.2.5 Von-Hippel-Lindau-Syndrom (VHL)

Diese Patienten entwickeln verschiedene gutartige und maligne Tumoren. Die Diagnose wird typischerweise in der Adoleszenz oder im frühen Erwachsenenalter gestellt, wenn erste Tumoren manifest werden. Auftretende Entitäten sind zerebelläre Hämangioblastome, Netzhautangiome, Pankreaszysten, Nierenzellkarzinome, Phäochromozytome, Epididymiszysten und Tumoren des endolymphatischen Sacks (Neumann et al. 1995). Letztere können zum Hörverlust führen. Ursachen für frühe Mortalität sind die zerebellären Tumoren und Nierenzellsarkome. Jeder Patient mit ZNS-Hämangioblastomen sollte einer ausführlichen Untersuchung auf andere VHL-assoziierte Tumoren unterzogen werden.

LITERATUR

Ambros PF, Ambros IM, Strehl S et al. (1995) Regression and progression in neuroblastoma. Does genetics predict tumour behaviour? Eur J Cancer 31A: 510–515.

AJCC cancer staging manual (2002) 6th ed. New York: Springer.

Bassett JH, Forbes SA, Pannett AA et al (1998) Characterization of mutations in patients with multiple endocrine neoplasia type 1. Am J Hum Genet 62: 232–244.

Batsakis JG, Manning JT (1988) Malignant rhabdoid tumor. Ann Otol Rhinol Laryngol 97: 690–691.

Baysal BE (2002) Hereditary paraganglioma targets diverse paraganglia. J Med Genet 39: 617–622.

Bennicelli JL, Barr FG (1999) Genetics and the biologic basis of sarcomas. Curr Opin Oncol 11: 267–274.

Berberoglu S, Ilhan I, Cetindag S et al. (2001) Nasopharyngeal carcinoma in Turkish children: review of 33 cases. Pediatr Hematol Oncol 18: 309–315.

Berthold F, Hero B (2000) Neuroblastoma: current drug therapy recommendations as part of the total treatment approach. Drugs 59: 1261–1277.

Bracko M, Cindro L, Golouh R (1992) Familial occurrence of infantile myofibromatosis. Cancer 69: 1294–1299.

Brodeur GM, Pritchard J, Berthold F et al. (1993) Revisions of the international criteria for neuroblastoma diagnosis, staging, and response to treatment. J Clin Oncol 11: 1466–1477.

Chien YC, Chen JY, Liu MY et al. (2001) Serologic markers of Epstein-Barr virus infection and nasopharyngeal carcinoma in Taiwanese men. N Engl J Med 345: 1877–1882.

Creutzig U, Zimmermann M, Lehrnbecher T et al. (2006) Less toxicity by optimizing chemotherapy, but not by addition of granulocyte colony-stimulating factor in children and adolescents with acute myeloid leukemia: results of AML-BFM 98. J Clin Oncol 24: 4499–4506.

Daw NC, Mahmoud HH, Meyer WH et al. (2000) Bone sarcomas of the head and neck in children: the St Jude Children's Research Hospital experience. Cancer 88: 2172–2180.

Dieckmann K, Potter R, Wagner W et al. (2002) Up-front centralized data review and individualized treatment proposals in a multicenter pediatric Hodgkin's disease trial with 71 participating hospitals: the experience of the German-Austrian pediatric multicenter trial DAL-HD-90. Radiother Oncol 62: 191–200.

Dörffel W, Lüders H, Rühl U et al. (2003) Preliminary results of the multicenter trial GPOH-HD 95 for the treatment of Hodgkin's disease in children and adolescents: analysis and outlook. Klin Padiatr 215: 139–145.

Farahati J, Bucsky P, Parlowsky T, Mäder U, Reiners C (1997) Characteristics of differentiated thyroid carcinoma in children and adolescents with respect to age, gender, and histology. Cancer 80: 2156–2162.

Filocoma D, Needleman HL, Arceci R et al. (1993) Pediatric histiocytosis. Characterization, prognosis, and oral involvement. Am J Pediatr Hematol Oncol 15: 226–230.

Gadner, H., N. Grois, Pötschger U et al. (2008) Improved outcome in multisystem Langerhans cell histiocytosis is associated with therapy intensification. Blood 111: 2556–2562.

Gadwal SR, Gannon FH, Fanburg-Smith JC et al. (2001) Primary osteosarcoma of the head and neck in pediatric patients: a clinicopathologic study of 22 cases with a review of the literature. Cancer 91: 598–605.

Gandhi MM, Nahtan PC, Weitzman S et al. (2003) Successful treatment of life' threatining generalized infantile myofibromatosis using low-dose chemotherapy. J Pediatr Hematol Oncol 25: 750–754.

Garrett KM, Hoffer FA, Behm FG et al. (2002) Interventional radiology techniques for the diagnosis of lymphoma or leukemia. Pediatr Radiol 32: 653–662.

Göbel U, Calaminus G, Engert J et al. (1998) Teratomas in infancy and childhood. Med Pediatr Oncol 31: 8–15.

Göbel U, Calaminus G, Schneider DT et al. (2006) The malignant potential of teratomas in infancy and childhood: The MAKEI experiences in non-testicular teratoma and implications for a new protocol. Klin Pädiatr 218: 309–314.

Göbel U, Schneider DT, Calaminus G et al. (2000) Germ-cell tumors in childhood and adolescence. GPOH MAKEI and the MAHO study groups. Ann Oncol 11: 263–271.

Grois N, Pötschger U, Prosch H et al. (2006) Risk factors for diabetes insipidus in langerhans cell histiocytosis. Pediatr Blood Cancer 46: 228–233.

Grois NG, Favara BE, Mostbeck G et al. (1998) Central nervous system disease in Langerhans cell histiocytosis. Hematol Oncol Clin North Am 12: 287–305.

Gutmann DH, Aylsworth A, Carey JC et al. (1997) The diagnostic evaluation and multidisciplinary management of neurofibromatosis 1 and neurofibromatosis 2. JAMA 278: 1493–1494.

Harms DO, Janka-Schaub GE (2000) Co-operative study group for childhood acute lymphoblastic leukemia (COALL): long-term follow-up of trials 82, 85, 89 and 92. Leukemia 14: 2234–2239.

Hawkins DS, Anderson JR, Paidas CN et al. (2001) Improved outcome for patients with middle ear rhabdomyosarcoma: a children's oncology group study. J Clin Oncol 19: 3073–9.

Jonsson OG, Sartain P, Ducore JM et al. (1990) Bone pain as an initial symptom of childhood acute lymphoblastic leukemia: association with nearly normal hematologic indexes. J Pediatr 117: 233–237.

King AA, Debaun MR, Riccardi VM et al. (2000) Malignant peripheral nerve sheath tumors in neurofibromatosis 1. Am J Med Genet 93: 388–392.

Körholz D, Kluge R, Wickmann L et al. (2003) Importance of F18-fluorodeoxy-D-2-glucose positron emission tomography (FDG-PET) for staging and therapy control of Hodgkin's lymphoma in childhood and adolescence – consequences for the GPOH-HD 2003 protocol. Onkologie 26: 489–493.

Krüger GFR, Wustrow J (1981) Current classification of nasopharyngeal carcinoma at Cologne University. In: Grundmann E, Krueger GFR, Ablashi DV (Hrsg) Nasopharyngeal carcinoma. Vol 5. Stuttgart, New York: Fischer: 11–15.

Lackner H, Urban C, Benesch M et al. (2004) Multimodal treatment of children with unresectable or recurrent desmoid tumors: an 11-year longitudinal observational study. J Pediatr Hematol Oncol 26: 518–522.

LaQuaglia MP, Stolar CJ, Krailo M et al. (1992) The role of surgery in abdominal non-Hodgkin's lymphoma: experience from the Childrens Cancer Study Group. J Pediatr Surg 27: 230–235.

Liechty KW, Crombleholme TM, Flake AW et al. (1997) Intrapartum airway management for giant fetal neck masses: the EXIT (ex utero intrapartum treatment) procedure. Am J Obstet Gynecol 177: 870–874.

Lister TA, Crowther D, Sutcliffe SB et al. (1989) Report of a committee convened to discuss the evaluation and staging of patients with Hodgkin's disease: Cotswolds meeting. J Clin Oncol 7: 1630–1636.

Maceri DR, Saxon KG (1984) Neurofibromatosis of the head and neck. Head Neck Surg 6: 842–850.

Marks JE, Phillips JL, Menck HR (1998) The National Cancer Data Base report on the relationship of race and national origin to the histology of nasopharyngeal carcinoma. Cancer 83: 582–588.

Matsui I, Tanimura M, Kobayashi N et al. (1993) Neurofibromatosis type 1 and childhood cancer. Cancer 72: 2746–2754.

Mertens R, Granzen B, Lassay L et al. (2005) Treatment of nasopharyngeal carcinoma in children and adolescents: definitive results of a multicenter study (NPC-91-GPOH). Cancer 104: 1083–1089.

Moore SW, Appfelstaedt J, Zaahl MG (2007) Familial medullary carcinoma prevention, risk evaluation, and RET in children of families with MEN2. J Pediatr Surg 42: 326–332.

Murphy SB (1980) Classification, staging and end results of treatment of childhood non-Hodgkin's lymphomas: dissimilarities from lymphomas in adults. Semin Oncol 7: 332–339.

Neumann HP, Lips CJ, Hsia YE et al. (1995) Von Hippel-Lindau syndrome. Brain Pathol 5: 181–193.

Newton WA Jr, Gehan EA, Webber BL et al. (1995) Classification of rhabdomyosarcomas and related sarcomas. Pathologic aspects and proposal for a new classification – an Intergroup Rhabdomyosarcoma Study. Cancer 76: 1073–1085.

Pang JT, Thakker RV (1994) Multiple endocrine neoplasia type 1 (MEN1). Eur J Cancer 30A: 1961–1968.

Paulussen M, Ahrens S, Dunst J et al. (2001) Localized Ewing tumor of bone: final results of the cooperative Ewing's Sarcoma Study CESS 86. J Clin Oncol 19: 1818–1829.

Paulussen M, Fröhlich B, Jürgens H (2001) Ewing tumour: incidence, prognosis and treatment options. Paediatr Drugs 3: 899–913.

Pilz T, Pilgrim TB, Bisogno G et al. (1999) Chemotherapie bei Fibromatosen im Kindes- und Jugendalter: Erfahrungen der Cooperativen Weichteilsarkom Studie (CWS) und Italienischen Cooperativen Studiengruppe (ICG-AIEOP). Klin Päd 211: 291–295.

Reiter A (2007) Diagnosis and treatment of childhood Non-Hodgkin lymphoma. Hematology Am Soc Hematol Educ Program 2007: 285–296.

Schellong G, Pötter R, Brämswig J et al. (1999) High cure rates and reduced long-term toxicity in pediatric Hodgkin's disease: the German-Austrian multicenter trial DAL-HD-90. The German-Austrian Pediatric Hodgkin's Disease Study Group. J Clin Oncol 17: 3736–3744.

Schmidt BF, Koscielniak E, Pilz T et al. (1999) Strahlentherapie bei juvenilen aggressiven Fibromatosen. Klin Pädiatr 211: 296–299.

Schrappe M, Beier R, Bürger B (2002) New treatment strategies in childhood acute lymphoblastic leukaemia. Best Pract Res Clin Haematol 15: 729–740.

Skapek SX, Ferguson WS, Granowetter L et al. (2007) Vinblastine and methotrexate for desmoid fibromatosis in children: results of a Pediatric Oncology Group Phase II Trial. J Clin Oncol 25: 501–506.

Sklar C, Whitton J, Mertens A et al. (2000) Abnormalities of the thyroid in survivors of Hodgkin's disease: data from the Childhood Cancer Survivor Study. J Clin Endocrinol Metab 85: 3227–3232.

Timmermann B, Schuck A, Niggli F et al. (2007) Spot-scanning proton therapy for malignant soft tissue tumors in childhood: First experiences at the Paul Scherrer Institute. Int J Radiat Oncol Biol Phys 67: 497–504.

Treuner J, Brecht I (2006) Weichteilsarkome. In: Gadner H, Gaedicke G, Niemeyer C, Ritter J. (Hrsg.) Pädiatrische Hämatologie und Onkologie. Heidelberg. Springer: 865 ff.

Vandevenne JE, De Schepper AM, De Beuckeleer L et al. (1997) New concepts in understanding evolution of desmoid tumors: MR imaging of 30 lesions. Eur Radiol 7: 1013–1019.

Windfuhr JP (2004) Primitive neuroectodermal tumor of the head and neck: incidence, diagnosis, and management. Ann Otol Rhinol Laryngol 113: 533–543.

Ziegler JL (1977) Treatment results of 54 American patients with Burkitt's lymphoma are similar to the African experience. N Engl J Med 297: 75–80.

KAPITEL

62 Diagnostischer Algorithmus bei zervikalen Raumforderungen

Matthias Dürken

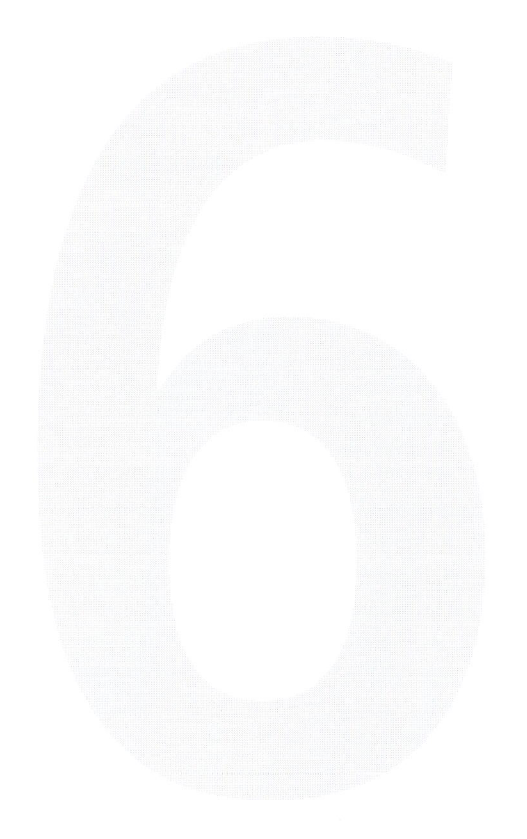

Die Anamnese jeder Raumforderung im Halsbereich sollte Dauer und Wachstumsverhalten der Läsion beinhalten. Die Frage nach assoziierten oder vorausgegangenen Infektionen sowie Traumata ermöglicht eine Eingrenzung der Differenzialdiagnose. Persistierendes, unklares Fieber, Nachtschweiß und Gewichtsverlust über 10% weisen auf Lymphome hin. Familienanamnestisch sollte nach Krebserkrankungen, Konsanguinität und Tuberkulose gefragt werden. Die Frage nach engem Kontakt zu Haustieren kann differenzialdiagnostische Hinweise liefern.

Anamneseerhebung bei einer Raumforderung im Bereich des Halses bei Kindern:

- Progredienz und Dauer
- Trauma
- Allgemeinsymptome, Nachtschweiß, Gewichtsverlust
- Familienanamnese
- Umwelteinflüsse/Noxen
- Enger Kontakt zu Katzen, Nagetieren, Kratzspuren von Katzen, Zeckenbissanamnese, vorausgegangene Tonsillitis.

Der genaue **Lokalbefund** der Raumforderung umfasst die folgenden klinischen Charakteristika:

- Größe
- Lokalisation
- Konsistenz
- Abgrenzbarkeit, Verschieblichkeit
- Rötung
- Überwärmung
- Druckschmerzhaftigkeit
- Funktionseinschränkung
- Fluktuation
- Regionäre Lymphknoten bzw. Untersuchung der Region, die von den Lymphknoten drainiert wird, wenn der Lymphknoten die tumoröse Raumforderung darstellt
- Strömungsgeräusche
- Durchleuchtbarkeit (Diaphanoskopie).

Maligne Lymphknoten sind generell fest und gummiartig ohne Erythem und nicht druckschmerzhaft. Gelegentlich kann ein schnell wachsender maligner Lymphknotenprozess schmerzhaft sein. Infektiöse Lymphknoten sind in der Regel überwärmt und druckschmerzhaft, bei Einschmelzung auch fluktuierend.

Der körperliche Untersuchungsbefund bei jeder Abklärung einer unklaren Raumforderung im Halsbereich sollte eine systematische Palpation aller Lymphknotenstationen beinhalten. Hierzu gehören: Okzipitale, nuchale, retroaurikuläre, präaurikuläre, tonsilläre, submandibuläre, submentale, obere zervikale, untere zervikale, supraklavikuläre, infraklavikuläre, axilläre, epitrochleare und inguinale Lymphknoten. Viele Kinder haben kleine tastbare Lymphknoten zervikal, axillär und inguinal. Eine Lymphadenopathie im posterior zervikalen, epitrochleären und supraklavikulären Bereich ist definitiv pathologisch. Weiter sollte nach Hautläsionen, Kratzspuren, einem Exanthem im Bereich des behaarten Kopfes gesucht werden. Thoraxperkussion und Auskultation, Hepatomegalie, Splenomegalie, tastbare abdominelle Resistenzen können Hinweise auf in den Halsbereich metastasierte Primärtumoren bzw. eine systemische maligne Erkrankung erbringen. Besondere Aufmerksamkeit sollte auch der genauen Inspektion der Haut gewidmet werden, um Zeichen der Neurofibromatose nicht zu übersehen.

Viele Raumforderungen im Bereich des Halses erlauben eine rasche klinische Diagnose (typische Lymphadenitis bei Infektfokus im HNO-Bereich, Hämangiome, Fibromatosis colli, laterale und mediane Halszysten, Dermoide u.a.). Am häufigsten finden sich Raumforderungen kongenitaler oder inflammatorischer Natur.

Kongenitale Läsionen umfassen Thyreoglossuszysten, laterale Halszysten, Dermoide, Teratome, Lymphangiome, Hämangiome und Harmatome. Entzündlich bedingte Raumforderungen sind meist Lymphadenopathien infolge von viralen und bakteriellen Entzündungen. Granulomatöse Entzündungen können u.a. durch Mycobacterium tuberculosis, nichttuberkulöse Mykobakterien (MOTT, Mycobacteriae other than Tuberculosis), Bartonella henselae (Erreger der Katzenkratzkrankheit) und Toxoplasmose verursacht werden.

Bei unklaren zervikalen Raumforderungen, die einer Biopsie zugeführt worden waren, wurden in einer Studie bei 445 Kindern in 55% der Fälle kongenitale Ursachen, in 45% nodale Läsionen gefunden. Von letzteren waren ein Viertel maligne Erkrankungen, entsprechend ca. 11% der Studienpopulation (Torsiglieri et al. 1988).

MERKE

Eine der wichtigsten klinischen Entscheidungen bei Raumforderungen im Kopf-Hals-Bereich betrifft die Frage nach möglicher Malignität. Kann diese Frage nicht mit hoher Wahrscheinlichkeit verneint werden, ist nach pädiatrisch-onkologischem Staging zunächst nur eine primäre Biopsie zu veranlassen.

Besteht der klinische Verdacht auf eine maligne Erkrankung, kann das Alter des Kindes herangezogen werden, um die wahrscheinlichste **Diagnose** zu bestimmen. Unter 6 Jahren sind akute Leukämien, Neuroblastom, Rhabdomyosarkom und Non-Hodgkin-Lymphome am häufigsten. Bei Kindern zwischen 7 und 13 Jahren treten Non-Hodgkin-Lymphome und M. Hodgkin etwa gleich häufig auf, auch Rhabdomyosarkome und Schilddrüsenkarzinome sind zu bedenken. Ab dem 13. Lebensjahr ist der Morbus Hodgkin am häufigsten zu finden (Brown und Azizkhan 1998).

Kann die klinische Untersuchung die **Ätiologie** nicht klären, sollten ein Differenzialblutbild, eine Blutsenkung, ein Röntgen-Thorax und ein Tuberkulosehauttest sowie serologische Untersuchungen auf verschiedene Viren, insbesondere das Epstein-Barr-Virus (EBV), Zytomegalievirus (CMV) und Toxoplasmose, bei Risikofaktoren auch HIV angefordert werden.

Hilfreiche **diagnostische Untersuchungen** bei zervikalen Raumforderungen:

- Blutbild mit Differenzialblutbild
- BSG
- CRP
- ALAT, LDH, Ferritin, NSE
- Rachenabstrich
- Tuberkulosehauttest, ggf. Test zur Bestimmung der spezifischen Interferonantwort
- Serologie: EBV, CMV, Toxoplasmose, Katzenkratzkrankheit, HIV u.a.
- Röntgen-Thorax
- Sonographie
- Feinnadelpunktion für Histologie (cave: Negative Ergebnisse schließen Malignität nicht aus!)
- Knochenmarkpunktion (bei Zytopenien im Differenzialblutbild).

Die **molekulargenetische Diagnostik** ist in den letzten Jahren für eine Reihe von kindlichen Tumoren immer wichtiger geworden. Bei der Diagnose von Weichteilsarkomen, Tumoren der Ewing-Sarkom-Familie unterstützen sie die Diagnosefindung, beim Neuroblastom entscheiden molekulargenetische Untersuchungen über die Risikostratifizierung. Die Asservierung von nativem Tumorgewebe ist deswegen eine wichtige Aufgabe des Tumorchirurgen. Kooperative Anstrengungen des Chirurgen, des pädiatrischen Onkologen und des Pathologen sind schon bei Diagnosestellung von größter Bedeutung.

MERKE

Die Biopsie einer unklaren soliden Raumforderung sollte tumorchirurgisch geplant und so ausgeführt werden, dass die Hautinzision und der Biopsiekanal bei einer späteren tumorchirurgischen Intervention unproblematisch mit entfernt werden können.

62.1 Zervikale Lymphadenopathie

Bei Kindern sind nicht alle tastbaren Lymphknoten pathologisch vergrößert und die meisten pathologisch vergrößerten Lymphknoten sind gutartig. Die häufigste Ursache für zervikale Lymphknotenschwellungen ist eine reaktive Hyperplasie bei viralen Infekten. Die Lymphknoten des Halses, der Axilla und der Inguinalregion sind häufig bei gesunden Kindern tastbar. Zervikal und axillär dürfen Lymphknoten bis 1 cm, inguinal bis 1,5 cm tastbar sein. Hingegen sollten tastbare supraklavikuläre Lymphknoten immer als pathologisch eingestuft werden, linksseitige (Virchow's) weisen auf metastatische Erkrankung bei intraabdominellen Tumoren hin, z.B. ein Neuroblastom, während rechtsseitige supraklavikuläre Lymphknoten bei intrathorakaler Erkrankung, z.B. M. Hodgkin vergrößert sind. Die Vergrößerung der Lymphknoten kann durch eine intrinsische Lymphknotenerkrankung, z.B. Morbus Hodgkin oder Non-Hodgkin-Lymphom, oder durch extrinsische Zellen, die in den Lymphknoten metastasiert sind und dort proliferieren, wie bei der Leukämie und verschiedenen soliden Tumoren, hervorgerufen werden. Die soliden Tumoren der Kopf-Hals-Region, die in zervikale Lymphknoten metastasieren, sind Rhabdomyosarkom, Nasopharynx- und Schilddrüsenkarzinom, von den intraabdominellen Tumoren ist das Neuroblastom am häufigsten für zervikale Lymphknotenmetastasierung verantwortlich.

Wichtig ist die Unterscheidung zwischen lokalisierter und generalisierter Lymphknotenschwellung. Eine **generalisierte Lymphknotenschwellung** kann durch viele verschiedene Erkrankungen hervorgerufen werden, z.B. systemische Infektionen wie infektiöse Mononukleose (EBV), maligne Krankheiten wie akute Leukämien, Autoimmunerkrankungen, medikamenteninduzierte Lymphknotenhyperplasie oder Speichererkrankungen, wie Morbus Nieman-Pick.

Lokalisierte Lymphknotenvergrößerung ist auf zwei Prozesse zurückzuführen: Infektion oder maligne Erkrankung. Findet sich Fluktuation, Hautrötung und Überwärmung sowie starke Schmerzhaftigkeit, sind dies Zeichen für eine bakterielle eitrige Lymphadenitis, oftmals verursacht durch Streptokokken der Gruppe A oder Staphylokokken. Diese Patienten sind akut krank und haben Fieber, sie benötigen eine antibiotische Therapie, ggf. nach vorheriger Aspiration zur Keimgewinnung. Bei weniger akut kranken Kindern mit eitriger Lymphknotenschwellung, bei denen die Lymphknoten untereinander und mit der darüberliegenden Haut verbacken erscheinen, sollte an Tuberkulose, Katzenkratzkrankheit oder eine MOTT-Infektion (Mycobacteria other than Tuberculosis) gedacht werden. Hier helfen ein Tuberkulosehauttest, gegebenenfalls gefolgt von einem Test zur Bestimmung der spezifischen Interferonantwort von T-Lymphozyten – nachgewiesen wird die Gamma-Interferon-Bildung von T-Effektorzellen, die mit den für M. tuberculosis spezifischen Antigenen stimuliert werden –, einer Röntgen-Thorax-Untersuchung und serologischen Tests für Bartonella henselae.

Ein pathologisch vergrößerter Lymphknoten ohne Zeichen eitriger Entzündung sollte Anlass geben, ausführlich die von dem Knoten drainierten Regionen auf Entzündungsherde, Kratzspuren, Hautläsionen oder Insektenstiche hin zu untersuchen. Für eher maligne Lymphknotenvergrößerungen sprechen schmerzlose Lymphknoten von fester, gummiartiger Konsistenz, rasch wachsende Lymphknoten, Pakete miteinander verbackener Lymphknoten, am umgebenden Gewebe fixierte Lymphknoten oder solche, die in der Supraklavikularregion liegen (Twist und Link 2002). Auch assoziierte Hepatosplenomegalie, Gewichtsverlust, unklares Fieber, Arthralgien, Anämie und eine erhöhte Blutsenkung weisen eher auf eine maligne Ursache hin, insbesondere akute Leukämien und Lymphome verursachen eine solche Klinik (Knight et al. 1982).

Bei normalem Röntgen-Thorax kann in der Regel das Ergebnis der serologischen Untersuchungen und des Hauttests abgewartet werden, bevor invasivere Diagnostik angezeigt ist. Für eine rasche Knochenmarkspunktion sprechen Anämie, Thrombopenie, Neutropenie, das Vorhandensein von unreifen Blasten im peripheren Blut oder mediastinale Tumoren im Röntgenbild.

Eine 10- bis 14-tägige Antibiotikabehandlung kann für Patienten erwogen werden, die keine rasch größer werdenden Lymphknoten aufweisen und deren Lymphknoten eine Überwärmung und Druckschmerzhaftigkeit zeigen, vorausgesetzt der Patient zeigt ein normales Blutbild und eine unauffällige Thorax-Röntgen-Aufnahme, die Tuberkulosehauttestung ist negativ und serologische Untersuchungen geben keine Erklärung. Falls keine Größenabnahme durch die Antibiotikabehandlung erzielt wird, sollte eine sorgfältige weitere Abklärung und ggf. eine Lymphknotenbiopsie erfolgen. Ein möglicher Algorithmus bei zervikaler Lymphknotenvergrößerung zeigt ➤ Abbildung 62.1.

MERKE

Wenn eine signifikante zervikale Lymphadenopathie (alle zervikalen Lymphknoten > 2,5 cm und alle Lymphknoten, die über die Zeit an Größe zugenommen haben) gefunden wird, sollte immer auch ein Thorax-Röntgen durchgeführt werden mit der Frage nach mediastinaler und hilärer Lymphadenopathie. Letztere kann am besten mittels thorakaler MRT beurteilt werden. Bei Verdacht auf maligne Lymphadenopathie ist auch eine abdominelle Sonographie mit der Frage nach retroperitonealer Lymphknotenvergrößerung indiziert.

Eine offene **Lymphknotenbiopsie** ist indiziert falls:

- Initiale Anamnese und Befund den Verdacht auf eine maligne Erkrankung ergeben
- Die diagnostische Abklärung ergebnislos bleibt und der Lymphknoten größer als 2,5 cm ist
- Die Lymphknotenschwellung persistiert oder größenprogredient ist
- Die antibiotische Behandlung zu keiner Größenabnahme innerhalb eines Monats führt.

Regeln für die Durchführung einer Lymphknotenbiopsie, um die diagnostische Ausbeute zu maximieren:

- Obere zervikale Lymphknoten sollten möglichst nicht biopsiert werden, untere zervikale ergeben mit höherer Wahrscheinlichkeit eine Diagnose
- Der größte Lymphknoten sollte biopsiert werden, nicht der am leichtesten zugängliche
- Der Onkologe sollte zusammen mit dem HNO-Chirurgen den zu biopsierenden Lymphknoten auswählen
- Der Lymphknoten sollte in seiner Kapsel komplett entfernt werden, keine Fragmentierung
- Die Asservierung sollte steril in einem mit physiologischer Kochsalzlösung getränkten Tupfer erfolgen, alternativ auch in Gewebekulturmedium, und die Probe sofort in die Pathologie gebracht werden (weniger als 30 Minuten), insbesondere für das Schockgefrieren von Gewebe für spätere molekulargenetische Untersuchungen
- Die Prozessierung der Probe sollte nach Absprache mit dem Onkologen durch den Pathologen erfolgen und folgende Diagnostik berücksichtigen:
  - Kultur
  - Virusdiagnostik, PCR
  - Histologie
  - Tupfpräparate (sehr hilfreich für Lymphomdiagnostik)
  - Durchflusszytophotometrie zur Immunphänotypisierung von Zellen, die aus einem kleinen Lymphknotenanteil gewonnen werden können
  - Schockgefrieren eines Anteils für spätere molekulargenetische Untersuchungen.

MERKE

Das Biopsat sollte direkt in isotoner Kochsalzlösung oder auf einem sterilen mit isotoner Kochsalzlösung getränkten Tupfer nach telefonischer Ankündigung zum Pathologen gebracht werden. Seine Aufgabe ist die Portionierung der sterilen Probe für Histologie und molekulargenetische Diagnostik. Wird ein Lymphom verdächtigt, können von dem Anteil für die histologische Untersuchung noch Tumortupfpräparate hergestellt werden, bevor das Gewebe in Formalin gegeben wird.

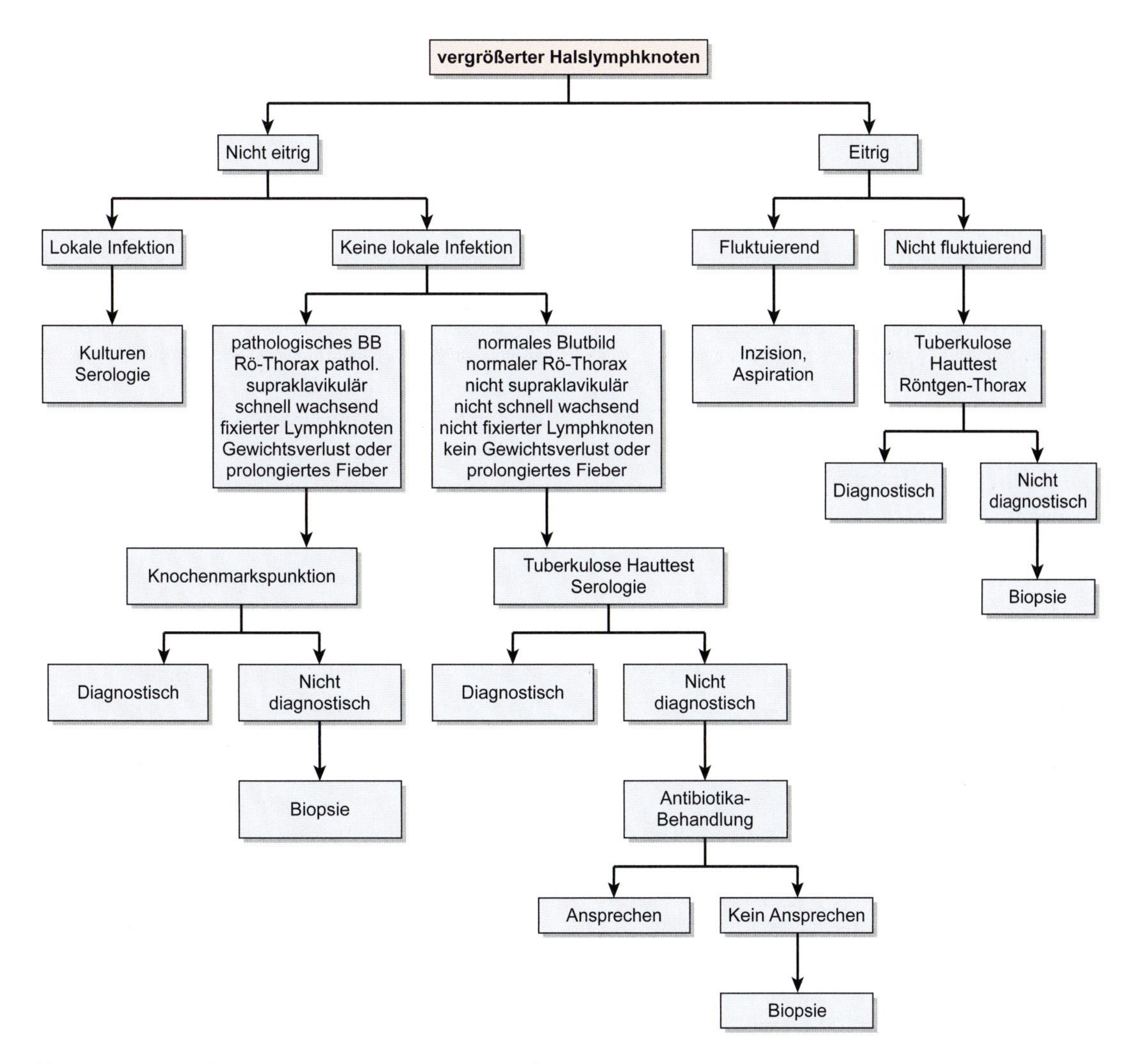

Abb. 62.1 Diagnostischer Algorithmus bei Lymphknotenvergrößerung

Oftmals erbringt eine Lymphknotenbiopsie allerdings nicht die gewünschte Klärung (Lake und Oski 1978).

Mögliche **Ursachen** zervikaler Lymphknotenvergrößerung:

- Nichtspezifische reaktive Hyperplasie
- Infektionen
  - Bakteriell: Staphylokokken, Streptokokken, Tuberkulose, MOTT, Brucellose, Bartonella henselae, Tularämie
  - Viral: EBV, CMV, Röteln, Masern, Varizellen, HIV, Adenovirus, HSV II
  - Protozoen: Toxoplasmose, Trypanosomen, Toxocara, Lues
  - Pilze: Dermatophyten (Tinea), Kokzidioidomykose, Histoplasmose
  - Kawasaki-Syndrom (mukokutanes Lymphknotensyndrom), Erreger unklar
- Rheumatoide Erkrankungen
  - Arthritis
  - Systemischer Lupus erythematodes
  - Dermatomyositis
- Hypersensitivität
  - Serumkrankheit
  - Medikamentenreaktionen
- Lymphoproliferative Erkrankungen
  - Sinus Histiozytose mit massiver Lymphadenopathie (Rosai-Dorfman-Erkrankung)
  - Castleman's disease (Giant lymph node hyperplasia, angiofollicular lymph node hyperplasia)
  - Automimmun Lymphoproliferatives Syndrom (ALPS)
- Neoplastische Erkrankungen
  - Non-Hodgkin-Lymphom
  - M. Hodgkin

  - Akute lymphoblastische Leukämie, akute myeloische Leukämie
  - Rhabdomyosarkom der Halsweichteile
  - Metastatischer Lymphknotenbefall solider Tumoren (Rhabdomyosarkom, Neuroblastom)
  - Histiozytäre Erkrankungen
    - Langerhans-Zell-Histiozytose
    - Hämophagozytische Lymphohistiozytose (HLH, sekundär oder familiär)
- Speicherkrankheiten
  - Niemann-Pick-Krankheit
  - Morbus Gaucher
- Granulomatöse Erkrankungen
  - Sarkoidose
- Immunologische Erkrankungen
  - Common variable Immunodeficiency (CVID)
  - Hyper-IgM-Syndrom
  - Septische Granulomatose

62.2 Notfallsituation Mediastinalsyndrom

Die Kompression der Vena cava superior, Trachea und Hauptbronchien durch eine Raumforderung im vorderen oberen Mediastinum kann eine lebensbedrohliche Notfallsituation darstellen. Ein ausgedehnter Pleuraerguss kann die respiratorische Situation weiter verschlechtern, ein Perikarderguss kann zur Herztamponade und „Low-output"-Herzversagen führen. Non-Hodgkin-Lymphome, das Hodgkin-Lymphom und T-Zell-Leukämien sind die häufigsten Ursachen. Die Patienten präsentieren mit Plethora und Gesichtszyanose, evtl. auch mit Halszyanose und Zyanose des oberen Thoraxbereichs. Die Halsvenen sind gestaut. Ödeme der oberen Extremitäten können hinzukommen. Stridor, Dyspnoe, Orthopnoe und Erstickungsangst kommen hinzu, wenn eine signifikante Tracheal- und/oder Bronchialkompression vorliegt. Neurologische Symptome können Kopfschmerzen, Somnolenz bis zum Koma sein. Das Röntgenbild bestätigt den Mediastinaltumor, ein Echokardiogramm dient der Abschätzung der kardialen Beeinträchtigung, dem Nachweis von Perikarderguss oder intrakardialen Thromben.

Das anästhesiologische Risiko von Patienten mit Mediastinaltumoren kann durch eine Lungenfunktionsuntersuchung und die Bestimmung der trachealen Einengung im CT-Thorax eingeschätzt werden – vorausgesetzt, die CT-Thorax-Untersuchung lässt sich ohne Sedierung durchführen. Die PEFR (peak expiratory flow rate) ist die zunächst betroffene Größe und lässt sich auch durch einfache Handmessgeräte/Peak-flow-Meter messen. Wenn die PEFR und die tracheale Fläche, gemessen im CT als prozentualer Anteil der erwarteten trachealen Fläche, mehr als 50% des erwarteten Wertes aufweist, scheint eine Allgemeinnarkose gefahrlos bei Kindern durchgeführt werden zu können (Shamberger et al. 1995). Patienten mit mediastinalem NHL weisen deutlich häufiger als Patienten mit thorakalem M. Hodgkin einen Pleuraerguss auf, eine Punktion des Ergusses unter Lokalanästhesie ist deshalb bei diesen Patienten das Vorgehen der Wahl. Eine Biopsie des Mediastinaltumors kann auch umgangen werden, wenn eine Knochenmarksinfiltration oder zusätzlich befallene zervikale/supraklavikuläre Lymphknoten vorhanden sind, die unter lokaler Anästhesie gefahrlos aspiriert bzw. biopsiert werden können.

Feinnadelpunktionen von Lymphknoten erlauben oft eine Diagnose bei NHL, sind aber weniger hilfreich bei M. Hodgkin. Einige Kinder mit Mediastinaltumor und ausgeprägter respiratorischer Beeinträchtigung ohne Pleuraerguss benötigen dennoch eine transthorakale Biopsie unter Lokalanästhesie, eine radiologisch-kontrollierte Feinnadelbiopsie oder ggf. eine vorsichtig dosierte Kortison- und Chemotherapie für einige Tage, bevor eine definitive Diagnose gestellt werden kann. Biopsien über einen extrapleuralen anterioren Zugang unter Lokalanästhesie in halb-sitzender Position beim spontan atmenden Kind sind ebenfalls erfolgreich durchgeführt worden (Shamberger et al. 1995).

Fallbeispiel

5½ Jahre altes Mädchen, das Ihnen wegen eines geschwollenen Halses und Kopfes vorgestellt wird. Außerdem besteht rezidivierender Husten seit 2 Wochen und jetzt seit 3 Tagen zunehmende Atemnot.

Befund: Reduzierter Allgemeinzustand, Kopf wirkt geschwollen, Vv. jugulares externae sind gestaut, weiche Schwellung im Bereich des Jugulums, Tachydyspnoe und Orthopnoe, links kein Atemgeräusch auskultierbar, sonstige Untersuchung ohne Befund.

Diagnose: Thorakales T-lymphoblastisches Lymphom mit Kompression der Trachea und V. cava superior (➤ Abb. 62.2).

NOTFALL

Bei Tumoren im Mediastinum kann es unter Sedierung oder Narkose zu lebensbedrohlicher Kompression von Trachea und Hauptbronchien kommen. Ein CT-Thorax sollte daher ohne Sedierung durchgeführt werden.

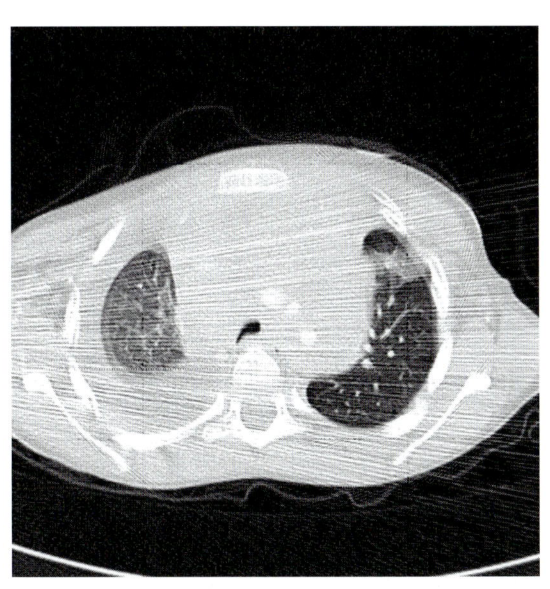

Abb. 62.2 CT-Thorax: Mediastinalsyndrom mit Trachealkompression bei thorakalem T-lymphoblastischem Lymphom

62.3 Diagnostische Bildgebung bei Raumforderungen im Bereich des Halses

Die Wahl der diagnostischen Bildgebung wird maßgeblich durch die klinische Verdachtsdiagnose bestimmt. **Ultraschall** ist besonders gut geeignet, um zu klären, ob die Läsion zystisch oder solide ist. **MRT** oder **CT** mit Kontrastmittel können Ausdehnung, Kompression der Atemwege, Beziehung zu Gefäßen und Nerven oder deren Ummauerung, Knochenarrosionen, intrakranielle oder intraspinale Ausdehnung zeigen. Bei der Beurteilung der intrakraniellen Ausdehnung, oft durch Rhabdomyosarkome, metastatische Neuroblastome oder Langerhans-Zell-Histiozytosen liefert das MRT bessere Ergebnisse. Eine parameningeale Ausdehnung findet sich typischerweise beim Rhabdomyosarkom, ausgehend von den Nebenhöhlen, der Nasenhöhle, dem Mittelohr, Orbitae oder Fossa pterygopalatina. Nasopharynxkarzinome sind im Kindes- und Jugendalter selten und eine stark Kontrastmittel aufnehmende Läsion in der Nasopharynxregion ist am wahrscheinlichsten ein juveniles Angiofibrom.

In den ersten Lebenswochen und Monaten findet sich gelegentlich eine tastbare Raumforderung im M. sternocleidomastoideus die mit Torticollis assoziiert ist. Diese völlig harmlose, als Fibromatosis colli bezeichnete Veränderung sollte keine unnötige Diagnostik oder Biopsie nach sich ziehen. Sonographisch findet sich eine inhomogene Läsion im Bereich des M. sternocleidomastoideus mit völlig normaler Echogenität des umliegenden Gewebes. Die **Kernspintomographie** eignet sich sehr gut zur Darstellung von vaskulären Malformationen, nach i.v.-Kontrastmittelgabe zeigen venöse Fehlbildungen ein deutliches Enhancement und lassen sich so von Lymphangiomen abgrenzen. Ein Großteil der kindlichen Hämangiome finden sich im Kopf-Hals-Bereich, fallen klinisch oft in den ersten Lebenswochen und -monaten auf, durchlaufen eine Phase rascher Proliferation im ersten Lebensjahr, auf die eine Phase der Involution folgt. CT und MRT zeigen eine intensive KM-Anreicherung mit prominenten zuführenden Gefäßen, die eine hohe Flussgeschwindigkeit aufweisen. Die **Sonographie** ist die Methode der Wahl, um Schilddrüsengewebe auf Knoten zu untersuchen. Schilddrüsenkarzinome sind selten, zu vermeiden ist in diesen Fällen eine weitere Abklärung durch eine Computertomographie mit jodhaltigem Kontrastmittel, da Schilddrüsenkarzinomgewebe dadurch gesättigt werden kann und eine effektive Radiojod-Therapie damit für mehrere Wochen unmöglich wird. Die MRT mit Gadolinium als Kontrastmittel hat diesen Nachteil nicht.

MERKE
Wahl der Schnittbildgebung: CT: besser für Osteodestruktion, MRT: besser für die Darstellung der Weichteilanteile.

LITERATUR

Brown RL, Azizkhan RG (1988) Pediatric head and neck lesions. Pediatr Clin North Am 45: 875–888.

Knight PJ, Mulne AF, Vassy LE (1982) When is lymph node biopsy indicated in children with enlarged peripheral nodes? Pediatrics 69: 391–396.

Lake AM, Oski FA (1978) Peripheral lymphadenopathy in childhood. Ten-year experience with excisional biopsy. Am J Dis Child 132: 357–359.

Shamberger RC, Holzman RS, Griscom NT et al. (1995) Prospective evaluation by computed tomography and pulmonary function tests of children with mediastinal masses. Surgery 118: 468–471.

Torsiglieri AJ, Tom LW, Ross AJ III et al. (1988) Pediatric neck masses: guidelines for evaluation. Int J Pediatr Otorhinolaryngol 16: 199–210.

Twist CJ, Link MP (2002) Assessment of lymphadenopathy in children. Pediatr Clin North Am 49: 1009–1025.

Register

R

S

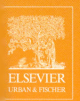

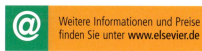

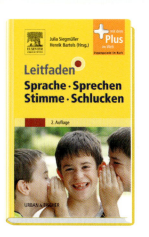

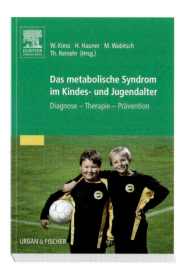

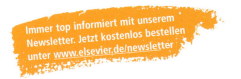